国家卫生健康委员会"十四五"规划教材
全国高等学校药学类专业第九轮规划教材
供药学类专业用

临床药物治疗学

第5版

主　编　姜远英

副主编　向　明　左笑丛

编　委（以姓氏笔画为序）

马建春（广东药科大学）　　　　吴昊姝（浙江大学药学院）

王永庆（南京医科大学）　　　　张　磊（安徽医科大学）

王晓玲（首都医科大学）　　　　陈　孝（中山大学附属第一医院）

左笑丛（中南大学湘雅三医院）　陈　纯（福建医科大学）

向　明（华中科技大学同济医学院）陈　磊（中国医科大学）

刘　丹（南昌大学药学院）　　　林观样（温州医科大学）

刘慧迪（哈尔滨医科大学）　　　赵　维（山东大学药学院）

汤成泳（重庆医科大学）　　　　相小强（复旦大学药学院）

安毛毛（同济大学医学院）　　　姜远英（同济大学医学院）

孙　懿（北京大学药学院）　　　阎　澜（中国人民解放军海军军医大学）

李　霁（中国药科大学）　　　　董亚琳（西安交通大学第一附属医院）

人民卫生出版社
·北　京·

图书在版编目（CIP）数据

临床药物治疗学 / 姜远英主编 . —5 版 . —北京：
人民卫生出版社，2022.11（2023.12 重印）
ISBN 978-7-117-33835-6

Ⅰ.①临… Ⅱ.①姜… Ⅲ.①药物疗法 Ⅳ.
①R453

中国版本图书馆 CIP 数据核字（2022）第 197210 号

人卫智网	**www.ipmph.com**	医学教育、学术、考试、健康，购书智慧智能综合服务平台
人卫官网	**www.pmph.com**	人卫官方资讯发布平台

临床药物治疗学
Linchuang Yaowu Zhiliaoxue
第 5 版

主　　编：姜远英
出版发行：人民卫生出版社（中继线 010-59780011）
地　　址：北京市朝阳区潘家园南里 19 号
邮　　编：100021
E - mail：pmph @ pmph.com
购书热线：010-59787592　010-59787584　010-65264830
印　　刷：三河市潮河印业有限公司
经　　销：新华书店
开　　本：850×1168　1/16　印张：35
字　　数：1011 千字
版　　次：2003 年 8 月第 1 版　　2022 年 11 月第 5 版
印　　次：2023 年 12 月第 2 次印刷
标准书号：ISBN 978-7-117-33835-6
定　　价：99.00 元
打击盗版举报电话：010-59787491　E-mail：WQ @ pmph.com
质量问题联系电话：010-59787234　E-mail：zhiliang @ pmph.com
数字融合服务电话：4001118166　E-mail：zengzhi @ pmph.com

出 版 说 明

全国高等学校药学类专业规划教材是我国历史最悠久、影响力最广、发行量最大的药学类专业高等教育教材。本套教材于1979年出版第1版，至今已有43年的历史，历经八轮修订，通过几代药学专家的辛勤劳动和智慧创新，得以不断传承和发展，为我国药学类专业的人才培养作出了重要贡献。

目前，高等药学教育正面临着新的要求和任务。一方面，随着我国高等教育改革的不断深入，课程思政建设工作的不断推进，药学类专业的办学形式、专业种类、教学方式呈多样化发展，我国高等药学教育进入了一个新的时期。另一方面，在全面实施健康中国战略的背景下，药学领域正由仿制药为主向原创新药为主转变，药学服务模式正由"以药品为中心"向"以患者为中心"转变。这对新形势下的高等药学教育提出了新的挑战。

为助力高等药学教育高质量发展，推动"新医科"背景下"新药科"建设，适应新形势下高等学校药学类专业教育教学、学科建设和人才培养的需要，进一步做好药学类专业本科教材的组织规划和质量保障工作，人民卫生出版社经广泛、深入的调研和论证，全面启动了全国高等学校药学类专业第九轮规划教材的修订编写工作。

本次修订出版的全国高等学校药学类专业第九轮规划教材共35种，其中在第八轮规划教材的基础上修订33种，为满足生物制药专业的教学需求新编教材2种，分别为《生物药物分析》和《生物技术药物学》。全套教材均为国家卫生健康委员会"十四五"规划教材。

本轮教材具有如下特点：

1. 坚持传承创新，体现时代特色　本轮教材继承和巩固了前八轮教材建设的工作成果，根据近几年新出台的国家政策法规、《中华人民共和国药典》（2020年版）等进行更新，同时删减老旧内容，以保证教材内容的先进性。继续坚持"三基""五性""三特定"的原则，做到前后知识衔接有序，避免不同课程之间内容的交叉重复。

2. 深化思政教育，坚定理想信念　本轮教材以习近平新时代中国特色社会主义思想为指导，将"立德树人"放在突出地位，使教材体现的教育思想和理念、人才培养的目标和内容，服务于中国特色社会主义事业。各门教材根据自身特点，融入思想政治教育，激发学生的爱国主义情怀以及敢于创新、勇攀高峰的科学精神。

3. 完善教材体系，优化编写模式　根据高等药学教育改革与发展趋势，本轮教材以主干教材为主体，辅以配套教材与数字化资源。同时，强化"案例教学"的编写方式，并多配图表，让知识更加形象直观，便于教师讲授与学生理解。

4. 注重技能培养，对接岗位需求　本轮教材紧密联系药物研发、生产、质控、应用及药学服务等方面的工作实际，在做到理论知识深入浅出、难度适宜的基础上，注重理论与实践的结合。部分实操性强的课程配有实验指导类配套教材，强化实践技能的培养，提升学生的实践能力。

5. 顺应"互联网＋教育"，推进纸数融合　本次修订在完善纸质教材内容的同时，同步建设了以纸质教材内容为核心的多样化的数字化教学资源，通过在纸质教材中添加二维码的方式，"无缝隙"地链接视频、动画、图片、PPT、音频、文档等富媒体资源，将"线上""线下"教学有机融合，以满足学生个性化、自主性的学习要求。

众多学术水平一流和教学经验丰富的专家教授以高度负责、严谨认真的态度参与了本套教材的编写工作，付出了诸多心血，各参编院校对编写工作的顺利开展给予了大力支持，在此对相关单位和各位专家表示诚挚的感谢！教材出版后，各位教师、学生在使用过程中，如发现问题请反馈给我们（renweiyaoxue@163.com），以便及时更正和修订完善。

人民卫生出版社

2022年3月

主 编 简 介

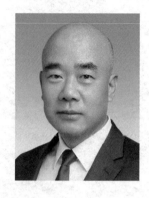

姜远英

　　同济大学医学院药学院院长,药理学教授,博士生导师,从教35年。主要从事抗真菌药物和真菌耐药分子机制研究,曾先后主持国家"863"课题、国家自然基金重点课题、国家重大新药创制专项课题等,是国家杰出青年基金获得者,国家"973"项目首席科学家,享受国务院特殊津贴。曾被评为上海市优秀学科带头人和上海市领军人才。以通讯作者发表SCI论文130多篇,曾获上海市教学成果一等奖、上海市科技进步一等奖、国家科技进步二等奖、教育部科技进步一等奖,主编人民卫生出版社全国高等学校药学类专业规划教材第1~5版《临床药物治疗学》。兼任《药学学报》《中国药学杂志》等学术期刊编委,《中国真菌学杂志》副主编,中国药理学会化疗药理专业委员会副主任委员。

副主编简介

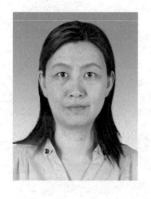

向　明

　　博士生导师,华中科技大学同济医学院药学院药理学教授,华中科技大学本科生院副院长。全国高等院校医学教育研究联盟常务理事,中国药理学会理事。华中科技大学与德国海德堡大学联合培养医学博士。从事药理学教学30年,省级一流课程药理学负责人;主编、副主编多部国家级规划教材,获得省级教学成果二等奖一项。在自身免疫疾病、肿瘤免疫、慢性代谢炎性疾病的发病机制和药物治疗领域主持多项国家自然科学基金项目,在国际期刊上发表文章数十篇,并获得两项省部级科技进步二等奖及多项发明专利。

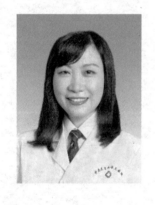

左笑丛

　　医学博士,主任药师,教授,博士生导师,中南大学湘雅三医院药学部主任,美国宾夕法尼亚大学访问学者。入选教育部"新世纪优秀人才支持计划",为湖南省医学科学(药学)带头人。主持国家自然科学基金、教育部博士点基金、湖南省重点研发计划项目等各项课题近30项,以第一作者或通讯作者在国际著名期刊如 *Kidney International*、*Acta Pharmaceutica Sinica B* 等发表SCI论文30余篇。以第一完成人获得湖南省科技进步二等奖;获得中南大学医疗新技术成果一等奖1项。获得发明专利1项,软件著作权5项。作为主编、副主编、编委编写专著、教材10余部。担任中华医学会临床药学分会委员,中国药学会医院药学专业委员会委员,中国药理学会治疗药物监测研究专业委员会常务委员,临床药理学、肾脏药理学专业委员会委员,中国药师协会药品临床评价工作委员会副主任委员,湖南省药学会药物临床评价与研究专业委员会主任委员等社会职务。

前　言

21世纪药学工作的重点是新药创制和药学服务,而药学服务正由面向药品模式向面向患者模式转变;由药品供应为主向合理用药为主转变。为适应药学服务工作的需要,全国高等学校药学类专业教材评审委员会早在2001年就决定为4年制药学类专业本科生编写《临床药物治疗学》教材,系统地阐述药物治疗的基本理论和方法,使学生初步了解合理用药的基本知识和重要原则。

这次教材修订是在总结和交流第1~4版《临床药物治疗学》使用经验的基础上进行的。总论保持原结构不变,但进一步优化了教材内容。各论针对临床耐药细菌感染的现状,增加了"常见耐药细菌感染的药物治疗"一章;参照最新版的诊治指南或专家共识等,进行了适当的删减或整合,既保持了教学内容的科学性和系统性,又尽量使新版教材更具有新颖性和实用性,更贴近教学实践和药学服务的需要。

本版《临床药物治疗学》共27章,分总论和各论两部分。总论有10章,主要介绍与药物治疗相关的基本概念和共性规律,包括药物治疗的一般原则、药物治疗的基本过程、药品不良反应、药物相互作用、疾病对临床用药的影响、特殊人群的药物治疗、药物基因组学与临床用药、循证医学与药物治疗、抗菌药物的合理应用等内容。各论有17章,以常见病症为纲。对每一种疾病,依据其病因和发病机制、临床表现和分型,阐述药物治疗疾病的原则和方法。重点讨论了在各种疾病状态下,该如何选择药物,如何使用药物,包括疗效评价及药学监护注意事项。

本版教材多数章节之后附有"病例分析""思考题"和"参考文献",目的是帮助学生学会思辨,锻炼提高学生的实践能力和主动获取知识的能力。本书对常见的疾病名称、药品名称、专业名词和术语标注了英文,便于学生熟悉掌握英语词汇,阅读英文相关文献。药品名称采用中国药品通用名称,计量单位采用国家法定计量单位。

尽管在编写本教材时,我们尽量参考最新的书籍、文献、疾病诊治指南或专家共识等内容,但在学习参考本版教材时,要用发展的眼光看待书中的内容,避免教条主义的生搬硬套,要依据具体患者的生理、心理和遗传特征,依据具体疾病的病理特征,灵活运用书上的知识。特别在涉及具体药物的用法、用量时,一定要结合实际,反复核对,避免因用药不当,给患者造成不必要的痛苦和损失。

本版教材在编写过程中,得到了各位编委所在院校领导和同事的大力支持。书中附录由上海市儿童医院孙华君主任药师编写。在组织编写过程中,编写秘书鹿辉副教授提供了不少帮助。本书参考引用了国内外一些相关书籍和文献,在此一并表示诚挚谢意。

由于临床药物治疗学涉及的专业知识面广,加之编写人员专业领域各不相同,行文风格有很大差别,书中不可避免地存在缺点和错误,恳请同行专家及广大读者予以批评指正。

姜远英

2022年2月16日

目 录

总 论

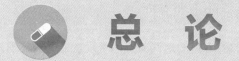

总 论

第一章

绪　论

第一章
教学课件

学习目标

1. **掌握**　临床药物治疗学的基本概念、学习方法和学习要求。
2. **熟悉**　临床药物治疗学的发展概况和主要任务、内容。
3. **了解**　临床药物治疗学与相关学科的关系。

药物(drug)是指用于预防、治疗、诊断疾病,有目的地调节人的生理机能并规定有适应证或功能主治、用法用量的物质。药物可以是自然界的天然产物,可以是用化学方法合成的化合物,也可以是用生物技术制备的蛋白质或多肽等。近年来,人们在探索将治疗用细胞,如嵌合抗原受体T细胞(chimeric antigen receptor T-cell,CAR-T)产品也按药物类别来管理。目前大多数药物是分子结构明确的单一物质,其作用机制明确,质量控制容易;也有许多药物如"中成药"是成分复杂的混合物,具有多靶点综合作用的特点,质量控制相对困难。随着医药科技的进步,药物的品种数迅速增加,这为人类防病治病提供了有利条件,但同时也给医药工作者掌握和合理使用药物带来了一定困难。

临床药物治疗学(clinical pharmacotherapeutics)主要是研究药物预防、治疗、诊断疾病的理论和方法的一门科学。临床药物治疗学的任务是运用药学相关学科的基础知识,针对疾病的病因和病理发展过程,依据患者的生理、心理和遗传特征,制定和实施合理的个体化药物治疗方案,以获得最佳的治疗效果并承受最低的治疗风险。

一、临床药物治疗学的发展概况

临床药物治疗学的发展经历着由简单到复杂、由初级到高级、由经验逐步上升到科学的阶段。19世纪以前,人们对药物的本质特征、机体的结构和功能、疾病的发展过程等均缺乏辩证唯物的科学认识,使药物治疗长期处于经验主义的探索阶段。中外许多古代的药物学和治疗学著作中,均有用药物治疗疾病的经验记载,对行医用药防治疾病有重要意义,有些理论和观点时至今日还发挥着重要作用。20世纪初药理学建立,人们开始用科学方法研究药物对机体生理生化功能的影响,许多药物的药理作用相继被发现或证实;20世纪后半叶,逐渐发展起来的循证医学,使人们认识到基于统计学检验的大规模多中心随机双盲对照临床试验获得的证据对临床用药具有重要的指导作用,临床药物治疗学进入"统计学"的发展阶段。进入21世纪,随着人类基因组计划的顺利完成和药物基因组学(pharmacogenomics)的发展,人类不同个体对药物反应差异的遗传学基础相继被发现,基于遗传信息的个体化药物治疗在临床逐渐发展起来,临床药物治疗开始真正向科学化方向发展。

早在20世纪70年代末,以美国为代表的西方发达国家开始重视药物治疗学的研究和教学,在1980年,美国就已经为其药学博士(Pharm. D)在校生开设临床药物治疗学课程;世界著名的*Pharmacotherapy*杂志于1981年在美国创刊;世界卫生组织(WHO)于1982年成立了一个基本药物应用专家委员会,对临床合理应用基本药物提出了指导性原则意见;1980年8月,国际药理学联合会和英国药理学会在伦敦联合召开了第一届国际临床药理学与治疗学会议,以后大约每隔3~4年召开一次国际会议。现在,世界上许多国家或学术机构对临床常见疾病都制定有较为详细规范的药物治疗指南,这对推行合理用药和规范治疗具有重要意义。

临床药物治疗学是适应临床用药实践的需求发展起来的。近年来新药大量涌现，许多药物对人体的有效性和安全性还需要在临床实践中作进一步评价；由于治疗用药不合理造成的危害，如病原生物的耐药性、药物不良反应和药源性疾病等，不仅构成了安全用药的主要问题，还造成药物资源的浪费，使政府和患者的用药经济负担不断加重，已成为全球性的社会问题；目前在临床用药实践中，依赖临床经验用药仍然占有一定的比重，还没能全面正确地运用循证医学、药物基因组学等相关学科的知识科学指导合理用药；临床上多数医师对疾病的了解比较透彻，但对药物的结构特点、理化性质、作用和作用机制、不良反应、体内过程等信息的掌握还不能满足临床合理用药的需求，需要药师的参与协助；虽然许多药师能较好地掌握药物的性质和作用特点，但面对千变万化的病情和千差万别的遗传多态性，在合理选用药物并实施个体化治疗方面，还需要不断地学习。临床药物治疗学已不再是凭临床经验对症用药，与其密切相关的药理学、病理学、生理学、生物化学、药物基因组学、循证医学等都是实施合理药物治疗的重要基础，并随着科学的发展而不断完善，对临床用药实践有重要指导意义，有助于提高医师和药师临床药物治疗的科学水平，保证患者得到合理的药物治疗。

二、临床药物治疗学的内容和任务

临床药物治疗学在传统的药理学和临床医学之间起衔接作用，其主要任务是帮助临床医师和药师依据疾病的病因和发病机制、患者的个体特征、药物的作用特点、循证医学的指导，对患者实施合理用药。合理用药着眼于用药的安全、有效、经济、适当，主要包括以下几层含义：①选用药物的药理作用能对抗疾病的病因和病理生理改变；②明确遗传多态性与药物反应多态性的关系，对药物产生的特异反应有应对措施；③设计的给药途径和方法能使药物在病变部位达到有效治疗浓度并维持一定时间；④治疗副作用小，即使有不良反应也容易控制或纠正；⑤患者用药的费用与风险最低，但获得的治疗学效益最大。

研究影响药物作用的因素是药物治疗学的重要任务。药物治疗的对象是患者，产生的效应是药物 - 机体 - 疾病相互作用的结果，因此，药物、机体、疾病成为影响药物作用的三个重要方面。药物方面，除了药物本身的理化性质、生产质量和药理作用特性外，给药的剂量、途径、时间、频次、疗程等都能影响药物疗效，合并使用的其他药物也能产生药物反应方面的相互影响；机体方面，除了个体遗传差异和种族特征外，机体的心理(乐观、悲观)、生理状态(如男性、女性、老年人、儿童、妊娠期)等也都影响药物疗效；疾病方面，除病因和发病机制外，疾病的分类、分型、病程和病情也影响药物的疗效，患者同时患有的其他疾病也可能影响机体对药物的反应。因此，对疾病的药物治疗不能简单地把病名和药名对号入座，而是要将相关药学知识与特定患者的实际生理特征和病情变化相结合，实施个体化的药物治疗。个体化给药是合理用药的重要原则。

药物相互作用是影响机体对药物反应的重要因素。药物相互作用可发生在吸收、分布、代谢、排泄的药动学过程中，也可通过影响药物对靶点(基因、离子通道、酶或受体)的作用，表现在药效学上，甚至产生新的更严重的不良反应。

三、临床药物治疗学和相关学科的关系

临床药物治疗学不同于药理学。药理学是研究药物和机体相互作用规律的一门科学，其中药物对机体的作用包括药效学和毒理学，主要研究药物对机体的作用、不良反应及其产生机制；机体对药物的作用主要指药动学，研究药物在机体内的吸收、分布、代谢、排泄动态变化的规律。临床药物治疗学是疾病治疗学的一个分支，它以疾病为纲，在阐述疾病的病因和发病机制、分类和临床表现的基础上，根据患者特定的病理、生理、心理状况和遗传特征，再结合药物的作用特点和经济学特点，阐明如何给患者选用合适的药物、合适的剂量、合适的用法，以期取得良好的治疗效果，避免药物不良反应和有害药物相互作用的发生。药理学关注药物作用的理论基础，药物治疗学关注疾病药物治疗的循证

证据。

临床药物治疗学不同于临床药理学,两者总论内容虽有小部分交叉重叠,但临床药物治疗学紧扣临床用药这个主题,重点介绍药物治疗的基本原则、基本过程和影响临床用药的重要因素;而临床药理学更重视血药浓度和药动学变化对临床用药的指导作用。两者各论内容差异更大,主要体现在:①临床药理学按药物分类介绍药物,而药物治疗学以疾病为纲介绍疾病的药物治疗;②药物治疗学有针对性地介绍疾病的病因、发病机制、临床表现和分类分型,重点强调根据疾病的分类分型该如何选用药物,而临床药理学基本不介绍或很少介绍疾病,重点强调药物的作用和临床疗效评价;③临床药理学主要研究单药在人体的药动学参数和药效学特点以指导合理用药,而药物治疗学主要研究针对具体疾病、具体个体或群体的药物治疗方案,关注在治疗目标指导下,个体药物治疗方案的制定与实施,其中包括单药的作用,也关注多药合用的综合效果。

临床药物治疗学关注疾病,但有别于内科学。后者在阐述疾病的流行病学、病因、病理变化、发病机制的基础上,重点关注的是疾病的临床表现、诊断(包括诊断措施和诊断标准等)、鉴别诊断和治疗原则。治疗原则包括介入或手术治疗、物理治疗,当然也包括药物治疗,但对千变万化的疾病和千差万别的个体,如何综合应用药物和患者的众多信息,正确地选择和使用药物,则关注不够。多数发达国家的医疗机构,对疾病的药物治疗,是由临床医师和药师共同负责的,医师更关注分析疾病,药师更关注合理用药。目前我国多数三级医院也都设置了临床药师岗位,在体制和知识储备上,使临床药师做到能与临床医师共同对患者的药物治疗负责。

临床药物治疗学的基本原则和方法,不仅来自科学理论,也源自循证医学。循证医学(evidence based medicine,EBM)能为临床药物治疗提供更具有实践价值的证据和方法,要求在维护患者健康过程中,主动、明确、审慎地应用目前最佳的证据作出决策。临床证据可靠性的评估有不同的标准,但在确定证据分级后,仍须根据自己的专业知识和临床技能,针对具体的患者、具体的病情和证据的实用性灵活制定药物治疗方案。循证医学应用到临床药物治疗学中,就是尽可能应用最佳证据,指导药物治疗方案的制定,以获得最佳的药物治疗效果。

药物基因组学是临床药物治疗学个体化用药的基础,主要体现在:①通过研究遗传多态性和药物反应个体差异的关系,阐明个体间药物反应多样性的分子基础,指导个体化的药物治疗;②在新药临床研究中通过分析患者基因型,选择能获得良好疗效并能避免严重不良反应的受试患者,减少新药临床研究的时间和费用;③在基因组水平上预测个体用药过程中可能出现的一些严重的,甚至威胁生命的药物不良反应,使药物治疗更安全、有效;④在明确某些药物对少数患者不产生疗效或易产生严重不良反应的基因组学基础后,可挽救某些过去在临床试验中未获通过的药物。

临床药物治疗学不研究药物的药理作用和作用机制,不研究疾病的病因和发病机制,不研究药物的性能与价格的关系,它重点是利用这些方面的知识,研究影响药物产生疗效和不良反应的因素,包括药物方面和机体方面的因素,并利用这些研究证据来指导合理选择并正确使用药物。临床药物治疗学对我国的医学生和药学生来说都是一门崭新而又非常实用的课程,对其教学任务和内容的界定还会有一个不断发展和完善的过程。

四、临床药物治疗学的学习方法和要求

临床药物治疗学的教学要理论联系实践,学生要在掌握药物作用和作用机制、疾病病因和发病机制的基础上,面对作用相似的许多同类药物和临床表现相似的许多同类疾病,运用循证医学的证据,学会正确地选择和使用药物,对患者实施个体化治疗。本书的许多章节之后附有病例分析或在书中难以找到标准答案的思考题,不单是为了帮助学生复习书本上的知识,更重要的是为了锻炼学生提高实践能力和在实际工作中发现问题和解决问题的能力,建议师生进行积极讨论。

临床药物治疗学是一门强调应用、注重实践的课程,建议在组织教学时用 2/3~3/4 的时间理论授

课,用 1/4~1/3 的时间参加临床实践。学习这门课程除掌握临床常见病药物治疗的原则和方法外,还要重视实践能力的培养,利用一定的时间深入临床,参与患者用药讨论和治疗方案的制定,学习和了解临床用药现状,并在实践中观察学习,学会与临床医师、患者交流沟通的技巧,培养良好的服务意识。

随着新药的不断出现和科学研究的不断深入,临床药物治疗学也在不断地发展。本教材中的药物治疗原则和药物选用方法是编委们基于目前的认识水平写成的,它既不同于规范性疾病治疗指南,又有一定的时效滞后性,所以在学习本课程时,一定要避免教条主义的生搬硬套,要用发展的眼光看待书中的内容,要把书中的知识和具体的患者、疾病和科学依据结合起来,灵活运用。特别在涉及具体药物的用法、剂量时,一定要结合实际,反复核对,避免因用药不当,给患者造成不必要的痛苦和损失。

第一章
目标测试

(姜远英)

药物治疗的一般原则

第二章
教学课件

学习目标

1. **掌握** 药物治疗的安全性、有效性、经济性、适当性和规范性的基本概念。
2. **熟悉** 影响药物治疗安全性、有效性、经济性的因素。
3. **了解** 药物治疗的规范性与个体化用药的关系。

科学技术的快速发展,促进了现代医学的进步。现代临床实践中可以使用多种方法治疗疾病,但药物治疗仍是临床上最常用、最基本的治疗手段。正常机体在神经、体液系统的调节下,各器官系统的功能和代谢维持平衡状态,当各种病因作用于机体时,可引起某些器官系统的功能和代谢发生变化甚至失去平衡,导致机体原有器官功能水平的增强或减弱,形成疾病状态。药物通过与机体的相互作用,调节疾病状态下器官系统的功能水平,使疾病好转或痊愈,部分甚至完全恢复身体健康。

药物治疗在许多疾病治疗中常常具有不可替代性,但药物本身具有两重性:使用合理、适当能达到预防或治疗疾病的目的,使患者恢复健康或提高生活质量;如果选用不当、应用不合理,不但不能达到预期目的,反而可能会增加药物产生副作用、毒性反应、变态反应等不良反应的概率,甚至导致死亡。因此,在药物治疗过程中要综合考虑药物的安全性、有效性、经济性、适当性与规范性,制定合理的治疗方案,获得最佳的效益/风险比。

第一节 药物治疗的安全性

药物在发挥防治疾病作用的同时,可能对机体产生不良反应或改变病原体对药物的敏感性。药品不良反应可能造成机体器官功能和组织结构损害,甚至产生药源性疾病。一些有精神效应的药品还可能产生生理和精神依赖性,不仅对用药个人精神和身体产生危害,而且可能酿成严重的社会问题。病原体耐药性的产生,可增加一些感染性疾病治疗的难度,甚至面临无药可用的危险境地。药物治疗的安全性(safety)是指在药物治疗过程中对药物可能产生的各种不安全事件的认识与可接受的程度。

安全性是贯穿药物治疗始终的问题,保证患者用药安全是药物治疗的基本前提,但"安全性"又是相对的。①对药物安全性的要求是相对的:对某些非致死性疾病或孕妇的药物治疗,安全性要求很高,即使是很轻微的不良反应或发生率很低的不良反应也是难以接受的;但对肿瘤等一些致死性疾病或可能导致其他严重后果的疾病,药物治疗的安全性要求可以适当降低,为了挽救生命而承受一些不良反应是可以被医患双方所接受的;②对药物安全性的认识也是相对的:一些药物罕见的不良反应可能需要更长期的临床应用,才可能被发现、被了解。在疾病治疗过程中影响药物安全性的因素主要有:

1. 药物本身固有的生物学特性 药物具有两重性,即在发挥防治疾病作用的同时,也可能产生不良反应。药物安全性问题客观存在,即使对于合格的药品并按规定剂量正常应用,也不能完全避免药品不良反应的发生。不同群体药品不良反的发生概率可能各不相同,但针对特定用药个体,某一不良反应是否发生及其严重程度,是药物本身特性与个体之间相互作用的结果,由于个体差异的存在,它可以发生,也可以不发生,可以轻微,也可以严重。所谓某种药物的某一不良反应发生率低,是对群体而言,不能保证对每个个体都绝对安全。为了更好地控制药物固有的安全性问题,应该从药物研发阶段开始对药物的安全性评价严格把关,避免对机体可能产生潜在严重不良反应的药物上市;对已上市的药品要加强上市后不良反应监测,及时发现药品不良反应。

2. **药物制剂不符合标准** 药物制剂中有毒有害相关物质超标准,或有效成分含量不准确,或超过保质期使用等。药品应杜绝此类安全性问题,通过严格执行《药品生产质量管理规范》(GMP)以及《药品经营质量管理规范》(GSP),对药品生产、流通、储存及使用过程严格把关,避免给患者造成不良伤害。

3. **药物的不合理使用** 临床医疗实践中药物使用的剂量过大、疗程过长、突然停药、不合理的合并用药、重复交叉使用多种药物、长期用药过程中未按要求及时监测重要脏器功能等,都属于药物的不合理使用。WHO 统计资料显示,全球死亡患者中有三分之一并不是死于疾病自然发展过程,而是死于不合理用药。普遍存在的药物滥用、误用以及同时服用多种药物,导致了药源性疾病的发生,轻则使用药者增加痛苦,重则致残,甚至死亡,同时也增加了医疗费用,造成个人和社会的经济损失。

第二节 药物治疗的有效性

药物治疗时所选药物的适应证应与病情相符合,给药方案(包括剂量、时间间隔和给药方式等)与患者状况相符合,才能期望产生满意的疗效。药物治疗的有效性(efficacy)是指药物通过其防治疾病作用,使患者临床获益的特征,是药物治疗的基本目的所在,没有临床获益的药物治疗不值得推荐。药物对症治疗不仅可以直接减轻患者的病痛,还可降低诸如高热、惊厥、休克等严重的综合征对机体的伤害,起到挽救患者生命的作用;药物对因治疗,可祛除疾病的病因,使患者得以康复。多数情况下,药物治疗的有效性是显而易见的,但有些情况下,其疗效需要足够的循证医学证据支持:如对某些自限性疾病,不使用药物可能也会康复;使用抗肿瘤药物延长患者生存期;使用抗菌药物预防细菌性感染,也许临床结果与药物治疗的预期结果相吻合,但不能肯定是药物的疗效。临床实践中,药物还可起到心理安慰作用(即安慰剂效应),这种心理暗示对某些疾病的恢复可能有一定积极意义,但如果临床用药不能产生客观的疗效,单纯的安慰剂效应不仅延误治疗,还会造成不必要的浪费。

药物的药效学特征是药物治疗有效性的基础,药物效应的发挥主要通过药物与靶点作用后引起机体生理生化功能改变来实现。药物的作用靶点几乎涉及生命活动过程的所有环节,包括受体、酶、离子通道、基因等。药物基因组学是揭示个体可能出现某些不良反应或疗效的遗传学基础,药物基因组学的发展促使临床药物治疗模式由诊断定向治疗转向基因定向治疗,提高了药物治疗的有效性。

药物治疗的有效性是临床药物治疗效果的体现,为了达到理想的药物治疗效果,必须综合考虑药物和患者诸方面的因素,只有患者的实际获益大于药物带来的不适或损害时,才考虑使用药物,药物治疗的有效性才有实际意义。药物治疗的有效性主要与下面几方面的因素有关。

1. **药物** 药物的生物学特性、理化性质、剂型、剂量、给药途径、药物之间的相互作用等因素均会影响药物治疗的有效性。应根据病情选择针对病因或对症治疗的药物,选择生物利用度高,又能维持有效血药浓度的剂型和给药途径;尽量避免合用可能产生不良相互作用的药物以及反复用药后机体对药物的耐受性和依赖性等变化,以取得满意的治疗效果。

2. **机体** 患者年龄、体重、性别、精神因素、病理状态、遗传特征和生物节律等对药物治疗效果均可产生重要影响。机体生理、心理状态良好,积极配合药物治疗也是取得满意疗效的关键。因此要采用积极的支持治疗措施,改善患者生理状况,并教育患者保持乐观态度。疾病的分期也影响疗效,许多疾病的早期药物治疗,如早期肿瘤、早期感染性疾病等,最有可能取得满意疗效,所以抓住有利的治疗时机很重要。患者的个体差异是影响药物疗效的一个重要影响因素,药物基因组学可帮助我们了解某些个体疗效可能不理想的遗传学基础,筛查可能对某种药物代谢消除有重要差异的个体,这对保证患者取得满意疗效有重要意义。

3. 药物治疗的依从性　依从性(compliance)即患者遵从医嘱或治疗建议的程度。患者对治疗方案是否依从,对药物治疗效应有很大的影响。不依从可能造成机体对药物缺乏应有的反应,疾病进一步发展,导致急诊和住院治疗机会增加,甚至死亡的危险性增加。对治疗方案不依从的主要原因有以下几点:①药物治疗方案所选用的药物剂型或给药方式不方便,患者难以遵从医嘱或治疗方案;②儿童、老年患者和文化程度低的患者因理解能力差或记忆力下降,有可能忘记服用药物或错服药物;③医患沟通不够,患者对治疗方案不理解、不信任;特别是有些药物,需要使用一段时间才能显现疗效,一定要给患者交代清楚;④经历不愉快的药物副作用;⑤较高的药物费用和诊治检查费用可导致患者不复诊、减少剂量或不能坚持治疗;⑥症状改善,患者自行停药。

为提高患者的治疗依从性,获得较好的药物治疗效果,应尽量简化治疗方案,减少用药次数和合并用药,详细解释处方用药的目的、剂量及用法,酌情给予文字或图示说明,必要时在社区医疗保健人员监控下用药。对老年痴呆、抑郁症或独居的患者用药,家属或亲友应进行监督检查,尽量让患者的用药做到准确合理。因此,临床医师和药师耐心向患者讲解治疗方案、监测其依从性,是保证药物治疗效果的重要手段。

第三节　药物治疗的经济性

药物治疗的经济性(economy)就是要以消耗最低的药物成本,实现最好的治疗效果。药物治疗的经济性的核心在于评价结果的同时必须考虑成本因素,即应在药物治疗中依据经济学观点,从若干备选方案中选择最优的药物及治疗方案,以满足用药的有效性、安全性及经济性要求。分析、评价药物治疗的经济学价值的目的在于:①控制药物需求的不合理增长,改变盲目追求新药、高价药的现象;②控制有限药物资源的不合理配置,如有些地区或群体存在资源浪费,而有些地区或群体却存在资源紧缺;③控制不合理的过度药物治疗,如不合理使用进口药或高价药。在保证治疗质量的前提下应选用价廉易得的品种,可用可不用的药物尽量不用(并可减少不良反应的发生),在考虑应用贵重药物时,应对其性能与价格进行综合分析,决定是否值得使用。

控制医疗费用的快速增长现已成为世界各国共同关注的难题。新药、进口药、高价药不断涌现,使药品费用增长成为医疗费用急剧增长的主要原因之一。造成药品费用增长的因素有两个方面:一方面是合理因素,包括人口增加和老龄化、疾病谱改变、慢性病增加、环境污染、药品研发成本大幅增加等;另一方面是不合理的因素,包括药品价格管理体系存在某些缺陷、治疗方案选择不合理、药物使用不合理以及抗菌药物滥用等。因此,控制药品费用快速上升,既要遏制药品使用的不合理现象,也要从多方面采取综合治理的措施。

药物经济学(pharmacoeconomics)为控制药品费用的不合理增长提供了一种可借鉴的方法,它应用现代经济学的研究手段,结合流行病学、决策学、生物统计学等多学科研究成果,全面鉴别、测量、比较和分析不同的药物治疗方案、药物治疗方案与非药物治疗方案(如手术治疗和物理治疗等),以及不同医疗或社会服务项目(如社会养老和家庭病床等)的成本与结果(效果、效益及效用)关系,评价其经济学价值的差别。

在临床药物治疗中,药物经济学评价的药物治疗结果主要有三种形式。①效果(effectiveness):效果是指所实施药物治疗方案的临床结果,即在一定人群中实施一项干预措施,以达到预期的治疗目标,如人群健康的期望寿命、疾病治愈率、好转率以及细菌转阴率等。②效益(benefit):效益是指实施某项药物治疗方案所产生的有用结果,以货币单位表示。效益包括直接效益、间接效益和无形效益。③效用(utility):是指所实施药物治疗方案满足人们对一种特定健康状况的期望和偏好程度,即药物治疗后所获身心健康的满意度。效用受两种因素影响,其一是药物使用后的客观指标,如血压、呼吸、心率等变化,将直接影响效用的大小和方向;其二是用药后患者的主观感受,如疼痛减轻、功能改善、精神好转等。

药物经济学研究旨在寻求最佳药物治疗方案,以期充分提高药物治疗价值,其研究结论为实行临床"安全、有效、经济"的合理用药原则提供科学依据。药物经济学评价在药物治疗中的应用包括:①为临床医疗决策提供指导,以实现最小的投入获取最佳的结果,并有助于成本低、效果好的药物选入医院药品目录;②评价药学服务质量,如治疗药物监测(therapeutic drug monitoring,TDM)可以降低药品不良反应,缩短住院时长,节省相关费用;③通过对风险和收益的论证,为新药开发提供决策依据;④为药品生产和经营提供参考依据,减少决策运行中的损失,或在遵循药品价格制定原则的前提下适当降低药品价格以提高药品的成本效果。药物经济学评价认定的最佳药物治疗方案,体现了药物治疗效果与成本的平衡,保证有限的社会卫生保健资源发挥最大的效用。

第四节　药物治疗的适当性

1985 年,WHO 在肯尼亚首都内罗毕召开的合理用药大会上,来自全世界的药学专家将合理用药的概念"要求患者接受的药物适合其临床需要,所用剂量及疗程符合患者个体化要求,所耗经费对患者及其社区内均属最低廉",简要归纳为 8 个字"安全、有效、经济、适当"。

用药的适当性(appropriateness)是实现合理药物治疗的基本要求,也是用药合理性的评判指标。药物治疗的适当性应包括以下几方面。①适当的患者:患者对选用的药品无禁忌,不良反应发生率低或为一般反应;②适当的适应证:选用药品的作用、适应证应与患者所治疗疾病的病理生理学、病因及诊断相符合;③适当的药物:选用药品应符合安全、有效、经济、适当的原则,以及适当的给药剂量、给药途径和给药疗程;④适当的信息:药师应为患者提供与其疾病和用药有关的正确、重要和清楚的信息;⑤适当的监护:医务人员特别是临床药师应重视做好患者用药监护,做好可能发生用药后药品不良反应的对策预案。

药物治疗的适当性原则,体现了"以患者为中心"的指导思想。以治疗高血压为例,对于合并有冠心病、心力衰竭及肾功能不全的老年高血压患者,不宜选用可引起血压明显波动而增加死亡率的短效二氢吡啶类钙通道阻滞药,而应该选择既可降低心负荷,又可增加肾血流量,同时还能改善生存质量的血管紧张素转换酶抑制药。如能合用小剂量噻嗪类利尿药则可增强其降压作用。同时应该遵循个体化用药原则,给药剂量为成人剂量的 2/3~1/2,尽可能以最小维持剂量达到最佳降压水平。根据药动学特点及患者对治疗的依从性,选择长效、口服制剂。又如,一些病因不明或目前尚无有效治疗手段,而又严重危害人类健康的疾病较易出现药物过度治疗,表现为超说明书用药、剂量过大、疗程过长、轻症用重药。临床存在某些癌症患者的死因不是因为癌症本身造成的,而是由于过度化疗所致,如白细胞过低仍然坚持高强度化疗,导致患者骨髓抑制合并感染而死亡等。因此,药物治疗过程中要把握适当性,即在明确疾病诊断的基础上,从病情的实际需要出发,确定适当的剂量、疗程与给药方案,才能使药物的作用发挥得当,达到治疗疾病的目的。

随着科学的发展,许多疾病的诊治都已制定出权威、规范的指南或标准,如《肺结核诊断和治疗指南》《抗菌药物临床应用指导原则》《中国糖尿病防治指南》等。给患者实施药物治疗时,医生首先要熟悉这些指南或标准,同时还要教育患者了解这些指南或标准,减少随意性和盲目性,这也是保证用药适当性的重要措施。

第五节　药物治疗的规范性

我国城乡居民用药行为不规范的现象普遍存在,2017年《柳叶刀》杂志上发表了一份关于中国人高血压问题的报告,涉及170万人,高血压治疗符合规范、血压控制良好的约有5%;2019年初国家癌症中心发表的数据显示癌症治疗符合规范的仅有20%,且有20%完全不符合规范;世界卫生组织于2017年发布的《抑郁症及其他常见精神障碍》报告中,世界范围内预计有超过3亿人饱受抑郁症的困扰,接受规范性药物治疗的抑郁症患者不到10%;2019年我国学者对于"中国成人肺部健康研究"显示,仅有5.6%的哮喘患者接受了规范化的吸入治疗。影响药物规范治疗的因素主要有以下几点。①临床治疗过程中,医生过于相信自己的经验:如按照肿瘤治疗指南,术后的肺癌患者化疗一般是4~6个周期,但实际上10个以上周期的化疗普遍存在,不仅加重了患者的经济压力,而且还增加了不良反应发生率;②疾病的复杂性和多样性:许多疾病目前尚无统一的规范指南可实施;③患者不了解规范治疗的重要性:如哮喘,经过规范治疗,40%的患者可以完全控制,70%的患者可以控制良好,但仍有部分患者不采取积极的规范治疗而延误病情。

药物治疗的规范性是指用药要有依据,这个依据应当是具有法律效应的药品说明书或者是基于循证医学证据而产生的诊疗指南、临床路径、权威的专家共识或多中心研究结果等。把握药物治疗的规范性是药物治疗过程中必须考虑的一部分,为实现合理用药,临床实践中应多方面综合考虑。

一、诊疗指南

疾病诊疗指南一般包含对疾病规范化的诊断、治疗、预后等各环节的临床指导。在药物治疗方面,指南往往根据疾病的分型、分期、疾病的动态发展和并发症,对药物选择、剂量、剂型、给药方案及疗程进行规范指导。临床治疗指南可以减少常见病治疗的随意性和不确定性,权威的指南能帮助医生对疾病治疗做出正确决策,提高医生的诊治水平,尤其是提高临床用药的规范化程度。尽管指南考虑了疾病的分型、分期及动态发展,但也不可能包括或解决临床实践中遇到的所有问题。特别是随着科学的发展,新的医疗器械、治疗方法、药品不断出现,医患双方都有了更多选择,在临床诊疗指南之外,各专业分会还制定了很多专业技术指南、专家意见、专家共识、指导原则等。这些诊疗技术规范在临床医疗实践中也发挥着重要的规范性作用。

二、临床路径

临床路径是指针对某一疾病建立的一套标准化治疗模式与治疗程序,是一个有关临床治疗的综合模式,以循证医学证据和指南为指导来促进疾病治疗和管理的方法,最终起到规范医疗行为、减少偏差、降低成本、提高质量的作用。相对于指南,临床路径内容更简洁、易读,适用于多学科多部门具体操作,是针对特定疾病的诊疗流程,注重治疗的结果和时间性。也有些临床路径,没有制定临床用药路径,而只是提出了某一疾病的基本用药原则。

三、药物治疗的规范性与个体化药物治疗的辩证统一

个体化药物治疗(individualized medication)就是"因人而异""量体裁衣",在充分考虑每个患者的遗传因素(如药物代谢基因类型)、性别、年龄、体重、生理病理特征以及正在服用的其他药物等综合因素的基础上,制定最佳的安全、有效、经济、适当的药物治疗方案。因此,临床医生在针对某一具体患者时,既要考虑指南的严肃性,又要注意个体化的灵活性。

1. 两者的矛盾性特点　①临床实践中,对同一患者进行治疗,不同医师根据自己的经验采用的治疗方案可能会有较大差异,从而造成疗效的不确定性。但若严格遵守循证医学指南治疗,又有部分

患者可能因个体差异而不能耐受,包括出现不良反应等。②循证医学某些方面的滞后性与个体化药物治疗前瞻性相矛盾。循证医学的证据或结论的获得,往往需要数年甚至更长时间的观察、研究,循证医学的结论越完善,获得此结论所需要的时间就越长,而现代医学、药学的快速发展,赋予了个体化药物治疗更多的前瞻性条件。理论上这种基于分子生物学的前瞻性个体化药物治疗新方法优于循证医学治疗,是真正的个体化药物治疗。许多国家及国际上的相关学术机构一方面纷纷对常见疾病的治疗制定了规范化的治疗方案或指南,而另一方面,又强调前瞻性的个体化药物治疗对推动现代医学发展的重要意义。随着现代生物医学的发展,在一种疾病的治疗历史上将会不断出现循证医学规范化治疗和个体化药物治疗的矛盾,这种矛盾的存在将促进循证医学的发展,形成良性循环。

2. **两者的统一性特点** 循证医学规范化治疗和个体化药物治疗又是相互统一的。①医师在制定个体化药物治疗方案前,必须对该病最新的循证医学研究结果有充分认识,在循证医学的基础上进行个体化药物治疗,可减少药物治疗的随意性,提高成功率。依据循证医学治疗疾病过程中,随着治疗病例的增多,可能不断发现因个体差异而不适合的病例,或疗效差、不良反应明显的病例,针对这些病例,医师可调整治疗方案使药物治疗个体化。②通过对大量个体化药物治疗病例的分类、观察,即大样本、多中心、双盲、随机的循证方法来验证其有效性,获得的新指导原则就是个体化药物治疗对循证医学的反馈。它既是新的循证医学证据,又具有个体化药物治疗方案的特征,由此不断推动循证医学的发展与完善。个体差异的绝对性和循证医学的优越性,决定了循证医学和个体化药物治疗必然共存于现代医学的实践之中,由此相互影响、相互推动,共同促进医学的不断发展。虽然在循证研究时也常考虑到某些疾病个体差异对结果的影响,派生出许多亚组分析,但个体差异的多样性仍然会使循证研究顾此失彼。循证医学的非前瞻性、非个体针对性仍需个体化诊疗来补充。对于机体退变程度不一、多病种共存以及生理、心理变化不同等个体差异显著的老年人群的治疗,更加离不开个体化诊疗。

思考题

1. 查阅文献并调研临床实际,分析临床实践中某一疾病不合理用药的原因,并提出相应的合理用药建议。

2. 根据你掌握的信息和个人观点,提出处理好药物治疗的有效性、安全性、经济性、适当性的建议。

3. 请结合各论学习的内容,举例说明制定一个合理的药物治疗方案应考虑的主要因素。

第二章
目标测试

(张 磊)

参 考 文 献

[1] 吴永佩, 蒋学华, 蔡卫民, 等. 临床药物治疗学总论. 北京: 人民卫生出版社, 2017.

[2] 刘国恩. 中国药物经济学评价指南 (2020 中英双语版). 北京: 中国市场出版社, 2020.

[3] CECCHIN E, STOCCO G. Pharmacogenomics and personalized medicine. Genes (Basel), 2020, 11 (6): 679.

第三章

药物治疗的基本过程

学习目标

1. **掌握** 药物治疗的基本过程、治疗药物的选择、给药方案制定的原则与方法。
2. **熟悉** 治疗药物监测、给药方案的调整、药学监护基本概念。
3. **了解** 使用前宜开展基因检测的药物、慢病管理及居家药学服务。

第一节 药物治疗的流程

药物治疗是临床医师与药师利用可支配的药物资源对机体的异常生理、病理或病理生理状态进行矫治的过程。临床医师与药师在药物治疗过程中的一般思维过程为：首先需要明确患者的问题，即对患者和疾病的明确认识，其次拟定治疗目标并选择适当的药物、剂型、剂量与疗程，最后开具处方并指导患者用药，开始药物治疗的过程。

在药物治疗过程中，需要以药学服务为主旨，充分发挥包括医（医师）、药（药师）、护（护师）、患（患者）在内所有临床相关人员的积极性，监测临床与实验室各项指标，如符合预期结果则继续原治疗方案，如发现治疗效果不佳则要找到原因、修正原治疗方案或制定新的治疗方案，直至完全或尽可能达到预期治疗目标，使患者痊愈或病情得到最大程度的改善。目前在临床实际工作中，对患者在药物治疗过程中的作用普遍重视不够，很多临床工作人员将患者作为治疗的被动承受者，这一观点不利于药物治疗方案的实施和监测，应加以改进。在很多临床病症中，患者的主观感受不仅重要，有时甚至具有唯一性，无法被客观检测指标所替代，对治疗方案的疗效评估具有重要价值。不仅如此，治疗方案的经济性标准对不同经济背景的患者而言也具有巨大差异，所以患者也应作为药物治疗方案制定的重要参与者之一。这也与临床药学工作中"以患者为中心"的药学服务理念相一致。本章就药物治疗的基本过程进行阐述（图3-1）。

一、明确诊断

正确诊断是开始正确治疗的关键性步骤之一。正确的诊断是在综合分析各种临床信息的基础上作出的，包括患者主诉、详细的病史、体格检查、实验室检查和其他特殊检查。正确的诊断意味着对疾病的致病因素、病理改变与病理生理学过程有较清楚的认识，在此基础上，使治疗措施准确地针对疾病发生发展的关键环节起效，促使病情向好的方向转归。临床药师的主要职责是在医师作出正确诊断的前提下，协助医师制定药物治疗方案，实施正确的药物治疗。

实际工作中，有时确立诊断的依据可能并不充分，而治疗又是必需的。此时仍需拟定一个初步诊断，以便进入下一步治疗。例如，一位中年妇女有对称性的关节僵硬、疼痛和肿胀，晨起加重，无感染病史，可初步诊断为类风湿关节炎，在无其他禁忌证的情况下可以开始使用阿司匹林治疗，如症状很快明显改善则有助于确定上述诊断，即临床上所谓的诊断性治疗。在诊断完全不明确的情况下即盲目地开始对症治疗，有时会造成严重后果。例如，对急性腹痛的患者如未诊断清楚就给以镇痛药治疗，虽然能暂时缓解疼痛，但有可能掩盖急腹症病情恶化的临床表现，导致弥漫性腹膜炎等严重后果。

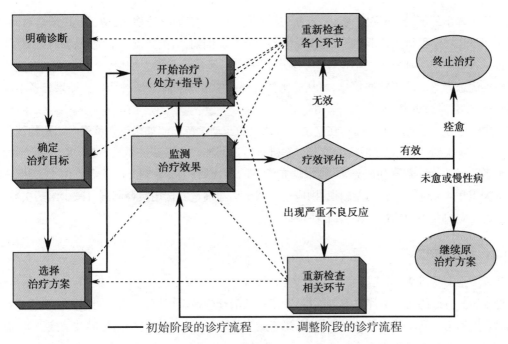

图 3-1 药物治疗的基本过程

二、确定治疗目标

治疗目标是在对疾病和患者自身情况充分了解的基础上,确立的希望达到的疾病治疗最终结果。目标确立是一个决策过程,不仅要从治疗疾病本身出发,更应从患者综合结果(outcome)考虑,因此,需要充分考虑并尊重患者的个体意愿。

治疗目标越明确,治疗方案越简单,选择药物就越容易。例如,将高血压患者的舒张压降至某一水平,控制糖尿病患者的血糖至正常范围,镇咳或缓解焦虑等均为明确的治疗目标。但是,治疗目标往往需要既能改善患者目前的病理生理状态,又能改善患者的远期生活质量,这导致了药物治疗方案的复杂性,也影响着患者可能获得的最大疗效。例如,控制高血压是高血压治疗的首要目标,但是治疗高血压需要终生用药,治疗目标不仅是严格控制血压,更应是降低心脑血管并发症的风险,减少长期用药可能带来的不良反应;针对孕妇的药物选择不仅要考虑妇女的疾病,还要考虑药物对胎儿的潜在危险;对类风湿关节炎患者,既要抑制炎症、缓解疼痛,又要尽可能延缓类风湿关节炎的病程进展;同样诊断为乳腺癌,早期的治疗目标是清除肿瘤细胞、延长生存期,而晚期则是改善症状、提高患者生命质量,因此,乳腺癌的早期与晚期治疗方案有很大的不同。

治疗目标的确定实际也设立了一种对治疗结果的期望,建立了医患双方对最终治疗结果的评估标准。需要注意的是,如果患者对治疗结果的期待与医药工作者确定的治疗目标不同,当这种期待在治疗过程中未能实现时,可能导致患者对医药工作者的不信任,从而影响患者对治疗的依从性(compliance)。例如,对急性腹痛的患者,其家属希望立即止痛,而主治医师则希望诊断明确后再用药。在这种情况下,患者或家属有可能绕过坚持正确的治疗原则但看似"不近人情"的医师而找到另一位能够为其立即开具"止痛药"处方的"好医师"。而后者的行为却明显违背急腹症药物使用的基本原则,其后果有可能是致命的。因此,要通过与患者的有效交流,使患者对自己疾病的治疗效果产生正确的预期。

三、选择治疗方案

针对一个治疗目标往往有多个治疗方案、多种治疗药物,需要综合考虑疾病、患者各方面的情况和药物的药理学特征,按照安全、有效、经济、适当的原则,确定治疗药物、剂型、剂量、给药时间、给药方式、时间间隔、疗程和注意事项等,选择最佳治疗方案。例如,对类风湿关节炎患者,有必要了解他/她过去是否对阿司匹林发生过不良反应,有无溃疡病史,经济承受能力如何,家族中是否有其他遗传相关性疾病患者等。基于这些信息,可从非甾体抗炎药中选择一种合适的药物。如果患者不能耐受阿司匹林,没有溃疡病史,则可考虑选用布洛芬。

药物治疗方案还要取决于药物在这个患者体内的药动学特征。如果已知该患者与药物消除有关的主要器官有疾病,则需对一般性的给药方案进行适当调整。布洛芬主要经肾脏消除,因此治疗前须评估患者的肾功能。若肾功能正常,则根据布洛芬的半衰期(约 2 小时),每日给药 3~4 次,推荐的剂量是每次 200~400mg。若肾功能减退,则应适当减少用药剂量。选用缓释制剂可减少给药次数,降低药品不良反应的发生,但治疗成本会有所增加。

四、开始治疗

开具一张书写清楚、格式规范的处方,表面看来标志着医师一次接诊的结束,但对于药物治疗,这恰恰是开始。再好的药物治疗方案,如果患者不依从治疗或错误用药,仍然不能获得预期的疗效。随着保健意识的增强和医药知识水平的提高,患者越来越不愿意被当作药物治疗的被动接受者,而是希望拥有对称性的信息,甚至能提出很多自己的意见。因此,临床医药工作者应向患者提供必要的信息,指导用药,使者成为知情的治疗合作者。例如,需要向患者解释药物将会怎样影响其疾病过程或症状;为什么在症状缓解后不要立即停用抗菌药物;哪些不良反应是常见的,其出现并不影响继续用药(如头晕可能是某种药物的常见不良反应,一般不会造成严重后果,只要不开车就不影响继续使用);哪些反应即使轻微也必须引起高度重视(如服用有潜在骨髓抑制作用的药物后出现咽痛)。对前述类风湿关节炎患者还须告知:疗程是长期的,出现哪些情况才会改变治疗(如发生胃肠道出血),并要清楚地说明需要立即就诊的主要毒性反应。

药物治疗中规范的给药方式可提高治疗效果,降低不良反应发生率。药品说明书作为具有法律效应的药品说明文件,严格限定了药品的用法、用量及给药速度等信息。静脉滴注作为常用的给药方式,滴注速度对药物治疗具有重要的影响,如氨基糖苷类抗菌药物静脉输注过快,可造成单位时间内经肾脏排泄的药物浓度过高,易发生药物性肾损害;青霉素类药物应用剂量过大或滴速过快可出现"青霉素脑病"。此外,部分特殊剂型,如呼吸系统疾病治疗用的吸入剂等,应避免使用方法不当使药物摄入不足影响疗效。

五、监测、评估和干预

在确立治疗目标时,实际上就同时设定了反映疗效的观测指标与不良反应的观察终点(endpoint),需要在治疗过程中对这些指标和终点进行监测,以评估治疗效果,进行适度干预,决定继续、调整或是终止治疗方案。对一个具体患者,"首选"药物和"标准"方案并不一定产生最佳治疗效果。虽然治疗药物监测(TDM)和药物作用相关基因检测等措施有助于个体化用药,但目前优化药物治疗的最实用方法仍然是治疗→监测→治疗的反复尝试。

对治疗的监测有两种方式。①被动监测:向患者解释出现治疗效果的表现,告知患者如果无效或出现不良反应时应做什么。在这种情况下,是由患者自己监测。②主动监测:依据疾病类型、疗程、处方药量确定复诊时间,进行必要项目的检测,由医师自己评估治疗效果。通过 TDM 或药物基因学检测可以回答两个基本问题:治疗达到预期效果了吗? 不良反应影响药物治疗吗?

1. 治疗有效　如果患者按用药方案完成了治疗,疾病已治愈,则治疗可停止。如疾病未愈或为慢性,治疗有效且无不良反应,或者不良反应不影响治疗,可继续治疗。如在治疗过程中出现严重不良反应,应重新考虑所选择的治疗方案,检查对患者的指导是否正确,有无药物相互作用等因素。A

型药品不良反应是剂量依赖性的,可以尝试在换用另一个药物前降低剂量;B 型药品不良反应往往需要更换药物。

2. 治疗无效　如治疗无效(无论有无不良反应),应重新考虑诊断是否正确、治疗目标与处方药物是否恰当、剂量是否正确、疗程是否太短、给予患者的指导是否正确,以及患者是否正确服药(依从性)和对治疗的监测是否正确。若能找出治疗失败的原因,则可提出相应的解决办法如更换药物、调整给药方案、改善患者依从性等。若仍不能确定治疗为什么无效时,应考虑停药,因为维持无效的治疗有害无益,而且浪费资源。

无论何种原因停止药物治疗时,应切记不是所有的药物都能立刻停药。为防止出现停药反跳或撤药综合征,有些药物(如精神及神经系统用药、糖皮质激素、β 受体拮抗剂等)需要经过一个逐渐减量的过程才能停药。

第二节　药物治疗方案的制定

一、药物治疗方案制定的一般原则

疾病的发展可以是基础疾病的进展和复发,也可以是诱发因素或并发症引起病情的发作或恶化,应当分清主要矛盾和次要矛盾,要密切关注和预测疾病的发展趋势,及时调整治疗方案。合理的药物治疗方案可以使患者获得安全、有效、经济、适当的药物治疗。药物治疗方案的制定应考虑以下几个方面。

(一) 为药物治疗创造条件

有些疾病在实施药物治疗前需采取一些非药物措施(一般治疗),为药物治疗创造条件,提高药物治疗效果或减少药物治疗的不良反应。

1. 改善环境　如职业性哮喘患者,应改变工作环境。

2. 改变生活方式　如高血压患者,应限制摄盐量、合理饮食并进行有规律的体育锻炼。

(二) 确定治疗目标,选择合适的药物

药物治疗的目标可以是消除病因或祛除诱因,也可以是减轻症状和并发症。在疾病发展的不同阶段,应抓住主要矛盾,制定相应的阶段性治疗目标,解决主要的临床问题。

1. 消除病因　如大叶性肺炎是细菌引起的肺部感染,应用抗菌药物控制感染。

2. 祛除诱因　如肥胖、高血压、高血脂、糖尿病往往是心脑血管疾病的诱因,因此需要有效控制体重、血压、血脂、血糖,祛除诱因是防治心脑血管疾病的重要措施之一。

3. 预防发病　如维持足够的钙和维生素 D 摄入以降低骨质疏松症危险。

4. 控制症状　如针对肿瘤患者的疼痛给予镇痛药,对咳嗽、咳痰患者给予镇咳祛痰药治疗。

5. 治疗并发症　如严重脑栓塞患者,可因脑缺血并发脑水肿和颅内高压,应及时应用甘露醇等脱水药,减轻脑水肿和颅内高压,防治脑疝的发生。

6. 辅助治疗　可为其他治疗创造条件或增加其他疗法的疗效,如肿瘤患者,先进行化疗使肿瘤缩小,再接受手术治疗,或先手术治疗,然后辅以化疗,以期进一步清除肿瘤细胞。

(三) 选择合适的用药时机

许多疾病都强调早治疗,如肿瘤提倡早诊断、早治疗,因为越早治疗,肿瘤细胞越敏感,治愈率越高;而对中晚期肿瘤,可能先化疗以抑制原发病灶,消灭亚临床病灶,然后实施手术治疗,也可以先行手术治疗,然后辅助以化疗消灭残余癌细胞。对缺血性脑卒中患者,早治疗才能抓住血栓溶解的机会,改善预后。在严重高血糖的糖尿病的治疗中,早期使用胰岛素才能保护胰岛 β 细胞,减缓糖尿病的发展进程,延长患者生存期。但并不是所有的疾病都要求尽早药物治疗,如高血压、糖尿病等,在改善生活习惯如控制饮食、适度运动等能有效控制时,可以先不实施药物治疗。

(四) 选择合适的剂型和给药方案

对于新生儿,几乎所有的药物都静脉给药,因为他们的胃肠道功能不完善,药物吸收差,而且新生儿的肌肉组织非常少,不能采用肌内注射。夜间哮喘应当用缓释制剂才能控制发作。哮喘用药经雾化吸入有起效快、用药量少和副作用轻等优点。为有效控制清晨可能出现的血压升高或关节僵硬,有时选用具有时滞脉冲释放的抗高血压药物或推迟晚上服用抗类风湿药物的时间等。药物使用剂量应依据年龄、身高、体重、病情轻重、肝肾功能、药物反应的遗传多态性以及不良反应做适当调整,希望以最低的剂量和最小的不良反应达到理想的治疗效果。如果剂量不合理可能出现适得其反的后果。例如,糖尿病治疗过程中因用药不当出现低血糖昏迷等。随着病情的好转或进展,需相应调整给药方案。合用其他相关药物时,应严密观察两药可能叠加或拮抗的相互作用,调整剂量。有时药物的生物利用度还受食物的影响。

(五) 选择合理的联合用药

临床上,一般根据治疗目标的需要,选用不同类别的药物,以实现不同的治疗目标。针对某一具体治疗目标,尤其是在使用一种药物难以控制时,如癌症、严重感染、高血压等,为了达到更好的临床效果,可以选用两种或两种以上药物进行合理的联合用药。联合用药应该达到以下目标。①增强疗效:针对某一具体治疗目标,联合用药在疗效方面应该产生协同效应即 1+1>2,或相加效应即 1+1=2。如肿瘤的化疗,往往选用不同作用机制或作用于不同细胞周期时相的抗肿瘤药物组成合理的化疗方案,达到协同抗肿瘤的效果。②减轻毒副作用:如用 α 肾上腺素受体激动剂去甲肾上腺素对抗氯丙嗪过量引起的低血压;针对肿瘤化疗产生的剧烈呕吐和严重骨髓抑制,可联合应用止吐药和促进骨髓造血的药物。③控制不良反应的风险与费用不增加:临床上联合用药的品种数与不良反应发生率以及药品的费用呈正相关,因此要严格规范联合用药,单一药物治疗有效,就尽量不要联合用药。同时要对联合用药方案进行效益与风险评估以及药物经济学评价。例如,肿瘤化疗方案的制定,不能只关注对肿瘤细胞的杀伤效果,还要关注患者的耐受程度和经济承受能力。④使用方便,患者的依从性好:联合用药必须方便可行,如果可行性差,患者的依从性不好,则难以实施,达不到预期效果。

(六) 确定合适的疗程

疗程依据疾病、病情、治疗目标、治疗反应等因素确定,可以是数天也可以是终生治疗。①根据不同的疾病或病原体确定疗程:如普通感冒的治疗只需数天而许多慢性疾病如高血压、糖尿病等的治疗是长期甚至终生的;一般细菌性肺炎的抗菌治疗需要 1~2 周,抗结核短期化疗疗程为 6~9 个月,隐球菌脑膜炎的抗真菌治疗需要维持 6~12 个月。②根据不同的病情确定疗程:如医生依据肺癌患者的病情轻重、一般情况、肿瘤的细胞类型等决定化疗疗程,通常为 4~6 个疗程。③根据不同的治疗反应确定疗程:如治疗措施得当,病情及时控制,可按期结束治疗;也可能由于种种原因,病情未能及时控制,应适当调整用药方案,并延长用药治疗的时间。

(七) 药物与非药物疗法的结合

许多疾病需要综合治疗,包括药物治疗、手术治疗、康复治疗、心理治疗等。药物与非药物疗法应该密切配合、优势互补、合理应用。在不同病程阶段,药物治疗与其他疗法之间的主、次地位可以相互转换,应抓住主要矛盾,及时采取相应的调整措施。如脑卒中患者,早期以恢复脑血供、减轻脑水肿为主,病情稳定期则以康复治疗为主。

二、药物治疗方案制定的方法

(一) 治疗药物的选择

治疗目标确定以后,可按照一定步骤来确定治疗药物,目前尚无公认的标准细则,只有一般原则可供参考。

　　随着医药工业的发展,为临床提供的药物数量日益增多,不过在大量涌现的新药中,绝大多数仍是现有药物的同类药,真正作用方式全新和作用机制未知的药物较少。因此开始选择药物时,应首先着眼于药物类别,而后在同类别中选择合适的品种。治疗药物选择的总原则是安全、有效、经济、适当。

　　1. 安全性(safety)　用药安全是药物治疗的前提。理想的药物治疗应有最佳的效益/风险比(benefit/risk ratio),不同的药物治疗,患者的获益不同,从而对安全性的要求(或者说对风险的可接受程度)也不一样。例如,普通的抗感冒药一般只是有助于减轻不适感觉,或许也能缩短本来就不长的自然病程,但如果有导致脱发或骨髓抑制的风险那是不能接受的;而抗肿瘤药物能延长患者的生存期,即使引起脱发甚至骨髓抑制也能被临床接受,即感冒治疗时为减轻不适而致脱发比肿瘤治疗时为延长生命而致脱发的效益/风险比要小很多,因此前者的临床接受程度要明显低于后者。

　　2. 有效性(efficacy)　是选择药物时与安全性同样重要的标准,临床使用无效药物是没有意义的。由于药物必须达到最低有效血药浓度才能产生疗效,因此理想的药物应具有很好的药动学特性,采用简便的给药方案即可达到所需治疗浓度。药物起效快慢不同,维持时间长短不同,也有效能强弱的区分。为了尽快起效,可选用快速吸收起效的药物,或采用首次给药剂量加倍的方法。如尽快缓解心绞痛要用硝酸甘油舌下含化,要尽快缓解剧烈疼痛须注射吗啡类镇痛药,而不能口服非甾体抗炎药。

　　3. 经济性(economy)　主要受治疗成本(cost of treatment)的影响,根据安全性和有效性作出的最理想选择也可能是最昂贵的,财力有限时不可能使用。所以治疗成本、患者的经济状况、医疗保险情况等是选择药物时不得不面对的实际问题。有时患者宁可采用医疗保险可支付的药物而不是选择疗效最好的药物;当给患者开出太多的药物时,他们可能只取其中一部分。这种情况下,医师应只开具真正需要的、适当的和患者能负担的药物,而不要让患者自行从处方中挑选他认为"最重要"的药物。

　　另外,考虑药物的治疗成本时应该注重治疗的总支出即治疗总成本,而不是单一的药费。较高的药费支出有可能(与低费用药物相比)缩短住院天数、避免或减轻不良反应、早日恢复工作,使患者从住院费、不良反应治疗费和工资损失中获得充分补偿,治疗成本反而降低。显然这种具有成本效果(cost-effectiveness)的药物即使药费较高也是值得选用的。

　　4. 适当性(appropriateness)　治疗药物选择的时候尽量做到"五个适当",即适当的患者、适当的适应证、适当的药物、适当的信息、适当的监护。一个药物的剂型和给药方案应该尽量方便患者,否则会降低患者对治疗的依从性。例如,采用缓释制剂减少了给药次数,不容易发生漏服现象,患者依从性高。但是保证治疗效果应该同样重要,例如,沙丁胺醇吸入剂用于控制急性支气管哮喘发作是安全有效的常用药品,但对一名3岁的儿童患者来说,常难以掌握吸入的正确方法,吸入剂量难以控制,可能就不如采用静脉滴注的方法。

　　当治疗目标或者治疗结果确定时,治疗获益相对确定,医师、药师在药物选择过程中,应主要考虑药品的安全性问题,尤其在选择新上市的药品时。表3-1列出了评价新药治疗风险的几种常见因素。

表3-1　评价新药治疗风险的常见因素

风险因素	风险低	风险高
新药上市范围	许多人口众多的发达国家,如欧洲多个国家、美国上市	只有少数国家上市
上市时间	上市多年	新近上市
特殊人群应用研究情况	有充分的安全性研究	未进行特殊人群研究
药物治疗委员会批准情况	所有成员同意	微弱多数通过
药理作用	机制明确,作用专一	机制不明,作用广泛
治疗人群范围	逾亿人口	有限人群

续表

风险因素	风险低	风险高
临床研究证据强度	有多中心随机双盲对照临床研究,资料丰富	仅零星、非对照研究,资料散在
替代治疗方案	无	多
同时接受新药数量	少	多
给药途径	口服	静脉、肌内、皮下注射等
给药方案	简单	复杂
治疗成本	低廉	高昂
产品友好度	说明书通俗易懂、详尽等	说明书晦涩难懂、简略等

基于上述标准选择药物时,可能会发现还有多种药物都很相似,这时应优先选择具有最满意的药动学特性、质量可靠、企业信誉度高的产品。

【实例解析】

实例:控制心绞痛药物的选择。患者诊断为稳定型心绞痛,病史和各种检查无其他异常,确定的治疗目标是尽快终止发作。

解析:根据稳定型心绞痛的病理生理学知识,它是由于冠状动脉部分狭窄、劳累等因素造成心肌耗氧量增多而供氧不能相应增加而引起的。治疗主要是通过降低心肌耗氧量来恢复心肌的供氧与耗氧平衡。这可通过四种途径来实现:降低心肌前负荷、降低心肌收缩力、减慢心率和降低心肌后负荷,其中降低心肌前负荷是最重要最有效的途径。有三组药物有此作用:硝酸酯类药物、β受体拮抗剂和钙通道阻滞药。其作用环节和相对强度见表3-2。

表3-2　三组治疗心绞痛药物的作用比较

药物类别	降低心肌前负荷	降低心肌收缩力	减慢心率	降低心肌后负荷
硝酸酯类药物	++	－	－	++
β受体拮抗剂	+	++	++	++
钙通道阻滞药	+	++	++	++

注:+,有效;++,显效;－,无效。

从药效学上看,它们均是有效的治疗药物,硝酸酯类药物最具优势。但临床用药并不单纯取决于药效学。对于本例,治疗目标是尽快终止心绞痛发作,因此具有快速起效的药动学特性和剂型同样重要。按照安全、有效、经济和适当的标准,比较这三组药物的快速起效剂型如表3-3所示。

表3-3　三组药物的快速起效剂型的比较

快速起效剂型	安全性	有效性	经济性	适当性
硝酸酯类药物(舌下含片)	±	++	+	++
β受体拮抗剂(注射剂)	±	+	－	－
钙通道阻滞药(注射剂)	±	+	－	－

注:+,较好;++,很好;－,不佳;±,依据具体药物。

由于心绞痛可随时在任何地点发生,而治疗延误又可能产生严重后果,因此选择一种携带方便、患者方便自行使用的药物是极为重要的。比较三组药物后,很显然,硝酸酯类药物是一个比较恰当的选择。因为有可接受的疗效、同样的安全性、费用低廉、患者方便携带和使用、服用后即刻起效等特点。在硝酸酯类药物这一组中,还有硝酸甘油、硝酸异山梨酯和单硝酸异山梨酯等数个药物,同样可根据上述标准在本类药物中进一步选择。在这几个药物之间,安全性、适当性没有太大区别,疗效方面后两药作用较弱,起效较慢,但作用持续时间较长,考虑到心绞痛的急救需要,最终选择硝酸甘油舌下含片,急性发作时含服。

向患者提供的指导:心绞痛一旦开始,即可取出硝酸甘油舌下含服;如果疼痛仍不缓解,可在5~10分钟后用第2片;如果用第2片后仍持续疼痛,应考虑可能为遗传多态性(*aldh2*)造成的个体差异(机体因素),或是心肌梗死的先兆,应让患者立即就诊。

(二) 给药方案制定的方法

制定给药方案应按照临床诊断确定的疾病的不同阶段、疾病严重程度等因素进行。一般疾病发展过程可分为潜伏期、前驱期、症状明显期、转归期等四个阶段,给药方案应根据疾病进展阶段不断调整。此外,给药方案的制定还应重视平衡药物疗效和不良反应的矛盾,应用较大剂量的药物可提高疗效,但不良反应发生率也会增加。

病情与药物基本确定后,选择最佳剂量、最佳剂型、最佳给药方式、最佳给药时间与间隔的组合,就是设计给药方案的过程。有时,虽然使用的药物种类是相同的,但是不同给药方案的疗效或对患者生活质量的影响差异会非常大。因此,制定最佳的给药方案是临床医师与药师的重要技能。

产生治疗效应的最低血药浓度称为治疗阈(therapeutic threshold),而出现机体不能耐受的不良反应的最低血药浓度称为治疗上限(therapeutic ceiling)。两者之间的范围称为药物的治疗窗(therapeutic window)。制定给药方案的目标是将血药浓度水平尽可能稳定地维持在治疗窗内(图3-2)。

达到这一目标需要考虑两个因素:①治疗窗的位置和宽度,这是由药效学因素决定的;②血药浓度-时间曲线的形态特征,这取决于药动学过程。即使每日给药量相同,不同的给药方案对血药浓度的影响也会很大(图3-3)。

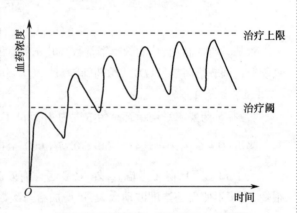

图3-2　血药浓度-时间曲线与治疗窗

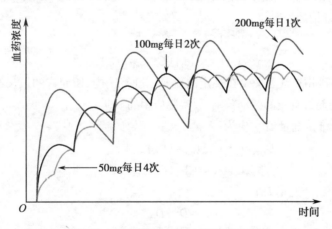

图3-3　不同给药方案对血药浓度的影响

目前常用的给药方案设计方法有以下几种:

1. 根据药动学参数设计给药方案

(1)根据半衰期设计给药方案

1)半衰期小于30分钟的药物:维持这些药物的治疗浓度有较大的困难,特别是治疗指数小的药物更是如此。如肝素的半衰期约为30分钟,这样的药物一般要静脉滴注给药。治疗指数大的药物可以分次给药,但给药间隔越大,维持量也越大,才能使药物在体内的浓度保持在高于治疗阈且低于治疗上限的水平。青霉素是一个具有代表性的例子,它的给药间隔(4~6 小时)比其半衰期(约 30 分钟)长很多倍,因其治疗指数高,常用剂量产生的血药浓度高于大多数微生物有效的杀菌浓度。

2)半衰期在 30 分钟~8 小时的药物:主要考虑治疗指数和用药的方便性。治疗指数大的药物,只需每 1~3 个半衰期给药 1 次,甚至频率还可以更低。治疗指数小的药物,理论上必须每个半衰期给药 1 次,若频率再高,也可静脉滴注给药。

3)半衰期在 8~24 小时的药物:最方便理想的给药方案是每个半衰期给药 1 次。如果需要立即达到稳态血药浓度,可首次给药剂量加倍。

4)半衰期大于 24 小时的药物:对于半衰期大于 24 小时的药物,每日给药 1 次很方便,也可提高患者对医嘱的依从性。如需要立即达到治疗浓度,可给予一个初始的负荷量。

(2)根据稳态血药浓度设计给药方案

1)根据平均稳态血药浓度设计给药方案:此法是以平均稳态血药浓度($\overline{C}_{ss}$)作为设计给药方案的指标,按式(3-1)计算。

$$\overline{C}_{ss} = \frac{FD}{kV\tau} = \frac{FD}{Cl\tau} \qquad \text{式(3-1)}$$

$$D = \overline{C}_{ss} \cdot Cl \cdot \tau / F$$

对某一药物制剂,其消除速率常数(k)、分布容积(V)或清除率(Cl)、生物利用度(F)基本上恒定,只能通过调节给药剂量(D)或给药间隔(τ),以达到所需平均稳态血药浓度。

【实例解析】

实例:某药要求平均稳态血药浓度为 4μg/ml,F = 0.270,Cl = 5 400ml/h,设 τ=6h,问剂量为多少?

解析:$D = \overline{C}_{ss} \cdot Cl \cdot \dfrac{\tau}{F}$ = 4×5 400×6/0.27/1 000=480mg

关于 τ 的设计,除了考虑 $t_{1/2}$ 外,还要考虑有效血药浓度范围,如果血药浓度范围很窄,且半衰期很短,为了不使血药浓度波动太大,可增加给药次数,如每日 4 次,这种方法通常是选定 $\overline{C}_{ss}$ 和 τ 而调整剂量。

2)根据稳态血药浓度范围制定给药方案:如期望的稳态最大浓度(C_{ss})$_{max}$ 和最小浓度(C_{ss})$_{min}$ 已知,可按以下方法设计给药方案。

$$\tau_{max} = \ln\left[(C_{ss})_{max}/(C_{ss})_{min}\right]/k$$
$$= 1.44 \cdot t_{1/2} \cdot \ln\left[(C_{ss})_{max}/(C_{ss})_{min}\right] \qquad \text{式(3-2)}$$

式中,τ_{max} 为最大给药间隔,其意义是在规定的血药浓度范围内,所允许的最长给药间隔时间。如果 $\tau > \tau_{max}$,血药浓度就会超过规定的波动范围,故实际应用的 τ 应 $\leqslant \tau_{max}$。

在 τ_{max} 内的最大维持剂量 D_{max} 应为:

$$D_{max} = V_d \cdot \left[(C_{ss})_{max} - (C_{ss})_{min}\right]$$
$$= 1.44 \cdot t_{1/2} \cdot Cl \cdot \left[(C_{ss})_{max} - (C_{ss})_{min}\right] \qquad \text{式(3-3)}$$

D_{max} 除以 τ_{max},得给药速率 D/τ:

$$\frac{D}{\tau} = \frac{D_{max}}{\tau_{max}} \qquad \text{式(3-4)}$$

因此,设计给药方案的步骤如下:

选定(C_{ss})$_{max}$ 和(C_{ss})$_{min}$,即血药浓度范围。

确定必要的 V_d 或 $t_{1/2}$ 及 Cl。

利用式(3-2)、式(3-3)和式(3-4),求出给药速率 D/τ。

根据实际情况,确定 τ 值,然后求出 D。如需给予负荷剂量(loading dose,D_L),则根据下面的公式求出 D_L。

$$D_L=(C_{ss})_{max} \cdot V_d = \frac{D}{1-e^{-k\tau}}$$ 式(3-5)

【实例解析】

实例：给体重（W）50kg的患者静脉注射某药物（$t_{1/2}$=6h，V_d=0.2L/kg），为达治疗浓度20~60μg/ml，问应如何给药？

解析：
$$\tau_{max}=1.44 \cdot t_{1/2} \cdot \ln \left[(C_{ss})_{max}/(C_{ss})_{min}\right]$$
$$=1.44 \times 6 \times \ln(60/20)$$
$$=9.49h$$
$$D_{max}=V_d \cdot \left[(C_{ss})_{max}-(C_{ss})_{min}\right] \cdot W$$
$$=0.2 \times (60-20) \times 50$$
$$=400mg$$
$$\frac{D_{max}}{\tau_{max}}=400/9.49=42.15(mg/h)$$

令 τ=8h

则 D=42.15×8=337.2mg

3）根据稳态最大浓度或稳态最小浓度设计给药方案：有些药物只要求$(C_{ss})_{max}$不要超过某一浓度；而有些药物因治疗指数较大，上限浓度安全范围大，只要确定$(C_{ss})_{min}$不低于某一浓度即可。

设 $\tau_{max}=t_{1/2}$

则 $(C_{ss})_{max}=2 \cdot (C_{ss})_{min}$

或 $(C_{ss})_{min}=1/2 \cdot (C_{ss})_{max}$

分别代入式(3-3)得
$$D_{max}=V_d \cdot (C_{ss})_{min}$$
$$=1.44 \cdot t_{1/2} \cdot Cl \cdot (C_{ss})_{min}$$ 式(3-6)
$$D_{max}=V_d \cdot 1/2 \cdot (C_{ss})_{max}$$
$$=1.44 \cdot t_{1/2} \cdot Cl \cdot 1/2 \cdot (C_{ss})_{max}$$ 式(3-7)

用D_{max}除以药物的$t_{1/2}$，求出给药速率D/τ，再按前述方法确定给药间隔τ和维持剂量D。

2. 血管外途径给药方案的设计　血管外途径给药方案的设计，与静脉注射给药相似，可以根据平均稳态浓度、稳态浓度范围以及最大稳态浓度或最小稳态浓度来设计。所采用的方法与计算公式亦与静脉注射给药相类似，但要把药物的生物利用度（F）和药物吸收达峰时间（t_{max}）两个因素考虑进去。即计算剂量（D或D_{max}）的有关公式如式(3-3)、式(3-6)、式(3-7)都要除以F，在确定给药间隔（τ）时要把t_{max}考虑进去。

3. 个体化给药方案制定的一般策略　上文计算所得的给药方案多为药品说明书和药物手册上推荐的标准剂量方案（standard dosage schedule），一般是基于药物临床试验的研究结果制定的，它反映和针对的是一般患者的群体平均状态，属于群体模式化方案。其适用范围取决于这些研究所选择的受试者群体的代表性。当面对一个具体患者时，其个体药效学和药动学特征与受试者群体均值越接近，则采用标准剂量方案产生预期疗效的可能性越大，反之则可能达不到预期疗效或产生不良反应。一般情况下患者间的个体差异是有限的。当不能完全确定患者的个体化因素时，采用标准剂量方案进行初始治疗获得预期疗效的概率最大。

因此，制定给药方案的一般策略是：先按群体药动学参数（$t_{1/2}$、V_d等）和药效学参数（治疗窗浓度范围），结合患者的个体数据（如年龄、性别、体重、烟酒嗜好、肝肾疾病史、药物相关基因等）计算初始剂量并开始治疗，再对用药后患者的药效学（疗效、不良反应）和／或药动学（血药浓度）指标进行评估，如果评估结果明显偏离预期值，则提示需要对原方案进行调整，即需要用更精确的个体数据代替群体参数重新设计给药方案,然后再进行新一轮治疗,直到获得满意的个体化给药方案(图3-4)。

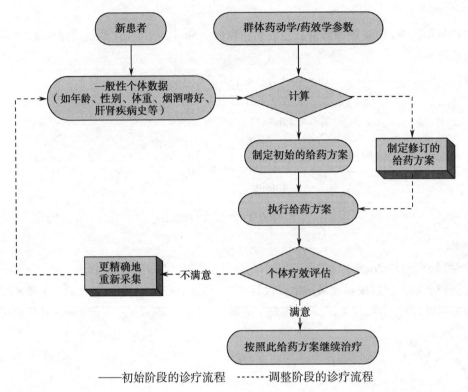

——初始阶段的诊疗流程　------调整阶段的诊疗流程

图3-4　制定给药方案的一般策略

【实例解析】

实例:氨茶碱静脉给药初始方案的制定。

解析:群体参数中,期望的茶碱血药浓度范围10~20mg/L,V_d = 0.48L/kg,Cl=0.04L/(h·kg),碱基调整系数 S = 0.82(茶碱/氨茶碱)。茶碱清除率影响因素:吸烟1.6(诱导CYP2E1,清除率增加60%),充血性心力衰竭0.4,肝硬化0.5。

患者个体数据:80kg成年男性哮喘患者,多年重度吸烟史,有肝硬化,欲采用氨茶碱负荷量静脉注射及维持量静脉滴注治疗。

负荷量计算:V_d = 0.48L/kg×80kg = 38.4L

目标血药浓度:取范围中点 C = 15mg/L

根据式(3-5),负荷量 = $C×V_d$/S = 15×38.4/0.82 = 702mg(推荐700mg)

静脉滴注速率计算:清除率 Cl = 0.04L/(h·kg)×80kg×1.6(吸烟)×0.5(肝硬化) = 2.56L/h

静脉滴注速率 = $C×$Cl/S = 15×2.56/0.82 = 46.8mg/h(推荐45mg/h)

三、治疗药物监测和药物作用相关基因检测

(一)治疗药物监测

确定给药方案后,即开始药物治疗的过程。在此过程中,往往需要进行治疗药物监测(TDM)。TDM是通过测定血药浓度和观察药物临床效果,根据药动学原理调整给药方案,从而使治疗达到理想效果的一种方法。

1. 适用 TDM 的药物　治疗窗窄、毒副反应大且不易鉴别的药物,如茶碱、地高辛;个体间血药浓度变化较大的药物,如华法林、三环类药物;具有非线性动力学特征的药物,如苯妥英钠;肝肾功能不全的患者使用主要经肝肾代谢、排泄的药物,如氨基糖苷类抗菌药物、利多卡因;长期使用可能蓄

积的药物；合并用药产生相互作用而影响疗效的药物；常规剂量下易出现毒性反应的药物。

2. 开展 TDM 的基本条件　血药浓度与临床疗效或毒副作用具有良好相关性，否则无法从血药浓度数据推测药效情况；已知药物的治疗窗，否则给药方案的调整没有目标；具有快速、稳定、灵敏、特异的检测方法，否则实施血药浓度监测不具有可行性。由于多种原因，目前临床上真正开展 TDM 的药物数量有限。表 3-4 所列为开展 TDM 的常用药物。

表 3-4　开展 TDM 的常用药物

药物	取样时间	达稳态时间	治疗浓度范围 / (mg/L)	理想治疗浓度 / (mg/L)
阿米卡星	峰浓度或给药后 8 小时	8 小时	5~30	9~25
庆大霉素		8 小时	2~10	3~8
妥布霉素		8 小时	2~10	3~8
胺碘酮	两次给药间隔中点	1 个月	1~2.5	1.5
丙吡胺		24 小时	2~5	3
氟卡尼		3 天	0.25~0.9	0.5
利多卡因		12 小时	1.5~5	3.5
普罗帕酮		2 天	0.5~1.9	1.5
普鲁卡因胺		16 小时	3.6~10	6
奎尼丁		24 小时	1~5	1.5
索他洛尔		48 小时	1.0~2.5	1.5
卡马西平		2 周	5~12	8
氯安定		5 天	0.025~0.075	0.05
乙琥胺		8 天	50~100	75
苯巴比妥		2 周	15~40	25
苯妥英		>2 周	10~20	10
丙戊酸		40 小时	50~100	75
阿米替林		3 天	0.1~0.25	0.2
丙米嗪		2 天	0.12~0.3	0.2
去甲替林		5 天	0.05~0.15	0.1
氟哌啶醇		3 天	5.2~15	10
水杨酸盐		2~5 天	150~300	200
茶碱		36 小时	10~20	10
环孢素		3 天	0.08~0.25	0.15
碳酸锂	给药后 12 小时	3 天	5.5~7	6
地高辛	给药 6~8 小时	7 天	1~2ng/ml	1~2ng/ml
甲氨蝶呤	给药 24 小时、48 小时、72 小时和 96 小时	1 天	24h<$4×10^{-5}$mol/L	1×10^{-4}mol/L
他克莫司	给药前 30 分钟	2~3 天	8~15ng/ml	10~15ng/ml
万古霉素	峰浓度或下次给药前 30 分钟	2~3 天	10~20μg/ml	10~15μg/ml

(二)药物作用相关基因检测

在一个生物群体中,同时存在两种或多种不连续的变异型、基因型或等位基因,称为基因多态性,生物群体基因多态性现象十分普遍。患者个体之间的基因多态性造成个体处置药物的能力和对药物的反应存在先天性差异,从而造成药物治疗的个体差异。现在越来越多的药物基因组生物标记物及其检测方法被发现,药物基因组学已成为指导临床个体化用药、评估药物严重不良反应发生风险的重要手段,通过研究各种基因多态性与药物反应之间的关系,指导临床个体化精准用药,提供"量体裁衣"式的个体化治疗方式,提高治疗效果的同时降低药物的不良反应,节约医疗费用。

1. 药物作用相关基因检测流程

(1)征求患者知情同意:采样前需告知患者检测项目的目的、意义、基本过程、项目可能存在的不足如检测结果可能出现与临床用药实际不相符的情况等信息。

(2)填写规范的申请单:由有资格开具申请单的临床医师开具。

(3)样本采集:标本采集人员应经过系统培训,用于药物作用相关基因检测的标本类型有多种,包括全血标本、组织标本(新鲜组织、冰冻组织、石蜡包埋组织、穿刺标本)、口腔拭子、骨髓、腹水、胸腔积液等。

(4)标本送检及接受登记:重点审核样品检测的合规性及必要性。

(5)标本处理和基因检测:用于基因检测的方法包括聚合酶链反应(PCR)-直接测序法、PCR-焦磷酸测序法、荧光定量 PCR 法、PCR-基因芯片法、PCR-电泳分析等多种方法,根据检测标本的类型和检测位点确定。

(6)检测报告的开具、解释和发放:开具的基因检测报告应清晰易读且易被理解,报告单上应采用标准化的基因命名和计量单位;临床药师对检测报告进行解释,提出用药建议供医师参考。

2. 药物作用相关基因检测在个体化用药中的作用　根据药物基因组生物标志物检测指导个体化用药主要包括两种类型:一是根据个体的遗传信息调整用药方案,以增加药物疗效,减少药品不良反应的发生;二是根据个体的遗传信息确定用药的种类,避免应用针对特定基因型个体无效或可能产生严重不良反应的药物。临床常用的药物作用相关基因检测项目见表 3-5。

表 3-5　临床常用的药物作用相关基因检测项目

药物分类	药物名称	检测意义
抗心脑血管系统疾病药物	华法林	预测药物维持剂量,减少出血等不良反应的发生,如 *CYP2C9*、*VKORC1* 基因多态性患者应减少华法林的用药剂量
	阿司匹林	预测药物抵抗、过敏、小肠出血风险,减少不良反应的发生,如携带 *GPIIIA P1A2* 等位基因的患者发生阿司匹林抵抗的频率明显高于阿司匹林敏感患者
	氯吡格雷	预测药物抵抗风险,调整剂量,减少出现用药后的心脑血管事件(血栓或出血),如携带 *CYP2C19* 基因的慢代谢型(PM)患者应加大氯吡格雷的用药剂量或选用其他不经 CYP2C19 代谢活化的抗血小板药物
	硝酸甘油	预测药物的疗效,降低毒副作用。如携带 *ALDH2*2* 等位基因的心绞痛患者尽可能改用其他急救药物,避免硝酸甘油舌下含服无效
	他汀类药物	预测他汀类药物所致肌痛风险及帮助患者选择药效更好的他汀类药物,如携带 *SLCO1B1 521C* 等位基因的患者慎用辛伐他汀和西立伐他汀,以降低发生肌病的风险;*APOE E2/E2* 基因型的高脂血症患者建议选用普伐他汀治疗,以提高降脂疗效
	降压药物	预测药物单独应用或联合应用疗效,减少无效用药,调整联合用药剂量,如携带 *CYP2C9*3* 等位基因的高血压患者适当增加氯沙坦的用药剂量;*ACEI/D DD* 基因型的高血压患者建议选用福辛普利进行降压治疗

续表

药物分类	药物名称	检测意义
降血糖药物	磺脲类、二甲双胍类、胰岛素增敏剂等	预测药物单独应用或联合应用疗效,减少无效用药,调整部分药物剂量等,如 SLC47A2 基因发生突变的患者服用二甲双胍疗效不显著
抗消化系统疾病药物	质子泵抑制剂	预测药物应用疗效,减少无效用药,如携带 CYP2C19 基因的快代谢型(EM)患者,服用奥美拉唑或兰索拉唑的推荐剂量提高50%~100%
抗风湿免疫类药物	糖皮质激素	预测股骨头坏死等毒性风险,如携带 ABCB1 基因的 3435C 比携带 3435T 患者服用糖皮质激素发生股骨头坏死的风险高 2~3 倍
	他克莫司	预估初始给药剂量,快速到有效血药浓度,降低毒副作用,如携带 CYP3A5*3/*3 基因的患者应减少他克莫司的用药剂量
	环孢素	预测药物应用疗效,降低毒副作用,如 ABCB1 C1236T 位点和 ABCB1 G2677T 位点的多态性变化对环孢素血药浓度有明显影响,突变型组的血药浓度明显比野生型组高
	巯唑嘌呤	预测药物应用疗效,调整用药剂量,如纯合突变酶功能缺失(携带如下 2 个等位基因:TMPT*2、TPMT*3、TPMT*4)的巯唑嘌呤初始剂量应当减少 90% 或降低频次
抗真菌药物	伏立康唑	预测药物应用疗效,调整用药剂量,如携带 CYP2C19*2 和 *3 等位基因的 PM 患者应用伏立康唑容易出现毒副反应,建议适当减少剂量
抗痛风药	别嘌醇	预测药物应用疗效,降低毒副作用,如携带 HLA-B5801 基因的患者避免使用别嘌醇
抗精神病药物	抗精神分裂症药物 抗抑郁症药物 抗焦虑症药物	预测药物应用疗效,调整用药剂量,降低毒副作用,如携带 CYP2C19*2 和 *3 等位基因的 PM 患者,阿米替林的起始剂量应降至常规用药剂量的 50% 并密切监视血药浓度;卡马西平引起的严重皮肤不良反应 SJS/TEN 与人类白细胞抗原 HLA-B*1502 等位基因存在强关联;携带 CYP2C19 的 PM 患者苯妥英钠代谢减慢,应给予小剂量苯妥英钠。携带 MDR1 3435TT 基因的患者的氯氮平血药浓度是非携带者的 1.6 倍
维生素类药物	叶酸	预测患者叶酸代谢能力,设定合理给药剂量,减少新生儿出生缺陷,如孕妇 MTHFR C677T、A1298C 和 MTRR A66G 三个基因位点突变可能导致叶酸利用能力下降,造成叶酸血药浓度偏低
抗肿瘤药物	氟尿嘧啶	制定给药剂量,预测毒性风险,降低毒副作用,如携带 DPYD*2A 等位基因的患者应慎用氟尿嘧啶(FU);建议错配修复蛋白缺失(dMMR)患者接受不含 FU 的化疗方案
	伊立替康	预测致死性、迟发性腹泻及中重度中性粒细胞减少发生风险,如 UGT1A1*28 杂合突变型 TA6/7 和纯合突变型 TA7/7 基因型个体应用伊立替康时应选用剂量较低的化疗方案,以避免引起严重腹泻
	铂类药物	预测疗效及毒性风险,如携带 TPMT 突变等位基因的儿童患者建议用卡铂而不用顺铂,以避免引起耳毒性
	吉西他滨	预测药物疗效,降低毒副作用,如建议 RRM1 mRNA 低表达的患者选用吉西他滨为主的化疗方案
	甲氨蝶呤	预测毒性风险和疗效,降低毒副作用,如 MTHER 基因 rs1801133 突变患者甲氨蝶呤血药浓度升高,毒副作用增大
其他	酒精	预测酒精代谢能力,预测饮酒后酒精肝和癌症发生风险

【实例解析】

实例：一名女性连续 4 次不明原因流产，经检查自身染色体正常，排除遗传因素。血液检查结果如下：血清叶酸 2.8nmol/L（参考范围：4~20nmol/L）；高同型半胱氨酸 34nmol/L（参考范围：应小于15nmol/L）。诊断结果提示该患者叶酸无法达到有效血药浓度，高同型半胱氨酸浓度偏高。

解析：叶酸的绝对或相对不足是引起高同型半胱氨酸血症的直接原因。亚甲基四氢叶酸还原酶（MTHFR）是叶酸代谢途径的关键酶。由药物基因检测结果可知，该患者 *MTHFR*（*677C/T*）基因多态性，结果为 TT 型，该基因突变导致 MTHFR 活性降低，叶酸代谢能力下降。根据该患者情况，怀孕后，用药方案调整为：每日服用叶酸 15mg，维生素 B_{12} 500mg，1 个月后叶酸水平和高同型半胱氨酸维持在合理血药浓度范围。

四、药物治疗方案的调整

如果通过 TDM 发现采用推荐的标准剂量方案没有获得预期的治疗效果，而且诊断、药物的选择、患者依从性等方面均没有问题，则说明该患者的个体药效学和 / 或药动学特征与群体参数明显偏离。当有下述情况时，需要针对患者个体的药效学和 / 或药动学特征，对标准剂量方案进行相应调整，实行个体化给药。

(一) 治疗窗改变

药效学的改变可影响治疗窗的位置和宽度。当患者对药物产生了耐受性或同时使用具有拮抗作用的药物时，治疗窗的位置可上移，这时需要更高的血药浓度才能产生同样效应。例如，使用吗啡镇痛的晚期肺癌患者，机体对吗啡易产生耐受性，虽然体重逐渐减轻，但吗啡用量却要递增才能维持镇痛效果。高敏性患者或同时使用协同作用药物时，治疗窗的位置可下移，只需较低的血药浓度就能产生同样效应。如心绞痛患者同时使用硝酸酯类药物和 β 受体拮抗剂时，两类药物相互协同可增强疗效，但也容易出现低血压，应适当减小剂量。

治疗窗的宽度也可发生改变。例如，儿童支气管哮喘患者的中枢神经系统对氨茶碱比成人更敏感，易发生惊厥（治疗上限降低），而支气管平滑肌的敏感性相对差异不大（治疗阈不变），从而使治疗窗变窄，对剂量方案的准确性要求更高。治疗窗变宽的例子不多，而且一般不必因此改变剂量方案。对个体患者，确定治疗窗的唯一方式是通过（标准剂量）试用、仔细监测和判断。

(二) 血药浓度 - 时间曲线改变

药动学的改变可使血药浓度 - 时间曲线（药 - 时曲线，*C-t* 曲线）整体降低或升高，或大幅波动而超出治疗窗外。具体而言，药 - 时曲线受到吸收、分布、代谢和排泄四个过程的影响。当吸收减少、分布增多、代谢和排泄加快时，药 - 时曲线将降低，反之则药 - 时曲线将升高。这种影响已能通过药动学模型来定量描述，并可根据药动学参数来制定和调整剂量方案。

要得到完整的药 - 时曲线需要在用药后连续多次检测血药浓度。这一般仅在 I 期临床试验时进行。临床上获取个体患者药 - 时曲线信息的方法是进行治疗药物监测，然而，这种方法不能常规开展。简便而实用的方法仍然是通过观察患者用药后的反应、了解患者的用药过程、分析病史和实验室检验结果来推断药 - 时曲线的走势。

【实例解析】

实例：一个慢性类风湿关节炎患者给予吲哚美辛每次 25mg，3 次 /d，患者复诊时主诉早晨关节疼痛，该如何调整用药方案？

解析：询问服药情况，患者为减轻胃肠道反应，均在餐中服药，一般在 18 时左右进晚餐。根据服药时间分析，患者血中吲哚美辛浓度在早晨可能降至治疗阈以下。因此调整原方案，为提高早晨时间段的血药浓度，建议患者将第三次剂量推迟至临睡前服药，或原服药方案不变，晚上加用吲哚美辛栓剂。

（三）治疗窗和药 - 时曲线均改变

这种情况在临床上也可见到。例如,老年抑郁症患者,选用盐酸丙米嗪治疗时,一般从推荐的成人剂量(每次 25mg)的半量开始。原因有两个:①老年人对三环类抗抑郁药较敏感(治疗窗下移),采用成人全量时,血药浓度可能超出治疗窗以上,导致不良反应,尤其是抗胆碱能和心脏的副作用;②老年人因肝肾功能减退,使丙米嗪及其活性代谢产物(去甲丙米嗪)在体内的代谢和肾脏清除减慢,使药 - 时曲线升高,若用成人全量,则明显增加患者发生不良反应的风险。

为了获得与治疗窗相适应的药 - 时曲线走势,有三种调整给药方案的途径,即改变每日剂量、改变给药次数,或同时改变两者。每日剂量决定了药 - 时曲线水平位置的高低,给药次数影响药 - 时曲线上下波动的程度。

当药 - 时曲线整体低于或高于治疗窗时,应相应增加或减少每日剂量。改变每日剂量后,药物需要经过 4~5 个半衰期才能达到新的稳态浓度。如要缩短这　过程,增量时可先给负荷量再给新维持量,减量时先停药一次,再开始给新剂量。但对那些增减剂量不宜过快的药物不能采用这种方法。

当药 - 时曲线波动过大或治疗窗较狭窄时,应增加给药次数。但对门诊患者,要考虑到用药间隔过短、用药过于频繁会影响治疗的依从性,因此最好选择缓释制剂等长效剂型。另外,如希望增加药 - 时曲线的波动时,可减少给药次数。例如,氨基糖苷类抗菌药物的抗菌效应主要与药物的峰浓度相关,而不良反应主要与药物在体内的持续时间有关,将一日剂量一次给药,药物峰浓度增加而持续时间缩短,有利于增效减毒。糖皮质激素隔日疗法,将两日总量在隔日早晨一次给予,在保证疗效的同时减轻了对垂体 - 肾上腺皮质轴的反馈性抑制影响。

在治疗方案调整过程中,可运用各类数学模型研究药物的体内过程和对机体的作用,通过计算机制定准确的药物调整方案,目前常用的模型包括房室模型、消除动力学模型、生理药动学(PBPK)模型和药动学 / 药效学(PK/PD)结合模型等。

第三节　药 学 监 护

药物不合理应用给公众和社会造成了沉重负担,而传统的药学工作主要面向药品调剂,因而药学监护(pharmaceutical care,PC)迫在眉睫。20 世纪 70 年代,美国学者 Mikeal 首次定义了药学监护的定义,即给予患者所需的服务,保证药物安全、有效的使用。20 世纪 90 年代后,医院药学的工作模式从"以药物为中心"转变为"以患者为中心",临床药师除参与在院患者的药物治疗外,也开始向院外患者提供药学服务,药学监护逐渐成为临床药师的工作内容之一。进入 21 世纪后,药学监护的内涵进一步拓展,逐步向"药物治疗管理(MTM)"服务模式发展,药师除关注药物的疗效和不良反应等信息外,也开始关注公众健康和生活质量,关注患者对药物治疗的感受。因此,进行药物治疗管理,开展药学监护,不仅可满足患者治疗需求,提高药物治疗的效果,还可促进药师工作职能的转变,提高药师的服务质量。

一、药学监护对象

目前药学监护主要是面向个体患者。药学监护主要由临床药师负责实施,并与医师和护士相互配合,共同完成药学监护所有工作。药学监护贯穿于药物治疗全过程,药师根据患者所接受的药物治疗情况和特殊的病理生理状态等确定监护内容,解决已发生的或潜在的用药问题,提供个体化药物治疗方案和药学服务。

药学监护重点对象包括:①就医或变更治疗方案频繁者;②多科就诊或多名医师处方者;③患有 2 种以上慢性疾病者;④服用 5 种以上药品者;⑤正在服用高危药品或依从性差者;⑥药品治疗费用较高者。

二、药学监护流程

药学监护主要包括患者评估、制定监护计划、实施监护计划及患者随访评估等四个步骤,每个步骤均需做好书面记录及资料归档。

1. 患者评估　是药学监护关键的一步。医疗机构制定患者药学监护评估表,通过采集患者基本信息(特别是疾病信息及临床检查结果),评估患者药物治疗需求,评估药物治疗的安全性、有效性、经济性及适当性,判断药物治疗的合理性。药学人员应当在与患者建立互信关系的基础上,建立药历。

2. 制定监护计划　根据患者评估结果,药师制定患者个体化药学监护计划,内容包括确定预期治疗目标,药物治疗中存在的风险及风险处理措施,同时决定不同年龄、不同疾病的患者所采取的监护方式。

3. 实施监护计划　监护计划征得医护人员及患者同意后,按照制定的监护计划,对患者实施全面和系统的监护。根据患者的病程变化及药物治疗效果,对出现的问题及时调整监护策略并及时解决,保证药物治疗的安全性、有效性、经济性。如发现药物治疗问题,应当按照药物治疗问题影响患者的严重和难易程度,依先后顺序解决。

4. 患者评估随访　患者治疗中及治疗后,评估患者经过药物治疗获得的效果与预期效果吻合程度,及时修改监护计划。此外,患者出院或结束治疗后,制定随访评估计划表,确定随访时间和随访内容,进行持续药学监护,不断提高药物治疗水平,鼓励患者、家属或看护者积极参与药物治疗和用药评估的全过程。此外,向患者提供慢病管理,可作为患者随访评估的有益探索。

三、用药依从性评估和用药指导

1. 用药依从性评估　广义的依从性(compliance)是指患者的行为与医疗或保健建议相符合的程度。从药物治疗的角度,依从性是指患者对药物治疗方案的执行程度。无论药物治疗方案制定得多么正确,如果患者不依从(noncompliance)也将难以产生预期的治疗效果。

(1)患者不依从的主要类型及不依从原因:患者用药不依从的主要类型包括不按处方取药、不按医嘱用药、提前终止用药、不当的自行用药及重复就诊等。任何类型都会对疾病的治疗产生不利影响。

患者用药不依从的常见原因包括疾病因素(一些疾病无明显症状,患者缺少症状提醒而漏服药物)、患者因素(对医生不信任、经济条件限制、减少药物使用量等)、医药人员因素(未进行用药指导等)、药物因素(剂型不方便使用、味道不便于接受等),以及给药方案复杂,患者不能按规定服药等五个方面。

(2)患者不依从的后果:患者不依从的直接后果取决于以下两个方面。①不依从的程度;②药物的浓度-效应关系和治疗窗大小。如果药物的治疗窗较窄(如氨茶碱),潜在的毒性反应限制了用药剂量,使血药浓度较低而处于浓度-效应曲线的中段陡峭区间时(曲线斜率较大,效应对浓度变化敏感),不规则用药将导致疗效减退或产生毒性反应。

不依从的间接后果是导致医师在监测治疗结果时作出错误判断。将患者不依从而造成的治疗失败误认为是诊断错误或所采用的药物治疗无效,从而有可能进一步导致额外的化验检查、改变剂量、更换毒性及费用更高的二线药物等错误决策,使患者承受更大的药品不良反应风险和经济损失。

(3)改善患者依从性的方法:改善患者的依从性可从三方面着手。①与患者建立良好的医患关系,赢得患者的信任与合作:这要求临床医药工作者尊重患者的感受和观点,理解患者,使患者乐于与医生沟通;②优化药物治疗方案:一个优化的药物治疗方案是选用尽可能少的药物、起效迅速、尽可能少的药品不良反应、合适的剂型、简单的剂量方案(每日 1~2 次)和尽可能短的疗程;③加强药学监护,提高依从性;④用通俗易懂的语言向患者提供充分的用药指导。

2. 用药指导　向患者提供用药指导的目的是帮助患者正确认识、使用药物,保证药物发挥应有的疗效。指导或者回答问题过程中应突出重点,使用通俗性语言,因为一般患者很难在短时间内记住许多陌生的专业术语。用药指导的基本内容包括:

(1)药物的疗效:为什么选择此药治疗;哪些症状会消失或改善,哪些不会;估计何时起效;如果不服药或不正确地服药将出现什么情况。

(2)药品不良反应:帮助患者适当了解药物的作用与不良反应,预防或避免不必要的困扰与危险。告知患者可能出现哪些(最重要的)药品不良反应;怎样识别这些药品不良反应;药品不良反应会持续多久;有多严重;采取什么措施;对于多疑者,可能还需要强调不良反应的发生是一个统计学概率事件,是整体人群的反应,对于个人来说不一定发生,提醒的目的是万一发生时,可采取相应措施,如及时停药或者就医。

(3)药物使用:怎样服用此药;何时服用此药;连续服用多久;怎样贮存此药;剩余的药品如何处理。忘记按时服药是常见的事,可以提示患者利用闹钟、电脑、移动电话等提醒功能,或者推荐缓释剂型药物。

(4)告诫患者:什么情况下不应再服用此药;不要超过的最大剂量;为何必须全程服药。

(5)关于复诊:何时复诊;哪些情况下不必复诊;哪些情况下要提前复诊;下次复诊时医师需要了解什么信息。

(6)确认沟通效果:询问患者对上述各项是否理解;让患者复述最重要的信息;询问患者是否还有其他问题。

对任何疾病的治疗,成本效益最大化的方案是对患者进行宣传教育,避免可能发生的问题。经常有高血压患者说:"血压高时,我才吃药;血压不高,就不吃了。"对此,经治医师或药师应告知患者:高血压对机体器官的危害是长期的,治疗是终身的,治疗的目的并非仅控制血压,而是要防止并发症的发生。

服药方法是经常遇到的问题,尤其是一些新的或不甚普遍的剂型,有的长效片剂由于制剂技术的限制,必须整粒吞服,不能咀嚼或掰半,否则就会失去缓释作用。口服液体制剂使用有刻度的量杯准确量取,汤匙(调羹)是一个模糊概念,不宜推荐。

四、患者慢病管理

对慢性疾病(简称慢病)患者提供必要的慢病管理及居家药学服务也是药学监护的重要工作内容,主要由基层卫生服务机构负责实施。

所谓慢病管理(chronic disease management,CDM),就是慢病管理团队对包括高血压、糖尿病、心脑血管疾病在内的慢病及高危患者进行早期筛查、定期监测、全方面评估并综合干预的过程。通俗来说,就是预防慢病发生,延缓慢病进程,预防与治疗并重。所谓预防,就是在身体不适或慢病发生前采取有针对性的措施,非药物治疗为主,药物治疗为辅,将疾病消灭在萌芽中,若预防得当,可节约大量治疗费与药费。若需要药物治疗,排除影响患者用药依从性的不利因素,保证药物规范应用,发挥最大的治疗效果。定期监护患者各项指标,并根据用药情况采取干预措施。通过慢病管理,缩短治疗疗程,避免或延缓并发症的产生,提升患者生存质量,同时节约社会医疗总费用。

【实例解析】

实例:抗高血压药物治疗的监测计划。

解析:治疗过程中,要实时监测病情发展、临床疗效和药品不良反应,以评估治疗效果、患者依从性,并决定是否需要进行干预,调整治疗方案。不同治疗方案,其监测指标和评价标准是有所差异的,在此仅讨论患者采用含噻嗪类利尿药的抗高血压药物治疗方案时,药师应制定的监测计划和实施步骤。

1. 药物治疗方案审核　每当新开处方或治疗方案更改时,药师应首先确认药物选择是否安全、合理,治疗方案是否可行。

2. 药物治疗方案确定　帮助患者制定用药计划。药师需要了解患者日常生活情况,与患者共同制定治疗方案,并要求其复述用药计划,要确保患者具有使用药物的知识和技巧,并在平时能够坚持。

3. 患者依从性评估　通过在治疗、随访或回访过程中与患者的交谈,评估其用药的依从性。临床医师和药师与患者之间应建立相互信赖的关系,从而使患者的用药依从性保持在85%以上。

4. 临床观察　药师要对患者用药过程中出现的各种临床表现进行鉴别、监督,并指导患者得到合适的治疗。主要监测内容如下。①血压水平和高血压的症状、体征:药师应监测患者的高血压症状,包括头痛、头昏、视觉变化等,以评估疗效。②低血压症状、体征:药师应监测低血压症状包括轻微头痛、头晕等,避免不良反应。③监测长期高血压的症状:包括胸痛、气短等表现,评估长期治疗的效果,以减少高血压的长期危害作用。④监测血钾(特别是低血钾):用药尽可能采用低剂量,如服用氢氯噻嗪应每日剂量不宜超过25mg。确保患者在用药开始阶段和增加剂量后定期(如四周一次)进行血钾浓度检测。如果患者发生低血钾症状(肌肉痉挛和无力、疲乏)要进行复查,必要时口服补钾,一般患者要进行年度复查。⑤监测噻嗪类利尿剂的其他一般不良反应,如多尿、厌食、夜尿症、急性痛风、高血糖等,在治疗初期就应开始监测,以后逐步过渡到动态监测。

5. 药物治疗效果评价　将血压维持在140mmHg/90mmHg范围内作为药物治疗最佳效果的指标。在治疗期间每次随访时,药师都要检查血压、脉搏和体重等指标。每六个月对已控制病情的患者进行药物剂量和是否需要调整治疗方案的再评价,如果可能,考虑减少剂量。作为常规监测,每年至少有一次随访,确保患者每年至少一次或多次得到医师与药师的指导,确保治疗目标的实现。

思考题

1. 某药物要求的平均稳态血药浓度为5μg/ml,$F=0.5$,$Cl=80ml/h$,设$\tau=8h$,则其给药剂量应为多少?

2. 某抗菌药物的生物半衰期为8h,其治疗浓度范围应在25~50μg/ml,静脉注射剂量每次均维持恒定,试考虑适宜的给药间隔时间。

3. 某药物治疗指数较小,要求平均稳态血药浓度不得超过36μg/ml,$Cl=60ml/h$,那么其给药速率应以多大为限?

4. 病例讨论:试分析下述死亡病例的药物治疗中存在哪些问题。

王某,女,60岁,有糖尿病,近日发生轻中度关节疼痛,血清类风湿因子阳性,诊断为"类风湿关节炎"。服用阿司匹林常规剂量,症状未能缓解,试用金制剂口服治疗,因严重毒副反应而终止。鉴于她对阿司匹林反应性差,又不能耐受金制剂治疗,主治医师改用每周口服甲氨蝶呤7.5mg,结果症状控制良好。数月后该医师为治疗其无症状性高尿酸血症,处方丙磺舒后,甲氨蝶呤治疗导致患者发生显著的全血细胞减少及败血症。停用丙磺舒,患者恢复,随后数月甲氨蝶呤治疗效果良好。后患者出现发热,运动后气喘,无痰干咳,体检发现两肺干啰音,胸片显示双侧对称性肺间质浸润,医师按轻度心力衰竭给予呋塞米治疗,续用甲氨蝶呤。次周症状恶化,加用头孢氨苄治疗"肺炎",其他药物维持不变。最终症状加重住院,停用所有药物,实验室检查血气分析为低氧血症,双侧对称性间质性肺炎,怀疑由甲氨蝶呤引起,给予叶酸治疗,但病情迅速恶化,需插管呼吸,肺活检确认"甲氨蝶呤引起的间质性肺炎",开始糖皮质激素治疗,但患者于数日后死亡。

（马建春）

参 考 文 献

［1］中国医院协会药事管理专业委员会. 医疗机构药学服务规范. 医药导报, 2019, 38 (12): 1535-1556.

［2］中华人民共和国国家卫生和计划生育委员会. 药物代谢酶和药物作用靶点基因检测技术指南 (试行).(2015-07-30) [2022-02-20]. http://www. nhc. gov. cn/yzygj/s7659/201507/03e00d45538d43babe62729a8f635ff7. shtml

［3］马国, 蔡卫民, 许杜鹃, 等. 临床药学导论. 北京: 科学出版社, 2017: 66-95.

第四章

药品不良反应

第四章
教学课件

学习目标

1. **掌握** 药品不良反应识别、监测、预防、治疗的基本原则。
2. **熟悉** 药品不良反应的基本概念和药品不良反应的类型。
3. **了解** 药品不良反应发生的原因和不良反应监测的基本方法。

第一节 基本概念

1. 药品不良反应（adverse drug reaction，ADR） WHO 将药品不良反应定义为：正常剂量的药品用于预防、诊断、治疗疾病或调节生理功能时出现的有害的和与用药目的无关的反应。这一定义将 ADR 限定为质量合格药品，排除了用错药物及剂量、滥用药物、自杀性过量服药、应用伪劣药品等。我国现行《药品不良反应报告和监测管理办法》（卫生部令第 81 号）中第六十三条规定药品不良反应为合格药品在正常用法用量下出现的与用药目的无关的有害反应。这一定义将 ADR 限定为伴随正常药物治疗的一种风险，排除了有意或意外的过量用药和用药不当所致的不良反应，将其限定为伴随正常药物治疗的一种风险。

2. 药品不良事件（adverse drug event，ADE） WHO 将其定义为不良感受，是指药物治疗过程中所发生的任何不幸的医疗卫生事件，但该事件并非一定与用药有因果关系。为了最大限度地降低人群的用药风险，本着"可疑即报"的原则，对有重要意义的 ADE 也要进行监测，并进一步探讨与药物的因果关系。药品不良事件可以是与使用（研究）药物在时间上相关的任何不利的征兆（包括异常的实验室发现）、症状或疾病，而不管其是否与药物有关。药品不良事件和药品不良反应含义不同。一般来说，药品不良反应是指因果关系已确定的反应，而药品不良事件是指因果关系尚未确定的反应，它包括药品本身所引起的反应，如药品标准缺陷、药品质量问题、药品不良反应、用药失误和药品滥用等。药品不良事件可揭示不合理用药及医疗系统存在的缺陷，是药物警戒关注的对象。

3. 药品群体不良事件 是指同一药品在使用过程中、在相对集中的时间、区域内，对一定数量人群的身体健康或生命安全造成损害或者威胁，需要予以紧急处置的事件。同一药品指同一药品生产企业生产的同一名称、同一剂型、同一规格的药品。

4. 药品不良反应信号 是指关于一种不良事件与某一药品间可能存在因果关系的信息。信号的意义可以形成假说供进一步研究，并使 ADR 得到早期警告。通常需要两个以上合格的不良反应个例报告才能形成一个信号。产生信号是不良反应监测工作的一项基本任务。

5. 用药错误（medication error，ME） 美国国家用药错误通报及预防协调审议委员会（the National Coordinating Council for Medication Error Reporting and Prevention，NCCMERP）将其定义为：在药物治疗过程中，医疗专业人员、患者或消费者因不适当地使用药物而造成患者损伤的可预防事件。用药错误可出现于处方、医嘱、药物标签与包装、药物名称、药物混合、配方、发药、给药、用药指导、监测及应用等过程中。用药错误大多是由于违反治疗原则和规定所致。用药错误的含义不同于药品不良反应,但用药错误也可以导致不良反应。

6. 非预期不良反应(unanticipated adverse reaction,UAR)　是指不良反应的性质和严重程度与药品说明书或上市批文不一致,或者根据药物特性无法预料的不良反应。这类不良反应在上市后因造成损害而被发现,对上市后药品不良反应监测和学术研究具有重大意义。我国现行《药品不良反应报告和监测管理办法》中所提及"新的药品不良反应"与UAR相近,是指药品使用说明书未收载的不良反应,包括说明书中已有描述但不良反应发生的性质、程度、后果或者频率与说明书描述不一致或者更严重的情况。

7. 药品严重不良事件(serious adverse event,SAE)　凡在药品治疗期间出现下列情形之一的称为严重不良事件:①导致死亡;②危及生命;③致癌、致畸、致出生缺陷;④导致显著的或者永久的人体伤残或者器官功能的损伤;⑤导致住院或住院时间延长;⑥导致其他重要医学事件,如不进行治疗可能出现上述所列情况的。

8. 药源性疾病(drug induced disease)　当药物引起的不良反应持续时间比较长,或者发生的程度比较严重,造成某种疾病状态或组织器官发生持续的功能性、器质性损害而出现一系列临床症状和体征,称为药源性疾病。与药品不良反应不同的是,引起药源性疾病并不只限于正常的用法用量,它还包括过量和误用药物所造成的损害,一般不包括药物过量导致的急性中毒。

20世纪60年代"反应停事件"的发生,使得人们更深刻地认识到新一代化学合成药在具有治疗作用的同时亦有很大的潜在危险性。当时,德国、日本、澳大利亚等国家批准使用沙利度胺(thalidomide,又名反应停)治疗妊娠反应,导致了成千上万的畸胎,波及世界各地,受害人数超过15 000人,该事件被公认为史上最大的药害事件。WHO实施药品不良反应监测合作计划之初,主要是由欧盟、北美、澳大利亚和新西兰等10个国家将他们收集的所有药品不良反应病例报告集中到各自国家中心,其最初的主要目标是发现在临床试验阶段未能发现的罕见药品不良反应。WHO于1970年在日内瓦成立了永久性国际药物监测合作中心,1978年迁至瑞典的东部城市乌普萨拉(Uppsala),称为世界卫生组织国际药物监测合作中心(WHO Collaborating Centre for International Drug Monitoring)。1997年WHO国际药物监测合作中心更名为乌普萨拉监测中心(Uppsala Monitoring Centre,UMC)。截至2020年7月,WHO国际药物监测项目已发展了140个正式成员国和31个准成员国。我国于1998年3月正式加入WHO国际药物监测合作中心,并开始定期向WHO药品不良反应监测中心报告药品不良反应。

我国的药品不良反应监测工作始于1988年,卫生部药政局组织部分省市的部分医疗单位进行报告制度的试点工作。1989年成立了药品不良反应监察中心,并先后在北京、湖北、天津等成立了10个地区一级的中心。2001年7月,国家药品不良反应监测远程信息网络开通,2004年1月1日实现全国病例报告在线录入。2004年由卫生部、国家食品药品监督管理局联合颁布的《药品不良反应报告和监测管理办法》实施,为我国药品不良反应监测奠定了重要的法律基础。2011年5月4日国家修改并颁布了新版《药品不良反应报告和监测管理办法》(卫生部令第81号)。

第二节　药品不良反应的分类和原因

一、药品不良反应的分类

(一)药品不良反应的传统分类

药品不良反应有多种分类方法,传统方法根据药品不良反应与药理作用的关系,一般分为A型、B型和C型。后来由于新的不良反应不断出现,又不能准确将其归类于上述不良反应类型,又增加了D型、E型和F型不良反应。

1. A 型药品不良反应   属剂量相关性不良反应,是由于药品的药理作用增强所致,可以预测,通常与剂量有关,停药或减量后症状减轻或消失,一般发生率高、死亡率低。副作用、毒性反应、后遗效应、首剂效应和撤药反应等均属于这类不良反应。如在治疗高血压患者中使用 β 受体拮抗剂美托洛尔出现心动过缓、下肢乏力反应,为该药物药理作用过强导致。肝肾功能障碍患者使用经肝肾代谢、排泄的药物时,根据患者的肝肾功能调整给药方案能够避免 A 型药品不良反应的发生。

2. B 型药品不良反应   是指与药品正常药理作用无关的异常反应,通常与使用剂量无相关性,一般难以预测,发生率较低,但较为严重,死亡率高,而且时间关系明确。过敏反应、特异质反应属于此类。

3. C 型药品不良反应   是一种剂量和时间依赖性的不良反应,该类反应发生缓慢,与剂量逐渐累积相关,发生率低。一般在长期用药后出现,潜伏期较长,没有明确的时间关系,难以预测。例如,长期应用肾上腺皮质激素对下丘脑 - 垂体 - 肾上腺皮质轴的抑制属此类不良反应。

4. D 型药品不良反应   是一种时间依赖的迟发性不良反应,此类反应发生率低,通常与药物剂量相关,随着药物的应用其效应逐渐显现。药物的致畸作用、致癌作用以及迟发性运动障碍(tardive dyskinesia,TD)等属此类反应。

5. E 型药品不良反应   属撤药反应,发生于停药后,发生率低。停用吗啡后出现的戒断症状,停用 β 受体拮抗剂后出现的反跳现象等属此类不良反应。

6. F 型药品不良反应   属治疗意外失败型(unexpected failure of therapy)不良反应,该反应与药物剂量相关,药物之间的相互作用是导致其发生的原因,发生率高。例如,联合用药过程中应用了特异性药物代谢酶抑制剂可引起此类反应。

(二) DoTS 分类法

目前,对药品不良反应的分类主要根据不良反应的机制与性质、药品已知药理学及作用剂量依赖性来定义。然而,在进行综合分类时,还应考虑其他标准,包括反应的特性(其出现的时间过程和严重程度)和个体的特性(遗传、病理和其他与易感性有关的生物学差异)。因此,Jeffrey K Aronson 等人提出了一个基于剂量相关性、时间和患者易感性的三维分类系统。传统方法归类某种不良反应属于哪种类型有时是困难的甚至是不可能的。因此,出现了一个基于剂量相关性(dose relatedness)、作用时间相关性(time relatedness)和患者易感性(patient susceptibility)的立体分类系统——DoTS 法。

1. 剂量相关性   传统的药品不良反应中,A 型药品不良反应属剂量相关性不良反应,是由于药品的药理作用增强所致。B 型药品不良反应与剂量无关,然而,药物的作用涉及化学实体之间的相互作用,因此受剂量作用定律的影响。这意味着所有的药物效应,无论是有利的还是不利的,都与剂量有关。可以将药品不良反应划分成超治疗剂量反应(毒性反应)、标准治疗剂量反应(并行反应)和对敏感患者的低于治疗剂量反应(高敏感性反应)。具有明显剂量依赖关系的免疫反应的例子包括大量花粉导致的花粉热;对乙肝疫苗的免疫原性反应;通过使用增加剂量的抗原(如头孢菌素)实现脱敏;以及Ⅳ型过敏性皮肤反应等。

2. 作用时间相关性   许多药理作用既取决于作用部位的药物浓度,也取决于作用出现的时间过程。例如,甲氨蝶呤低剂量重复给药比同样的总量一次给药毒性更大。与时间相关的不良反应有两种模式:时程依赖性与非时程依赖性。非时程依赖性反应:即与时间无关、治疗过程中任何时间段都可能发生的 ADR,与病程长短无关,如当药物作用位点药物浓度变化时(如肾功能损害时的地高辛毒性)或浓度不变而药理作用不同时(如钾耗竭相关的地高辛毒性)。时程依赖性反应有 6 个类型:即刻反应、首剂反应、早期反应、中期反应、晚期反应和延迟反应。即刻反应只在给药过快时发生,如万古霉素引起的红人综合征;首剂反应是第一次用药后出现的 ADR,如Ⅰ型过敏性反应;早期反应发生在治疗初期,随着用药的继续而减轻,如硝酸盐引起头痛;中期反应指稍稍延迟才出现的反应,但是如果一定时间之内仍没有发生,以后发生的危险很小,如奎宁引起的血小板减少;晚期反应是持续用药或反复用药风险增加,如许多甾体类药品不良反应;延迟反应在给药后一段时间,甚至停药后才发生,如沙利度胺引起短肢畸胎。

3. **患者易感性**　药品不良反应的风险在暴露人群中各不相同。在某些情况下,易感受试者存在不良反应的风险,而其他受试者则没有。在一些特殊人群中,易感性呈连续分布,例如,易感性随肾脏功能损害的增加而增加。虽然不良反应的原因尚不清楚,但某些影响因素是确认的,包括遗传、年龄、性别、生理、外源性因素和疾病等,药品不良反应可能存在多种易感性因素。

以下为几种药品不良反应使用 DoTS 法分类的例子。①甾体类药物引起的骨质疏松:Do- 副作用,T- 晚期反应,S- 年龄与性别;②异烟肼引起的肝毒性:Do- 副作用,T- 中期反应,S- 遗传(药物代谢)、年龄、外源因素(乙醇)和疾病(营养不良);③阿司匹林引起胃肠道溃疡和出血:Do- 副作用;T- 中期反应;S- 年龄(大于 65 岁)、性别(女性)、疾病(胃溃疡)。DoTS 法分类是对药品不良反应临床特点的描述,并非药品不良反应发生的机制。DoTS 法分类对于促进医生深入认识药品不良反应,药物的开发和管理、药物监督、患者监护及对药品不良反应的预防、诊断和治疗等提供一个重要的视角。

患者使用药物治疗疾病存在治疗起始、初期、后期等不同阶段,根据药物治疗不同阶段的特点不良反应监测重点也有所不同。例如,使用头孢哌酮注射剂行抗感染治疗,起始时应注意防范速发型超敏反应的发生,如过敏性休克、荨麻疹等不良反应;治疗阶段应注意中性粒细胞减少、肝损害与过敏反应及胃肠道反应等不良反应;治疗后期应关注肝损害、血液系统反应与二重感染等不良反应。药物使用的不同阶段其不良反应发生各有特点,应注意监护。

二、药品不良反应的原因

(一) 药物方面的原因

1. **药物作用的性质**　药物在体内的作用具有选择性,当一种药物对机体的组织和器官有多种作用时,若其中一项为治疗作用,其他作用就成为不良反应。例如,阿托品有抑制腺体分泌,解除平滑肌痉挛,加快心率等作用。在麻醉时利用其抑制腺体分泌的作用,其松弛平滑肌引起腹胀气或尿潴留就成了副作用;在治疗胃肠痉挛时,口干和视物模糊就成为副作用。

2. **药物剂量**　剂量过大,或者连续用药时间过长发生不良反应的可能性大。同一药物剂型不同,由于制造工艺和用药方法的不同,可以改变药物的生物利用度,影响药物吸收与血中药物的浓度,如不注意掌握,也会引起不良反应。

3. **药物杂质**　由于技术原因,药物在生产过程中常残留微量中间产物或杂质(药物副产物、分解产物和代谢产物等),这些物质虽有限量,但也可引起不良反应。20 世纪 60 年代,丹麦曾发生服用非那西汀,出现发绀致死的药源性疾病。后研究证实非那西汀中的副产物对氯乙酰苯胺,有引起发绀的作用。阿司匹林中的副产物乙酰水杨酸水杨酯和乙酰水杨酸酐,能引起哮喘、慢性荨麻疹等药源性疾病,据报道其发生率约为 4%。散瞳药和缩瞳药,常会引起慢性滤泡性结膜炎,其原因为配制眼药过程中酸度的改变,影响了阿托品或毛果芸香碱的稳定性,产生分解产物直接刺激组织,逐渐形成慢性结膜炎。

4. **药物添加剂**　药物生产过程中加入的溶剂、赋形剂、稳定剂、增溶剂、着色剂等也可引起不同的不良反应。例如,胶囊中的色素常可引起固定型药疹。防腐剂对羟基苯甲酸酯可引起荨麻疹。1937 年美国用二甘醇生产的磺胺酏剂,因溶剂二甘醇有毒造成百余名儿童死亡。2006 年我国齐齐哈尔第二制药公司用二甘醇生产亮菌甲素致急性肾衰竭,9 人死亡。

(二) 机体方面的原因

1. **生理因素**

(1)年龄:一般儿童因靶器官敏感性增强易发生不良反应。幼儿药物代谢酶活性不足,代谢和排泄药物能力均较慢,血浆蛋白结合能力差,对药物的敏感性高,易发生不良反应。老年人肝肾功能降低,使药物代谢清除能力降低,药物的血浆半衰期长,且老年人的血浆蛋白低,结合药物的能力低,血浆中有活性的游离药物增加,加上老年人用药品种多、时间长,所以老年人也易发生不良反应。

(2)性别:一般而言,不良反应的发生率女性高于男性。如氯霉素引起的再生障碍性贫血,女性为男性的2倍;保泰松致粒细胞缺乏,男:女=1:4。

2. 遗传因素

(1)个体差异:同样剂量的药物,有的患者达不到治疗效果,而有些患者则出现毒性反应。药物代谢的个体差异是不同个体对药物反应不同的重要原因。药物代谢遗传差异使部分患者对某些药物的代谢能力低下,导致药物或其毒性代谢产物蓄积,出现非预期毒性。如乙酰化是许多药物,如磺胺类、异烟肼等在体内灭活的重要代谢途径,乙酰化的速度也受遗传基因的影响而表现为快型和慢型两种。慢型乙酰化者因体内乙酰化酶活性缺乏,因此消除药物的速度比其他人慢。慢型乙酰化者长期服用异烟肼,约有23%患者出现多发性外周神经炎,而快型乙酰化者,其发生率只有3%左右。

(2)特异质反应和变态反应:遗传控制的药品不良反应可以是量性异常,也可以是质性异常,发生与正常药理作用无关的反应。许多患者的遗传异常是在发生了不良反应后才暴露出来。少数患者的特异性遗传素质使机体产生特异质反应,这种反应是有害的,甚至是致命的,只在极少数患者中出现。如红细胞内缺乏葡萄糖-6-磷酸脱氢酶的患者,体内还原型谷胱甘肽不足,服用某些药物如伯氨喹,易引起溶血反应。某些药物或其代谢产物作为半抗原或全抗原刺激机体而发生的非正常的免疫反应,有时也称变态反应。药物引起的变态反应约占全部药品不良反应的6%~10%,其发生与剂量无关,而与患者的特异体质和免疫机制有关。

(3)种族:不同种族、民族的人有不同的遗传特点,有色人种与白色人种之间对药物毒性敏感程度常明显不一致。如日本人和因纽特人中有不少人是快乙酰化者,使用异烟肼易产生肝损害;而英国人和犹太人中慢乙酰化者达60%~70%,这些人使用异烟肼易产生周围神经炎。

3. 病理因素　疾病可以造成机体器官功能改变,继而影响药物在体内的药效学和药动学,诱发药品不良反应。脑膜炎或脑血管病者,用药后易发生神经系统不良反应。有中耳炎或中耳炎病史者,小剂量氨基糖苷类抗生素也能引起听神经损害。有潜在消化性溃疡者,低剂量布洛芬也能引起消化道出血。肝脏疾病患者药物代谢能力降低,引起血浆药物浓度升高,也可引起对某些药物敏感性增高,导致不良反应。肝硬化时利多卡因的代谢受损,可引起严重的中枢神经系统毒性。肝硬化患者地西泮的平均半衰期为105小时,而正常人为46小时。肾脏疾病患者药物排泄清除率降低,致血药浓度升高,易引起不良反应,同时也可引起对药物敏感性增加。肾功能严重不足的患者,庆大霉素半衰期可长达24小时,正常人约2.3小时。

(三)用药方面的原因

1. 给药方法　给药途径不同,关系到药物的吸收、分布,也影响药物发挥作用的快慢强弱及持续时间。例如,静脉给药直接进入血液循环,立即发生效应,较易发生不良反应;口服刺激性药物可引起恶心、呕吐等,改为注射给药则可避免。如氯化钾用于低血钾者,只宜口服或缓慢静脉滴注给药,若静脉推注可导致心搏骤停,应绝对避免。注射用阿昔洛韦浓度过高、滴速过快,可引起患者急性肾衰竭。在注射给药时由于药物配伍不当、溶媒选择不合理等原因,使药物发生沉淀、混浊、结晶、变色等理化反应,不仅可使药效降低,还可对人体造成损害。

2. 联合用药　临床试验中是严格使用一种被试验药物,而上市后可能同时使用多种其他药物,某些药物通过影响另一些药物的吸收、分布、代谢、排泄及血浆蛋白结合率等机制,使药效变化产生毒副作用。联合用药品种数越多,不良反应发生率将会越高。依他尼酸与氨基糖苷类抗生素合用,在听神经损害方面有相加作用,耳聋的发生率明显增加。氨基糖苷类抗生素与抗组胺药合用,抗组胺药在对抗氨基糖苷类抗生素前庭功能紊乱的同时,可掩盖其听神经毒性症状,使其不易及时发觉,后果严重。有些药物长期使用后能加速肝药酶的合成并增强其活性,使机体对另一些药物的代谢加速。在临床上酶诱导作用常可使药物稳态血浓度降低,为了达到和维持疗效,必须加大剂量。一旦停用诱导剂,原来药物的血浆浓度立即升高,从而产生不良反应。

第三节　药品不良反应的识别和监测

一、药品不良反应的识别

当患者接受药物治疗而发生药品不良事件时,临床医药工作者需要评估药品不良事件与药物治疗间是否存在因果关系。如果这种关系已经确定,则药品不良事件即可被判断为药品不良反应。因此,应严格遵循临床诊断的步骤和思维方法,注重调查研究与收集资料,在此基础上综合分析作出判断。药品不良反应的识别要点如下:

1. 药品不良反应出现在用药治疗之后　从用药开始到出现临床症状的间隔时间称为药品不良反应的潜伏期,不同药物的不良反应潜伏期差异较大。

2. 药品不良反应与用药剂量相关　有些药物药效具有"天花板效应",当达到最大治疗效应时,继续盲目增加药物剂量后,疗效并不增加而不良反应出现加重。

3. 去激发(dechallenge)反应　撤药的过程即为去激发,亦有用"除去暴露"一词来描述此过程的,减量则可看作是一种部分去激发。若要判断药物与出现的不良反应有无因果关系,可采用中止药物治疗或减少剂量后继续观察和评价反应的强度及持续时间。如果去激发后反应强度未减轻,说明反应与药物关系不大,但是不可轻易排除,有可能因为观察时间短未发现不良反应的缓解。当多药联用时,逐一去激发有助于确定是何药造成的损害。

4. 再激发(rechallenge)反应　为了验证药品和不良反应之间的因果关系,可根据情况选用激发试验,就是再给患者用一次药,以观察不良反应是否出现,这一过程叫作再暴露,即再激发。药物再激发的临床结局多样,可无症状,也可致命,因此再激发试验有伦理限制,尤其是那些可能对患者造成严重损害的药品不良反应,再激发会造成严重后果,应绝对禁止。临床上可采用皮肤试验、体外试验的方法来代替。人为的药物再激发必须基于灵活的方案调整以及事先制定好针对每种药品不良反应所采取的具体措施,且必须满足两个前提:对包括伦理委员会/审查委员会在内的机构有充足的解释理由,以及能作为实践指南的基础。

5. 药品不良反应与药理作用特征相关　某些药品不良反应是其原有作用的过度延伸与增强,因而可从其药理作用来预测,如降血糖药引起低血糖反应,抗凝药造成自发性出血等。某些药物可以引起特征性的病理改变,如地高辛引起心脏房室传导阻滞和心律失常等。但在临床工作中,许多药品不良反应的临床表现与一些常见病、多发病的症状相同或相似。例如,地高辛引起的药品不良反应早期常出现胃肠道反应,而慢性充血性心力衰竭患者因胃肠道淤血也会出现这些症状。如果怀疑不良反应由药物之间的相互作用所致,需要判断药物联合应用时间与不良反应出现时间是否关联,撤除或再次给予相应药物后,不良反应是否发生相应变化。

6. 掌握相关文献报道　已发表的文献报道及药品说明书中列入的药品不良反应资料是临床医药工作者获取药品不良反应信息及知识的主要途径,帮助了解与药品不良反应相关的临床特点、发生率、风险因子以及发生机制等。需要指出的是,已有的医药文献关于药品不良反应的记载可能并不完全。此外,如果药物新近上市,还未积累较多的临床数据时,可能会出现说明书上没有描述甚至没有文献报道的一些药品不良反应。所以除及时掌握更新药品不良反应信息外,在某些情况下,药品不良反应的判断仍依赖于医药工作者的独立取证与分析。

7. 进行必要的血药浓度监测　治疗药物监测(TDM)是在药动学原理的指导下,应用现代分析技术,测定血液中或其他体液中药物浓度,用于设计或调整给药方案,以提高药物的疗效和减少不良反应的发生。通过对治疗指数窄的药物及中毒症状易与疾病本身相混淆的药物进行 TDM,既有助于调整给药方案,提高药物疗效、减少或避免毒副作用的发生,又可诊断是否存在药物过量中毒,还可作为医疗差错或事故的鉴定依据和评价患者是否按医嘱处方用药的手段。例如,地高辛的毒性作用通常与血清浓度>2ng/ml 有关,但也可以发生于地高辛水平较低时,尤其是伴随低钾血症、低镁血症或同时存在甲状腺功能减退时。

药品引起人体产生不良反应是一个复杂的过程,影响这种过程的因素同样是复杂多样的,这就给药品不良反应的识别带来许多困难,表现为对药品不良反应因果关系的判断常常具有某种程度的不确定性。因此需要对药品不良反应报告进行规范化。一份规范有效的报告包括以下四个元素:可识别的患者、可识别的报告者、怀疑药物及不良反应。"可识别"是指能够确认患者和报告者存在。当患者的下列一项或几项可获得时,即认为患者可识别:姓名或姓名缩写、性别、年龄(或年龄组,如青少年、成年、老年)、出生日期、患者的其他识别代码。提供病例资料的初始报告人或为获得病例资料而联系的相关人员应当是可识别的。对于来自互联网的病例报告,报告者的可识别性取决于是否能够核实患者和报告者的存在,如提供有效的电子邮箱或者其他联系方式。药物包括怀疑药物与并用药物,由于患者常常使用两种以上药物,存在药物之间相互作用的可能。与不良反应明显无关的药物可以不填,否则应当上报怀疑与并用药物。药物通用名和商品名、剂量、给药途径、治疗日期、批号、并用的医疗产品及日期都应当填报。不良事件应包括事件或问题的描述、事件发生日期、报告时间、相关的试验 / 实验室数据(可能的话)、不良事件的处理及结果。

目前,药品不良反应因果关系评定的方法很多,通常使用 Karch 和 Lasagna 评定方法为基本标准,该法将因果关系的确定程度分为肯定、很可能、可能、条件、可疑、暂时不能评定六级。我国原卫生部 ADR 中心推荐的评分法(1994 年版)为 5 级评价标准,包括肯定、很可能、可能、可疑和不可能。1994 年以后,参考 WHO 乌普萨拉监测中心的 6 级标准,我国逐渐采用 6 级评定方法,并于 2004 年发布《药品不良反应报告和监测管理办法》(局令第 7 号),该办法同时制定了 2005 年版的《药品不良反应报告和监测工作手册》。2012 年国家药品不良反应监测中心再次发布了修订的《药品不良反应报告和监测工作手册》。我国于 2017 年加入国际人用药品注册技术协调会(简称 ICH),并于 2018 年参照国际人用药品注册技术协调会《上市后安全性数据管理:快速报告的定义和标准》(ICH E2D),制定了《个例药品不良反应收集和报告指导原则》(国家药监局 2018 年第 131 号)。上述文件都提到了目前药品不良反应因果关系评定的参考依据。

我国目前使用的关联性评价共分为 6 个级别,见表 4-1。关联性评价是在参考文献和分析报表相关资料的前提下,依据上述内容作出的综合性评价。ADR 的表述过于简单、怀疑引起 ADR 药品及其他信息资料欠缺者,都将直接影响关联性评价的结果。具体操作需要依据 ADR/AE 分析的 5 条原则对可疑事件进行分析,见表 4-2。依据 ADR/AE 分析的 5 条原则将关联性评价分为肯定、很可能、可能、可能无关、待评价和无法评价 6 级。

为了避免单纯依靠专家进行鉴别诊断,对可疑 ADR 进行因果评价可能导致的偏差,不少研究人员包括流行病学专家,创造或引用了一些可以量化、能够更好地控制评价质量的科学的 ADR 因果关系判断方法。目前也使用计分推算(Naranjo)法来评定 ADR 因果关系,由加拿大流行病学者 Sackett 等推荐。Naranjo 法在病例分析时,对时间顺序、是否已有类似反应资料等基本问题都予以打分,最后按所记总分评定因果关系等级,见表 4-3。另外,尚有贝叶斯(Bayes)不良反应法和非规则方法评价因果关系。前者用于评定发生不良事件中可疑药物引起的概率相对其他因素引起概率的大小,但由于在应用中难度较大,常规工作中难以被采纳或接受;后者是临床药理学家根据经验和临床判断对可疑不良反应作因果评定的方法,这种方法应用广泛,但效果不理想,主要是不同专家评定结果差异较大,与评判标准的可操作性和客观性不强有关。

表 4-1 2018 年版《个例药品不良反应收集和报告指导原则》中的因果判定关联性评价

序号	判定	描述
1	肯定	用药与不良反应的发生存在合理的时间关系;停药后反应消失或迅速减轻及好转(即去激发阳性);再次用药不良反应再次出现(即再激发阳性),并可能明显加重;同时有说明书或文献资料佐证;并已排除原患疾病等其他混杂因素影响
2	很可能	无重复用药史,余同"肯定",或虽然有合并用药,但基本可排除合并用药导致不良反应发生的可能性
3	可能	用药与反应发生时间关系密切,同时有文献资料佐证;但引发不良反应的药品不止一种,或不能排除原患疾病病情进展因素
4	可能无关	不良反应与用药时间相关性不密切,临床表现与该药已知的不良反应不相吻合,原患疾病发展同样可能有类似的临床表现
5	待评价	报表内容填写不齐全,等待补充后再评价,或因果关系难以定论,缺乏文献资料佐证
6	无法评价	报表缺项太多,因果关系难以定论,资料又无法获得

表 4-2 国家不良反应监测中心 ADR/AE 分析项目

序号	分析项目	结果评定
1	用药与 ADR/AE 出现有无合理时间关系	有□ 无□
2	反应是否符合该药已知的 ADR 类型	是□ 否□ 不明□
3	停药或减量后,ADR/AE 是否消失或减轻	是□ 否□ 不明□ 未停药或未减量□
4	再次使用可疑药物后是否再次出现同样 ADR/AE	是□ 否□ 不明□ 未再使用□
5	ADR/AE 是否可用合并用药的作用、患者病情的进展、其他治疗的影响来解释	是□ 否□ 不明□

表 4-3 Naranjo 法评定因果关系等级

项目	是	否	不知道
1. 该反应以前是否已有报告	+1	0	0
2. 不良反应是否在使用可疑药物后出现	+2	−1	0
3. 当可疑药物停用后,使用特异对抗剂后不良反应是否改善	+1	0	0
4. 再次使用可疑药物,不良反应是否再次出现	+2	−1	0
5. 是否有可疑药物之外的原因引起反应	−1	+2	0
6. 给安慰剂后这种反应是否再次出现	−1	+1	0
7. 血中及其他体液中药物浓度是否为已知的中毒浓度	+1	0	0
8. 增人药物剂量反应是否加重;减少药物剂量反应是否减轻	+1	0	0
9. 患者曾用过相同或类似的药物是否也有相同或相似的反应	+1	0	0
10. 该不良反应是否有客观检查予以确认	+1	0	0

注:总分≥9分,肯定有关;总分 5~8 分,很可能有关;总分 1~4 分,可能有关;总分≤0 分,可疑。

二、药品不良反应的监测

(一) 药品不良反应监测的意义

药品不良反应监测工作的实质就是药品风险管理,是药品风险的发现、识别、评估和控制的过程。对已经发现或经评估确认的药品风险采取适当的控制措施,是监测工作的落地环节。控制措施主要包括修订药品说明书、发布《药品不良反应信息通报》、发布《药物警戒快讯》、暂停或召回药品、撤销药品批准证明文件等。2008—2020 年,国家药品不良反应监测中心共发布 77 期《药品不良反应信息通报》。发布《药品不良反应信息通报》也是警示不良反应风险的重要手段,但通报的发布可能带来较大的社会影响,监管部门对采取该措施也较为慎重。2005—2020 年,发布《药物警戒快讯》共 212 期。《药物警戒快讯》主要报道欧美日等国家药品监管部门采取的风险管理措施,我国对其中涉及严重风险的药品均启动了相关评估工作。

此外,国家药品不良反应监测中心自 2012 年起建立了药品风险预警系统,通过计算机模型辅助发现以质量问题为主的"药品不良事件聚集性信号",并对其中认为需要关注的信号开展了核实、调查、评价和药品检验等工作。近十年每年处理此类关注的信号平均 130 余条,并对其中发现质量问题的药品采取了相关风险控制措施,如暂停生产、销售和使用等。对经评估认为风险大于获益的药品,监管部门根据监测机构的技术评估意见,采取了撤销药品批准证明文件的决定。2009 年以来先后将盐酸芬氟拉明、西布曲明、右丙氧芬、阿米三嗪萝巴新、克仑特罗、丁咯地尔、甲丙氨酯、酮康唑、氯美扎酮、苯乙双胍、吡硫醇、特酚伪麻、磺胺索嘧啶和特洛伪麻等品种撤出了国内市场。

(二) 药品不良反应的监测方法

药品上市前都须经过一系列的临床试验研究,但这并不足以完全保证药物治疗的安全性。这是由于上市前的临床试验存在其固有的局限性:①病例少;②研究时间短;③经过筛选的试验对象与上市后的实际用药人群有差别,老年人、儿童、孕妇和有并发症的患者常被排除在临床试验之外;④用药方案与观测指标受限,导致潜伏期长的或罕见及合并用药导致的药品不良反应不能在临床试验中被发现,因此需要药品上市后进行不良反应监测,收集药品不良反应的研究成果等相关信息,进而为患者提供更加安全有效的用药方案和药物。药品不良反应的监测便于向药品的经营、使用、生产及药政部门提供药品不良反应情况的咨询,利于业务的开展和服务质量的提高。主要的药品不良反应监测方法有自发呈报系统(spontaneous reporting system)、处方事件监测(prescription event monitoring,PEM)、医院集中监测(hospital intensive monitoring)、病例对照研究(case-control study)、队列研究(cohort study)和记录联结(recorded linkage)等。

1. 自发呈报系统　是一种自愿而有组织的报告系统。医院、药厂及药品经营部门都有责任向监测单位报告药品不良反应,任何人都可以报告即填写 ADR 报告表。正式自发呈报系统最早有英国的"黄卡系统"。自发呈报系统的优点是监测面大、简便易行、费用小,对提出某种药物流行病的假设有很大作用,是检测出罕见的、长期用药引起的、延迟出现的不良反应以及药物相互作用的唯一可行方法。不足之处为资料可有偏差,漏报严重。

2. 处方事件监测　收集新上市药品的若干个处方,然后要求处方医生填写问卷回答有关患者的一系列问题,包括任何新的诊断、任何原因的就医或住院、一种并发症意外加重(或改善)、任何可疑的药物反应或任何需要记入病历的主诉。通过收集处方来积累数据,从中找出 ADR 信号,计算其发生率和报告率,其目的是对新上市药品进行重点监测,以弥补自发呈报系统的不足。相对于前瞻性队列研究,PEM 费用较低,不影响医生处方习惯和处方药品,偏倚性小,可以研究潜伏期较长的 ADR。缺点是治疗分配未进行系统性随机,用于随机研究的统计方法不适用于 PEM;研究的可信性取决于医生调查表回收率。

3. 医院集中监测　指在一定的时间和范围内,根据研究目的详细记录特定药物的使用和药品不良反应的发生情况。医院集中监测包括患者源性监测(patient-oriented monitoring)和药物源性监测(drug-oriented monitoring)。设重点监测医院或病房,由医生、护士和药师组成监测队伍,在一定时间内对所用药物进行监测。其特点是结果可靠、判断较准、可以计算 ADR 的发生率以及进行药物流行病学研究,但监察面小、花费人力物力多。

4. 病例对照研究　病例对照研究是以确诊的有某特定不良反应的患者作为病例,以不产生该不良反应但具有可比性的个体作为对照,通过询问、实验室检查或复查病史,搜集既往各种可能的危险因素的暴露史,测量并比较病例组与对照组中各因素的暴露比例,经统计学检验,若两组差别有意义,则可认为某因素与不良反应之间存在着统计学上的关联。该方法进行迅速,费用较低,对确定临床表现独特的不良反应十分有效。缺点是易出现资料偏差,资料不全时难以选择对照。

5. 队列研究　队列研究是将某一特定人群按是否暴露于某可疑因素或暴露程度分为不同的亚组,追踪观察两组或多组成员结局(如不良反应)发生的情况,比较各组之间结局发生率的差异,从而判定这些因素与该结局之间有无因果关联及关联程度的一种观察性研究方法。队列研究的基本原理是在一个特定人群中选择所需的研究对象,根据某个时期是否暴露于某个待研究的危险因素,或其不同的暴露水平而将研究对象分成不同的组,如暴露组和非暴露组,高剂量暴露组和低剂量暴露组等,随访观察一段时间,检查并登记各组人群待研究的预期结局的发生情况,比较各组结局的发生率,从而评价和检验危险因素与结局的关系。

6. 记录联结　记录联结是将一个人有关的记录如出生、死亡、婚姻、住院情况和用药处方等,通过一种独特的方式把各种信息联结起来,可能会发现与 ADR 有关的事件。例如,牛津记录联结研究,Skegg 用此法对镇静药与交通事故关系进行了研究,结果发现司机服用镇静药与交通事故有高度相关。该方法的优点是能监测大量人群,有可能发现不常用药物的 ADR 和不常见的 ADR,可以计算 ADR 发生率,能避免回忆或回访的主观偏差,能发现延迟不良反应。缺点是依赖已建立的资料记录系统,若要专门建立这类系统,则费用相当昂贵。

第四节　药品不良反应的防治原则

药物通过调整机体原有的功能状态而产生效应,这种“调整”的程度和范围目前还不能完全受人们的控制。因此,药物治疗在取得疗效的同时也伴随着药品不良反应的风险。理想的药物治疗是以最小的药品不良反应风险来取得最佳的治疗效果。

一、药品不良反应的预防原则

1. 详细了解患者的病史,正确对症用药　选药要有明确的指征,不仅要针对适应证,还要排除禁忌证。故在确定治疗方案和选定治疗药物前,详细了解患者的病史、药物过敏史和用药史,对某药有过敏史的患者应终身禁用该药;对可能发生严重过敏反应的药物,可通过皮肤试验等方法筛查有用药禁忌的患者。

2. 严格掌握药物的用法用量,个体化用药　药物治疗中严格遵照说明书的用法、剂量、适应证和禁忌证,并根据患者的生理与病理学特点实行个体化给药。根据不同人群的不同需要调整药物用法和剂量,如老年人生理功能退化,一般患病也较多,用药品种较多,更要把控用量,防止可能出现的不良反应;儿童,尤其是新生儿,其剂量应按体重或体表面积计算,用药期间应加强观察;孕妇用药应特别慎重,尤其是妊娠头三个月应避免用任何药物,若用药不当有可能致胎儿畸形。

3. 合理选择联合用药种类,避免不必要的联合用药　联合用药须谨慎,可用可不用的药物尽量不用,联合用药时既要增加疗效也要尽量排除药物相互作用可能引起的不良反应。

4. 密切观察患者用药反应,必要时监测血药浓度　对于治疗窗窄的药物,血药浓度的升高与不良反应的发生密切相关,及时检测患者血药浓度能及时预测治疗过程中可能出现的不良反应,有利于及时调整剂量或更换治疗药物。对于长期用药患者,如用头孢类、氨基糖苷类等抗菌药物以及利尿剂,应定期监测肝肾功能、电解质及酸碱平衡;长期使用地高辛、氨茶碱的患者尽可能到有条件的医院做血药浓度监测。

5. 提高患者防范意识,及时报告异常反应　加强宣传培训是预防药品不良反应工作的重要手段。面向公众科普宣传,能提升公众对药品不良反应的认识,使公众认识到什么是药品不良反应,发生了如何及时处理等常识,才可以有效减少一般 ADR 向严重 ADR 的转化。只有提升全民对药品不良反应的认识,才能更好地发挥社会共治的作用。

6. 加强对执业者的专业水平训练和职业道德教育,避免用药错误　有相当部分的药品不良事件和药源性疾病的发生与医药人员在处方、配制、发药和用药过程中的差错、事故有关,这类药品不良事件属"可避免的药品不良事件"。要做好对监测报告单位有关人员的培训,创新培训手段,加大培训力度,普及医疗机构、企业工作人员药品不良反应知识,增强药品不良反应监测的主动性。

二、药品不良反应的治疗原则

当发生药品不良反应甚至出现药源性疾病时,必须迅速采取有效措施,积极进行治疗。

1. 及时停药,去除病因　及时停药,去除病因是治疗药品不良反应最根本的措施,可达到釜底抽薪的治疗目的。绝大多数轻型患者在停用相关药物后疾病可以自愈或停止进展。如不停药,疾病可能恶化,甚至造成死亡。如果不能确定几种药物中哪一种是不良反应发生的原因时,可按其药物反应的规律,结合轻重缓急情况,逐个停用或改用其他药物治疗。在某些特殊的情况下,尽管致病药物已经确定,但由于治疗疾病的需要而不能停用时,医生一定要权衡利弊,根据患者药品不良反应的发生情况作出减量或停用的选择。

2. 采取有效的救治措施　多数药品不良反应在经过上述处理后均可逐渐消失,恢复正常。对较严重的药品不良反应和药源性疾病则需采取进一步措施。

(1)促进排泄,延缓吸收:对于一些与剂量相关的不良反应的治疗,临床医生可采用静脉输液、利尿、导泻、洗胃、催吐、使用毒物吸附剂以及血液透析等方法加速药物的排泄,延缓和减少药物的吸收。药物皮下或皮内注射于四肢者,可将止血带缚于注射处近心端,以延缓其吸收。对口服用药者,可用 1∶1 000~1∶5 000 高锰酸钾溶液反复洗胃;通过机械刺激咽喉促使呕吐,也可皮下注射阿扑吗啡 3~5mg 或口服 1% 硫酸铜溶液 100~200ml 催吐;使用毒物吸附剂如药用炭吸附药物,同时用导泻剂(如 70% 山梨醇)将已吸附药物的吸附剂排出体外。磺胺药、甘露醇引起的肾损害可通过输液、利尿,疏通肾小管,促进药物在肾小管中的排泄。通过改变体液的 pH,也可加速药物排泄,如弱酸性药物巴比妥类引起的严重不良反应,可静脉输注碳酸氢钠碱化血液和尿液,促进药物排出。碳酸锂过量中毒时,静脉输注 0.9% 氯化钠注射液有助于锂排出。

(2)使用解救药物:利用药物的相互拮抗作用降低药物的药理活性,减轻和消除药品不良反应。例如,鱼精蛋白能与肝素结合,使后者失去抗凝活性,可用于肝素过量引起的出血。贝美格有中枢兴奋作用,可用于巴比妥类及其他催眠药物引起的深度昏迷。纳洛酮为阿片受体拮抗剂,能对抗吗啡过量的中枢神经系统反应。谷胱甘肽能激活多种酶,促进药物在体内的代谢,可用于治疗药物性肝炎等。这些均属于特异性的解救药物,及时用药,效果明显。当缺少特异性解救药物时,则可采取对症支持疗法。发生药品不良反应时过度依赖药物治疗有时会造成 A 药 → A 药 ADR → B 药 → B 药 ADR 的瀑布式药品不良反应。

(3)药物过敏反应的抢救:当发生药物过敏性休克时,应立即停止使用可疑过敏药物,并分秒必争地就地抢救,以免延误救治时机。发现患者休克后立即使患者平躺,抬高下肢,吸氧,开放静脉通道,并注意保暖。肾上腺素是治疗过敏性休克的首选药物,具有心脏兴奋、升高血压等作用,还可加用糖皮质激素,以缓解过敏性休克的症状。对皮肤黏膜等过敏反应可使用抗组胺类药物,如氯雷他定、氯苯那敏、异丙嗪、依巴斯汀、苯海拉明等,还可视病情外用糖皮质激素局部治疗等。如继发感染,可给予抗菌药物治疗。在使用抗菌药物时,要考虑到患者可能处于高敏状态,原发反应可能就是由于抗菌药物引起或可能发生交叉过敏反应,应注意选择患者不会过敏的药物谨慎试用,并密切观察。

第五节　药　物　警　戒

1974 年,法国人首先提出了药物警戒(pharmacovigilance,PV)的概念。尽管法国开展药物安全监测比最早建立药物监测体系的欧美国家晚了 10 余年,但法国人却通过这个概念赋予药物安全以新的内涵。药物警戒可以理解为监视、守卫,时刻准备应付可能来自药物的危害。

药物警戒一词问世 30 年来,其概念及含义不断演变与拓展。时至今日,药物警戒已不仅仅是药品不良反应监测报告,然而药品不良反应监测报告仍是药物警戒的重要部分,是药物警戒的基础工作。今天的药品不良反应监测报告,无论是在医疗决策中,还是在地区、国家作药物再评价时,乃至政府部门调整药物政策时都起着重要的作用。2019 年 12 月 1 日起施行的《中华人民共和国药品管理法》(简称《药品管理法》)第十二条第二款规定:"国家建立药物警戒制度,对药品不良反应及其他与用药有关的有害反应进行监测、识别、评估和控制。"标志着我国正式在法律层面上确立了药物警戒制度,并明确其具体含义包括药物有害反应的监测、识别、评估和控制四个方面。

一、药物警戒的定义

WHO 国际药品监测合作中心关于药物警戒的定义如下:药物警戒是发现、评价、理解和预防不良反应或其他任何可能与药物有关问题的科学研究与活动。我国国家药品监督管理局关于发布《药物警戒质量管理规范》的公告(2021 年第 65 号)中指出,药物警戒活动是指对药品不良反应及其他与用药有关的有害反应进行监测、识别、评估和控制的活动。最近,它涉及的范围已经扩展到:①草药;②传统药物和辅助用药;③血液制品;④生物制品;⑤医疗器械;⑥疫苗。

药物警戒与药品不良反应监测的含义相近,它们的最终目的都是提高临床合理用药的水平,保障公众用药安全,改善公众身体健康状况,提高公众的生活质量。但是两者工作内容有显著区别:药物警戒涵括了药物从研发直到上市使用的整个过程,包括涉及药品不良反应监测以及其他与药物相关的问题。如低于法定标准的药物,药物与化合物、药物及食物的相互作用;药物治疗错误;对没有充分科学根据而不被认可的适应证的用药;急性与慢性中毒病例报告;药物相关死亡率的评价;药物滥用与误用等。而药品不良反应监测仅仅是指药品上市前提下的监测,是一种相对被动的手段。药物警戒则是积极主动地开展药物安全性相关的各项评价工作。药物警戒是对药品不良反应监测的进一步完善。

二、药物警戒的主要工作内容

药物警戒从用药者安全出发,发现、评估、预防药品不良反应。药物警戒要求有疑点就上报,不论药品的质量、用法、用量正常与否,更加重视以综合分析方法探讨因果关系,容易被广大报告者接受。药物警戒的主要工作内容包括:①早期发现未知的药品不良反应及其相互作用;②发现已知药品不良反应的增长趋势;③分析药品不良反应的风险因素和可能的机制;④对风险 / 效益评价进行定量分析,发布相关信息,促进药品监督管理和指导临床用药。

三、药物警戒的目的

药物警戒的目的包括:①评估药物的效益、危害、有效及风险,以促进其安全、合理及有效的应用;②防范与用药相关的安全问题,提高患者在用药、治疗及辅助医疗方面的安全性;③告知患者药物相关的安全问题,对患者进行教育,增进其对涉及用药的公众健康与安全的认识。

四、药物警戒的意义

宏观上来说,药物警戒对我国药品监管法律法规体系的完善具有重要意义,这是仅仅进行药品不良反应监测工作所不能达到的。开展药品不良反应监测工作对安全、经济、有效地使用药品是必需的,但要使药品不良反应监测工作更加深入和更有成效离不开药物警戒的引导。药物警戒工作既可以节约资源,又能挽救生命,这对处于社会主义初级阶段的中国来说具有重要的意义。

病例分析

思考题

1. 药品不良事件和药品不良反应有何不同?药品不良反应的类型有哪些?简单描述 DoTS 分类法的组成。
2. 药品不良反应监测的方法有哪些?应采取哪些措施预防或治疗药品不良反应?

第四章
目标测试

（王永庆）

参 考 文 献

[1] 王丹, 任经天, 董铎, 等. 药品不良反应监测年度报告十年趋势分析. 中国药物警戒, 2020, 17 (5): 276-283.

[2] 沈群红, 张诗情, 崔诗月. 药品不良反应赔偿制度的国际比较与借鉴. 中国卫生政策研究, 2016, 9 (9): 41-46.

[3] 国家药品监督管理局. 药物警戒质量管理规范.(2021-05-07) [2022-05-20]. http://www. gov. cn/zhengce/zhengceku/2021-11/29/content_5654764. htm.

[4] 国家药品监督管理局. 个例药品不良反应收集和报告指导原则.(2018-12-19) [2022-05-20]. https://www. cdr-adr. org. cn/drug_1/zcfg_1/zcfg_zdyz/202009/t20200924_47831. html.

[5] 中华人民共和国卫生部. 药品不良反应报告和监测管理办法.(2011-05-04) [2022-05-20]. https://www. nmpa. gov. cn/xxgk/fgwj/bmgzh/20110504162501325. html.

第五章

药物相互作用

学习目标

1. **掌握** 药物相互作用的定义和重要不良药物相互作用。
2. **熟悉** 药物相互作用的分类和机制。
3. **了解** 不良药物相互作用的预测与临床对策。

第五章
教学课件

第一节 概 述

一、药物相互作用的定义

药物相互作用(drug interaction)是指同时或相继联合使用两种或两种以上药物时,由于药物之间的相互影响而导致其中一个或几个药物作用的强弱、持续时间甚至性质发生不同程度改变的现象。联用时产生的药物相互作用对患者的影响可以分为:对患者有益的、无关紧要的和有不良影响的三种情况,其中不良的药物相互作用最需要引起临床关注。因此狭义的药物相互作用通常是指两个或两个以上药物同时或相继使用时产生的不良影响,可以是药效降低甚至治疗失败,也可以是不良反应增加甚至出现毒性。

二、药物相互作用的分类

(一)按相互作用机制分类

1. **药动学相互作用** 联合用药时,药物在其吸收、分布、代谢和排泄过程的任一环节发生相互作用,均可影响药物在血浆或其作用靶位的浓度,最终使其药效或不良反应发生相应改变。

2. **药效学相互作用** 两种或两种以上的药物作用于同一受体或同一生理、生化系统,产生疗效的协同、相加或拮抗作用,而对药物的血浆或作用靶位的浓度无明显影响。

应当注意的是,有时药物相互作用的产生可以几种机制并存。

(二)按严重程度分类

1. **轻度药物相互作用** 药物联用造成的影响临床意义不大,无须改变治疗方案。如对乙酰氨基酚能减弱呋塞米的利尿作用,但并不会显著影响临床疗效,也不必改变剂量。食物可减少或延迟部分药物的吸收,通过空腹服药或饭后 2 小时服药可减少食物的影响,常不需改变治疗方案。

2. **中度药物相互作用** 药物联用会造成确切的不良后果,但如为治疗需要,则仍可在密切观察下使用。如异烟肼与利福平联用,利福平为肝药酶诱导剂,可促进异烟肼转化为具有肝毒性的代谢产物乙酰异烟肼,而利福平本身也有肝损害作用,两者联用将增加肝毒性作用,但两药联用对结核分枝杆菌具有协同抗菌作用,因此这一联合用药对肝功能正常的结核病患者仍是首选用药方案之一,但在治疗过程中应定期检查肝功能。

3. **重度药物相互作用** 药物联用会造成严重的毒性反应,需要重新选择药物,或须改变用药剂量及给药方案。如胺碘酮与地高辛联用时,胺碘酮可降低地高辛的消除,使其血药浓度升高甚至过

45

量,导致中毒,两者应避免联用。骨骼肌松弛药与氨基糖苷类抗菌药物庆大霉素等合用,可能增强及延长骨骼肌松弛作用甚至引起呼吸肌麻痹,因此麻醉前后禁用庆大霉素等抗菌药物。

　　此外,按药物相互作用发生的概率大小可分为:肯定、很可能、可能、可疑、不可能等几个等级,主要根据已发表的临床研究、病例报告或体外研究、临床前研究等文献结果进行判断。按发生的时间过程,有的药物相互作用可立即发生,如四环素类抗菌药物与含钙、铝、镁的抗酸药发生络合反应,可使四环素的吸收立即下降。另一些药物相互作用的影响可能需要数小时或几天才表现出来,如华法林的抗凝作用可被合用的维生素 K 逐渐减弱。

第二节　药物相互作用的机制

一、药动学相互作用

(一) 影响药物吸收的相互作用

　　药物相互作用对药物吸收的影响可以表现在两个方面:吸收速率和吸收程度。吸收速率的改变可引起药物达到峰浓度的时间发生变化,表现为起效快慢变化,对一个消除速率很快的药物,吸收速率延缓也有可能使体内药物浓度达不到阈浓度而导致治疗失败。对吸收程度的影响,则可能使体内药物的浓度或吸收总量发生变化,进而影响治疗作用。

　　口服是最常用的给药途径,药物在胃肠道吸收这一过程受多种因素的影响,包括胃肠道 pH、药物的结合与吸附、胃肠运动、肠道和肝脏细胞色素 P450 氧化酶(cytochrome P450,简称 CYP450 酶)(两者均参与首过消除)、肠道转运体活性、肠道菌群的改变等。

　　1. 胃肠道 pH 的影响　胃肠道的 pH 可通过影响药物的溶解度和解离度进而影响它们的吸收。固体药物必须首先溶解于体液中,才能进行跨膜转运。某些抗真菌药如伊曲康唑需要在酸性环境中充分溶解才易被吸收,因而不宜与抗酸药、H_2 受体拮抗剂或质子泵抑制剂合用。如患者应用伊曲康唑治疗播散性组织胞浆菌病时,同时合用质子泵抑制剂奥美拉唑,由于奥美拉唑显著降低胃内的酸度,使伊曲康唑吸收减少,血药浓度未达治疗水平,可使原已得到控制的组织胞浆菌病出现反复。

　　大多数溶解在体液中的药物都是以解离型和非解离型混合存在的。药物的非解离部分脂溶性较高,易借助脂溶扩散通过细胞膜被吸收,而解离型药物脂溶性较低,难以通过细胞膜。因此能改变胃肠道 pH 的药物,会影响目标药物的解离度进而影响其吸收。如抗酸药可升高胃肠道 pH,导致弱酸性药物磺胺类、氨苄西林、水杨酸类、巴比妥类等解离增加,从而使其吸收减少。这些药物应尽量避免与抗酸药联用,如需合用,则应间隔 2~3 小时。胃肠道 pH 对质子泵抑制剂的影响时间则更长。另外,有些药物的吸收可增加,如地高辛在胃液 pH<3 时发生水解失活,与奥美拉唑联用时,由于奥美拉唑增加胃液 pH,可升高地高辛血药浓度,应警惕发生毒性反应。

　　2. 结合与吸附的影响　钙、镁、铝等二、三价离子能与四环素类抗菌药物、喹诺酮类抗菌药物、异烟肼、左旋多巴等形成难溶性的络合物或螯合物而致其吸收减少。如抗酸药碳酸钙可使环丙沙星的吸收平均下降 40%。间隔 2 小时以上先后给药可避免这类相互作用。双膦酸盐类药物(bisphosphonate)如依替膦酸钠(etidronate)在治疗骨质疏松症时常与钙剂同时使用。有研究显示,当这两类药物同时服用时,两者的生物利用度均显著降低,可导致治疗失败。这种影响可通过适当调整给药方案来加以避免,如在 13 周的疗程中先服用 2 周的依替膦酸钠,停药期间服用钙剂。

　　降脂药考来烯胺(cholestyramine)、考来替泊(colestipol)等是胆酸结合树脂,可与胺碘酮、布洛芬、地高辛、华法林、马普替林、吗替麦考酚酯等药物结合,妨碍这些药物的吸收。如在服用胺碘酮 90 分钟后服用考来烯胺,胺碘酮的血清浓度降低了 50%。除了与胺碘酮结合,考来烯胺与胆酸的结合还可以干扰胺碘酮的肠肝循环。此类相互作用常不能采用间隔给药的方式来避免。药用炭、白陶土等吸附剂也可使一些与其一同服用的药物吸收减少,如林可霉素与白陶土同服,其血药浓度只有单独服用时的 1/10。

3. 胃肠运动的影响　大多数口服药物主要在小肠上部吸收,因此改变胃排空和肠蠕动速度的药物能影响目标药物到达小肠吸收部位的时间和在小肠滞留的时间,从而影响目标药物吸收程度和起效时间。胃排空速度加快,使药物很快到达小肠吸收部位,起效快。甲氧氯普胺、西沙必利、多潘立酮可加速胃的排空,从而使目标药物的血药峰浓度出现得更早更高。如甲氧氯普胺与对乙酰氨基酚合用,可使后者吸收加快,药效出现提前;抗胆碱药、抗酸药和镇静催眠药等则可减慢胃排空,导致目标药物起效延迟。如溴丙胺太林与对乙酰氨基酚合用,则使对乙酰氨基酚的吸收速率减慢。此类相互作用如果血药浓度 - 时间曲线下面积(AUC)变化不大,通常对治疗方案没有明显影响。

一般而言,胃肠蠕动加快,药物起效快,但在小肠滞留时间短,可能吸收不完全;胃肠蠕动减慢,药物起效慢,吸收可能完全。这在低溶解度和难吸收的药物中表现的比较明显。例如,地高辛片剂在肠道内溶解度较低,与促进肠蠕动的甲氧氯普胺等合用,地高辛的血药浓度可降低约 30%,有可能导致心力衰竭控制不佳;而与抑制肠蠕动的溴丙胺太林合用,地高辛血浓度可提高 30% 左右,如不调整地高辛剂量,易发生中毒;如口服溶解度高的地高辛溶液或胶囊,则溴丙胺太林对其吸收影响相对较小。另外,可被胃酸灭活的药物如左旋多巴,抑制胃肠蠕动的药物可促使其在胃黏膜脱羧酶的作用下转化为多巴胺,从而降低其口服生物利用度。

4. 肠道 CYP450 酶及转运体的影响

(1)肠道 CYP450 酶的影响:CYP450 酶不仅存在于肝脏,在肠道上皮中也有高表达,约占肝脏酶含量的 20%~50%,其中含量最丰富的同样是 CYP3A4。空肠上皮细胞和肝细胞中 CYP3A4 的 cDNA 序列相同,活性相似,在功能上,肠道 CYP450 酶与肝脏 CYP450 酶一起参与药物的首过消除。尽管小肠绒毛的血流量低于肝脏,但肠腔上的绒毛表面积大,有利于 CYP450 酶与药物的接触,因此近年来肠道 CYP450 酶,尤其肠道 CYP3A4 备受关注。已知能抑制肠道 CYP3A4 的药物可显著提高 CYP3A4 底物的生物利用度。如沙奎那韦与咪达唑仑合用,沙奎那韦抑制肠道 CYP3A4 介导的咪达唑仑代谢,导致咪达唑仑血药浓度显著升高。

(2)肠道转运体(transporter)的影响:肠道细胞膜上存在多种转运体,通过介导药物的跨膜转运,进而影响药物的吸收、分布和消除。P- 糖蛋白(P-glycoprotein,P-gp)是最早发现的与药物转运相关的转运体,在体内广泛存在,如胃肠道上皮、肝、肾和构成血脑屏障的内皮细胞。研究发现 P-gp 的正常生理功能主要是在 ATP 酶供能下将异源性物质外排出细胞,从而防止异物或有害物质对细胞的侵害。已知现有的 90% 以上的药物都可能是 P-gp 的底物,肠道上皮细胞上的 P-gp 通过外排作用将药物转运回肠腔,限制药物的吸收,从而降低药物的生物利用度。利用基因敲除动物进行的研究发现,给 *mdr1α*(-/-)小鼠(*mdr1α* 为啮齿类动物 P-gp 编码基因之一)紫杉醇灌胃后的血浆 AUC 比野生型小鼠高 6 倍。临床药动学研究也有类似结果,在 14 例实体肿瘤的患者中,5 例口服 60mg/kg 紫杉醇,其口服生物利用度小于 5%,另 9 例口服同样剂量的紫杉醇并联用 P-gp 抑制剂环孢素 15mg/kg,紫杉醇的口服生物利用度提高到 50%。口服药物经吸收进入肠道细胞后,可被 P-gp 泵出后再次回到肠道,也可被肠道细胞中的 CYP450 酶代谢。因此肠道的 CYP450 酶与 P-gp 在限制药物吸收上有共同作用,而且两者的底物与抑制剂也有很大的重叠性。如钙通道阻滞药包括硝苯地平、维拉帕米等是肠壁 CYP3A4 和 P-gp 两者的共同底物;抗真菌药如伊曲康唑及 HIV 蛋白酶抑制剂如利托那韦是两者的共同抑制剂。在大鼠肠道原位渗透模型(rat in situ model of intestinal permeation)中发现,应用 CYP3A4 的特异性抑制剂咪达唑仑或 CYP3A4 与 P-gp 共同的抑制剂伊曲康唑,都可使 P-gp 和 CYP3A4 的共同底物维拉帕米进入血中的原型药显著增加。因此,与 P-gp 和肠道 CYP3A4 的抑制剂合用常可使一些肠道首过消除明显的药物的生物利用度提高。而利福平和苯巴比妥等则是 P-gp 和 CYP3A4 的共同诱导物,利福平诱导肠道细胞 P-gp 表达增高,可增加地高辛的外排,降低口服地高辛的生物利用度。

除 P-gp 外,参与药物跨膜转运的转运体还有:有机阴离子转运体(OAT)、有机阴离子转运多肽(OATP)、有机阳离子转运体(OCT)、寡肽转运体(PEPT)、钠依赖性继发性主动转运体(SGLT)、多药耐药相关蛋白(MRP)、乳腺癌耐药蛋白(BCRP)、多药及毒性化合物外排转运体(MATE)、胆酸盐外排泵(BSEP)等。MRP、BCRP、MATE、BSEP 与 P-gp 相似,主要介导细胞外排作用。OATP 家族则主要介导细胞摄取作用,其中肠上皮细胞膜上表达的 OATP1A2/2B1,将药物从肠道摄取转运至血液中,参与药物吸收,代表底物有左氧氟沙星、阿托伐他汀、甲氨蝶呤、非索非那定等。而 OATP1B1/1B3 主要分布于肝细胞,介导药物的肝摄取,参与药物的肝脏代谢。如环孢素是 OATP1B1 的抑制剂,联用瑞舒伐他汀时可使其肝摄取减少,AUC 提高约 7 倍,发生毒性反应的危险大幅增加,两者联用为禁忌。

5. 肠道菌群的改变　消化道的菌群主要位于大肠内,胃和小肠内数量极少。因此主要在小肠内吸收的药物较少受到肠道菌群的影响。口服地高辛后,在部分患者的肠道中,地高辛能被肠道菌群代谢灭活,如同时服用红霉素等能抑制这些肠道菌群的抗菌药物,可使地高辛血浆浓度增加一倍。部分药物结合物经胆汁分泌,在肠道细菌的作用下可水解为有活性的原药而重吸收,形成肠肝循环。抗菌药物通过抑制细菌可抑制这些药物的肠肝循环。例如,青霉素类可抑制口服避孕药炔雌醇的肠肝循环,导致血浆雌激素水平降低。

6. 食物的影响　食物对药物吸收的影响多表现为妨碍吸收。食物通常可减慢胃的排空,也可改变胃肠道 pH 或与药物结合而抑制吸收。红霉素类、四环素类、卡托普利等需在饭前 1 小时或饭后 2 小时服药,以减少食物的干扰。卡托普利空腹服用生物利用度约是餐后的两倍,强调空腹服药。高矿物质饮食(如牛奶、部分海鲜等)可与阿仑膦酸钠、环丙沙星、红霉素等发生络合、沉淀反应。茶叶中鞣酸可与药物结合形成难溶性络合物,影响药物吸收或使药物活性丧失。但高脂肪饮食可促进脂溶性维生素、灰黄霉素的吸收。

西柚汁(grapefruit juice)是近年来研究较多的食物 - 药物相互作用的例子。服用西柚汁后仅对肠道 CYP3A4 有抑制作用,而对肝脏 CYP3A4 无明显影响。在肠壁经 CYP3A4 代谢的药物与西柚汁同服,其生物利用度可明显增加。如沙奎那韦与西柚汁合用时,AUC 可增大 50%~200%。类似的药物还包括他汀类、胺碘酮、丁螺环酮、钙通道阻滞药等。西柚汁对 P-gp 介导的肠细胞转运过程也有抑制作用,例如,环孢素与西柚汁合用时,其生物利用度大大增加被认为主要由 P-gp 的抑制引起。美国食品药品管理局(FDA)建议应避免西柚与部分药物同时或相继服用。此外,单胺氧化酶抑制剂可抑制体内单胺类物质如酪胺的灭活,如服药期间食用干酪、酸奶、蚕豆等含大量酪胺的食物,可导致体内酪胺蓄积,引发头痛、血压急升、心悸等不良反应。

影响药物吸收的相互作用常见于口服给药,但口服以外的给药途径也可能产生相互作用而影响吸收。如临床上应用局麻药时,常加入微量肾上腺素以收缩血管,延缓局麻药的吸收,达到延长局麻药作用时间、减少不良反应的效果。

(二)影响药物分布的相互作用

影响药物分布的方式可表现为相互竞争血浆蛋白结合部位,改变游离药物的比例,或改变药物在某些组织的分布量,从而影响其在靶部位的浓度。

1. 竞争血浆蛋白结合部位　药物经吸收进入血循环后,大部分药物或其代谢产物均不同程度地与血浆蛋白发生可逆性结合。当药物合用时,他们可在蛋白结合部位发生竞争,其结果是与血浆蛋白亲和力较高的药物可将另一种亲和力较低的药物从血浆蛋白结合部位上置换出来,使后一种药物的游离型增多。由于只有游离型的药物分子才能跨膜转运,分布到各组织,产生生物活性,并被代谢、排泄,因此这种蛋白结合的竞争置换可对被置换药的药动学与药效学产生一定的影响。

体外试验证明许多药物间存在这种蛋白结合的竞争置换现象。过去一度认为它是临床上许多药物相互作用的一个重要机制。但近年来更深入的研究得出结论:大多数置换性相互作用并不产生严重的临床后果,因为置换使血浆游离型药物增多的同时,这些游离型药物分布到全身组织、进行代谢排泄的比例也相应增加,故仅引起血药浓度的短暂升高。少数情况下,血浆蛋白竞争置换反应会带来明显的临床后果,其前提是:相互作用药物的用量大,足以占据大部分蛋白结合位点,同时被置换药物(目标药物)的蛋白结合率高、分布容积小、半衰期长和安全范围小。这样当目标药物被置换下来后,往往发生药物作用的显著增强而导致不良的临床后果。

保泰松可以增强华法林的抗凝作用而致出血不止。华法林与血浆白蛋白结合率达到 98%~99%,表观分布容积约为 0.14L/kg。保泰松与华法林联用时,可通过竞争置换使华法林的游离药物浓度升高。有研究显示,保泰松除了竞争置换出华法林外,还影响华法林的代谢。华法林是 R 和 S 两种异构体的混合物,S 异构体的活性较 R 强 5 倍。保泰松可抑制 S- 华法林的代谢(由 CYP2C9/18 催化),促进 R- 华法林代谢(由 CYP1A2、CYP3A4 催化),这样,表面上药物总的半衰期不变,但血浆中活性高的 S- 华法林的比例增大。

表 5-1 列出了一些常见的通过血浆蛋白竞争置换而发生药物相互作用的实例。

表 5-1　血浆蛋白结合部位置换引起的药物相互作用

被置换药物(目标药物)	相互作用药物	临床后果
甲苯磺丁脲	水杨酸盐、保泰松、磺胺药	低血糖
华法林	水杨酸盐、水合氯醛	出血倾向
甲氨蝶呤	水杨酸盐、呋塞米、磺胺药	粒细胞缺乏症
硫喷妥钠	磺胺药	麻醉延长
卡马西平、苯妥英钠	维拉帕米	两药毒性增强

2. 改变组织分布量

(1)改变组织血流量:某些作用于心血管系统的药物可通过改变组织血流量而影响与其合用药物的组织分布。例如,去甲肾上腺素减少肝脏血流量,使得利多卡因在肝脏的分布量减少,导致代谢减慢、血药浓度增高;而异丙肾上腺素增加肝脏血流量,可降低利多卡因血浓度。

(2)组织结合位点上的竞争置换:与药物在血浆蛋白上的竞争置换一样,类似的反应也可发生于组织结合位点上。由于组织结合位点的容量一般都很大,通常对游离血药浓度影响不大,但有时也能产生有临床意义的药效变化。例如,奎尼丁能将地高辛从骨骼肌的结合位点上置换下来,可使 90% 患者地高辛的血药浓度升高约一倍,两药合用时,应减少地高辛用量的 30%~50%。

(三)影响药物代谢的相互作用

影响药物代谢相互作用的发生率约占药动学相互作用的 40%,具有重要的临床意义。药物代谢的主要场所是肝脏,肝脏进行生物转化主要依赖于肝细胞微粒体中的多种酶系,其中最重要的是 CYP450 酶,目前已知约有 25 000 个化合物受其催化氧化,约占总代谢酶的 80%。而在 CYP450 酶中最重要的是 CYP3A4 亚族,不仅酶蛋白含量占组成的 25%~30%,功能上也覆盖被 CYP450 酶代谢药物总量的 50%~60%。CYP450 酶活性可受多种因素的影响,尤其是药物能显著影响它们的活性。药物对肝微粒体酶活性的影响可分为酶诱导和酶抑制两种情况。表 5-2 列出了主要 CYP450 酶亚型的常见底物、抑制剂和诱导剂。

1. 酶诱导　一些药物能诱导肝微粒体酶的活性增加,称为酶诱导剂(enzyme inducer)。酶诱导作用使目标药物(酶底物)的代谢加快,由于大多数药物经生物转化后活性下降或消失,因此酶诱导一般是导致目标药物作用减弱或作用时间缩短。器官移植患者应用免疫抑制剂环孢素和糖皮质激素,如合并结核病应用利福平,由于利福平具有酶诱导作用,可导致上述两药的代谢加快,药效下降,出现移植排斥。CYP450 酶的诱导可表现为 DNA 转录为 mRNA 和酶蛋白合成的增加,这一过程一般需要数天或数周,取决于诱导剂的剂量、消除半衰期和被诱导酶的动力学特性。诱导剂的剂量越大,消除半衰期越短(达到稳态浓度快),被诱导酶的合成与降解周期越短,则诱导作用出现越快。

表 5-2　主要 CYP450 酶亚型的常见底物、抑制剂和诱导剂

CYP450 酶亚型	底物	抑制剂	诱导剂
1A2	氯氮平	氟喹诺酮类	苯妥英
	丙米嗪	西咪替丁	利福平
	萘普生	氟伏沙明	利托那韦
2C8	咖啡因	噻氯匹定	利福平
	瑞格列奈	吉非贝齐	
		氯吡格雷	
2C9	布洛芬	胺碘酮	利福平
	格列吡嗪	氟康唑	苯巴比妥
	S- 华法林	异烟肼	
2C19	奥美拉唑	氟西汀	利福平
	地西泮	氟伏沙明	苯妥英
	阿米替林	奥美拉唑	
2D6	普罗帕酮	奎尼丁	不受一般诱导
	地昔帕明	西咪替丁	剂影响
	美托洛尔	胺碘酮	
3A4	克拉霉素	利托那韦	卡马西平
	环孢素	红霉素	利福平
	利托那韦	维拉帕米	糖皮质激素
	硝苯地平	西咪替丁	苯妥英
	咪达唑仑	胺碘酮	苯巴比妥
	三唑仑		

　　在某些情况下,应在合用和停用酶诱导剂时对原治疗药物的给药方案进行相应调整,以避免严重的临床不良后果。例如,苯巴比妥、利福平、苯妥英等药物可诱导 CYP2C9,使 CYP2C9 的底物高活性的 S- 华法林在体内的血浆半衰期显著缩短,抗凝作用减弱,需增加华法林剂量至原剂量的 2~10 倍,才能维持原来对凝血酶原时间的延长效果。当停用酶诱导剂时,血浆中华法林浓度则显著上升,此时应相应降低华法林的剂量,否则可引起致命性大出血。

　　需要指出的是,酶诱导促使药物代谢增加,但不一定均导致药物疗效下降。因为有些药物的代谢产物与原药的药理活性相同,有些代谢产物活性甚至大于原药的药理活性,这种情况下酶促反应反而使药效增强。如环磷酰胺在体外无活性,只有经 CYP2C9 代谢活化生成磷酰胺氮芥才发挥其抗肿瘤作用。与 CYP2C9 诱导剂苯妥英合用,则起效加快,药效与毒性都增强。另外,如果药物经代谢生成毒性代谢产物,与酶诱导剂合用就可能会导致不良反应增加。如嗜酒者应用治疗剂量的对乙酰氨基酚,可引起严重的肝损害。这是由于长期饮酒诱导 CYP2E1,对乙酰氨基酚代谢为有肝毒性的羟化物的量增加,加之嗜酒者多有营养不良,谷胱甘肽缺乏,不足以解除代谢产物的毒性,易引起肝功能的损害。异烟肼与利福平合用使患者药物性肝炎的发生率增高也与利福平的酶诱导作用有关,即利福平诱导异烟肼加快代谢生成具有肝毒性的乙酰异烟肼。

　　2. 酶抑制　一些药物可抑制肝微粒体酶的活性,称为酶抑制剂(enzyme inhibitor)。酶抑制作用使目标药物的代谢减慢,常导致目标药物的作用增强或不良反应增加。临床上因 CYP450 酶的抑制而引起的药物相互作用远较 CYP450 酶诱导所引起的常见。多数 CYP450 酶抑制剂的机制相对简单,抑制作用主要发生在酶蛋白水平上,由抑制剂占据相应酶的一定部位,从而使酶代谢其他药物的活性减弱,可不伴有酶蛋白含量的减少。有时酶活性的下降也由基因转录、酶蛋白合成等水平的降低

引起,此时酶活性降低,可伴有酶蛋白含量的减少。酶抑制的过程通常要比酶诱导快得多,只要肝脏中的抑制剂达到足够的浓度即可发生。根据抑制剂与酶结合的情况,分为竞争性抑制剂和非竞争性抑制剂。

竞争性抑制剂(competitive antagonist)和底物竞争游离酶的结合部位,其结合是可逆的。抑制程度取决于抑制剂与底物的相对浓度和对酶的相对亲和力。理论上受相同CYP450酶催化的药物彼此可互为竞争性抑制剂。如奥美拉唑通过CYP2C19代谢,会延长其他酶解底物如地西泮、苯妥英的代谢。

非竞争性抑制剂(noncompetitive antagonist)与酶的结合多是不可逆的,或能引起酶构型的改变,从而干扰底物与酶的结合。如克拉霉素经CYP3A4催化生成的代谢产物,能与CYP3A4分子中血红蛋白的亚铁形成亚硝基烷羟复合物而使药酶失去活性,如与同为CYP3A4底物的环孢素、胺碘酮、他汀类等合用,可使后者的代谢显著减慢,不良反应增加。

除CYP450酶的抑制,其他代谢酶的抑制在药物相互作用中也有出现。如硫唑嘌呤与别嘌醇合用,可导致硫唑嘌呤作用增强,骨髓抑制明显。因别嘌醇抑制黄嘌呤氧化酶,降低了硫唑嘌呤的代谢而毒性增加。当两者必须同时服用时,应降低硫唑嘌呤的剂量并密切监测血常规。

虽然药物代谢酶的抑制可导致相应目标药物在体内清除减慢,药物浓度升高。但酶抑制剂能否引起有临床意义的药物相互作用取决于多种因素:①目标药物的毒性及治疗窗的大小。能产生具有临床意义药物相互作用的药物,通常其治疗窗很窄,即治疗剂量和中毒剂量之间的范围很小;或其剂量-反应曲线陡峭,药物浓度虽然只有轻微改变,但是其疗效差异变化显著。例如,主要由CYP3A4代谢的抗过敏药阿司咪唑具有心脏毒性,与红霉素等CYP3A4抑制剂合用时,由于代谢受阻,血药浓度显著上升,可出现致死的心脏毒性。②是否存在其他代谢途径。如果目标药物可由多种CYP450酶催化代谢,当其中一种酶受到抑制时,药物可代偿性地经由其他途径代谢消除,药物代谢速率所受影响可不大。但对主要由某一种CYP450酶代谢的药物,如果代谢酶受到抑制,则容易产生明显的药物浓度和效应的变化。例如,研究发现唑吡坦可分别由CYP3A4(61%)、CYP2C9(22%)、CYP1A2(14%)、CYP2D6(<3%)和CYP2C19(<3%)代谢,而三唑仑几乎仅靠CYP3A4代谢。当合用CYP3A4抑制剂时,唑吡坦的AUC会增加,而三唑仑的AUC会有更高幅度的增加。③与能抑制多种CYP450酶的药物合用。有些药物能抑制多种CYP450酶,在临床上容易发生与其他药物的相互作用。例如,H_2受体拮抗剂西咪替丁,其结构中的咪唑环可与CYP450酶中的血红素部分紧密结合,因此能抑制CYP1A2、CYP2D6、CYP3A4等多种CYP450酶,分别影响丙米嗪、氯丙嗪、硝苯地平等药物在体内的代谢。目前已报道有70多种药物的肝清除率在与西咪替丁合用后出现不同程度的下降。临床上当药物与西咪替丁合用时,应注意调整剂量,必要时可用雷尼替丁代替西咪替丁,因雷尼替丁对酶的亲和力比西咪替丁小。苯巴比妥则可诱导多种CYP450酶。

药物酶抑制引起的药物相互作用常常导致药物作用增强及不良反应的发生,但也有例外,如奎尼丁是CYP2D6的抑制剂,而可待因须经CYP2D6代谢生成吗啡产生镇痛作用,两者合用可使可待因的镇痛作用明显减弱,药效降低。如能掌握其规律并合理地加以利用,也能产生有利的影响。例如,用于治疗HIV感染的蛋白酶抑制剂沙奎那韦生物利用度较低,需3 600mg/d才能达到有效血药浓度。同类药物利托那韦是CYP3A4抑制剂,如用小剂量的利托那韦与沙奎那韦合用,则可使沙奎那韦的日用量从3 600mg减至800mg,在保持疗效的同时减少该药剂量,降低治疗成本。

(四)影响药物排泄的相互作用

大多数影响药物排泄的相互作用发生在肾脏。当一个药物改变了尿液的pH、干扰了肾小管的主动分泌或重吸收过程或影响到肾脏的血流量时,就能影响一些其他药物的排泄,尤其对以原型排出的药物影响较大。

1. 改变尿液pH　肾小管的重吸收能力可因尿液pH的改变而改变。这主要是因为大多数药物为有机弱电解质,在酸性尿液中,弱酸性药物(pK_a 3.0~7.5)大部分以非解离型存在,脂溶性高,易通过肾小管上皮细胞重吸收;而弱碱性药物(pK_a 7.5~10)的情况相反,大部分以解离型存在,随尿液排出多。临床上可通过碱化尿液增加弱酸性药物的肾清除率,如苯巴比妥多以原型自肾脏排泄,当过量中毒时,可用碳酸氢钠碱化尿液,减少重吸收,促进苯巴比妥的排泄而解毒。同理,酸化尿液可促进弱碱性药物的排泄,如大剂量维生素 C 可酸化尿液,促进阿托品、吗啡等弱碱性药物的排泄。但在药物相互作用中,尿液 pH 改变的临床意义甚小,因为除小部分药物直接以原型排出,大多数药物经代谢失活后才经肾脏消除。另外能大幅度改变尿液 pH 的药物在临床上也很少使用。

2. 干扰肾小管分泌　肾小管的分泌是一个主动转运过程,要通过肾小管的特殊转运载体,包括酸性药物载体和碱性药物载体。当两种酸性药物合用时(或两种碱性药物合用),可相互竞争酸性(或碱性)载体,竞争力弱的药物,其经由肾小管分泌的量减少,经肾脏排泄减慢。如痛风患者合用丙磺舒和吲哚美辛,两者竞争酸性载体,可使吲哚美辛的分泌减少,排泄减慢,不良反应发生率明显增加。西咪替丁抑制普鲁卡因的排泄,是在碱性载体转运系统发生的相互作用。有些药物间的这种竞争可被用于产生有益的治疗目的。例如,丙磺舒和青霉素竞争肾小管上的酸性转运系统,可延缓青霉素的经肾排泄过程,使其发挥持久的治疗作用。

3. 改变肾脏血流量　减少肾脏血流量的药物可妨碍药物的经肾排泄。但这种情况在临床上并不多见。肾脏血流量部分受到肾组织中扩血管的前列腺素生成量的调控,有报道指出,如果这些前列腺素的合成被吲哚美辛等药物抑制,则锂的肾排泄量会降低并伴有血清锂水平的升高。这提示服用锂盐的患者合用某种非甾体抗炎药时,应密切监测血清锂水平。

(五) 中西药之间的药动学相互作用

中药是我国传统文化的精华。临床上中西药合用的现象非常普遍,循证医学研究已证实了多种中西药联用的治疗方案可以带来临床获益,但广泛的中西药联用也使不良药物相互作用显著增多。中药的药动学过程及药效机制多未明确,同时中药提取物及方剂具有多成分、多靶点、多功能的特点,这导致中药与化学药物合用时发生的药物相互作用非常复杂,相关的研究与评估还比较有限。

中药多采用口服给药方式,易引起吸收环节的药物相互作用。部分中药含有金属离子,如石膏(含 Ca^{2+})、赤石脂(含 Fe^{3+},Al^{3+},Mg^{3+} 等)、滑石(含 Mg^{2+})、明矾(含 Al^{3+})等,与喹诺酮类及四环素类药物合用时可发生络合反应,降低药物的生物利用度。部分中药则可与含金属离子的化学药物发生结合、沉淀反应,如含皂苷成分的中草药人参、远志、桔梗、甘草、知母等,与葡萄糖酸钙、枸橼酸铋钾合用,可形成沉淀,使两药的吸收均减少。此外,中药可影响肠道 CYP450 酶和转运体的功能。如银杏叶提取物与硝苯地平联用,银杏叶提取物抑制肠道 CYP3A4,可使口服硝苯地平的生物利用度及血药浓度增加。他克莫司与五酯胶囊联用于器官移植后抗排斥反应,研究显示五酯胶囊中五味烯 C 可显著抑制 CYP3A4 功能,从而提高他克莫司的口服生物利用度,抗排斥作用增强。同时,影响肠道 CYP450 酶和转运体的药物也可改变中药的吸收。如 P-gp 抑制剂维拉帕米与人参皂苷联用,可减少人参皂苷在肠道的外排而提高口服生物利用度。贯叶连翘则对 CYP3A4 和 P-gp 均具有诱导作用,可降低多种联用药物的血药浓度,如贯叶连翘与厄洛替尼联用时需增加厄洛替尼的剂量,以维持其抗肿瘤作用。

二、药效学相互作用

药效学相互作用是联用药物在与疾病相关药物靶点发生相互作用而对治疗效果产生的有益或不利的影响,药物的治疗作用或毒副反应均可被药效学相互作用改变。在临床上,当联用药物存在相似或相反的药效或作用机制,或者在作用机制上可能存在相互影响时,均有可能产生药效学相互作用。

(一) 相互作用的机制

1. 药物对靶点的直接竞争作用　作用于同一靶点或受体的药物,由于内在活性与亲和力不尽相同,联合应用时可能产生竞争性拮抗作用。如阿奇霉素与克林霉素,它们都是通过作用于细菌核糖体的 50S 亚基,抑制细菌蛋白质合成而发挥抗菌作用,联合应用则可相互竞争拮抗,导致抗菌作用降低。因此作用机制相同的药物,一般不宜联合应用。

2. 药物对调控同一生理或生化功能的不同靶点的影响 同时或相继应用影响机体同一生理或生化功能的不同靶点的药物,根据各药对该功能水平的影响,可能产生协同或拮抗作用。例如,联合应用干扰肿瘤细胞增殖不同环节的抗肿瘤药物,可产生协同抗肿瘤作用。又如阿司匹林能够阻断血栓烷(TXA2)介导的血小板聚集,而氯吡格雷能够抑制 ADP 介导的血小板聚集,因此,氯吡格雷与阿司匹林联合用药,可能比单独用药对血小板聚集的抑制作用更强。这种合并用药对动脉粥样硬化血栓形成性疾病患者,可降低其死亡、心脏病复发或脑卒中的风险。

3. 药物改变机体的某一功能水平,影响机体对另一种药物的敏感性 口服广谱抗生素抑制肠道菌群后,可使维生素 K 合成减少,降低了凝血因子的活化,从而增加机体对香豆素类抗凝药的敏感性。

(二)相互作用的结果

1. 相加或协同作用 相加作用(addition effect)或协同作用(synergistic effect)是指作用于疾病相关靶点的两个药物合用的效果等于(相加)或大于(协同)单用效果之和。药物的治疗作用和副作用均可增强。

治疗作用的相加或协同是临床联合用药的主要目的。如磺胺甲噁唑(SMZ)和甲氧苄啶(TMP)通过双重阻断机制(SMZ 抑制二氢蝶酸合酶,TMP 抑制二氢叶酸还原酶),协同阻断敏感菌四氢叶酸合成,抗菌活性是两药单独等量应用时的数倍至数十倍,甚至呈现杀菌作用,且抗菌谱扩大,并减少细菌耐药性的产生。常将 SMZ 与 TMP 按 5∶1 的比例制成复方磺胺甲噁唑(SMZco)用于临床。另外,临床上常用异烟肼和利福平联用抗结核,卡比多巴 - 左旋多巴复方用于治疗帕金森病,这些联用都表现为治疗作用的协同。

联合化疗的发展和应用使肿瘤化疗的疗效明显提高。临床常根据抗肿瘤药物的特性设计联合化疗方案,如序贯应用细胞周期非特异性药物和细胞周期特异性药物,联合应用作用于不同生化环节的抗肿瘤药物,或使用非抗肿瘤药物来加强抗肿瘤药物的疗效等。

合并用药也可能增加药物不良反应的风险(表 5-3)。例如,同时合用两种或多种具有抗胆碱活性的药物如抗精神病药(氯丙嗪)、抗帕金森病药(苯海索)和三环类抗抑郁药(阿米替林),常可出现过度的抗胆碱能效应,在老年患者甚至可能出现抗胆碱危象。

表 5-3 某些相加或协同相互作用

相互作用药物	药理效应
非甾体抗炎药和华法林	增加出血的风险
血管紧张素转换酶抑制剂和氨苯蝶啶	增加高血钾的风险
维拉帕米和 β 受体拮抗剂	心动过缓和心脏停搏
氨基糖苷类和呋塞米	增加耳、肾毒性
骨骼肌松弛药和氨基糖苷类	加重神经肌肉麻痹
乙醇与苯二氮䓬类	加重中枢抑制作用
甲氨蝶呤与复方磺胺甲噁唑	骨髓巨幼红细胞症

2. 拮抗作用 作用于同一受体的不同药物可产生拮抗作用(antagonistic effect)。例如,选择性 β_2 肾上腺素受体激动剂沙丁胺醇的扩张支气管作用可被 β 受体拮抗剂普萘洛尔拮抗,使前者对哮喘或慢性阻塞性肺疾病的疗效下降。临床也常利用这种拮抗作用来纠正一些药物的有害作用。例如,用苯二氮䓬受体拮抗剂氟马西尼抢救苯二氮䓬类过量中毒;用 α 肾上腺素受体激动剂去甲肾上腺素对抗氯丙嗪过量引起的低血压。

作用于不同受体但效应相反的药物合用则可出现功能性拮抗。例如，较大剂量的氯丙嗪用于治疗精神分裂症时，因阻断黑质 - 纹状体通路的多巴胺（DA）受体，使中枢乙酰胆碱（ACh）作用相对增强，可引起锥体外系反应，苯海索具有中枢抗胆碱作用，可减轻锥体外系反应；噻嗪类利尿药的致高血糖作用可对抗胰岛素或口服降血糖药的作用，合用时需要调整给药剂量。

第三节　不良药物相互作用的预测与临床对策

药物相互作用是引起药物不良反应的主要原因。国外一项研究显示，临床上联合用药的种数与不良反应发生率呈正相关（表 5-4）。

表 5-4　联合用药种数与药物不良反应发生率的关系

联合用药种数 / 种	不良反应发生率 /%
2~5	4
6~10	10
11~15	28
16~20	54

在许多临床情况下，联合用药又是必要的，因此要求药物研究人员在新药研究阶段即对可能的不良药物相互作用进行筛查，以期尽早发现，降低临床用药风险。即便如此，面对日益增加的药品数量，不可能对各种药物组合均作详细的研究，因此每年仍不断有新的临床药物相互作用被报道。需要指出的是，这些个案报道的质量差异很大，对所观察到的现象要排除其他原因并合理解释，往往还需要有另外的对照研究，从而确定其临床意义。因此在很多情况下，临床医药工作者应该在充分掌握药物相互作用信息的基础上，根据疾病情况合理制定治疗方案，有效规避不良药物相互作用，为患者合理用药护航。

一、不良药物相互作用的预测

（一）应用体外筛查方法进行预测

近年来，多种批准上市的新药由于严重的不良药物相互作用而被撤出市场，不仅给社会造成严重危害，也给制药公司带来了巨大的经济损失。因此药物相互作用的研究作为新药安全性和有效性评价的重要环节，已逐渐成为新药研究的常规内容之一。美国 FDA 和我国国家药品监督管理局药品审评中心（CDE）均发布了相关的研究指导原则。药物相互作用的研究一般包括体外试验预测和临床试验确认两部分。

体外药物相互作用试验包括确定药物的主要消除途径、评估相关代谢酶和转运体对药物处置的贡献、考察药物对代谢酶和转运体的影响等方面。以前多采用哺乳动物整体筛查的方法，但由于动物与人类在药物代谢途径、药酶表达和调节等方面的差异，降低了这些实验结果的临床价值。因此，近年来建立了一些利用人的细胞组织进行体外试验的方法，用以对 CYP450 酶和转运体介导的药物相互作用进行筛查和评估。肝细胞、微粒体和重组人 CYP450 酶是常用的体外代谢酶系统，转运体表达细胞、转运体基因敲除 / 敲减细胞、转染细胞等是常用的体外转运体实验系统。主要的 CYP450 酶同工酶有 CYP1A2、CYP2B6、CYP2C8、CYP2C9、CYP2C19、CYP2D6 和 CYP3A，主要转运体有 P-gp、BCRP、MDR1、OATP1B1/1B3、OAT1/3、MATE1/2-K、OCT2。常用的研究方法有：建立酶反应体系，采用 HPLC、GC-MS、LC-MS/MS 等技术检测代谢产物，借助模型公式进行预测推算等。

通过体外试验获得的药动学数据与临床药动学数据一起，为确定开展后续临床试验的必要性和试验设计提供信息支持。如体外试验在评估代谢酶对克唑替尼处置的贡献时，发现克唑替尼主要是

CYP3A4/5 的酶底物,CYP3A4/5 对克唑替尼的代谢约占肝脏清除率的 84%~99%。当特定代谢酶对研究药物的总消除贡献 ≥ 25%,则可认为该酶对此药物的清除有显著贡献,此时应使用 CYP3A 强抑制剂 / 诱导剂进行临床相互作用研究,观察是否存在显著相互作用而考虑调整剂量。在考察克唑替尼对代谢酶的影响时,发现克唑替尼对 CYP3A 具有抑制作用,以非洛地平和睾酮作为探针底物得到抑制常数 K_i 分别为 7.3μmol/L 和 8.2μmol/L,按临床药动学数据——克唑替尼稳态血浆暴露水平 [I] 为 0.91μmol/L,计算 [I]/K_i 比值分别为 0.12 和 0.11。美国 FDA 建议,[I]/K_i 值<0.1 时,表示药物相互作用的风险较低,一般可免做相关临床试验;[I]/K_i 值在 0.1~1.0,则风险中等,推荐做临床试验;若 [I]/K_i 值>1.0,则风险较高,应进行临床试验。表 5-5 为体外试验可选择的 CYP450 酶探针底物。

表 5-5 体外试验可选择的 CYP450 酶探针底物

CYP	特异性底物
CYP1A2	非那西丁、7- 乙氧基试卤灵
CYP2B6	依非韦伦、安非他酮
CYP2C8	紫杉醇、阿莫地喹
CYP2C9	S- 华法林、双氯芬酸
CYP2C19	S- 美芬妥英
CYP2D6	丁呋洛尔、右美沙芬
CYP3A4/5*	咪达唑仑、睾酮

注:* 对于 CYP3A4/5,应同时选用两种底物进行体外试验。

但这种体外筛查系统存在局限性。对有多种代谢途径的药物,体外试验的结果与临床研究的相关性将会降低。例如,体外试验曾预测合用利托那韦可显著升高美沙酮的体内浓度,但健康志愿者的试验结果证明,合用利托那韦时美沙酮的体内浓度其实是下降的。造成这种差异的原因之一,就是有多种 CYP450 酶参与了美沙酮的代谢过程。

临床相互作用研究如显示在研药物为 CYP450 酶抑制剂,可根据其对 CYP450 酶探针底物的效应分为强效、中效或者弱效抑制剂:①强效抑制剂可导致某一敏感性 CYP450 酶探针底物的 AUC 升高 ≥ 5 倍;②中效抑制剂可导致某一敏感性 CYP450 酶探针底物的 AUC 升高 ≥ 2 倍且<5 倍;③弱效抑制剂可导致某一敏感性 CYP450 酶探针底物的 AUC 升高 ≥ 1.25 倍且<2 倍。

应用各种 CYP450 酶的探针底物进行代谢表型测定(phenotyping)来预测患者的相应代谢酶的活性,为预测临床药物相互作用提供了参考。咖啡因是广泛用作测定体内 CYP1A2 活性的探针底物,受试者服用一定剂量的以同位素 ^{13}C 或 ^{14}C 标记的咖啡因后,由于咖啡因经 CYP1A2 代谢可生成 CO_2,因此测定服药后 0~2 小时内呼出气体中标记 CO_2 总量既能反映个体 CYP1A2 的活性,也可用高效液相色谱法测定受试者 0~8 小时尿中咖啡因的代谢比率,反映个体 CYP1A2 的活性。目前,更多地运用分子生物学手段进行基因型测定(genotyping),所得结果更加快速、简便。

(二)根据药物及患者的特点进行预测

掌握基本的药物相互作用机制对确定和处理临床药物相互作用十分重要。由于影响代谢的药物相互作用在临床上最为重要,临床工作者要熟悉影响 CYP450 酶的主要药物类别,并全面了解患者的用药情况,就可能有效避免或减少严重不良相互作用的发生。药物相互作用是否会导致有临床意义的效应,与药物的特性及患者的个体差异有关。

1. 熟悉药物的特性 临床上发生相互作用最明显的几乎都是药效强、量效曲线陡的药物,如细胞毒性药物、地高辛、华法林、降血糖药等,这些药物的安全范围小,药物相互作用的影响易使其血药浓度处于治疗窗之外,导致疗效下降或出现毒性。

临床工作者应熟悉影响 CYP450 酶的主要药物类别,包括各亚族 CYP450 酶的主要底物、抑制剂、诱导剂。药物的相互作用有些立即发生,有些则需治疗数日或数周才逐渐显现。例如,氯霉素(CYP2C9)、西咪替丁单剂量即可在 24 小时内抑制目标药物的代谢,而胺碘酮(CYP2C9)由于半衰期长,对酶抑制的相互作用需要数周才明显,且在患者停药后数月内,如接受主要经 CYP2C9 代谢的药物治疗,仍可能由于明显的酶抑制相互作用而导致临床不良后果。

因此,临床医师应全面了解患者的用药情况,熟悉药物的特性,有效预测甚至避免严重相互作用的发生。

2. 了解患者个体间的差异　大量研究证实,不同患者对同一种药物治疗方案的反应有很大差异。造成这种个体差异的原因是多方面的,如遗传、年龄、营养、烟酒、伴随疾病、重要脏器功能等。有研究表明,老年人受酶的诱导影响较小,肝硬化或肝炎患者也不易发生酶诱导作用。长期吸烟、嗜酒分别对肝 CYP1A2、CYP2E1 有诱导作用。肝肾等重要脏器的功能状况对药物的体内代谢、排泄有影响。在这些因素中,遗传基因的差异是构成药物反应差异的重要因素。基因多态性使药物代谢酶、转运体、药物作用靶点呈现多态性,影响了药物反应。随着人类基因组计划的实施,以及控制药物代谢和处置的功能性基因组的阐明,可方便地测定患者的基因型(genotype),使得根据每一名患者对特定药物的代谢、排泄、反应的遗传能力来选择药物和决定其应用剂量成为可能。

随着体外研究技术的进步,对药物特性,特别是药物代谢过程的认识加深,对患者个体差异的了解和评估常规化,将使成功预测多数药物的体内相互作用成为可能。

二、不良药物相互作用的临床对策

药物相互作用有利有弊,临床上可通过药物相互作用增加疗效,减少不良反应。医务工作者应尽量避免不合理的合并用药导致药效降低或毒性增加。

1. 建立不良药物相互作用数据库　将已明确的不良药物相互作用纳入国家药品不良反应信息资料库,同时利用现有的权威药品信息库,构建可方便查阅药品相互作用详细信息的数据库,对治疗方案作出药物相互作用的预测和评价,指导临床制定合理的治疗方案。

2. 对高风险人群应提高警惕　正如前面所述,大多数药物不易发生有临床意义的药物相互作用,但是对发生药物相互作用的高风险人群应提高警惕,包括大剂量用药的患者、患各种慢性疾病的老年人、需长期应用药物维持治疗的患者、多脏器功能障碍者、接受多个医疗单位或多名医师诊治的患者等。

3. 对高风险的药物严加防范　患者如使用易发生相互作用的药物或安全范围小的药物应密切观察。据文献报道,发生不良药物相互作用频率最高的药物有以下几类:抗癫痫药物(苯妥英钠)、抗心血管系统疾病药物(地高辛、胺碘酮)、口服抗凝药(华法林、双香豆素)、口服降糖药(格列本脲)、抗 HIV 蛋白酶抑制剂(利托那韦)、抗生素及抗真菌药(红霉素、利福平)、消化系统用药(西咪替丁、西沙必利)。有可能的话,应当使用那些安全范围大、可允许剂量有较大波动范围的药物。

4. 尽量减少合并用药　在保证疗效情况下,尽量减少合用药物数量,尽量选择药物相互作用可能性小的药物。如阿奇霉素既不被 CYP450 酶代谢,也不具有其他大环内酯类抗生素的酶抑制作用;氟康唑也较伊曲康唑的药物相互作用少。

5. 详细记录药物治疗史　应详细了解、记录患者的用药史,包括中药、非处方药、诊断用药。由于患者常从多位医生处寻求治疗,详细的用药史记录可帮助医生在开处方时掌握患者目前正在接受的药物治疗情况。

6. 适时调整用药方案　多数药物相互作用通常只需对给药时间、剂量稍作调整即可解决。有时可进行血药浓度监测,根据药动学原理调整给药方案。了解药物相互作用的发生机制,对确定和处理临床药物相互作用十分重要。

思考题

1. 根据表 5-2 预测某一 CYP450 酶的抑制剂与其底物的相互作用结果，通过上网或图书馆查询，求证在临床上是否存在这种相互作用。

2. 分析以下病例的药物相互作用：患者，男，50 岁，患 2 型糖尿病、慢性心力衰竭，每日使用胰岛素控制血糖，应用地高辛控制心功能。因餐后高血糖、尿糖控制不佳，增服阿卡波糖 50mg，p.o.，t.i.d.。增服药物后第 7 天，患者出现明显的心悸、气促、体力下降等症状。入院经查，血浆中地高辛浓度仅为 0.23ng/ml，低于有效范围 0.8~2.0ng/ml。请分析用药方案，给出用药建议及依据。

第五章
目标测试

（陈　纯）

参 考 文 献

［1］国家药品监督管理局国家药品审评中心. 药物相互作用研究技术指导原则（试行）.[2022-02-20]. https://www. cde. org. cn/main/news/viewInfoCommon/5a15b727e605482c1cf594c689bb994b.

［2］单晓蕾, 付淑军, 高广花, 等. 基于代谢酶和转运体的体外药物相互作用研究概述与案例分析. 中国临床药理学与治疗学, 2019, 24 (10): 1165-1171.

第六章

疾病对临床用药的影响

第六章
教学课件

学习目标

1. **掌握** 疾病状态下临床用药应注意的问题及剂量调整方法。
2. **熟悉** 疾病状态下影响药物体内代谢和药物效应的主要方式及机制。
3. **了解** 疾病影响药动学、药效学的典型实例。

影响药物作用的因素除了药物本身因素(剂量和剂型、给药途径、给药时间和次数)外,还包括机体方面的因素,如生理因素、病理因素、遗传因素和药物相互作用等,其中生理因素(儿童、老人、孕妇和哺乳期妇女)、遗传因素和药物相互作用等的影响分别在相应的章节介绍,本章主要讨论疾病对临床用药的影响。

疾病可使机体生理状态发生一系列改变,这些改变一方面可使病理状态下,药物在体内的吸收、分布、代谢和排泄等发生变化,导致药动学改变;另一方面机体状态的改变会使某些组织器官的受体数目和功能(或受体-效应机制)发生变化,改变了机体对相应药物的敏感性,从而导致药效学改变。

疾病对药物作用的影响应引起医药工作者的足够重视,它是影响临床用药疗效的重要因素之一,可能导致药物或有毒代谢产物的蓄积,或使得患者对药物的敏感性发生改变,需要通过调整给药剂量、间隔时间和/或给药途径,以达到预期治疗效果而避免严重不良反应的产生。

第一节 疾病对药动学的影响

大量资料表明,很多疾病对药物在体内的吸收、分布、代谢和排泄产生明显的影响,甚至直接影响药物的疗效,特别是消化系统疾病、心血管系统疾病,以及肝、肾功能障碍等疾病的影响尤为显著。

一、疾病对药物吸收的影响

多种疾病可以改变药物在体内的吸收速率,也可以改变药物吸收的量,其中对口服药物制剂的影响最为显著。

(一)消化系统疾病

消化系统疾病主要通过下列环节影响药物的吸收:

1. 改变胃排空时间 大多数药物主要在小肠吸收,胃排空时间改变将影响药物在小肠的吸收。如偏头痛、帕金森病、抑郁症、创伤、手术后和胃酸缺乏症等患者胃排空减慢,可延缓肠溶或缓释制剂(阿司匹林等)在小肠部位的吸收,但会增加地高辛等溶解性低的药物的吸收;胃酸过多或十二指肠溃疡、甲状腺功能亢进、疱疹样皮炎、小肠憩室及机体处于焦虑兴奋状态时患者胃排空增快,有利于主要在小肠部位被动吸收药物、胃中不稳定药物及肠溶制剂(阿司匹林等)的吸收,而有可能不利于主要在小肠部位主动转运药物(如维生素 B_{12}、氟尿嘧啶等)的吸收。

2. 改变肠蠕动 肠蠕动使药物与肠黏膜接触面增大,适当增加肠蠕动有助于药物在肠道内扩散和吸收,但是,肠蠕动过快会使药物在肠道内停留时间缩短,减少药物的有效吸收时间,使难吸收药物的吸收减少,如伴有腹痛、腹泻和肠蠕动增加的急性肠炎,可使地高辛、诺氟沙星的吸收减少。相反,便秘和引起肠蠕动减慢的疾病可使地高辛等药物吸收增加。肠黏膜屏障受损易导致肠道菌群易位,其引发的菌群失调也会改变药物的吸收,如结肠菌群减少时左旋多巴的吸收减少。肠道炎症性疾病(如克罗恩病)可减慢林可霉素、甲氧苄啶和磺胺甲噁唑的吸收。营养不良的患者胃肠道黏膜发生萎缩,药物吸收也可受到限制。

3. 改变胃肠道的分泌功能　胃酸分泌多少对弱酸性和弱碱性药物的被动吸收程度和速度均有很大影响。胃酸分泌过多有利于弱酸性药物吸收,不利于弱碱性药物吸收;而胃酸分泌减少对弱酸性、弱碱性药物吸收的影响则相反。例如,反流性食管炎等胃酸分泌过多的疾病可延缓盐酸维拉帕米的吸收。

胆汁或胰酶分泌减少或缺乏等疾病,常因脂肪吸收不良和 / 或脂肪泻,使一些脂溶性高的药物(如地高辛等)或脂溶性维生素的吸收减少;而对水溶性高的药物(如氨苄西林等)吸收无明显影响。高脂类食物可促进胆汁分泌,从而使灰黄霉素等难溶性药物溶解加快,吸收增加。

(二) 肝脏疾病

很多肝脏疾病都能影响消化道的吸收功能。如门静脉高压患者伴有小肠黏膜水肿或结肠功能异常,可减慢药物在肠道的吸收,当发生门脉吻合或肝内血管侧支循环形成时,可降低肝脏原有的首过效应,导致口服药物直接进入血液循环。此外,在慢性或严重肝病时,由于有效肝血流量降低,也可使一些口服药物在肝脏的首过效应降低,生物利用度提高,从而使血药浓度升高,如水杨酸类、利多卡因、氯丙嗪、吗啡、哌替啶、维拉帕米、普萘洛尔、阿普洛尔等。其中利多卡因在正常人体内的生物利用度为 33%,而在严重肝功能不全患者中为 65%,生物利用度几乎增加了一倍。

(三) 肾脏疾病

慢性肾功能不全患者常伴有恶心、呕吐、腹泻和胃肠壁水肿等肠道功能紊乱,均可影响药物吸收。此时,肾脏不能有效转化 25-(OH)-VitD$_3$ 为活化型 1,25-(OH)$_2$-VitD$_3$,导致肠道钙吸收减少。尿毒症患者胃内氨的含量增高,使胃内 pH 升高,硫酸亚铁等弱酸性药物的解离度增加,在胃内吸收减少。此外,尿毒症患者因本身钾离子平衡失调,给这类患者服用抗酸剂,尤其是含铝的抗酸剂时,可进一步减少钾的吸收。

肾功能不全患者由于消化道吸收障碍导致肝脏的首过效应降低,生物利用度增加。如终末期肾衰竭患者应用右丙氧芬(dextropropoxyphene)、普萘洛尔等药物时,生物利用度增高。肾功能不全可引起低蛋白血症,使药物与血浆蛋白结合率降低,血中游离型药物浓度升高,药物透过肠黏膜内外浓度梯度降低,使得药物在肠腔内吸收减少。此外,当机体脱盐、脱水时,也可干扰肌肉及肠壁内的血流灌注,使药物被动扩散减少,吸收变慢。

(四) 心脏疾病

心力衰竭时常使胃肠道血流量减少,从而减少药物的吸收,如心力衰竭时普鲁卡因胺的生物利用度减少 50%,吸收速度明显减慢。尤其在周围循环衰竭时(休克、肾衰竭等),要注意皮下或肌内注射给药吸收差,必须静脉途径给药。

二、疾病对药物分布的影响

药物在体内的分布主要受血浆蛋白含量、体液 pH、药物脂溶性等多种因素影响,其中血浆蛋白与药物的结合率是决定药物在体内分布的主要因素,并易受多种疾病的影响。

(一) 疾病改变血浆蛋白含量及与药物的结合率

慢性肝肾功能不全、肾病综合征、营养不良、心力衰竭或创伤及手术后均可引起血浆白蛋白减少,使药物血浆蛋白结合减少,尤其在严重肝功能不全时最为突出。因肝脏是蛋白质合成的重要场所,与药物结合的主要血浆蛋白(白蛋白和 α 酸性糖蛋白)均在肝脏中合成,肝脏疾病状态下蛋白合成减少,使部分药物的游离浓度升高;其次是肝病时血浆中脂肪酸、尿素及胆红素等内源性代谢产物蓄积,与药物竞争性地结合血浆蛋白,从而使药物与血浆蛋白结合进一步减少。

药物发挥其药理作用的强弱与可分配到靶组织的游离型药物量有关。在肝硬化时,原来结合率高的药物,游离型明显增加,如甲苯磺丁脲(tolbutamide)的游离型增加115%,苯妥英钠(phenytoin sodium)增加40%,奎尼丁增加300%,保泰松(phenylbutazone)增加400%。血中游离型药物增加会使组织分布容积增大,肝脏代谢和肾脏排泄也会相应增加,若机体伴有药物消除减慢时,肝病引起的血中游离型药物浓度增高才可能造成毒副反应。故临床低白蛋白血症患者在应用地西泮(diazepam)、氯贝丁酯(clofibrate)、氯氮䓬(chlordiazepoxide)及泼尼松(prednisone)等药物时,应注意血中游离型药物浓度升高而可能导致的毒性反应。另外,低白蛋白血症患者应用苯妥英钠、甲苯磺丁脲、华法林(warfarin)及洋地黄毒苷(digitoxin)等蛋白结合率高的药物时,也可使血中游离型药物浓度增高,产生毒性反应的可能性增加,此类患者用药时应谨慎,注意减量或从小剂量开始,并加强监护,同时应避免使用有肝毒性的药物。

肾衰竭患者体内弱酸性药物与血浆蛋白结合率明显降低,这是因为肾病患者从尿中丢失大量蛋白质,致使患者血浆蛋白浓度降低,其中主要是白蛋白浓度降低。一般肾病患者白蛋白含量仅为正常人的2/3左右,致使主要与血浆白蛋白结合的弱酸性药物结合率明显降低。此外,蛋白结合率降低还与以下因素有关:①肾衰竭时白蛋白结构改变,与药物结合能力下降;②肾病患者代谢异常或代谢产物排泄减少,使脂肪酸、芳香酸、肽类等物质在体内积聚,与药物竞争蛋白结合位点并将其置换出来。肾功能不全时与血浆白蛋白结合率降低的药物有头孢唑林、水杨酸盐、二氮䓬等弱酸性药物(表6-1)。

表6-1   弱酸性药物在肾功能不全患者中的血浆蛋白结合率(%)

药物	正常人/%	肾功能不全患者/%
头孢唑林	85	69
头孢西丁	73	25
氯贝丁酯	97	91
二氮䓬	94	84
呋塞米	96	94
戊巴比妥	66	59
苯妥英钠	88~93	74~84
水杨酸盐	87~97	74~84
磺胺甲噁唑	66	42
丙戊酸	92	77
华法林	99	98

此外,菌血症或败血症患者同时伴有低白蛋白血症时,增加的血中游离型药物会扩散到组织中,在血液中的药物相应减少,故不利于药物在血液中发挥杀菌或抑菌作用。

(二)疾病改变血液 pH

正常情况下,血液借助所含碳酸氢盐、血红蛋白和血浆蛋白的缓冲作用使 pH 保持恒定为 7.4。因疾病等异常原因可引起血液偏酸或偏碱,此时药物与血浆蛋白的结合将受 pH 影响,如抗心律失常药丙吡胺与蛋白结合不受血浆 pH 升高的影响,但当 pH 降低为 6.7 时,则结合率下降。此外,血浆 pH 变化将影响弱酸、弱碱性药物的解离度,改变药物脂溶性而影响扩散分布。

各种原因导致的肾病也可引起血液 pH 变化,影响药物解离度,影响药物吸收,同样影响药物向组织的分布。如肾病伴酸中毒时,水杨酸和苯巴比妥等弱酸性药物易分布到中枢组织,可能增加其中枢毒性。

（三）疾病改变药物分布容积

严重心力衰竭时,由于组织灌流量下降,一般药物表观分布容积（V_d）值减小。如利多卡因（lidocaine）减少约 50%,普鲁卡因胺减少约 25%,奎尼丁减少约 30%,故治疗量应酌减,防止血药浓度增高。此外,在心力衰竭患者中血浆蛋白结合率也可能发生改变,尤其是在急性失代偿性心力衰竭患者中,血浆 α 酸性糖蛋白浓度升高,使得游离型药物含量降低,进而影响药物的分布。

尿毒症患者体内脂肪丢失较多,脂肪组织摄取药量明显减少,因此硫喷妥钠无论作诱导麻醉或维持麻醉,如根据体重计算用量,均应减量。

三、疾病对药物代谢的影响

（一）肝脏疾病的影响

肝脏是药物在体内代谢的主要器官,肝脏功能障碍时,将对机体的药物代谢产生影响。一般来说,药物代谢受影响的程度与肝脏疾病的严重程度成正比。影响药物在肝脏代谢的因素很多,如肝药酶数量及活性的改变、肝血流量、肝细胞对药物的摄取和排泄、有效肝细胞的总数、胆道的畅通与否等。其中以肝药酶数量及活性和肝血流量变化的影响较为明显。只有当肝脏疾病明显导致上述因素变化时,体内的药物代谢才会明显受影响。

慢性肝炎和肝硬化患者,肝脏内微粒体酶合成减少,CYP450 含量降低,可减慢许多药物的生物转化,一般均可使药物消除半衰期增加（表 6-2）。如慢性肝病时利多卡因、哌替啶、普萘洛尔、地西泮、苯巴比妥、氨茶碱、氢化可的松、泼尼松龙、甲苯磺丁脲、氨苄西林、氯霉素、林可霉素、异烟肼及利福平等药物的半衰期明显延长。临床上应注意由此引起的药效增强或毒性反应,如氯霉素用于严重肝损伤患者,骨髓抑制毒性增强。

表 6-2　肝脏疾病对药物半衰期的影响

药物	给药途径	正常半衰期 /h	病种	病态半衰期 /h
镇痛药				
对乙酰氨基酚	口服	2	肝硬化	3.3
哌替啶	静脉注射	3.37±0.82	急性病毒性肝炎	6.99±2.74
			肝硬化	7.04±0.92
镇静催眠药				
异戊巴比妥	静脉注射	21.1±1.3	慢性肝病	39.4±6.6
地西泮	口服	32.7±8.9	急性病毒性肝炎	74.5±27.5
	静脉注射	38.0±20.2	肝炎	90.0±63.6
抗惊厥药				
苯巴比妥	口服	80±3	肝硬化	130±15
抗心血管系统疾病药物				
氨茶碱	口服	1.4	肝硬化	6.7
利多卡因	静脉注射	1.78	慢性酒精性肝病	4.93
普萘洛尔	静脉注射	2.9±0.6	轻度慢性肝病	9.8±5.1
			重度慢性肝病	22.7±9
茶碱	静脉注射	9.19±1.5	肝硬化	30.0±17.8
皮质激素类				
氢化可的松	静脉注射	1.63	肝硬化	5.33
泼尼松龙	静脉注射	2.92	急性肝细胞病变	4.17

续表

药物	给药途径	正常半衰期 /h	病种	病态半衰期 /h
抗糖尿病药				
甲苯磺丁脲	静脉注射	4.4±0.7	肝硬化	↑
抗生素类				
氨苄西林	静脉注射	1.31±0.15	酒精性肝硬化	1.9±0.56
氯霉素	静脉注射	2.29	肝硬化	4.05
林可霉素	静脉注射	3.42±0.45	酒精性肝硬化	4.46±0.93
			急性肝炎及肝硬化	6.4
异烟肼	口服	3.24±0.14	慢性肝病	6.74±0.33
萘夫西林	静脉注射	1.0	肝硬化	1.4
利福平	口服	2.8±0.22	慢性肝病	5.42±0.55

　　某些药物经肝脏转化后活性增加,在慢性肝炎患者中应用这些药物,其药效降低,如慢性肝炎患者应用泼尼松,血液中具有活性的泼尼松龙浓度下降,致使疗效降低。而主要经肝脏代谢失活的药物,如氯霉素则因代谢减弱使得疗效增加。除了肝脏疾病影响药物的生物转化外,其他因素也可通过影响肝药酶的活性,从而影响药物的生物转化,如肾脏疾病、遗传或环境因素、胆汁排泄、肠肝循环及其他药物相互作用等,甚至性别、年龄、饮食等因素也可影响药物的转化。

　　(二) 肾脏疾病的影响

　　肾脏在体内是仅次于肝脏的药物代谢器官,现已证明 CYP450 酶系同样存在于肾脏中,水杨酸盐、胆碱、吗啡、儿茶酚胺、5- 羟色胺、苯乙胺及胰岛素等药物均可在肾小管代谢,其代谢能力约为肝脏的 15%。

　　肾功能不全时,多种药物的代谢过程都可能受到不同程度的影响。具体表现为体内氧化代谢反应加快,还原、水解和乙酰化能力降低,导致生物转化障碍。如苯妥英钠的氧化反应加快,而胰岛素的水解反应,磺胺异噁唑、对氨基水杨酸(para-aminosalicylic acid)和异烟肼(isoniazid)的乙酰化反应,氢化可的松(hydrocortisone)的还原反应、25-(OH)-VitD$_3$ 的羟化反应等均减慢。因此,对于肾功能损害患者,有必要根据药动学及时调整给药方案。如合并肾退行性变的糖尿病患者,对胰岛素需要量降低,常规剂量下患者低血糖发生率增加。兼有尿毒症的癫痫患者,如用常规剂量苯妥英钠,因药物在体内氧化代谢加速,血药浓度下降,往往不能控制发作。肾脏疾病也可使血浆中拟胆碱酯酶及胆碱酯酶活力下降,减慢琥珀胆碱和普鲁卡因胺的降解,致使药物半衰期延长,临床上应调低用药剂量或延长给药间隔。尿毒症患者因维生素 D 转化为活化型受阻,妨碍钙离子吸收利用。

　　肾功能不全还可影响某些药物在肝内的转化。如肾功能不全时可因抑制肝脏对乙氯维诺(ethchlorvynol)的代谢,而延长其半衰期。头孢哌酮(cefoperazone)、阿托品等经肝肾双重途径消除的药物,可因肾脏消除减缓而代偿性增加肝脏的生物转化。

　　(三) 其他疾病的影响

　　肺脏疾病也会影响一些药物的代谢,这种影响主要通过改变药物在肝脏的代谢而反映出来。急性低氧血症可减慢药物在肝脏代谢,慢性低氧血症则能增强药物在肝脏代谢。慢性哮喘患者可促进泼尼松龙和甲苯磺丁脲在肝脏代谢,使半衰期缩短;急性肺水肿伴严重呼吸功能不全患者,可减慢茶碱在肝脏代谢,延长半衰期。

　　心力衰竭可影响患者肝肾的血流量,此外,长期低灌注和缺氧也可能导致肝和肾的结构性损伤,对药物的内在清除率减少,从而使一些药物如利多卡因的清除率减少 50%,使其活性代谢产物的半衰期延长,易出现心脏和中枢神经的毒性反应。

甲状腺功能亢进时,一般药物代谢加速;而功能低下时,药物代谢减慢,此类患者用药时应注意调整用量。

四、疾病对药物排泄的影响

(一) 肾脏疾病的影响

药物可经肾脏、胆道、乳腺、肠液、唾液、汗腺或泪腺等处排出,以肾脏途径最为重要。肾功能异常可影响肾小球滤过率、肾小管分泌以及肾小管的重吸收功能,从而影响药物的排泄过程。随着肾脏疾病的发展,肾脏排泄药物的能力也会下降,因此临床需根据患者肾功能不全的程度对药物剂量进行调整,以保证药物疗效和减少药物不良反应的发生。

1. 肾小球滤过率改变　急性肾小球肾炎及肾严重缺血时,肾小球滤过率明显减低,这将直接影响主要经肾小球滤过的药物如地高辛、普鲁卡因胺、一些抗高血压药、利尿药及多种抗生素的排泄,使血药浓度和药效相应增加。血浆蛋白结合率高的药物如苯妥英钠、氯贝丁酯等虽主要经肝脏代谢后再由肾脏排泄,但当肾病综合征时,因大量蛋白丢失,游离型药物增加,经肾小球滤过排出的速度相对加快。另外,肾病综合征时,肾小球滤过膜完整性破坏,无论结合型或游离型药物均可滤出。

2. 肾小管分泌功能改变　肾小管可主动排泄药物,这种主动排泄不受药物与血浆蛋白结合的限制。主动排泄弱酸性和弱碱性药物的通道不同,但在同类排泄通道中缺乏底物特异性,例如,各种有机酸(包括内源性与外源性)均可通过弱酸排泄通道而排入肾小管腔,相互可发生竞争性抑制。如同时使用丙磺舒和青霉素时,两者竞争同一载体,丙磺舒可抑制肾小管分泌青霉素,导致其疗效延长。临床上,当肾功能障碍患者合用主动排泄的有机酸或有机碱类药物时,应当警惕主动排泄的竞争性抑制作用,尤其是那些血药浓度治疗范围窄的药物,更应谨慎地调整剂量和给药方案。临床常用经主动排泄的有机酸类药物有头孢菌素类、噻嗪类利尿剂、磺胺类、磺酰脲类、丙磺舒、水杨酸盐、青霉素类、非甾体抗炎药、甲氨蝶呤、呋塞米、依他尼酸、丙羟基茶碱、螺内酯等。

肾病引起酸中毒时,体内积聚的内源性有机酸可与酸性药物竞争排泄,使后者排泄减少。有机酸类利尿剂须经主动排泄机制进入肾小管管腔内发挥作用,故尿毒症患者使用利尿药,必须加大用药剂量才能发挥利尿作用。

3. 肾小管重吸收功能改变　肾小管重吸收主要按简单扩散方式进行,受尿液 pH 及尿流速度的影响较大。在肾小管性酸中毒时,尿液酸度升高,弱碱性药物解离增多,重吸收减少,排泄增多。在低钾性碱中毒时,尿液酸度降低,弱酸性药物如巴比妥类、水杨酸类解离增多,排泄增多。

肾病患者尿浓缩功能降低,尿流速率增加,尿液稀释不但降低了药物扩散的浓度梯度,也减少药物扩散的时间。如患者长期处于高流速状态,将使氯霉素、苯巴比妥、麻黄碱、伪麻黄碱和茶碱等药物排泄加快。

肾功能不全时,可使普鲁卡因胺、磺酰脲类降糖药、别嘌醇等药物在体内产生的活性代谢产物经肾脏排出减少而导致蓄积。因此尿毒症患者口服正常剂量磺酰脲类降糖药易致低血糖反应;丙氧吩、哌替啶等代谢产物去甲丙氧吩、去甲哌替啶在肾功能不全时蓄积可引起毒性反应(去甲哌替啶可因其中枢兴奋作用,而致惊厥等)。

(二) 肝脏疾病的影响

肝脏疾病可对药物的胆汁排泄或肾脏排泄过程产生影响。肝脏疾病时,尤其是肝硬化时,由于进入肝细胞的药物减少,或因肝细胞贮存及代谢药物能力降低,也可能因药物经肝细胞主动转运到胆汁的过程发生障碍,致使原从胆汁中排泄的药物部分或全部受阻。例如,地高辛在健康者中 7 天内从胆汁排出量为给药量的 30%,而在肝病患者中仅为 8%;在胆汁淤积的患者中,螺内酯的胆汁排出量也比正常人低;肝功能减退时从胆汁中排出减少的药物还有四环素、红霉素、利福平及甾体激素等。

肝脏疾病或胆道疾病阻碍了药物经胆汁排泄,影响了胆道疾病的治疗(如胆道感染时抗生素的应用),或使药物经胆汁排泄消除减少,致使药物在体内蓄积,增加毒副作用。

此外,晚期肝硬化患者往往并发肾功能受损。如在一组肝硬化患者中,替马沙星的肾脏清除率平均降低54%。虽然经胆汁排泄药物能对肾脏有一定的补偿功能,即在肾功能不全时,原从肾排泄的药物有些也可随胆汁排泄一部分,但应注意同时伴有肝肾功能不全的患者,排泄药物的能力将变得更差。

第二节　疾病对药效学的影响

药物与机体生物大分子的结合部位即药物靶点。药物作用靶点包括受体、酶、离子通道、转运体等。体内各种组织上的药物靶点不是固定不变的,疾病可引起靶点数目和功能的改变,这些改变可发生于病变组织和器官,也可发生于其他组织和器官,从而影响临床用药效果,甚至危害机体生命活动。

一、疾病引起靶点数目改变

临床资料和动物病理模型均证明,在多数病理状态下,药物受体的类型、数目及内源性配体浓度、活性均可以发生变化,影响药物效应。这种现象在高血压、支气管哮喘、糖尿病中已有明确的研究证据。

(一) 高血压

高血压的病理生理过程涉及多个环节,主要受交感神经、肾素 - 血管紧张素和血容量的调节,内源性儿茶酚胺和肾素浓度对临床药物疗效影响很大。研究证明,多数高血压患者心血管系统内源性儿茶酚胺显著增高,使β肾上腺素受体长期暴露于高浓度儿茶酚胺递质去甲肾上腺素及肾上腺素中,致使受体下调。应用β受体拮抗剂普萘洛尔(propranolol)治疗高血压时,对于内源性儿茶酚胺高的患者减慢心率作用相当显著;而在体内儿茶酚胺浓度不高时,减慢心率作用就不明显。故在涉及应用内源性配体的受体拮抗剂时必须考虑内源性配体的浓度对体内受体的影响,用药剂量要加以调整。

(二) 支气管哮喘

长期哮喘患者支气管平滑肌上的β受体数目减少,且与腺苷酸环化酶的偶联有缺陷,而α受体的功能相对增强,因而导致支气管收缩。应用β受体激动药有时效果不佳,加用α受体拮抗剂则可有良效。长期使用β_2受体激动剂能引起支气管平滑肌上的β_2受体数目减少,使药物的平喘作用减弱,产生耐受。糖皮质激素则能恢复β受体 - 腺苷酸环化酶 -cAMP 依赖性蛋白激酶系统功能。近年发现,大剂量β受体激动剂不仅本身疗效不佳,而且能拮抗内源性糖皮质激素的上述调节功能,对哮喘患者不利,因而主张尽量不用大剂量β受体激动剂。

(三) 糖尿病

糖尿病患者如每日应用超过200IU的胰岛素而没有出现明显的降糖效应,即称为胰岛素抵抗,胰岛素抵抗与体内胰岛素受体数目下调密切相关。当体内胰岛素浓度增高时往往使胰岛素受体下调,如因肥胖导致2型糖尿病患者脂肪细胞膜上受体数目下调,导致临床上对胰岛素敏感性降低。糖尿病患者常因感染、创伤、手术或酮症酸中毒等并发症引起胰岛素抵抗。此外,胰岛素抵抗还与胰岛素抗体的产生有关,该抗体与胰岛素结合形成复合物影响胰岛素与胰岛素受体相结合,减弱了胰岛素降血糖作用。临床上应准确计算胰岛素使用剂量,避免造成高胰岛素血症,影响药物疗效。

二、疾病引起靶点敏感性改变

大量临床资料表明,当肝脏、肾脏、心脏等重要脏器发生病变时,由于影响了机体代谢、内环境以及血液循环,会使机体组织的药物受体敏感性发生改变,影响临床药物疗效。

（一）肝脏疾病

严重肝病患者体内氨、甲硫醇及短链脂肪酸等代谢异常，使脑代谢处于非正常状态，大脑神经细胞抑制性受体如 γ- 氨基丁酸受体对药物的敏感性增强，使中枢神经系统对临床常用的镇静催眠药、镇痛药和麻醉药的敏感性增加，甚至可诱发肝性脑病。如慢性肝病患者，尤其是肝性脑病的患者，在用氯丙嗪和地西泮镇静时，使用常规剂量就会使患者产生木僵和脑电波减慢，这类患者宜选用奥沙西泮或劳拉西泮，但仍须慎重给药，宜从小剂量开始。严重肝病患者不能使用吗啡，因为患者对吗啡非常敏感，即使给予正常量的 1/3~1/2，也可诱发肝性脑病和脑电图改变。严重肝病患者除了吗啡禁用外，巴比妥类药物、哌替啶、芬太尼、水合氯醛、可待因、氯丙嗪、甲喹酮和地西泮也均应禁用。

（二）肾脏疾病

肾脏疾病时，由于体液调节紊乱引起患者血容量减少，尤其是利尿药治疗后，患者对抗高血压药变得比较敏感，特别是对 α 受体拮抗剂、血管紧张素转换酶抑制剂和血管紧张素 II 受体阻滞剂等较敏感。

尿毒症时，由于血脑屏障功能受损，机体对镇静催眠类和阿片类药物等中枢神经系统的抑制效应会更为敏感；此外，由于电解质和酸碱平衡失调等原因，机体对抗凝药物和胆碱酯酶抑制剂更加敏感，故保泰松、利尿药及补钾药等更容易引起心脏毒性。

（三）心脏疾病

心脏是受多种神经、体液、电解质等因素调控的脏器，器质性心脏病使心脏对许多药物敏感性发生变化。与这些变化最相关的药物是地高辛和一些抗心律失常药，因为这些药物治疗剂量和毒性剂量相差非常小。对心脏收缩功能不全的患者，使用具有负性肌力作用的药物必须非常小心，很低剂量就会损害心脏功能。有这种特性的药物用于心脏病患者，如丙吡胺、β 受体拮抗剂和钙通道阻滞药，都能直接减弱心肌收缩力。心脏自律性紊乱（主要为窦房结功能紊乱）常与心肌损害相伴，并会被药物所增强，这些药物包括地高辛、β 受体拮抗剂、某些钙通道阻滞药（如维拉帕米、地尔硫䓬），以及抗心律失常药（如奎尼丁、普鲁卡因胺和丙吡胺）。由于上述药物能抑制自律性，因此窦房结功能低下的患者应避免使用此类药物。地高辛的心脏毒性会被低钾血症和高钙血症所增强，故在使用地高辛时要注意电解质的平衡。有严重呼吸系统疾病的患者，尤其是伴发缺氧者，能增加心脏对地高辛的敏感性，地高辛更易引发心律失常。对于肺源性心脏病，除非患者在伴有房颤必须控制心室率时，一般不推荐使用地高辛。

心脏疾病还会改变其对其他系统药物的敏感性，使心脏兴奋性增加。尤其是心肌梗死后，使用常规剂量的氨茶碱、左旋多巴、β$_2$ 受体激动剂和三环类抗抑郁药等，都可能会引发室性期前收缩和心动过速。

对药物敏感性的显著改变也可能会由治疗终止而诱发，最典型的例子是冠心病患者长时间使用 β 受体拮抗剂治疗停药后，会持续数日对肾上腺素刺激有高敏性。此类患者必须缓慢地减少 β 受体拮抗剂的治疗剂量，并在停药后数日内避免锻炼，降低诱发心绞痛、心律失常和心肌梗死的概率。

三、疾病引起受体后效应机制改变

药物的初始作用部位是受体，但受体仅仅是信息转导的第一站，受体激活后通过一连串的生化过程最终导致效应器官（细胞）的功能变化，即受体后效应机制。如糖皮质激素受体是一种配体激活的内源性转录因子，主要位于细胞质内，当无配体时与热休克蛋白 90（HSP90）、热休克蛋白 70（HSP70）等形成复合物，不具有刺激转录的活性；当糖皮质激素以被动扩散方式进入细胞质后，糖皮质激素受体则与 HSP90 等解离，和糖皮质激素结合成复合物而被活化，活化的激素 - 受体复合物转移至细胞核，以同源二聚体的形式结合到染色体上，作用于糖皮质激素应答基因上游调控区的特定基因序列（GRE），激活或抑制靶基因的转录，调节蛋白质的合成，此即糖皮质激素受体后效应机制。

疾病引起受体后效应机制改变最典型的例子是病理因素抑制强心苷受体后效应机制。强心苷正性肌力作用的受体后效应机制是增加兴奋时心肌细胞内 Ca^{2+} 量,并认为 Na^+-K^+-ATP 酶是强心苷受体。该受体是由 α 及 β 亚单位组成的二聚体,强心苷和酶结合过程中,α 亚单位的构象发生改变,使酶活性下降,引发受体后效应,使细胞内 Na^+ 增多,K^+ 减少,又通过 Na^+-Ca^{2+} 双向交换机制使细胞内 Ca^{2+} 浓度增高,增强心肌收缩力。

在体内条件下,治疗量地高辛抑制 Na^+-K^+-ATP 酶活性约 20%,但不同病因所致的心力衰竭,其 Na^+-K^+-ATP 酶后效应机制受到抑制或损害的程度也不一致,使用强心苷的临床效果也不一样。对于甲状腺功能亢进、严重贫血所继发的高心输出量型心力衰竭,肺源性心脏病所致心力衰竭,风湿活动期引起的心力衰竭,由于存在心肌缺氧和 / 或能量代谢障碍,使 Na^+-K^+-ATP 酶后效应机制受到严重影响,因而应用强心苷治疗效果较差,易引发毒性反应。而高血压、心脏瓣膜病、先天性心脏病等心脏长期负荷过重引起的心力衰竭,强心苷受体后效应机制没有受损,应用强心苷治疗效果较好。

电解质紊乱引起的低钾血症,使心肌细胞 Na^+-K^+-ATP 酶受到抑制,易促发强心苷毒性反应。尤其在心力衰竭治疗中常用噻嗪类及高效利尿药,大量利尿可引起低血钾,从而加重强心苷对心脏的毒性作用,心肌缺血时,使用强心苷易致心律失常,这是心肌缺血抑制 Na^+-K^+-ATP 酶及其后效应机制的综合结果。

肿瘤细胞的受体后效应机制也发生了变化。上皮细胞生长因子受体(EGFR)广泛分布于哺乳动物的上皮细胞,上皮细胞生长因子(EGF)与 EGFR 结合后,形成二聚体,并结合一个 ATP 分子,能激活 EGFR 自身酪氨酸激酶活性即受体后效应机制,使胞内激酶区的数个酪氨酸位点发生自身磷酸化。EGFR 二聚体化和磷酸化后,激活下游的 *Ras-Raf*-MAPK 级联系统,能调控细胞对 EGF 的反应和细胞的分裂增殖。许多类型的实体瘤有 EGFR 变异和活化的酪氨酸激酶,因此,抑制上皮细胞生长因子受体酪氨酸激酶(EGFR-TK)的活性可以有效地抑制肿瘤生长。吉非替尼、厄洛替尼等,通过选择性地抑制 EGFR-TK 的活性及下游信号转导,抑制肿瘤细胞增殖、侵袭、转移,从而产生抗肿瘤作用。

第三节　疾病状态下的临床用药原则

一、肝脏疾病时临床用药

肝脏疾病时许多药物消除速率减慢,血药浓度升高,但一般不超过正常血药浓度的 2~3 倍。在受体敏感性未增加,肾排泄功能正常时,对于多数有效治疗血药浓度范围大的药物,如此升高的血药浓度一般不会引起临床效应和不良反应的较大变化,何况正常人之间也可能存在这种个体差异。但对于那些有效治疗血药浓度范围窄、毒性大或对肝脏有损害的药物,使用应慎重。

肝脏疾病时临床用药要注意以下几点:①禁用或慎用损害肝脏的药物,避免肝功能的进一步损害;②慎用经肝脏代谢且不良反应多的药物,改用主要经肾脏消除的药物;③禁用或慎用可诱发肝性脑病的药物;④禁用或慎用经肝脏代谢活化后方起效的药物;⑤临床应注意降低剂量或延长给药间隔,从小剂量开始,小心逐渐加量;当必须使用有效血药浓度范围窄、毒性大或有肝毒性的药物时应进行血药浓度监测及肝功能监护;⑥评价应用药物的效益和风险,如风险大于效益,则不要使用该药。

由于生化检查简单可行,临床常用生化指标评价肝功能损害,指导用药。常用评价肝功能的指标有谷丙转氨酶(GPT)、谷草转氨酶(GOT)、碱性磷酸酶(ALP)和胆红素(BIL)等。在排除外界其他影响因素后,应用药物导致 ULN(正常值上限)<GPT/GOT/ALP/BIL ≤ 3ULN,应考虑减少药物剂量或加保肝药治疗,并进行肝功能密切监测;而当 GPT/GOT/ALP/BIL>3ULN 时,则应考虑停药,并禁用化学结构类似的药物。

临床目前广泛应用 Child-Pugh 评分作为肝功能不全分级的评估系统(表 6-3),以腹水、肝性脑病、血清胆红素、血清白蛋白浓度及凝血酶原时间这 5 项指标为依据。评分 5~6 分为 A 级或轻度肝功能不全,7~9 分为 B 级或中度肝功能不全,10~15 分为 C 级或重度肝功能不全。

表 6-3 Child-Pugh 评分标准

临床生化指标	1分	2分	3分
肝性脑病(期)	无	1~2	3~4
腹水	无	轻度	中度
血清胆红素 /(mg/dl)	<2	2~3	>3
血清白蛋白 /(g/dl)	>3.5	2.8~3.5	<2.8
凝血酶原时间延长 /s	<4	4~6	>6

对于尚无肝功能不全患者药动学研究资料的药物,建议 Child-Pugh A 类患者使用 50% 的正常维持剂量;对 Child-Pugh B 类患者使用 25% 的正常维持剂量,并根据药理作用和毒性调整剂量;对于 Child-Pugh C 类患者,建议使用安全性已在临床试验中得到证明的药物和 / 或其药动学不受肝病影响的药物,或可进行治疗药物监测的药物。

总之,对肝病患者用药,必须仔细衡量利弊,并结合用药经验和血药浓度监测来调整用药和用量,尽量选用不经肝清除又对肝脏无毒的药物。肝脏疾病患者控制使用的药物见表 6-4。

表 6-4 肝脏疾病患者控制使用的药物

控制状况	药物	备注
禁用	吗啡、巴比妥类、哌替啶、芬太尼、水合氯醛、可待因、氯丙嗪、三氯甲烷、氟烷类	尤其是有肝性脑病先兆症状时,如烦躁、不安、躁动时。氟烷类有损伤肝功能潜在危险损伤肝脏,严重肝病时禁用,尤其禁用于有胆汁淤积的患者
	四环素类、依托红霉素、利福平素、两性霉素 B、灰黄霉素、新生霉素、异烟肼、对氨基水杨酸、磺胺类	
	对乙酰氨基酚、阿司匹林、吲哚美辛、丝裂霉素、放射菌素 D、氟尿嘧啶等	严重肝病时禁用
慎用	异丙嗪、地西泮、氯氮平、氯霉素、红霉素、新霉素(口服)、卡那霉素、庆大霉素、羧苄西林和头孢菌素类	不宜久用,有肝性脑病先兆时禁用,使用时严密观察副作用,有肾功能减退时,应适当减量
	口服降糖药(甲苯磺丁脲、氯磺丙脲、苯乙双胍)、甲基多巴、双醋酚汀、口服避孕药、乙酰唑胺	有妊娠胆汁淤积史者忌用口服避孕药
	保泰松、甘珀酸钠及其他含钠药物	特别慎用于体液过量者
	噻嗪类利尿药、氯噻酮、呋塞米、依他尼酸钠	特别慎用于脱水患者,宜同时补钾或与保钾利尿剂同服

二、肾脏疾病时临床用药

1. 肾功能减退时选药用药原则　在肾功能不全时,由于患者的药动学和机体对药物的反应性发生改变,按常规使用剂量给药将导致药物在体内蓄积和药物效应过度增强,从而使药物的毒性和各种不良反应增加。肾功能不全患者用药应遵循以下原则:

(1)禁用或慎用对肾脏有损害的药物,避免肾功能的进一步损害。有些药物如四环素及皮质类固醇等,因其抗同化作用或增强异化作用使机体出现负氮平衡,可加重原有肾功能不全的氮质血症。在严重肾功能不全时,为避免毒性反应的发生,应慎用或避免使用以上两类药物。下列两组药物也应当禁用或慎用,如必须使用时也应调整剂量,加强临床监护。①一些有直接肾毒性的药物,如各种重金属盐、造影剂、顺铂、水杨酸盐、氨基糖苷类抗生素、两性霉素B、多黏菌素、碳酸锂、多西环素、甲氧氟烷、对乙酰氨基酚等解热镇痛药;②易引起肾脏免疫性损伤的药物如肼屈嗪、普鲁卡因、异烟肼、吲哚美辛、青霉素、苯唑西林等。肾功能减退患者应按表6-5的参数调整用药剂量。

表6-5　肾功能减退患者剂量调整表

药物	患者 $K\%/h^{-1}$ $100K_r=100K'+100\alpha \cdot Ccr$		正常人 $K\%/h^{-1}$	$t_{1/2}/h$
	$100K'$	100α		
α-乙酰地高辛	1.0	0.02	3	23
氨苄西林	1.1	0.59	70	1.0
羧苄西林	6.0	0.54	60	1.2
头孢氨苄	3.0	0.67	70	1.0
头孢噻啶	3.0	0.37	40	1.7
头孢噻吩	6.0	1.34	140	0.5
氯霉素	20.0	0.10	30	2.3
金霉素	8.0	0.04	12	5.8
黏菌素	8.0	0.23	31.4	2.2
洋地黄毒苷	0.3	0.001	0.7	170
地高辛	0.8	0.009	1.0	40.8
多西环素	3.0	0.00	3	23.0
红霉素	13.0	0.37	50	1.4
氟胞嘧啶	0.7	0.243	25	2.8
庆大霉素	2.0	0.28	30	2.3
异烟肼(快速)	34.0	0.19	53	1.3
异烟肼(慢速)	12.0	0.11	23	3.0
卡那霉素	1.0	0.24	25	2.75
林可霉素	6.0	0.09	15	4.6
甲氧西林	17.0	1.23	140	0.5
苯唑西林	35.0	1.05	140	0.5
青霉素	3.0	1.37	140	0.5
多黏菌素	2.0	0.14	16	4.3
吡甲四环素	2.0	0.04	6	11.6
链霉素	1.0	0.26	27	2.6
毒毛花苷G	1.2	0.038	5	14
磺胺嘧啶	3.0	0.05	8	8.7
磺胺甲基异噁唑	7.0	0	7	9.9
4-磺胺二甲嘧啶(儿童)	1.0	0.14	15	4.6
四环素	0.8	0.072	8	8.7
甲砜霉素	2.0	0.24	26	2.7
甲氧苄啶	2.0	0.04	6	12.0
万古霉素	0.3	0.117	12	5.8

注:K,正常人消除速率常数;K_r,肾功能减退患者消除速率常数;K',肾外消除速率常数;Ccr,肌酐清除率;α,比例常数。

（2）避免选用毒性较大或长期使用有可能产生毒性的药物，仅在有明确用药指征时选择使用那些在较低浓度即可生效或毒性较低的药物。如强利尿剂中呋塞米毒性较依他尼酸钠低，尤其在肾功能不全时使用，增加剂量一般效应增强而不良反应较少增加。抗生素中可选用红霉素、青霉素、头孢菌素类（尤以第三代头孢菌素肾毒性更小）等。应选用半衰期短的药物，尽量避免选用长效制剂。

（3）选用疗效易判断或毒副作用易辨认的药物，如选用抗高血压药，其剂量易通过测定血压降低程度来决定；一般不用神经节阻断药，因其毒副作用复杂。

（4）选用经肾脏外途径代谢和排泄的药物，如选用经肾脏消除的药物时，应根据肾功能损害程度，调整给药方案，使用对肾功能不全的推荐剂量方案。

（5）必须使用有效血药浓度范围窄、毒性大、代谢产物易在体内蓄积的药物，或对肾脏有毒性的药物时应进行 TDM，根据血药浓度调整给药剂量。

（6）加强对患者临床症状和生化指标的监测，确定药物的有效性和安全性。

（7）评价应用药物的获益和风险，如用药的风险大于获益，则不使用该药物。

2. **肾功能减退时剂量调整** 肾功能减退时，主要经肾排泄的药物消除能力降低，半衰期延长，如仍按常规给药，易造成蓄积而产生毒性反应。如林可霉素正常人的 $t_{1/2}$ 为 4~5.4 小时，肾功能减退时 $t_{1/2}$ 为 10~13 小时。对严重肾损伤的患者应用地高辛，毒性反应发生率可高达 70%。调整给药方案，主要是改变给药间隔时间或维持量，对负荷量一般不作调整。调整公式为：

$$X_r = X_0 \cdot \frac{K_r}{K} \qquad \text{式（6-1）}$$

$$\tau_r = \tau \cdot \frac{K}{K_r} \qquad \text{式（6-2）}$$

式中，τ、K 分别为正常人的给药间隔时间和消除速率常数，其中 K 值可由文献查到。X_r、τ_r、K_r 分别为肾功能减退患者应用的剂量、给药间隔时间和消除速率常数，其中 K_r 值可由患者测得或通过测定患者的肌酐清除率按下式间接推算出。

$$K_r = K' + \alpha \cdot Ccr \qquad \text{式（6-3）}$$

式中，α 为比例常数，Ccr 为肌酐清除率，K' 为肾外消除速率常数，α 和 K' 均可在表 6-5 中查到。为计算方便可将式（6-3）等号前后均扩大 100 倍，即成下式：

$$100K_r = 100K' + 100\alpha \cdot Ccr \qquad \text{式（6-4）}$$

例：正常人卡那霉素常用量为 500mg，每 12 小时给药一次，现测得肾脏功能衰竭患者肌酐清除率为 38ml/min，问：①若剂量不变，用药间隔如何调整？②若仍按 12 小时给药一次，应给多大剂量？

解：已知 X_0=500mg，τ=12h，Ccr =38ml/min

由表 6-5 中查得：

K%=25（h^{-1}），即得 K=0.25（h^{-1}）；100α=0.24；$100K'$=1.0（h^{-1}）；

将已知代入式（6-4）得：

$$100K_r = 1.0 + 0.24 \times 38 = 10.12 \text{（h}^{-1}\text{）}$$

故 K_r=0.101 2（h^{-1}）

则①所求 τ_r 可由已知 K 值及所求得的 K_r 值

代入式（6-2）得：

$$\tau_r = 12 \cdot \frac{0.25}{0.101\ 2} = 29.64 \text{（h）}$$

②所求 X_r 可由已知 X_0、K 值及 K_r 值求得

代入式（6-1）得：

$$X_r = 500 \cdot \frac{0.101\ 2}{0.25} = 202 \text{（mg）}$$

由此可得出：若肾病患者依然每次用药 500mg，给药间隔应改为每 30 小时一次。若给药间隔仍为 12 小时一次，每次用药量应改为 200mg，考虑卡那霉素的耳、肾毒性较为明显，避免血药浓度波动过大，该肾衰竭患者宜每日给药 2 次，每次 200mg。

根据肾功能损害程度调整用药方法或剂量也较为常见。临床上常用 Ccr 表示肾小球滤过率，来判断药物经肾脏排泄的情况。

（1）Cockroft-Gault 公式：为计算 Ccr 的常用公式。

$$Ccr =(140- 年龄)\times 体重 \times 性别系数 /(72\times Scr) \qquad 式(6-5)$$

体重单位为 kg；性别系数：女性为 0.85，男性为 1；Scr 为血清肌酐（mg/dl）。

（2）简化 MDRD 公式：为计算 eGFR 的常用公式。

$$eGFR =186\times (Scr)^{-1.154}\times (年龄)^{-0.203}\times 性别系数 \qquad 式(6-6)$$

性别系数：女性为 0.742，男性为 1。

（3）CKD-EPI 公式：为目前 KDIGO 指南推荐的 eGFR 估算公式（表 6-6）。

表 6-6　基于肌酐的 CKD-EPI 公式

性别	血清肌酐	eGFR 公式
女性	≤ 0.7mg/dl（62μmol/L）	$144\times (Scr/0.7)^{-0.329}\times 0.993^{年龄}$
	＞0.7mg/dl（62μmol/L）	$144\times (Scr/0.7)^{-1.209}\times 0.993^{年龄}$
男性	≤ 0.9mg/dl（80μmol/L）	$141\times (Scr/0.9)^{-0.411}\times 0.993^{年龄}$
	＞0.9mg/dl（80μmol/L）	$141\times (Scr/0.9)^{-1.209}\times 0.993^{年龄}$

$30ml/(1.73m^2\cdot min)<eGFR<60ml/(1.73m^2\cdot min)$，患者用药剂量为正常剂量的 75%~100%；$15ml/(1.73m^2\cdot min)<eGFR<30ml/(1.73m^2\cdot min)$，用药剂量为正常剂量的 50%~75%；$eGFR<15ml/(1.73m^2\cdot min)$，用药剂量为正常剂量的 25%~50%。

另外，当药物经肾脏排泄的百分数不变，药物代谢产物无活性时，可根据药物剂量调节因子公式进行个体化给药。

$$Q =1- [f_e \times (1- 患者 GFR/ 正常人 GFR)] \qquad 式(6-7)$$

式中，Q 为药物剂量调节因子；f_e 为药物经正常肾脏排泄分数（可查询）。

若维持每次用药剂量不变，用药间隔 = 常规间隔 ÷ Q。

若维持用药间隔不变，每次用药剂量 = 常规剂量 × Q。

若减少剂量同时延长间隔，每次用药剂量 =（常规剂量 × Q）×（设定间隔 / 常规间隔）。

三、循环障碍性疾病时临床用药

循环障碍性疾病包括休克、恶性高血压和充血性心力衰竭等，这些疾病的特点是组织灌流量减少。由于血流量可影响药物的吸收、分布、代谢和消除，因此这些疾病一定会改变药物的动力学，进而影响药物疗效。循环障碍性疾病临床用药要注意以下几点：

（1）在周围循环衰竭时（心力衰竭、休克等），口服、皮下或肌内注射给药吸收差，紧急用药时必须静脉注射，但静脉注射速度要慢。由于药物在体内再分布改变导致初始血药浓度过高，药物在脑和心脏可达到高浓度，故应避免迅速地静脉注射，药物的最初剂量宜减少，负荷剂量宜减少 50% 左右，必要时根据血药浓度资料调整给药剂量。心力衰竭时肾清除率下降，必要时可根据肌酐清除率调整剂量。

（2）严重心力衰竭由于组织灌流量下降，一般药物表观分布容积（V_d）值减小。如利多卡因、普鲁卡因胺和奎尼丁等 V_d 值明显减小，较小的分布容积，使血液和心、肝、肾和脑等主要器官药物浓度明显升高。另外，心力衰竭、休克患者肝肾的血流量减少，也使一些药物如利多卡因的清除率减少，半衰期延长,易发生毒性反应。基于以上事实使用这类药物时应注意酌减剂量。

(3)心脏疾病会改变器官对药物的敏感性,如心肌梗死后,使用常规剂量的氨茶碱、左旋多巴、β_2 受体激动剂和三环类抗抑郁药等,可能引发室性期前收缩和心动过速,使用这类药物时要谨慎,并采用较低剂量。窦房结功能低下的患者应避免使用能抑制心脏自律性的药物,如维拉帕米、地尔硫草、奎尼丁、普鲁卡因胺和丙吡胺等药。

(4)心力衰竭患者使用具有负性肌力作用的药物必须非常小心,很低剂量可能就会损害心脏功能。心力衰竭治疗中使用噻嗪类及高效利尿药易引起低钾血症,要注意补钾,预防低血钾加重地高辛等药物对心脏的毒性作用。

心力衰竭患者的药物治疗剂量应根据疾病状态下药动学的变化进行个体化调整。例如,胃肠道血流减少可能导致药物吸收改变;中枢器官和周围组织的血流减少可能导致药物分布的改变;而肝脏或肾脏的血流量减少可能导致药物排泄改变。除了因肝血流量减少而影响药物输送到肝脏外,肝脏充血和由此产生的缺氧也可能引起肝细胞损伤,表现为血浆转氨酶升高和肝药酶活性受损,进而影响药物在肝脏的代谢。心力衰竭患者,特别是急性心肌梗死后,血浆蛋白结合率可能发生改变。此外,心力衰竭可能触发一系列神经和内分泌系统代偿机制,包括激活交感神经系统和肾素-血管紧张素-醛固酮系统,这可能影响药物的临床疗效。因此,临床应及时评估患者对药物的反应和药物治疗效果,并根据药动学的变化进行剂量调整。

病例分析

思考题

1. 列举并简要讨论可导致药动学发生明显改变的六种疾病和受影响的六种药物;同样列举和简要讨论可引起受体数目和敏感性改变的六种疾病。

2. 参与一次临床查房和病例讨论,注意下列患者药物治疗:

(1)肝硬化腹水患者,如何应用利尿药及镇静药?

(2)肾衰竭患者如何补液及抗高血压治疗?

(3)慢性心力衰竭患者如何使用丙吡胺、β受体拮抗剂及维拉帕米?

第六章
目标测试

(李 霁)

参 考 文 献

[1] BRIAN K A, ROBIN L C, MICHAEL E E, et al. Applied therapeutics: the clinical use of drugs. 10th edition. USA: Wolters Kluwer/Lippincott Williams & Wilkins, 2013.

[2] 中华医学会肝病学分会. 肝硬化诊治指南. 中华肝脏病杂志, 2019, 35 (11): 2408-2425.

[3] 梅长林. 肾脏病临床实践指南. 上海: 上海科学技术出版社, 2017.

[4] BIGGINS S W, ANGELI P, GARCIA-TSAO G, et al. Diagnosis, evaluation, and management of ascites, spontaneous bacterial peritonitis and hepatorenal syndrome: 2021 Practice Guidance by the American Association for the Study of Liver Diseases. Hepatology, 2021, 74 (2): 1014-1048.

第七章

特殊人群的药物治疗

第七章
教学课件

学习目标

1. **掌握** 妊娠期妇女和哺乳期妇女、儿童及老年人合理用药的原则。
2. **熟悉** 儿童用药剂量常用计算方法及妊娠期妇女和哺乳期妇女、儿童、老年人禁用的治疗药物。
3. **了解** 妊娠期妇女和哺乳期妇女、儿童及老年人生理特点对药动学的影响和用药特殊性。

本章所指特殊人群是妊娠期妇女和哺乳期妇女、儿童及老年人。由于这些特殊人群在生理、生化功能等方面与一般人群相比存在明显差异,这些差异均会影响药物的吸收、分布、代谢和排泄过程,若对这些特殊群体按常规的给药方案进行药物治疗,药物在机体内或不能达到最低有效浓度,使治疗失败;或超过最低中毒浓度,产生毒性反应;或产生不同于一般人群的药物效应和不良反应。妊娠期妇女用药不当有可能对胚胎和胎儿造成影响,引起流产、早产或先天性畸形。哺乳期妇女用药,药物通过乳汁转运至新生儿,影响婴儿的生长发育。儿童各种器官的生理功能正处在发育和完善阶段,对药物的反应不仅可能产生量的差异,还可能产生质的不同。老年人各种生理功能逐步衰退,常患有多种疾病,需要用多种药物治疗,他们对药物的反应也复杂多样。只有掌握这些特殊人群的病理和生理学特点,临床上才能有针对性地合理用药,保证特殊人群的用药安全。本章将分别对妊娠期妇女和哺乳期妇女、儿童、老年人的药物治疗进行专门讨论。

第一节 妊娠期妇女和哺乳期妇女用药

妊娠期妇女和哺乳期妇女用药,药物可通过胎盘和乳汁,使胎儿和婴幼儿成为无意之中的用药者,用药不当可能带来严重的危害。妊娠期用药不当的主要危害之一就是导致胎儿畸形,如20世纪60年代初期的"反应停"事件,就是妊娠早期妇女为治疗妊娠呕吐而服用沙利度胺(thalidomide,反应停)后引起数以万计的短肢畸形"海豹儿"的降生,此事件震惊世界。为保证母婴安全,在制定给药方案时应重视妊娠期母体、胎儿和新生儿药动学特点及药效学特点,适时适量地用药。

一、妊娠期妇女药动学特点

(一) 药物在妊娠期母体内的药动学

在整个妊娠期,母体、胎盘、胎儿组成一个生物学和药动学整体。母体用药后,药物既存在于母体,又可通过胎盘进入胎儿体内,对胎儿产生影响。据统计90%妊娠期妇女至少服用过1种药物(知情/不知情/主动/被动),而经医师和药师指导用药的仅有20%。因此,重视妊娠期合理用药,对保护母婴均十分重要。妊娠期间,母体的生理功能将发生多种变化(表7-1),从而改变药物在母体的体内过程和作用。对毒副反应大、安全范围窄的药物,更应进行血浆药物浓度监测。

1. **药物吸收** 妊娠早期和中期,因孕激素的影响,胃酸分泌减少、胃排空延迟、肠蠕动减弱,使口服药物的吸收延缓,达峰时间延长,峰浓度降低。但难溶性药物(如地高辛)因药物通过肠道的时间延长而生物利用度提高。此外,早孕反应呕吐可导致药物吸收减慢减少。如需药物快速发挥作用,应当采用注射给药。

表 7-1 妊娠期母体的生理学指标变化

系统 / 功能	生理改变	改变程度
心血管系统	心输出量	↑30%~50%
	心率	↑20%
	搏出量	↑10%
血流量	子宫	↑950%
	肾	↑60%~80%
	肝	↑75%
	皮肤(手)	↑600%~700%
血液系统	血浆容量	↑50%
	红细胞	↑18%~30%
	血浆白蛋白浓度	↓30%
	血脂	↑66%
呼吸系统	潮气量	↑40%
胃肠道系统	胃张力 / 运动	↓
	肠运动	↓
肾功能	肾小球滤过率	↑50%
机体	水	↑
	脂肪	↑

此外,妊娠时心输出量增加 80%,肺通气增大,可促进吸入性药物如氟烷、异氟烷和甲氧氟烷等麻醉气体在肺部的吸收。

2. 药物分布　妊娠期妇女血容量约增加 30%~50%,体液总量平均增加 8 000ml,细胞外液增加约 1 500ml,脂肪约增加 25%,体重平均增长 10~20kg,使药物的分布容积明显增大。此外,药物还会经胎盘向胎儿分布,因此,一般而言,妊娠期血药浓度低于非妊娠期。妊娠期较多蛋白结合部位被内分泌激素等物质占据,所以妊娠期药物与蛋白结合率降低,游离型药物增多,药效和不良反应增强。体外试验证明,地西泮、苯妥英钠、苯巴比妥、利多卡因、哌替啶、地塞米松、普萘洛尔、水杨酸和磺胺异噁唑等常用药物在妊娠期非结合型增加。

3. 药物代谢　妊娠期间,药物的代谢能力有所增强,这与妊娠期间孕激素浓度增高,引起肝脏微粒体药物代谢酶活性增加有关,如苯妥英钠在妊娠期妇女体内羟化过程明显加快。

4. 药物排泄　妊娠期肾血流量增加 25%~50%,肾小球滤过率增加 50%,使多种药物的消除率相应加快,尤其是主要经肾排出的药物,如注射用硫酸镁、地高辛、碳酸锂等消除加快,血药浓度降低。妊娠期在应用氨苄西林、苯唑西林、红霉素及呋喃妥因(nitrofurantoin)等抗菌药物时,为维持有效的抗菌药物浓度,必须适当增加用量。妊娠高血压时,妊娠期妇女肾功能受影响而药物排泄减少。妊娠晚期仰卧位时肾血流量减少,造成肾排泄药物减慢,使药物容易在体内蓄积,半衰期延长,所以妊娠期妇女应采用侧卧位以促进药物排泄。

（二）药物在胎儿的体内过程

胎儿各器官及功能处于发育阶段,其药物体内过程与成人有所不同,具有自身特点。

1. 药物吸收　胎盘是由羊膜、叶状绒毛膜和底蜕膜构成,是隔离母体血与胎儿血的屏障。绒毛膜是胎盘的主要功能部分,起着物质交换和分泌某些内分泌激素的作用,是胎盘循环的部位。药物需要通过胎盘屏障才能到达胎儿,胎盘屏障可以阻止有害物质(包括药物)进入胎儿,然而胎盘屏障易受到多种因素的影响,胎盘成熟程度不同,其生物功能差别亦较大,影响药物转运。母体内的药物需要通过胎盘才能到达胎儿,胎儿体内的药物或代谢产物亦须经过胎盘到母体而排出。

大部分药物可经胎盘转运进入胎儿体内,也有少量药物经羊膜转运进入羊水中,而羊水内的蛋白含量仅为母体血浆蛋白浓度的1/10~1/20,故药物以游离型形式存在为主。妊娠12周后,胎儿通过吞饮羊水,使羊水中少量药物经胃肠道而被吸收,而经胎儿尿排入羊水的药物和代谢产物,也可随胎儿吞饮羊水又重吸收,形成羊水肠道循环。此外,胎儿皮肤也可从羊水中吸收药物。大部分经由胎盘-脐静脉血转运的药物,在未进入胎儿全身循环前均须经过肝脏,因此在胎儿体内也存在首过效应。

2. 药物分布　胎儿肝、脑器官相对较大,血流量多。药物进入脐静脉后约60%~80%的血流进入肝脏,故肝内药物分布较多。脐静脉血还可经门静脉或静脉导管进入下腔静脉而到达右心房,减少药物在肝内代谢。胎儿血脑屏障发育不健全,药物易进入中枢神经系统。胎儿血浆蛋白含量较母体低,因此进入组织中的游离型药物浓度较高。此外,胎儿体内脂肪组织较少,可影响某些脂溶性药物如硫喷妥钠的分布。

3. 药物代谢　胎儿对药物的代谢能力有限,如当母体应用乙醚、镁盐、巴比妥、B族维生素和维生素C后,胎儿体内的药物浓度可数倍于母体。胎儿的肝脏是药物代谢的主要器官,早在妊娠7~8周即可对药物进行代谢,其他组织如胎盘、肾上腺、肾和肺也含代谢药物的酶。胎龄14~25周的胎儿,每克肝组织中即含有与成人含量相当的CYP450酶,但肝药酶活性相对缺乏,一般仅为成人肝药酶活性的30%~60%,尤其是缺乏催化药物结合反应的酶,特别是葡糖醛酸转移酶,故对某些药物的解毒能力差。如巴比妥、氨苯磺胺、水杨酸类和激素等,易在胎儿体内达到毒性浓度,特别是妊娠前半期,由于胎儿的血脑屏障不完善,巴比妥类药物可在脑及肝脏中蓄积,应予注意。

多数药物在胎儿体内代谢后活性下降,但有些药物在胎儿体内代谢后可变为有生物活性的物质,如可的松变为氢化可的松等。有些药物代谢后其降解产物具有毒性,如苯妥英钠在胎儿肝脏经微粒体酶代谢,生成对羟苯妥英,而后者可干扰叶酸代谢,具有致畸作用,尤其在与苯巴比妥合用时,肝药酶被诱导,苯妥英钠转化量增加,其致畸作用加强。芳香族化合物羟化时形成环氧化物,可同细胞内大分子物质结合,而影响正常器官发育。在胎龄6~7周时,胎儿肝脏即有羟化芳香族化合物的能力,虽然此时羟化能力较低,但当胎儿体内肝药酶受母体应用的药物或食品添加剂的诱导作用增强时,易使胎儿体内一些芳香烃类化学物质转化为活性代谢产物,引起对胎儿的毒性或致畸反应。

4. 药物排泄　胎儿的肾小球滤过率甚低,肾排泄药物功能极差。许多药物在胎儿体内排泄缓慢,容易造成蓄积,如氯霉素、四环素等药物在胎儿体内排泄速度较母体明显减慢。胎儿进行药物消除的主要方式是将药物或其代谢产物经胎盘返运回母体,由母体消除。药物在胎儿体内的代谢规律是将极性小、脂溶性高的药物代谢为极性大、亲水性大的物质,药物经代谢脂溶性降低后,返回母体血中的速度减慢,易在胎儿体内蓄积。如地西泮的代谢产物N-去甲地西泮在胎儿肝内蓄积与此过程有关,沙利度胺的亲水性代谢产物也可大量蓄积于胎儿体内而引起毒性。

5. 药物对妊娠期不同阶段胎儿的影响　不同发展阶段的胎儿对药物的敏感性差别较大。妊娠前3个月(即1~12周)称为妊娠早期。妊娠早期是胎儿各器官形成的关键时期,在此期间使用药物极易造成婴儿先天缺陷,因此,在妊娠早期使用任何药物都是十分危险的。受精后1周,胚胎处于卵裂和原肠形成过程。这一阶段的胚胎如受到某些药物如抗代谢药、麦角生物碱、己烯雌酚等的影响,可致妊娠终止。受精后两周内,受精卵分裂,胚泡植入完成且形成二胚层。此期药物对胚胎影响的结果是"全"或"无"。"全"是指有害药物全部或部分破坏胚胎细胞,致胚胎早期死亡,妊娠中止、流产或被母体吸收。"无"是指有害药物未损害胚胎或损害较少量细胞,由于此时期的细胞在功能上具有潜在的多向性,可以补偿或修复被损伤的细胞,因此不出现异常,妊娠继续,此期为药物不易感期。但在受精后3~8周(器官分化、形成期),细胞分化迅速,发生一系列形态变化,胚胎细胞失去多向性,开始定向发育,一旦受到有害药物的作用,不易通过细胞分化的代偿来修复,极易发生形态异常,导致畸形发生,故此时期又称为致畸高危期。此期若受到某些药物如乙醇、锂、苯妥英钠、异维酸、沙利度胺等的作用,可出现严重的结构畸形。妊娠14周后,组织器官分化大体完成,造成畸形的可能性相对较小,但此时胎儿仍在继续生长发育,若用药不当仍可能影响胎儿的生长与功能的发育,导致耳聋、失明、智力低下,甚至死胎。产前用药,若分娩时胎儿体内药物未完全清除,胎儿娩出后可继续受到药物作用,引起危险。如女性胎儿受己烯雌酚的影响,到青春期后可能发生阴道腺病及阴道透明细胞癌。

二、妊娠期妇女临床用药

妊娠期妇女用药应权衡利弊,在需要用药时,尽量选用对妊娠期妇女及胎儿比较安全的药物,并且注意用药时间、疗程和剂量的个体化。母体用药时间、剂量和维持作用时间、胎儿的遗传特征和易感性、妊娠期妇女的年龄及营养状况等诸多因素决定药物对胎儿的影响。药物对胎儿的毒性作用不仅表现在各组织器官形态和结构上,也可能表现在生理功能、生化反应以及行为和生长发育等方面。

此外,药物致畸除考虑妊娠期用药外,也应防止一些妇女可能在妊娠前已接触过有致畸危险的药物,甚至也要考虑父体用药造成后代致畸的可能。已有报道,接受抗癫痫治疗的男性患者(其女方正常,未用过药)所生后代有缺陷,很可能是苯妥英钠等抗癫痫药物通过精子或精液影响胚胎的正常发育。

在新药不断推出的今天,对尚未明确某新药是否有致畸危险时,妊娠期妇女选药应慎重,尤其是妊娠前3个月内。但如确实病情需要,在权衡利弊之下,也不应过于顾虑而延误母体必要的治疗需求。因为一些疾病,如糖尿病、癫痫的惊厥发作、子宫内感染(如梅毒)等也有致畸的可能。

(一) 妊娠期妇女用药的临床评价

目前已知有近百种临床使用的药物有致畸作用,药物致畸一般发生在妊娠前3个月内(受精卵正处于各器官组织的分化阶段),尤其值得重视的是影响核酸生物合成和代谢的药物,如抗肿瘤药、抗病毒药以及某些抗菌药物等,都可能有不同程度的致畸作用。表7-2列出部分具有致畸作用的药物和化学物质,没有包括病毒如风疹或水痘病毒及妊娠期妇女的病理情况如糖尿病,这些也可作为"环境"性致畸因素。

表7-2　部分已知的致畸药物和化学物质

药物和化学物质	对胎儿主要危害
乙醇	生长延缓,智力低下,心、肾、眼等多器官病变
四环素	损害胎儿骨骼、牙齿,多种先天缺陷
卡那霉素	听力丧失
氯霉素	再生障碍性贫血,灰婴综合征
烷化剂(环磷酰胺、白消安、氮芥等)	多发畸形,生长迟缓
抗代谢药(氟尿嘧啶、巯嘌呤等)	多发畸形,生长迟缓
一氧化碳	脑萎缩,智力低下,死胎
香豆素类抗凝血药	中枢神经,面部及骨骼畸形
己烯雌酚	女婴生殖道异常,阴道癌
青霉胺	皮肤弹性组织变性
苯妥英钠	颜面畸形,发育迟缓,智力低下
卡马西平	中枢神经缺陷增加

续表

药物和化学物质	对胎儿主要危害
金刚烷胺	单心室,肺不张,骨骼肌异常
三甲双酮	多发畸形
丙戊酸	发育迟缓,多发畸形
异维 A 酸(内服)	早期流产,多发畸形
沙利度胺	肢体畸形,心、肾等器官缺陷
甲基汞、硫酸汞	头、眼畸形,脑瘫,智力低下等
可的松	腭裂
甲氨蝶呤	脑积水,无脑儿,腭裂
铅	发育迟缓
锂	心血管畸形率增加
多氯化联苯	出生后多器官缺陷

为了更好地指导医药专家在妊娠期妇女治疗过程中的药物选择,美国 FDA 于 1979 年根据药物对胎儿的致畸危险性,就药物对妊娠期妇女的治疗获益和胎儿的潜在危险进行评估,将药物分为 5 类,分别用 A、B、C、D、X 五个字母表示,A~X 级致畸系数递增。

A 类:对胎儿的影响甚微,是最安全的一类,如适量维生素 A、维生素 B、维生素 C、维生素 D、维生素 E 等。

B 类:较安全,在动物繁殖实验中未显示致畸作用,但缺乏临床对照观察资料,或动物繁殖实验显示有副作用,但这些副作用并未在妊娠期妇女得到证实。多种临床常用药属此类,如青霉素、胰岛素等。

C 类:对胎儿有致畸作用或其他不良影响,只有在权衡了对妊娠期妇女的好处大于对胎儿的危害之后,方可应用,如异丙嗪、阿司匹林、异烟肼等。

D 类:有危害性,但在妊娠期妇女必须用药(如妊娠期妇女患有严重的疾病或受到死亡威胁,应用其他药物虽然安全但无效)的情况下可以使用,如链霉素、苯妥英钠等。

X 类:已证明对胎儿有严重危害,禁用于妊娠或即将妊娠的患者,如甲氨蝶呤、己烯雌酚等。

目前许多药物对胎儿的影响仍知之甚少,多数药物在妊娠期的特点尚未被阐明,许多药物因为没有进行相关的动物实验而归入 C 类。故妊娠期用药应当慎之又慎。

需要强调的是,该分类是在药物常用剂量下评价妊娠期妇女用药对胎儿的危害性,药物作用有剂量的差异,当 A 类药大剂量使用时则可能产生 C 类药或 X 类药的危害。这一分类系统,是以药物对妊娠期妇女的治疗获益和对胎儿的潜在危险进行评估,并不反映药物的真正毒性大小,例如,口服避孕药毒副作用小,但标记为 X 类,只是因为妊娠期间没有必要使用该类药物。还有很多药物被分在同类,但其风险却并不相同。例如,异维 A 酸和口服避孕药同在 X 类,异维 A 酸临床试验证明其确会造成新生儿发育障碍,而口服避孕药在临床试验中发现会造成胎儿男性化的不良反应发生率仅为 0.3%,其分在 X 类主要由于已妊娠的妇女再服用避孕药已无意义,因此该系统存在分类不清等缺陷。2014 年 12 月 4 日,FDA 发布妊娠期妇女用药规则(Pregnancy,Lactation,and Reproductive Potential:Labeling for Human Prescription Drug and Biological Products,PLLR)最终版草案,并于 2015 年 6 月 30 日正式实行。

新规则要求删除所有药物 ABCDX 风险分类,并规定 2001 年 6 月 30 日以后注册的药物按现行新规则对药品说明书进行修改。新规则主要由 3 方面内容组成,包括"风险概述""临床考量"和"支持数据":① "风险概述"针对临床试验数据、动物实验数据以及药理学研究进行风险评述。如果药物为全身吸收,一定要将正常人群(无药物暴露)的主要致畸和流产风险单独阐述,作为风险评述的参照基础,如果药物对妊娠期妇女及胎儿造成影响亦须列出。依据临床数据的风险评述,需要定量地针对患病妊娠期妇女的不良反应进行比对,如没有患病妊娠期妇女的相关信息,则需要针对普通妊娠期妇女(无药物暴露)作为参照进行风险评述。依据动物实验数据,需要总结相关实验数据并描述可能针对人体的相应风险,如非临床发育毒理实验未达标或无动物实验数据,亦须说明。若存在不良反应的药理学研究,需阐述其作用机制及相应不良反应。②"临床考量"部分中不仅针对妊娠期妇女和胎儿的用药风险和不良反应进行阐述,还将每部分进行细化和规范,药物暴露剂量、暴露时间点和暴露持续时间的影响必须进行阐述。③"支持数据"包括临床试验数据和动物实验数据,该部分是"风险概述"和"临床考量"的基础。临床实验数据将阴性结果和阳性结果均纳入考量范围,同时对定性和定量数据分别进行阐述,甚至数据的限制因素也需进行描述,如数据的偏倚和偏向。若需要更进一步地阐述非临床发育毒性实验可以参照 FDA 的相关文件:生殖与发育毒性研究——从研究结果到鉴别考量。

　　PLLR 将药物在妊娠期和哺乳期使用的安全性信息改为风险概述、临床考量和支持数据 3 部分。但遗憾的是,PLLR 未给出具体的用药推荐信息,无法直接在临床上应用于评估胚胎、胎儿毒性风险,未显示出临床应用的优势。在缺乏上市前安全性证据的情况下,有必要采用更积极的方法对药物致畸作用进行上市后监测。而病例报告是妊娠期用药风险评价可获得的第一证据,可以为潜在不良反应提供线索。我国相关学术团体已经开始重视妊娠期和哺乳期用药安全问题并开展相关工作,一些指导原则和专家共识相继出台,如合理用药国际网络中国中心组临床安全用药组、中国药理学会药源性疾病学专业委员会和中国药学会医院药学专业委员会等联合发布的《妊娠期和哺乳期患者用药错误防范指导原则》,中国妇幼保健协会药事管理专业委员会发布的《妇幼专科医院高警示药品安全管理与使用专家共识》,对提高我国孕产妇和婴幼儿用药安全水平起到积极的推动作用。

(二) 妊娠期妇女用药的基本原则

　　妊娠期妇女用药时应当做到合理选择、合理使用,防止胎儿受母体用药的影响。妊娠期间为保证用药的安全有效,应注意以下几个原则:①用药时须清楚地了解妊娠周数,妊娠早期要避免不必要的用药(包括保健品),尤其是已确定或怀疑有致畸作用的药物,如应用可能对胎儿有影响的药物时,要权衡利弊以后再决定是否用药。若病情急需,应用肯定对胎儿有危害的药物,则应先终止妊娠后再用药。②可用可不用的药物不用,可以推迟治疗的则推迟治疗,小剂量有效的避免用大剂量,单药有效的避免联合用药。应采用疗效肯定、对药物代谢有清楚说明、不良反应小且已清楚的老药,避免使用尚难确定有无不良影响的新药,中药及西药同样有效的,应用西药。③妊娠期用药时应选择同类药中最安全的,首选 A 级、B 级药物,应避免使用 C 级、D 级药物,禁用 X 级药物。至于给药途径,在一般情况下,应以口服给药为宜。因为口服给药有肝脏的首过效应,大部分药物经肝脏解毒分解为无害的物质,使药物的有害影响降低,而静脉或肌内注射则无此过程。

(三) 妊娠期妇女慎用的治疗药物

　　1. 抗感染药物　抗菌药物是妊娠期间最常用的药物,抗菌治疗学的一般性原则同样适用于妊娠期。然而妊娠期的生理改变,往往影响药物的药动学过程,为使感染部位达到足够的药物浓度,剂量应进行调整。例如,青霉素和头孢菌素类在妊娠期间血药浓度较低,因而应增加剂量。子宫内药物难以到达的部位是羊水,除有少量药物经羊膜转运进入羊水中外,大部分药物必须先通过胎盘转运到胎儿,而后再由胎儿体内排泄到羊水中。因此,子宫内感染的治疗必须高剂量静脉注射抗菌药物。

　　(1)妊娠期间可安全使用的抗菌药物:①青霉素类是最为安全的抗菌药,大量研究未发现对胎儿或胚胎有毒性;②氨苄西林的蛋白结合率低,易透过胎盘屏障,适于胎儿宫内感染的治疗;③第三、四代头孢菌素也已广泛用于妊娠期,这类药物也较易通过胎盘屏障。如头孢噻肟和头孢他啶通过胎盘屏障能力强,适用于绒毛膜炎的治疗;④红霉素是治疗妊娠期支原体感染的重要药物,由于较难通过胎盘屏障以致对胎儿没有治疗作用;⑤克林霉素(clindamycin)可通过胎盘屏障并在胎儿组织内达到治疗浓度,常用于治疗羊水内和分娩后耐药的厌氧菌感染。

(2)妊娠期间慎用或禁用的抗菌药物:①氨基糖苷类除庆大霉素属 C 类,其余多属 D 类,可以通过胎盘,使胎儿听神经损害发生率增加。妊娠各期使用链霉素、卡那霉素、阿米卡星(丁胺卡那霉素)、庆大霉素等都可导致胎儿先天性耳聋、前庭损伤及肾损害。新霉素可导致胎儿骨骼发育异常,肾、肺小动脉狭窄,先天性白内障,智力障碍等。②四环素类属 D 类,妊娠早期使用四环素类药物可导致胎儿畸形,妊娠中晚期使用可导致胎儿骨及牙釉质发育不全、牙齿染黄等。动物实验结果证明,四环素尚可致肢体畸形、肝肾损害及死胎等变化。③氟喹诺酮类多属 C 类,可影响胎儿软骨发育,导致新生儿关节病变,妊娠期禁用。④磺胺类与甲氧苄啶均为叶酸合成抑制剂,磺胺单一组分没有明显的致畸风险,但复方磺胺甲噁唑在妊娠晚期应避免使用。磺胺类还可与胆红素竞争蛋白结合位点,致高胆红素血症,有引起新生儿核黄疸的可能。⑤氯霉素足月时应谨慎使用,可迅速进入胎盘,在胎儿体内达到药物高峰浓度,胎肝中浓度尤高。在妊娠最后阶段使用氯霉素治疗的母亲产下的婴儿会出现灰婴综合征,因此一般认为其在妊娠期禁用。

(3)抗病毒药:阿昔洛韦(aciclovir)属于 B 类,用于妊娠期生殖器疱疹和妊娠晚期带状疱疹患者,使用时应权衡利弊。齐多夫定(zidovudine)属 C 类,近年来在治疗获得性免疫缺陷综合征(AIDS)的妊娠期妇女中表明,齐多夫定治疗组与安慰剂组比较,婴儿感染人免疫缺陷病毒(HIV)的机会降低67.5%,有益作用相当明显,目前认为母体获益大于胚胎/胎儿风险。

(4)抗真菌药:妊娠期间容易患念珠菌性阴道炎,局部应用克霉唑(B 类)、咪康唑(C 类)以及全身性应用两性霉素 B(B 类)均未见致畸报告。灰黄霉素可能导致连体双胎畸形。如妊娠期妇女确有应用指征(如真菌性败血症危及妊娠期妇女生命),须衡量利弊后作出决定。

2. 作用于心血管系统的药物

(1)抗高血压药:妊娠期妇女中5%~10%并发高血压或子痫,应进行适当治疗。常用药物有:①α 受体拮抗剂,多属 C 类。哌唑嗪等虽为治疗轻、中、重度高血压及肾性高血压的首选药物之一,但因其对妊娠期妇女与胎儿的安全性缺乏证明,故妊娠期不宜选用。②β 受体拮抗剂,多属 C 类。在妊娠期间 β 受体拮抗剂广泛应用于高血压及母体、胎儿过速型心律失常。③作用于中枢神经系统的降压药,属 B 类。甲基多巴由于具有一定安全范围,常用于治疗妊娠期高血压疾病。④血管扩张药,属 C 类。硝普钠仅适用于其他降压药无效的高血压危象妊娠期妇女,硝酸甘油主要用于合并急性心力衰竭和急性冠脉综合征时的高血压急症的降压治疗。⑤钙通道阻滞药,属 C 类。硝苯地平用于治疗妊娠期高血压有较好的疗效,当拉贝洛尔最大剂量无法控制患者达到目标血压时,或因不良反应无法使用到最大剂量时,可选择硝苯地平进行治疗。⑥利尿降压药,属 C 类。噻嗪类、呋塞米及保钾利尿药对人类均没有致畸作用,但胎儿在出生后常常出现少尿,血浆低钠、低钾、低渗。妊娠期间只有在妊娠期妇女出现全身性水肿、肺水肿、脑水肿、肾功能不全、急性心力衰竭时,可酌情使用呋塞米等利尿剂。⑦血管紧张素转换酶抑制剂,属 D 类。妊娠中期和后 3 个月中服用血管紧张素转换酶抑制剂可致胎儿发育迟缓、胎儿肾衰竭造成羊水过少及头骨发育不全,在新生儿时期产生低血压、无尿或少尿等。血管紧张素转换酶抑制剂可使胎儿血管扩张、血压下降及胎儿循环损害。

(2)抗心律失常药和强心苷:妊娠期间发生妊娠期妇女和胎儿心律失常可能危及母亲和胎儿的生命,应进行药物治疗。常用药物有:①地高辛,属 C 类。妊娠期妇女使用治疗剂量,未发现致畸或对胎儿的毒性,妊娠期用药后需监测母体血药浓度,分娩时应连续监测是否出现心律失常,以及新生儿是否出现地高辛中毒的体征和症状。②奎尼丁,属 C 类。由于有发生室性心律失常的危险,故应在医院心脏监测下给药。③普鲁卡因胺,属 C 类。易通过胎盘,可作为未明确诊断的复合性心动过速急性治疗的一线药。④利多卡因,属 B 类。若血浆浓度高则对新生儿有中枢抑制作用。⑤维拉帕米,属 C 类。在母体用药后,可成功地使胎儿心律失常转复,但理论上维拉帕米可减少子宫血流量,因而应谨慎使用。⑥胺碘酮，属 D 类。胺碘酮对胎儿心脏及甲状腺功能有影响，妊娠期应避免使用，仅用于对其他治疗无效而危及生命的心律失常者。用药时需监测胎儿及新生儿心电图以及新生儿甲状腺功能。停药后计划妊娠的妇女应考虑胺碘酮及去乙基胺碘酮具有较长的半衰期的药物。

（3）抗凝血药和溶栓药：妊娠是一种高凝状态，静脉血栓栓塞是主要的并发症，发生率为 0.6/1 000~1.8/1 000，肺栓塞是妊娠期妇女死亡的最常见原因，抗凝血药常用于阻止有栓塞倾向妇女血栓栓塞的发生。常用药物有：①香豆素类，属 X 类。妊娠期妇女在妊娠 6~9 周用药时胎儿可出现华法林症状，使用华法林的胎儿中约 50% 末端发育不全而出现手指缩短。在妊娠中期和后 3 个月期间应用香豆素衍生物与胎儿中枢神经缺陷、小头畸形、脑积水、精神呆滞和视神经萎缩等有关。因此妊娠期妇女要避免服用此类抗凝血药。②肝素，属 C 类。由于肝素分子量大，不能通过胎盘，故对胎儿是安全的。妊娠期间长时间肝素治疗的主要危害是妊娠期妇女骨质疏松和血小板减少。对于大多数患者，当自然临产开始时或者在计划引产 / 剖宫产前 12 小时（预防剂量）全 24 小时（更大剂量），应停止普通肝素治疗。但部分患者，如有人工心脏瓣膜、房颤伴血栓、分娩前数周内发生肺栓塞者，需要持续抗凝。对这部分患者，24 小时或 36 小时的无抗凝期可能无法满足其治疗需要。在分娩当日，剂量应减少到每 12 小时 7 500U 或更少，以降低过度出血的危险。同时应监测凝血酶原时间，若延长则提示有产生出血并发症的危险，应给予鱼精蛋白进行对抗。

3. 作用于神经系统药物

（1）阿片类镇痛药：以吗啡为代表的阿片类镇痛药都能通过胎盘，多属 C 类。妊娠期妇女长期应用吗啡成瘾者其新生儿亦可出现戒断症状，临床尚未发现对胎儿有致畸作用。目前哌替啶用于分娩镇痛较为广泛，但应用不当可致新生儿呼吸抑制，哌替啶对新生儿的影响与产妇用药量及用药至胎儿娩出的时间间隔有关，产妇肌内注射或静脉注射哌替啶后 1 小时内分娩者，对新生儿呼吸并无明显抑制，若用药后 2~3 小时内分娩者，则新生儿很容易出现呼吸抑制。

（2）解热镇痛药：以阿司匹林为代表的非甾体抗炎药多属 C 类，在妊娠后期属 D 类。低剂量阿司匹林（如 40~150mg/d）可预防妊娠期高血压，对伴有抗磷脂抗体的系统性红斑狼疮妊娠期妇女有益。全剂量阿司匹林在妊娠早期和晚期使用是有风险的，在后 3 个月特别是在分娩前应特别谨慎，妊娠晚期使用阿司匹林可能造成过期妊娠、产程延长、产后出血、核黄疸等后果，而服用对乙酰氨基酚则无不良影响。大量使用非甾体抗炎药可导致胎儿严重出血或死胎。

（3）麻醉药：目前尚无证据表明妊娠早期使用一次麻醉药可引起胎儿畸形，但在分娩期间应用全麻药对新生儿可能产生呼吸抑制，在分娩前应尽可能短时间接触麻醉药。

（4）抗癫痫药：妊娠期间癫痫发作对母亲和后代都是危险的，癫痫发作可伤害胎儿，致小头畸形（microcephaly）、智力迟钝等。一般认为妊娠期间癫痫发作需适当治疗，然而几乎所有抗癫痫药，包括卡马西平、苯巴比妥、苯妥英、扑米酮和丙戊酸都可致先天性畸形，均属 D 类。妊娠早期应用苯妥英钠、卡马西平可致胎儿神经系统发育缺陷，还可能引起唇裂、腭裂、心脏缺损、膈疝、腹股沟疝等先天性畸形。卡马西平、丙戊酸还可引起中枢神经管缺损及胎儿畸形，甚至可导致新生儿出血症。妊娠早期使用丙米嗪可致胎儿兔唇和短肢畸形。苯妥英钠与苯巴比妥合用可增加畸胎的发生率，胎儿的唇裂和腭裂、先天性心脏损害或小头畸形的危险性可增加 2~3 倍。由于苯妥英钠是叶酸拮抗剂，故在应用时可适当补充叶酸，以减少畸形发生。对于癫痫大发作，现认为卡马西平和苯二氮䓬类是首选药。使用卡马西平增加神经管缺损的危险性约 1%，神经管缺损可在妊娠 18 周期间通过测定子宫内甲胎蛋白及胎儿超声发现。对于癫痫小发作，乙琥胺是妊娠最初 3 个月的首选药。

（5）苯二氮䓬类：以地西泮为代表的苯二氮䓬类属 D 类。苯二氮䓬类为亲脂性药物，可迅速通过胎盘进入胎儿体内。在妊娠早期应用苯二氮䓬类可能损害胎儿神经发育，裂唇或裂腭发生率也可能增加，但发生率较低，大约为自然发生率（0.1%）的 2~4 倍。妊娠后期重复应用苯二氮䓬类可使药物在胎儿体内蓄积，导致新生儿肌张力减退。分娩前 15 小时给予 30mg 或更大剂量的地西泮可引起新生儿呼吸抑制,肌张力减退、进食减少和抑制产热等反应。母体长期应用该类药物,也能导致新生儿戒断综合征,故应避免习惯性使用,并尽可能使用最低有效剂量。

(6)抗胆碱药:以阿托品为代表的抗胆碱药多属C类。阿托品易通过胎盘,对胎儿呼吸运动有影响,而对心率没有影响,未发现先天性畸形。

4. 抗组胺药　大多数抗组胺药对妊娠期妇女及胎儿的影响属B类和C类。目前仅发现溴苯那敏与畸形有关,65例妊娠早期服用溴苯那敏者中有10例发生胎儿畸形,很少报道其他抗组胺药对人类有致畸作用,但对妊娠期妇女使用抗组胺药的安全性问题尚无肯定的结论,因此妊娠3个月以内的妇女一般应禁用抗组胺药。

5. 降血糖药　胰岛素属B类,不能通过胎盘,动物实验无致畸作用,围产期用于控制血糖,可降低糖尿病患者胎儿死亡率及畸胎率,是目前妊娠期妇女最常用的降血糖药。甲苯磺丁脲、氯磺丙脲可能引起畸胎、死胎,妊娠晚期使用可致新生儿低血糖,均应禁用。二甲双胍在妊娠期短期使用不增加出生缺陷新生儿并发症及死亡的风险,但长期安全性尚不明确。

6. 止吐药　妊娠早期的呕吐,一般出现在妊娠6~8周,持续4~6周,多数妊娠期妇女可通过调整生活和饮食而克服,无须治疗;但严重的妊娠呕吐,可以导致酮症、脱水,继而出现电解质紊乱,甚至导致肝、肾损害,需要进行治疗。常用的止吐药为氯丙嗪、异丙嗪,属C类,应慎用。美克洛嗪为哌嗪衍生物,属B类,目前流行病学调查及动物实验尚未发现致畸作用,但仍有必要进行深入研究。

7. 性激素类药　妊娠期间雄激素和雌激素均不应使用,妊娠早期应用孕激素、雌激素或雄激素常引起胎儿性发育异常、神经管或内脏畸形。孕早期应用己烯雌酚可致女孩青春期后的阴道腺癌、透明细胞癌的发生,还可能导致男孩生殖器畸形、精液异常等。甲睾酮、丙酸睾酮等可致唇裂、腭裂。长期大量应用可的松可致无脑儿畸形。

8. 抗肿瘤药　妊娠早期应用甲氨蝶呤易引起眼、颅面及脑部畸形甚至导致流产。环磷酰胺、白消安、秋水仙碱可引起胎儿肢体畸形、腭裂和外耳缺损。烷化剂氮芥类药物易引起泌尿生殖系统异常,指、趾畸形。

9. 维生素类药物　为保证胎儿生长的需要和维持母体良好的营养状况,妊娠期妇女在营养不足的情况下,应适当补充铁、钙、锌、硒、叶酸、维生素,但不应过量。过量维生素D可致胎儿血钙过高,导致智力发育障碍,肾或肺小动脉狭窄及高血压。过量维生素K可引起新生儿肝损害、高胆红素血症与核黄疸。维生素A缺乏可引起胎儿骨骼发育异常或先天性白内障,而维生素A过量可致腭裂、眼部畸形、先天性心脏病、神经系统畸形和泌尿生殖系统缺损。维生素E过量可导致胎儿大脑发育异常。过量维生素B_6使胎儿产生依赖性,可致四肢短小等畸形。

10. 产科用药　产科中常用治疗早产的药物有以下几类。

(1)β_2受体激动剂:利托君(ritodrine)是目前最常用的治疗早产药物之一,属B类。用于延长48小时分娩是有效的,但用药妊娠期妇女常伴有多种不良反应,主要是由于激动子宫外β_2和β_1受体引起的。

(2)非选择性环氧酶抑制剂:吲哚美辛用于延长妊娠7~10日是有效的,但存在可能的不良反应包括妊娠期妇女持续性肺动脉高压和坏死性结肠炎,应慎用。

(3)硝酸甘油:用于产前、产中或产后紧急子宫舒张和合并急性心力衰竭和急性冠脉综合征时的高血压急症的降压治疗。可用静脉注射、贴敷或舌下含服给药,低剂量时(每次50~250mg,重复3次)对妊娠期妇女和胎儿是安全的。

三、哺乳期妇女临床用药

哺乳是一个重要的生理过程,对婴儿提供理想的营养以及抗病能力。大多数药物均可从乳汁中排出,但多数药物在乳汁中的浓度较低,乳汁中药物含量仅为母体摄药量的1%~2%,小于乳婴治疗量,因此一般不会对乳婴产生不良的影响。但有些药物自乳汁分泌较多,对哺乳期婴儿影响较大。

（一）影响药物自乳汁排出的因素

1. 药物方面　与药物分子量大小、脂溶性、解离度、血浆蛋白结合率等药物性质密切相关。由于乳汁脂肪含量比血浆高,故脂溶性高、蛋白结合率低、分子量小的药物更易进入乳汁中。乳汁 pH 比血浆低,因此,有机碱类药物较易进入乳汁,而有机酸类药物则相对进入乳汁较少。个别药物在乳汁中可达到较高浓度,如甲硝唑、异烟肼、红霉素及磺胺类等药物,它们在乳汁中的浓度可达到乳母血药浓度的 50%。而新生儿肝脏的代谢能力和肾脏的排泄能力都较差,由乳汁所摄入的药物,可因蓄积导致中毒。

2. 母体方面　主要由哺乳期妇女所用药物的剂量、用药次数及给药途径等因素决定。

3. 乳儿方面　乳儿每日哺乳量、哺乳时间、胃肠黏膜成熟状态以及胃、十二指肠的 pH 等因素都影响乳儿所摄入的药量。产后早期和哺乳晚期,母乳量很低(30~100ml/d),经乳汁转运药物的剂量通常很低。许多药物在胃肠道吸收很少,以至于婴儿很难摄取到有临床意义的剂量,如氨基糖苷类、万古霉素、第三代头孢菌素、镁盐和肝素。

（二）哺乳期妇女常用药对婴儿的影响

1. 镇痛药及解热镇痛药　阿片类镇痛药能在母乳中检出,但含量很低,不足以对婴儿产生影响。阿司匹林和对乙酰氨基酚可用于产后期,保泰松毒性较大,应谨慎使用。

2. 镇静催眠药　地西泮、氯硝西泮、劳拉西泮、奥沙西泮、咪达唑仑、硝西泮等可进入乳汁中,但浓度很低,故婴儿不可能摄入高剂量的药物,但若为早产儿由乳母摄入高浓度的药物则可能产生毒性。

3. 抗癫痫药　苯妥英钠、苯巴比妥、丙戊酸等药物的乳汁与血浆浓度比值均低于 0.5,故进入婴儿体内的药量一般无临床意义。扑米酮和乙琥胺的比值则高于 0.6,应慎用。

4. 抗精神病药　锂盐可进入母乳,由于它可经胃肠道完全吸收,能引起婴儿毒性反应,可出现低体温、青紫,故哺乳期应禁忌。三环类抗抑郁药丙米嗪、去甲丙米嗪和阿米替林进入乳汁中的量很小,对婴儿无明显影响,但连续应用对婴儿有害,应慎用。

5. 抗高血压药　大多数抗高血压药在乳汁中含量很低,对婴儿无明显影响。

6. 抗凝血药　肝素在生理 pH 条件下,为一离子化的高分子量黏多糖,故不会进入乳汁。华法林可与白蛋白高度结合,亦不会大量进入乳汁。两者均能安全用于授乳妇女。

7. 甲状腺激素与抗甲状腺药　乳汁中的甲状腺素不会对婴儿产生明显影响,丙硫氧嘧啶、甲巯咪唑(thiamazole)可进入乳汁,哺乳期妇女服用此药可造成婴儿甲状腺功能减退和甲状腺肿大,使用放射性碘,亦应预先停止哺乳。

8. 避孕药　进入乳汁中的孕激素和雌激素总量不足母体用量的 1%,哺乳期妇女应用低剂量口服避孕药后,未发现明显毒性。但服用过高剂量的避孕药可能对婴儿有毒性,有个别病例报告男婴发生女性型乳房,女婴有阴道上皮增生。长效避孕药甲地孕酮进入婴儿体内的约量亦低于母亲用量的 1%,目前已有报道产后早期使用有可能抑制母乳分泌。

9. 抗菌药物　大多数抗菌药物具有较高的分布容积及较低的血浆浓度,故向乳汁转运很少,因而毒性很低。氯霉素乳汁中浓度较高,乳汁与血浆比值约为 0.5,氯霉素可引起新生儿骨髓抑制,故哺乳期妇女应禁用。克林霉素对乳儿有明显毒性,研究发现克林霉素在乳汁中浓度可高于血浆浓度的数倍,能引起假膜性结肠炎,故哺乳期妇女禁用。磺胺类药物的潜在危险是诱发婴儿核黄疸,但研究证明乳汁中浓度很低。四环素的情况类似,理论上可使婴儿牙齿黄染,由于进入乳汁中的药物浓度很低,故不会造成危害,但若哺乳期妇女连续服用,则可能造成危害,应终止授乳。异烟肼可大量转运到乳汁中,造成婴儿肝中毒,故禁用。

10. 其他药物　麦角生物碱类可进入乳汁,并影响婴儿,同时也可抑制乳汁分泌,应避免使用。

甲硝唑可大量转运到乳汁中,对婴儿血液及神经系统产生毒性,应禁用。抗肿瘤药物的资料较少,环磷酰胺等虽然进入乳汁中的量很少,但这些药物的远期作用也应考虑。

由于经乳汁排出的药物可对乳儿产生毒副反应,哺乳期妇女的用药应十分谨慎,要充分考虑用药的风险与疗效,确保乳儿的健康,而哺乳期妇女也是药品不良反应监测的重要对象。哺乳期妇女用药原则:①明确母体用药指征并选择疗效确定,代谢快的药物,减少药物在婴儿体内的蓄积,同时观察乳儿是否有腹泻、皮疹等不良反应;②药物应用剂量较大或时间较长时,最好能监测乳儿血药浓度,调整用药和哺乳的间隔时间;③在临床医师指导下慎用药物,并密切观察乳儿的反应;如果病情需要必须使用对乳儿影响不明确的药物时,应停止母乳喂养或改为人工喂养。

第二节　儿　童　用　药

儿童是指 18 岁以下人群。根据生长发育的不同,临床上可划分为新生儿期、婴儿期、幼儿期、学龄前期、学龄期和青春期。儿童,尤其是新生儿(0~28 天),从解剖结构到生理和生化功能都处于不断发育时期,身高、体重、体表面积、细胞外液、蛋白结合率、肝肾功能和内分泌功能等都处于动态变化之中,因此,儿童的药动学和药效学特征与成人相比差异显著,儿童用药要根据其生理特点和疾病状态,同时考虑药物对儿童生长发育的影响,做到个体化。传统的儿童用药方案是按儿童体重、体表面积或年龄依照成人量折算,其共同缺点是把儿童看成小型成人。为保证用药安全、合理,应依儿童身体的特殊性及药物在体内的药动学和药效学特点选择用药。

一、儿童的生理特点及其对药动学的影响

儿童的机体组成和生理功能有许多区别于成人的特点,尤其是新生儿,其生理与成人有巨大差异,这些特点能影响药物在体内的吸收、分布、代谢和排泄,见表 7-3。

表 7-3　年龄对药物吸收、分布、代谢和排泄的影响

	新生儿	老年人
生物利用度减低	对乙酰氨基酚、苯妥英钠、苯巴比妥、利福平、脂溶性维生素	普萘洛尔、四环素、铁盐、钙盐、维生素 B_1、维生素 B_2
血浆蛋白结合减少	青霉素类、磺胺类、苯巴比妥、戊巴比妥、苯妥英钠、地西泮、水杨酸盐、保泰松、丙米嗪、地高辛、利多卡因、呋塞米、丁哌卡因	磺胺类、苯妥英钠、地西泮、水杨酸盐、保泰松、哌替啶、吗啡、利多卡因、奎尼丁、口服抗凝血药、泼尼松、甲苯磺丁脲、甘珀酸钠
肝代谢减慢	氯霉素、多西环素、异戊巴比妥、苯巴比妥、苯妥英钠、地西泮、哌替啶、对乙酰氨基酚、安替比林、吲哚美辛、茶碱、咖啡因、利多卡因、甲苯磺丁脲	多西环素、苯巴比妥、苯妥英钠、地西泮、氯氮䓬、哌替啶、吗啡、对乙酰氨基酚、安替比林、吲哚美辛、保泰松、茶碱、丙米嗪、利多卡因、奎尼丁、普萘洛尔、口服抗凝血药、甘珀酸钠
肾排泄减慢	青霉素类、氨基糖苷类、磺胺类、头孢菌素类、水杨酸盐、地高辛	青霉素类、氨基糖苷类、四环素、磺胺类、头孢菌素类、苯巴比妥、水杨酸盐、锂盐、地高辛、氯噻酮、西咪替丁、甲氨蝶呤

1. 儿童机体组成特点　儿童,尤其是新生儿及婴幼儿,其机体组织中水的比例比成人高。儿童过多的水分主要存在于细胞外液,使水溶性药物的分布容积增大,导致血药浓度降低,并使药物消除减慢;同时由于新生儿细胞内液较少,药物在细胞内浓度较成人高。

新生儿、婴幼儿皮肤嫩、角化层薄,皮下毛细血管丰富,外用药物很容易通过皮肤黏膜而吸收,故某些药物可以通过黏膜或皮肤途径给药,如儿童口腔膜剂、喷雾剂、微型灌肠剂、通过直肠黏膜吸收的

栓剂、通过皮肤吸收的贴敷剂等。但因儿童经皮吸收药物较成人快而多，因而易致药物吸收过量产生不良反应乃至严重中毒，特别是用药面积大、皮肤黏膜有炎症或破损时。如应用新霉素治疗烫伤而发生严重的听力减退，硼酸治疗湿疹可引起呕吐和肾功能损害等不良反应，因而对皮肤、黏膜用药应予注意。

儿童体内脂肪含量随年龄增长变化，早产儿一般消瘦，脂肪仅 3%，足月新生儿为 12%。新生儿皮下脂肪少，以后随年龄增长脂肪含量逐渐递增到青春期。体内脂肪含量的变化影响脂溶性药物的分布与再分布，由于体内脂肪含量低，脂溶性药物分布容积变小，血中游离型药物浓度高而易中毒。婴幼儿肌肉发育不完全，肌肉血流量不稳定，末梢血循环不佳可影响皮下注射给药或肌内注射药物的吸收。静脉给药吸收快且药效可靠，为危重患儿首选的给药途径。

新生儿及婴幼儿血浆蛋白浓度低，结合力较差，再加上新生儿体内存在许多能与血浆蛋白竞争结合的内源性物质，如激素、胆红素和游离脂肪酸等，影响药物与血浆蛋白的结合率，使血中结合型药物减少，游离型药物浓度明显增加。如苯妥英钠在新生儿血浆中游离型占 11%，而成人为 7%。新生儿对阿司匹林和地西泮敏感的原因可能与脑组织中游离型药物浓度增加有关，在应用与血浆蛋白结合率较高的药物如阿司匹林、苯妥英钠、苯巴比妥等时，较易引起药效增强或中毒。磺胺类、阿司匹林和合成的维生素 K 等可与胆红素竞争血浆蛋白结合位点使游离型胆红素浓度升高，增加的游离型胆红素可透过血脑屏障引起胆红素脑病，故新生儿应禁用上述药物。

2. 儿童水盐代谢　儿童调节水盐代谢的功能较差，对可引起水盐代谢紊乱的药物如泻药、利尿药等特别敏感。儿童发热也常有失水，应用解热镇痛药过量可引起失水、休克及酸碱平衡紊乱等毒性反应。

儿童钙盐代谢旺盛，极易受药物影响，如苯妥英钠影响钙盐吸收，皮质激素除影响钙盐吸收外还影响骨质钙盐代谢，雄激素及同化激素可加速儿童骨垢闭合，均能抑制儿童骨骼生长，影响生长高度。七岁以下儿童牙齿和骨骼生长旺盛，四环素类能与钙盐形成络合物，除使牙齿黄染外，还易致蛀龋，并影响骨质生长。

3. 儿童内分泌与营养利用　许多激素及抗激素制剂都能干扰儿童内分泌平衡而影响生长发育。如糖皮质激素可对抗生长激素，使儿童生长受抑制；性激素可影响性征发育；对氨基水杨酸及磺胺类药物可抑制甲状腺激素的合成；地高辛可引起甲状腺功能减弱等。对使用影响食欲和营养物质吸收、利用、代谢的药物也应注意，较长时间使用这些药物将使儿童的营养缺乏，影响儿童身体和智力的正常发育。如抗胆碱药和苯丙胺、药用炭等吸附药、矿物油及广谱抗菌药物等能影响维生素的吸收；异烟肼影响维生素 B_6 的利用；抗叶酸药、苯妥英钠、乙胺嘧啶等影响机体叶酸代谢。

4. 儿童遗传缺陷　许多有遗传缺陷的患者会对某些药物的反应异常，并往往首先发现于儿童。如葡萄糖 -6- 磷酸脱氢酶缺乏症患儿应用磺胺类、抗疟药、砜类抗麻风药、氯丙嗪、维生素 C、阿司匹林、硝基呋喃类抗菌药物等可出现溶血反应，并常较成人严重。如溶血发生在新生儿期，会加重本来已有的黄疸。一些遗传缺陷可影响药物生物转化，如乙酰化酶缺陷致异烟肼灭活减慢；对位羟化酶不足致苯妥英钠灭活减慢；血浆胆碱酯酶缺乏虽较少见，但当此类患者应用琥珀胆碱时，可致呼吸肌产生持久性麻痹而发生致命性的呼吸停止；新生儿红细胞内高铁血红蛋白还原酶活性低甚至缺乏时，应用磺胺类、对乙酰氨基酚等药物即可引起高铁蛋白血症。

5. 儿童神经系统　新生儿血脑屏障发育不全，通透性高，很多药物易通过血脑屏障，使中枢神经系统易受药物影响。这是新生儿、婴幼儿较易出现中枢神经系统反应的重要机制之一。如抗组胺药、氨茶碱、阿托品可致昏迷或惊厥；儿童对异丙嗪和氯丙嗪较敏感，易致昏睡；吗啡较易使新生儿呼吸中枢受抑制；长期应用抗癫痫药如苯巴比妥，其中枢抑制作用会影响儿童智力发育及性格成长；镇静催眠药、全身麻醉药等容易通过血脑屏障，药效增强。皮质激素、维生素 A、氨硫脲（thioacetazone）等可引起脑脊液压力增高，致婴儿囟门饱满隆起，甚至脑水肿。新生儿和婴幼儿在酸中毒、缺氧、低血糖及脑膜炎等某些病理状态下,均可影响血脑屏障功能,使药物容易进入脑组织。

6. 儿童胃肠道　新生儿胃黏膜尚未发育成熟,胃酸分泌很少,宜口服液体制剂,可避免药物溶解问题。新生儿胃肠蠕动慢,会使口服药物达到治疗血药浓度时间延长,但对生物利用度的影响不一。地高辛、磺胺类、甲氧苄啶、地西泮、氨苄西林等主要在胃内吸收的药物,因胃酸较少,使其破坏减少,药物与胃肠黏膜接触时间长,生物利用度大于成人;而苯妥英钠、苯巴比妥等由于婴幼儿胃液 pH 高导致其解离型增加,则吸收减少。新生儿胆汁分泌减少,脂肪消化能力不足,脂溶性维生素吸收较差。核黄素等主要靠肠黏膜主动转运机制吸收的药物,因转运机制尚未发育健全,吸收受到限制。

7. 儿童肝脏　儿童肝功能尚未完善,尤其新生儿肝脏药物代谢酶发育不全,酶活性低,药物清除率下降,易造成药物在体内的蓄积。新生儿地西泮 $t_{1/2}$ 延长为 25~100 小时,苯妥英钠 $t_{1/2}$ 延长为 30~60 小时,氨茶碱 $t_{1/2}$ 为 24~36 小时。肝脏药物代谢酶种类繁多,各种酶的发育速度、发育模式都不尽相同。比如,CYP450 家族的 CYP1A2 在胎儿期其活性可忽略不计,出生后该酶活性仍很低,体外活性在 1~3 个月时可被检测到;在 1 岁前,该酶活性仅为成人的 50%,1 岁后达到成人水平。又比如葡糖醛酸转移酶,该酶参与很多药物的结合反应,使之水溶性增加而易于排出体外。该酶在胎儿期缺乏,出生后酶活性日趋完善,至婴幼儿期达到成人水平。新生儿由于葡糖醛酸转移酶不足,且活性极低,其活性单位按体重计算只有成人的 1%~2%,大部分需要和葡糖醛酸结合失活的药物如水杨酸盐、吲哚美辛、萘啶酸等在新生儿体内代谢减慢,$t_{1/2}$ 延长,效应增强。成人给予氯霉素后代谢为氯霉素葡糖醛酸酯,24 小时内约 90% 由尿排出,但新生儿结合与排出量不到 50%,易蓄积性中毒致灰婴综合征(当然也与肾功能不全排泄减慢有关),故新生儿禁用此药。又如,磺胺类与生理性溶血产生的大量胆红素竞争与葡糖醛酸结合,致使胆红素不能迅速排出体外,通过血脑屏障而致胆红素脑病。

随年龄增加,肝内药物代谢酶系迅速发育、成熟。婴幼儿期肝脏的相对(体重)重量偏大,因此,一些以肝代谢为主要消除途径的药物其代谢速率高于新生儿,亦高于成人。比如,对地西泮、苯妥英钠等代谢速度均超过成人,故用药剂量相对较成人大,如茶碱需用到每天 24mg/kg 时方能与成人每天 13mg/kg 的血药浓度相同。

8. 儿童肾脏　新生儿肾小球滤过率和肾小管分泌功能发育不全,按体表面积计算分别为成人的 30%~40% 和 20%~30%,药物消除能力较差。因此,主要由肾小球滤过排泄的药物,如庆大霉素、地高辛等,由肾小管分泌的药物如青霉素等消除明显延长。另外,尿液 pH 较低,也使弱酸性药物如青霉素等经肾消除排泄慢,半衰期明显延长。

二、儿童用药的基本原则

儿童用药应充分权衡利弊,以使患儿用药获利最大化、而风险最小。儿童用药要谨慎选择用药品种,选择适当的给药途径和适宜的剂型规格,同时注意确保用药剂量正确,以及给药频率及疗程适宜。

1. 谨慎选择用药品种　儿童用药应根据临床诊断,结合儿童的解剖和生理特点谨慎选择用药品种,可参考相关疾病的临床诊疗指南、临床诊疗路径、专家共识以及药品说明书等选择用药。由于儿童的生理特殊性,对某些药物的反应和耐受性与成人有较大差别,一些成人能用的药物对于儿童可能是不合适的。前面提到的磺胺类药物由于其严重的安全性问题,新生儿应禁用。氯霉素由于可引起灰婴综合征,新生儿、早产儿、婴幼儿应避免使用。处于牙齿发育期的儿童(8 岁以下)使用四环素类可产生牙齿着色及牙釉质发育不良,故 8 岁以下儿童不可使用四环素类药物。喹诺酮类药物由于对骨骼发育可能产生不良影响,这类药物应避免用于 18 岁以下儿童患者。某些解热镇痛抗炎药也由于其安全性不推荐用于儿童退热,如阿司匹林在儿童患病毒感染性疾病时使用,可能引起致命的瑞氏综合征;赖氨匹林为阿司匹林和赖氨酸复盐,同样可能引起儿童发生瑞氏综合征,16 岁以下儿童应慎用,3 个月以下婴儿禁用;尼美舒利可能会引起胃肠道溃疡和穿孔,以及严重肝肾损伤、心血管血栓性不良事件等,因此不可作为退热药用于儿童患者。

近年来我国多家医院对本院药品说明书各项目中儿童用药信息的调查显示,用于儿童的药品有约50%缺乏儿童用药信息。由于药品说明书中儿童用药信息缺乏,超说明书用药在门诊及住院患儿均普遍存在。超说明书用药会增加患儿用药不良事件的发生风险,因此应避免不必要的超说明书用药。在遵说明书可能无药可用的情况下,方选择超说明书用药;且必需有权威书籍推荐,或临床诊疗路径或疾病治疗指南推荐,或有其他充分的循证证据。

儿童安全合理用药还应尽可能减少用药种类。联合用药品种过多易发生药物相互作用,从而产生不良反应或影响药效;常用含有相同成分的药物,可能造成药物超量而引起药品不良反应。如解热镇痛药不建议与复方感冒制剂联合使用,以免其中解热镇痛类药物成分相同而造成药物过量。

2. 选择适当的给药途径、适宜的剂型规格 由于给药途径关系到药物的生物利用度和药动学,明显影响疗效,因此儿科用药选择合适的给药途径也非常重要。给药途径要根据病情的轻重缓急、用药目的及药物本身性质决定。口服和注射是临床最常用的给药途径。静脉给药作用迅速、疗效确切,对危重患者(含新生儿、小婴儿),宜用静脉注射或静脉滴注。口服给药相对静脉给药更安全,对能口服或经鼻饲给药的儿童适合口服给药。口服用药时,对于婴幼儿患者,宜选用液体药物或易将药物制成液体的颗粒剂、干混悬剂等。肠溶、缓控释制剂由于不能掰开使用,不是儿童适宜的剂型;另外,对不会吞咽整片/粒的低龄儿童也不能选择这类剂型。与成人相比,剂型规格对儿童用药的依从性影响更大,要注意根据患儿年龄选择适宜的规格剂型。一般情况下,有儿童剂型的药物不建议使用成人制剂分成等分后使用,因为分药时既会造成药物的污染,又不能保证药量的正确。除注射、口服外,舌下给药、直肠给药、透皮给药也可起到全身作用,可根据临床需要合理选用。

3. 确保用药剂量正确 儿童给药剂量应按药品说明书推荐的儿童用法用量或根据单位质量或单位体表面积剂量进行计算,因而较成人复杂。因此,在医师处方环节发生的儿童用药错误中,剂量错误最为常见,尤其是药物剂量小数点遗漏、小数点位置错误。用药剂量的准确对保证儿童用药安全至关重要,剂量计算必须慎重。具体剂量计算的方法将在下文进行介绍。

4. 采用适宜的给药频率及疗程 为获取最大的药物治疗效果,应根据药物的药动学/药效学(pharmacokinetics/pharmacodynamics,PK/PD)特征确定合适的给药频次。比如,氨基糖苷类等浓度依赖性抗菌药物,其药效依赖于药-时曲线下面积(AUC)或峰浓度与MIC(最低抑菌浓度)的比值,可一日给药一次;而青霉素类、头孢菌素类抗菌药物属于时间依赖性抗菌药物,其疗效取决于血药浓度超过MIC的时间,因此应一日多次给药。除了药物因素,给药频次还应结合给药剂量、患儿身体状况(年龄、肝肾功能等)综合考虑。儿童,尤其是新生儿,药物在体内的半衰期与成人有较大差异,给药频次有时需根据患儿的年龄(日龄)选择。

用药疗程要适当,疗程不足可能导致病情反复,而不适当的长疗程则可能引发药品不良反应。比如抗菌药物一般宜至体温正常、症状消退后72~96小时;随意延长用药疗程,尤其是长疗程使用广谱强效抗菌药物,可能引起肠道菌群失调、真菌二重感染等。

三、儿童用药剂量计算方法

由于儿童的年龄、体重逐年增长,体质又各不相同,用药的适宜剂量也就有较大差别。儿童剂量首先应按药品说明书推荐的儿童剂量确定。如果药品说明书中未进行儿童剂量的推荐,可参考国内外儿科权威书籍确定,比如《中华人民共和国药典临床用药须知》《实用儿科学》《中国国家处方集(儿童卷)》《英国国家处方集(儿童版)》《马丁代尔药物大典》等;或者在充分的循证基础上,参考成人剂量,结合儿童体重、体表面积、年龄等进行推算。

(一) 按儿童体重计算剂量

此方法方便、实用,是临床常用的基本计算方法,其计算公式是:儿童剂量(每次或每日)= 剂量/(kg·次或日)×患儿体重(kg)

有条件时应实测体重。如患儿未实测体重,对于生长发育适中的儿童则可按下列公式估算其体重:

$$6 个月前体重(kg) = 出生时体重(kg) + 月龄 \times 0.6$$

$$7{\sim}12 个月体重(kg) = 出生时体重(kg) + 月龄 \times 0.5$$

$$1 岁以上体重(kg) = 8 + 年龄 \times 2$$

$$出生时平均体重:3kg$$

(二) 按儿童体表面积计算剂量

由于人体生理现象与体表面积(BSA)的关系比与体重、年龄的关系更密切,因此按体表面积计算药量法科学性强,既适用于成人,又适于各年龄的儿童。但该计算方法相对复杂,临床主要用于安全范围窄、毒性较大的药物,如抗肿瘤药物,计算公式是:儿童剂量 = 儿童体表面积$(m^2) \times$ 每次(日)剂量$/m^2$。

儿童 BSA 的计算公式是:体表面积$(m^2) = 0.035(m^2/kg) \times$ 体重$(kg) + 0.1(m^2)$。

此公式一般限于体重在 30kg 以下儿童,对 30kg 以上者,则按体重每增加 5kg,体表面积增加 $0.1m^2$;或可参照下列标准进行药量计算:35kg 为 $1.2m^2$,40kg 为 $1.3m^2$,45kg 为 $1.4m^2$,50kg 为 $1.5m^2$。此外,儿童体表面积也可以根据儿童年龄 - 体重 - 体表面积折算表计算,或者根据儿童身高、体重绘制儿童体表面积测算图或体表面积计算尺进行计算。

(三) 按儿童年龄计算剂量

该方法仅适用于某些给药剂量无须十分精确的药物,如止咳化痰药、助消化药等[如复方甘草合剂,一般给予 1ml/(岁·次),次最大剂量 10ml];目前儿科临床已很少使用该方法计算儿童用药剂量。

(四) 参考成人剂量推算儿童剂量

仅用于药品说明书中未提供儿童剂量时。

(1)按儿童体重推算:儿童剂量 = 成人剂量 × 儿童体重 /70kg。此方法对年幼儿剂量偏小,而对年长儿,特别是体重过重儿,剂量偏大。

(2)按儿童体表面积推算:儿童剂量 = 成人剂量 × 儿童体表面积$(m^2)/1.73m^2$(成人按体重 70kg 计算的 BSA 为 $1.73m^2$)。

(3)按儿童年龄推算:该方法计算公式较多,目前临床已很少使用。

1)1 岁以内给药剂量 =0.01×(月龄 +3)× 成人剂量

1 岁以上给药剂量 =0.05×(年龄 +2)× 成人剂量

2)Fried 公式:婴儿剂量 = 月龄 × 成人剂量 /150

3)Young 公式:儿童剂量 = 年龄 × 成人剂量 /(年龄 +12)

(五) 按药动学参数计算剂量

按药动学参数来计算设计儿童给药方案是更为科学和合理的给药方法,其原理就是根据血药浓度监测结果,计算出药物的各种药动学参数,如生物利用度(F)、表观分布容积(V_d)、半衰期$(t_{1/2})$、消除速率常数(K_e)等,用药时再根据这些参数计算出达到有效血药浓度所需的剂量。如:

$$C = \frac{D \cdot F/\tau}{V_d \cdot K_e}$$

式中,C 为血药浓度;D 为剂量;τ 为给药间隔。

但国内外儿童的药动学研究较少,目前获得儿童药动学参数的药物较少,因此临床极少使用;但该方法将是未来儿童个体化用药的发展方向。

第三节　老年人用药

老年人一般指年龄超过 65 岁以上的人。随着年龄增长,老年人各脏器生理功能减弱,常患多种疾病,并且常为慢性病,因此老年人用药多且复杂。加之老年人对药物的处置和药物的反应性等发生

改变,使得老年人用药的不良反应发生率明显增高。因此,对老年人要做到合理用药,减少不良反应,就必须充分了解老年人的生理、生化功能的特征性变化,了解衰老和疾病对药物处置的影响,了解老年人对药物的敏感性和耐受性发生的改变等。

一、老年人生理特点

老年人生理生化功能通常会发生较大改变。①神经系统:大脑的重量较一般正常人减轻20%~25%,脑血流量减少,大脑皮质和脑萎缩,使脑不同部位的神经元有不同程度的减少,中枢神经元递质合成减少。老年人脑内酶活性减弱,中枢神经系统有些受体处于高敏状态,药物在小剂量可产生治疗作用,常规剂量即可引起较强的药理反应,出现耐受性降低现象。如老年人对三环类抗抑郁药、抗惊厥药和地西泮等均较敏感。老年人对苯二氮䓬类的敏感性高于年轻人,使用地西泮产生醒后困倦的不良反应比年轻人要高2倍。巴比妥类和地西泮易使老年人出现精神错乱、共济失调,易发生摔倒甚至骨折。②心血管系统:心肌收缩力减弱、心脏充盈受限制;心脏收缩期延长,使心肌耗氧和能量需要增加,对应激适应性降低;血压上升,压力感受器敏感性下降,易发生直立性低血压;血管弹性减弱,外周阻力增大,血流速度减慢,为维持脑血流量不变,肾与肝血流减少。③呼吸系统:功能减弱,肺活量减少,残气量增加,动脉血氧分压也降低。④消化系统:功能减弱,肠平滑肌张力下降易引起便秘。肝体积和肝血流量减少,肝微粒体酶氧化功能下降,CYP450酶含量下降,肝药酶对苯巴比妥的诱导反应减弱,药物首过效应减弱,生物利用度增加。⑤泌尿系统:肾血流灌注量降低,肾小球滤过率降低;肾小管分泌能力和重吸收能力降低,肾肌酐清除率减少。⑥内分泌系统:性腺功能降低,激素受体数量减少而致对促甲状腺素、生长激素、糖皮质激素等的敏感性改变,使老年人对葡萄糖和胰岛素的耐受力均下降。⑦免疫系统:老年人胸腺退变和萎缩,致使血清中胸腺激素水平逐渐下降,免疫球蛋白亦随年龄增长而下降,此外,老年人自身免疫抗体出现的频率较高。

二、老年人药动学特点

(一) 药物吸收

老年人胃肠道活动减弱,胃酸分泌量仅为20岁年轻人的25%~35%,胃内酸度降低,影响弱酸性药物和弱碱性药物的解离度和脂溶性,从而影响吸收。对弱酸性药物如巴比妥类、地高辛的吸收因pH升高而可能减少,对弱碱性药物则可能吸收增多。四环素等也因溶解度降低减少吸收,但对青霉素等在酸性环境中不稳定的药物则吸收可能增加。

老年人的胃排空速度减慢,致使大多数由小肠吸收的药物进入小肠的时间延迟,吸收速率降低,血药达峰时间延迟,峰浓度降低。老年人胃肠道某些主动转运系统功能降低,对于主动转运吸收的药物,如铁、半乳糖、葡萄糖、钙、维生素 B_1、维生素 B_6、维生素 B_{12} 及维生素 C 等,在老年人中均吸收减少。

老年人消化道黏膜吸收面积可减少30%左右,肠内液体量也相应减少,将使一些不易溶解的药物如氨苄西林、地高辛、甲苯磺丁脲等吸收减慢。肠蠕动减慢,使一些药物长时间停留在肠道内,利于大多数药物吸收,也易发生不良反应。老年人肠道和肝血流量减少,使地高辛、奎尼丁、普鲁卡因胺、氢氯噻嗪等药物的吸收明显减少。肝血流量减少使一些主要经肝消除的药物如普萘洛尔、利多卡因等首过效应降低,血药浓度相应升高甚至产生不良反应,须适当调整给药量。肌内、皮下注射给药,可因老年人局部循环差及肌肉萎缩、血流减少,使药物吸收速率下降。老年人对某个具体药物的吸收利用,应综合上述因素作综合判断,再进行剂量的调整。

(二) 药物分布

影响药物体内分布的因素有血流量、机体、体液的 pH、药物与血浆蛋白结合率及药物与组织的结合率等。随着年龄增长,老年男性脂肪组织从占体重的18%增至36%,女性则从33%增至48%。老年人药物分布的变化特点是使老年人体内水溶性药物表观分布容积减小,血药浓度升高,而脂溶性药物表观分布容积增大,药物作用时间延长,如脂溶性药物如氯氮䓬、地西泮、利多卡因等在老年人组织中分布较多,作用持久;亲水性药物如吗啡、奎宁、对乙酰氨基酚、安替比林、哌替啶等则分布容积减小,血药浓度增加。地高辛、洋地黄毒苷等药物的分布容积也随年龄增长而逐渐降低,所以要注意减量或延长给药间隔时间。

老年人的血浆蛋白浓度随着年龄的增长而降低,致使游离型药物浓度增加,药物作用增强。血浆蛋白结合率高的药物,游离型药物浓度升高,药效增强,甚至出现毒性反应。如普萘洛尔、苯妥英钠、甲苯磺丁脲、地西泮、华法林、氯丙嗪、洋地黄毒苷和水杨酸盐、吗啡、哌替啶等,可因结合量减少使血中游离型药物浓度增高。老年人服用常规剂量的华法林,可因血浆游离型药物浓度增加而引起出血的危险增加。吗啡在老年人体内血浆蛋白结合率降低,使该药对老年人镇痛效果更好。老年人应用普萘洛尔,由于血浆中游离的普萘洛尔增多,易造成心输出量减少,引起大脑供血不足,出现头晕、昏迷等症状。当老年人同时使用多种血浆蛋白结合率高的药物时,由于产生竞争置换作用,容易发生毒副反应。如老年人合并应用吲哚美辛与甲苯磺丁脲时可引起严重低血糖反应。游离型药物浓度增加,也常使消除加速,药物半衰期缩短。

(三) 药物代谢

老年人肝脏重量比年轻人减轻 15%,酶的合成减少,活性降低,使药物在肝内转化速度减慢,半衰期延长。这对肝清除率高,首过效应明显的药物,影响较大,可提高生物利用度。对必须经肝脏活化才有效的药物也有较大影响。例如,老年人口服单剂量的普萘洛尔后,血药浓度显著高于年轻人,长期用药时,70 岁老年人的稳态血药浓度可为 40 岁者的 4 倍。肝药酶活性随年龄增长而降低,经肝药酶灭活的药物半衰期往往延长,血药浓度升高。如苯巴比妥、对乙酰氨基酚、保泰松、吲哚美辛、氨茶碱、三环类抗抑郁药等,血药浓度约增高一倍,作用时间延长。老年人肝药酶活性减弱也存在个体差异,肝药酶的活性还受营养与维生素是否缺乏等多种因素影响。值得注意的是,有些肝药酶在老年人体内活性并不降低,如乙醇的脱氢酶,异烟肼、肼屈嗪、普鲁卡因胺的乙酰化酶及苯二氮䓬类的葡糖醛酸转移酶等,这些药物在体内的代谢并不减慢。随着年龄增加,肝血流量也逐渐减少,如 78 岁较 25 岁下降近 60%~70%,多次或反复给药时会使稳态血药浓度升高,导致药物蓄积,毒副反应增加。

很多因素可以影响肝脏药物代谢,老年人肝脏代谢药物能力的降低不能由一般的肝功能测定来预知,肝功能正常并不代表肝脏药物代谢能力正常。迄今尚无令人满意的测定肝代谢功能的定量指标,因此,老年人用药剂量个体化十分重要。

(四) 药物排泄

大多数药物及其代谢产物经由肾脏排泄。随年龄增长,肾脏重量减轻、肾血流量减少、肾小球滤过率降低、肾小管的主动分泌功能降低。肌酐清除率也随着年龄增长而降低,但血清肌酐浓度仍可能正常,这是因为老年人肌肉有不同程度的萎缩,使肌酐产生减少。因此建议评价肾小球滤过率是否正常应测定内源性肌酐清除率。通过测定肌酐清除率,可对肾功能减退时的给药方案进行调整。

老年人药物排泄能力下降,即使无肾脏疾病,主要经肾脏排泄的药物,在老年人体内消除减慢,$t_{1/2}$ 延长,肾清除率下降,容易导致蓄积中毒。老年人应用地高辛、苯巴比妥、头孢菌素类、普萘洛尔、四环素类、阿司匹林、磺胺类、降血糖药、锂盐、甲氨蝶呤等药物,半衰期均有相应延长,应相应减少剂量。年龄对一些药物吸收、分布、生物转化和排泄的影响,见表 7-3。

三、老年人合理用药的原则

1. 药物的选择 用药前须明确诊断和详细询问用药史,明确用药适应证,以合理选择药物。选择利大于弊的药物。同时尽可能减少药物种类及用药量,抓住患者主要疾病问题,联用药物以不超过 3~4 种为宜。同时避免使用老年人禁用或慎用的药物,如肾毒性大、易引起抑郁症、导致直立性低血压等的药物。不滥用滋补药及抗衰老药。

2. **剂量的掌握**　严格遵守从小剂量开始和剂量个体化原则。老年人用药量在《中国药典》中规定为成人量的 3/4，一般开始用成人量的 1/2 即见效果，再根据临床反应调整剂量，直至出现满意疗效而无不良反应为止。每次增加剂量前至少要间隔 3 个血浆半衰期。老年人用药反应的个体差异比其他年龄的人更为显著，最好根据患者肝肾功能情况来决定及调整剂量。对主要由原型经肾脏排泄的药物、安全性差的药物以及多种药物同时合用时，及时调整剂量更为重要。对一些治疗指数较小的药物需进行血药浓度监测。

3. **给药途径和时间的掌握**　老年患者需要长期用药时，选择适合老年人且服用方便的药物剂型。尽可能口服给药，对部分吞咽困难的，可改用液体剂型，必要时可用注射给药。急性患者可选用静脉滴注或静脉注射给药。尽量少用肌内或皮下注射，因为老年人的肌肉对药物的吸收能力较差，注射后疼痛较显著且易形成硬结。选择合适的用药时间对老年人进行治疗，可以提高疗效和减少毒副作用。如降血压药宜在早晨血压上升前半小时服用，皮质激素类药物现在主张长期用药者在控制病情后，采取隔日 1 次给药法，即根据皮质激素昼夜分泌的节律性，把 2 天的总量于隔日上午 6~8 时 1 次给药，对肾上腺皮质功能抑制较小，疗效较好，发生库欣综合征等不良反应较小。还要根据药物特点给药，如阿卡波糖需餐时服用，促胃动力药、抑酸药物一般需要餐前服药。病情好转要及时减药或停药，做好病史和用药史的记录。

四、老年人应慎用的治疗药物

由于生理生化功能改变，使老年人用药机会和用药品种数相应增加，药品不良反应发生率较高。多种药物联用会对老年人产生诸多负面结果，包括增加药品不良反应、药物相互作用的发生风险以及医疗费用等。特别是伴随年龄的增长，老年人身体各系统、器官发生退行性变化，更易导致药品不良事件，甚至发生药源性疾病。老年人不适当用药越来越得到重视。潜在不适当用药（potentially inappropriate medication）是指药品的潜在不良风险超过预期获益。

目前，老年人不适当用药的评估方法也被总结出来，用以评估老年人用药，改善老年人的用药品质，减少发生药品不良反应的风险。多重用药适当性评估方法主要分两类：第一类是基于主观判断的方法，通常是根据患者信息和已发表文献来判断处方是否适宜，评价结果依赖评价者已掌握的知识和信息。第二类是基于客观标准的明确方法，通常是从文献、专家意见或共识基础上发展起来的，其中以美国的 Beers 标准和欧洲的 STOPP/START 准则为代表。我国也在 2017 年发布了适合我国国情的《中国老年人潜在不适当用药判断标准》。部分老年人潜在不适当用的药物见表 7-4。各系统药物详细介绍见下文。

表 7-4　老年人潜在不适当用的药物

药物类别	药物名称
神经系统用药	劳拉西泮、阿普唑仑、苯海索、艾司唑仑、尼麦角林、氯硝西泮、地西泮、苯妥英钠
抗精神病药物	氟西汀、利培酮、奥氮平、喹硫平、阿米替林、氯丙嗪、多塞平、马普替林、氯氮平、奋乃静、氟奋乃静、氟哌啶醇、阿立哌唑、氟伏沙明、舒必利
解热镇痛抗炎药与抗风湿药	萘丁美酮、双氯芬酸、布洛芬、吲哚美辛、保泰松、吡罗昔康、萘普生、依托考昔、≥2 种非甾体抗炎药合用
心血管系统用药	利血平（>0.1mg/d，降压 0 号和复方利血平片等）、多沙唑嗪、地高辛（>0.125mg/d）、胺碘酮、可乐定、普鲁卡因胺、硝苯地平（常释剂型）
抗过敏药	氯苯那敏、异丙嗪、苯海拉明
内分泌系统用药	胰岛素、生长激素、格列本脲、甲地孕酮
血液系统用药	华法林、氯吡格雷、噻氯匹定

续表

药物类别	药物名称
泌尿系统用药	螺内酯、托特罗定
呼吸系统用药	茶碱
抗感染药物	氨基糖苷类抗生素、万古霉素、克林霉素
消化系统用药	莨菪碱类、颠茄生物碱、西咪替丁
麻醉药与麻醉辅助药	哌替啶、吗啡、吗啡缓释片、曲马多
骨骼肌松弛药	巴氯芬、氯唑沙宗

（一）治疗心血管系统疾病的药物

1. **抗动脉粥样硬化药**　高脂血症老年患者应尽可能食用低脂肪和低胆固醇食物,对于低密度脂蛋白和总胆固醇血浓度分别高于 4.15mmol/L 和 8.9mmol/L 的患者,普遍认为用血脂调节药物进行治疗是有益的。考来烯胺、考来替泊、烟酸、氯贝胺和吉非贝齐等具有较严重的不良反应,老年患者应慎用这些药物。

2. **抗高血压药**　老年人血压随年龄增长而逐渐上升,压力感受器反应功能障碍,血压调节功能下降,对降压药的耐受性较差,易出现直立性低血压。老年高血压以外周血管阻力高、血浆肾素浓度低和心输出量低为特征,但是目前没有单一的药物能改善老年人的这些生理状态。老年患者选择抗高血压药应根据药物疗效和自身特点而定,常用降压药包括钙通道阻滞药（CCB）、血管紧张素转化酶抑制剂（ACEI）、血管紧张素Ⅱ受体阻滞剂（ARB）、利尿药和 β 受体拮抗剂五类。

3. **抗心绞痛药与治疗心肌梗死药**　老年人体内清除普萘洛尔、阿替洛尔、普拉洛尔等 β 受体拮抗剂能力降低,稳态血药浓度升高。老年人肝脏代谢普萘洛尔的能力降低,首过效应减弱,使其血浆游离浓度升高,易出现不良反应。因此,老年人应用普萘洛尔应减少剂量或延长给药间隔时间。维拉帕米和地尔硫䓬应慎用于有心脏传导系统疾病的心绞痛患者,特别是与 β 受体拮抗剂合用,应监测老年患者心脏传导系统。老年人消除维拉帕米的半衰期较年轻人长,长期服用该药应减少剂量。

4. **抗充血性心力衰竭药**　老年人心力衰竭的治疗与成年人相同,但需注意一些问题。地高辛是老年人发生药品不良反应中最常见的药物之一。原因是地高辛的治疗量与中毒量接近,2/3 经肾排泄,1/3 经肝胆排出,老年人肝、肾功能减退,使其半衰期延长,故所需的维持量比年轻人小。地高辛能改善伴有房颤的老年心力衰竭患者的症状,但应减小其维持剂量,一般给予常规剂量的 1/2 或者 1/4,有条件的应进行血药浓度监测。利尿药是治疗老年患者水肿和肺充血的主要手段,但老年人应用噻嗪类利尿药及呋塞米后低血钾、低钠血症、低血容量、直立性低血压、氮质血症等发生率较年轻人明显上升,因此,必须定时监测血中电解质浓度,防止出现电解质紊乱,并注意防止发生直立性低血压。

5. **抗心律失常药**　抗心律失常药是老年人使用较多的一类药物。室上性心动过速可用地高辛、维拉帕米、地尔硫䓬、β 受体拮抗剂或腺苷来控制。利多卡因是治疗老年人室性心律失常的常用药物,但老年人利多卡因首过效应减弱,清除率也降低,致其血药浓度升高,加之老年人窦房结和房室传导功能减退,易受药物抑制,所以应用利多卡因时剂量应减少 50%,必要时监测血药浓度。

6. **防治脑血管疾病药**　常用的防治药物阿司匹林通过抗血小板聚集而预防脑卒中,但在老年人即使服用低剂量也可引起出血,应从最低剂量开始,对高龄患者更应慎重。氯吡格雷、吲哚布芬用于阿司匹林无效或不能耐受的患者,是抗血小板聚集药替代品。

7. **防治血栓栓塞性疾病药**　血栓栓塞性疾病在老年患者很常见,深静脉血栓通常无症状,但可引起肺动脉栓塞而致死,因此预防深静脉血栓对所有高危老年患者非常重要,但由于老年人血浆蛋白含量减少,体内合成凝血因子速率仅为年轻人的 33%~50%,故对肝素和口服抗凝血药非常敏感,正常成人剂量即可引起持久的凝血障碍,产生自发性出血的危险。70 岁以上老年患者需要华法林的剂量仅为 40~60 岁患者的 30%。老年患者使用抗凝血药除适当减少剂量外,还需加强监护,防止老年患者可能发生的出血现象。

（二）治疗阻塞性气道疾病的药物

老年哮喘患者通常并发心脏病,使其治疗更加复杂。拟交感神经药和茶碱等支气管舒张剂能增加心肌耗氧量以及加重房性和室性心动过速,应采用吸入给药方式,避免使用口服和其他肠道外途径给药产生较严重的心脏不良反应(心律失常和心绞痛)。老年人服用氨茶碱后容易出现中毒,表现为烦躁、呕吐、记忆力减退、定向力差、心律失常、血压急骤下降等甚至死亡。静脉注射速度过快或浓度太高可引起心悸、惊厥等严重不良反应。氨茶碱主要通过肝药酶 CYP1A2 代谢,当与 CYP1A2 酶抑制剂(如环丙沙星等喹诺酮类抗菌药物)联合用药时,应适当减少茶碱给药剂量或调整给药间隔,并监测茶碱血药浓度,以避免茶碱血药浓度过高引起的毒副作用。

（三）治疗内分泌和代谢性疾病的药物

1. 治疗甲状腺疾病药　甲状腺功能亢进和甲状腺功能减退的发病率常随年龄增长而增加。老年甲状腺功能亢进患者 50% 以上可发生充血性心力衰竭,需要紧急救治。放射性碘疗效确切,可用于治疗老年人甲状腺功能亢进,但可能有加重老年人甲状腺功能亢进的危险,放射治疗后可用抗甲状腺药丙硫氧嘧啶、卡比马唑(carbimazole)或甲巯咪唑迅速降低甲状腺功能,也可选用 β 受体拮抗剂普萘洛尔进行治疗,能减轻甲状腺功能亢进的多种症状,如心动过速、焦虑,但在用药时应注意加强对老年患者的观察。自身免疫性甲状腺炎是最常见的甲状腺功能减退病因,含碘药物胺碘酮以及长期锂盐治疗也可诱发甲状腺功能减退。老年患者应使用较低剂量的甲状腺素替代治疗,以防止心肌缺血和心律失常加重。

2. 治疗非胰岛素依赖的糖尿病药　应该注意并不是所有患糖尿病的老年患者都需要药物治疗。对无症状无酮症的患者,应进行饮食控制和适量运动,保持理想的体重。老年人对糖代谢调节功能减退,口服降血糖药易引起低血糖和低血糖性昏迷,所有口服降血糖药用于老年患者都应从小剂量开始,逐渐增量,防止产生低血糖反应。胰岛素治疗也常可引起低血糖反应,应加以注意。由于低血糖症状难以察觉,应警惕发生昏迷或跌倒等严重后果。

3. 治疗骨质疏松药　60 岁以上老年人患有骨质疏松症的比例很高,对明确诊断为骨质疏松的治疗,主要是防止骨质进一步丢失和减轻疼痛等症状。依降钙素(elcatonin)、二膦酸盐类能抑制破骨活性,减少骨小梁丢失,增加骨矿物质沉积,能较为有效地防治骨质疏松和骨折。氟化物有很强的骨同化作用,但常引起胃炎、腱炎,甚至关节炎,不宜应用于老年人。

（四）治疗风湿性疼痛的药物

风湿性疾病是老年人常见病和高致残性疾病,可用非甾体抗炎药、皮质激素等治疗其所致关节痛,但老年患者使用这两类药物的指征应谨慎掌握。阿司匹林的血药峰浓度、达峰时间、药 - 时曲线下面积均随年龄而增大,非甾体抗炎药诱发的胃损害也与年龄相关。老年人使用对乙酰氨基酚时,半衰期可延长。吲哚美辛的半衰期在老年人也有所延长。其他解热镇痛药如布洛芬、双氯芬酸,老年人与年轻人无差别。而萘普生因老年人的血浆蛋白结合力低,同剂量的游离血药浓度比年轻人高一倍,易发生毒性反应。因老年人常患有骨质疏松,再用皮质激素类药物,易引起骨折和股骨头坏死,尤其是股骨颈骨折,故应尽量少用或不用,更不能长期大剂量应用。如必须应用,须加服钙剂及维生素 D。

（五）治疗消化系统疾病的药物

便秘是老年患者常见症状,年老体弱患者粪便干结和排便次数少,通常需常规使用缓泻剂。不适用液体泻药的患者,可使用植物纤维类膨胀泻药,必要时可用渗透性泻药山梨醇或乳糖。对一些顽固性肠蠕动减少的老年患者,可口服成人 1/2 量的番泻叶制剂或比沙可啶(bisacodyl),直到改善症状。老年患者在缓泻药开始使用时剂量应较低,起效后应尝试减少或停止使用缓泻药。

（六）治疗尿失禁的药物

尿失禁在老年人较为常见，分为医源性急性尿失禁和慢性尿失禁。医源性急性尿失禁通常是功能性的，医源性因素去除即可恢复；慢性尿失禁常需要药物治疗。由于膀胱逼尿肌主要受副交感神经支配，因此抗胆碱药依美溴铵（emepronium bromide）、双环维林（dicycloverine）和溴丙胺太林等可降低逼尿肌收缩、增加膀胱容量而治疗尿失禁。奥昔布宁（oxybutynin）是这些药物中最常用的，但在老年患者中常因药品不良反应如精神错乱、口干、恶心、便秘、瞳孔散大、心动过速而限制应用。此外，β_3受体激动剂米拉贝隆已被批准用于膀胱过度活动症（OAB），其优点是不影响膀胱排空，不易造成急性尿潴留；可有效改善膀胱过度活动症患者尿频、急夜、尿失禁等各项症状；并且使用方便灵活、安全性良好、不良反应少。

（七）治疗疼痛药物与麻醉用药

慢性疼痛是老年人多种疾病的最常见症状之一。老年人应用非甾体抗炎药及吗啡类镇痛药应从小剂量开始，根据疼痛程度或耐受性适当增加剂量。老年人对吗啡的镇痛作用敏感，同一剂量的效应为年轻人的 3~4 倍，作用时间延长。神经系统疾病引起的严重疼痛，抗惊厥药以及抗抑郁药是非常有效的镇痛药，它们既能控制疼痛症状又有解除抑郁症的作用。老年患者硫喷妥钠诱导麻醉所需剂量可降低 50%，这是由于硫喷妥钠从中枢神经系统清除减慢的缘故。随年龄增长，吸入性麻醉剂肺泡气最低有效浓度（MAC）降低，氟烷和异氟烷肺泡气苏醒浓度也随年龄增长而降低。老年人琥珀胆碱和维库溴铵（vecuronium bromide）的神经肌肉阻断作用起效较慢，由于清除也减慢，老年人维库溴铵的肌松持续时间延长。

病例分析

思考题

1. 某一妊娠 6 周的妊娠期妇女患上呼吸道感染，希望服药治疗，请为她开一张处方，并说明其用药依据及可能的作用机制。

2. 查阅资料，为一老年 2 型糖尿病患者制定合理的治疗方案（包括饮食、运动和药物）。

第七章
目标测试

（王晓玲）

参 考 文 献

［1］合理用药国际网络中国中心组临床安全用药组, 中国药理学会药源性疾病学专业委员会, 中国药学会医院药学专业委员会, 等. 儿科人群用药错误防范指导原则. 药物不良反应杂志, 2018, 20 (5): 324-328.

［2］中国老年保健医学研究会老年合理用药分会. 中国老年人潜在不适当用药判断标准 (2017 版). 药物不良反应杂志, 2018, 20 (1): 2-8.

第八章

药物基因组学与临床用药

第八章
教学课件

药效的个体差异是临床药物治疗中一个非常重要的问题,而基因变异是导致药效个体差异的一个重要内在因素,甚至会成为决定因素。遗传变异引起的药物反应个体差异主要是因为影响药物体内过程和效应的代谢酶、转运体和靶标的编码基因存在很多变异,这些基因变异是药物基因组学的主要研究内容,特别是精准医疗的理念越来越深入人心后,药物基因组学的研究和应用也得到了前所未有的重视。

第一节 概 述

一、基本概念

基因(gene)是遗传信息的基本单位,一般指位于染色体上编码一个特定功能产物(如蛋白质或RNA 分子等)的一段核苷酸序列。人类基因组共有 23 对染色体,其中 22 对为常染色体,另外一对为性染色体,含有约 30 亿个碱基对的 DNA,包含约 2.7 万个基因,它们控制着个体的发育、生长、生殖和代谢,并在疾病发生中起重要作用。人类基因通常包括两大区域:一为编码区,约占基因组的 5%,包括外显子与内含子;二为侧翼序列,位于编码区的上游或下游,具有调控作用,包括启动子、增强子和终止子等。基因的微小差异就可导致身高、肤色、指纹、血型和性格等表型性状的差异。特定基因的变异还会影响人体对疾病的易感性,以及人体对药物的反应性(包括药动学、药效学和药品不良反应)。多态性的产生是多个不同等位基因共同作用的结果,一般把在某个人群中频率超过 1% 的基因变异定义为基因多态性(genetic polymorphism),不足 1% 的称为自然变异。

基因多态性的研究,为临床医学、遗传学和药物治疗学的发展开拓了新的领域。例如,由单核苷酸多态性(single nucleotide polymorphism,SNP)造成药物代谢酶和转运体功能发生改变,进而引起相关药物体内过程的改变;人群中一定比例的个体在受体的数量、结构、功能等方面存在变异,导致药物与靶蛋白亲和力及药物活性等方面出现差异,并有可能影响到药物的药理学和药效学效应;某些决定药物反应大小的蛋白和相关基因也同时与某些疾病的病理过程有关。按照不同个体的基因多态性的特点用药,将会使临床治疗更符合个体化的要求。

早在 20 世纪初,英国学者 Arrod 就提出,缺损基因的遗传可引起特定酶的活性缺失,从而导致"先天性代谢缺陷",并指出个体对药物反应的差异主要是遗传差异所致。随后,在 20 世纪 50 年代,兴起了遗传药理学(pharmacogenetics)研究,主要研究机体的基因多态性在药物反应个体差异中的作用。20 世纪 80 年代后,分子生物学的发展为遗传药理学提供了有力的研究手段。例如,在参与药物代谢最常见的肝微粒体 CYP450 酶中,人们克隆了编码异喹胍羟化酶的基因,并通过载体成功表达了

CYP2D6 酶,然后对其多态性进行了研究。其后又陆续阐明了许多药物代谢酶、转运体和受体的分子机制,使这些生物标志物的临床意义更加清楚。

药物基因组学(pharmacogenomics)是 20 世纪 90 年代在遗传学、基因组学和遗传药理学基础上发展起来的一门新兴交叉学科,源于全基因组学技术的出现和兴起,即 1990 年国际上开始的人类基因组学研究计划(human genome project),到 2003 年人类基因组测序的完成,为药物基因组学的发展奠定了坚实的基础。该学科是研究人类基因组信息与药物反应之间的关系,利用基因组学信息解答不同个体对同一药物反应上存在差异的遗传原因。药物的效应主要由药动学和药效学通路上的基因多态性决定:如基因编码药物代谢酶,不同基因型的个体代谢能力存在差异,从而使个体间血浆药物浓度不同;若基因编码药物作用的受体,不同基因型的受体敏感性不同,使同一药物浓度下个体间反应不同。

二、研究范围

药物反应的个体差异是临床药物治疗中一个非常重要的现象和问题,而遗传是导致个体差异的一个重要内源性因素,也经常是决定性因素。遗传变异引起的药物反应个体差异主要来自影响药物体内过程和生物学效应的药物代谢酶(drug metabolizing enzyme)、药物转运体(drug transporter)、药物作用靶点(drug target)的编码基因的多态性,因此,这些基因的多态性是药物基因组学的主要研究范围和内容。目前已明确了许多药物代谢酶、转运体和靶点具有基因多态性,而其中一些的临床意义也得到了阐明。

在药动学方面,药物转运体的基因多态性可影响药物的吸收和分布等体内过程,如跨膜外转运体 P- 糖蛋白(P-glycoprotein,P-gp)的过量表达,会降低某些药物的口服生物利用度,同时也与肿瘤细胞的多药耐药有关;血浆蛋白则可因基因多态性而致功能异常,进而影响游离血药浓度和药物的分布;某些转运体的变异也是引起机体对药物吸收分布异常的主要因素;药物代谢酶的多态性主要影响药物的代谢,有研究在给予健康的同卵和异卵双生子同一剂量的同一药物后,发现同卵双生子间对药物消除的差异远远小于异卵双生子间对药物消除的差异,说明基因多态性是影响药物消除的重要因素。目前研究基因多态性对药物代谢的影响最多,而对药物排泄的影响研究相对较少。

从药效学上看,多数药物的作用靶点是蛋白质(包括受体、酶、离子通道等),它们都是相应基因表达的产物。人群中表达蛋白的结构基因或调控结构基因表达的调节基因在序列上通常呈多态性,表现为一定比例的个体在蛋白质靶点的数量、结构、功能等方面存在变异,导致在各种疾病的发病机制、药物与靶蛋白亲和力及药物活性发挥等方面出现差异,并有可能影响到药物的药效。蛋白质表达量和结构功能变异的直接或间接影响,也可能是药物产生副作用的根本原因,这种变异能影响药物副作用的发生频率和严重程度。

三、研究方法

主要策略是选择与药物作用和体内过程相关的候选基因进行研究,发现并鉴定基因序列的变异。目前常用的研究方法主要分为表型分型方法和基因分型方法。

药物代谢酶多态性的表型分型(phenotyping)是通过检测个体的代谢能力来间接分析其基因变异。选择某些药物代谢酶的特定底物作为探针药物,给予受试者服用一定时间后收集血液或尿液,采用高效液相色谱法(high-performance liquid chromatography,HPLC)等手段分离测定血(尿)中原型药物和代谢产物浓度,计算原型药物与代谢产物摩尔浓度比值(metabolic ratio,MR),依据特定的分界点将受试者区分为慢代谢型(poor metabolizer,PM)者、中速代谢型(intermediate metabolizer,IM)者、快代谢型(extensive metabolizer,EM)者和极快代谢型(ultrarapid metabolizer,UM)者。如控制好表型分型的试验条件(即肝、肾功能正常,无合并用药等),其分型结果可直观地反映出受试者对某些药物在体内代谢的快慢程度。

例如，右美沙芬等用于 CYP2D6 酶的表型测定，美芬妥英等用于 CYP2C19 酶的表型测定，咖啡因等用于 NAT2 酶的表型测定等。当然，表型分型也有其不足，如特异性探针种类有限，受试者的生物样品取样困难，合并使用某些药酶抑制剂如氟西汀、特比萘芬会导致分型结果不正确等。

随着分子生物学研究技术的发展，出现了基因分型（genotyping）方法，通过提取受试者 DNA 直接分析基因变异情况，可以快速、准确地发现有药物代谢或受体活性异常的个体，且结果终身不变。如聚合酶链反应（polymerase chain reaction，PCR）、限制性片段长度多态性（restriction fragment length polymorphism，RFLP）、焦磷酸测序（pyrosequencing）和基因芯片（gene chip）技术等。例如，多个基因多态性对治疗急性淋巴细胞白血病（acute lymphoblastic leukemia，ALL）药物的作用和毒副作用有显著的影响，个体化给药可以改善治疗。人们现已明确白血病的成熟淋巴细胞是预后的重要指标，可以为选择治疗强度提供决策帮助；细胞因子和其他决定患者对病原微生物敏感性的因子也存在基因多态性；心血管系统、内分泌系统中及其他可能影响药物对患者疗效或毒性的受体也存在多态性。因此，人们试图设计一种"ALL 基因芯片"，可协助临床医生客观且迅速地制定 ALL 个体用药方案。该芯片从癌症基因分型、人体易感性的基因分型、药物代谢酶的基因分型、感染防御的基因分型几个方面确定患者对药物的敏感性、药物在体内代谢的情况及可能的毒副作用（包括心血管系统、内分泌系统毒性和感染风险等），给出个体化治疗的建议。基因分型的优点是测定结果可靠，不受患者身体状况及同时服用的药物为酶抑制剂或诱导剂的影响，其缺点是测定方法复杂，干扰因素较多。

第二节　药物作用靶点基因多态性对临床用药的影响

靶点或受体基因多态性至少包括了基因和蛋白质两个水平上的多态性，突变类型可以是基因缺失、异常拼接、点突变等，其中发生在结构基因外显子上的突变可能会引起蛋白多态性。发生在受体或靶点基因上的突变和蛋白上氨基酸的变异并不一定会导致受体功能的改变。但是受体或靶点的基因多态性一旦具有功能意义，就极可能对药物效应产生影响。

（一）5- 羟色胺受体

5- 羟色胺（5-hydroxytryptamine，5-HT）作为神经递质，需与 5- 羟色胺受体（5-hydroxytryptamine receptor，5-HTR）结合才能发挥正常的生理功能。5-HTR 分为 7 大类 14 个亚型，介导包括情感调节在内的多种生理功能，其中 5-HT1AR、5-HT2AR、5-HT2CR、5-HT3R、5-HT6R、5-HT7R 与抑郁症关系密切。5- 羟色胺受体 5-HT1AR 与 5- 羟色胺再摄取抑制剂（SSRI）增加抗抑郁作用有关，其调控基因多态性可以解释抗抑郁药物及其他抗精神病药物的个体差异。5-HT1AR 的 *-rs6295* 基因上，C 等位基因纯合子型患者服用氟西汀的疗效比其他基因型患者更好。5-HT2AR 调控基因可能与不良反应如迟发性运动障碍（tardive dyskinesia，TD）相关。一项韩国研究发现 5-HT2AR 的 –1438A>G 多态性影响西酞普兰治疗重症抑郁症的效果，G 等位基因纯合子型患者的疗效比其他基因型患者更好。

（二）多巴胺受体

多巴胺受体是典型抗精神病药物的主要靶点，如氯丙嗪和氟哌啶醇。多巴胺受体（dopamine receptor，DR）分为 5 种亚型：D1、D2、D3、D4 和 D5。其中 D2 和 D3 的药物基因组学研究最多。D2 受体是第一代抗精神病药物（如氯丙嗪和氟哌啶醇）的主要靶点。D2 受体编码基因为 *DRD2*，其编码区的 *Ser311Cys* 和 *–141-C* 插入 / 缺失两个 SNP 与抗精神病疗效相关，*–141-C* 缺失变异导致受体蛋白表达降低而 *311Cys* 导致受体功能减弱，因而皆可造成 D2 受体对抗精神病药物的反应下降。药物副作用也与基因多态性有关。迟发性运动障碍（TD）由于发生率高，且具有不可逆性，因而被认为是精神病治疗中最严重的锥体外系副作用。*DRD2* 的 *–141-C* 缺失变异导致受体蛋白表达降低、功能减弱，与 TD 的发生存在负相关性，有研究表明每段等位基因的缺失将患 TD 的风险降低 0.20。多巴胺受体 D3 编码基因为 DRD3，人们发现，DRD3 多态性与抗精神病药物长期治疗的副作用有关。在有典型的轻度 TD 患者中，DRD3 基因上的 9 位丝氨酸/甘氨酸突变纯合子为 22%~24%，而无 TD 表现的患者中，DRD3 基因上的 9 位丝氨酸/甘氨酸突变纯合子则为 4%~6%。说明突变型纯合子的患者更易发生 TD，这个结果可为将来选择合适的抗精神病药物（包括氯氮平、奥氮平、喹硫平及利培酮）及设计合理的用药方案打下基础。

（三）维生素 K 环氧化物还原酶

维生素 K 环氧化物还原酶（vitamin K epoxide reductase，VKOR）是华法林的主要作用靶点，能够催化环氧化维生素 K 生成还原性维生素 K。由于华法林抑制 VKOR 的催化反应，体内还原性维生素 K 生成不足，导致含有谷氨酸残基的凝血因子 Ⅱ、Ⅶ、Ⅸ、Ⅹ 和蛋白 C、S、Z 无法被激活，最终阻止血液凝固。华法林的代谢和作用途径详见图 8-1。VKOR 由维生素 K 环氧化物还原酶复合体亚单位 1（VKORC1）基因编码，研究发现，除了代谢酶 CYP2C9 的基因多态性可以导致华法林维持剂量的个体差异之外，VKORC1 的基因多态性在华法林需求剂量的个体差异中也发挥着重要的作用。

与 CYP2C9 不同，VKORC1 的基因多态性突变多不改变蛋白质结构，而是影响酶表达水平。目前发现，VKORC1 的 −1639G>A 多态性突变位点与华法林抗凝疗效密切相关，不同基因型患者所需华法林剂量差异明显。−1639A 等位基因的转录水平要低于 G，因此所需剂量低。G 在欧洲人中出现频率要高于 A，而东亚人正好相反，这是为什么东亚人所需香豆素类抗凝药的剂量显著低于欧洲人。大量独立的临床研究已经证明华法林的有效剂量和 −1639G>A 密切相关，据估计，大概 20% 的华法林剂量个体差异性可以归结于 VKORC1 的这个 SNP。

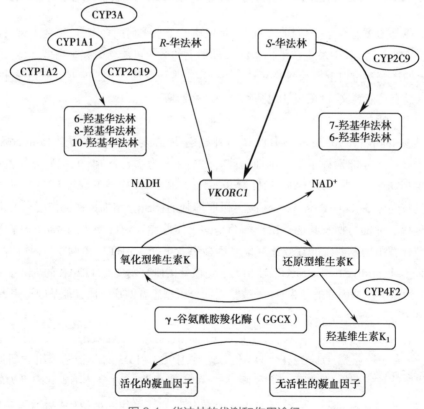

图 8-1 华法林的代谢和作用途径

（四）血管紧张素转换酶

血管紧张素转换酶（angiotensin converting enzyme，ACE）是肾素-血管紧张素系统的关键酶，也是 ACE 抑制剂（ACE inhibitor，ACEI）的作用靶点。ACE 基因位于 17 号染色体 17q23，其内含子 16

存在 288bp 的 Alu 插入(insertion)/缺失(deletion)多态性导致三种基因型:II(插入纯合子)、ID(插入缺失杂合子)和 DD(缺失纯合子),白色人种、黑色人种和亚洲人群中 D 等位基因频率分别为 56.2%、60.3% 和 39.0%。ACE ID 多态性可影响血浆 ACE 的水平,DD 基因型个体血浆 ACE 的活性升高,依那普利治疗后 ACE 活性下降更明显;在初治的高血压患者中,DD 型患者福辛普利的降压疗效增强;在高血压合并左心室肥大和舒张期充盈障碍的患者中,DD 基因型患者服用依那普利和赖诺普利后心功能改善程度优于 ID 和 II 基因型患者;II 基因型患者应用赖诺普利或卡托普利时肾功能下降更明显。

(五) 表皮生长因子受体

吉非替尼(gefitinib)、奥希替尼(osimertinib)等是表皮生长因子受体(epidermal growth factor receptor,EGFR)酪氨酸激酶抑制剂,通过竞争性结合 EGFR 上的 ATP 结合位点,阻止酪氨酸残基磷酸化,从而终止 EGFR 信号通路的传导,起到抑制肿瘤生长、转移和血管生成的作用。EGFR 突变集中出现在 18~21 外显子上,这部分基因序列负责编码 EGFR 酪氨酸激酶的 ATP 结合位点。其中临床意义最大的是第 19 号外显子缺失(exon19del)、第 21 号外显子上的 L858R 突变和第 20 号外显子上的 T790M 突变,非小细胞型肺癌(NSCLC)中的 EGFR 突变约 90% 属于这几种突变,前两种突变基因的分布有明显的群体差异,在白色人种中小于 10%,而在亚裔、女性、非吸烟者、腺癌人群中则可达 30%~40%。

NSCLC 细胞系的体外试验结果显示,吉非替尼在有 exon19del 和 L858R 突变的肿瘤细胞中效力比野生型高 70~200 倍。一项 III 期临床研究(IPASS)比较了吉非替尼和卡铂联合紫杉醇化疗对 1 217 例亚洲 IIIB/ IV 期 NSCLC 患者的疗效,结果发现在上述 EGFR 突变患者中,吉非替尼组的无进展生存期(PFS 期)明显长于化疗组(P<0.000 1),而在无突变人群中则无此获益。越来越多的临床数据显示,使用吉非替尼后,有此 EGFR 突变的 NSCLC 患者中有效率大于 90%,而没有此突变的有效率不到 10%。NSCLC 的 T790M 突变者对吉非替尼、厄洛替尼等耐药,而新一代酪氨酸激酶抑制剂奥希替尼对 T790M 突变者仍然有很好疗效。因此,EGFR 基因突变可作为酪氨酸激酶抑制剂抗肿瘤疗效最具预测性的标志物。

(六) BCR-ABL

编码断点簇区域蛋白(BCR)/Abelson 鼠白血病病毒癌基因同源物(ABL)的癌基因是激活酪氨酸激酶活性的重要构成基因,能导致慢性粒细胞白血病(CML)。该致癌基因的产生是 9 号染色体上的 Abl 基因与 22 号染色体上的 Bcr 基因产生易位融合所致。这种致癌机制表明 Bcr-Abl 融合基因的酪氨酸激酶结构域可以成为抗 CML 的药物靶点。伊马替尼(imatinib)、尼洛替尼(nilotinib)等能特异性抑制 BCR-ABL 酪氨酸激酶,用于治疗费城染色体阳性(Ph$^+$,BCR-ABL 阳性)的 CML 取得了巨大的临床成功,患者的累积完全细胞遗传学反应率占 83%,临床治疗期间生存率达到 85%,而不形成 Bcr-Abl 融合基因的 CML 患者无此获益。Bcr-Abl 融合基因是预测伊马替尼等治疗 CML 患者疗效的标志物。

(七) HER2

人表皮生长因子受体(HER)是一种具有酪氨酸蛋白激酶活性的跨膜糖蛋白,包括 HER1、HER2、HER3 和 HER4。HER 受体的共同特征是包含一个细胞外(EC)配体结合区、一个由两个重复的富含半胱氨酸区域组成的单一跨膜区,以及含有酪氨酸激酶和自身磷酸化位点的细胞内序列。该受体形成同源或异源二聚体并与表皮生长因子(EGF)结合,就会启动细胞核中促进细胞分裂和增殖的基因,在包括胃癌、乳腺癌、膀胱癌和头颈部鳞状细胞癌在内的多种肿瘤中,均发现了 HER 过表达。目前,已有数种 HER2 单克隆抗体已被批准用于肿瘤的治疗。曲妥珠单抗(trastuzumab)是首个针对 HER2 的单克隆抗体,各种临床试验结果表明,该药物能显著提高 HER2 阳性(HER2 高表达)乳腺癌患者的生存率,是治疗此类乳腺癌的一线药物,HER2 高表达的患者对曲妥珠单抗治疗更敏感,无论疾病进展的早期或晚期。同样,导致患者曲妥珠单抗治疗无效的重要机制是其结合 HER2 的能力降低,这是由 HER2 在体内的低表达或突变引起。帕妥珠单抗(pertuzumab)可结合 HER2 胞外结构域 Ⅱ 区域,阻断 HER2 和 HER3 形成异源二聚体,从而减缓肿瘤生长。该药物与曲妥珠单抗联合使用对曲妥珠单抗治疗首次进展的患者有效率为 50%,可作为 HER2 阳性晚期乳腺癌患者的一线治疗选择。

(八) MTHFR

甲氨蝶呤(methotrexate,MTX)是一种叶酸拮抗药,临床常用于急性淋巴细胞白血病(ALL)和自身免疫性疾病的治疗。亚甲基四氢叶酸还原酶(MTHFR)是 MTX 发挥药效的关键酶,参与叶酸代谢和 DNA 合成。目前在 MTHFR 基因上发现了至少 15 个基因多态性位点,比较重要的有 677C>T 和 1298A>C。其中,677C/T 基因突变导致 MTHFR 667 位丙氨酸被缬氨酸替代,MTHFR 的活性降低,使细胞内活性叶酸水平降低及同型半胱氨酸的浓度升高。与野生型(CC 基因)相比,MTHFR 677CT 基因型 MTHFR 活性降低 30%,MTHFR 677TT 基因型 MTHFR 活性降低 60%。临床研究显示携带 MTHFR 677TT 和 CT 基因的 ALL 患者使用甲氨蝶呤与更高血药浓度和更高风险的肝毒性及骨髓抑制相关,具体包括转氨酶升高、白细胞减少、严重贫血。表 8-1 总结了药物靶点基因多态性对药效和不良反应的影响。

表 8-1　药物靶点基因多态性对药效和不良反应的影响

受体或靶点	相关药物	基因多态性与药效关系(举例)
5-HTR	氟西汀、西酞普兰	HT2AR 的 −1438A>G 多态性 G 等位基因纯合子型患者的药物疗效比其他基因型患者更好
DRD3	氯氮平、奥氮平、喹硫平、利培酮	DRD3 基因上的 9 位丝氨酸/甘氨酸突变型患者更容易发生药物诱发的迟发性运动障碍
VKORC1	华法林	−1639G>A 多态性突变等位基因携带患者所需华法林的剂量显著低于野生型纯合子患者
ACE	依那普利	DD 基因型个体血浆 ACE 的活性升高,依那普利等治疗后 ACE 活性下降更明显
EGFR	吉非替尼、厄洛替尼	EGFR 的 EXON19DEL 和 L858R 突变增加药物疗效,T790M 突变导致耐药
BCR-ABL	伊马替尼	携带 Bcr-Abl 融合基因患者,提高药物治疗 CML 的临床疗效
HER2	曲妥珠单抗、帕妥珠单抗	HER2 高表达的乳腺癌、胃癌等患者使用此单克隆抗体能显著提高疗效
MTHFR	甲氨蝶呤	−677C>T 基因突变导致甲氨蝶呤肝毒性和骨髓毒性增加

第三节　药物代谢酶多态性对临床用药的影响

药物代谢酶可对药物产生活化或灭活作用,进而影响药动学及药理作用。如果通过肝药酶代谢灭活的药物毒性大,治疗指数低(如硫嘌呤、硫鸟嘌呤、氟尿嘧啶等),则在治疗中代谢能力弱的患者毒性反应会加大。相反,另一些药物需要酶活化才能起效,如可待因需要由 CYP2D6 代谢为吗啡发挥作用,这时属于 CYP2D6 的慢代谢患者产生的药效可能不够,从而造成患者对药物反应的个体差异。

药物代谢酶基因多态性的分子机制多种多样,包括拼接部位突变造成的缺陷、微卫星核苷酸序列重复、基因重复、点突变并产生提前的终止密码、氨基酸置换导致蛋白稳定性或催化能力变化、基因缺失等。例如 CYP3A4 是代谢药物种类最多的 Ⅰ 相代谢酶,迄今为止,尚未发现人类存在导致 CYP3A4 活性完全缺失的基因变异,但人们发现 CYP3A4 启动子存在基因多态性,通过转录过程影响 CYP3A4

酶的合成量和代谢能力。以下介绍几种目前研究较多且临床意义较明确的药物代谢酶。

（一）CYP2C9

CYP2C9 是人类肝脏中的重要代谢酶，占到肝总 CYP450 酶含量的 18%~30%，其基因存在多态性，已知的突变等位基因至少有 34 个，其中 7 个位点在不同人种有明显差异。CYP2C9 参与抗凝血药、抗惊厥药、降糖药、非甾体抗炎药、抗高血压药以及利尿药等多种药物的羟化代谢，这些被 CYP2C9 代谢的药物中，华法林、甲苯磺丁脲和苯妥英钠均为治疗指数较窄的药物。CYP2C9 活性变化可导致这些药物体内浓度出现较大变化，甚至导致严重药品不良反应的发生。

CYP2C9 酶存在 2 种重要的突变等位基因，即 CYP2C9*2 和 CYP2C9*3，其中 *2 等位基因是 3 号外显子上的点突变导致蛋白第 144 位上精氨酸变为半胱氨酸，*3 突变在 7 号外显子上，相应的 359 位异亮氨酸变为亮氨酸，体外试验表明 *2 和 *3 型的酶活性分别只有野生型的 12% 和 5%。CYP2C9*2 和 CYP2C9*3 在白色人种中比较常见，频率分别为 13% 和 7%，而在黑色人种中分别只有 3% 和 2%，CYP2C9*2 不存在于亚洲人群中，CYP2C9*3 只是以杂合子形式见于约 4% 的亚洲人中。受 CYP2C9 基因型影响的最重要药物就是华法林，其次是苯妥英钠、氟比洛芬、塞来昔布等。

华法林的 CYP2C9 基因多态性与其代谢能力减弱有关，可导致所需华法林治疗剂量的减少。一项包含 39 个研究、共计 7 907 名患者信息的 Meta 分析显示，与 CYP2C9*1/*1 相比，携带一个或多个 CYP2C9 突变等位基因的患者在稳态时所需的华法林维持剂量均有所减少，如表 8-2 所示。这一研究表明，*2 和 *3 的突变都可使患者的代谢能力减弱，*3 对代谢减弱的程度更大。因此，野生型纯合子的患者所需华法林剂量最大，而 *3/*3 突变纯合子患者所需剂量最小，其余的突变杂合子及 *2/*2 突变纯合子携带者所需的华法林剂量居中（表 8-3）。携带一个或更多 CYP2C9 突变等位基因的患者，在刚开始接受治疗（未进行剂量调整）时，发生出血并发症的风险比对照组高出 4 倍。

表 8-2　CYP2C9 突变型基因对华法林剂量的影响

CYP2C9 基因型	所需华法林剂量的减少比例	P 值
*1/*1	参照	参照
*1/*2	19.6%（17.4，21.9）	<0.01
*1/*3	33.7%（29.4，38.1）	<0.01
*2/*2	36.0%（29.9，42.0）	<0.01
*2/*3	56.7%（49.1，64.3）	<0.01
*3/*3	78.1%（72.0，84.3）	<0.01

表 8-3　根据 CYP2C9 和 VKORCI 基因型调整华法林剂量（mg/d）

VKORC1	CYP2C9					
	*1/*1	*1/*2	*1/*3	*2/*2	*2/*3	*3/*3
GG	5~7	5~7	3~4	3~4	3~4	0.5~2
GA	5~7	3~4	3~4	3~4	0.5~2	0.5~2
AA	3~4	3~4	0.5~2	0.5~2	0.5~2	0.5~2

氯沙坦钾是一种常用的抗高血压药物，在体内主要经 CYP2C9 代谢活化为具有降压作用的代谢产物 E-3174。携带 CYP2C9*3 等位基因的个体服用氯沙坦钾后氯沙坦钾的代谢率降低，E-3174 的生成减少。口服单剂量氯沙坦钾 1~6 小时后，相对于 CYP2C9*1/*1 基因型个体，CYP2C9*1/*3 基因型个体中氯沙坦钾的降压作用下降，需适当增加用药剂量以增强降压疗效。

（二）CYP2C19

CYP2C19 涉及 5% 药物的代谢，证据表明其活性在个体间的差异主要取决于基因多态性，目前已报道7种无效等位基因(*2~*8)。*CYP2C19* 无功能突变导致的慢代谢表型在亚洲人中出现的频率高(15%),而在白色人种只有2%~5%。*CYP2C19*2* 是发生在第6号外显子的681>A突变,导致终止密码子过早出现,翻译生成不完整的无效酶蛋白,存在 *CYP2C19* 缺陷的白色人种93%是由该突变造成,而亚洲人是75%。另外25%的亚洲人 *CYP2C19* 缺陷是 **3* 等位基因引起的,出现在第4号外显子上,也导致终止密码子提前。*CYP2C19* 多态性影响的药物很多,包括氯吡格雷、普拉格雷、西酞普兰、伏立康唑、质子泵抑制剂(如奥美拉唑、拉索拉唑)等。相反,*CYP2C19*17*(−806C>T)突变显著升高了 *CYP2C19* 的转录活性,是一种超快速代谢的基因表型。*CYP2C19*17* 在白色人种(21%)和非洲人(16%)中较常见,而在东亚人中少见(2.7%)。临床上已经发现 **17* 可以明显降低奥美拉唑、美芬妥英、依他普仑、伏立康唑等的体内暴露量。

氯吡格雷(clopidogrel)是临床应用最广泛的抗血小板药物,用于心肌梗死、缺血性卒中、外周动脉性疾病和急性冠脉综合征(ACS)患者血栓形成的预防。心脏支架手术后的患者需长期服用氯吡格雷以防止支架内再梗。但氯吡格雷疗效存在很明显的个体差异,大概有5%~30%的患者对氯吡格雷治疗无反应而延误病情。其失败原因除了患者用药的依从性、药物未达治疗剂量、体重及其他疾病等临床因素外,遗传因素是一个很重要的原因。

氯吡格雷本身是无活性的前体药物,口服吸收后,仅15%的原型药物在肝脏经 CYP2C19 代谢为 *2-O-* 氯吡格雷,再经过代谢生成氯吡格雷活性代谢产物,不可逆地与血小板表面二磷酸腺苷受体 P2Y12 结合,从而抑制血小板聚集活化;其余85%经酯酶水解为无活性代谢产物排出体外。氯吡格雷在体内的转运和代谢过程见图8-2。

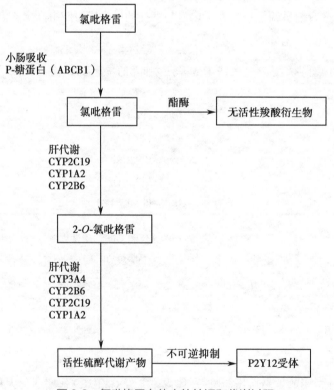

图8-2　氯吡格雷在体内的转运和代谢过程

CYP2C19 是氯吡格雷活化过程中的关键酶,其基因多态性会对氯吡格雷疗效产生重要影响。研究表明,慢代谢型的 *CYP2C19*2*、*CYP2C19*3* 和快代谢型的 *CYP2C19*17* 是导致氯吡格雷个体差异的一个重要因素。已报告的 *CYP2C19* 慢代谢基因型分布频率分别为白色人种约2%,黑色人种约4%,中国人约14%。美国一项研究发现,*CYP2C19* 慢代谢者的氯吡格雷活性代谢产物 AUC 显著低于野生型个体,并发现 *CYP2C19* 慢代谢者的心血管事件发生率比快代谢者的高约 50%。对 *CYP2C19* 慢代谢者,即使增加给药剂量,可能仍然难以达到相当的血小板抑制水平。因此,临床药物基因组学应用协会(Clinical Pharmacogenetics Implementation Consortium)推荐可根据 *CYP2C19* 基因型考虑调整给药方案(图 8-3),具体意见为:*CYP2C19* 基因型个体应用氯吡格雷有效,可常规使用;*CYP2C19*2* 或 *CYP2C19*3* 基因型携带者个体对氯吡格雷疗效降低,建议更换成普拉格雷或替格瑞洛;*CYP2C19*2* 或 *CYP2C19*3* 突变型纯合子个体应用氯吡格雷效果差,建议换用普拉格雷或替格瑞洛。中国人 *CYP2C19* 慢代谢者使用氯吡格雷无效或效果欠佳,这样会造成这部分人在不明原因的情况下服用氯吡格雷后依然处于心脏病发作、卒中以及死亡的高风险中。因此,建议医师可以通过检测 CYP2C19 酶的基因型来了解患者氯吡格雷的代谢能力,对于氯吡格雷慢代谢者可给患者选用其他抗血小板药物。

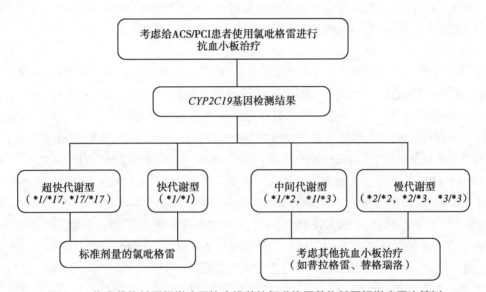

图 8-3　临床药物基因组学应用协会推荐的氯吡格雷药物基因组学应用决策树

(三) CYP2D6

CYP2D6 是药物基因组学研究领域研究最早也是研究最为深入的 CYP450 同工酶。虽然 CYP2D6 只占人肝 CYP450 酶总量的 2%~4%,它却参与了 25%~30% 临床用药的代谢,如氟西汀、氯丙咪嗪、去甲替林、地昔帕明、多虑平、氟哌啶醇、他莫昔芬、卡维地洛、美托洛尔、昂丹司琼、曲马多、可待因等,其中 50 多个已经被 FDA 要求注意其基因多态性对给药剂量的影响。由于 CYP2D6 不能被诱导,基因型是决定其活性的主要因素。目前发现的 *CYP2D6* 突变位点有 80 个左右,其中有的突变可以导致酶活性丧失,称为无效等位基因,白色人种中最常见的是 *4,频率大概为 18%,70%~90% 的白色人种 CYP2D6 活性降低都是该突变引起的,而黑色人种中只有 3%~6%,东亚人中只有大概 0.5%。有的突变只是减弱酶活性,称为损害等位基因,如东亚人最常见的 *10 型(45%)。*CYP2D6* 也会出现多基因拷贝而导致酶代谢能力升高,这在黑色人种中特别常见,出现频率可达 10%。基因突变决定的 *CYP2D6* 代谢表型可以分为以下几种:慢代谢型(PM)、中间代谢型(IM)、快代谢型(EM)和超快代谢型(URM)。PM 者往往携带无效等位基因,IM 者具有损害等位基因,EM 者是野生基因型,而 URM 者由多基因拷贝引起。大量数据已经证实 *CYP2D6* 药物基因组学对于临床用药的重要性。

有学者于 2000 年研究了中国人口服普罗帕酮对映体的立体选择性代谢,结果在三种表型中均表现为 S 构型的 C_{max} 和 AUC 大于 R 构型(S/R 比值分别为 1.22~1.46 和 1.35~1.47),说明与白色人种一样体内优先清除 R 构型,而 S 构型的 β 受体拮抗作用强于 R 构型。与白色人种不同的是,由于中国人存在着 IM 者,且这部分人数量高达 36%。因此虽然 IM 者的 S 构型和 R 构型的血浆浓度低于 PM 者,但与 URM 者相比,药动学参数仍有显著的差异:IM 组的两对映体的 C_{max} 和 AUC 与 URM 组相比提高约 2 倍,而清除率(Cl)只有 URM 组的 50%。说明中国人虽然 PM 者较少,只有 1% 左右,但由于 IM 者的存在也许可以部分解释为什么中国人对某些 CYP2D6 底物不易耐受。

可待因需要由 CYP2D6 代谢为吗啡才能发挥作用,属于 CYP2D6 的 PM 者服用可待因产生的镇痛止咳作用可能不足;相反,属于 CYP2D6 的 URM 者服用常规剂量的可待因,也可能短时间内产生超预期的高血药浓度的吗啡,出现呼吸抑制等吗啡过量的不良反应。因此,CYP2D6 的 URM 者不宜使用含可待因类的药物。有些药物的药动学性质与 CYP2D6 活性基因的数量存在明显的相关,这种关系称为基因剂量(gene dose)效应。例如,研究分别携带 0、1、2、3 和 13 个活性 CYP2D6 基因受试者的去甲替林的药动学,发现受试者药 - 时曲线下面积(AUC)之比为 36:25:10:4:1,而 Cl 之比则为 1:1:4:5:13。研究表明,CYP2D6*10B 等位基因与一些 CYP2D6 底物(如普罗帕酮、普萘洛尔、去甲替林、美托洛尔、帕罗西汀)的药动学参数也存在类似的基因剂量关系。

(四) CYP3A4/5

CYP3A 亚家族在成人肝脏 CYP450 酶总量中占 25%,也是肠道中最重要的 CYP450 酶,临床中约有 60% 的药物经由 CYP3A 代谢。成人肝脏主要表达 CYP3A4,肾脏主要表达 CYP3A5。CYP3A4 和 CYP3A5 的底物基本一致,因此很难通过体内外活性表型将它们区分开来。遗传变异会导致 CYP3A4 活性存在个体差异,但是大量研究后并没有发现有显著意义的常见突变,也未找到 CYP3A4 基因型和表型的显著关联。启动子上的 *1b 基因型(−382A>G)可能会增加 CYP3A4 的表达,有临床报道 CYP3A4*1B 减少茚地那韦的肠道吸收或升高多西他赛的清除率。*1b 在黑色人种中的频率较高,约为 35%~67%,白色人种为 2%~10%,亚洲人基本没有。东亚人特有的一个基因型是 *18,频率约为 0.8%~2.1%,该变异导致 CYP3A4 酶上 293 位由亮氨酸变为脯氨酸,可能会增强酶活性。

虽然 CYP3A5 的含量远低于 CYP3A4,但是其遗传变异(如 CYP3A5*3)对药物代谢的影响要比 CYP3A4 明显得多。CYP3A5 酶表达差异可能是引起免疫抑制剂他克莫司(tacrolimus,FK506)个体间代谢差异的主要因素。他克莫司为大环内酯类免疫抑制剂,临床上广泛用于肝、肾、心、肺、胰等器官移植患者的免疫抑制治疗。CYP3A5*3 基因多态性与他克莫司剂量的个体差异之间有密切联系,其活性降低可导致他克莫司的血药浓度升高,不良反应增加。在肺、肾移植受体中为达到相同血药浓度值,CYP3A5*1 携带者所需的他克莫司日剂量要高于 CYP3A5*3/*3 纯合子,其浓度 / 剂量比要低于后者。CPIC 指南建议携带 CYP3A5*3/*3 基因型的移植患者减少他克莫司的用药剂量,以避免发生药品不良反应。

(五) NAT2

人体内 N- 乙酰化转移酶(N-acetyltransferase,NAT)有两种:NAT1 和 NAT2。其中 NAT2 与临床用药关系更为密切,研究也更加深入。NAT2 是一种肝细胞中的非微粒体药物代谢酶,主要催化底物分子中极性较大的基团乙酰化,而这些基团通常是药物起效的活性基团,因此结合起到屏蔽作用,同时也增加药物经尿液和胆汁的排泄,最终的结果是使药物失活且易于清除。NAT2 能催化 20 多种肼类化合物和具有致癌性的芳香胺或杂环胺类化合物在体内的 Ⅱ 相代谢反应。

20 世纪 50 年代早期,异烟肼用于治疗肺结核不久,临床上就发现异烟肼的乙酰化代谢存在相当大的个体差异,并有研究者根据乙酰化能力将患者分为快乙酰化者和慢乙酰化者,后来发现乙酰化能力很大程度上是由 NAT 基因型决定的。药物乙酰化反应受遗传影响是首个被发现的遗传药理现象。NAT2 主要表达在肝脏,负责药物的 Ⅱ 相结合代谢,包括异烟肼、肼屈嗪、磺胺二甲嘧啶等。NAT2 的野生单倍体型是 *4,表型为快乙酰化,慢乙酰化则由 *5、*6、*7 等单倍体型决定。白色人种的 *4 较少,约为 20%~25%,非裔美国人为 36%~41%,中国人约一半是 *4,而日本人更将近 70%;白色人种的 PM 者的 *5b(44%)最多,黑色人种其次(25%~27%),亚洲人很少(2%~6%);*6 在各个种族的频率差不多(18%~31%);而 *7 在亚洲人中最多(10%~19%),其他种族少见。

NAT2 基因多态性与普鲁卡因胺、异烟肼等药物不同个体间的药动学差异有关,NAT2 存在着基因剂量效应,即 NAT2 的代谢能力与其不同等位基因的组成和数量有关。最近,有人研究了不同因素,包括基因型、性别、年龄、体重及药物剂型对异烟肼清除率的影响,发现 NAT2 基因型对清除率变异的贡献率达 88%。目前 FDA 已将 NAT2 列为异烟肼个体化用药的基因组学标志物,推荐在使用异烟肼前对 NAT2 基因型进行检测。建议降低 NAT2 慢代谢型(携带两个慢代谢型等位基因或单倍型)个体异烟肼的用药剂量以预防蓄积中毒和周围神经炎;中间代谢型(携带一个慢代谢型等位基因和一个快代谢型等位基因)和快代谢型(具有两个快代谢型等位基因)患者可常规使用异烟肼进行治疗。因此,掌握患者的 NAT2 基因型对于合理用药很有意义。

（六）TPMT

硫嘌呤甲基转移酶(thiopurine methyltransferase,TPMT)为胞质酶,在肝和肾组织中含量最高。TPMT 负责 6- 巯基嘌呤、硫唑嘌呤和硫鸟嘌呤的解毒过程,其缺陷性基因型会增大服用硫嘌呤类药物后出现毒性的可能性,如致命的骨髓抑制。因此临床上携带缺陷基因型的患者应该降低剂量以避免毒性反应。但该基因突变在中国人群中很罕见。20 多年前,人们就发现人体内 TPMT 活性的遗传变异,随后的研究证明这是 TMPT 基因序列变异造成的。可影响 TPMT 活性的 21 种多态性基因中有 18 种是非同义 SNP,并且 3 种 TPMT 多态性基因可解释大约 80%~95% 的 TPMT 酶中低活性:TMPT*2、TMPT*3A 和 TMPT*3C。TMPT*3A 在白色人种中最常见(频率约为 5%),由 Ala154Thr和 Tyr240Cys 两个非同义 SNP 构成,酶蛋白结构改变导致蛋白降解加快。东亚人中最常见的是TMPT*3C,发生率为 2%,包含 1 个在 240 位密码子上的 SNP。TMPT*2、TMPT*3A 和 TMPT*3C 三种突变体的纯合子或者组合杂合子的携带者为低酶活性或无活性,而杂合子个体则是中等酶活性。

FDA 已批准在 6- 巯基嘌呤、6- 硫鸟嘌呤和硫唑嘌呤的药品说明书中增加在用药前进行 TPMT基因多态性检测的建议。突变基因构成的纯合子或杂合子使 TPMT 酶活性下降,此时应用 6- 巯基嘌呤,能使细胞内活性代谢产物 6- 硫鸟嘌呤核苷酸(6-thioguanine nucleotide,6-TGN)蓄积,有导致骨髓抑制和继发性肿瘤的危险,因此这些患者需将 6- 巯基嘌呤的剂量减少到普通剂量的 1/10~1/6。野生型 TPMT 患者,应用 6- 巯基嘌呤时,细胞内 6-TGN 浓度很低,骨髓抑制少,但疗效下降可能增加白血病的复发率,因此 TPMT 基因多态性与巯嘌呤的治疗作用及毒性密切相关。

（七）UGT

尿苷二磷酸 - 葡糖醛酸转移酶(UDP-glucuronosyltransferase,UGT)分布在许多组织内,其中以肝脏内的酶活性最高。它能催化类固醇、甲状腺激素和特定药物的葡糖醛酸化,还参与胆红素、短链脂肪酸、胆汁酸等内源性物质的代谢过程。

UGT 是人体内最重要的 II 相代谢酶系统,其中 UGT1A1 的基因多态性是目前研究最多的。UGT1A1 基因上有很多遗传变异,以 UGT1A1*28 多态性研究最为深入。UGT1A1*28 等位基因发生在启动子的 TA 盒中,由野生型的 6 个 TA 增加为 7 个 TA,显著降低转录速率,导致酶表达量下降。UGT1A1*28 纯合子在美国白色人种中的频率为 9%,在美国黑色人种中则达 23%,而在中国人中只有2%。UGT1A1*28 基因型对伊立替康毒副作用的影响是被 FDA 最早加入药品说明书的药物基因组学信息。除了药物,UGT1A1 还能代谢很多内源性物质如胆红素,UGT1A1 的遗传缺陷会导致胆红素的葡萄糖醛化反应障碍,引起 Gilbert 综合征,即高胆红素血症。UGT1A1*28 是发生 Gilbert 综合征的必要但不充分条件。尼洛替尼用于治疗慢性粒细胞白血病(CML),它是 UGT1A1 的强抑制剂。在尼洛替尼的 I 期和 II 期临床试验中发现,UGT1A1*28 纯合子型患者用药后出现常见不良事件评价标准(CTCAE)3 级以上胆红素升高,其风险是 UGT1A1*28 杂合子型和野生型患者的 4.5~18 倍。因此在UGT1A1 缺陷患者中可能需要降低尼洛替尼剂量。

伊立替康(irinotecan)常用于治疗多种实体瘤,如结肠癌和肺癌,在体内需要羧酸酯酶转化为有活性的 SN-38 而显抗瘤活性。UGT1A1 能使 SN-38 葡糖醛酸化,形成极性更大的 SN-38 葡糖醛酸苷,由胆汁和尿排泄。UGT1A1 表达的个体差异达 17~52 倍,因此,患者对伊立替康反应的个体差异与 *UGT1A1* 的基因多态性以及由此引起的葡糖醛酸化程度不同有关。UTG1A1 表达减少可使 SN-38 葡糖醛酸化水平降低,使用伊立替康后,可导致活性代谢产物 SN-38 蓄积,产生严重腹泻和白细胞减少症。*UGT1A1*6*(G71R,211G>A)是东方人群中特有的突变等位基因,频率为 13%,该等位基因使 UGT1A1 的活性下降 70%,伊立替康毒性作用的发生风险增加,与伊立替康所致中性粒细胞减少症有关,可使 4 级中性粒细胞减少症的发生率升高 3 倍。FDA 已批准对药物说明书进行修改,明确规定使用伊利替康前需进行 *UGT1A1* 基因型检测,以提高其用药安全。

(八) ALDH2

线粒体乙醛脱氢酶 -2(ALDH2)同时具有乙醛脱氢酶和酯酶活性,除了参与乙醇的消除外,还参与硝酸甘油等药物的代谢活化,生成其活性代谢产物一氧化氮。*ALDH2*2*(Glu504Lys,rs671)多态性导致所编码蛋白质 504 位谷氨酸被赖氨酸所取代,携带突变等位基因(*ALDH2*2*)的个体 ALDH2 酶活性下降,杂合子个体酶活性仅为野生型个体的 10%,突变纯合子个体酶活性缺失。因此,携带 *ALDH2*2* 等位基因的个体酒精代谢能力下降,少量饮酒即出现脸红、心跳加速等不适;同时代谢硝酸甘油的能力下降,硝酸甘油抗心肌缺血的效应减弱。亚洲人群中 *ALDH2*2* 等位基因的携带率为 30%~50%。如图 8-4 所示,携带 *ALDH2*2* 等位基因的心绞痛患者应尽可能改用其他急救药物,避免硝酸甘油含服无效。

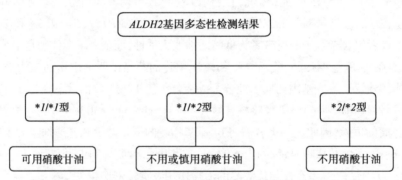

图 8-4　根据 ALDH2 基因检测优化硝酸甘油使用的决策树

(九) DPYD

氟尿嘧啶(5-FU)和口服卡培他滨已被广泛应用于结直肠癌、乳腺癌以及其他癌症的治疗中,但是有一部分缺乏二氢嘧啶脱氢酶(DPD)的患者可造成严重甚至危及生命的不良反应。双氢嘧啶脱氧酶(DPYD)基因定位于染色体 1p22 上,负责编码二氢嘧啶脱氧酶(DPD)。作为 5-FU 分解过程的关键酶,DPD 活性高低直接决定了 5-FU 进入合成代谢和产生核苷酸类似物的量。药动学研究显示,DPD 活性缺乏可导致 5-FU 体内清除受阻,半衰期显著延长,细胞毒性也相应增强。*DYPD* 突变是 DPD 活性降低和引起 5-FU 毒性的重要原因之一,目前发现最为常见的导致 5-FU 严重毒性的基因突变位点为 *DPYD*2a*(rs3918290,c.1905+1G>A,IVS14+1G>A),这个位点突变在非洲裔美国人及白色人种中的频率分别是 0.1% 及 1.0%。2015 年发表的一项前瞻性研究,对以上位点杂合突变患者进行减量治疗,结果显示突变携带者的中位剂量强度是对照组的 48%(17%~91%),3 级毒性反应的发生率从 73% 降至 28%,药物导致的死亡率从 10% 降至 0。鉴于 *DYPD* 突变与毒性的关系,美国 CPIC 推荐在以上位点杂合突变的患者中起始氟尿嘧啶类药物的治疗时需减量至 50%,并根据毒性反应及药动学调整剂量。若是纯合子突变,则优先考虑替代药物。表 8-4 是代谢酶基因多态性对药物代谢的影响总结。

表 8-4　代谢酶基因多态性对药物代谢的影响

药物代谢酶	相关药物	基因多态性与药效关系(举例)
CYP2C9	甲苯磺丁脲、华法林、苯妥英、非甾体抗炎药等	PM 者使用华法林时出血并发症的风险高,宜减低剂量
CYP2C19	美芬妥英、氯吡格雷、奥美拉唑、环己烯巴比妥、普萘洛尔、苯妥英等	PM 者使用奥美拉唑治疗消化性溃疡时所需剂量减小,氯吡格雷抗血小板治疗效果差,宜选用其他药物
CYP2D6	β受体拮抗剂、抗抑郁药、抗精神病药、可待因、异喹胍、右美沙芬、普罗帕酮等	PM 者使用抗精神病药易发生迟发性运动障碍;URM 者使用可待因后,更易出现吗啡过量的副作用
CYP3A4/5	环孢素、他克莫司、钙通道阻滞药、咪达唑仑、特非那定、利多卡因、奎尼丁等	PM 者中他克莫司免疫抑制作用增强
NAT2	异烟肼、肼屈嗪、磺胺类、氨苯砜、普鲁卡因胺、咖啡因	PM 者易发生过敏反应(磺胺类)、红斑狼疮(肼屈嗪)、外周神经炎和中毒性肝炎(异烟肼)
TMPT	硫唑嘌呤、巯嘌呤、硫脲嘌呤、咪唑嘌呤	PM 者与硫唑嘌呤药效及毒性有关,引发骨髓抑制和继发性癌症概率加大
UGT	甲苯磺丁脲、利福霉素、交沙霉素、对乙酰氨基酚、伊立替康	UTG1A1 表达减少使伊立替康活性代谢产物 SN-38 蓄积,导致腹泻和白细胞减少症
ALDH2	乙醇、硝酸甘油	携带 *ALDH2*2* 等位基因者对酒精敏感,且使用硝酸甘油含服缓解心绞痛无效
DPYD	氟尿嘧啶、卡培他滨	相关位点杂合突变者起始氟尿嘧啶类药物的治疗剂量需减 50%,并根据毒性反应及药动学及时调整剂量

第四节　药物转运体多态性对临床用药的影响

跨细胞膜转运是药物体内过程的重要环节,药物跨膜转运主要依靠被动扩散,但是转运体介导的药物跨膜转运也经常至关重要。近年来,人们对细胞膜上转运体的分子特征、参与转运过程的方式及其表达调控机制的认识逐渐加深。转运体通常在细胞膜上有区域专特性表达,从而介导溶质的摄入和泵出,这种膜区域特异性表达方式有利于物质在细胞间的定向转运。药物转运体可以分为两大超家族:ATP- 结合盒型(ATP-binding cassette,ABC)转运体超家族和溶质载体型(solute carrier,SLC)转运体超家族。根据分子被转运的方向,转运体也可被分为外排转运体(efflux transporter)和摄取转运体(uptake transporter),外排转运体将其底物从细胞内向细胞外转运,而摄取转运体是将其底物从细胞外向细胞内转运。ABC 转运体全部是外排转运体,SLC 转运体除了 MATE,其他都是摄取转运体。

(一) ABC 转运体超家族

ABC 转运体是一类分布较广、数目众多的跨膜转运体,大部分属于外排转运体,依靠三磷酸腺苷(ATP)水解和转运体中间物的磷酸化提供能量来逆浓度差运输底物。ABC 转运体对其底物具有相对的专一性,每一种 ABC 转运体的转运底物都有较大的差异。目前发现,人类 ABC 转运体由 7 个亚家族组成,ABCA(ABCA1~ABCA12)、ABCB(ABCB1~ABCB11)、ABCC(ABCC1~ABCC12)、ABCD(ABCD1~ABCD4)、ABCE(ABCE1)、ABCF(ABCF1~ABCF3) 和 ABCG(ABCG1~ABCG8)。其中,研究最多的与药物转运关系密切并具有基因多态性的转运体主要有 ABCB1、ABCC2 和 ABCG2。

1. ABCB1　又名多药耐药蛋白 1(multidrug resistance 1,MDR1)或 P- 糖蛋白(P-glycoprotein,P-gp),属于 ABC 转运体 B 亚家族中的一员。P-gp 是最早发现、也是研究最为透彻的药物转运体,

1976 年 Juliano 和 Ling 在具有多药耐药性表型的中国仓鼠卵巢(CHO)细胞中发现一种与耐药程度呈正相关的高分子糖蛋白,命名为 P- 糖蛋白。P-gp 主要在肝、肠、肾或者其他重要器官等的有分泌和排泄功能的上皮细胞膜上表达,其主要功能是依赖能量将细胞内的药物及代谢产物泵出,这些药物及代谢产物包括胆红素、某些抗肿瘤药物、强心苷、免疫抑制剂、糖皮质激素、HIV-1 蛋白酶抑制剂等。

P-gp 由 *ABCB1* 基因编码,存在不多的基因变异,其第 21 号外显子上的 2677G → T 多态性导致 893 位丙氨酸变为丝氨酸,研究较多。而另一个重要突变 3435C → T 则位于 26 号外显子上,其属于同义 SNP,不改变被编码的氨基酸。这些基因多态性在种族间存在着很大差异。体外研究表明 3435C → T 可以降低 P-gp 的表达量,相应地,临床数据表明 3435T 等位基因会导致肠道 P-gp 外排能力下降,反映为 P-gp 典型底物地高辛的肠道吸收增加,血药浓度升高。

ABCB1 基因多态性对免疫抑制剂环孢素(cyclosporin)药动学的影响一直受到关注,肝移植患者服用相同的体重校正剂量的环孢素,发现 3435TT 基因型的患者 C2/D 显著高于其他患者。而当调整给药剂量以使目标 C2 达到 1ng/ml,3435TT 基因型患者的环孢素比野生型患者低 50%。*ABCB1* 基因多态性对环孢素药动学的影响并没有在所有相关的临床研究中得到证实,这表明 P-gp 基因变异不是影响药动学和药效学的唯一决定性因素,往往要和其他内在外在因素共同作用来影响药物的体内过程和生物学效应。另外,研究基因变异对 P-gp 功能的影响往往还要考虑单倍体型,特别是 1236-2677-3435 三个位置构成的单倍体型,其分布频率具有明显的种族差异。在白色人种中主要是 TTT 和 CGC 两种单倍体型,非裔美国人中基本是 CGC,而日本人中 CAC、CGC 和 TTT 较普遍。

2. ABCC2　又名多药耐药相关蛋白 2(multidrug resistance-associated protein 2,MRP2),属于 ABC 转运体 C 亚家族中的一员。ABCC2 主要分布于肝细胞的管腔(顶)膜和肾近端小管细胞的管腔膜侧,少部分位于肠道、胆囊上皮细胞、胚胎以及血脑屏障的内皮细胞等极性细胞的顶膜,其主要功能是主动转运药物结合物,如葡糖醛酸盐类、硫酸盐类和谷胱甘肽结合物类,另外也可转运许多非结合类物质,被认为是解毒路径的重要一部分。此外,ABCC2 也有助于抗肿瘤药物如甲氨蝶呤、伊立替康、顺铂、长春碱、喜树碱衍生物等的转运。

目前,*ABCC2* 的基因多态性的研究报道较多且影响基因功能的多态性突变位点有 5′ 端上游的 -24C>T、第 10 外显子的 1249G>A 和第 28 外显子的同义突变 3972C>T。*ABCC2* 基因突变导致 MRP2 功能丧失,可引起高胆红素血症,临床诊断为一种常染色体隐性遗传疾病 Dubin-Johnson 综合征(DJS)。除了与疾病相关突变外,研究发现,在服用甲氨蝶呤的女性患者中,-24T 等位基因携带者的 AUC 要比其他患者约高出 2 倍。另外,报道指出 -24T 是双氯芬酸钠诱导的肝毒性的一个危险因子,这可能是因为 -24T 降低了 MRP2 的表达或转运功能,使得双氯芬酸钠胆汁排泄下降,导致肝内的双氯芬酸钠及其反应性代谢产物浓度升高。

3. ABCG2　又名乳腺癌耐药相关蛋白(breast cancer resistant protein,BCRP),是 ABC 转运体中 G 亚家族的一个成员。ABCG2 主要分布在人体不同的器官组织中,如肠、肝、肾、血脑屏障、胎盘等,在药物的吸收、分布和排泄过程中起非常重要的作用,并能够识别和主动转运多种抗肿瘤药物,如米托蒽醌、伊立替康、甲氨蝶呤、夫拉平度、托泊替康、喜树碱、卟啉类化合物等。另外 ABCG2 也转运齐多夫定、拉米夫定、喹诺酮类抗菌药物、他汀类药物、雌二醇等,但是 ABCG2 不转运紫杉醇、顺铂、长春新碱以及表鬼臼吡喃葡萄糖苷;ABCG2 的抑制剂主要有吉非替尼、伊马替尼、阿巴卡韦、哌唑嗪、替米沙坦、雌酮和己烯雌酚等。

目前,已发现 *ABCG2* 多态性基因 40 余种,最常见的是 34G>A、376C>T、421C>A、1291T>C 和 1465T>C 等,其中研究最多的是 421C>A。*ABCG2* 的 421C>A 突变等位基因的发生频率存在明显的种族差异,东南亚人群最高(35%),非裔美国人最低(2%~5%)。这一突变可导致编码氨基酸第 141 位谷氨酰胺替换为赖氨酸(Gln141Lys),使得 ABCG2 表达下降,但不影响其转运活性,反映为肿瘤细胞对化疗药物的敏感性增加,但药物毒性也可能增强。例如,421A 突变型患者的吉非替尼稳态血药浓度比 421C 野生型患者高,这可能是由于 421A 突变导致位于肠上皮细胞顶侧膜的 ABCG2 的外排功能减弱而增加了吉非替尼的肠道吸收。类似的影响在柳氮磺吡啶、阿托伐他汀、辛伐他汀等药物上也有发现。另外研究发现,421A 等位基因突变会使吉非替尼引起的腹泻增加,这可能与 421A 突变导致吉非替尼的胆汁排泄下降有关。

（二）SLC 转运体超家族

SLC 转运体除了 MATE（multidrug and toxic compound extrusion）是外排转运体外,其他是摄取转运体,它们的主要生理功能是负责将营养物质、维生素及内源性物质如葡萄糖、氨基酸、短肽和核苷酸和其他小分子碳水化合物等摄入细胞内,主要包括有机阳离子转运体（organic cation transporter, OCT）、有机阴离子转运体（organic anion transporter, OAT）和有机阴离子转运多肽（organic anion transporting polypeptide, OATP）。SLC 转运体本身不能水解 ATP 提供能量,所需的能量主要来自细胞膜内外电位差或离子浓度差。

1. 有机阳离子转运体　有机阳离子转运体（OCT）是 SLC 超家族的重要一员,主要有 OCT1、OCT2 和 OCT3。OCT1 在人体主要分布于肝脏肝血窦一侧的肝细胞基底外侧膜上,负责转运小分子有机阳离子。OCT2 主要表达在肾近曲小管上皮细胞的基侧膜上,负责在肾间质组织吸收弱碱性物质,然后通过被动扩散或由外排转运体将它们输送到肾小管管腔进行排泄。OCT3 在肝、肾、脑、小肠、骨骼肌和胎盘等组织中都有分布,主要负责一些重要内源性物质在中枢神经系统中的转运。目前研究最多的是 OCT1 和 OCT2。

经由 OCT1 转运的内、外源性物质有很多,常见的内源性物质包括皮质酮、雌二醇、前列腺素 E2 等;经其转运的常见药物包括组胺 H_2 受体拮抗剂西咪替丁、雷尼替丁和法莫替丁,双胍类降糖药二甲双胍和苯乙双胍,抗病毒药物阿昔洛韦和更昔洛韦,帕金森病治疗药物美金刚等。OCT1 的编码基因为 SLC22A1,已发现 40 多个多态性突变位点,其中多个 SNP 的等位基因频率存在种族差异,如 181C>T（Arg61Cy）、262T>C（Cys88Arg）和 17857G>A（Gly401Se）3 种 SNP 仅在白色人种中发现,频率分别为 9.10%、0.60% 和 3.20%;1022C>T（Pro341Leu）未在白色人种中发现,在黄色人种和黑色人种中的突变频率分别为 16% 及 8%;480C>G（Phe160Leu）未在黑色人种中发现,在黄色人种和白色人种中的突变频率分别为 11% 及 7%。研究发现,某些 SNP 突变会降低 OCT1 功能,影响其底物药物的药动学,如 c.1256delATG（p.420del）和 c.181C>T（p.R61C）会降低二甲双胍的转运。携带突变体个体的二甲双胍血药浓度要高于野生型个体,表明药物被肝脏摄取的少;相应地,二甲双胍在这些患者中的药效降低,这就部分解释了为何二甲双胍降糖作用具有较大个体差异。

经由 OCT2 转运的内源性物质主要包括去甲肾上腺素、5- 羟色胺、组胺、多巴胺和肌苷等,经由 OCT2 转运的药物与 OCT1 有着很大的交叉性,如二甲双胍、苯乙双胍、美金刚、西咪替丁、雷尼替丁、法莫替丁等。OCT2 的编码基因为 SLC22A2,目前发现 495G>A、808G>T、1198C>T 和 1294A>C 突变频率较高。研究表明,SLC22A2 的 SNP 突变会降低 OCT2 转运活性,从而降低药物肾脏清除率。但是这些基因变异大多数出现频率很低,只有 c.808G>T 在各种族中的分布都超过 10%。细胞实验表明 c.808G>T 变异引起的蛋白结构改变（p.270A>S）会降低 OCT2 的转运活性,临床也发现 c.808G>T 导致二甲双胍的肾清除率下降和血药浓度升高。

2. 有机阴离子转运体　有机阴离子转运体（OAT）和 OCT 同属 SLC22 家族,但是 OAT 主要负责转运有机阴离子底物,包括多种内源性物质如马尿酸盐、尿酸、环核苷酸和前列腺素等及一系列外源性阴离子药物,如 β- 内酰胺类抗生素、利尿药、非甾体抗炎药（NSAID）、血管紧张素转化酶抑制剂（ACEI）等。目前主要发现 OAT1、OAT2、OAT3、OAT4 四个亚型,其中 OAT1、OAT2 和 OAT3 主要表达在肾近曲小管的基侧膜上,负责将药物底物从血液中摄取到肾小管细胞内,而 OAT4 分布在顶膜上,负责其底物往肾小管的分泌或者从肾小管的重吸收。

OAT1 的编码基因为 SLC22A6,同义 SNP 发生呈现种族差异,20T>C、311C>T、767C>T、

877C>T、1316G>A 和 1575A>T 只在非洲裔人群中有发现。研究发现,445C>A、779T>G 和 715C>T 突变可改变雌酮 -3- 硫酸盐和西咪替丁的转运。编码 OAT3 的基因为 *SLC22A8*,研究发现, 723T>A 和 1166C>T 两个 SNP 不影响普伐他汀的肾清除率,而 1166C>T 突变等位基因携带者普伐 他汀的清除率有细微的差异。对 OAT1 和 OAT3 而言,能证明它们参与药物肾排泄的证据多来自药 物相互作用研究,而不是药物基因组学研究。

3. 有机阴离子转运多肽　有机阴离子转运多肽(OATP)也称为 SLCO(solute carrier organic transporter family),是 SLC 转运体超家族的重要一员。目前为止人类 OATP 家族已有 11 个成员被鉴 定,主要分布于肝、肠、肾等重要器官中,在组织摄取和转运内外源性物质的过程中起着十分重要的作 用。目前研究较多的主要为 OATP1B1 和 OATP1B3,因其在药物处置中的重要作用而被广泛关注。

OATP1B1 由 *SLCO1B1* 基因编码生成,该基因具有高度多态性,研究最为广泛。突变频率相对 较高的基因多态性为 388A>G 和 521T>C,并且其基因型频率具有明显种族差异。美国黑色人种 中最常见的突变为 388A>G(74%),美国白色人种中的突变为 388A>G(30%)、521T>C(14%),亚洲 人中最常见突变为 388A>G(74%) 和 521T>C(14%)。*SLCO1B1* 上一些 SNP 会影响 OATP1B1 的 转运功能,其中 c.388A>G 和 c.521T>C 较常见并被研究最多。c.388A>G 和 c.521T>C 构成了四 种 *SLCO1B1* 单倍体型:*1a*(c.388A-c.521T)、*1b*(c.388G-c.521T)、*5*(c.388A-c.521C) 和 *15*(c.388G- c.521C)。体内外研究都表明,含有 c.521C 突变等位基因的 *5* 和 *15* 会降低 OATP1B1 转运活性,使 其药物底物进入肝脏的量减少,表现为药物在体循环中的暴露量升高。受 *SLCO1B1* 基因型影响较大 的药物是他汀类药物,他汀类药物的靶器官是肝脏,药物的肝浓度决定疗效,而其不良反应(如肌病) 则与体循环暴露量相关。如果 OATP1B1 功能受损,他汀类药物疗效下降的同时不良反应风险升高。

OATP1B3 是肝脏特异性转运体,通常局限性地分布于肝细胞窦状隙侧肝细胞膜上,主要负责将 内、外源物质转运至肝细胞代谢。334T>G 和 699G>A 单体型可明显影响 OATP1B3 的转运活性,且 等位基因的发生频率存在种族差异,非裔美洲人群和白色人种 334G(74%) 和 699A(71%) 的发生频 率明显高于其他种族。研究发现,334T>G 连同 *ABCC2* 上的基因变异可以影响吗替麦考酚酯的血浆 浓度。表 8-5 总结了转运体基因多态性对药物转运的影响。

表 8-5　转运体基因多态性对药物转运的影响

转运体	相关药物	基因多态性与药效关系(举例)
ABCB1	天然抗肿瘤药物、免疫抑制剂、地高辛、糖皮质激素	3435T/T 型患者服用常规剂量的地高辛后,血药浓度显著升高
ABCC2	甲氨蝶呤、伊立替康、吗替麦考酚酯、替米沙坦、顺铂、长春碱、喜树碱衍生物等	在服用甲氨蝶呤的女性患者中,-24T 等位基因携带者的 AUC 要比其他患者约高出 2 倍
ABCG2	喜树碱类、喹诺酮类、雌二醇、甲氨蝶呤、吉非替尼、柳氮磺胺吡、辛伐他汀等	421C>A 突变影响托泊替苷等化疗药的药动学过程,使肿瘤细胞对药物的敏感性增加,药物的毒性也可能增大
SLC22A1	二甲双胍	R61C、G401S、G465R 和 M420del 会降低 OCT1 功能,药效降低,*SLC22A1* 野生型患者的血糖水平显著低于至少携带一个突变的个体
SLC22A	西咪替丁、雌酮 -3- 硫酸盐等	445C>A、779T>G 和 715C>T 突变改变雌酮 -3- 硫酸盐和西咪替丁的转运
SLCO1B1	辛伐他汀、吗替麦考酚酯等	521T>C 突变等位基因携带患者发生肌毒性的风险比野生型纯合子增加约 20 倍

第五节 发展趋势

2021年，FDA已经批准在160多种药物的药品说明书中增加药物基因组信息，涉及的药物基因组生物标记物42个。增加的信息内容有黑框警示、禁忌、注意事项、相互作用、患者咨询、用法用量、临床药理学等，并建议应用上述药物时必须或应当检测患者生物标志物（biomarker）的基因多态性，以便依据患者的基因型和血药浓度来进行剂量调整，确保患者用药安全、有效。除此之外，部分指南也将部分非FDA批准的生物标记物及其特性（如MGMT基因甲基化）的检测列入疾病的治疗指南。美国于2015年1月首次提出"精准医学计划（precision medicine initiative）"，希望以此"引领一个医学新纪元"，即"把按基因匹配癌症疗法变得像输血匹配血型那样标准化，把找出正确的用药剂量变得像测量体温那样简单，每次都给恰当的人在恰当的时间使用恰当的疗法"。精准医学根据患者"个体"在基因、环境和生活方式的特异性而制定个性化的预防、诊断和治疗的精准方案。药物反应相关基因及其表达产物的分子检测是实施个体化药物治疗的前提。目前美国FDA和我国药品监督管理局（NMPA）都已批准了一系列的个体化用药基因诊断试剂盒。对药物代谢酶和药物靶点基因进行检测可指导临床针对特定的患者选择合适的药物和给药剂量，实现个体化用药，从而提高药物治疗的有效性和安全性，防止严重药品不良反应的发生。

临床药物治疗模式今后将由诊断定向治疗转向基因定向治疗，弥补目前只根据血药浓度进行TDM的不足，为临床个体化给药开辟了一个新的途径。对于临床药师而言，应用药物基因组学原理，可以解释用传统药动学、药效学无法预测的药效与不良反应的个体差异；对于临床医生而言，可以借助药物基因组学的知识，合理选择药物的初始剂量和维持剂量。根据个体基因变异与药动学、药效学差异的关系设计临床个体化用药方案，以充分发挥药物对机体的作用，这样不仅可以增加首剂处方的有效性，还减少了药物的毒副作用。

目前，药物基因组学在临床应用的领域主要包括抗心血管系统疾病药物、抗肿瘤药物、精神神经系统治疗药物、免疫抑制剂和抗凝血药物等。药师将来在以患者为中心的临床药学服务中，有责任熟悉和了解患者的药物基因组学信息，并根据患者的基因型作出药物选择和剂量推荐。未来的药物基因组学团队不仅需要加强与患者的合作，也需要其他卫生专业人员如护士和营养师，更包括从事基因型分析的临床实验室人员的参与，药师将是这一团队的核心人物。将来有可能依据患者的血药浓度和基因型来进行剂量调整，为临床提供理想的治疗药物监测，确保患者不仅用上最佳的药物，而且是最为安全、有效的剂量。

精准医学的核心是个体化用药，以实现针对特定疾病亚型的精准化治疗，个体化用药基因多态性检测是更为直接的个体化诊疗措施。目前精准医学的基础是根据每个人的基因组信息来诊断和治疗疾病，药物基因组学在时间上是承接人类基因组计划，而在本质上是应用于现行的临床药物治疗，因而将继续深刻地影响和改变未来的医疗行为、药物研发和药物使用。

思考题

1. 与药物治疗有关的药物基因组学的研究范围和内容包括哪些？各举一例说明影响药动学与药效学的遗传变异性。

2. 与氯吡格雷个体化用药最为相关的基因多态性有哪些？举例说明临床应用的效果与不足。

3. 举例说明合理使用华法林应注意检测哪些药物基因组学生物标志物？

第八章
目标测试

（相小强）

参 考 文 献

［1］周宏灏. 遗传药理学. 2 版. 北京: 科学出版社, 2013.

［2］周宏灏, 张伟. 新编遗传药理学. 北京: 人民军医出版社, 2011.

［3］美国临床医学学院 (ACCP). 药物基因组学: 在患者医疗中的应用. 陈枢青, 祁鸣, 马珂, 等译. 杭州: 浙江大学出版社, 2013.

［4］ANKE-HILSE MAITLAND-VAN DER ZEE, DALY A K. Pharmacogenetics and individualized therapy. Hoboken, New Jersey: John WILEY&Sons, Inc, 2012.

［5］EVANS W E, MCLEOD H L. Pharmacogenomics-drug disposition, drug targets, and side effects. N Engl J Med, 2003, 348 (6): 538-549.

［6］WILKINSON G R. Drug metabolism and variability among patients in drug response. N Engl J Med, 2005, 352 (21): 2211-2221.

［7］INGELMAN-SUNDBERG M. Pharmacogenomic biomarkers for prediction of severe adverse drug reactions. N Engl J Med, 2008, 358 (6): 637-639.

［8］KLEIN T E, ALTMAN R B, ERIKSSON N, et al. Estimation of the warfarin dose with clinical and pharmacogenetic data. N Engl J Med, 2009, 360 (8): 753-764.

［9］MEGA J L, CLOSE S L, WIVIOTT S D, et al. Cytochrome p-450 polymorphisms and response to clopidogrel. N Engl J Med, 2009, 360 (4): 354-362.

［10］MCLEOD H L. Cancer pharmacogenomics: early promise, but concerted effort needed. Science, 2013, 339 (6127): 1563-1566.

第九章

循证医学与药物治疗

第九章
教学课件

循证医学（evidence based medicine，EBM），即为"遵循证据的医学"，是现代临床医学诊治决策的科学方法学，是在继承临床传统医学决策模式基础上的创新。循证医学的发展，改变了传统经验医学的认识和实践模式，现已成为临床疾病诊断、药物治疗的重要思想指南和实践工具。

第一节 循证医学的概念和发展历程

在医药科学发展过程中，循证的思想和方法逐渐成为临床实践中的重要指南。这主要归功于近二十年来诸多临床医学工作者的研究和实践，尤其是临床流行病学专家 Archie Cochrane、Alvan Feinstein、David Sackett 等的开拓性工作，他们对循证医学内涵的定义得到了多数医务工作者的认可。在循证医学实践中，临床医生针对个体患者的临床问题（如病因、诊断、治疗、预后及康复等），在收集病史、体检以及必要的实验室和影像学检查基础上，进一步检索、查找、评价当前最佳证据，结合患者的实际意愿、医生自己的临床经验与技能，作出科学、适用的诊治决策，并在患者的配合下付诸实施，最后分析与评价其效果。循证医学的目的是解决临床问题，包括寻找疾病的发病与危险因素，正确认识与预防疾病；早期诊断与筛查疾病，提高诊断的准确性；制定疾病的合理治疗方案，提高疾病的治疗效果；判断和改善疾病预后，提高生存质量等。其意义在于为患者提供最佳的治疗策略，同时推动临床医疗水平的进步和发展。

循证医学的产生是社会和科学技术发展的需要和必然。20 世纪后半叶，心脑血管、肿瘤、自身免疫性等多因性疾病逐渐成为严重危害人类健康的重要疾病群，生命科学的发展也使得新药、新兴诊疗技术不断涌现，这些均增加了临床诊治工作的复杂性，为疾病的诊断和治疗决策带来了新的挑战。同时，人们对自身健康程度的高度关注、对社会医疗资源合理分配并充分利用的愿望，也使得医疗服务的目的不再仅仅是考虑解除病痛、维持生命等短期治疗效果，还需要考虑治疗的预后、对患者生活质量的影响以及药物应用的合理性等问题。过去临床医生依据个人经验，或采用未经严格评价的证据进行临床诊治决策的模式已不能满足新的临床实践需求。与此同时，临床流行病学等方法学的发展促使针对临床诊治问题和以人为对象的临床研究证据大量涌现，但这些科学研究却因文献检索方法的限制和人们对结果意义的认识不足而未被充分利用。1972 年，著名的英国流行病学家、内科医生 Archie Cochrane 在其专著 *Effectiveness and Efficiency：Random Reflections on Health Care* 中指出："由于资源终将有限，因此应该使用已被证明的、有明显效果的医疗保健措施"。1976 年，荟萃分析（Meta analysis，Meta 分析）与系统评价（systematic review，SR）概念的依次提出对循证医学的发展起了举足轻重的作用，被认为是临床医学研究史上一个重要的里程碑。20 世纪 80 年代早期，加拿大 McMaster 大学的 David 等学者普及了医学文献严格评价的原理,促使研究者们将研究重点从对医学文献的严格评价转向将评价结果应用于具体患者的治疗中。1992 年,基于长期的临床流行病学实践基础,David 教授首次提出循证医学的基本概念,并于《美国医学会杂志》(*JAMA*)等杂志上发表一系列循证医学文献,受到了广泛关注。1997 年,David 教授出版了《怎样实践和讲授循证医学》(*Evidence-Based Medicine*:*How to Practice and Teach EBM*)一书,明确指出循证医学是最佳证据、临床经验和患者价值观三者的最佳结合,这三者即为循证医学的三要素,为实践循证医学建立了重要的理论体系和方法学。20 世纪末,循证医学对医学发展的贡献已得到广泛的支持和认可,并以其丰富的科学内涵、系统的理论体系和研究方法渗透到医疗卫生的各个领域,推动了一大批新的分支学科的产生,如循证外科学、循证妇产科学、循证儿科学、循证公共卫生等,其中,循证的思维和方法在药学实践中的应用被称为循证药学。

循证医学实践强调的是将个人临床专业技能与经过系统评价所获得的现有的最佳证据有机结合。其中,个人临床专业技能是指医务工作者个人在临床实践中积累的熟练技术与决策能力。证据则是循证医学的基石,任何医疗决策的确定都要基于临床科研所取得的最佳证据。因此,对临床证据及其质量的认识是理解循证医学的核心。所谓高质量的证据不是传统意义上的权威专家意见、教科书的条文,而是指来自无偏倚、真实可靠的临床研究,包括对病因、预防、诊断、治疗、康复和预后等临床诸多方面研究,如对临床诊断试验的准确性和精确性研究,对预后指标的有效性研究,对治疗、康复和预防措施的有效性和安全性研究等。其中,针对设计良好、前瞻性的随机对照研究(randomized controlled trial,RCT)所做的系统评价的结论被认为是循证医学目前最佳的证据来源。当然,多个权威专家意见经过系统评价也可能成为最佳证据。

为使系统评价在数量、质量上满足临床实践和医疗决策者的需要,各国临床医学工作者联合起来,于 1992 年在英国成功建立了 Cochrane 中心(Cochrane Center),并于次年成立世界 Cochrane 协作网(Cochrane Collaboration,CC)。Cochrane 协作网是一个国际性医疗保健学术团体,目前在多个国家拥有分支机构,并在中国成立了 Cochrane 中国协作网,旨在通过制作、保存、传播和不断更新医疗卫生各领域防治措施的系统评价,提高医疗保健干预措施的效率,帮助人们制定遵循证据的医疗决策。其所提供的系统评价方法严谨,被认为是证据中质量最高者,因此是循证医学证据的重要来源之一,也是医疗实践、卫生决策、医疗保险、医学教育、临床科研和新药研发的参考依据。

第二节　循证医学的实施步骤和研究方法

一、循证医学的实施步骤

(一)循证医学实施的基本步骤

临床医学工作者对患者或者公众实施健康服务过程是一个不断提出问题、解决问题的过程。循证医学主要实施步骤包括:

1. 提出问题　提出明确的临床问题是循证医学实践的起点。所谓的"循证问题",是指在临床实践中尚待解决的重要问题。循证医学临床问题可涉及病因、诊断、治疗、预后、预防等。构建问题时需考虑"PICOS"原则,即研究对象(participant/patient)、干预措施(intervention)、对照措施(comparison)、临床结局(outcome)、研究设计类型(study)。立题时应优先选择关系患者生命与健康、能够促进医疗水平的提高、在临床实践中有重要意义的问题;立题所确定的范围应尽可能恰当,提出的问题太宽或太窄都会对循证研究的开展以及循证研究结论指导临床实践带来不利的影响。此外,提出合适的临床问题还需要医务工作者拥有丰富的医学理论知识、扎实的临床技能、良好的医德医风,同时应具备系统的临床思维和分析判断能力。适宜问题的提出,有助于检索策略的制定,同时也有助于同行间的相互交流,回答并解决该临床问题。

2. 获取证据　针对相应问题,通过各种方式高效率地寻求解决问题的最佳证据,查询时应尽量做到系统、全面,制定详细的检索策略并确定检索资源。检索证据时应先明确临床问题的"PICOS"要素信息,选择合适的数据库及检索平台,确定恰当的检索词,并制定相应的检索策略,获得检索结果后判断和评估检索到的证据能否回答临床问题,必要时再次检索,并在检索过程中不断修改和完善检索策略。凭借诸如 Cochrane 图书馆(Cochrane Library)、Web of Science 数据库、Embase 数据库、PubMed 以及知网、万方等在线数据库,医务工作者可获取最新最全的临床证据,为解决临床问题提供最佳的证据来源。

3. 评价证据　获取证据后,需要对其进行综合评价,从中选取"最佳"者,为临床提供可信指导。若纳入的证据质量低,且未对证据的质量进行正确评价,最终获得的结果和结论可能是不可靠的,并因此对临床实践造成误导。评价证据时,一般根据提前设定的证据纳入与排除标准,初步筛选,进而按照临床流行病学的评价原则和方法,合理选用评价工具,逐一对上述候选证据的真实性、重要性、适用性进行严格评价。目前,国际上已有多种证据强度评价方法,其中由世界卫生组织(WHO)在内的 19 个国家和国际组织于 2004 年正式推出的 GRADE(grading of recommendations assessment, development and evaluation)证据质量评级系统,已被包括美国内科医师协会、Cochrane 协作网和WHO 等一百多个组织所采用。该系统将证据质量分为高、中、低和极低质量 4 个等级,将证据推荐强度分为强推荐和弱推荐,证据质量越高,被列为强推荐的可能性越高。值得一提的是,无论采用何种评价方法,均将基于随机对照试验的 Meta 分析或系统评价定为最佳证据。此外,在确定证据分级之后,仍需根据自己的专业知识和临床技能等对证据进行综合评价。

4. 应用证据　医务工作者应根据患者的具体病情以及个人意愿,与患者或家属仔细讨论,在知情同意的前提下,决定优先处理的问题,将获得的最佳证据的结论应用到患者的治疗或者预防方案中,并在随后的诊疗中不断评估实施效果。

最佳证据是否可以应用于个体患者的医疗决策,还需对其进行利弊评估。常用的评估指标有:①疾病的发生发展均有原因,只有明确病因/危险因素才能有针对性地开展疾病的防治,改善预后。对病因/危险因素相关证据的评价指标主要有相对危险度(relative risk,RR)、归因危险度(attribute risk,AR)、比值比(odds ratio,OR)等。②疾病的正确诊断对于患者的治疗至关重要,因此诊断性研究证据的评价也必不可少,常见评价指标有灵敏度(sensitivity)、特异度(specificity)、患病率(prevalence rate,PR)、预测值(predictive value,PV)、似然比(likelihood ratio,LR)等。③治疗方案的选择无疑是整个临床实践中最常见也是最核心的问题,因此与治疗相关的证据也要经过严格的评价,其评价指标主要有治愈率(recovery rate)、有效率(effective rate)、病死率(mortality)、绝对危险降低率(absolute risk reduction,ARR)、相对危险降低率(relative risk reduction,RRR)等。药物治疗实践中,还需要关注药品不良反应及其发生频率与程度。医务工作者应结合专业经验和临床实际情况对上述指标进行合理选择,分析利弊,决定这些证据采纳与否。

5. 效果评估　不是所有循证医学实践都能获得成功,所以需要医务工作者在循证医学实践后进行效果评估。效果评估主要包括:①临床实践质量是否得到了改善,医务人员临床技能及学术水平是否得到提高;②随着循证医学的发展,应该有越来越多临床实践有证可循。

实际工作中,上述五个步骤并非必须面面俱到。通常有三种模式把证据整合到医疗实践中去:第一种是"完全实施",即所有步骤均实施;第二种是"使用模式",即检索已经被别人严格评价过的证据资源,如证据总结;第三种是"复制模式",即采用医学领域权威的医师作出的决定。

(二) 循证医学实践案例

患者,男,65 岁,因反复腹痛、腹泻伴黏液血便 6 个月余,复发加重 1 周入院。经肠镜及病理检查诊断为"溃疡性直乙状结肠炎",给予柳氮磺吡啶(SASP)灌肠及口服 5- 氨基水杨酸(5-ASA)治疗 1

周后症状好转出院。出院后虽坚持 SASP 灌肠及口服 5-ASA 治疗,但病情仍有反复。1 周前患者自觉上述症状较前加重,每天平均腹泻 4~5 次,为黏液脓血便,伴明显里急后重感,为进一步诊治入院。

针对上述临床问题,具体实施过程如下:

1. 提出问题　本例患者为老年男性,诊断为轻中度溃疡性直乙状结肠炎,长期给予 SASP 保留灌肠及口服 5-ASA 治疗,目前疗效不甚理想,需要提出的临床问题如下:①患者对 SASP 局部灌肠和口服 5-ASA 效果较差的原因是什么? ②单用 5-ASA 局部用药是否能够控制溃疡性结肠炎的活动期? ③控制了活动期的病变后,5-ASA 局部用药能否维持病情的稳定,从而减少复发?

2. 证据检索和评价　检索到的证据中绝大部分是高质量的随机对照试验及其系统评价、临床指南,混杂因素少,产生偏倚小,因此证据强度高,结论可靠。①基础研究认为,SASP 要在肠道中转变成 5-ASA 才能发挥作用,所以 SASP 保留灌肠时肠道黏膜局部 5-ASA 浓度不足、疗效较差。口服 5-ASA 时到达直乙状结肠局部的药量减少,而改用灌肠、栓剂等局部用药的方式疗效应该较好。②关于目前最佳治疗的证据:2017 年欧洲克罗恩病和结肠炎组织发布的《ECCO 欧洲循证共识:溃疡性结肠炎(第 3 版)》(简称"欧洲共识")指出,就活动期而言,轻中度溃疡性结肠炎首选 5-ASA 局部治疗,且 5-ASA 局部治疗优于局部激素治疗。同样地,2018 年中华医学会消化病学分会炎症性肠病学组推出的《炎症性肠病诊断与治疗的共识意见》(简称"中国共识")强调 5-ASA 局部治疗为主。③此患者长期口服 5-ASA,疗效欠佳,目前考虑仅局部 5-ASA 治疗为主。5-ASA 局部治疗能够有效降低溃疡性结肠炎的复发率,且 5-ASA 局部治疗无明显副作用,耐受性好。故欧洲及中国共识均指出,该复发患者需接受维持治疗,且 5-ASA 局部治疗可作为一线维持治疗方案。此外,5-ASA 长期维持治疗可减少结肠癌发生风险。从卫生经济学角度来看,长期使用 5-ASA 局部治疗将会降低患者总的医疗费用。

3. 应用证据　根据患者目前病情,同时结合高质量临床证据、医生的经验和药物的基础理论,制定出针对该患者的 5-ASA 局部治疗这一最适宜的治疗方案。门诊随访一年此患者未再复发,也无明显副作用发生,患者及家属对治疗感到满意。

二、循证医学常用的证据资源

临床证据从来源和方法学区分,主要有一级来源证据(原始研究证据,如随机对照试验)以及二级来源证据(二次研究证据)。二级来源证据是在全面收集针对特定问题的所有一级来源的基础上,应用科学的方法和标准,经质量评估、分析总结而形成的研究报告。它是对一级来源证据进行二次加工后得到的更高层次的研究证据,与临床决策相关性较高。各种文摘型数据库乃至专题文摘数据库属于二次文献,没有经过循证评价,不能视作二次来源证据。循证医学常用的证据资源如下:

1. 系统评价和实践指南　系统评价在收集文献的全面程度、质量以及综合资料的定量分析方法等方面均优于传统综述,从而减少了偏倚和错误程度,结论可靠,用于指导临床实践可信度高。这类证据文献主要分布于 Cochrane 图书馆(Cochrane Library)中的系统评价资料库、疗效评价文摘库以及中外循证医学杂志中。实践指南(practice guideline)多由医药卫生管理部门、学术团体、专业学会等针对具体临床问题,分析评价已有的科学研究证据,提出的标准或推荐意见,可作为临床医师处理临床问题的参考性文件,用于指导临床医师的医疗行为。

2. 概述性循证资源　医务工作者难以有大量时间用于收集、整理和评估原始研究论文,由此经专家评估撰写的概述性循证资源应运而生,如《美国内科医师学会杂志俱乐部》《循证医学》《临床证据》等的评估报告,这些评估报告可以针对某一篇文献,或是数篇文献进行概述和总结。一般均包括:①问题性质,评估证据的背景材料和依据;②证据来源,可能是原始研究或综述性二次研究;③评估标准,评估证据的质量、可靠性和适用性标准;④评估结果,形式可以是摘要、评述和特定评估报告。

系统评价、实践指南和概述性循证资源均属于提供最佳证据的资源,一旦在这些资源中没有检索到相关文献,则应进入综合性生物医学文献数据库检索。

3. **综合性生物医学文献数据库**　综合性生物医学文献数据库收录文献范围广、数量大,而且编辑质量参差不齐,因此必须编制合理的检索策略,才能检索到最佳证据。常用的生物医学数据库有PubMed、Web of Science 数据库、美国国立医学图书馆(MEDLINE 数据库)、荷兰医学文摘(EMBASE数据库)、中国生物医学文摘数据库(CBM)、中文生物医学期刊数据库(CMCC)、中文科技期刊数据库、中国期刊全文数据库(CJFD)、中国知识资源总库(CNKI 中国知网)、万方数据库等。

4. **正在进行的研究**　一旦在这些数据库中仍没有找到所需文献,则应将检索范围扩大至正在进行的科学研究中。近年来,临床试验的公开已逐渐引起医学专业人员的重视,尤其许多国际生物医学期刊都拒绝考虑刊登此类未经登记的临床试验结果。从一些研究注册数据库中可以获得高质量的临床试验资料,如 Cochrane 对照试验注册目录收录和登记了世界各国正在进行和已经完成的临床试验。美国临床试验数据库(ClinicalTrials.gov)是美国国内最大的临床试验数据库,由美国国家医学图书馆在美国卫生研究院运营。国内临床试验可在中国临床试验注册中心(Chinese Clinical Trial Registry,ChiCTR)进行查询。

没有一个数据库能包括世界上所有的生物医学文献。对收载原始文献的有关文摘或全文数据库的分析表明,不论英文文摘数据库,还是中文文献数据库,即使对同语种生物医学文献也无法收载完全,每一文献数据库都有其地域特点,数据库之间互相交叉、互相补充。因此,对于从部分数据库中获得的证据,应当审慎对待,不能视作证据的全部。这要求我们整合现有各种文献资源,制定合理检索策略,从而获取最佳证据。

三、循证医学证据的评价方法

临床研究的证据是循证医学的基石,临床研究评价方法能帮助确定证据的可靠性。虽然目前临床随机对照试验广泛开展,但大多数临床试验仍受到人力、物力和时间等条件限制,存在样本量小,随机误差对研究结果影响大,有些试验研究受伦理限制只有个案报道等问题。因此,应制定统一的质量评价标准,对最新、最全的证据进行合理的分析与评价,为临床工作提供最新、最佳证据。本节简要介绍系统评价和 Meta 分析的方法过程。

(一)系统评价

系统评价是针对某一具体临床问题,全面收集世界各国有关研究,对所有纳入的研究逐个进行严格评价,联合所有研究结果进行综合分析和评价,必要时进行 Meta 分析,得出定量的综合结论,尽可能提供偏倚少、接近真实的科学证据。系统评价包括定性系统评价(qualitative systematic review)和定量系统评价(quantitative systematic review)。定性系统评价是指纳入的研究因同质性不足而无法进行数据合并分析,只能进行描述的系统评价;而定量系统评价则指对同类研究进行数据合并分析(即Meta 分析)的系统评价。系统评价与传统的叙述性文献综述存在一定的区别:传统的文献综述可能有明确的临床问题,但多为对某个没有假设的主题的讨论;常未说明纳入、排除标准,未找出所有相关文献,文献的选择较主观,存在一定的局限性和偏倚;仅采用定性分析的方法,不论文献质量好坏、样本含量大小、设计方法的论证强度和效应值的大小,均一视同仁。因此,受原始文献的质量、方法及综述者本人认识水平和观点的制约,叙述性文献综述的重复性一般较差,得出的结论通常因研究者个人观点而存在主观性、片面性以及不准确性等弊端,导致不同的研究者观点各异,甚至结论相悖。系统评价则开始于明确的临床问题或假设;尽力搜寻所有相关研究,以避免发表偏倚和其他偏倚;有明确的纳入、排除标准,以减少评价者的选择性偏倚;系统检查原始研究中应用的方法,并探讨潜在的偏倚及研究结果间异质性的来源;基于最佳研究方法,尽可能通过定量分析得出较客观的结论。因此,系统评价能够尽可能地减少偏倚和误差,获得较为客观的结论,具有良好的重复性。

系统评价是目前获取循证医学可靠证据的基本方法,其首要目的是总结并帮助人们理解证据,作

出临床决策。实施过程主要有确定目标,收集和分析有关资料,对结果进行分析解释得到结论等环节。主要步骤和内容有:

1. 确定目标问题 循证医学的目标问题均源自临床医疗实践需要。此外,选题也应遵循实用性、必要性、科学性、创新性、可行性五大原则。目标问题决定系统评价的结构,并影响评价的全过程,资料的定位、选择、临床相关性和真实性评价及结果分析等,也决定该评价证据的临床实用性。因此,确立目标问题时,首先应参照"PICOS"原则:研究对象、干预措施、对照措施、临床结局、研究设计类型。这些要素对指导查寻、筛选和评价各个临床研究,以及收集、分析数据及解释结果的应用价值十分重要。例如,提出"早产孕妇(研究对象)产前应用糖皮质激素(干预措施)与否(对照措施)能否降低新生儿死亡率(临床结局)"这一问题,并在后续步骤中寻找相关的随机对照试验(研究设计类型)。

2. 制定研究计划 研究计划必须在研究开始之前确定下来,这是保证公正的重要原则。严格遵循这个原则可以避免研究者在评价过程中受到原始文献数据和结果的影响而更改系统评价的目标或内容,从而减少偏倚。研究计划的主要内容有:研究背景、目的、方法(纳入标准、检索策略、数据收集与分析方法)等。研究计划的制定可减少系统评价者的主观偏倚,促进系统评价方法的透明性,减小重复检索的可能性,使得系统评价分析流程更加明确。

3. 检索文献 根据选题,按照研究计划中制定的检索策略,采用多途径、多渠道、系统无偏的检索方法,结合计算机检索和手工检索为一体,收集相关原始文献。检索过程中应注意通过查阅综述、专著及参考文献等手工检索、联系研究者、检索新药审批文件及临床试验注册登记中心和向专家请教咨询的方式广泛收集即将要发表或结果为阴性而未能发表的"灰色文献"资料,只有全面、广泛地对文献进行搜集,才能使结果的偏倚降至最低,提高结论的真实性。

4. 筛选文献 收集所有相关文献后,由两位研究人员根据计划书制定的纳入和排除标准独立筛选文献。筛选文献包括初筛、全文筛选和与作者联系三个步骤。对于难以确定是否真正符合纳入标准的研究,则通过讨论或根据第三位研究人员的意见解决分歧。筛选文献时,应记录未纳入研究的排除原因。

5. 评价文献质量 原始研究的设计和实施质量影响原始研究结果的真实性。因此,应根据临床流行病学评价文献质量的原则和方法,对入选文献的研究质量进行评价,即对临床试验在设计、实施和分析过程中产生的偏倚和随机误差进行评估。偏倚(bias)是指临床研究结果总是会或多或少偏离真实情况的现象,存在于临床试验从选择和分配研究对象、实施干预措施、随访研究对象、测量和报告研究结果的每个阶段。偏倚主要分为选择偏倚、实施偏倚、随访偏倚、测量偏倚、报告偏倚等。评价文献质量的方法和工具较多,根据不同的研究类型,可以采用相应的清单或量表,按照其设定的条目对文献质量进行严格评分,选取符合质量标准的文献,从而保证结果的真实、可靠。正式实施时,应由多人对同一篇文献的研究质量进行独立评估,以减少操作者的偏倚。

6. 收集数据 数据是指研究的相关信息。根据目标问题确定需要从入选原始文献中收集的信息种类和数量,建立数据提取表。提取的主要内容一般包括:一般资料(试验名称、研究人员、机构、年份等),纳入研究方法学资料(研究设计方案、研究期限、随机方案的产生、盲法分配隐藏等),基线资料(年龄、性别、疾病严重程度、病程、随访时间等),干预措施资料(治疗方法、剂量、疗程、对照措施等),结局资料(死亡、残疾、事件数等)。提取工作由至少两个观察者独立完成,然后交叉核对,避免产生文献选择偏倚。此过程中若出现不一致的情况,则可通过协商或第三方裁定。

7. 分析数据 采用定性或者定量的方法对收集的数据进行分析,获得相应的结果。定性分析就是对数据表格中每一个原始研究的特征,诸如设计方法、研究对象、干预措施、研究结果和研究质量等进行对比分析,确定纳入研究的情况,对比纳入研究的差异,判断纳入研究是否具备进行定量分析的条件。定量分析主要包括异质性检验、统计分析、敏感性分析等过程。最终将多个研究结果进行汇总合成,得到系统评价的结果。

8. **解释结果**　此步骤为系统评价的结论和讨论部分,主要描述该系统评价的局限性、论证强度、推广应用性、与既往研究的异同、卫生经济学价值,以及对临床研究、临床决策的意义等。

9. **改进与更新系统**　评价发表以后,不断出现的新证据可能会改变原有系统评价的结论,因此需要定期收集新的原始研究资料,重新进行分析评价,从而获得最新系统评价结论,使系统评价更完善。

虽然系统评价具有统一的纳入和评估标准,但是由于其为二次综合分析,评价对象大多为已完成的原始研究,结论的可靠性很大程度上取决于原始研究的质量。因此,在应用系统评价的结论指导临床实践时,应仔细评估系统评价的质量和临床意义。

（二）Meta 分析

Meta 分析是对多个同类研究结果进行合并汇总的分析方法,能从统计学角度达到增大样本含量、提高检验效能的目的。系统评价和 Meta 分析均是评价循证医学证据的方法。系统评价并非必须对纳入的研究进行统计学合并(即 Meta 分析),是否行 Meta 分析主要根据纳入的研究是否具有足够的同质性。当多个研究的结果不一致或都没有统计学意义时,采用 Meta 分析可得到更加接近真实情况的综合分析结果。Meta 分析主要包括异质性检验、统计分析、敏感性分析等方面内容,具体步骤则主要为:

1. **确定效应量**　效应量(effect size,ES)指临床上有意义或有实际价值的数值或观察指标变量。根据原始研究的设计类型不同,Meta 分析时应选择相应的效应量进行统计分析。统计的数据资料可分为数值(计量)资料和分类(计数和等级)资料。目前研究中常用的效应尺度指标包括:结局为分类变量时的 OR、RR 或危险度差值(rate difference,RD)等;结局为数值变量时的加权均数差(weighted mean difference,WMD)或标准化均数差(standardized mean difference,SMD)等。

2. **异质性检验**　研究间异质性检验是评价多项研究结果能否合并分析的重要步骤,所纳入的研究间都或多或少存在不同程度的变异,我们常称这种不同研究间的各种变异为异质性。异质性可分为临床异质性、方法学异质性和统计学异质性。异质性的探讨贯穿于整个 Meta 分析的过程,研究过程中尽量消除或降低资料异质性,使其达到同质后再进行 Meta 分析统计量的合并。异质性检验主要有图示法和统计学检验方法两种。图示法以直观可视的方法呈现所纳入文献是否同质,主要包括森林图(forest plot)、星状图(radial plot)、拉贝图(L'Abbe plot)等。统计学检验法则可客观定量地验证异质性大小,主要包括 Q 检验、H 检验、I^2 检验。图示法虽然清晰、直观,同时还可大致推测出异质性较大的研究,但对同一图表,不同的人可能会有不同的解读。因此,尽管图示法对评价异质性有帮助,但解读时须谨慎小心,应与统计学检验法联合使用,以准确评价研究间的异质性程度。目前 Meta 分析常利用 R 和 Stata 等软件中相应命令语句,实现森林图与统计量检验法相结合,综合评价异质性结果。若存在异质性时,可采用改变结果变量的指标、选用随机效应模型合并效应量、业组分析、Meta 回归及敏感性分析等方法进行处理。

森林图

3. **选择效应模型和统计方法**　Meta 分析需要将多个同类研究的结果合并成某个单一效应量,该效应量的估计与统计推断,需要选择合适的效应模型和统计方法。效应模型可分为两类:一是固定效应模型,二是随机效应模型。效应模型的选择主要根据研究间异质性结果进行判定,当研究间无异质性时,选择固定效应模型;当研究间存在异质性时,改变效应指标无效后,可选择随机效应模型计算合并统计量。两种模型的主要区别在于总方差组成不同:固定效应模型是指各项研究样本来自同一个总体,具有统一总体真值,其差异仅为研究内变异,即随机抽样误差;随机效应模型是指各项研究来自不同总体,不同研究中的处理因素不一定产生相同的效应,其差异可由研究内变异(随机抽样误差)与研究间差异(研究总体不同)引起,在该模型下可信区间较大,结果比较保守。两类模型对应的统计方法亦有不同,见表 9-1。

表 9-1　Meta 分析不同效应模型及统计方法

效应模型	统计方法	效应量
固定效应模型	Mentel-Haenszel 法	比值比(OR)、相对危险度(RR)等
	Peto 法	比值比(OR)
	General Variance-Based 法	比值(OR、RR)、差值(SMD、WMD、RD)等
随机效应模型	Der Simonian and Laird 法	比值(OR、RR)、差值(SMD、WMD、RD)等

4. 敏感性分析　敏感性分析(sensitivity analysis)是用于评价某个 Meta 分析或系统评价结果是否稳定和可靠的分析方法。通常敏感性分析包括以下几种方法:改变纳入标准、排除低质量的研究、采用不同统计模型和方法分析同一资料等。通过敏感性分析排除某些低质量研究后,重新估计合并效应量,并与先前结果进行比较,探讨该研究或方法对合并效应量的影响程度,判断该系统评价结果的可靠性和稳定性。如果重新计算后的结果未发生较大变化,说明敏感性低,结果稳定。相反,如果经敏感性分析导致了不同结论,则提示敏感性高、稳定低、原来分析中可能存在偏倚,需进一步分析偏倚来源,解释结果和下结论时应慎重。

5. 发表偏倚　发表偏倚指有统计学意义的研究结果比无统计学意义的研究更容易投稿和发表。若仅纳入已发表的阳性研究结果,可能会夸大疗效,甚至得到一个虚假的疗效,从而误导临床决策。这是 Meta 分析中一种无法回避的问题,所以对于发表偏倚的评价至关重要。绘制漏斗图并对其对称性进行检验,是判断发表偏倚存在与否最常用的方法,漏斗图不对称越明显,存在发表偏倚的可能性就越大。Begg 法、Egger 法、Peters 检验、Harbord 检验和 Thompson 检验均可用来检验漏斗图的对称性。

漏斗图

应用 Meta 分析结果作为证据之前应评价其结果的可靠性和真实性,分析评价其原始研究的质量、效应量的尺度、统计学意义与临床意义、纳入研究结果的一致性程度等,尤其应关注效应模型、统计方法的选择是否恰当,以此保证临床 Meta 分析结论的真实、合理、有效、适用。

第三节　循证医学在药物治疗决策中的应用

循证医学提倡医学工作者应尽量采用高质量证据进行系统评价,最终利用其得出的结论指导临床决策。对药物治疗而言,循证医学的应用过程实际上是医师或药师将个人的临床经验与外部所能获得的最佳证据相结合,提出最佳治疗方案的过程。下面的几个事例说明了循证医学方法对药物治疗的作用,需要注意的是,目前认为正确的结论也可以提出质疑,从一些治疗方案的改进过程可以体会到质疑、验证的循证医学思想对药物治疗方案完善的重要意义。

一、循证医学在 2 型糖尿病药物治疗决策中的应用

2 型糖尿病以高血糖、相对缺乏胰岛素、胰岛素抵抗为特征,而患者的血糖应该控制在什么水平才能获益最大、患者什么时候该加用胰岛素,这些问题曾困扰着临床医师。经几十年的数项大型临床研究,专家们才对 2 型糖尿病血糖控制的方案达成共识。

全球第一个大样本的 2 型糖尿病前瞻性研究(UKPDS)于 1977 年在英国启动,这是一项多中心、前瞻性、长时间、大样本、随机分组、对照的临床试验,主体试验耗时 20 年,其得出的结论即为循证医学证据。共有 5 102 例新诊断为 2 型糖尿病的患者参与了这项研究,最终将纳入患者随机分为强化治疗组(2 729 例,采用磺脲类药物降糖或胰岛素降糖,目标空腹血糖<6mmol/L)与传统治疗组(1 138 例,接受非强化的常规治疗,目标空腹血糖<15mmol/L),平均随访时长为 10 年。结果显示,通过强化

降糖治疗,患者糖化血红蛋白从 7.9% 下降至 7.0%,使任何糖尿病相关的终点下降 12%,微血管病终点下降 25%,心肌梗死下降 16%。在 UKPDS 的基础上,后续还开展 VADT、ADVANCE、ACCORD 等大型临床研究,总结以上研究后 2010 年中华医学会糖尿病分会(CDS)指南推荐:早期 2 型糖尿病患者中进行血糖的强化控制可以减少糖尿病大血管和微血管病变发生的风险。

此外,多项经典研究的 Meta 分析结果显示,强化降糖并未降低患者死亡的风险,反而增加了低血糖的风险。2009 年发表的一篇 Meta 分析,纳入上述四项大型 RCT,合计 27 049 例采用强化或传统降糖治疗的 2 型糖尿病患者,证实在糖尿病病程较长、年龄较大且具有多个心血管危险因素或已经发生过心血管病变的人群中,采用强化血糖控制的措施不能减少心血管疾病和死亡发生的风险。基于此,2010 年 CDS 指南还推荐:一般情况下糖化血红蛋白的控制目标应小于 7%,但血糖控制目标应个体化;病程较短、预期寿命较长、没有并发症、未合并心血管疾病的 2 型糖尿病患者在不发生低血糖的情况下,应使糖化血红蛋白水平尽可能接近正常;在年龄较大、糖尿病病程较长和已经发生了心血管疾病的患者中,要充分平衡血糖控制的利弊,在血糖控制目标的选择上采用个体化的策略。

二、循证医学在心力衰竭药物治疗决策中的应用

β 受体拮抗剂在慢性心力衰竭(chronic heart failure,CHF)中的应用经历了整整 30 年的探索,最终才确立其重要地位。其短期的药理机制是对心脏的"三负"作用(负性变时、变力、变传导),长期治疗则可通过抑制心力衰竭时过度激活的交感神经系统,解除交感神经系统对心肌的恶性驱动,切断呈恶性循环的心血管事件发展链,抑制甚至逆转心室重构和心肌损伤等机制,提高心力衰竭患者的生存质量,延长其生命。1973 年瑞典成功应用 β 受体拮抗剂治疗扩张型心肌病,1975 年发表 β 受体拮抗剂用于慢性心力衰竭治疗的文献。1979 年文献证实 β 受体拮抗剂对患者生存率有改善。近年来,有 3 个均超过 2 000 例的大规模前瞻性随机双盲对照临床试验,应用三种不同的 β 受体拮抗剂治疗心力衰竭,获得了一致结果。1999 年报告的 CIBIS- II(cardiac in sufficiency bisoprolol study II)研究涉及 2 647 例缺血性或非缺血性心肌病伴中、重度心力衰竭,应用比索洛尔最大剂量为每日 10mg,平均随访 16 个月,总死亡率比安慰剂降低 34%,猝死率降低 44%,差异显著。同年报告的 MERIT-HF(metoprolol CR/XL randomized intervention trial in heart failure)试验为大规模的多中心随机双盲临床试验,涉及欧美 14 个国家 3 991 例缺血性或非缺血性心肌病、心功能 II ~ IV 级慢性心力衰竭患者。试验组使用美托洛尔缓释制剂,剂量从初始的每日 12.5mg,在 6 个月内逐渐增至每日 200mg,平均每日 159mg,平均随访 18 个月。相比安慰剂组,治疗组总死亡率下降 34%,猝死率降低 41%,提前 1.5 年结束试验。慢性心力衰竭从 β 受体拮抗剂临床应用的禁忌证变为适应证,成为 20 世纪心血管疾病治疗重大进展之一,也是循证医学的重要贡献。但此时 β 受体拮抗剂依然被建议在使用血管紧张素转换酶抑制剂(ACEI)和利尿剂的基础上应用,从极小剂量开始,每 2~4 周剂量加倍,达到最大耐受量或目标剂量。2005 年 CIBIS-III 临床试验比较了先单用比索洛尔或依那普利治疗 6 个月,随后两药联用 6~24 个月的不同治疗顺序对病死率和住院率的影响。结果提示先用比索洛尔与先用依那普利治疗慢性心力衰竭同样安全有效,从而解除了关于先用 β 受体拮抗剂安全性的顾虑,但本研究未纳入重度心力衰竭患者。总之,β 受体拮抗剂在 CHF 治疗中的地位已随着临床研究的积累愈加受到重视。医务工作者应当了解 β 受体拮抗剂在 CHF 治疗中不可取代的重要作用,临床治疗中掌握 β 受体拮抗剂应用的时机,熟悉其应用的适应证、禁忌证及应用原则,对每个 CHF 患者都要因人而异地尽早开始应用,同时尽量争取达标并长期应用,最大限度地发挥其生物学效应,以便减少猝死事件发生,改善心室重构,此即为 CHF 治疗指南的精神。

三、循证医学在恶性肿瘤药物治疗决策中的应用

世界上恶性肿瘤的发病率呈上升趋势,死亡率居首。肿瘤的病因尚不完全清楚,肿瘤药物治疗的

标准方案也是随着循证医学证据的积累而不断发展。急性早幼粒细胞白血病(APL)占急性髓系白血病(AML)病例的十分之一,曾是一种高度致命的凝血障碍性疾病。全反式维甲酸(ATRA)与三氧化二砷(ATO)于20世纪分别开始应用于APL治疗,均获得较好疗效,此后逐渐有研究将两药联合使用,结果该治疗方案表现出惊人的疗效。然而ATRA联合ATO的治疗方案尚未与经典的ATRA联合伊达比星化疗的治疗方案进行系统比较,APL患者的最佳治疗方案仍有待确定。2013年的一项前瞻性试验比较了ATRA联合ATO治疗与ATRA联合伊达比星化疗在低风险患者中的治疗效果,结果表明,ATRA联合ATO治疗患者的无事件生存率(event-free survival,EFS)明显高于ATRA联合伊达比星化疗的患者,且长期随访结果证实总体生存期(overall survival,OS)也明显延长。此后英国的一项临床研究进一步证实ATRA联合ATO治疗低危和高危APL时表现出高治愈率与低复发率,生存期与ATRA联合伊达比星化疗相近,而肝毒性发生率低。此外,多个Meta分析结果也表明ATRA联合ATO治疗的无复发生存期(recurrence free survival,RFS)、完全缓解率、OS均优于ATRA加伊达比星化疗,证明ATRA联合ATO完全可作为APL的一线治疗。目前,ATRA联合ATO的治疗方案在《中国急性早幼粒细胞诊疗指南(2018年版)》及欧洲指南中均被推荐为新诊断、非高危APL患者的首选标准治疗方案。

四、循证医学在消化系统疾病药物治疗决策中的应用

质子泵抑制剂(PPI)是继H_2受体拮抗剂后的一类重要的抑制胃酸分泌药,也是目前抑制胃酸分泌作用最强的一类药物。其药理机制为抑制H^+-K^+-ATP酶的活性,从而发挥抑制胃酸分泌的作用,具有高效、低毒等特点。急性消化性溃疡出血是上消化道出血最常见的病因。当溃疡累及较大血管、血管硬度较高或并发凝血功能障碍时,可在短时间内大量出血。既往研究均强调内镜检查及内镜下止血处理是消化性溃疡大出血抢救成功的关键,然而内镜止血治疗后PPI的使用最初是有争议的,亚洲与西方的研究结果存在较大差异,1997年及2000年发表于《新英格兰医学杂志》的两个亚洲研究得出了有统计学意义的结果,然而2000年前后的西欧与北美的临床研究则得出了相互矛盾的结果。2009年,一项应用PPI治疗消化性溃疡出血的国际多中心前瞻性随机对照研究证实,大剂量静脉注射PPI可显著减少内镜止血术后再出血风险,还可降低再次内镜治疗率、手术率。同年的另外一个Meta分析证实,内镜治疗后连续输注PPI组较安慰剂组能够显著降低术后再出血风险,并推荐内镜治疗后应连续输注PPI。在此之后,《2010非静脉曲张性上消化道出血治疗国际共识》推荐在内镜止血治疗后应使用PPI以减少术后再出血风险,随后2011年出版的《急性上消化道出血急诊诊治流程专家共识(修订稿)》强调急诊内镜与药物联合治疗为急性上消化道大出血患者的首选治疗方式,从此PPI治疗成为急诊内镜止血后常规治疗方式。

第四节　循证医学的局限性和展望

循证医学在临床实践中的普及具有积极意义,充分挖掘、利用现有文献信息、研究成果,使医学决策基于当前最佳证据。循证医学虽然获得了医学工作者的广泛认可和应用,但其本身有一定的局限性。循证医学是一种归纳总结的思维,以既往结论为主,受限于当前医药事业的发展水平和已开展临床研究情况,同时又存在选择偏倚、发表偏倚等问题,其结果和结论有一定的局限。

1. 循证医学的结论取决于所纳入研究的质量和数量,若纳入研究的质量不高,则会影响分析的可靠性;同时又可能因为条件受限或缺乏认识等原因,造成某一课题的临床研究数量甚少,以致循证医学开展困难。

2. 循证医学最佳证据的取舍取决于评价者,而实际操作中操作者水平往往参差不齐,证据质量必然受到评价者潜在文化背景、思维方式的影响,因此,不同的评价者可能得出不同的结论。

3. 循证医学研究具有时效性,临床实践中不断涌现的最新研究可能还未被纳入分析。因此,循证医学结论的权威性和科学性是相对的,需要循证医学研究人员不断更新最新结论,临床医师也需客观看待循证医学结论。

4. 循证医学并没有推翻医学原本的发展、研究模式,仅仅是一种思维方法的完善,是对现有证据的总结,并不能推动新型药物的开发,也不能回答任何因果性问题,更不能解释疾病发生发展及药物治疗的分子机制,不能解决临床所有问题。

5. 循证医学在获取最佳证据过程中仅强调了论证的强度以及样本量的大小,获得的最终结果为所有研究对象的平均效应,然而在分析过程中往往忽视研究人群、年龄、国家、种属等差异,因此客观证据存在很大的偏倚性。随着"精准医疗"与基因组学的不断发展,人们对药物治疗的传统认识也随即改变,这不仅促进了对个体差异的深入认识,推动了临床治疗个体化的进程,也对循证医学的效应叠加思路提出了挑战,预示着循证医学与精准医疗的完美结合将是未来发展的一个新趋势。

总之,循证医学的思想和方法全面提高了医务工作者的临床技能和整体医疗质量,其实践和发展对临床医疗产生了巨大影响,已形成了系统的循证医学专业群,诸如循证预防、循证诊断、循证护理、循证药学等。而临床药物治疗领域的问题和药物应用的合理性,始终是循证医学的最重要的研究内容之一,两者共同发展,相互推进。可以预见,随着科学技术的不断发展成熟,循证医学理论将不断完善,也必将促使现代临床诊疗向更高的层次发展。

> **思考题**
>
> 1. 应用抗血小板药与不用抗血小板药相比能改善缺血性脑卒中患者的临床预后吗?
>
> 2. 查阅文献,评价血管紧张素转换酶抑制剂(ACEI)在心室收缩功能障碍和慢性心力衰竭防治方面的应用地位。
>
> 3. 循证医学的核心内容是什么? 循证医学对医药卫生工作有何重要影响?

第九章
目标测试

(汤成泳)

参 考 文 献

[1] HIGGINS J P T, THOMAS J, CHANDLER J, et al. Cochrane handbook for systematic reviews of interventions. 2nd Edition. Chichester (UK): John Wiley & Sons, 2019.

[2] 中华医学会血液学分会. 中国急性早幼粒细胞白血病诊疗指南 (2018 年版). 中华血液学杂志, 2018, 39 (3): 179-183.

[3] 中国医师协会急诊医师分会. 急性上消化道出血急诊诊治流程专家共识 (修订稿). 中国急救医学, 2011, 31 (1): 8.

第十章

抗菌药物的合理应用

第十章
教学课件

学习目标

1. **掌握** 抗菌药物临床合理应用的基本原则和基于 MPC 理论的临床治疗策略。
2. **熟悉** AUC/MIC(AUIC)、C_{max}/MIC 和 $T_{>MIC}$ 等 PK/PD 参数及其意义。
3. **了解** 依据 PK/PD 参数的抗菌药物分类和不同种类抗菌药物的优化给药方案。

抗菌药物的应用涉及临床各科,虽然目前用于临床的抗菌药物约 150 种,但近年来细菌对抗菌药物的耐药性不断升高,特别是革兰氏阴性菌,出现了对所有或几乎所有抗菌药物耐药的全耐药(pandrug-resistant,PDR)、泛耐药(extensively drug-resistant,XDR)菌株,并呈增多趋势。合理应用抗菌药物,不仅对感染患者的治疗至关重要,也对防止耐药菌的产生及传播有深远意义。目前,全球范围内都存在抗菌药物不合理使用的问题,而我国抗菌药物的不合理使用严重,由此产生的抗菌药物不良反应和药害事件频繁发生,临床上治疗感染性疾病失败的病例较为常见。合理应用抗菌药物,是提高疗效、降低不良反应发生率以及减少或减缓细菌耐药性发生的关键。

第一节 抗菌药物临床应用的基本原则

抗菌药物临床应用是否合理,基于以下两方面:有无抗菌药物应用指征;选用的品种及给药方案是否适宜。

一、抗菌药物治疗性应用基本原则

(一)诊断为细菌性感染者方有指征应用抗菌药物

根据患者的症状、体征、实验室检查或放射、超声等影像学结果,诊断为细菌、真菌感染者方有指征应用抗菌药物;由结核分枝杆菌、非结核分枝杆菌、支原体、衣原体、螺旋体、立克次体及部分原虫等病原微生物所致的感染亦可应用相应的抗菌药物。缺乏细菌及上述病原微生物感染的临床或实验室证据,诊断不能成立者,以及病毒性感染者,均无应用抗菌药物指征。

(二)尽早查明感染病原,根据病原种类及药物敏感试验结果选用抗菌药物

抗菌药物品种的选用,原则上应根据病原菌种类及病原菌对抗菌药物敏感性,即抗菌药物敏感试验(以下简称"药敏试验")的结果而定。因此有条件的医疗机构,对临床诊断为细菌性感染的患者应在开始抗菌治疗前,及时留取相应的合格标本(尤其是血液等无菌部位标本)进行病原学检测,尽早明确病原菌和药敏结果,并据此调整抗菌药物治疗方案。

(三)抗菌药物的经验治疗

对于临床诊断为细菌性感染的患者,在未获知细菌培养及药敏试验结果前,或无法获取培养标本时,可根据患者的感染部位、基础疾病、发病情况、发病场所、既往抗菌药物用药史及其治疗反应等推测可能的病原体,并结合当地细菌耐药性的监测数据,先给予抗菌药物经验治疗。待获知病原学检测

及药敏试验结果后,结合先前的治疗反应调整用药方案;对培养结果阴性的患者,应根据经验治疗的效果和患者情况采取进一步诊疗措施。

(四)按照药物的抗菌作用及其体内过程特点选择用药

各种抗菌药物的药效学和人体药动学特点不同,因此各有不同的临床适应证。临床医师应根据各种抗菌药物的药学特点,按临床适应证正确选用抗菌药物(表 10-1)。

表 10-1　常见细菌性感染的抗菌药物临床选择

疾病	病原微生物	首选药物	可选药物
急性细菌性咽炎及扁桃体炎	A 组溶血性链球菌	青霉素;青霉素过敏患者可口服四环素或氟喹诺酮类,大环内酯类应用须参照当地药敏试验情况	第一、二代口服头孢菌素
急性细菌性中耳炎、急性细菌性鼻窦炎	肺炎链球菌、流感嗜血杆菌和卡他莫拉菌	阿莫西林或阿莫西林/克拉维酸口服	第一、二代口服头孢菌素
急性细菌性气管-支气管炎	肺炎支原体、肺炎衣原体、百日咳博德特菌	大环内酯类、四环素类或氟喹诺酮类	
慢性阻塞性肺疾病急性加重	流感嗜血杆菌	氨苄西林、阿莫西林、氨苄西林/舒巴坦、阿莫西林/克拉维酸	复方磺胺甲噁唑(SMZ/TMP),第一、二代口服头孢菌素,氟喹诺酮类
	肺炎链球菌		
	青霉素敏感	青霉素	阿莫西林、氨苄西林
	青霉素不敏感	头孢曲松	氟喹诺酮类
	卡他莫拉菌	SMZ/TMP,第一、二代口服头孢菌素	氟喹诺酮类、阿莫西林/克拉维酸、氨苄西林/舒巴坦
	肺炎衣原体	大环内酯类	多西环素、氟喹诺酮类
	肺炎支原体	大环内酯类、氟喹诺酮类	米诺环素、多西环素
	肺炎克雷伯菌等肠杆菌科细菌	第二、三代头孢菌素	氟喹诺酮类
支气管扩张合并感染	流感嗜血杆菌	阿莫西林、氨苄西林、阿莫西林/克拉维酸、氨苄西林/舒巴坦	第一、二代头孢菌素
	肺炎链球菌		
	青霉素敏感	青霉素	阿莫西林、氨苄西林
	青霉素不敏感	头孢曲松	氟喹诺酮类
	厌氧菌	阿莫西林/克拉维酸、氨苄西林/舒巴坦	克林霉素、甲硝唑
	肺炎克雷伯菌等肠杆菌科细菌	第三代头孢菌素	氟喹诺酮类、第四代头孢菌素
	铜绿假单胞菌	环丙沙星、左氧氟沙星	抗假单胞菌 β-内酰胺类(头孢他啶、头孢吡肟、β-内酰胺类/β-内酰胺酶抑制剂、碳青霉烯类等)±氨基糖苷类或环丙沙星、左氧氟沙星

续表

疾病	病原微生物	首选药物	可选药物
社区获得性肺炎	肺炎链球菌	青霉素、氨苄西林、阿莫西林	第一、二代头孢菌素
	流感嗜血杆菌	氨苄西林、阿莫西林、氨苄西林/舒巴坦、阿莫西林/克拉维酸	第一、二代头孢菌素,呼吸喹诺酮类
	肺炎支原体、肺炎衣原体	红霉素等大环内酯类	呼吸喹诺酮类、多西环素
	军团菌属	红霉素等大环内酯类	呼吸喹诺酮类
	革兰氏阴性杆菌	第二、三代头孢菌素	呼吸喹诺酮类、β-内酰胺类/β-内酰胺酶抑制剂
	金黄色葡萄球菌	苯唑西林、氯唑西林	第一、二代头孢菌素,克林霉素
医院获得性肺炎	金黄色葡萄球菌		
	甲氧西林敏感	苯唑西林、氯唑西林	第一、二代头孢菌素
	甲氧西林耐药	糖肽类、利奈唑胺	磷霉素、利福平,SMZ/TMP与糖肽类联合,不宜单用
	肠杆菌科细菌	第二、三代头孢菌素单用或联合氨基糖苷类	氟喹诺酮类、β-内酰胺类/β-内酰胺酶抑制剂、碳青霉烯类
	铜绿假单胞菌	哌拉西林、头孢他啶、头孢吡肟、环丙沙星、左氧氟沙星,联合氨基糖苷类	具有抗铜绿假单胞菌作用的β-内酰胺类/β-内酰胺酶抑制剂或碳青霉烯类+氨基糖苷类
	不动杆菌属	氨苄西林/舒巴坦、头孢哌酮/舒巴坦	碳青霉烯类、多黏菌素、替加环素
	厌氧菌	氨苄西林/舒巴坦、阿莫西林/克拉维酸	甲硝唑、克林霉素
肺脓肿	厌氧菌	青霉素(大剂量)、β-内酰胺类/β-内酰胺酶抑制剂	氨苄西林或阿莫西林+甲硝唑或克林霉素
	金黄色葡萄球菌		
	甲氧西林敏感	苯唑西林、氯唑西林	头孢唑林、头孢呋辛
	甲氧西林耐药	糖肽类±磷霉素或利奈唑胺	糖肽类+利福平
	肺炎链球菌		
	青霉素敏感	青霉素	氨苄西林、阿莫西林
	青霉素不敏感	头孢噻肟、头孢曲松	左氧氟沙星、莫西沙星
	A组溶血性链球菌	青霉素或青霉素V	氨苄西林、阿莫西林、第一代头孢菌素、克林霉素、氟喹诺酮类
	肠杆菌科细菌	第三代头孢菌素±氨基糖苷类	氟喹诺酮类、β-内酰胺类/β-内酰胺酶抑制剂、厄他培南

续表

疾病	病原微生物	首选药物	可选药物
脓胸	厌氧菌	青霉素(大剂量)、β-内酰胺类/β-内酰胺酶抑制剂	氨苄西林或阿莫西林+甲硝唑或克林霉素
	金黄色葡萄球菌		
	甲氧西林敏感	苯唑西林、氯唑西林	头孢唑林、头孢呋辛
	甲氧西林耐药	糖肽类±磷霉素	糖肽类+利福平,利奈唑胺
	肺炎链球菌		
	青霉素敏感	青霉素	氨苄西林、阿莫西林
	青霉素耐药	头孢噻肟、头孢曲松	左氧氟沙星、莫西沙星
	流感嗜血杆菌	氨苄西林、阿莫西林	氨苄西林/舒巴坦,阿莫西林/克拉维酸,第一、二代头孢菌素
	肠杆菌科细菌	第三代头孢菌素±氨基糖苷类	氟喹诺酮类、β-内酰胺类/β-内酰胺酶抑制剂、氨基糖苷类(联合用药)
膀胱炎	大肠埃希菌(ESBL阴性)	呋喃妥因、磷霉素氨丁三醇、SMZ/TMP	头孢氨苄、头孢拉定
	大肠埃希菌(ESBL阳性)	阿莫西林/克拉维酸、氨苄西林/舒巴坦	呋喃妥因、磷霉素氨丁三醇
	腐生葡萄球菌	苯唑西林、氯唑西林、SMZ/TMP	第一、二代头孢菌素,磷霉素
	肠球菌属	氨苄西林、阿莫西林、阿莫西林/克拉维酸	呋喃妥因、糖肽类、磷霉素氨丁三醇
肾盂肾炎	大肠埃希菌、克雷伯菌属等肠杆菌科细菌(ESBL阴性)	第二、三代头孢菌素	氟喹诺酮类、氨苄西林/舒巴坦、阿莫西林/克拉维酸
	大肠埃希菌、克雷伯菌属等肠杆菌科细菌(ESBL阳性)	哌拉西林/他唑巴坦、氨苄西林/舒巴坦、阿莫西林/克拉维酸	碳青霉烯类、法罗培南
	腐生葡萄球菌(非MRS)	苯唑西林、氯唑西林	第一、二代头孢菌素,氟喹诺酮类
	腐生葡萄球菌(MRS)	糖肽类	
	肠球菌属	氨苄西林、阿莫西林、阿莫西林/克拉维酸	糖肽类
	铜绿假单胞菌	头孢他啶或头孢吡肟±氨基糖苷类	环丙沙星,哌拉西林/他唑巴坦±氨基糖苷类,亚胺培南,美罗培南
	念珠菌属	氟康唑	两性霉素B
细菌性前列腺炎	大肠埃希菌等肠杆菌科细菌(氟喹诺酮类耐药,ESBL阴性)	SMZ/TMP,第二、三代头孢菌素	β-内酰胺类/β-内酰胺酶抑制剂
	大肠埃希菌等肠杆菌科细菌(氟喹诺酮类耐药,ESBL阳性)	哌拉西林/他唑巴坦	碳青霉烯类

续表

疾病	病原微生物	首选药物	可选药物
细菌性前列腺炎	铜绿假单胞菌	环丙沙星、左氧氟沙星、头孢他啶	头孢哌酮/舒巴坦、哌拉西林/他唑巴坦、碳青霉烯类
	肠球菌属	氨苄西林/舒巴坦、阿莫西林/克拉维酸	糖肽类±氨基糖苷类
	葡萄球菌属	SMZ/TMP,苯唑西林,氯唑西林,第一、二代头孢菌素	糖肽类
	淋病奈瑟菌	头孢曲松(单剂)	头孢克肟(单剂)
	沙眼衣原体	多西环素	米诺环素
抗生素相关性腹泻及假膜性肠炎	艰难梭菌	甲硝唑	甲硝唑无效或重症时选择万古霉素或去甲万古霉素(口服)
耶尔森菌小肠结肠炎	耶尔森菌属	多西环素+妥布霉素或庆大霉素	SMZ/TMP、环丙沙星
阿米巴肠病	溶组织阿米巴	甲硝唑	双碘喹啉、巴龙霉素
细菌性脑膜炎	脑膜炎奈瑟菌		
	青霉素敏感(MIC<0.1mg/L)	青霉素、氨苄西林	氯霉素
	青霉素不敏感(MIC 0.1~1.0mg/L)	头孢曲松、头孢噻肟	
	肺炎链球菌		
	青霉素敏感(MIC≤0.06mg/L)	青霉素、氨苄西林	氯霉素
	青霉素中介(MIC 0.12~1.0mg/L)	头孢曲松、头孢噻肟	美罗培南,头孢吡肟,万古霉素±利福平
	青霉素耐药(MIC≥2mg/L)	万古霉素+头孢曲松,头孢噻肟±利福平	美罗培南,莫西沙星
	B组链球菌	氨苄西林或青霉素+氨基糖苷类	头孢曲松、头孢噻肟、万古霉素
	葡萄球菌属		
	甲氧西林敏感	苯唑西林、氯唑西林	万古霉素(青霉素过敏者)、利奈唑胺、SMZ/TMP
	甲氧西林耐药	万古霉素+磷霉素	
	单核细胞增多性李斯特菌	氨苄西林或青霉素+氨基糖苷类	SMZ/TMP(青霉素过敏者)、美罗培南
	流感嗜血杆菌		
	非产酶株	氨苄西林	头孢曲松、头孢噻肟
	产酶株	头孢噻肟、头孢曲松	氯霉素(青霉素过敏者)、头孢吡肟
	克雷伯菌属、大肠埃希菌	头孢噻肟、头孢曲松	头孢吡肟、美罗培南
	铜绿假单胞菌	头孢他啶+氨基糖苷类	环丙沙星+氨基糖苷类,美罗培南+氨基糖苷类

续表

疾病	病原微生物	首选药物	可选药物
血流感染	金黄色葡萄球菌、凝固酶阴性葡萄球菌		
	甲氧西林敏感	苯唑西林、氯唑西林	第一、二代头孢菌素
	甲氧西林耐药	糖肽类 ± 磷霉素或利福平	达托霉素
	肠球菌属	氨苄西林或青霉素 + 氨基糖苷类	糖肽类 + 氨基糖苷类,利奈唑胺
	肺炎链球菌	青霉素	阿莫西林、头孢唑林、头孢呋辛
	大肠埃希菌	第三代头孢菌素或 β- 内酰胺类 /β- 内酰胺酶抑制剂	ESBL 阴性菌感染高危因素：头孢噻肟、头孢曲松等第三代头孢菌素,氟喹诺酮类,氨基糖苷类;ESBL 阳性菌感染高危因素:碳青霉烯类,β- 内酰胺类 /β- 内酰胺酶抑制剂
	克雷伯菌属	第三代头孢菌素	ESBL 阴性菌感染高危因素:第三代头孢菌素,氟喹诺酮类,氨基糖苷类;ESBL 阳性菌感染高危因素:碳青霉烯类,β- 内酰胺类 /β- 内酰胺酶抑制剂
	肠杆菌属、柠檬酸菌属、沙雷菌属	头孢吡肟、氟喹诺酮类	碳青霉烯类、氨基糖苷类
	不动杆菌属	头孢哌酮 / 舒巴坦、氨苄西林 / 舒巴坦	碳青霉烯类(厄他培南除外)、氟喹诺酮类、氨基糖苷类、多黏菌素类
	铜绿假单胞菌	头孢他啶、头孢吡肟、哌拉西林等 β- 内酰胺类 + 氨基糖苷类	β- 内酰胺类 /β- 内酰胺酶抑制剂,碳青霉烯类(厄他培南除外),环丙沙星或左氧氟沙星,氨基糖苷类
	脆弱拟杆菌等厌氧菌	甲硝唑	头霉素类、β- 内酰胺类 /β- 内酰胺酶抑制剂,克林霉素,碳青霉烯类
	念珠菌属	氟康唑、棘白菌素类	两性霉素 B
感染性心内膜炎	甲型溶血性链球菌	青霉素 + 庆大霉素	头孢曲松、头孢噻肟 + 庆大霉素
	葡萄球菌属		
	甲氧西林敏感	苯唑西林、氯唑西林	头孢唑林、万古霉素
	甲氧西林耐药	糖肽类 + 磷霉素	糖肽类 + 利福平,达托霉素
	肠球菌属	青霉素或氨苄西林 + 庆大霉素	糖肽类 + 庆大霉素或磷霉素
	肠杆菌科或铜绿假单胞菌	哌拉西林 + 氨基糖苷类	第三代头孢菌素或 β- 内酰胺类 /β- 内酰胺酶抑制剂 + 氨基糖苷类
	念珠菌属	两性霉素 B+ 氟胞嘧啶	棘白菌素类

续表

疾病	病原微生物	首选药物	可选药物
腹腔感染	大肠埃希菌、变形杆菌属	氨苄西林/舒巴坦,阿莫西林/克拉维酸,第二、三代头孢菌素	头孢哌酮/舒巴坦,哌拉西林/他唑巴坦,替卡西林/克拉维酸,氟喹诺酮类,氨基糖苷类,碳青霉烯类
	克雷伯菌属	第二、三代头孢菌素	β-内酰胺类/β-内酰胺酶抑制剂,氟喹诺酮类,氨基糖苷类,碳青霉烯类
	肠杆菌属	头孢吡肟、氟喹诺酮类	碳青霉烯类
	肠球菌属	氨苄西林,阿莫西林,青霉素+庆大霉素	糖肽类
	拟杆菌属等厌氧菌	甲硝唑	克林霉素,β-内酰胺类/β-内酰胺酶抑制剂,头霉素类,碳青酶烯类
骨、关节感染	金黄色葡萄球菌		
	甲氧西林敏感	苯唑西林、氯唑西林、阿莫西林/克拉维酸、氨苄西林/舒巴坦	头孢唑林、头孢呋辛
	甲氧西林耐药	糖肽类±磷霉素或利福平,利奈唑胺	SMZ/TMP、达托霉素、氨基糖苷类
	A组溶血性链球菌	青霉素、阿莫西林、阿莫西林/克拉维酸、氨苄西林/舒巴坦	第一代头孢菌素、红霉素、林可霉素类、头孢曲松
	肠球菌属	氨苄西林或青霉素±氨基糖苷类	糖肽类、利奈唑胺、达托霉素
	肠杆菌科细菌	氟喹诺酮类、氨苄西林/舒巴坦、阿莫西林/克拉维酸	第三代头孢菌素、哌拉西林、哌拉西林/他唑巴坦、氨基糖苷类
	铜绿假单胞菌	环丙沙星或哌拉西林或头孢菌素±氨基糖苷类	β-内酰胺类/β-内酰胺酶抑制剂,碳青霉烯类±氨基糖苷类
	拟杆菌属等厌氧菌	甲硝唑	克林霉素,β-内酰胺类/β-内酰胺酶抑制剂
毛囊炎	金黄色葡萄球菌、念珠菌、铜绿假单胞菌	多可自愈,不需抗菌治疗	金黄色葡萄球菌感染可局部使用莫匹罗星;念珠菌感染可局部使用抗真菌药物如克霉唑、咪康唑
疖,痈	金黄色葡萄球菌(病情轻)	局部治疗为主,莫匹罗星软膏、鱼石脂软膏	SMZ/TMP,多西环素,米诺环素;病情复杂可用糖肽类或利奈唑胺
	金黄色葡萄球菌(病情重,伴脓毒症)	耐酶青霉素如苯唑西林、头孢唑林、头孢呋辛,针对MRSA可选糖肽类	SMZ/TMP,多西环素,米诺环素;针对MRSA感染可用糖肽类或利奈唑胺或替加环素

续表

疾病	病原微生物	首选药物	可选药物
脓疱病	金黄色葡萄球菌,A 组溶血性链球菌	莫匹罗星软膏局部使用,青霉素,耐酶青霉素如苯唑西林	SMZ/TMP,多西环素,米诺环素;针对 MRSA 感染可用糖肽类或利奈唑胺
淋巴管炎,急性蜂窝织炎	A 组溶血性链球菌	青霉素、阿莫西林	头孢唑林等第一代头孢菌素,红霉素,克林霉素,阿莫西林/克拉维酸,头孢曲松
烧伤创面感染	金黄色葡萄球菌、铜绿假单胞菌、A 组溶血性链球菌、肠杆菌、肠球菌等	根据感染情况选择苯唑西林、头孢唑林、哌拉西林/他唑巴坦、头孢哌酮/舒巴坦	伴脓毒症者,碳青霉烯类+糖肽类或利奈唑胺
手术切口感染(不涉及消化道和女性生殖道的手术)	金黄色葡萄球菌为主	轻症,不伴毒血症状:仅需通畅引流;伴全身毒血症状:须通畅引流,氨苄西林/舒巴坦,阿莫西林/克拉维酸,头孢唑林,头孢呋辛	怀疑 MRSA 感染:糖肽类、利奈唑胺;重症可选碳青霉烯类+糖肽类或利奈唑胺或达托霉素或替加环素
手术切口感染(涉及消化道和女性生殖道的手术)	金黄色葡萄球菌、肠杆菌科细菌、拟杆菌属等	轻症,不伴毒血症状:仅需通畅引流;伴全身毒血症状:哌拉西林/他唑巴坦或第三代头孢菌素或头孢哌酮/舒巴坦+甲硝唑	怀疑 MRSA 感染:万古霉素、去甲万古霉素、替考拉宁;重症可选碳青霉烯类+糖肽类或达托霉素或替加环素
动物咬伤	多杀巴斯德菌、金黄色葡萄球菌等多种细菌	阿莫西林/克拉维酸	多西环素、头孢呋辛、克林霉素
气性坏疽	产气荚膜梭菌等	克林霉素+大剂量青霉素	头孢曲松、红霉素、头霉素类、多西环素
糖尿病足(溃疡,表浅炎症<2cm)	金黄色葡萄球菌多见,少数为链球菌	SMZ/TMP 或氟喹诺酮类或米诺环素口服	第二、三代头孢菌素
糖尿病足(溃疡,表浅炎症>2cm,且累及筋膜)	常为混合感染,金黄色葡萄球菌、A 组溶血性链球菌、B 组链球菌、大肠埃希菌、厌氧菌	阿莫西林/克拉维酸+SMZ/TMP,或氟喹诺酮类口服	伴有毒血症状者,静脉使用哌拉西林/他唑巴坦或碳青霉烯类;怀疑 MRSA 时使用糖肽类或利奈唑胺或达托霉素
坏死性筋膜炎	A、C、G 组溶血性链球菌,梭菌属,厌氧菌,MRSA 或混合感染	大剂量青霉素+克林霉素	亚胺培南或美罗培南,若怀疑伴有 MRSA 感染加用糖肽类或达托霉素或利奈唑胺
葡萄球菌性烫伤样综合征	产毒素金黄色葡萄球菌	苯唑西林,第一代头孢菌素如头孢唑林	青霉素过敏或针对 MRSA 可选糖肽类、利奈唑胺、达托霉素
颌面部感染	金黄色葡萄球菌		
	甲氧西林敏感	耐酶青霉素	第一代头孢菌素
	甲氧西林耐药	糖肽类±磷霉素或利福平	利奈唑胺、替加环素
	A 组溶血性链球菌	青霉素、氨苄西林、阿莫西林	第一代头孢菌素

续表

疾病	病原微生物	首选药物	可选药物
颌面部感染	肠杆菌科细菌	第二、三代头孢菌素	氟喹诺酮类、碳青霉烯类
	厌氧菌	克林霉素、甲硝唑	氨苄西林 / 舒巴坦、阿莫西林 / 克拉维酸
	铜绿假单胞菌	具有抗铜绿假单胞菌作用的 β- 内酰胺类	环丙沙星 ± 氨基糖苷类,碳青霉烯类
细菌性结膜炎 (局部用药)	淋病奈瑟菌	左氧氟沙星、环丙沙星	氧氟沙星、四环素
	流感嗜血杆菌	氧氟沙星、左氧氟沙星	庆大霉素、环丙沙星
	肺炎链球菌	红霉素、氧氟沙星	四环素、左氧氟沙星
	金黄色葡萄球菌	红霉素、氧氟沙星	利福平、左氧氟沙星
	Morax-Axenfeld 双杆菌	氧氟沙星	庆大霉素、环丙沙星
	变形杆菌属	妥布霉素	庆大霉素、环丙沙星
	大肠埃希菌	庆大霉素	妥布霉素、环丙沙星
	假单胞菌属	妥布霉素、环丙沙星	多黏菌素
细菌性角膜炎 (局部用药)	金黄色葡萄球菌	左氧氟沙星	氧氟沙星、环丙沙星、糖肽类
	肺炎链球菌	左氧氟沙星	氧氟沙星、环丙沙星
	铜绿假单胞菌	妥布霉素、左氧氟沙星	环丙沙星、氧氟沙星
	肠杆菌科细菌	氧氟沙星、妥布霉素	环丙沙星
细菌性眼内炎	凝固酶阴性葡萄球菌	糖肽类	阿米卡星、头孢唑林、利奈唑胺
	甲型溶血性链球菌、肺炎链球菌、流感嗜血杆菌	头孢曲松、苯唑西林	头孢唑林或左氧氟沙星 + 阿米卡星
	蜡样芽孢杆菌	糖肽类 + 阿米卡星	左氧氟沙星
	金黄色葡萄球菌、链球菌、革兰氏阴性杆菌	糖肽类 + 头孢他啶或头孢吡肟	环丙沙星 ± 阿米卡星
阴道感染	厌氧菌或阴道加德纳菌	甲硝唑(全身和 / 或局部),替硝唑(全身),克林霉素(全身或局部)	
	念珠菌	制霉菌素或咪康唑或克霉唑(局部),氟康唑(全身)	
	滴虫	甲硝唑(全身和 / 或局部),替硝唑(全身)	
淋菌性宫颈炎	淋病奈瑟球菌	第三代头孢菌素	大观霉素
非淋菌性宫颈炎	沙眼衣原体	多西环素、阿奇霉素	红霉素
盆腔炎性疾病	常见淋病奈瑟球菌、肠杆菌科细菌、链球菌和脆弱拟杆菌、消化链球菌、产气荚膜杆菌等厌氧菌以及沙眼衣原体、解脲脲原体和病毒等	第二、三代头孢菌素 + 甲硝唑 / 替硝唑 + 多西环素 / 阿奇霉素;或青霉素类 + 甲硝唑 / 替硝唑 + 多西环素 / 阿奇霉素;或氧氟沙星 / 左氧氟沙星 + 甲硝唑 / 替硝唑	

续表

疾病	病原微生物	首选药物	可选药物
梅毒	梅毒螺旋体	普鲁卡因青霉素、苄星青霉素	红霉素、多西环素
淋病	淋病奈瑟菌	头孢曲松	大观霉素
非淋菌尿道炎	衣原体或支原体	多西环素、阿奇霉素	红霉素
侵袭性真菌感染	曲霉属	伏立康唑、两性霉素 B 及其含脂制剂	伊曲康唑、棘白菌素类、泊沙康唑
	念珠菌属	氟康唑、棘白菌素类	两性霉素 B 及其含脂制剂、伏立康唑、伊曲康唑、泊沙康唑、氟胞嘧啶
	隐球菌属	氟康唑,两性霉素 B 及其含脂制剂 + 氟胞嘧啶	伊曲康唑
	毛霉	两性霉素 B 及其含脂制剂	泊沙康唑
	组织浆胞菌	伊曲康唑	两性霉素 B 及其含脂制剂
	球孢子菌	氟康唑、伊曲康唑	两性霉素 B 及其含脂制剂
	皮炎芽生菌	伊曲康唑	两性霉素 B 及其含脂制剂,氟康唑
	马尔尼菲青霉	两性霉素 B(2 周),继以伊曲康唑(静脉及口服),然后口服,AIDS 患者长期服用	伊曲康唑
	暗色真菌	伊曲康唑、伏立康唑	泊沙康唑、氟胞嘧啶
	孢子丝菌属	伊曲康唑	两性霉素 B 及其含脂制剂
分枝杆菌感染	结核分枝杆菌	初治,强化期:异烟肼 + 利福平 + 吡嗪酰胺 + 乙胺丁醇,巩固期:异烟肼 + 利福平;复治,强化期:链霉素 + 异烟肼 + 利福平 + 吡嗪酰胺 + 乙胺丁醇,巩固期:异烟肼 + 利福平 + 乙胺丁醇	注:需贯彻抗结核药物治疗的"十字方针"(早期、联合、适量、规则、全程),遵守化疗方案的制定与调整用药的基本原则
非结核分枝杆菌病	鸟分枝杆菌复合群、龟分枝杆菌、脓肿分枝杆菌、偶然分枝杆菌、溃疡分枝杆菌等	新大环内酯类,利福霉素,氨基糖苷类,氟喹诺酮类,乙胺丁醇,四环素类,磺胺类,碳青霉烯类和头孢西丁	
麻风病	麻风分枝杆菌		
	多菌型	利福平 + 氨苯砜 + 氯法齐明	
	少菌型	利福平 + 氨苯砜	
猩红热	A 组溶血性链球菌	青霉素	对青霉素过敏的患者可用第一、二代头孢菌素(有青霉素过敏性休克史者除外),或红霉素等大环内酯类

疾病	病原微生物	首选药物	可选药物
鼠疫	鼠疫耶尔森菌	庆大霉素、链霉素	多西环素、环丙沙星
皮肤炭疽	炭疽芽孢杆菌	环丙沙星或左氧氟沙星	多西环素、阿莫西林
吸入炭疽	炭疽芽孢杆菌	环丙沙星,多西环素或左氧氟沙星＋克林霉素±利福平	青霉素
破伤风	破伤风梭菌	青霉素、甲硝唑	多西环素(静脉给药)、红霉素
气性坏疽	产气荚膜梭菌	青霉素	克林霉素、甲硝唑、头孢曲松或碳青霉烯类;多西环素,氯霉素
伤寒和副伤寒	—	氟喹诺酮类(但儿童、孕妇和哺乳期妇女不宜应用);头孢曲松、头孢噻肟、阿奇霉素(适用于儿童、孕妇和哺乳期妇女以及耐药菌所致伤寒患者)	阿莫西林,氨苄西林,氯霉素,SMZ/TMP(新生儿、孕妇及肝功能明显损害的患者避免应用氯霉素)
布鲁氏菌病	布鲁氏菌属	多西环素＋庆大霉素	多西环素＋利福平,SMZ/TMP＋庆大霉素

注:1. 表中"±"是指两种及两种以上药物可联合应用或单用。

2. 呼吸喹诺酮类包括莫西沙星、左氧氟沙星和吉米沙星。

3. 呋喃妥因禁用于足月孕妇(孕38周以上)。

4. 我国大肠埃希菌等对氟喹诺酮类耐药率达50%以上,选用该类药物治疗应参照药敏试验结果。

5. 大肠埃希菌、克雷伯菌属、肠杆菌属产生碳青霉烯酶时,可选替加环素。

（五）综合患者病情、病原菌种类及抗菌药物特点制定抗菌治疗方案

根据病原菌、感染部位、感染严重程度和患者的生理、病理情况及抗菌药物药效学和药动学证据制定抗菌治疗方案,包括抗菌药物的选用品种、剂量、给药途径、给药次数、疗程及联合用药等。

二、抗菌药物预防性应用基本原则

（一）非手术患者抗菌药物的预防性应用

1. 预防用药目的　预防特定病原菌所致的或特定人群可能发生的感染。

2. 非手术患者预防用药基本原则

（1）用于尚无细菌感染征象但暴露于致病菌感染的高危人群。

（2）预防用药适应证和抗菌药物选择应基于循证医学证据。

（3）应针对一种或两种最可能细菌的感染进行预防用药,不宜盲目地选用广谱抗菌药或多药联合预防多种细菌多部位感染。

（4）应限于针对某一段特定时间内可能发生的感染,而非任何时间可能发生的感染。

（5）应积极纠正导致感染风险增加的原发疾病或基础状况。可以治愈或纠正者,预防用药价值较大;原发疾病不能治愈或纠正者,药物预防效果有限,应权衡利弊决定是否预防用药。

（6）以下情况原则上不应预防使用抗菌药物:普通感冒、麻疹、水痘等病毒性疾病;昏迷、休克、中毒、心力衰竭、肿瘤、应用肾上腺皮质激素等患者;留置导尿管、留置深静脉导管以及建立人工气道(包括气管插管或气管切口)患者。

（二）围手术期抗菌药物的预防性应用

1. 预防用药目的　主要是预防手术部位感染,包括浅表切口感染、深部切口感染和手术所涉及的器官/腔隙感染,但不包括与手术无直接关系的、术后可能发生的其他部位感染。

2. 预防用药原则　围手术期抗菌药物预防用药,应根据手术切口类别(表10-2)、手术创伤程度、可能的污染细菌种类、手术持续时间、感染发生机会和后果严重程度、抗菌药物预防效果的循证医学证据、对细菌耐药性的影响和经济学评估等因素,综合考虑决定是否预防用抗菌药物。但抗菌药物的预防性应用并不能代替严格的消毒、灭菌技术和精细的无菌操作,也不能代替术中保温和血糖控制等其他预防措施。

(1)清洁手术(Ⅰ类切口):手术脏器为人体无菌部位,局部无炎症、无损伤,也不涉及呼吸道、消化道、泌尿生殖道等人体与外界相通的器官。手术部位无污染,通常不需预防用抗菌药物。但在下列情况时可考虑预防用药:①手术范围大、手术时间长、污染机会增加;②手术涉及重要脏器,一旦发生感染将造成严重后果者,如头颅手术、心脏手术等;③异物植入手术,如人工心瓣膜植入、永久性心脏起搏器放置、人工关节置换等;④有感染高危因素,如高龄、糖尿病、免疫功能低下(尤其是接受器官移植者)、营养不良等患者。

(2)清洁-污染手术(Ⅱ类切口):手术部位存在大量人体寄殖菌群,手术时可能污染手术部位引致感染,故此类手术通常需预防用抗菌药物。

(3)污染手术(Ⅲ类切口):已造成手术部位严重污染的手术。此类手术需预防用抗菌药物。

(4)污秽-感染手术(Ⅳ类切口):在手术前即已开始治疗性应用抗菌药物,术中、术后继续,此不属预防应用范畴。

表 10-2　手术切口类别

切口类别	定义
Ⅰ类切口(清洁手术)	手术不涉及炎症区,不涉及呼吸道、消化道、泌尿生殖道等人体与外界相通的器官
Ⅱ类切口(清洁-污染手术)	上、下呼吸道,上、下消化道,泌尿生殖道手术,或经以上器官的手术,如经口咽部手术、胆道手术、子宫全切除术、经直肠前列腺手术,以及开放性骨折或创伤手术等
Ⅲ类切口(污染手术)	造成手术部位严重污染的手术,包括:手术涉及急性炎症但未化脓区域;胃肠道内容物有明显溢出污染;新鲜开放性创伤但未经及时扩创;无菌技术有明显缺陷如开胸、心脏按压者
Ⅳ类切口(污秽-感染手术)	有失活组织的陈旧创伤手术;已有临床感染或脏器穿孔的手术

3. 抗菌药物品种选择

(1)根据手术切口类别、可能的污染菌种类及其对抗菌药物敏感性、药物能否在手术部位达到有效浓度等综合考虑。

(2)选用对可能的污染菌针对性强、有充分预防有效的循证医学证据、安全、使用方便及价格适当的品种。

(3)应尽量选择单一抗菌药物预防用药,避免不必要的联合使用。预防用药应针对手术路径中可能存在的污染菌。如心血管、头颈、胸腹壁、四肢软组织手术和骨科手术等经皮肤的手术,通常选择针对金黄色葡萄球菌的抗菌药物。结肠、直肠和盆腔手术,应选用针对肠道革兰氏阴性菌和脆弱拟杆菌等厌氧菌的抗菌药物。

(4)头孢菌素过敏者,针对革兰氏阳性菌可用万古霉素、去甲万古霉素、克林霉素;针对革兰氏阴性菌可用氨曲南、磷霉素或氨基糖苷类。

（5）对某些手术部位感染会引起严重后果者，如心脏人工瓣膜置换术、人工关节置换术等，若术前发现有耐甲氧西林金黄色葡萄球菌（MRSA）定植的可能或者该机构 MRSA 发生率高，可选用万古霉素、去甲万古霉素预防感染，但应严格控制用药持续时间。

（6）不应随意选用广谱抗菌药物作为围手术期预防用药。鉴于国内大肠埃希菌对氟喹诺酮类药物耐药率高，应严格控制氟喹诺酮类药物作为外科围手术期预防用药。

4. 给药方案

（1）给药方法：给药途径大部分为静脉输注，仅有少数为口服给药。

静脉输注应在皮肤、黏膜切开前 0.5~1 小时内或麻醉开始时给药，在输注完毕后开始手术，保证手术部位暴露时局部组织中抗菌药物已达到足以杀灭手术过程中沾染细菌的药物浓度。万古霉素或氟喹诺酮类等由于需输注较长时间，应在手术前 1~2 小时开始给药。

（2）预防用药维持时间：抗菌药物的有效覆盖时间应包括整个手术过程。手术时间较短（<2 小时）的清洁手术术前给药一次即可。如手术时间超过 3 小时或超过所用药物半衰期的 2 倍以上，或成人出血量超过 1 500ml，术中应追加一次。清洁手术的预防用药时间不超过 24 小时，心脏手术可视情况延长至 48 小时。清洁 - 污染手术和污染手术的预防用药时间亦为 24 小时，污染手术必要时延长至 48 小时。过度延长用药时间并不能进一步提高预防效果，且预防用药时间超过 48 小时，耐药菌感染机会增加。

三、制定抗菌药物治疗方案的原则

根据病原菌、感染部位、感染严重程度和患者的生理、病理情况及抗菌药物药效学和药动学证据制定抗菌药物治疗方案，包括抗菌药物的品种选择、给药剂量、给药途径、给药次数、疗程及联合用药等。在制定治疗方案时应遵循下列原则。

1. 品种选择　根据病原菌种类及药敏试验结果尽可能选择针对性强、窄谱、安全、价格适当的抗菌药物。进行经验治疗者可根据可能的病原菌及当地耐药状况选用抗菌药物。

2. 给药剂量　一般按各种抗菌药物的治疗剂量范围给药。治疗重症感染（如血流感染、感染性心内膜炎等）和抗菌药物不易达到部位的感染（如中枢神经系统感染等），抗菌药物剂量宜较大（治疗剂量范围高限）；而治疗单纯性下尿路感染时，由于多数药物尿药浓度远高于血药浓度，则可应用较小剂量（治疗剂量范围低限）。

3. 给药途径

（1）对于轻、中度感染的大多数患者，应予口服治疗，选取口服吸收良好的抗菌药物品种，不必采用静脉或肌内注射给药。仅在下列情况下可先予以注射给药：①不能口服或不能耐受口服给药的患者（如吞咽困难者）；②患者存在明显可能影响口服药物吸收的情况（如呕吐、严重腹泻、胃肠道病变或肠道吸收功能障碍等）；③所选药物有合适抗菌谱，但无口服剂型；④须在感染组织或体液中迅速达到高药物浓度以达杀菌作用者（如感染性心内膜炎、化脓性脑膜炎等）；⑤感染严重、病情进展迅速，须给予紧急治疗的情况（如血流感染、重症肺炎患者等）；⑥患者对口服治疗的依从性差。肌内注射给药时难以使用较大剂量，其吸收也受药动学等众多因素影响，因此只适用于不能口服给药的轻、中度感染者，不宜用于重症感染者。接受注射用药的感染患者经初始注射治疗病情好转并能口服时，应及早转为口服给药。

（2）抗菌药物的局部应用宜尽量避免，皮肤黏膜局部应用抗菌药物后，很少被吸收，在感染部位不能达到有效浓度，反而易导致耐药菌产生，因此治疗全身感染或脏器感染时应避免局部应用抗菌药物。抗菌药物的局部应用只限于少数情况：①全身给药后在感染部位难以达到有效治疗浓度时加用局部给药作为辅助治疗（如治疗中枢神经系统感染时某些药物可同时鞘内给药，包裹性厚壁脓肿脓腔内注入抗菌药物等）；②眼部及耳部感染的局部用药等；③某些皮肤表层及口腔、阴道等黏膜表面的感染可采用抗菌药物局部应用或外用,但应避免将主要供全身应用的品种作局部用药。局部用药宜采用刺激性小、不易吸收、不易导致耐药性和过敏反应的抗菌药物。青霉素类、头孢菌素类等较易产生过敏反应的药物不可局部应用。氨基糖苷类等耳毒性药物不可局部滴耳。

4. 给药次数　为保证药物在体内能发挥最大药效,杀灭感染灶病原菌,应根据药动学和药效学相结合的原则(PK/PD 参数)给药(参见下节"抗菌药物的 PK/PD 参数与合理用药")。青霉素类、头孢菌素类和其他 β- 内酰胺类、红霉素、克林霉素等时间依赖性抗菌药物,应一日多次给药。氟喹诺酮类和氨基糖苷类等浓度依赖性抗菌药物可一日给药一次。

5. 疗程　抗菌药物疗程因感染不同而异,一般宜用至体温正常、症状消退后 72~96 小时。有局部病灶者需用药至感染灶控制或完全消散。但血流感染、感染性心内膜炎、化脓性脑膜炎、伤寒、布鲁氏菌病、骨髓炎、B 组链球菌咽炎和扁桃体炎、侵袭性真菌病、结核病等需较长的疗程才能彻底治愈,并减少或防止复发。

四、特殊生理、病理状态下抗菌药物合理应用原则

1. 抗菌药物在不同生理状况患者中的应用

(1)新生儿患者的抗菌药物应用:①新生儿期肝、肾均未发育成熟,肝代谢酶产生不足或缺乏,肾清除功能较差,因此新生儿感染时应避免应用毒性较大的抗菌药物,包括主要经肾排泄的氨基糖苷类、万古霉素、去甲万古霉素等,以及主要经肝代谢的氯霉素。确有应用指征时,须进行血药浓度监测,据此调整给药方案,个体化给药,以确保治疗安全、有效。②新生儿期避免应用可能发生严重不良反应的抗菌药物。可影响生长发育的四环素类、喹诺酮类应避免应用,可导致脑性核黄疸及溶血性贫血的磺胺类和呋喃类应避免应用。③新生儿期由于肾功能尚不完善,主要经肾排出的青霉素类、头孢菌素类等 β- 内酰胺类需减量应用,防止药物在体内蓄积而导致严重中枢神经系统毒性反应的发生。④新生儿的组织器官日益成熟,抗菌药物在新生儿的药动学亦随日龄增长而变化,因此使用抗菌药物时应按日龄调整给药方案。

新生儿应用抗菌药物后可能发生的不良反应(拓展阅读)

(2)儿童患者的抗菌药物应用:①氨基糖苷类抗菌药物有明显的耳、肾毒性,儿童患者应尽量避免应用。临床有明确应用指征且又无其他毒性低的抗菌药物可供选用时,方可选用该类药物,并在治疗过程中严密观察不良反应。有条件者应进行血药浓度监测,根据监测结果个体化给药。②糖肽类抗菌药物有一定耳、肾毒性,儿童患者仅在有明确指征时方可选用。在治疗过程中应严密观察不良反应,有条件者应进行血药浓度监测,个体化给药。③四环素类抗菌药物可导致牙齿黄染及牙釉质发育不良,不可用于 8 岁以下儿童。④喹诺酮类抗菌药物对骨骼生长发育可能产生不良影响,避免用于 18 岁以下未成年人。

(3)孕妇的抗菌药物应用:①对胎儿有致畸或明显毒性作用的药物如利巴韦林,孕妇禁用。②对母体和胎儿均有毒性作用的药物,如氨基糖苷类、四环素类应避免应用;但在有明确应用指征时,应权衡利弊,用药时患者的受益大于可能的风险时,也可在严密观察下慎用。氨基糖苷类等抗菌药物有条件时应进行血药浓度监测。③孕妇感染时可选用毒性低、对胎儿及母体均无明显有害影响的、无致畸作用的药物,如青霉素类、头孢菌素类等 β- 内酰胺类等。

(4)哺乳期妇女的抗菌药物应用:哺乳期妇女接受抗菌药物后,某些药物可自乳汁分泌。通常母乳中药物含量不高,不超过哺乳期患者每日用药量的 1%;少数药物乳汁中分泌量较高,如氟喹诺酮类、四环素类、大环内酯类、氯霉素、磺胺甲噁唑、甲氧苄啶、甲硝唑等。青霉素类、头孢菌素类等 β- 内酰胺类和氨基糖苷类等在乳汁中含量低。然而无论乳汁中药物浓度如何,均存在对乳儿的潜在影响,并可能出现不良反应。如氨基糖苷类可导致乳儿听力减退,氯霉素可致乳儿骨髓抑制,磺胺甲噁唑等可致核黄疸和溶血性贫血,四环素类可致乳齿黄染等。因此哺乳期妇女应避免使用氨基糖苷类、喹诺

酮类、四环素类、氯霉素、磺胺类等。哺乳期妇女应用任何抗菌药物时,均宜暂停哺乳。

(5)老年患者的抗菌药物应用:由于老年人组织器官呈生理性退行性变,免疫功能下降,一旦罹患感染,在应用抗菌药物时需注意以下事项。①老年人肾功能呈生理性减退,按一般常用量接受主要经肾排出的抗菌药物时,由于药物自肾排出减少,导致药物在体内积蓄,血药浓度增高,容易发生不良反应。因此,老年患者尤其是高龄患者接受主要自肾排出的抗菌药物(如青霉素类、头孢菌素类和其他β-内酰胺类的大多数品种)时,可按轻度肾功能减退情况减量给药。②老年患者宜选用毒性低并具杀菌作用的抗菌药物,无用药禁忌者可首选青霉素类、头孢菌素类等β-内酰胺类。氨基糖苷类具有肾、耳毒性,应尽可能避免应用。万古霉素、去甲万古霉素、替考拉宁等药物应在有明确应用指征时慎用,必要时进行血药浓度监测,并据此调整剂量,使给药方案个体化,以达到用药安全、有效的目的。

2. 抗菌药物在不同病理状况患者中的应用

(1)肾功能减退患者的抗菌药物应用:许多抗菌药物在人体内主要经肾排出,某些抗菌药物具有肾毒性,肾功能减退的感染患者应尽量避免使用肾毒性抗菌药物,确有应用指征时,严密监测肾功能情况;根据感染的严重程度、病原菌种类及药敏试验结果等选用无肾毒性或肾毒性较低的抗菌药物;使用主要经肾排泄的药物,须根据患者肾功能减退程度以及抗菌药物在人体内清除途径调整给药剂量及方法。根据抗菌药物体内过程特点及肾毒性,肾功能减退时抗菌药物的选用有以下几种情况:

肾功能减退患者抗菌药物应用(拓展阅读)

①主要由肝胆系统排泄,或经肾脏和肝胆系统同时排出的抗菌药物用于肾功能减退者,维持原治疗量或剂量略减;②主要经肾排泄,药物本身并无肾毒性,或仅有轻度肾毒性的抗菌药物,肾功能减退者可应用,可按照肾功能减退程度(以内生肌酐清除率为准)调整给药方案;③肾毒性抗菌药物避免用于肾功能减退者,如确有指征使用该类药物时,宜进行血药浓度监测,据以调整给药方案,达到个体化给药,疗程中需严密监测患者肾功能;④接受肾脏替代治疗患者应根据腹膜透析、血液透析和血液滤过对药物的清除情况调整给药方案。

(2)肝功能减退患者的抗菌药物应用:肝功能减退时,抗菌药物的选用及剂量调整需要考虑肝功能减退对该类药物体内过程的影响程度,以及肝功能减退时该类药物及其代谢产物发生毒性反应的可能性。药物在肝脏代谢过程复杂,不少药物的体内代谢过程尚未完全阐明。根据现有资料,肝功能减退时抗菌药物的应用有以下几种情况:①药物主要经肝脏或有相当量经肝脏清除或代谢,肝功能减退时清除减少,并可导致毒性反应的发生。因此,肝功能减退患者应避免使用此类药物,如氯霉素、利福平、红霉素酯化物等。②药物主要由肝脏清除,肝功能减退时清除明显减少,但药物并无明显毒

肝功能减退患者抗菌药物应用(拓展阅读)

性反应,肝病时仍可正常应用,但须谨慎,必要时减量给药。治疗过程中需严密监测肝功能,如红霉素等大环内酯类(不包括酯化物)、克林霉素、林可霉素等。③药物经肝、肾两途径清除,肝功能减退时药物清除减少,血药浓度升高。若同时伴有肾功能减退,血药浓度升高尤为明显,但如果药物本身的毒性不大。严重肝病患者,尤其肝、肾功能同时减退的患者在使用此类药物时需减量应用,如经肾、肝两途径排出的青霉素类、头孢菌素类等。④药物主要由肾排泄,在肝功能减退者中无须调整剂量,如氨基糖苷类、糖肽类等。

五、抗菌药物联合用药原则

单一药物可有效治疗的感染无须联合用药,仅在下列情况时有指征联合用药:

1. 病原菌尚未查明的严重感染,包括免疫缺陷者的严重感染。

2. 单一抗菌药物不能控制的严重感染,需氧菌及厌氧菌混合感染,2种及2种以上细菌感染,以及多重耐药菌或泛耐药菌感染。

3. 需长疗程治疗,但病原菌易对某些抗菌药物产生耐药性的感染,如某些侵袭性真菌病;或病原

菌含有不同生长特点的菌群,需要使用不同抗菌机制的药物联合使用,如结核和非结核分枝杆菌。

4. 毒性较大的抗菌药物,联合用药时剂量可适当减少,但需有临床资料证明其同样有效。如两性霉素 B 与氟胞嘧啶联合治疗隐球菌脑膜炎时,前者的剂量可适当减少,以减少其毒性反应。

联合用药时宜选用具有协同或相加作用的药物联合,如青霉素类、头孢菌素类或其他 β- 内酰胺类与氨基糖苷类联合。联合用药通常采用 2 种药物联合,3 种及 3 种以上药物联合仅适用于个别情况,如结核病的治疗。此外,必须注意联合用药后药物不良反应亦可能增多。

六、抗菌药物分级管理原则

根据安全性、疗效、细菌耐药性、价格等因素,将抗菌药物分为三级:非限制使用级、限制使用级与特殊使用级。具体划分标准如下:

1. 非限制使用级抗菌药物 是指经长期临床应用证明安全、有效,对细菌耐药性影响较小,价格相对较低的抗菌药物。

2. 限制使用级抗菌药物 是指经长期临床应用证明安全、有效,对细菌耐药性影响较大,或者价格相对较高的抗菌药物。

3. 特殊使用级抗菌药物 是指具有以下情形之一的抗菌药物:①具有明显或者严重不良反应,不宜随意使用的抗菌药物;②需要严格控制使用,避免细菌过快产生耐药的抗菌药物;③疗效、安全性方面的临床资料较少的抗菌药物;④价格昂贵的抗菌药物。

临床应用抗菌药物应根据感染部位、严重程度、致病菌种类以及细菌耐药情况、患者病理生理特点、药物价格等因素综合考虑,参照各类细菌性感染的经验性抗菌治疗原则,对轻度与局部感染患者应首选非限制使用级抗菌药物进行治疗;严重感染、免疫功能低下者合并感染或病原菌只对限制使用级或特殊使用级抗菌药物敏感时,可选用限制使用级或特殊使用级抗菌药物治疗。

第二节 抗菌药物的药动学 / 药效学参数与合理用药

抗菌药物与其他药物的不同之处在于其作用靶点是致病菌,而不是机体组织细胞。临床使用抗菌药物的目的是清除感染部位病原菌,提高临床治疗效果,降低不良反应的发生,并减少或避免耐药菌的产生。抗菌药物、机体、病原菌是决定抗菌药物给药方案的三要素,药动学(pharmacokinetics,PK)与药效学(pharmacodynamics,PD)是决定三要素相互关系的重要依据。

PK 和 PD 是药理学研究的两个重要部分。PK 可以准确解释药物浓度和时间的关系,但无法解释药物浓度的改变对病原菌的影响。PD 中的最低抑菌浓度和最低杀菌浓度等在一定程度上能够反映抗菌药物的抗菌活性,但由于目前的测定方法是将细菌置于固定的抗菌药物浓度中测定,无法体现抗菌药物杀菌或抑菌的动态过程。抗菌药物的疗效取决于药物在靶部位能否达到有效浓度并清除感染灶中的病原菌。因此,只有将 PK 与 PD 结合起来进行研究,才可避免各自单独研究的缺陷。抗菌药物的治疗药物监测(therapeutic drug monitoring,TDM)就是通过研究抗菌药物在患者体内的浓度、PK/PD 参数与临床疗效及安全性之间的关系,为个体化给药方案的制定提供了依据。

一、抗菌药物的药动学参数

抗菌药物的药动学参数是研究药物在体内吸收、分布、代谢和排泄的动力学过程及人体在不同生理病理状态下对这一过程的影响。常用的 PK 参数有吸收速率常数(K_a)、表观分布容积(V_d)、药物清除率(Cl)、口服生物利用度(F)、血药浓度 - 时间曲线下面积(AUC)、达峰时间(t_{max})、血药峰浓度(C_{max})、谷浓度(C_{min})和半衰期($t_{1/2}$)等。

二、抗菌药物的药效学参数

抗菌药物的药效学参数主要用于描述抗菌药物抑制或杀灭病原菌的能力及动力学过程，一般可用体外与体内两种方法来测定。

1. 最低抑菌浓度（minimal inhibitory concentration，MIC）　指在体外培养细菌 18~24 小时后能抑制培养基内病原菌生长的最低药物浓度。最低抑菌浓度是测量抗菌药物的抗菌活性大小的重要指标。

2. 最低杀菌浓度（minimal bactericidal concentration，MBC）　指杀死 99.9% 的病原微生物所需的最低药物浓度。有些药物的 MBC 与其 MIC 较接近，如氨基糖苷类；有些药物的 MBC 比 MIC 大，如 β- 内酰胺类。

3. 累积抑菌百分率曲线　是以 MIC 试验中的药物浓度为横坐标，累积抑菌百分率为纵坐标描记的量效曲线，可用于比较不同抗菌药物的效价强度。

4. 杀菌曲线（killing curve，KC）　是抗菌药物的药效动力学曲线，是以药物作用时间为横坐标，不同时间点细菌计数（cfu/ml）为纵坐标绘制的时间 - 菌落数对数曲线图，一般分延迟期、杀菌期和恢复再生长期 3 个时相。

5. 联合抑菌指数（fractional inhibitory concentration index，FICI）　由于抗菌药物的抗菌活性、抗菌谱不同，临床治疗细菌感染时常需要联合应用两种或两种以上的抗菌药物。联合药敏试验通常以棋盘法设计，采用微量平板稀释法计算 FICI。当 FICI ≤ 0.5 时提示为协同效应，FICI > 0.5 到 FICI=1 为相加效应，FICI > 1 到 FICI=2 为无关效应，FICI > 2 提示拮抗效应。

$$FICI = \frac{联用时 A 药的 MIC}{A 药的 MIC} + \frac{联用时 B 药的 MIC}{B 药的 MIC}$$

6. 抗生素后效应（post-antibiotic effect，PAE）　PAE 是评价抗菌药物疗效的一个重要指标，指细菌与抗菌药物短暂接触，当药物清除后，细菌生长仍然受到持续抑制的效应。PAE 的机制可能是因药物清除后，药物在细菌靶位仍长时间结合，而致细菌非致死性损伤，使恢复再生长时间延迟所致。其影响因素主要有细菌的种类和接种量、抗菌药物种类和浓度、细菌与药物接触时间、联合用药等。由于 PAE 的存在，使血药浓度即使低于 MIC 水平仍可持续存在抑菌作用，因而更新了传统的认为抗菌药物血药浓度必须高于 MIC 水平的给药模式，为临床合理设计给药方案提供了理论依据。PAE 较长的抗菌药物有氟喹诺酮类、氨基糖苷类、碳青霉烯类、大环内酯类、硝基咪唑类、糖肽类等。多数 β- 内酰胺类药物对革兰氏阳性球菌有一定的 PAE，对革兰氏阴性杆菌的 PAE 则很短。目前已将 PAE 作为评价新的抗菌药物药效动力学和设计合理给药方案的重要依据。

7. 首次接触效应（the first-exposure effect）和亚 MIC 效应　如氨基糖苷类药物在初次接触细菌时有强大的杀菌活性，但当再次接触或连续接触时，不再出现或显著增加这种明显的抗菌效应，须间隔相当时间后才能再起作用。此效应支持氨基糖苷类药物日剂量单次给药方案。当细菌暴露于低 MIC 水平时，细菌生长受到暂时抑制的现象称为亚 MIC 效应。

三、抗菌药物的药动学 / 药效学参数

MIC、MBC 是衡量抗菌药物活性的重要参数，其测定方法是将病原菌置于固定的抗菌药物浓度中测得的，能在一定程度上反映抗菌药物的体外抗菌活性，而体内抗菌药物浓度处于一个连续变化的状态，因此上述参数不能很好地体现抗菌药物在机体内的动态抗菌过程。抗菌药物 PK/PD 研究将药动学特征与体外药效学参数结合在一起，提出了 PK/PD 相关参数，如 $T_{>MIC}$、AUC/MIC 和 C_{max}/MIC（图 10-1）等。

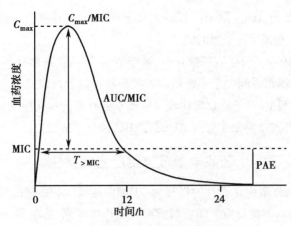

图 10-1　抗菌药物 PK/PD 参数关系模式图

1. $T_{>\text{MIC}}$　指给药后在一个给药间隔内血药浓度大于 MIC 的持续时间。系将该抗菌药物对某特定细菌的 MIC 值叠加到血药浓度 - 时间曲线图上,高于 MIC 所对应的时间,通常以占一个给药区间的百分比表达。

2. AUC/MIC　指血药浓度 - 时间曲线下面积(AUC)和 MIC 的比值,一般以 0~24 小时 AUC 与 MIC 的比值表示。

3. C_{max}/MIC　即抗菌药物血药峰浓度(C_{max})和 MIC 的比值。

四、依据药动学 / 药效学参数的抗菌药物分类

抗菌药物发挥作用对浓度和时间都有要求,但是不同类别抗菌药物对两者的要求程度并不相同。依据不同抗菌药物的 PK/PD 特征,即抗菌活性与血药浓度或作用时间的相关性,可将其分为时间依赖性且 PAE 较短及时间依赖性且 PAE 较长、浓度依赖性三类(表 10-3),该分类为不同种类抗菌药物的给药方案优化设计提供了重要的理论依据。

表 10-3　依据 PK/PD 参数的抗菌药物分类

类别	PK/PD 参数	抗菌药物
时间依赖性且 PAE 较短	$T_{>\text{MIC}}$	青霉素类、头孢菌素类、氨曲南、碳青霉烯类、大环内酯类、克林霉素、氟胞嘧啶
时间依赖性且 PAE 较长	AUC_{0-24}/MIC	四环素、万古霉素、替考拉宁、氟康唑、阿奇霉素、利奈唑胺
浓度依赖性	C_{max}/MIC 或 AUC_{0-24}/MIC	氨基糖苷类、氟喹诺酮类、多黏菌素、两性霉素 B

浓度依赖性抗菌药物的特点是在较大的浓度范围内,随着浓度的增加其抗菌活性增强,并且这类药物具有较长的 PAE。时间依赖性抗菌药物的特点是该类药物的抗菌效应与药物和细菌接触时间密切相关,而与浓度升高关系不密切。一旦药物浓度达到一个阈值,即使再增加浓度,抗菌作用也保持相对稳定。一般当药物浓度超过 MIC 的 4~5 倍以上时,即使继续增加药物浓度,其抗菌活性不再增加,此时抗菌活性和临床疗效取决于药物浓度超过 MIC 时间的长短。

1. 时间依赖性且 PAE 较短的抗菌药物　包括多数 β- 内酰胺类、大环内酯类和林可霉素类等。该类药物的特点是当体内药物浓度低于 MIC 时,细菌可迅速重新生长繁殖。药物浓度维持在 MIC 以上的时间,与病原菌清除密切相关,而与峰浓度关系较小,PK/PD 主要评价参数为 $T_{>\text{MIC}}$。

2. 时间依赖性且 PAE 较长的抗菌药物　如四环素、阿奇霉素等大环内酯类、糖肽类、利奈唑胺

等。PK/PD 主要评价参数为 AUC_{0-24}/MIC，同时需要兼顾 $T_{>MIC}$。该类药物给药间隔可适当延长，用药方案目标是延长药物与病原菌的接触时间。

3. 浓度依赖性抗菌药物　包括氨基糖苷类、氟喹诺酮类、两性霉素 B 等。其对病原菌的抗菌作用取决于药物浓度，而与作用时间关系不密切。该类药物可以通过提高 C_{max} 或 AUC 来提高临床疗效，但不能超过最低毒性剂量，对于治疗窗比较窄的氨基糖苷类药物尤应注意。目前，用于评价浓度依赖性药物抗菌作用的 PK/PD 参数主要有 AUC_{0-24}/MIC 和 C_{max}/MIC。

五、抗菌药物的药动学/药效学参数与给药方案优化

临床上抗菌药物给药方案优化设计的目标为：①细菌的清除和症状的痊愈；②耐药菌的出现率降至最低；③减少对人体的不良反应。随着对抗菌药物作用机制、药动学、药效学以及药物、人体和致病菌之间相互作用的深入了解，指导临床依据不同种类抗菌药物的抗菌作用机制、PK/PD 特点，制定合理、安全、有效的给药方案，以达到提高抗菌药物临床疗效，降低不良反应和耐药菌发生率的目的，同时提高患者的依从性，减轻患者的医疗负担。

1. β- 内酰胺类　β- 内酰胺类为时间依赖性抗菌药物，对革兰氏阴性菌，除碳青霉烯类的 PAE 为 2 小时外，其余药物没有 PAE。碳青霉烯类中的亚胺培南、美罗培南等对繁殖期和静止期细菌均有强大杀菌活性，又显示较长的 PAE，因此临床应用碳青霉烯类时可适当延长药物给药间隔。但并不是所有的 β- 内酰胺类都需要通过增加给药频次来提高临床疗效，对一些半衰期比较长的 β- 内酰胺类，增加给药次数并不增加疗效，如头孢曲松半衰期为 8.5 小时，12~24 小时给药 1 次就能持续维持血药浓度而不降低疗效。一般而言，为发挥 β- 内酰胺类最大抗菌作用，应使游离药物浓度超过最低抑菌浓度的时间（$fT_{>MIC}$）达到给药间隔的 40%~50% 以上。对于重症患者，应达到 100% $fT_{>MIC}$，或达到 100% $fT_{>4MIC}$ 以降低病原菌耐药性。

2. 大环内酯类　大环内酯类从分类上基本属于时间依赖性抗菌药物，但由于各个药物在体内药动学及药效学特征差异，难以用某一类参数描述。克拉霉素和罗红霉素血药浓度较高时，高于 MIC 的时间与临床药效动力学评价相关；而当血药浓度较低时还需考虑 AUC 情况，一般高于 MIC 的时间的期望值应为给药间隔的 50%。大环内酯类在组织和细胞内浓度常较同期血药浓度高，因此在 PK/PD 研究中须加以考虑。如阿奇霉素可积蓄于巨噬细胞并具有从细胞内缓慢外排的特点，在白细胞浓度较高的感染部位可发挥药物定向释放的作用，故作用持久。

3. 糖肽类　万古霉素为具有较长 PAE 的时间依赖性抗菌药物，其对金黄色葡萄球菌的杀菌作用在最初的 4 小时内最为明显。其 PK/PD 参数为 $AUC_{0-24}/MIC \geqslant 400$ 时，可显著提高微生物清除率和临床疗效。临床实践中，常对万古霉素谷浓度进行监测，谷浓度安全、有效范围为 10~20mg/L。研究表明，当病原菌 MIC $\leqslant$ 1mg/L，标准给药方案可保证万古霉素 $AUC_{0-24}/MIC \geqslant 400$。临床推荐万古霉素谷浓度大于 10mg/L，可避免病原菌耐药。当万古霉素谷浓度大于 20mg/L，患者发生肾毒性的风险显著增加。

4. 噁唑烷酮类　利奈唑胺为具有较长 PAE 的时间依赖性抗菌药物，其对肺炎链球菌的 PAE 约为 3~4 小时。治疗大鼠肺炎链球菌感染的 PK/PD 参数与细菌学疗效关系的研究表明，利奈唑胺的 $T_{>MIC}$ 与细菌学疗效相关系数最高，当 $T_{>MIC}$ 为 40% 即可达到良好的细菌学疗效。

5. 氨基糖苷类　氨基糖苷类对治疗细菌引起的严重感染有很好的疗效。其抗菌谱广，抗菌活性强，然而由于其耳、肾毒性较大，限制了其在临床的广泛应用。氨基糖苷类属于浓度依赖性抗菌药物，评价该类药物临床疗效的主要 PK/PD 参数为 C_{max}/MIC。在日剂量不变的情况下，单次给药较一日多次给药可获得更大的 C_{max}，当 $C_{max}/MIC > 8$ 可明显提高抗菌活性和临床疗效。另外，氨基糖苷类对致病菌的 PAE 也具有浓度依赖性。日剂量单次给药可降低适应性耐药和耳肾毒性的发生率。耳蜗毛细胞和肾小管上皮细胞摄取氨基糖苷类的过程为饱和过程，若在低浓度时细胞摄取氨基糖苷类已达

饱和,则增加药物浓度时摄取不会再增加。一日多次或持续静脉滴注时,药物峰浓度相对较低,但是维持时间长,因而有较高比例的药物被肾皮质摄取,易造成蓄积中毒。而相同日剂量一次给药时虽 C_{max} 相对较高,但肾皮质对药物的摄取并无明显增加。因此,氨基糖苷类日剂量单次给药可获得较高的 C_{max}/MIC,取得更好的临床和细菌学疗效,并使 PAE 延长,适应性耐药的发生率降低,耳肾毒性发生率与传统给药方案相比相似或略低。

6. 氟喹诺酮类　氟喹诺酮类也属于浓度依赖性药物,$AUC_{0\sim24}$/MIC 与细菌学疗效最为相关,当 $AUC_{0\sim24}$/MIC ≥ 100 时可发挥良好的细菌学疗效。给药间隔时间可参考 $t_{1/2}$、PAE、C_{max}/MIC 和 $AUC_{0\sim24}$/MIC,多数为日剂量 1~2 次给药。

7. 抗真菌药物　在抗真菌药物中,多烯类、氟胞嘧啶和三唑类是最为常见的抗真菌药物。两性霉素 B 为浓度依赖性且有较长 PAE 的药物,氟胞嘧啶属于时间依赖性药物,氟康唑属于时间依赖性且 PAE 较长的药物。应用氟康唑治疗真菌感染时,应使 $AUC_{0\sim24}$/MIC>25。考虑到氟康唑剂量与 AUC 之间存在明显的线性关系,其 PK/PD 参数也可使用 Dose/MIC>50,致病真菌 MIC ≤ 4mg/L 时,只需 200mg 日剂量的氟康唑即可达到该比值。

抗菌药物 PK/PD 参数与临床有效性及毒性之间的关系(拓展阅读)　　氟喹诺酮不同给药剂量细菌生长曲线与 MPC 关系(动画)

六、抗生素后效应对制定给药方案的重要性

PAE 是 PK/PD 研究的重要因素,对预测抗菌药物的 PK/PD 参数有很大影响,在设计给药方案时应考虑到 PAE。PAE 较长的药物,如氨基糖苷类、氟喹诺酮类,一般用 $AUC_{0\sim24}$/MIC 或 C_{max}/MIC 作为预测参数,对无 PAE 或 PAE 很短的药物,如 β- 内酰胺类,要求 $fT_{>MIC}$ 较长。对于一些半衰期短、PAE 短或无的抗菌药物,大多采用一日多次或持续静脉滴注给药以维持体内稳定的血药浓度。对于有 PAE 的抗菌药物来说,对免疫功能正常的患者,给药间隔可为药物浓度超过 MIC 的时间加上 PAE 的持续时间。这样既可以使药物的有效性延长,也可以延长给药间隔时间,既保证疗效又节约了药物,且可减少药物不良反应。

另外,临床上对严重感染、混合感染或为防止细菌产生耐药常采用联合使用抗菌药物方案。采用合理的联合用药方案时,PAE 可比单独使用时更长,即两药联用后呈协同或相加性作用。原则上应相应减少药物的单剂量,延长给药间隔。如氨基糖苷类和 β- 内酰胺类联合应用时可考虑适当减少氨基糖苷类的日剂量并单次给药。磷霉素和环丙沙星对临床分离的致病性金黄色葡萄球菌和大肠埃希菌的 PAE 具有相加作用,尤其是对金黄色葡萄球菌,提示联合应用磷霉素和环丙沙星时,可适当延长给药间隔。对于临床上不良反应较大而疗效确切的药物,如氨基糖苷类药物,联合应用氟喹诺酮类药物,可减少其剂量,适当延长给药间隔,将毒副作用降到最低限度。

第三节　防耐药突变浓度理论与防耐药突变策略

细菌产生耐药性是一种自然的生物学现象,是细菌对抗菌药物的选择性压力的反应。自从抗菌药物使用以来,细菌耐药不断产生,但是当抗菌药物被不合理使用时就会加剧这一过程,而且抗菌药物使用得越多,这种压力也就越大。

20 世纪以来耐药菌的产生和蔓延已经成为世界性问题,由于微生物对许多现有药物产生了耐药性,结核病、肺炎、肠道感染等常见感染性疾病越来越难以治疗,严重危害人类健康。而新药研发周期很长,新的抗菌药物刚刚上市,耐药株随即出现,新药研发速度远远慢于细菌耐药突变的速度,从而出现许多多重耐药菌所致感染无药可医的严峻局面。传统的观念认为药物剂量不足是导致耐药的原因,从而盲目大量滥用抗菌药物,使耐药更加严重。如何预防和解决抗菌药物耐药问题已经成为全球急需解决的重要课题。

1999 年,美国 K.Drlica 教授首先提出了防耐药突变浓度(mutant prevention concentration,MPC)和突变选择窗(mutant selection window,MSW)理论,将 MPC 与 MSW 作为评价抗菌药物新的药效动力学指标。该理论的提出为耐药机制研究开辟了新的领域,为 PK/PD 模型的建立提供了新的参量指标和方向,为临床合理使用抗菌药物、延缓耐药菌的发生发展提供了新的理论指导。

一、防耐药突变浓度理论的提出背景

美国 K.Drlica 教授团队在研究环丙沙星对牛结核分枝杆菌和金黄色葡萄球菌的作用中发现,随着琼脂平板中抗菌药物的浓度增加,平板中恢复生长的细菌数量出现两次明显下降,第一次下降发生在 MIC_{99} 时,此时大量敏感性细菌的生长被抑制或杀灭;之后观察到一个相对稳定的平台期,通过 DNA 核酸序列分析,发现平台期生长的菌株是选择出的同源耐药突变菌株(第一步突变菌株)。随着药物浓度进一步增加,菌落数出现第二次明显下降,直到浓度高至某一限度时琼脂平板中无菌落生长,提示该浓度能阻断第一步突变菌株的生长,该浓度即定义为 MPC。显然,当药物浓度在 MIC 和 MPC 之间时,仅耐药突变菌株才能生存并不断扩增。该实验结果首先为 MPC 和 MSW 理论的提出提供了初步的实验证据。

二、防耐药突变浓度理论的基本概念

1. 防耐药突变浓度(mutant prevention concentration,MPC)　MPC 是指防止耐药突变菌株被选择性富集扩增所需的最低抗菌药物浓度。细菌耐药突变的自然发生频率为 $10^{-8}\sim10^{-7}$,故需在接种菌量为 10^{10}cfu 的琼脂平板上测定。当抗菌药物浓度高于 MPC 时,可同时抑制敏感菌株和单次耐药突变菌株的生长,此时病原菌必须同时发生 2 次或更多次耐药突变才能继续生长,从而使细菌发生耐药突变的概率下降到 10^{-14} 以下,耐药突变风险显著降低。MPC 是评价抗菌药物抗菌效能、反映药物抑制耐药突变株生长能力大小的新的指标。

2. 突变选择窗(mutant selection window,MSW)　MSW 是指细菌 MPC 与 MIC 之间的浓度范围。每种抗菌药物对不同致病菌的 MSW 都是不同的。如果治疗药物浓度在 MSW 之内,耐药突变菌株可以"被选择"地留存下来,即使抑制了敏感菌生长,临床治疗可能成功,但也可能导致耐药突变。

3. 选择指数(selection index,SI)　SI 是指 MPC 与 MIC 的比值,用于比较抗菌药物诱导耐药突变株产生的能力。SI 越大表示 MSW 越宽,抗菌药物越容易选择诱导出耐药突变菌株。

4. 选择性压力(selective pressure)　即在抗菌药物浓度 - 时间曲线上,低于 MIC 的曲线下面积。半衰期长而抗菌活性低的抗菌药物,较半衰期短而活性高的抗菌药物的选择性压力要大。

三、防耐药突变浓度的测定方法与研究概况

采用琼脂扩散法测定 MPC 时,需要接种比常规 MIC 测定所需量更多的细菌(10^{10}cfu/ml)。通常应用倍比稀释法测定,取上述浓度的菌液均匀涂抹在含倍比稀释的抗菌药物平板上,37℃孵育,以 72 小时后无菌落生长的最低抗菌药物浓度称为暂定的防耐药突变浓度(provisional MPC,MPCpr)。再以 MPCpr 为基准,线性递减(20%)抗菌药物浓度,不出现细菌生长的最低药物浓度即为 MPC。

对于某特定药物和菌株,不同药物浓度条件下,细菌生长现象是不同的,见图 10-2。MPC 概念为抗菌药物防止细菌耐药提供了一个更加精确和严格的界值。目前关于 MPC 的研究多集中在氟喹诺酮类药物,因该类药物耐药机制比较明确,主要是拓扑异构酶亚基的氨基酸位点的突变,可通过分子生物学的方法对耐药突变菌株进行筛选确认,实验方法、流程也容易控制。体外药效动力学模型已

证实,莫西沙星对肺炎链球菌的 AUC_{0-24}/MIC 在 24~47 时易筛选出耐药突变株,当 $AUC_{0-24}/MIC<10$ 或 >100 时则耐药突变株均不会增殖。金黄色葡萄球菌感染的家兔体内试验模型也证明,左氧氟沙星的药物浓度落在 MSW 之内时耐药突变株会被选择性富集扩增。近些年,对万古霉素、利奈唑胺、达托霉素、大环内酯类、β- 内酰胺类等抗菌药物 MPC 的研究也逐渐开展起来。

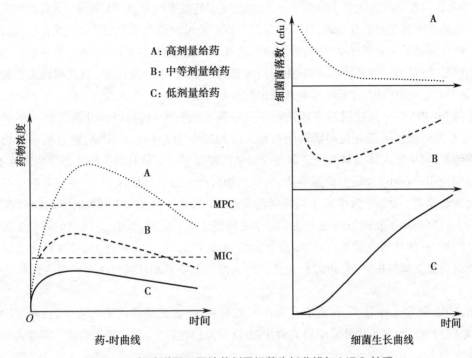

A:高剂量给药
B:中等剂量给药
C:低剂量给药

药-时曲线　　　　　细菌生长曲线

图 10-2　氟喹诺酮不同给药剂量细菌生长曲线与 MPC 关系

四、基于防耐药突变浓度与突变选择窗理论的临床治疗策略

MPC 与 MSW 理论认为,当药物浓度高于 MPC 时,在保证疗效的同时也能防止耐药突变;药物浓度如果在 MSW 内,即使抑制了敏感菌生长,临床治疗可能成功,但耐药突变菌株容易被选择性富集。研究发现,临床应用的大多数药物常规治疗剂量 C_{max} 低于 MPC,在应用过程中可能导致耐药突变菌株富集生长。要解决这一问题,需要尽量减少细菌在 MIC 之下和 MSW 之内的暴露时间,减少耐药突变体的发生和选择性富集扩增。目前有三种治疗策略可以考虑。

1. 选择更理想的药物　MPC 低、MSW 窄的药物是最理想的抗菌药物,或者药物在 MSW 以上的时间越长越好。若使用吸收消除均较缓慢的抗菌药物则药物浓度落在 MSW 之内的时间就会很长,从而容易选择出耐药突变菌株。我们还应积极开发新一代抗菌药物,如 SI 更小或 MSW 更窄,力求减少 MPC 和 MIC 的浓度差距。

2. 增加用药剂量或改变给药方式　通过增加用药剂量或改变给药方式,使药物浓度迅速通过 MSW 而达到 C_{max},延长其药物浓度在 MPC 上的时间($T_{>MPC}$);在治疗结束后药物浓度再迅速下降穿过 MSW,可以缩短药物浓度在 MSW 之内的时间(T_{MSW}),从而减少产生耐药突变的机会(图 10-3)。

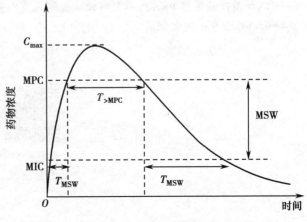

图 10-3　MPC 与 MSW 关系示意图

3. 联合用药　对于 MPC 较高的药物,因为治疗剂量过大会增加药物不良反应的发生率,因此单药治疗并不适合。MSW 理论认为,联合应用不同作用机制的药物提供了一种缩小 MSW 的治疗策略,即使这些药物各自都有较高的 MPC,也同样能延缓耐药发生。与前两种治疗策略相比,联合用药在临床应用中更容易实施。通过选择不同作用机制而体内过程相似的药物,使其同步分布于感染部位,此时细菌必须发生两次突变才能产生耐药(两次突变的概率约为 10^{-14}),而感染人体组织的细菌浓度远不能满足两次突变的浓度要求,从而可以缩小甚至关闭 MSW,减少耐药突变菌株的选择性富集扩增。有研究测定了左氧氟沙星、环丙沙星单用及其与头孢他啶、美罗培南、阿米卡星联合使用时铜绿假单胞菌 SI 的变化。结果显示,联合用药较单独用药 SI 下降了 2~16 倍,且其耐药突变频率也大幅下降;而当 C_{max}<MPC 时,单药治疗将选择出耐药突变菌。

传统的 PK/PD 治疗策略以治愈疾病而不是以阻止耐药为目标,以体外测定的抑制敏感细菌的 MIC 值作为衡量抗菌药物抗菌活性的指标。以 MIC 为基础的治疗策略,通过抗菌药物抑制或杀灭敏感细菌,再依靠人体防御系统清除突变菌从而控制感染。但从微生物生态学角度来看,目前抗菌药物的使用,仅仅只着眼于敏感细菌,而在药物所产生的选择性压力下,突变亚群可能会逐渐发展成为优势菌群,从而导致细菌不同程度的耐药。以 MPC 和 MSW 为基础的 PK/PD 参数为细菌耐药突变研究提供了新的思路和方法。有学者使用 $T_{>MPC}$ 和 $T_{>MPC}/T_{MSW}$ 预测耐药突变菌株的富集扩增。例如,有体外研究数据显示 $T_{>MPC} \geq 20\%$ 或者 $T_{>MPC}/T_{MSW} \geq 0.25$ 时,美罗培南会减少鲍曼不动杆菌耐药突变菌株的产生,可以作为美罗培南抑制鲍曼不动杆菌产生耐药突变菌株的 PK/PD 参数。

然而,MPC 测定工作量大,尚没有在临床常规开展,仍缺乏足够的流行病学数据。以 MPC 和 MSW 为基础的研究大多为体外或动物实验,PK/PD 研究仍然较少,要运用于临床仍需要大量的临床试验来佐证。

总之,MPC 和 MSW 是评价抗菌药物防细菌耐药能力的新指标。在应用抗菌药物时,应尽量缩小 MSW,力争遏制和延缓细菌耐药突变。除选择更理想的药物、增加用药剂量、改善给药方式外,联合用药理论上也是一条安全、有效的防耐药途径,在临床应用中更容易实施。理想的给药方案应是既达到良好的临床疗效,又要避免产生耐药突变菌株。为达到这一目标,要求治疗团队优化抗菌药物给药方案,结合抗菌药物的 PK/PD 特点和MPC、MSW 理论的治疗策略将有助于延缓细菌耐药的发生。

病例分析

思考题

1. 简述治疗性应用抗菌药物的原则。

2. 试述特殊人群(新生儿、儿童、孕妇、哺乳期妇女及老人)的抗菌药物合理应用原则。

3. 抗菌药物依据 PK/PD 参数可以分为哪几类?每类列举 1~2 个代表药物,并简述各个抗菌药物的治疗方案如何优化。

第十章
目标测试

(董亚琳)

参 考 文 献

［1］《抗菌药物临床应用指导原则》修订工作组. 抗菌药物临床应用指导原则 (2015 年版). 北京: 人民卫生出版社, 2015.

［2］中国医药教育协会感染疾病专业委员会. 抗菌药物药代动力学/ 药效学理论临床应用专家共识. 中华结核和呼吸杂志, 2018, 41 (6): 409-446.

［3］ABDUL-AZIZ M H, AlFFENAAR J W C, BASSETTI M, et al. Antimicrobial therapeutic drug monitoring in critically ill adult patients: a position paper. Intensive Care Med, 2020, 46 (6): 1127-1153.

各 论

第十一章

常见耐药细菌感染的药物治疗

学习目标

1. **掌握** 常见耐药细菌感染的治疗原则及抗感染药物选择。
2. **熟悉** 治疗耐药细菌感染的常用药物。
3. **了解** 细菌常见的耐药机制及实验室检查。

抗菌药物的发现可以使人类有效应对病原细菌感染。但是在抗菌药物的压力之下,细菌也会通过不断进化维持其感染性和致病性,表现形式之一就是通过多种机制获得对抗菌药物的抵抗能力,逃避被杀灭,这种抵抗能力被称为"细菌耐药"。根据发生的原因,细菌耐药又分为固有耐药和获得性耐药。固有耐药又称为天然耐药,是由细菌染色体固有基因决定,如链球菌对氨基糖苷类天然耐药;肠道革兰氏阴性杆菌对青霉素天然耐药;铜绿假单胞菌对多种抗菌药物不敏感等。获得性耐药是指细菌与抗菌药物接触之后,通过各种机制改变自身蛋白表达与代谢途径或产生基因变异,使其不易被抗菌药物杀灭。

抗菌药物的广泛使用尤其是不合理使用加剧了细菌的变异和进化,使其耐药性不断增强,临床上经常出现对多种抗菌药物都耐药的多重耐药细菌甚至"超级耐药细菌"感染。获得性耐药既可以横向传给其他细菌,也会传给下一代。目前临床上出现的一些"超级细菌"的不断传播很可能使人类面临无抗感染药物可用的境地。临床上不仅应该通过合理使用抗菌药物有效治疗耐药细菌的感染,同时应该尽可能遏制耐药细菌的产生与传播。本章选取目前临床上常见的 3 种多重耐药细菌包括耐甲氧西林金黄色葡萄球菌、产超广谱 β- 内酰胺酶细菌和耐碳青霉烯类肠杆菌科细菌,重点介绍抗感染药物治疗的理论及合理使用方法,以期指导临床安全、有效、合理的药物治疗。

第一节 耐甲氧西林金黄色葡萄球菌感染

金黄色葡萄球菌(*Staphylococcus aureus*)属于葡萄球菌属,是一种重要的 G⁺ 致病菌,既可以引起社区获得性呼吸系统感染、皮肤及软组织感染,也可以引起医院内呼吸机相关性肺炎、手术及各种侵入性操作(如气管切开、静脉置管等)导致的感染。全国细菌耐药监测网(http://www.carss.cn/)数据表明,金黄色葡萄球菌临床检出率位居所有病原菌的第四位,位居 G⁺ 病原菌检出率的首位。

β- 内酰胺类包括青霉素类和头孢菌素类,是治疗金黄色葡萄球菌感染的首选治疗药物,但是由于该类药物的不断开发与大量应用,迫使金黄色葡萄球菌不断发生变异,产生耐药现象。20 世纪60 年代,人类首次分离出了耐甲氧西林金黄色葡萄球菌(methicillin resistant *Staphylococcus aureus*,MRSA),由于青霉素结合蛋白(penicillin-binding protein,PBP)发生突变导致其几乎对所有的 β- 内酰胺类耐药,同时还可能对其他多种抗菌药物表现出交叉耐药性,是"超级细菌"的代表之一。20 世纪80 年代,MRSA 已经开始在全球范围内流行,至今仍在继续。

【耐药机制】

MRSA 耐药机制复杂,包括由染色体介导的固有耐药、通过质粒转移介导的获得性耐药、基因表达调控有关的耐药和主动外排系统活性增强导致的耐药等。

1. β- 内酰胺类耐药机制 MRSA 携带的 *mecA* 基因在其耐药机制中起主要作用。*mecA* 基因编码的青霉素结合蛋白 2a（penicillin-binding protein 2a，PBP2a）与 β- 内酰胺类的亲和力低，使得金黄色葡萄球菌对 β- 内酰胺类产生耐药性。此外，MRSA 产生的 β- 内酰胺酶能够水解 β- 内酰胺类，也是耐药机制之一。

2. 万古霉素耐药机制 MRSA 通过质粒转移获得 *vanA* 基因簇，使细胞壁增厚、肽聚糖交联减少、PBP2 产量增加、PBP4 含量降低等，阻碍万古霉素与肽聚糖前体上的靶位结合，从而对万古霉素产生耐药。

3. 多重耐药的机制 多种外源性耐药基因插入葡萄球菌基因组，形成葡萄球菌盒式染色体（*Staphylococcal* cassette chromosome mec，SCCmec），由于其携带的 *mecA* 基因与其他耐药基因紧密相邻，形成基因连锁，出现多重耐药。

4. 其他 MRSA 还可通过表达外排泵相关蛋白等机制形成耐药性。

【致病机制】

MRSA 具有共生菌和致病菌双重特性，主要定植在人体鼻前庭、腋窝、腹股沟和胃肠道等部位。机体免疫力低下或者黏膜破损时，MRSA 可由定植菌转变为病原菌引起人体多种部位或脏器感染。研究表明多数 MRSA 引起的感染与患者体内定植相关。目前 MRSA 已经成为重要的医院感染病原菌之一，多发生在烧伤、神经内科和神经外科病房及重症监护病房（ICU），引发感染的主要危险因素还包括高龄、入住 ICU、呼吸机使用或静脉留置导管、广谱抗菌药物或糖皮质激素应用、肠外营养或者腹膜透析等。

【实验室检查】

MRSA 感染的确诊需要有病原学检验依据。通常采用细菌药敏方法或者 PBP2a 乳胶凝集试验来检测 MRSA。近年来，产色培养基、自动化药敏检测和一些分子生物学方法也在临床上有所应用。

1. 细菌药敏方法 ①头孢西丁试验：包括药敏纸片法（含头孢西丁 30μg/ml）和肉汤微量稀释法（头孢西丁浓度为 4μg/ml）。头孢西丁试验检测 MRSA 比苯唑西林可靠性更高，已经成为检测 *mecA* 介导苯唑西林耐药的替代品。②苯唑西林琼脂稀释法：培养基为含 4% NaCl 的 Mueller-Hinton 琼脂培养基，苯唑西林浓度为 6μg/ml，结果阳性提示受试菌为 MRSA。③产色培养基：使用 MRSA 产色选择性培养基具有较高的敏感性和特异性，可快速鉴定。④自动化药敏检测：通过检测药敏板中菌液浊度、荧光强度来判读药敏试验结果，从而实现快速鉴定。

2. 免疫学方法 PBP2a 乳胶凝集试验可以快速检测 MRSA，并且具有较高的敏感性和特异性。

3. 分子生物学方法 *nuc* 基因编码金黄色葡萄球菌耐热性核酸酶，*mecA* 基因是 MRSA 的分子标志。利用实时定量 PCR 方法检测 *nuc* 基因和 *mecA* 基因可以快速鉴定 MRSA。

【治疗原则】

MRSA 感染的病情严重程度和病死率，均高于甲氧西林敏感的金黄色葡萄球菌（MSSA）。在 MRSA 高度流行的医院或科室，对疑似重度 MRSA 感染患者，首先经验性选择抗 MRSA 药物治疗，再根据药敏试验结果调整到相应敏感的药物。不同类型的 MRSA 感染，疾病的严重程度不同，选择的药物、剂量、疗程、给药途径有较大差异，应根据实际情况进行调整。

鉴于 MRSA 特殊的耐药机制，无论 MRSA 菌株对 β- 内酰胺类体外药敏试验结果是否敏感，按美国临床实验室标准化委员会（CLSI）的规定，均视为耐药，在临床治疗 MRSA 时均不应选用 β- 内酰胺类，包括青霉素类、头孢菌素、单环菌素类、碳青霉烯类等药物。同时应该注意以下药物治疗原则。①临床科室内抗菌药物轮流使用：环境中的细菌在一定时间内与一部分抗菌药物脱离接触，可使耐药细菌恢复为敏感菌；②联合用药：联合用药可以增加抗 MRSA 感染临床疗效，但同时有可能增加不良反应；③结合肾功能是否正常选择药物：肾功能正常者确诊为严重 MRSA 感染的患者，应选万古霉素、达托霉素、利奈唑胺等一线药物治疗，必要时还可与其他药物联用；合并肾功能不全的 MRSA 感染者可选择利奈唑胺或者在严密监测肾功能、血药浓度的情况下应用万古霉素等。

【药物治疗】

（一）治疗药物分类

1. 万古霉素和去甲万古霉素　万古霉素（vancomycin）是糖肽类抗生素的代表，是治疗 MRSA 感染的经典药物。万古霉素体外对甲氧西林敏感的金黄色葡萄球菌的杀菌作用明显弱于 β- 内酰胺类，疗效也显著低于 β- 内酰胺类，因此不能将万古霉素作为甲氧西林敏感的金黄色葡萄球菌感染的一线药物。美国卫生系统药师协会（ASHP）、美国感染病学会（IDSA）和感染病药师学会（SIDP）联合发布的治疗指南指出，对于疑似或确诊的重症 MRSA 感染患者，推荐万古霉素个体化给药，AUC/MIC$_{BMD}$ 比值（药 - 时曲线下面积与微量液基稀释法测定最低抑菌浓度的比值）应维持在 400~600（假设万古霉素 MIC$_{BMD}$ 为 1mg/L）以达到临床疗效并保证患者安全性。考虑到早期恰当治疗的重要性，应在治疗早期（24~48 小时）达到 AUC 靶值。万古霉素的常见不良反应是肾损害、过敏反应和红人综合征，属于妊娠 C 类药物。由于万古霉素具有肾脏毒性，合并肾功能不全的 MRSA 感染者应该在严密监测肾功能、血药浓度的情况下应用万古霉素。危重患者、需要肾脏替代治疗和接受持续输注的患者，建议根据实际体重计算负荷剂量。

去甲万古霉素（norvancomycin）抗菌谱与抗菌作用均与万古霉素相似，不良反应如肾毒性也与万古霉素相当。临床使用时应密切关注患者肾功能，根据患者肾功能下降程度减少用药剂量并适当延长给药间隔。

2. 替考拉宁　替考拉宁（teicoplanin）是从放线菌中提取的糖肽类抗生素，抗菌谱、抗菌活性及结构与万古霉素相似，亲脂性强、半衰期长，可静脉或肌内注射。替考拉宁口服不吸收，蛋白结合率高，绝大部分以原型经肾脏排出。替考拉宁组织穿透性能好，尤其是在皮肤、骨、肾脏、支气管、肺和肾上腺也能达到很高的浓度，可用于 MRSA 引起的皮肤与软组织感染、肺炎、骨关节感染、心内膜炎、腹膜炎及脓毒症。虽然替考拉宁临床肾毒性和红人综合征等不良反应的发生率低于万古霉素，但仍然需要密切关注。

3. 达托霉素　达托霉素（daptomycin）一种新型环脂肽类抗生素，抗菌谱广，抗菌活性强，耐药发生率低，已成为治疗耐药革兰氏阳性菌感染的一线用药。达托霉素以钙离子依赖的方式破坏细菌细胞膜发挥快速杀菌活性，为浓度依赖性，且具有 PAE，在低于 MIC 时仍然具有较好的抗菌活性。达托霉素目前被批准用于治疗 MRSA 引起的复杂皮肤与软组织感染、右室心内膜炎和菌血症。达托霉素主要经肾脏以原型排出，所以可用于 MRSA 导致的泌尿系统感染。由于达托霉素不能透过血脑屏障、容易被肺泡活性物质灭活，所以不适合用于中枢神经系统和呼吸系统感染的治疗。由于容易被肺泡活性物质灭活，达托霉素经过肺部后再进入左心室，可能无法达到有效的治疗效果，所以不适合用于治疗左室心内膜炎。

4. 利奈唑胺　利奈唑胺（linezolid）是第一个应用于临床的噁唑烷酮类抗菌药物，通过作用于细菌 50S 核糖体亚基抑制细菌蛋白质的合成，从而发挥抗菌活性，其抗菌谱和抗菌活性与万古霉素类似。利奈唑胺口服吸收良好，生物利用度接近 100%，口服给药 0.5~2.0 小时后即可达到最大血药浓度，因此静脉转口服给药时无须调整剂量。利奈唑胺属于时间依赖性抗菌药物，而且具有 PAE，AUC/MIC 作为评价利奈唑胺的 PK/PD 指标。利奈唑胺被批准用于 MRSA 导致的院内获得性肺炎、复杂性皮肤和皮肤软组织感染（包括未并发骨髓炎的糖尿病足部感染）。但是，利奈唑胺并没有被批准用于导管相关性血流感染、导管接触部位感染。利奈唑胺严重的不良反应主要表现为骨髓抑制所导致的血细胞的减少，如血小板减少、贫血、白细胞减少等；其次是周围神经及视神经病变、乳酸酸中毒。利奈唑胺引起的骨髓抑制通常是可逆的，但周围神经病变和视神经病变是不可逆的或仅部分可逆。

5. 替加环素　替加环素（tigecycline）是一种四环素类衍生物，通过与病原菌核糖体 30S 亚单位结合，阻止氨酰化 tRNA 分子进入核糖体 A 位而抑制细菌蛋白质合成，从而发挥抗菌活性。替加环素的组织分布容积很大、组织浓度高,血清浓度较低,因此慎用于菌血症。替加环素可以用于 MRSA 导致的复杂性腹腔内感染、复杂皮肤及软组织感染、社区获得性肺炎,但是临床研究表明呼吸机相关性肺炎患者使用本药的治愈率较低、死亡率更高。由于替加环素不良反应较多,在临床被视作特殊使用级抗菌药物,多用于其他抗菌药物治疗无效或者危重患者的治疗。胎儿、婴幼儿及儿童牙齿发育阶段使用本药,可能导致永久性牙齿损伤如变色(棕黄色),所以不推荐孕妇、哺乳期妇女和 8 岁以下儿童使用。对四环素类药物过敏患者应谨慎使用替加环素。临床使用替加环素时还应注意肝脏相关严重不良反应如肝功能障碍甚至肝衰竭。临床有报道使用替加环素后出现胰腺炎,如果使用替加环素后怀疑引发胰腺炎,应考虑立即停药。

6. 利福平　利福平(rifampicin)为利福霉素类半合成广谱抗菌药,对多种病原微生物均有抗菌活性,对部分 MRSA 具有较强的杀菌活性,在细胞内可达较高浓度且能够穿透生物膜。利福平属于肝药酶诱导剂,临床应用时应该注意药物之间的相互作用。临床可用于 MRSA 引起的骨关节感染、皮肤及软组织感染的治疗。单独应用利福平容易快速出现耐药,因而主要与其他抗菌药物联合用于 MRSA 感染的治疗。利福平有较强的肝脏毒性,肝功能不全患者使用时应注意减量,肝功能严重不全、胆道阻塞患者禁用。利福平可透过胎盘,3 个月以内孕妇禁用,3 个月以上孕妇慎用。同时利福平也可分布到乳汁中,哺乳期妇女应该慎用。

7. 复方新诺明(复方磺胺甲噁唑)　复方新诺明(复方磺胺甲噁唑)(SMZ/TMP)是磺胺甲噁唑(SMZ)和甲氧苄啶(TMP)的复方制剂,通过双重机制(SMZ 抑制二氢蝶酸合成酶,TMP 抑制二氢叶酸还原酶)协同阻断细菌叶酸合成通路。大部分社区获得性 MRSA 菌株对复方新诺明敏感。复方新诺明是门诊治疗 MRSA 引起的皮肤及软组织感染的主要选择药物之一,其主要不良反应是过敏反应、溶血性贫血和中性粒细胞减少。复方新诺明禁用于重度肝肾功能损害者、孕妇和 2 月龄以下婴儿。由于有增加高钾血症发生的风险,复方新诺明慎用于老年人,尤其是有慢性肾功能不全或接受肾素 - 血管紧张素抑制剂治疗时。

8. 夫西地酸　夫西地酸(fusidic acid)通过作用于核糖体延伸因子抑制细菌蛋白质的合成,从而发挥抑菌作用,对多数 MRSA 菌株敏感,但容易产生耐药性。夫西地酸主要在肝脏代谢,通过胆汁排泄,组织渗透能力极好,体内分布广泛,在脓液、痰液、骨关节、脑脓肿和眼内等血管分布较少的组织中也具有高浓度。夫西地酸在临床上一般不用于严重的 MRSA 感染,局部用于治疗 MRSA 引起的皮肤软组织感染,口服或静脉输注可用于 MRSA 引起的骨关节感染。不良反应以血栓性静脉炎和静脉痉挛常见,可引起黄疸、酸中毒。肝功能不全和胆道异常的患者长期大剂量用药或联合其他代谢途径相似的药物(如林可霉素或利福平)时,应定期检查肝功能。禁用于妊娠后期。夫西地酸与喹诺酮类抗菌药物有拮抗作用,不应联合应用。

(二)治疗药物的选用

医院获得性 MRSA 的分离率高,几乎都是多重耐药,尤其在 ICU 和烧伤科,而且其病情严重程度和病死率均高于甲氧西林敏感的金黄色葡萄球菌(MSSA)。因此在 MRSA 高度流行的医院或科室,对疑似重度 MRSA 感染患者,应该首先经验性选择抗 MRSA 药物治疗,再根据药敏试验结果调整到相应敏感的药物。不同器官的 MRSA 感染,疾病的严重程度不同,选择的药物、剂量、疗程、给药途径有较大差异。

1. 皮肤及软组织感染

(1)皮肤感染:金黄色葡萄球菌是引发脓疱病和疖的主要病原菌,大多来自社区感染。社区获得性皮肤感染部位分离的 MRSA 大多对夫西地酸、莫匹罗星敏感。单纯的皮肤溃疡只需局部应用夫西地酸或莫匹罗星治疗,并发蜂窝织炎、邻近部位骨髓炎或菌血症的患者,或糖尿病患者足部溃疡部位有 MRSA 定植时,应考虑针对 MRSA 进行全身治疗。MRSA 感染导致的周围无蜂窝织炎的小脓肿在切开引流后一般不需要抗菌药物治疗。社区获得性 MRSA 所致的脓疱病,建议局部应用夫西地酸或莫匹罗星进行治疗。近年国内已有少数莫匹罗星耐药现象,需要注意监测。

(2)蜂窝织炎和皮肤软组织感染:对于疑似 MRSA 感染的蜂窝织炎或者皮肤软组织感染的门诊患者,建议进行经验性抗社区获得性 MRSA 治疗,可以选择口服复方新诺明、多西环素或者利奈唑胺。对于复杂皮肤软组织感染的住院患者(定义为有深部软组织感染、外科或创伤伤口的感染、较大的脓肿、蜂窝织炎、皮肤溃疡和烧伤部位感染),建议外科清创联合广谱抗菌药物治疗,在培养结果出来之前要考虑经验性针对 MRSA 治疗,可选择万古霉素静脉注射、利奈唑胺口服或静脉注射,或达托霉素静脉注射但后续应该根据微生物学检验和药敏试验结果调整到相应敏感的药物。

2. 泌尿系统感染　对于 MRSA 引起的单纯的泌尿系统感染,建议根据体外药敏试验结果来选用呋喃妥因、甲氧苄啶、复方新诺明等口服药物治疗。对于 MRSA 引起的复杂泌尿系统感染,特别是涉及外科脓毒症,应全身应用糖肽类抗菌药物进行治疗。达托霉素经肾脏排泄,其中 2/3 为原型药物,在尿液中能够达到较高的浓度,也可以用于 MRSA 引起的复杂泌尿系统感染。替加环素、利奈唑胺等药物仅少部分经尿液排泄,在尿液中不能达到有效的浓度,不建议应用。

3. 骨、关节感染　骨和关节感染需要复杂的外科综合治疗,抗菌药物疗程较长,应根据药敏试验结果并结合外科措施来调整临床用药。急性假体发生的 MRSA 感染,在抗感染治疗的同时早期(症状出现 2 天内)手术对保存假体很重要。对于慢性假体感染,应及时进行外科清创、取出假体。在外科综合治疗的基础上,MRSA 引起的骨和关节感染首选静脉应用糖肽类单独治疗或联合利福平、夫西地酸钠作为治疗方案。利奈唑胺治疗人工关节感染和慢性骨髓炎有效,但疗程超过 4 周后不良反应发生率增加,主要为严重的贫血和周围神经病变。长期应用利奈唑胺的不良反应较多,需要密切监测肝功能、血常规和凝血功能。少量临床试验研究显示达托霉素治疗骨和关节感染有效,在骨水泥(聚甲基丙烯酸甲酯混合物)中有较好分布。替加环素单独应用或与利福平联合应用对骨和关节感染治疗也有一定疗效。

4. 菌血症和心内膜炎　MRSA 是临床导致血流感染和心内膜炎的主要病原菌。临床建议首选糖肽类药物或利奈唑胺治疗 MRSA 引起的菌血症,疗程至少 14 天,如并发感染性心内膜炎或具有发生感染性心内膜炎高危因素者应延长疗程至 6 周。利奈唑胺疗程一般不超过 4 周,如需延长疗程应注意其不良反应。万古霉素治疗 MRSA 引起的菌血症临床疗效优于替考拉宁。达托霉素治疗 MRSA 引起的菌血症及感染性心内膜炎与万古霉素疗效相当,肾脏毒性的发生率较万古霉素少,可作为万古霉素的替代选择。

5. 呼吸系统感染　MRSA 引起的呼吸系统感染主要包括社区获得性肺炎和医院获得性肺炎,后者包括呼吸机相关性肺炎和医疗护理相关性肺炎,常规推荐静脉应用万古霉素、去甲万古霉素、替考拉宁或利奈唑胺进行抗感染治疗。万古霉素一直被认为是 MRSA 肺炎的标准治疗,但仍然存在一定的临床治疗失败率。去甲万古霉素与万古霉素疗效相当。利奈唑胺与万古霉素在治疗呼吸道 MRSA 感染的疗效相当,但利奈唑胺治疗 MRSA 引起的呼吸机相关性肺炎疗效优于万古霉素。达托霉素可被肺表面活性物质灭活,不建议应用于呼吸道感染。应加强对呼吸道 MRSA 感染与定植的鉴别,减少抗 MRSA 感染药物过度使用。MRSA 肺炎的抗感染疗程需根据感染的严重程度决定,通常为 7~21 天,但一般不推荐短疗程,尤其是中重度肺炎疗程通常需要 2~3 周,最长可用至 28 天。如果同时有心内膜炎和 / 或骨髓炎,疗程需要 4~6 周。

6. 眼部及中枢神经系统感染　对 MRSA 引起的眼部感染和中枢神经系统感染,建议选用万古霉素单独或联合利福平治疗,也可以根据药敏试验结果选用利奈唑胺进行治疗。利奈唑胺在眼部的渗透性好,并且较酸性的万古霉素对眼部组织的毒性相对更小。

治疗 MRSA 引起的中枢神经系统感染,推荐万古霉素作为一线用药;如果万古霉素 MIC ≥ 1μg/ml,考虑替代性抗菌药物治疗。对万古霉素静脉治疗无效的 MRSA 感染导致的脑膜炎,可以考虑万古霉素鞘内注射治疗;如果无法进行鞘内注射,可以考虑选用利奈唑胺进行治疗。

第二节　产超广谱 β - 内酰胺酶细菌感染

超广谱 β- 内酰胺酶（extended spectrum beta-lactamase，ESBL）是由质粒介导的能赋予细菌对多种 β- 内酰胺类抗菌药物耐药的一类酶，能水解青霉素类、头孢菌素类及单环内酰胺类等 β- 内酰胺类抗菌药物。随着 β- 内酰胺类抗菌药物的广泛应用，产 ESBL 细菌的临床分离率也越来越高，由此引起的耐药问题也日趋严重，给临床治疗带来极大的困难。临床分离的产 ESBL 细菌主要是肠杆菌科细菌，以肺炎克雷伯菌、大肠埃希菌、变形杆菌最为常见，近年来分离率居高不下并呈上升趋势，已经成为导致医院内感染的主要耐药细菌。

【耐药机制】

β- 内酰胺酶是耐药细菌产生的可催化水解青霉素、头孢菌素等 β- 内酰胺类抗菌药物分子中内酰胺键的一类失活酶，目前发现的已超过 4 000 种。β- 内酰胺酶可根据其分子结构（Ambler 分类）或功能（Bush-Jacoby-Medeiros 分类，简称 Bush 分类）进行分类（表 11-1）。细菌在持续的各种 β- 内酰胺类抗菌药物的选择压力下，可以被诱导产生多种甚至不断变异的 β- 内酰胺酶。有些 β- 内酰胺酶可催化水解头孢他啶、头孢噻肟、头孢吡肟等第三代及第四代头孢菌素，以及氨曲南等单环 β- 内酰胺类抗菌药物，这些具有广谱催化水解活性的 β- 内酰胺酶统称为 ESBL。

自 1982 年在英格兰首先发现产 ESBL 的克雷伯菌后，产 ESBL 菌株在世界各地不断流行，近年来流行趋势总体呈上升趋势。产 ESBL 菌株主要在医院内引起感染和流行，其中大部分发生在综合性大医院。ESBL 主要存在于临床分离的革兰氏阴性杆菌中，多见于肠杆菌科细菌，其中以肺炎克雷伯菌最为常见，其次为大肠埃希菌和变形杆菌。产 ESBL 菌株不仅可以引起院内暴发流行，而且可以向院外传播，使流行范围扩大。表达 ESBL 的基因可以垂直传播（克隆传播），也可以通过质粒或转座子传播给敏感的非产酶菌株，使得更多的细菌产生 ESBL，导致院内感染的暴发流行。

表 11-1　β - 内酰胺酶及其分型

Ambler 分类法	Bush 分类		代表酶型	底物	酶活中心
A 类	2a		葡萄球菌酶	青霉素类	丝氨酸
	2b		TEM-1、TEM-2、SHV-1	青霉素类和窄谱头孢菌素类	
	2be		TEM-10、SHV-2、CTX-M、GES-1	广谱青霉素与头孢菌素类	
	2br		TEM-30、SHV-72	青霉素类	
	2c		PSE（CARB）	青霉素类、羧苄西林	
	2e		CepA	广谱头孢菌素类	
	2f		KPC、SME、NMC-A、GFS-2	青霉素类、头孢菌素类、碳青霉烯类	
B 类	B1	3a	IMP-1、NDM-1、VIM-1	亚胺培南、青霉素类、头孢菌素类	锌离子
	B2	3b	CphA、Sfh-I	碳青霉烯类	
	B3	3a	L1	头孢菌素类、碳青霉烯类	
		3c	FEZ-1	头孢菌素类、碳青霉烯类	
C 类	1		AmpC	青霉素和头孢菌素类	丝氨酸
D 类	2d		OXA-23、OXA-24、OXA-48	青霉素类和氯唑西林以及一些头孢菌素类和碳青霉烯类	丝氨酸

【实验室检查】

临床分离的革兰氏阴性杆菌,尤其是克雷伯菌和大肠埃希菌,均应检测是否产 ESBL。推荐先做初筛试验,如初筛试验阳性,再做表型确证试验。对获得的产 ESBL 菌株,可以进一步研究分析,以确定 ESBL 分型,用于指导临床抗感染药物使用。

1. 初筛试验　采用纸片扩散法或者肉汤稀释法进行初筛。通常选用头孢泊肟、头孢他啶、氨曲南、头孢噻肟或头孢曲松中的至少 2 种抗菌药物,根据药敏试验结果来推测菌株是否可能产 ESBL。

2. 确证试验　对初筛试验结果提示可能产 ESBL 的菌株,需要做表型确证试验。确证试验需要同时使用头孢噻肟和头孢他啶,以及上述 2 种药物联合克拉维酸的复合制剂进行药敏试验。纸片扩散法中 2 种药物任何一种在联合克拉维酸后,抑菌环直径与不加克拉维酸的抑菌环相比增大 ≥5mm时,可以判定为产 ESBL;肉汤稀释法中,与克拉维酸联用的最低抑菌浓度(MIC)相对单独使用的 MIC 降低 ≥3 个倍比稀释度,可以判定为产 ESBL。

【治疗原则】

产 ESBL 细菌感染的抗菌药物治疗应该综合考虑细菌的耐药性、感染部位及严重程度、患者病理生理状况和药物的作用特点。临床药物治疗原则主要包括以下几方面:

(1)早期进行规范的细菌培养及药敏试验,确定患者是否存在产 ESBL 细菌感染:多数产 ESBL 菌株为多重耐药,抗菌药物选择难度大,临床需要根据临床和实验室标准协会(Clinical and Laboratory Standards Institute,CLSI)M100 公布的最新药敏试验折点选择恰当的抗菌药物进行治疗。

(2)根据感染的严重程度选用抗菌药物:对于产 ESBL 细菌导致的重症感染患者、继发脓毒症甚至脓毒症休克的患者建议直接选用碳青霉烯类抗菌药物;产 ESBL 细菌所致轻中度感染可结合药敏试验结果选用 β- 内酰胺类 /β- 内酰胺酶抑制剂如头孢哌酮 / 舒巴坦、哌拉西林 / 他唑巴坦,疗效不佳时再改为碳青霉烯类抗菌药物。

(3)根据患者的病理生理状况及抗菌药物 PK/PD 特点确定给药方案:抗菌药物的给药方案,包括给药剂量、给药间期和疗程等。例如,使用头孢哌酮 / 舒巴坦、哌拉西林 / 他唑巴坦治疗产 ESBL 细菌感染时,需要适当增加给药剂量和给药次数。

(4)必要时进行联合用药:大多数产 ESBL 细菌感染使用单药治疗即可,仅少数严重感染患者需要联合用药,如碳青霉烯类抗菌药物或者 β- 内酰胺类 /β- 内酰胺酶抑制剂联合喹诺酮类药物进行治疗。

(5)产 ESBL 菌株对青霉素类和所有头孢菌素类均表现为耐药:即使体外试验对上述药物敏感,临床上也可能无治疗效果。同时应该注意到,产 ESBL 菌株可以在治疗过程中发展而来,对最初分离敏感的菌株,经 3~4 天第三代头孢菌素的治疗后,有可能发展为产 ESBL 菌株并表现出耐药,因此临床对重复分离菌株应多次进行药敏试验。

【药物治疗】

(一)治疗药物分类

1. 碳青霉烯类　碳青霉烯类属于 β- 内酰胺类抗菌药物,其化学结构与青霉素类似,抗菌谱广,对革兰氏阳性球菌、革兰氏阴性杆菌和厌氧菌等均有很强的抗菌活性,同时对产 ESBL 细菌也有很强的活性,临床疗效显著。碳青霉烯类药物是目前治疗产 ESBL 细菌所致各种感染的最为有效和可靠的药物。目前临床上已上市的碳青霉烯类包括亚胺培南、美罗培南、比阿培南、厄他培南等。对于产 ESBL 细菌导致的严重社区感染和医院内感染均可经验性使用碳青霉烯类抗菌药物进行治疗;对产 ESBL 菌株引起的重症脓毒症或脓毒症休克患者,可直接选用碳青霉烯类。超剂量使用碳青霉烯类时可出现神经系统毒性,如头痛、耳鸣、听觉暂时丧失、肌肉痉挛、神经错乱、癫痫等,尤其是肾功能不全伴癫痫者;所以一旦出现震颤、肌肉痉挛或癫痫,应立即减量或停药。美罗培南、帕尼培南不易发生神经系统的不良反应,可用于产 ESBL 细菌引起的中枢神经系统感染。肾功能不全患者应用碳青霉烯类药物时,给药方案需根据肾功能情况进行调整;碳青霉烯类药物宜单瓶输注,不与任何药物配伍;厄他培南不得使用含葡萄糖的液体作为溶媒;本类药物均应避免与丙戊酸联合使用;亚胺培南应避免与更昔洛韦联合使用。

2. β- 内酰胺类 /β- 内酰胺酶抑制剂复方制剂　β- 内酰胺酶抑制剂能够抑制 β- 内酰胺酶活性,避免 β- 内酰胺类抗菌药物被水解而失活。因此,β- 内酰胺类 /β- 内酰胺酶抑制剂复方制剂(简称 β- 内酰胺酶抑制剂复方制剂)是临床治疗产 β- 内酰胺酶尤其是产 ESBL 细菌感染的重要选择之一。

产 ESBL 细菌对 β- 内酰胺类抗菌药物联合克拉维酸、舒巴坦或他唑巴坦的复方制剂较为敏感,故此类药物可首选用于产 ESBL 细菌所致的轻至中度感染。β- 内酰胺类 /β- 内酰胺酶抑制剂复方制剂对产 ESBL 细菌所致的严重感染临床疗效不够理想,因此不宜作为首选药物。在已上市的 β- 内酰胺类 /β- 内酰胺酶抑制剂复方制剂中,头孢哌酮 / 舒巴坦、哌拉西林 / 他唑巴坦和最近上市的头孢他啶 / 阿维巴坦的药效动力学作用较强,是产 ESBL 肠杆菌科细菌治疗的主要药物,主要用于产 ESBL 肠杆菌科细菌所致的感染,如尿路感染、肝脓肿、胆道感染、腹膜炎、医院获得性肺炎等。当细菌产生大量 β- 内酰胺酶并同时伴有外膜蛋白丢失时,β- 内酰胺类 /β- 内酰胺酶抑制剂复方制剂的抗菌活性也会显著降低。舒巴坦对不动杆菌属细菌有很好的抗菌活性,所以对于产 ESBL 的不动杆菌属细菌导致的感染,β- 内酰胺类 / 舒巴坦的复方制剂是主要药物选择之一。哌拉西林 / 他唑巴坦、替卡西林 / 克拉维酸、头孢哌酮 / 舒巴坦、头孢他啶 / 阿维巴坦具有抗假单胞菌活性。哌拉西林 / 他唑巴坦和头孢哌酮 / 舒巴坦是临床治疗产 ESBL 铜绿假单胞菌所致感染的重要选择。头孢哌酮 / 舒巴坦、替卡西林 / 克拉维酸可用于产 ESBL 嗜麦芽窄食单胞菌敏感株所致感染的治疗。

3. 其他抗菌药物

(1) 头霉素类:体外研究显示,头霉素类对于产 ESBL 细菌具有良好的抗菌作用,可以作为产 ESBL 细菌感染治疗的次选药物,也可以与氨基糖苷类等联合使用。头霉素类主要包括头孢美唑和头孢西丁。需要注意的是,头霉素类容易诱导细菌产生头孢菌素酶(AmpC 酶),从而出现耐药。

(2) 甘氨酰四环素类:本类药物上市品种目前仅有替加环素,产 ESBL 菌株包括碳青霉烯类耐药的菌株对其敏感。目前批准替加环素的临床适应证包括腹腔感染、皮肤软组织感染和社区获得性肺炎。替加环素在尿液中浓度较低,不适合用于治疗尿路感染;常规剂量给药时血药浓度低,不适合用于血流感染的治疗。

(3) 氨基糖苷类:尽管产 ESBL 菌株通常携带氨基糖苷类耐药基因,但对该类药物的耐药率总体不高(约 10%),尤其是阿米卡星和异帕米星。但该类药物具有耳、肾毒性,而且体内药物分布并不理想。临床上氨基糖苷类仅作为产 ESBL 细菌重症感染患者治疗的联合用药。

(4) 氟喹诺酮类:产 ESBL 菌株通常对氟喹诺酮类耐药,中国细菌耐药监测网资料显示,产 ESBL 大肠埃希菌和肺炎克雷伯菌对环丙沙星的耐药率分别达 70% 和 30% 以上。因此氟喹诺酮类不适用于产 ESBL 细菌感染的经验治疗。如果体外药敏试验显示敏感,可用于产 ESBL 细菌导致尿路感染的治疗,或者作为产 ESBL 细菌重症感染的联合用药。

(5) 呋喃妥因:产 ESBL 大肠埃希菌对其敏感性高,该药仅在尿液中可达有效浓度,故用于轻症尿路感染的治疗,或用于尿路感染的序贯治疗或维持治疗,也可用于反复发作性尿路感染的预防用药,但耐受性并不理想。

(二) 治疗药物的选用

1. 产 ESBL 细菌感染危险因素评估　产 ESBL 细菌感染经验用药时需认真评估危险因素,并结合病情严重程度选择合适抗菌药物。产 ESBL 细菌感染的主要危险因素包括使用广谱抗菌药物、留置导管(包括中心静脉或动脉置管、经皮胃或空肠造瘘管、导尿管等)、存在结石或梗阻(如胆道、泌尿道结石症)、既往曾有产 ESBL 细菌感染、反复住院(包括护理中心)、曾入住 ICU、高龄、基础疾病(糖尿病、免疫功能低下等)、呼吸机辅助通气等。如果患者不存在上述危险因素,则抗细菌感染治疗往往不需要覆盖 ESBL。

2. **感染患者病情严重程度评估**　患者感染的严重程度是选用抗菌药物的重要参考依据之一。因此,在评估病原体和耐药性的同时需评估患者感染的严重程度,综合考虑后确定抗菌治疗方案。重症感染是指由感染引发脓毒症和脓毒症休克,严重程度的评估主要参照国际脓毒症指南进行,将感染按患者的病情轻重分为脓毒症(sepsis)、重症脓毒症(severe sepsis)和脓毒症休克(sepsis shock)。

3. **抗产 ESBL 细菌感染药物应用的管理**　应努力实现产 ESBL 细菌感染治疗药物使用的多样性。虽然碳青霉烯类在 ESBL 介导的多重耐药细菌所致重症感染中具有最重要的地位,但是 β- 内酰胺类/β- 内酰胺酶抑制剂复方制剂等其他药物也具备较好的临床疗效。临床上经验性治疗或确诊产 ESBL 细菌感染治疗时应尽量避免长期选择一种抗菌药物进行治疗。

4. **常见产 ESBL 细菌感染的治疗**

(1)血流感染:血流感染包括医院获得性和社区获得性,若抗感染药物选择不当,病死率很高。临床血流感染治疗时应尽快明确感染源,积极处理原发病灶,如导管相关血流感染,应拔除导管,同时给予有效的抗菌药物治疗。临床应该综合考虑当地流行病学资料、患者之前用药情况、药敏试验结果以及患者病情严重程度等后,制定抗菌药物治疗方案。

(2)腹腔感染:腹腔感染可分为社区获得性和医院获得性,根据感染部位又可分为腹膜炎、胆囊炎、胆管炎、阑尾炎、肝或/和脾脓肿等。对于产 ESBL 细菌所致的轻至中度腹腔感染,可选用头孢哌酮/舒巴坦、哌拉西林/他唑巴坦或头霉素。腹腔感染继发脓毒血症或脓毒症休克的患者可以选用碳青霉烯类。腹腔感染病灶的清除和引流极为重要,需要对感染病灶进行外科干预的患者,应及时进行外科干预。

(3)颅内感染:当怀疑急性细菌性颅内感染时,应尽快采血培养及进行脑脊液常规、生化及培养,有时需结合头部 CT 检查结果,及时启动经验性抗感染药物治疗。针对产 ESBL 细菌相关的颅内感染,第三代头孢菌素临床疗效欠佳,易透过血脑屏障的碳青霉烯类治疗效果较好。针对难治性的产 ESBL 细菌相关的颅内感染,也可应用替加环素治疗。

(4)呼吸系统感染:痰液标本易被口咽部细菌污染,临床需要区分污染、定植和感染 3 种情况。产 ESBL 细菌相关的社区获得性肺部感染和医院获得性感染患者,推荐使用碳青霉烯类或 β- 内酰胺类/β- 内酰胺酶抑制剂复方制剂如头孢哌酮/舒巴坦、哌拉西林/他唑巴坦治疗。

(5)尿路感染:尿路感染又称泌尿系统感染,包括单纯性尿路感染和复杂性尿路感染,其中复杂性尿路感染往往有泌尿系统的潜在基础疾病(解剖结构异常或功能障碍)。产 ESBL 细菌引起的急性单纯性下尿路感染可选用呋喃妥因或磷霉素氨丁三醇口服治疗;存在产 ESBL 细菌耐药危险因素的复杂性尿路感染,可选择 β- 内酰胺类/β- 内酰胺酶抑制剂复方制剂、头霉素类、呋喃妥因或磷霉素,继发重症脓毒症或脓毒症休克的患者可直接选用碳青霉烯类。

(6)产 ESBL 细菌感染的中性粒细胞缺乏伴发热患者:中性粒细胞缺乏伴发热是指中性粒细胞缺乏患者单次口温测定 ≥38.3℃,或 ≥38.0℃持续超过 1 小时。此类患者机体免疫力低下,临床治疗难度较大。对于产 ESBL 细菌感染的高危患者,推荐使用碳青霉烯类联合氨基糖苷类(包括阿米卡星、妥布霉素等)。对于危险度分层为低危的患者,可以选择 β- 内酰胺类/β- 内酰胺酶抑制剂合剂(如头孢哌酮/舒巴坦和哌拉西林/他唑巴坦等),或者选择头霉素类(头孢美唑、头孢西丁或头孢米诺)联合氨基糖苷类进行治疗。根据上述方案选择的抗感染治疗,疗程应至少覆盖整个中性粒细胞减少期间。

第三节　耐碳青霉烯类肠杆菌科细菌感染

碳青霉烯类抗菌药物如亚胺培南、美罗培南等对大多数革兰氏阳性菌、阴性菌、厌氧菌具有较强的抗菌活性,对 ESBL 和头孢菌素酶(AmpC)稳定,是治疗医院内耐药细菌、多重耐药细菌和超级耐药细菌感染的一线抗菌药物。但是近年来由于抗菌药物不合理使用等多种原因,耐碳青霉烯类病原菌(carbapenem resistant organism,CRO)日益增多,该类细菌对目前常用的抗菌药物均表现出较强的耐药性,经常被称为"超级耐药细菌"。对任一碳青霉烯类耐药(亚胺培南、美罗培南、多利培南的最低抑菌浓度 ≥4mg/L,或厄他培南 MIC ≥2mg/L)或者产碳青霉烯酶即可称之为 CRO。目前临床上耐碳青霉烯类抗菌药物细菌的分离率也呈现逐年升高趋势,已经成为医院内感染的主要病原菌之一,其中最常见的为耐碳青霉烯类肠杆菌科细菌(carbapenem resistant enterobacteriaceae,CRE),比如大肠埃希菌和肺炎克雷伯菌,感染后的死亡率可高达 50% 以上,临床抗感染治疗面临无药可用的境况,严重威胁患者生命,美国疾病控制与预防中心发布的"细菌耐药威胁报告"将 CRE 列为"紧急威胁"的首位。本节主要介绍 CRE 的主要治疗药物、治疗原则及药物的合理应用。

【耐药机制】

1. 产生碳青霉烯酶　碳青霉烯酶属于 β- 内酰胺酶,能够水解碳青霉烯类,是 CRE 最常见的耐药机制。目前临床常见的碳青霉烯酶包括 Ambler A 类(如 KPC、GES)、Ambler B 类(如 NDM、IMP、VIM)及 Ambler D 类(如 OXA-48、OXA-23 等)。上述碳青霉烯酶可以存在于肺炎克雷伯菌、大肠埃希菌及不动杆菌属等病原菌中,能够水解包括碳青霉烯类在内的几乎所有的 β- 内酰胺类抗菌药物,导致耐药性的产生。

2. 外膜蛋白改变　细胞壁表面膜孔蛋白缺失或表达降低,导致碳青霉烯类不能通过扩散穿过细胞膜进入细菌胞内,从而导致耐药形成。例如,肠杆菌科细菌中外膜通道蛋白主要由 OmpC 和 OmpF 构成,菌株突变后使 OmpF 基因失活,导致外膜蛋白缺失,产生耐药性。

3. 外排泵高表达　存在于细菌细胞膜上的外排泵,可将细菌胞内的抗菌药物主动泵出,使其胞内浓度下降从而导致耐药性形成。在肠杆菌科细菌中,外排泵 AcrAB-TolC 广泛存在,是对包括对碳青霉烯类在内的多种抗菌药物产生耐药的机制之一。

【实验室检查】

1. 表型初筛试验　主要有以下 2 种。①纸片扩散法:美罗培南(每片 10μg)或亚胺培南(每片 10μg)纸片抑菌圈直径<22mm;②肉汤稀释法或 E-test 法:美罗培南或亚胺培南 MIC ≥2mg/L。

2. 表型确证试验　主要有以下 3 种。①改良碳青霉烯灭活试验(modified carbapenem inactivation method,mCIM);②Carba NP 试验;③EDTA- 碳青霉烯灭活试验(EDTA carbapenem inactivation method,eCIM)。其中 mCIM 和 eCIM 是国内最常用的检测方法。mCIM 和 Carba NP 试验主要用于检测碳青霉烯酶,而 eCIM 主要用于检测金属碳青霉烯酶;eCIM 与 mCIM 联合使用可用于区分金属碳青霉烯酶型和丝氨酸碳青霉烯酶型。

【治疗原则】

临床标本中分离到或分子生物学手段检测到 CRE,尤其是以痰液为主的非无菌标本检测时,首先应结合临床表现区分是感染还是定植;尽量根据药敏试验结果选择敏感抗菌药物,或选择中介或接近中介或有一定抑菌圈的抗菌药物进行足剂量联合治疗;有条件的实验室应检测联合药敏或分子耐药表型,实现精准治疗;根据 PK/PD 原理设计给药方案,如增加给药剂量、延长抗菌药物的滴注时间;对于肝肾功能异常者、老年患者,抗菌药物的剂量应作适当减量;在进行抗感染治疗的同时,应该注意消除感染危险因素,并积极处理原发疾病;抗菌药物治疗的疗程取决于感染的严重程度、基础疾病、抗菌药物对 CRE 的杀菌活性等多方面因素。

【药物治疗】

(一) 治疗药物分类

1. 碳青霉烯类　碳青霉烯类治疗 CRE 引起的感染时,随着药物最低抑菌浓度的升高,其治疗成功率逐渐下降,对于最低抑菌浓度>8μg/ml 的 CRE 感染,碳青霉烯类治疗成功率仅为 25% 左右。如果 CRE 对于碳青霉烯类的最低抑菌浓度<8mg/L,即可通过优化给药方案,使碳青霉烯类(如亚胺培

南和美罗培南)仍然具有较好的临床抗感染疗效。

2. **多黏菌素** 多黏菌素是多肽类抗菌药物,包括多黏菌素 B 和多黏菌素 E(黏菌素),可竞争性结合革兰氏阴性菌外膜中的磷酸酯部分,破坏细菌外膜的完整性,使胞内的物质外漏而发挥杀菌活性。多黏菌素对 CRE 具有良好的体外活性,但存在异质性耐药(heteroresistance)现象,一般需通过大剂量或联合给药方案解决。细菌的异质性耐药通常是指某个单一分离菌株,在其培养的群体中存在着对某种药物敏感性不同的亚群,即有些细菌亚群对该药物敏感,而另一些细菌亚群则存在耐药性,这时便称该细菌为这种药物的异质性耐药细菌株。多黏菌素治疗窗窄,有效血药浓度为 2.0μg/ml,血药浓度在接近 2.5μg/ml 时便会导致肾毒性。一般情况下,临床上首次给予负荷剂量,后续维持剂量根据肾功能情况进行调节。

3. **头孢他啶 / 阿维巴坦** 阿维巴坦(avibactam)属于二氮杂双环辛酮化合物,是一种新型 β-内酰胺酶抑制剂,抑酶谱广,与传统 β- 内酰胺酶抑制剂不同,可与 β- 内酰胺酶长效共价结合,可抑制包括碳青霉烯酶在内的 A 类、C 类和某些 D 类 β- 内酰胺酶。头孢他啶 / 阿维巴坦(CAZ/AVI)是一种新型 β- 内酰胺类 /β- 内酰胺酶抑制剂复方制剂,临床被批准用于复杂性腹腔感染、医院获得性肺炎和呼吸机相关性肺炎的治疗。头孢他啶 / 阿维巴坦对于产 Ambler B 类(如 NDM、IMP、VIM)酶的 CRE 无效,此类病原菌导致的感染临床可以考虑联合应用氨曲南进行治疗。

4. **替加环素** 替加环素(tigecycline)属于四环素类衍生物,通过与细菌 30S 的核糖体亚基结合抑制蛋白质的合成而发挥抗菌活性。替加环素组织渗透广泛,皮肤、胆囊、肠和肺内组织分布均比较好,可用于 CRE 引起的腹腔、肺部、皮肤及软组织感染。由于其血药浓度较低,治疗血流感染较难达到有效的治疗浓度,临床用于血流感染时应提高使用剂量。标准剂量的替加环素治疗血流感染和肺炎,血药浓度和肺组织浓度可能不足。高剂量替加环素方案(负荷剂量 200mg,100mg 每天 2 次维持)已经被推荐用于严重 CRE 感染、血流感染和呼吸系统感染。替加环素一般在临床上与其他药物如多黏菌素类、碳青霉烯类或氨基糖苷类等联合用于 CRE 引起的感染,不推荐单独使用。

5. **氨基糖苷类** 氨基糖苷类作用于细菌核糖体,抑制蛋白质合成,并破坏细菌细胞膜的完整性,属于静止期杀菌药。虽然氨基糖苷类对感染灶内 CRE 清除率较高,但毒性(耳毒性和肾毒性)及难以达到的 PK/PD 目标值限制了其临床使用。临床上常联合使用阿米卡星 15~20mg/(kg·d)用于 CRE 感染的临床治疗。临床研究发现,使用高剂量阿米卡星 >25mg/(kg·d)在危重患者中达到 PK/PD 目标值的概率较高。临床上常用阿米卡星治疗 CRE 导致的尿路感染,疗效优于多黏菌素和替加环素;阿米卡星也经常与其他药物联合用于没有其他抗菌药物选择的重症感染(医院获得性肺炎和呼吸机相关性肺炎、严重脓毒血症和脓毒症休克等)。阿米卡星临床用量可以考虑增至 25~30mg/(kg·d),但毒性风险可能增加,建议进行血药浓度监测。

(二) 治疗药物的选用

1. **碳青霉烯类优化治疗方案** 虽然 CRE 通过产生碳青霉烯酶等机制对碳青霉烯类产生耐药,但是只要碳青霉烯类的最低抑菌浓度低于 8mg/L,经过给药方案优化后,仍然可以用于临床抗感染治疗。临床常用的碳青霉烯类治疗 CRE 感染优化方案如下:

(1)联合用药:在各种联合治疗方案中,含碳青霉烯类的方案对 CRE 感染的治疗效果较好。例如,当感染病原菌对美罗培南的最低抑菌浓度小于 8mg/L 时,联用另一种抗菌药物可明显改善感染患者预后。

(2)增加剂量和延长静脉滴注时间:碳青霉烯类作用为时间依赖性,游离药物浓度超过最低抑菌浓度的时间(f$T_{>MIC}$)达到 40% 以上时,能满足临床感染治疗需求。当感染病原菌对碳青霉烯类最低抑菌浓度小于 8mg/L 时,可以结合 PK/PD 参数,增加碳青霉烯类剂量或者适当延长给药时间,以提高临床治疗效果。

(3)双碳青霉烯疗法(DCT):双碳青霉烯疗法通常指厄他培南联合多利培南或者美罗培南的方

案,其原理是厄他培南对 KPC 酶亲和力高而优先被水解,从而保证另一种碳青霉烯类的治疗浓度。临床研究表明,对于产 KPC 酶的 CRE 来说,双碳青霉烯治疗方案具有较好的治疗效果。所以,在其他药物选择受限的情况下,可使用双碳青霉烯疗法治疗产 KPC 酶的 CRE 引起的感染。

2. CRE 感染的其他抗菌药物治疗方案

(1)CRE 感染的经验性治疗:随着抗菌药物耐药性问题的日益严重,对特定人群可以考虑进行 CRE 感染的经验性治疗,在启动经验性治疗前需要进行风险评估。同时满足下述 3 个条件的患者,可以考虑进行经验性治疗:① CRE 主动筛查阳性或既往 CRE 感染或局部有 CRE 流行(近期住院患者中 CRE 检出率>20%);②出现发热或其他可能的感染症状和体征;③风险评估为高风险(表 11-2)。

表 11-2　CRE 感染经验性治疗前的风险评估

高风险:同时具备 1 和 2 的任意一项

1. CRE 主动筛查阳性患者:具备任意一项 CRE 感染的危险因素

①重度中性粒细胞缺乏(ANC<$0.1×10^9$/L)预计持续 ≥ 7 天

②胃肠道黏膜炎

③肛周感染

④ ICU 入住

⑤除肠道定植外,其他部位存在 CRE 定植

2. 严重的临床并发症:具备任意一项

①休克或严重的脓毒症

②呼吸衰竭:脱氧 PaO_2<60mmHg 或需要机械通气

③弥散性血管内凝血

④意识障碍或精神异常

⑤需要治疗的充血性心力衰竭

⑥需要治疗的心律失常

⑦肾衰竭:肌酐清除率<30ml/min 或需要透析

初始经验性抗 CRE 感染治疗方案,抗菌药物需要覆盖假单胞菌和其他常见的革兰氏阴性菌(如产 ESBL 的肠杆菌科细菌)和 CRE,并根据 CRE 主动筛查或既往 CRE 感染时的微生物学检测结果,以及 CRE 的局部流行情况进行抗菌药物选择。一般情况下初始经验性抗 CRE 治疗 2~4 天后,根据临床疗效和微生物学证据进行抗感染疗效的再次评估。

(2)抗 CRE 感染的目标治疗:临床与微生物学检验证实的 CRE 感染患者需要进行目标治疗。临床应该依据微生物学证据选择具有高活性的抗菌药物单药或联合应用,同时需要考虑 CRE 的表型和感染部位。对于产 KPC 酶的 CRE 感染患者,足剂量的头孢他啶/阿维巴坦临床有效率优于其他敏感抗菌药物的联合治疗方案;头孢他啶/阿维巴坦之外的其他抗菌药物的联合治疗方案优于单药治疗方案,且含有碳青霉烯类的联合方案优于不含碳青霉烯类的联合方案。所以,目前的临床研究证据推荐:对于非产金属酶的 CRE 感染患者,推荐头孢他啶/阿维巴坦单药治疗,其次可以选择其他敏感抗菌药物的联合治疗方案。动态监测 CRE 对头孢他啶/阿维巴坦的最低抑菌浓度对于药物剂量的选择和联合用药方案选择有帮助;而对于产金属酶的 CRE 感染者,可以选择头孢他啶/阿维巴坦＋氨曲南或其他抗菌药物的联合治疗方案,如以多黏菌素为基础或以替加环素为基础的抗菌药物治疗方案(表 11-3)。

3. 避免 CRE 菌株的产生　CRE 感染导致患者治疗费用增加,并且病死率很高。面对 CRE 威胁,医疗机构应了解患者 CRE 感染危险因素,采取相应干预措施,包括手卫生、接触隔离、医务人员培训、最低限度使用侵袭性操作、检出 CRE 时实验室及时通知医护、出院时了解患者 CRE 感染或定植情况以便再次入院后立即鉴别、加强抗菌药物管理、环境卫生、CRE 筛查、主动监测、氯己定擦浴等。

表 11-3 抗 CRE 感染的常用联合治疗方案

治疗方案	注意事项
两药联合治疗方案： 头孢他啶/阿维巴坦+氨曲南 多黏菌素+替加环素 多黏菌素+碳青霉烯类 替加环素+碳青霉烯类 多黏菌素+磷霉素 替加环素+磷霉素 替加环素+氨基糖苷类 磷霉素+氨基糖苷类 美罗培南+厄他培南（双碳青霉烯联合方案）	①头孢他啶/阿维巴坦+氨曲南主要用于治疗产金属酶的 CRE 感染 ②如果碳青霉烯类最低抑菌浓度≤8mg/L,可以选择碳青霉烯类与其他药物联合 ③磷霉素+氨基糖苷类可以用于治疗 CRE 所致的尿路感染
三药联合治疗方案： 多黏菌素+替加环素+碳青霉烯类 多黏菌素+磷霉素+碳青霉烯类 多黏菌素+替加环素+磷霉素 替加环素+氨基糖苷类+碳青霉烯类	多黏菌素+替加环素+碳青霉烯类可以用于 CRE 的严重感染如脑膜炎、心内膜炎、血流感染等

　　各级医疗机构应该制定抗菌药物治疗指南或方案,严格掌握抗菌药物的应用指征和应用疗程,限制不必要的、长时间的、特定抗菌药物的应用,尤其是碳青霉烯类的使用,避免 CRE 菌株的产生。虽然多重耐药细菌感染的重症患者有使用碳青霉烯类的指征,但是也应当提倡耐药细菌感染抗菌药物治疗的多样化,对于一些轻中度的多重耐药细菌感染,宜选择非碳青霉烯类。临床应用碳青霉烯类时,一定要强调病原学诊断。在应用碳青霉烯类药物前,必须送检标本做病原学检查,明确感染病原菌及药敏试验结果时,应当及时进行病情评估,并合理采用降阶梯治疗。

　　应该按病原菌类别、感染部位及抗菌药物 PK/PD 参数选择合适的碳青霉烯类。例如,亚胺培南、美罗培南、帕尼培南及比阿培南的体外抗菌活性相仿(最低抑菌浓度接近),为了保证某些重症感染及广泛耐药细菌感染(如 CRE 感染)足够的用量,可以选择有循证医学证据的给药剂量较大的品种,如厄他培南可用于中、重度细菌性感染,其半衰期长,可以一天一次给药。除厄他培南可用于结直肠择期手术的预防用药外,其他碳青霉烯类无预防用药指征,不可作为预防用药。此外,多重耐药定植菌或携带状态,也不宜使用碳青霉烯类治疗。

病例分析

思考题

1. 对于临床确诊的耐甲氧西林金黄色葡萄球菌感染患者,如何选择抗菌药物?
2. 治疗产超广谱 β-内酰胺酶细菌感染的药物有哪些?
3. 对于耐碳青霉烯类肠杆菌科细菌感染,如何优化碳青霉烯类的给药策略?

第十一章
目标测试

（安毛毛）

参 考 文 献

［1］BROWN N M, GOODMAN A L, HORNER C, et al. Treatment of methicillin-resistant Staphylococcus aureus (MRSA): updated guidelines from the UK. JAC Antimicrob Resist, 2021, 3 (1): dlaa114.

［2］产超广谱 β 内酰胺酶肠杆菌感染急诊诊疗中国专家共识组. 产超广谱 β 内酰胺酶肠杆菌感染急诊诊疗中国专家共识. 中华急诊医学杂志, 2020, 29 (12): 1520-1526.

［3］TAMMA P D, AITKEN S L, BONOMO R A, et al. Infectious Diseases Society of America Guidance on the treatment of extended-spectrum β-lactamase producing enterobacterales (ESBL-E), Carbapenem-Resistant enterobacterales (CRE), and pseudomonas aeruginosa with difficult-to-treat resistance (DTR-P. aeruginosa). Clincal Infections Diseases, 2021, 72 (7): e169-e183.

［4］中华医学会血液学分会, 中国医师协会血液科医师分会. 血液肿瘤患者碳青霉烯类耐药的肠杆菌科细菌 (CRE) 感染的诊治与防控中国专家共识 (2020 年版). 中华血液学杂志, 202, 41 (11): 881-889.

第十二章

临床常见症状的药物治疗

第十二章
教学课件

学习目标

1. **掌握** 临床常见症状如发热、疼痛、咳嗽和咳痰、呕吐和腹泻等的药物治疗原则和常用药物治疗方法。
2. **熟悉** 临床常见症状的临床表现及其治疗药物种类。
3. **了解** 临床常见症状的病因和发生机制。

疾病的临床表现多样,有些只有主观感觉,如疼痛、眩晕等;有些既有主观感觉,又能凭借客观检查发现,如发热、黄疸、心悸、呼吸困难等;有些主观无异常感觉,是通过客观检查才发现,如黏膜出血、肝/脾大等。许多症状不仅是机体的一种自我保护性反应,如发热、疼痛、咳嗽、呕吐和腹泻等,而且有助于临床对疾病的正确诊断。临床上拟采取对症治疗时,要格外慎重,在进行对症治疗的同时,应积极治疗病因。

第一节 发 热

正常人体温一般为 36~37℃左右,且受机体内外因素影响稍有波动,但一般波动范围不超过 1℃。正常人的体温受下丘脑调控,并通过神经、体液因素使产热和散热过程呈动态平衡,保持体温相对恒定。当机体在致热原(pyrogen)作用下或各种原因引起体温调节中枢功能障碍时,体温升高超出正常范围,称为发热(fever)。

【病因和发病机制】

(一) 病因

1. **感染性发热(infectious fever)** 各种病原体如细菌、病毒、支原体、立克次体、螺旋体、真菌和寄生虫等感染人体均可引起发热。

2. **非感染性发热(noninfectious fever)** 指发热不是由病原体侵入机体感染所引起,而是因无菌性物质作用于体温调节中枢,使体温调节中枢功能紊乱或各种原因引起产热过多、散热减少,导致体温升高超过正常范围。主要有以下几类原因:

(1)无菌性组织损伤及坏死物质的吸收:常见于机械性、物理或化学性损伤,如大手术后组织损伤、大面积烧伤等;因血管栓塞或血栓形成而引起的心肌、肺等内脏梗死或肢体坏死;组织坏死与细胞破坏,如肿瘤、白血病、淋巴瘤、溶血反应等。

(2)抗原-抗体反应:如药物热、血清病、风湿病、免疫性疾病、结缔组织病等。

(3)内分泌与代谢性疾病:如甲状腺功能亢进、重度脱水等。

(4)皮肤散热减少:如广泛性皮炎、鱼鳞病等。

(5)中枢性发热:有些致热因素不通过内源性致热原而直接损害体温调节中枢,使体温调定点上移,造成产热大于散热,体温升高,称为中枢性发热。如中暑,重度安眠药中毒,脑出血、脑震荡和颅骨骨折。

(6)自主神经功能紊乱,影响正常体温调节过程,使产热大于散热,体温升高。属功能性发热范畴。

（二）发病机制

下丘脑体温调节中枢通过对产热及散热两个过程的精细调节,使体温维持于相对恒定水平(正常人为37℃左右)。发热是细菌或病毒等感染时,病原体及其毒素或其他致热原(抗原抗体反应、炎症、组织损伤和坏死肿瘤组织等)刺激中性粒细胞或其他细胞,使之产生并释放内热原,如白介素-1(IL-1),后者进入中枢神经系统,作用于体温调节中枢,使该处前列腺素E(PGE)合成与释放增多,将体温调定点提高至37℃以上,这时产热增加,散热减少,因此体温升高,产生发热。

【临床表现】

（一）发热的分度

临床上按体温的高低可分为四种程度:低热体温为37.3~38℃,中热体温为38.1~39℃,高热体温为39.1~41℃,超高热体温在41℃以上。

（二）临床过程及特点

发热的临床过程一般分为以下三个阶段:

1. 体温上升期　该期体温上升的方式有骤升型和缓升型两种,患者常有疲乏无力、肌肉酸痛、皮肤苍白、畏寒或寒战等症状。

2. 高热期　体温上升达高峰后并保持一定时间,短则数小时,长则数天,甚至数周,持续时间的长短可因病因而异。该期患者可有皮肤发红并有灼热感、呼吸加深变快、心跳加快等表现。

3. 体温下降期　体温开始下降至正常水平,患者表现为出汗多、皮肤潮湿等。

（三）热型及临床意义

将发热患者不同时间测得的体温数值分别记录在体温单上,将各体温数值点连接起来成体温曲线,该曲线的不同形状称为热型(fever type)。不同病因所致热型不同,临床上可根据热型的不同进行发热病因的诊断和鉴别诊断。临床上常见的热型有稽留热(continued fever)、弛张热(remittent fever)、间歇热(intermittent fever)、波状热(undulant fever)、回归热(recurrent fever)、不规则热(irregular fever)等。

（四）伴随症状

发热时患者常常伴有其他症状,如寒战、皮疹、关节肿痛、结膜充血、淋巴结肿大、肝/脾大、出血甚至惊厥昏迷等。伴随症状的不同也有助于发热病因的诊断和鉴别诊断。

【治疗原则】

（一）一般治疗原则

注意合理休息,适当补充营养物质、水分及维生素。对高热者用冰袋和湿毛巾冷敷,或用50%的酒精擦拭四肢、胸背、头颈部以帮助退热。

（二）药物治疗原则

1. 在明确病因和进行病因治疗的前提下用药　遇发热患者时不能首先使用解热药,应尽快明确诊断,因为一次小剂量的解热药也会扰乱热型,延误诊断。解热药属对症治疗药物,不能代替病因治疗,故用药前应明确病因,同时应积极治疗病因。

2. 严格掌握用药指征　只有在明确诊断和积极治疗病因的同时,或遇下列情况时才选用解热药:①发热39℃以上,危及生命,特别是儿童高热惊厥;②热度虽不高,但伴有明显的头痛、肌肉痛、失眠、意识障碍,影响患者休息和疾病恢复时;③持续高热,影响心肺功能,或患者对高热不能耐受时;④某些未能控制的长期发热,如急性血吸虫病、丝虫病、伤寒、布氏菌病、结核及癌症等;⑤采取物理降温(酒精浴、冰袋冷敷等)无效时。

3. 控制药物剂量(宜小剂量)和给药次数(收效即停药),并注意补充液体,谨防出汗过多致脱水,特别对年老体弱的患者更应该注意。

4. 不宜同时应用两种以上的解热镇痛药,以免引起肝、肾、胃肠道的损伤。注意患者个体差异和药物过敏史,以避免各类药物的不良反应及禁忌证。使用解热药时,不宜饮酒或饮用含有酒精的饮料。

【药物治疗】

(一) 治疗药物分类

发热常用治疗药物分类见表12-1。

表 12-1　发热常用治疗药物分类

药物分类	作用机制	代表药物	主要特点
非甾体抗炎药	抑制环氧合酶(COX)活性和下丘脑 PGE2 的产生,促进体温调定点复原,发挥解热作用。	对乙酰氨基酚(扑热息痛)	解热作用缓和持久,抗炎作用极弱,无明显胃肠刺激。
		阿司匹林	退热作用较强,较大剂量或长期应用时,胃肠道不良反应比较明显。
		布洛芬	退热速度快,效果显著,胃肠道反应发生率低于阿司匹林。
		尼美舒利	较高地选择性抑制 COX-2,退热作用强于布洛芬,副作用主要是对肝脏的损害。儿童发热慎用尼美舒利。
		吲哚美辛	是最强的前列腺素合成酶抑制剂之一。有显著的解热和抗炎作用。不良反应多。对癌性发热及其他不易控制的发热常能见效。
甾体抗炎药	抑制体温中枢对致热原的反应,稳定溶酶体膜,减少内源性致热原	糖皮质激素	迅速而良好的退热作用,可用于严重中毒性感染所致的发热。
其他类	抑制下丘脑体温调节中枢	氯丙嗪	降温作用随外界温度而变化,既降低发热者的体温,又可降低正常人体温,可与哌替啶、异丙嗪组成冬眠合剂。

(二) 治疗药物的选用

解热药属于对症治疗药物,一般来说,非感染性疾病或感染已被控制,患者如果热度不高(38℃以下),通常不主张使用。患者只要注意合理休息,补充足够的营养物质、水分和维生素,就可能有效地促使体温恢复正常。只有当热度较高(39℃以上),或者发热时间过长,且采取其他适当措施未能退热时,在对因治疗的同时,及早合理使用解热药。

1. 儿童高热的治疗　对体温过高或高热持续不退的患儿,尤其是既往有高热惊厥史和高热伴极度烦躁的患儿,为避免引起脑细胞损伤和由于体温过高而可能造成的不良影响,及时采取降温措施还是很必要的。临床常用的降温措施主要有两种,一种是物理降温,一种是药物降温。具体选用哪一种降温方法,应该根据患儿的年龄、体质和发热程度来决定。新生儿期发热不宜采用药物降温,因为新生儿体温调节功能尚未发育完善。一般感染所致的婴幼儿发热最好先采用适当的物理降温措施,可用 50% 酒精擦浴、擦背部、胸部和四肢,或用冷水、冰块、冰袋置于大血管、前额处,但对麻疹等出疹性疾病的患儿不宜采用冷敷和酒精擦浴降温,以免刺激皮肤,影响皮疹透发。药物降温需注意剂量不要太大,以免使患儿出汗过多引起虚脱或电解质紊乱。儿科常用的解热药种类很多,一般可选择对乙酰氨基酚或布洛芬。对乙酰氨基酚退热效果迅速可靠,不良反应较少,对胃肠道无明显刺激性,也不会引起凝血障碍。但偶见过敏反应,出现皮疹。大量或长期使用可能会引起溶血性贫血及肾脏损害。对于高热伴惊厥者,还可加用地西泮。

2. 老年人发热的治疗　老年发热患者,当体温超过 38℃时,应考虑药物降温,以防止出现其他并发症。药物降温方法有:①柴胡注射液 4ml 肌内注射,临床多用于高热的临时处理;②吲哚美辛(indomethacin)栓 1/4~1/2 枚,放入肛内;③布洛芬一次 0.3g,一日 2 次,主要用于普通感冒或流行性感冒引起的发热;④对乙酰氨基酚 0.25~0.5g,一日 3 次或发热时服用,肝肾功能受损者慎用。因药物是通过全身大量出汗而达到降温目的,所以应缓慢降温,不宜太快、过强,以免出汗过多引起虚脱和血压下降,尤以老年患者心功能较差时为慎。若出汗过多,轻者可自行喝淡盐水或糖水,重者应立即静脉输液,补充电解质(尤其是钾),以维持体液平衡。

3. 顽固性发热的治疗　严重感染、神经系统损伤、晚期癌症等都可引起顽固性发热,应根据引起发热的病因采取不同的对因治疗。细菌性感染引发的高热应通过实验室病原学检查,并进行药敏试验,选取最敏感的抗菌药物进行治疗。一般说来,通过合理的抗菌治疗,患者的热度会下降并恢复正常。若患者体温过高,在选用合适抗菌药物的同时,可联合使用对乙酰氨基酚,一旦体温低于 38℃时,可考虑停用解热药。使用一般治疗后,退热效果仍不好时,可采用类冬眠疗法,即用氯丙嗪(冬眠灵)25~50mg、哌替啶(度冷丁)100mg、异丙嗪(非那根)25~50mg 组成冬眠合剂,加入 5% 葡萄糖溶液或生理盐水中静脉滴注。也可以短期使用糖皮质激素类药物,但有感染时必须与大剂量抗生素一起用,常用的有①泼尼松龙片剂:5~10mg/ 次,3~4 次 /d,或用注射剂,10~20mg,加入葡萄糖盐水中静脉滴注;②氢化可的松片:20mg/ 次,2~3 次 /d,注射剂 100~200mg/d,静脉滴注;③地塞米松:0.75~1.5mg/ 次,2~3 次 /d,或注射剂 4~20mg/ 次,静脉滴注。

思考题

请查阅相关文献,试制定治疗儿童高热惊厥合理的药物治疗方案。

第二节　疼　痛

疼痛(pain)是机体对伤害性刺激所引起的反应(躯体运动性反应和 / 或内脏自主性反应),常伴有不愉快的情绪体验。它是一种复杂的生理心理活动,是临床上最常见的症状之一。疼痛一方面可作为机体受到伤害的一种警示,可引起机体一系列防御性保护反应,也是疾病诊断的重要依据。另一方面,疼痛作为一种警示也有其局限性,如癌症等出现疼痛时,已为时太晚。某些长期的疼痛,能影响机体正常功能的发挥,引发不良的情绪和心理活动,对机体已是一种难以忍受的折磨。因此,必须合理应用镇痛药,缓解疼痛和减轻患者痛苦。

【病因和发病机制】

(一) 病因

疼痛通常由导致组织损伤的各种伤害性刺激引起,包括物理性刺激如刀割、棒击、电流和高温等,化学性刺激如强酸、强碱等,以及生物性刺激如蚊虫、蜂类叮蜇等。此外,组织细胞炎症或损伤时释入细胞外液中的钾离子、5- 羟色胺、乙酰胆碱、缓激肽、前列腺素和组胺等生物活性物质亦可引起疼痛或痛觉过敏。

(二) 发病机制

关于疼痛的发生机制,早在 1965 年人们就提出了疼痛的闸门控制学说。该学说认为脊髓后角胶质中的某些神经细胞对痛信息的传递具有闸门作用,控制着痛信息向中枢传递,其本身也受周围神经粗、细传入纤维活动和高级中枢下行控制作用的影响。因而,任何使细纤维活动增强和 / 或粗纤维活动减弱的因素均可导致疼痛。1970年,人们又进一步发现轻度电刺激中脑导水管周围灰质或向该处注射微量吗啡,可引起极明显的镇痛效果,并据此提出内源性疼痛抑制系统的概念。随后又发现导水管周围灰质中的神经细胞含有丰富的阿片肽受体,其周围存在大量的阿片肽(opioid peptide)。现在认为,阿片受体和阿片肽共同组成了机体的抗痛系统。内源性阿片肽(如 enkephalin)可激动感觉神经突触前、后膜上的阿片受体,通过 G-蛋白耦联机制,抑制腺苷酸环化酶、促进 K^+ 外流、减少 Ca^{2+} 内流,使突触前膜递质释放减少、突触后膜超极化,最终减弱或阻滞痛觉信号的传递,产生镇痛作用。除内源性阿片肽及其受体外,5-羟色胺、前列腺素等递质及其相应的受体也参与内源性疼痛控制系统。在成人中,疼痛还可由心理原因引起,而无明显直接的物质基础。一般来说,疼痛易受注意、暗示和期待等心情的影响,一个人的既往经历和当时的情境均可给疼痛感受带来很大影响。

【临床表现及分类】

(一)分类

1. 按起病缓急、病程长短分类

(1)急性疼痛:有明确的开始时间,持续时间较短,常用的止痛方法可控制疼痛。如软组织及关节急性损伤性疼痛、手术后疼痛、产科疼痛、痛风等。

(2)慢性疼痛:通常由慢性病理过程造成,逐渐发生,开始时间不很明确,并可能持续加重。如软组织及关节劳损性或退变性疼痛、椎间盘源性疼痛、神经源性疼痛等。

2. 按疼痛程度分类　微痛或似痛非痛常与其他感觉复合出现,如痒、酸麻、沉重、不适感等。轻度疼痛的痛反应较轻,不影响正常的工作和生活。中度疼痛的痛反应较强烈,能影响机体的正常活动和功能发挥。剧烈疼痛的痛反应剧烈,难以忍受,可导致昏厥,应采取紧急救治措施。

3. 按疼痛性质分类　可有钝痛、酸痛、胀痛、闷痛、锐痛、刺痛、切割痛、灼痛和绞痛等。也可有钻顶样痛、暴裂样痛、跳动样痛、撕裂样痛、牵拉样痛和压扎样痛等。

4. 按疼痛来源分类　①躯体疼痛,疼痛部位明确,如临床上手术后疼痛或躯体损伤后疼痛;②内脏疼痛,胸腹部脏器受癌肿浸润、压迫或牵引引起的疼痛,定位不明确,表现为挤压痛、胀痛或牵拉痛等;③神经疼痛,癌肿浸润或治疗引起的神经末梢或中枢神经系统受损所致,表现为烧灼样、钳夹样的阵发性疼痛,往往伴有感觉或运动功能丧失。

(二)临床表现

疼痛的表现是复杂的,这与疼痛发生部位、影响因素和体位等均有关系。一般来说疼痛部位多为病变或损伤所在部位,如胸痛、腹痛、腰背痛或关节痛等。疼痛性质有胀痛、闷痛、刺痛、切割痛、灼痛和绞痛等;疼痛程度有轻微疼痛至剧烈疼痛;持续时间有阵发性(1~5分钟)疼痛,也有持续性(数小时或更长)疼痛;某些体位可使疼痛加剧或减轻,有可能成为诊断的线索;疼痛的伴发症状可有发热、寒战、恶心、呕吐甚至休克等。

【治疗原则】

(一)一般治疗原则

任何减弱细纤维传入和/或加强粗纤维传入的措施均有助于治疗或缓解疼痛。除用传统局麻药封闭或阻断传入通路的细纤维活动外,推拿、按摩、热疗、电疗等物理疗法也可缓解疼痛。针灸和轻度电刺激神经等疗法,在慢性疼痛治疗上已被广泛应用。

(二)药物治疗原则

应在明确病因和对因治疗的前提下使用镇痛药,本类药物属对症治疗药物,不能代替病因治疗,故用药前应明确病因,同时应积极治疗病因。原因不明的疼痛慎用镇痛药,以免掩盖症状,延误诊治。严禁滥用麻醉性镇痛药,只有在明确诊断,严格掌握指征的前提下,经授权医师开写处方才能使用。避免长期反复使用镇痛药,麻醉性镇痛药易产生药物依赖性和成瘾性,连续使用数日即可发生,应尽量先用非麻醉性镇痛药,麻醉性镇痛药不可长期使用。注意个体差异,呼吸功能不全者或老年人、婴幼儿较敏感,应尽量避免使用。严格掌握剂量,防止过量中毒。

【药物治疗】

(一)常用药物分类

镇痛药按作用机制可分为非甾体抗炎药、阿片类镇痛药、抗抑郁药、镇静催眠抗焦虑药、糖皮质激素和其他类。

1. 非甾体抗炎药　作用部位在外周,主要是通过抑制环氧合酶(cyclooxygenase,COX),从而抑制局部前列腺素(prostaglandin,PG)的生成而发挥镇痛作用。非甾体抗炎药主要有阿司匹林、对乙酰氨基酚、吲哚美辛和高选择性 COX-2 抑制药如塞来昔布(celecoxib)和尼美舒利(nimesulide)等。该类药物仅有中等程度的镇痛作用,对慢性钝痛有效,对急性锐痛、严重创伤的剧痛、平滑肌绞痛无效,长期应用不产生欣快感和成瘾性。

2. 阿片类镇痛药　作用部位在中枢,通过激动脊髓胶质区、丘脑内侧、脑室及导水管周围灰质等部位的阿片受体,模拟内源性阿片肽对痛觉的调制功能而产生镇痛作用。阿片类药物分为强阿片类和弱阿片类药物,根据其内在活性又可以分为完全性激动剂(吗啡、氢吗啡酮、美沙酮、芬太尼、盐酸哌替啶和曲马多),部分激动剂(丁丙诺啡、喷他佐辛和布托啡诺)或激动 - 拮抗剂(纳布啡和纳诺啡)。该类药物镇痛作用强,对急性锐痛、严重创伤的剧痛、平滑肌绞痛等效果好,但反复应用易成瘾,故又称成瘾性镇痛药或麻醉性镇痛药。

3. 抗抑郁药　可用于治疗各种慢性疼痛综合征,已经证明阿米替林(amitriptyline)、去甲替林(nortriptyline)和去甲丙米嗪(desipramine)对带状疱疹后遗神经痛有效,去甲替林对糖尿病外周神经痛很少有副作用,阿米替林与去甲丙米嗪疗效相当,而氯丙米嗪(clomipramine)比去甲丙米嗪更优越。三环类抗抑郁药通过阻止去甲肾上腺素和 5-HT 的再摄取(去甲肾上腺素和 5-HT 可以作用于中枢和脊髓水平),影响内啡肽介导的疼痛调节通路产生镇痛作用。

4. 镇静催眠抗焦虑药　分为镇静类药即苯二氮䓬类药物,如地西泮和硝西泮等,该类药物具有镇静、抗焦虑及肌松作用,故常用于急性疼痛伴焦虑、肌痉挛或失眠患者,或在慢性疼痛治疗中作为辅助用药,但反复应用后,可引起药物依赖和耐药性,故不应滥用;吩噻嗪和丁酰苯类药物,如氯丙嗪、异丙嗪及氟哌利多等,它们具有较明显的中枢神经系统抑制作用,并能增强催眠、镇痛及麻醉药物的作用,临床可用于慢性疼痛、癌性疼痛和神经性疼痛的治疗。疼痛患者大都伴有抑郁、焦虑、失眠等症状,适时增加抗抑郁、抗焦虑、镇静催眠药物的治疗,可改善患者的精神症状,以达到镇痛目的。

5. 糖皮质激素　在炎症反应引起的疼痛治疗中也常应用,临床上常用的糖皮质激素包括泼尼松、地塞米松和泼尼松龙等。

6. 其他类镇痛药　包括曲马多(tramadol),其作用机制包括对阿片 μ 受体和胺类受体(α₂ 肾上腺素受体、5-HT 受体)的作用;美沙酮(methadone),除激动阿片 μ 受体外,还对兴奋性氨基酸受体有阻滞作用;阿托品和山莨菪碱是常用的平滑肌解痉药,用于缓解胃肠道、胆道、尿道平滑肌绞痛;卡马西平属细胞膜稳定药,对外周神经痛效果好等。

(二)治疗药物的选用

1. 癌性疼痛的药物治疗　以药物来控制癌性疼痛(简称癌痛)是最常使用的治疗方式,根据《精神药品临床应用指导原则》《麻醉药品临床应用指导原则》、WHO"三阶梯"止痛原则、NCCN 成人癌痛指南和癌痛治疗规范,准确评估患者病情,制定个体化治疗方案,因病施治,实现癌痛个体化治疗。临床上常用的镇痛药物分为非阿片类、阿片类及辅助性镇痛药 3 类。

(1)非阿片类镇痛药:原则上优先使用口服剂型。若无禁忌证,如患者无出血性疾患、过敏史及血小板低下等,轻至中度疼痛患者首选阿司匹林、对乙酰氨基酚等非甾体抗炎药(WHO 第 1 阶梯)。

对乙酰氨基酚建议 650mg/4h 或 1g/6h,最大剂量不要超过 4g/d,此类药物对肝脏有损害,应尽量避免剂量过量导致的肝毒性。布洛芬建议最大剂量不要超过 3 200mg/d。若有需要可短期使用酮咯酸氨丁三醇(ketorolac)注射剂,15~30mg/6h,切勿连续使用超过5天。使用非甾体抗炎药要小心评估可能发生的副作用,如胃肠道出血、溃疡、肾功能低下等,一旦出现应考虑停用。非甾体抗炎药都有所谓天花板效应(在最大剂量的基础上继续增加剂量也不会增加镇痛效果,反而增加其副作用),所以若使用至最大剂量仍无法达到良好的镇痛效果,则应改用其他药物或加上其他辅助用药。

(2)阿片类镇痛药:通过活化中枢神经系统的阿片受体 μ、δ、κ、ε、σ(主要在 μ、δ、κ)产生包括镇痛在内的多种药理作用。主要分为2类,一类为天然的阿片生物碱,包括吗啡(morphine)、可待因(codeine)等,另一类为人工合成的阿片类镇痛药,包括美沙酮(methadone)、羟甲左吗喃(levophanol)、哌替啶(pethidine)、喷他佐辛(pentazocine)等。

非阿片类镇痛药如果镇痛效果不佳或疼痛程度加剧,可考虑加上弱阿片类药物如可待因、羟考酮(oxycodone)、氢可酮(hydrocodone)或曲马多(tramadol)(WHO 第 2 阶梯)。当可待因使用剂量达到60mg/4h 或曲马多使用剂量达到100mg/4h 时,已达到最大剂量,如仍不能理想镇痛,则应该转换成吗啡。疼痛转为中度至严重程度应使用强效阿片类药物如吗啡和芬太尼(fentanyl)贴片等(WHO 第 3阶梯)。对于晚期癌症患者,为改善患者的生活质量,一般可不限制吗啡的用量。多数癌痛患者经规范的三阶梯方案治疗后,疼痛可得到缓解,但 15% 左右的癌症患者表现为顽固性癌痛。顽固性癌痛系指应用 WHO 的"三阶梯"癌痛治疗方案,不能有效控制的癌痛,如神经病理性疼痛、内脏疼痛、骨转移疼痛、交感神经参与的疼痛综合征等。当长期应用一种阿片类制剂出现了耐受时,可考虑更换另一种制剂,来增加药物的镇痛效果,减少药物的副作用。一般来说,对一种阿片类药物耐受,经过更换为其他药物后,仍然会有镇痛效果。阿片类药物彼此间的效力转换是依据其相当于吗啡的效力(表 12-2),计算患者最近 24 小时内所使用的阿片类药物有效控制总量,若患者最近的控制效果良好,则转换其他药物时可先降低 25%~30% 的剂量,若先前的药物对疼痛的控制效果不良,转换其他药物时可直接给予 100%~125% 的剂量。

表 12-2　阿片类药物剂量换算系数表

药物	非胃肠给药剂量	口服剂量	等效剂量	作用时间
吗啡	10mg	30mg	非胃肠:口服 =1:3	3~4 小时
氢吗啡酮	1.5mg	7.5mg	非胃肠:口服 =1:5	2~3 小时
羟考酮	—	15~20mg	吗啡(口服):羟考酮(口服)=(1.5~2.0):1	3~5 小时
氢可酮	—	30~45mg	—	3~5 小时
氧吗啡酮	1mg	10mg	非胃肠:口服 =1:10	3~6 小时
可待因	—	200mg	吗啡(口服):可待因(口服)=1:6.5	3~4 小时
曲马多	100mg	300mg	非胃肠:口服 =1:3	4~8 小时
芬太尼透皮贴剂	25μg/h(经皮吸收)	—	芬太尼透皮贴剂(μg/h),每 72 小时剂量 =1/2× 口服吗啡剂量(mg/d)	—

(3)辅助性镇痛药:适时加用辅助性镇痛药,将有助于减轻癌症患者的痛苦,增加患者对癌症治疗的依从性(表 12-3)。

表 12-3　常用于癌性疼痛的辅助性镇痛药

药物分类	药物名称	适应证	常见副作用
抗抑郁药(antidepressant)	阿米替林、丙米嗪、去甲替林、度洛西汀、文拉法辛	神经病变性疼痛	镇静、口干、便秘、直立性低血压、尿潴留

续表

药物分类	药物名称	适应证	常见副作用
抗惊厥药（anticonvulsant）	加巴喷丁、普瑞巴林	神经病变性疼痛、肌阵挛反射	嗜睡、晕眩、恶心、皮疹、骨髓抑制
皮质类固醇（corticosteroid）	地塞米松、甲基泼尼松龙、泼尼松	涉及神经及骨骼的疼痛，如脊髓压迫、颅内压上升引起的疼痛	胃炎、失眠、体液潴留、食欲增加，长期使用不良反应显著
二膦酸盐（bisphosphonate）	帕米膦酸二钠、唑来膦酸	骨转移引起的骨痛	低血钙、发热、肠胃不适、贫血
局部作用的药物（topical agent）	5% 利多卡因贴片	作用于局部，可作为阿片类药物、抗抑郁药和/或抗惊厥药的辅助镇痛药	全身吸收少，副作用小

2. **其他疾病所致疼痛的药物治疗** 对炎症反应所致头痛、牙痛、神经痛、肌肉痛和关节痛多选用非甾体抗炎药如阿司匹林、对乙酰氨基酚、吲哚美辛等。对胆结石、尿路结石导致内脏平滑肌痉挛引起的内脏绞痛常选用哌替啶和阿托品联合或单用阿托品治疗。对外周神经性疼痛如三叉神经痛、舌咽神经痛等多选用卡马西平或苯妥英等细胞膜稳定药。三环类抗抑郁药与阿片类药物及抗惊厥药物加巴喷丁（gabapentin）和普瑞巴林（pregabalin）相比，治疗周围神经病理性疼痛有较好的疗效。如果只是为了单纯镇痛，推荐的药物顺序为三环类抗抑郁药>阿片类>曲马多>加巴喷丁/普瑞巴林，如果既考虑镇痛又考虑生活质量推荐顺序为加巴喷丁/普瑞巴林>曲马多>阿片类>三环类抗抑郁药，加巴喷丁常用于成人疱疹后神经痛的治疗，为一线药物，曲马多和阿片类作为第二线或第三线药物。偏头痛治疗的药物可分为偏头痛特异性和非特异性药物。非特异性药物包括阿司匹林、对乙酰氨基酚或其他非甾体抗炎药、阿片制剂等；特异性药物包括麦角胺、双氢麦角毒碱和曲坦类，它们能够有效地治疗偏头痛和丛集性头痛，但不用于治疗其他类型的疼痛。

> **思考题**
>
> 1. 试述吗啡、阿司匹林和阿托品止痛作用区别，并分别说明其作用机制和止痛的适应证。
> 2. 假设患者最近使用吗啡注射剂量为 8mg/h，要转换成二氢吗啡酮注射剂量应如何转换？

第三节 咳嗽、咳痰

咳嗽和咳痰是呼吸道疾病最常见的症状，它是人体清除呼吸道分泌物和有害刺激性因子的正常生理反射，但若咳嗽次数频繁，会造成胸痛、腹痛，严重者影响休息和睡眠，剧烈咳嗽还可能会造成晕厥，或者引起肺大疱破裂导致气胸而危及生命。临床治疗药物可分为两大类：一类是针对病因治疗的药物，如抗菌药物、抗病毒药物等；另一类是对症治疗，消除或缓解呼吸道症状，减轻患者痛苦及减少并发症的药物，主要有镇咳药和祛痰药。由于咳嗽、咳痰是人体的一种保护性生理功能，通过咳嗽、咳痰能有效清除呼吸道内的分泌物或进入气道的异物，因此，在对因治疗的同时，要合理使用镇咳药和祛痰药。

【病因和发病机制】

（一）病因

呼吸道感染是引起咳嗽、咳痰最常见的原因。各种原因所致的胸膜炎、胸膜间皮瘤、自发性气胸或胸腔穿刺等均可引起咳嗽和咳痰。急性左心衰竭所致肺水肿时，因肺泡及支气管内有浆液性或血性渗出物,也可引起咳嗽和咳痰。神经精神因素如皮肤受冷刺激、鼻黏膜或咽峡部黏膜受刺激时均可因反射引起咳嗽。慢性咳嗽既可由明显的器质性病变如慢性阻塞性肺疾病、肺癌、肺结核等引起;也可由下列疾病引起:如鼻后滴流综合征(PNDS)、咳嗽变异性哮喘(CVA)、胃-食管反流综合征(GERD)和嗜酸细胞性支气管炎(EB)等;还可能是某些药物(如血管紧张素转换酶抑制剂)的不良反应。

(二)发病机制

咳嗽反射弧包括四个环节:①呼吸道神经末梢感受器,包括机械感受器、化学感受器和肺牵张感受器;②传入神经,为迷走神经纤维;③延髓咳嗽中枢,位于延髓背侧部,邻近呼吸中枢;④传出神经,包括迷走神经传出纤维、喉上神经和脑神经。呼吸道黏膜因黏液、灰尘或异物的机械刺激,烟熏、毒气等的化学刺激,以及支气管痉挛引起肌张力增加,都可引起咳嗽。感受器冲动传入咳嗽中枢和咳嗽中枢兴奋的传出主要通过迷走神经。由于迷走神经末梢除分布于咽喉、气管和支气管外,尚分布于胸膜、肺、内脏等处,所以除了胸部受刺激可引起咳嗽外,咽喉、腹部内脏病变亦可引起咳嗽。

咳嗽动作首先是快速短促吸气,膈下降,声门迅速关闭,随即呼吸肌与腹肌快速收缩,使肺内压迅速上升,然后声门突然开放,肺内高压气流喷射而出,冲击声门裂缝而发生咳嗽动作及声音。咳痰是一种病态现象,正常气管、支气管腺体和杯状细胞只分泌少量黏液,以保持呼吸道的湿润。当呼吸道反复受到感染、异物、过热过冷的空气、刺激性气体、香烟或过敏因素的刺激时,黏膜充血、水肿,黏液分泌增多,毛细血管壁通透性增加,浆液渗出,此时含红细胞、白细胞、巨噬细胞和纤维蛋白等的渗出物与黏液、吸入的尘埃和某些组织坏死物等混合成痰,随咳嗽动作排出。

【临床表现】

咳嗽和咳痰的下列表现有助于疾病的诊断及鉴别诊断。

1. 咳嗽的性质　咳嗽无痰或痰量极少,称为干性咳嗽或干咳。干咳或刺激性咳嗽常见于急性或慢性咽喉炎、喉癌、支气管异物、支气管肿瘤、胸膜疾病以及原发性肺动脉高压和二尖瓣狭窄等。咳嗽伴有咳痰称为湿性咳嗽,常见于慢性支气管炎、支气管扩张、肺炎、肺脓肿和肺结核等。

2. 咳嗽的时间与规律　突发性咳嗽常由于吸入刺激性气体或异物、淋巴结或肿瘤压迫气管或支气管所引起;发作性咳嗽可见于百日咳以及以咳嗽为主要症状的支气管哮喘等;长期慢性咳嗽,多见于慢性支气管炎、支气管扩张症、肺脓肿及肺结核。夜间咳嗽常见于左心衰竭和肺结核患者。

3. 咳嗽的声音　如嘶哑性咳嗽,多为声带炎症或肿瘤压迫喉返神经所致;鸡鸣样咳嗽,多见于百日咳、会厌、喉部疾患或气管受压;金属音咳嗽,常见于纵隔肿瘤、主动脉瘤或支气管癌直接压迫气管所致;低微无力咳嗽,见于严重肺气肿、声带麻痹或极度衰弱患者等。

4. 痰的性质和痰量　痰的性质可分为黏液性、浆液性、脓性和血性等。痰量多,多见于支气管扩张及肺脓肿等。黄色或淡黄色的痰多提示呼吸道有细菌性感染,多见于肺炎、慢性支气管炎;痰中带血,多见于肺结核、支气管扩张、肺癌;铁锈色痰,多见于大叶性肺炎;黑色痰则见于煤炭工人和烧锅炉的工人。

5. 咳嗽伴随症状　有伴发热、胸痛、呼吸困难、咯血或哮鸣音等。

【治疗原则】

(一)一般治疗原则

咳嗽、咳痰是秋冬季节的常见病症,平时多进行户外活动,提高机体抗病能力;适时增减衣服,防止过冷或过热;注意适当休息,加强饮食调护,注意食补养肺等。应用祛痰药时应注意痰的排出,结合湿化气道、体位引流,鼓励患者排痰,特别是在应用反射性引起呼吸道分泌增多的稀释性祛痰药时,更应注意有效的咳嗽以排出痰液。术后患者要注意止痛,防止因伤口疼痛而不敢咳嗽影响排痰。对痰液难于咳出者,必要时可用吸引器或纤维支气管镜吸出痰液。

(二)药物治疗原则

镇咳药和祛痰药仅为对症治疗,应注重对因治疗。病因明确时,要设法去除病因;病因不明,只用镇咳药,不仅效果不好,还会延误病情;只有在病因明确的基础上,为减轻患者痛苦和防止剧咳并发症(咳血、气胸、晕厥、肺气肿和支气管扩张等)而适当应用镇咳药;镇咳祛痰要兼顾,多数咳嗽者同时有咳痰,有痰咳嗽时,应以祛痰为主,只用镇咳药,不仅效果不佳,反而对痰多虚弱患者易引起痰液壅塞气道,加重感染,重者窒息死亡。

【药物治疗】

(一) 常用药物分类

1. 镇咳药分类　分为中枢性镇咳药、外周性镇咳药和具有镇咳祛痰效果的中成药。中枢性镇咳药主要通过抑制延髓的咳嗽中枢而发挥强大的镇咳作用。中枢性镇咳药又分为成瘾性和非成瘾性镇咳药。成瘾性镇咳药主要有可待因(codeine)和福尔可定(pholcodine)。可待因镇咳作用持续4~6小时,过量易产生兴奋、烦躁不安等中枢兴奋症状,因久用可成瘾,应控制使用,可用于各种原因所致的剧烈干咳和刺激性咳嗽,尤其是伴有胸痛的干咳;口服或皮下注射,每次15~30mg,每天用量可为30~90mg。福尔可定作用与可待因相似,但成瘾性较弱,口服每次5~10mg。

非成瘾性镇咳药有喷托维林(pentoxyverine)、右美沙芬(dextromethorphan),该类药物共同特点是治疗量无镇痛和呼吸抑制作用,无成瘾性。右美沙芬主要用于干咳,适用于感冒、急性或慢性支气管炎、支气管哮喘、咽喉炎、肺结核以及其他上呼吸道感染时的咳嗽,多种非处方性复方抗感冒药均含有本品。口服每次15~30mg,每天3~4次。口服吸收良好,服药10~30分钟起效。喷托维林是国内使用较久的镇咳药,作用强度为可待因的1/3,同时具有抗惊厥和解痉作用,青光眼及心功能不全者应慎用,口服每次25mg,每天3次。右啡烷(dextrophan)为右美沙芬的代谢产物,患者对其耐受性较好。

外周性镇咳药主要通过抑制咳嗽反射弧中的某一环节如抑制肺牵张感受器,阻断肺-迷走神经反射,抑制咳嗽冲动的传导,而产生镇咳作用。常用药物有苯丙哌林(benproperine)、那可丁(narcodine)和二氧丙嗪(dioxopromethazine)等,临床主要用于刺激性干咳和阵咳。苯丙哌林作用为可待因的2~4倍,可抑制外周传入神经,亦可抑制咳嗽中枢,口服每次20~40mg,每天3次。那可丁为阿片所含的异喹啉类生物碱,作用与可待因相当,口服每次15~30mg,每天3~4次。具有镇咳祛痰效果的中成药主要有蛇胆川贝液、复方枇杷膏、鲜竹沥液和伤风止咳糖浆等。

2. 祛痰药的分类　按祛痰药的作用方式可将其分为3类:①恶心性祛痰药如氯化铵、愈创甘油醚等;②黏痰溶解药如乙酰半胱氨酸、溴己新、氨溴索等;③黏液稀释剂如羧甲司坦等。

(二) 治疗药物的选用

1. 儿童咳嗽咳痰的治疗　儿童咳嗽一般不适合使用中枢性镇咳药,如可待因、喷托维林(咳必清)等。婴幼儿的呼吸系统发育尚不成熟,咳嗽反射较差,气道管腔狭窄,血管丰富,纤毛运动功能较差,痰液不易排出,如果一咳嗽,便给予较强的镇咳药,咳嗽虽暂时得以停止,但气管黏膜纤毛细胞的运痰功能和支气管平滑肌的收缩蠕动功能受到了抑制,痰液不能顺利排出,大量痰液蓄积在气管和支气管内,影响呼吸功能。一般较剧烈的刺激性干咳可选用镇咳药,但要在治疗原发病的基础上使用。儿童咳嗽适合选用兼有祛痰、化痰作用的镇咳药,糖浆优于片剂,糖浆服用后附着在咽部黏膜上,减弱了对黏膜的刺激作用。

2. 支气管扩张的治疗　支气管扩张的典型症状为慢性咳嗽伴大量脓痰和反复咯血,因此其治疗原则是消除病因,促进痰液排出,控制感染等内科保守治疗,必要时行外科手术。保持呼吸通畅,排除气管内分泌物,减少痰液在气道及肺支气管内的积聚,除去细菌生长繁殖的场所,并合理应用抗菌药物,是控制感染的主要环节。在积极控制感染的同时,给予祛痰药,使痰液变稀薄容易咳出,以减轻支气管感染。指导患者根据病变的部位使患侧向上,开口向下,作深呼吸、咳嗽,并辅助拍背,使分泌物在气管内振荡,借助重力作用排出体外,必要时还可以进行雾化吸入,效果更好。患者作体位引流应在空腹时,每天可作2~4次,每次15~20分钟。作引流时要观察患者的呼吸、脉搏等变化,如有呼吸困难、心慌、出冷汗等症状时应停止引流,给予半卧位或平卧位吸氧。引流完毕应协助患者清洁口腔分泌物。对于咯血患者,若少量咯血经休息,应用镇静药和止血药,一般都能止住。大量咯血可行支气管动脉栓塞术。

3. 咳嗽的特异性病因治疗　对呼吸道感染引起的咳嗽应积极使用抗菌药物治疗。鼻后滴流综合征(PNDS)在成人中是引起慢性咳嗽最常见的原因,在儿童中是引起慢性咳嗽的第二常见的原因,局部使用糖皮质激素以及采用第二代抗组胺药联合减充血剂治疗有效。治疗胃 - 食管反流综合征(GERD)则需要采用制酸及胃动力药进行药物治疗,包括盐酸甲氧氯普胺、H_2 受体拮抗剂和质子泵抑制剂等。咳嗽变异性哮喘(CVA)的治疗原则与支气管哮喘相同,可吸入 β_2 受体激动剂,口服茶碱控释制剂或口服 β_2 受体激动剂。吸入或口服糖皮质激素可有效改善 CVA 的症状,并可阻止其日后发展成典型的哮喘。也可采用异丙托溴铵雾化吸入治疗,治疗时间不少于 6~8 周。嗜酸细胞性支气管炎(EB)患者仅对糖皮质激素治疗反应良好,而支气管扩张剂如 β_2 受体激动剂治疗无效,可吸入二丙酸倍氯米松(500~1 000μg/d)等糖皮质激素,持续应用 4 周以上,初始治疗可联合应用泼尼松口服,每天 10~20mg,持续 3~7 天。也可应用糖皮质激素雾化吸入,每天 1~2mg,持续 7 天。

> **思考题**
>
> 试比较中枢性镇咳药与外周性镇咳药的区别。

第四节　呕吐、腹泻

呕吐和腹泻是临床常见的消化道症状。呕吐是指胃内容物或一部分小肠内容物通过食管逆流出口腔的一种复杂的反射动作;腹泻是指排便次数明显超过平日习惯的频率,粪质稀薄,水分增加,或含未消化食物或脓血、黏液。呕吐和腹泻均有利于清除胃肠道内有害物质或异物而起保护作用,但过度的呕吐和腹泻也可引起脱水及酸碱、水电解质紊乱,因此须合理应用止吐药和止泻药。

【病因和发病机制】

(一) 病因

1. 呕吐的常见病因　反射性呕吐常见于咽部刺激、胃肠道疾病、肝胆胰疾病、腹膜及肠系膜疾病以及泌尿系统疾病等。中枢性呕吐常见于神经系统疾病(如偏头痛、脑膜炎、脑出血、脑栓塞、高血压脑病、脑肿瘤、脑震荡、颅内血肿、癫痫持续状态等)、内分泌与代谢性疾病(如尿毒症、肝性昏迷、糖尿病酮症、甲亢危象、肾上腺皮质功能减退等)、感染性疾病(如急性病毒、支原体、立克次体、细菌、螺旋体或寄生虫感染)、药物(抗菌药物、抗肿瘤药、吗啡等)、中毒(酒精、重金属、一氧化碳和有机磷等)和神经精神因素等。

2. 腹泻的常见病因　急性腹泻常见于肠道感染引起的肠炎、变态反应性肠炎、急性中毒和全身性感染(如败血症、伤寒或副伤寒等)。慢性腹泻常见于消化系统疾病(如慢性萎缩性胃炎、肠道感染、肠道肿瘤、胰腺疾病和肝胆疾病等)、内分泌与代谢性疾病(如尿毒症、肝性昏迷、糖尿病酮症、甲亢危象、肾上腺皮质功能减退等)、药物(洋地黄类、抗菌药物等)和神经精神因素(肠易激综合征等)等。

(二) 发病机制

呕吐是一种极其复杂的反射过程,延脑催吐化学感受区(CTZ)、前庭器官、内脏等传入冲动作用于延脑呕吐中枢,使呕吐中枢发出传出冲动到达效应部位引起呕吐。呕吐时胃窦与幽门区收缩关闭,胃逆蠕动,胃体与胃底张力减低至贲门开放,最后膈肌和腹肌的突然收缩,腹压骤增,使得胃甚至小肠的食糜通过食管、咽部而排出。腹泻的发生机制也相当复杂,从病理生理角度可归纳为分泌性腹泻、渗透性腹泻、渗出性腹泻、动力性腹泻和吸收不良性腹泻。

【临床表现】

（一）呕吐的临床表现

1. 呕吐发生时间　晨间呕吐在育龄女性应考虑早孕反应,有时也见于尿毒症或慢性酒精中毒。有些鼻窦炎因分泌物刺激咽部,也有晨起恶心和干呕。夜间呕吐多见于幽门梗阻。

2. 呕吐与进食的关系　餐后近期内出现呕吐,并有骤起的集体发病情况,先应考虑食物中毒。活动期消化性溃疡位于幽门,因该处水肿、充血、痉挛,也常导致餐后呕吐;神经性呕吐多在餐后即刻发生。在餐后较久或积数餐之后才出现呕吐的,多见于消化性溃疡、胃癌等引起的幽门、十二指肠慢性不全梗阻。

3. 呕吐的特点　一般呕吐常先有明显恶心,然后出现呕吐。但神经性呕吐可不伴有恶心或仅有轻微恶心,呕吐并不费力,甚至可以随心所欲地呕吐。高血压脑病或颅内病变引起颅内压增高时,也常常没有恶心而突然出现喷射状呕吐。

4. 呕吐物的性质　幽门梗阻的呕吐物含有隔餐或隔日食物,有腐酵酸臭气味。呕吐物中含有多量黄色苦味胆汁,多见于频繁剧烈呕吐或十二指肠乳头以下的肠梗阻。大量呕吐多见于幽门梗阻或急性胃扩张,一次呕吐可超过1 000ml。呕吐物有大便臭味的可能是低位肠梗阻。呕吐物呈咖啡样或鲜红色,可考虑上消化道出血。

5. 呕吐伴随症状　伴有腹痛者,首先应考虑急腹症,要及时就诊。慢性腹痛并在呕吐之后获得暂时缓解,可能是消化性溃疡、急性胃炎或高位肠梗阻;但在胆囊炎、胆石症、胆道蛔虫病、急性胰脏炎等,则呕吐一般不能使腹痛得到缓解。呕吐伴有头痛,应考虑高血压脑病、偏头痛、鼻窦炎、青光眼、屈光不正等。伴有眩晕者可能是梅尼埃病、迷路炎等,还需要了解呕吐是否由链霉素、卡那霉素、新霉素或庆大霉素等药物引起。

（二）腹泻的临床表现

1. 起病及病程　急性腹泻起病急,病程短,多为感染或食物中毒所致。慢性腹泻起病缓慢,病程较长,多见于慢性感染、非特异性炎症、吸收不良、肠道肿瘤或神经功能紊乱等。

2. 腹泻次数及粪便性质　急性感染性腹泻,每天排便次数可多达10次以上,如为细菌感染,常为黏液血便或脓血便。慢性腹泻,可为稀便,也可带黏液或脓血。

3. 腹泻与腹痛关系　急性腹泻常有腹痛,尤其以感染性腹泻较为明显。分泌性腹泻往往无明显腹痛。小肠疾病的腹泻疼痛常在脐周,便后腹痛缓解不明显;而结肠疾病疼痛多在下腹,且便后腹痛常可缓解。

4. 腹泻伴随症状　伴有发热、腹痛、呕吐等常提示急性感染;伴大便带血、贫血、消瘦等需警惕肠癌;伴腹胀、食欲差等需警惕肝癌;伴水样便则需警惕霍乱弧菌感染。

【治疗原则】

呕吐应禁食禁饮水4~6小时,以防误入气管,呕吐停止后可逐渐恢复进食。昏迷患者头侧位,及时擦净口腔内呕吐物,禁止用毛巾堵住鼻、口腔,警惕呕吐物呛入气管。腹泻急性期需暂时禁食,使肠道完全休息,必要时由静脉输液,以防失水过多而脱水。慢性腹泻患者应根据病情调整饮食结构和次数。胃肠道感染应根据病原体选择抗菌药物治疗。在进行病因治疗的同时应积极对症治疗,加强支持治疗,纠正水电解质紊乱。

【药物治疗】

（一）止吐药分类

已知5-HT$_3$受体拮抗剂、多巴胺（D$_2$）受体拮抗剂、M胆碱受体阻滞药和组胺H$_1$受体拮抗剂均有不同程度的抗吐作用。胃肠促动药是增加胃肠蠕动力和胃肠物质转运的药物。

1. H$_1$受体拮抗剂　如苯海拉明（diphenhydramine）、茶苯海明（dimenhydrinate,乘晕宁）、异丙嗪（promethazine）、美克洛嗪（meclozine）和桂利嗪（cinnarizine）等有中枢镇静作用和止吐作用,可以用于治疗晕动病、内耳眩晕症等。

2. M 胆碱受体阻滞药　如东莨菪碱（scopolamine），通过降低迷路感受器的敏感性和抑制前庭小脑通路的传导，用于预防和治疗晕动病恶心、呕吐。

3. D_2 受体拮抗剂　具有阻断中枢化学感受区（CTZ）的多巴胺（D_2）受体作用，降低呕吐中枢的神经活动。有些多巴胺受体拮抗剂还能阻断外周胃肠道的多巴胺受体，促进胃肠排空，常作为胃肠促动药（gastro-kinetic agent）用于临床。如甲氧氯普胺（metoclopramide），主要用于治疗胃轻瘫及慢性消化不良引起的恶心、呕吐。口服可预防各种原因包括妊娠引起的呕吐。大剂量静脉或长期应用可引起明显的锥体外系症状。多潘立酮（domperidone）又称吗丁啉（motilium），为苯咪唑类衍生物，对胃肠运动障碍性疾病有效；对偏头痛、颅外伤、放射治疗引起的恶心、呕吐也有效；对左旋多巴、溴隐亭治疗帕金森病引起的恶心、呕吐有特效。不良反应轻，可引起溢乳、男性乳房发育。本品不易通过血脑屏障，罕见锥体外系反应。西沙必利（cisapride）、莫沙必利（mosapride）为苯甲酰类药物，无多巴胺受体阻断作用。可加速食管、胃、小肠直至结肠的运动，可能与促使肠壁肌层内神经丛释放 ACh 有关。用于治疗慢性功能性消化不良、反流性食管炎、胃轻瘫等。不引起锥体外系和催乳素释放的不良反应。

4. 5-HT$_3$ 受体拮抗剂　5-HT$_3$ 受体拮抗剂是新型止吐药，5-HT$_3$ 受体广泛分布于脑内孤束核、CTZ 和外周组织中，5-HT$_3$ 受体拮抗药对肿瘤化疗药物治疗或放射治疗引起的呕吐具有很好的止吐作用。如昂丹司琼（ondansetron）、阿洛司琼和格拉司琼，可选择性阻断中枢及迷走神经传入纤维 5-HT$_3$ 受体，产生明显止吐作用。昂丹司琼口服吸收迅速，口服吸收率为 60%，0.5~1 小时达有效血药浓度，血浆蛋白结合率为 70%~75%，血浆 $t_{1/2}$ 约 3.5 小时。主要在肝脏羟化代谢，约 10% 以原型经肾脏排出。对抗肿瘤药如顺铂、环磷酰胺、阿霉素等引起的呕吐，作用迅速、强大、持久，还可用于治疗外科手术后呕吐。但对晕动病及多巴胺受体激动药如阿朴吗啡引起的呕吐无效。不良反应少，仅有短时和轻度头痛、头晕、便秘、腹泻等。由于锥体外系反应少，更适用于 30 岁以下的年轻患者。

5. 神经激肽 -1（NK-1）受体拮抗剂　阿瑞匹坦（aprepitant）为 NK-1 受体拮抗剂，与大脑中的 NK-1 受体高选择性结合，拮抗 P 物质。P 物质为一种位于中枢和外周神经系统神经元中的神经激肽，通过 NK-1 受体发挥作用，与呕吐、抑郁、疼痛和哮喘等多种炎症免疫反应相关。阿瑞匹坦可有效预防迟发性呕吐。阿瑞匹坦口服后 4 小时即可达血药峰浓度，可通过血脑屏障，主要在肝内代谢，可能与 CYP3A4 和 CYP1A2 有关。

6. 非典型抗精神病药物　奥氮平（olanzapine）是一种新的非典型抗精神病药，能与多巴胺受体、5-HT 受体和胆碱能受体结合，并拮抗其作用。奥氮平 5~10mg 联合标准止吐方案（阿瑞匹坦、帕洛诺司琼及地塞米松）已被推荐用于预防高致吐风险化疗所致的恶心、呕吐。奥氮平有中枢神经系统抑制作用，对于有跌倒风险（如老年、疲惫不堪、虚弱）或有直立性低血压风险的患者，应慎用奥氮平或考虑减少剂量。

（二）呕吐治疗药物的选用

1. 急性胃肠炎呕吐　急性期患者应卧床休息，呕吐腹泻严重者暂时禁食。因失水较多，需静脉补充平衡盐液体。应积极针对病因进行治疗，根据不同的细菌感染选用不同的抗菌药物，成人可选用新霉素、庆大霉素、诺氟沙星、氨苄西林，甚至头孢菌素，但儿童就不宜选用新霉素、庆大霉素、诺氟沙星等抗菌药物。适当进行对症治疗，如剧烈呕吐时可肌内注射甲氧氯普胺，每次 10mg，2~3 次 /d；腹痛时，可口服 654-2（山莨菪碱），每次 10mg，3 次 /d，或口服阿托品，每次 0.3mg，3 次 /d。

2. 化疗呕吐　化疗药物所致恶心、呕吐不仅使患者产生对化疗的惧怕，影响疗程，更因丢失体液等而严重削弱机体自身的抵抗力，不利于预后，因此有效的止吐对化疗是必不可少的。5-HT$_3$ 受体拮抗剂主要通过竞争性地阻断消化道黏膜释放出的 5-HT 与 5-HT$_3$ 受体结合，从而产生抗呕吐的作用。现在临床中广泛应用的 5-HT$_3$ 受体拮抗剂主要包括昂丹司琼、格拉司琼、托烷司琼等。5-HT$_3$ 受体拮抗剂耐受性好,是现阶段治疗化疗呕吐较为常用的药物。NK-1 受体拮抗剂可用于预防和治疗中度或高度致吐性化疗药物所致的恶心、呕吐,临床常用的 NK-1 受体拮抗剂有阿瑞匹坦、福沙匹坦、奈妥匹坦等。奥氮平 5~10mg 联合标准止吐方案(阿瑞匹坦、帕洛诺司琼及地塞米松)已被推荐用于预防高致吐风险化疗所致恶心呕吐。

3. 妊娠呕吐　轻度的妊娠呕吐一般不需特殊治疗,给予安慰和支持,解除思想顾虑,保证充分的休息和睡眠,并注意进食方法,饮食宜少量多餐,忌油腻,多清淡,多数人到怀孕 12 周以后,这些症状可以自行消失。对于少数孕妇反应严重,恶心、呕吐频繁,不能进食,以致影响身体健康,甚至威胁其生命,可小剂量短期应用镇静止吐药及维生素进行治疗。

（三）止泻药分类及常用药物

1. 阿片制剂（opium preparation）　如复方樟脑酊（tincture camphor compound）和阿片酊（opium tincture）为有效的止泻药而被广泛应用。多用于较严重的非细菌感染性腹泻。

2. 地芬诺酯（diphenoxylate）　又称苯乙哌啶,是哌替啶同类物。对胃肠道的影响类似于阿片类,具有收敛及减少肠蠕动作用。可用于急、慢性功能性腹泻。不良反应轻,有厌食、恶心、呕吐、皮肤变态反应等,长期大量应用可成瘾。

3. 洛哌丁胺（loperamide）　为氧哌啶醇衍生物,除直接抑制肠蠕动,还减少肠壁神经末梢释放 ACh,也可作用于胃肠道阿片受体,减少胃肠分泌。本药的止泻作用比吗啡强 40~50 倍,但不易进入中枢神经系统。止泻作用快、强、持久,用于治疗非细菌感染的急、慢性腹泻。不良反应常见腹绞痛、口干、皮疹、大剂量时对中枢神经系统有抑制作用。对儿童更敏感,2 岁以下儿童不宜应用。过量时可用纳洛酮治疗。

4. 匹维溴铵（pinaverium bromide）　为四价铵的复合物,是对胃肠平滑肌（特别是结肠部分）具高选择性解痉作用的钙通道阻滞药,能消除肠平滑肌的高反应性。临床上用于治疗肠易激综合征的相关症状（如腹痛、排便紊乱、肠道不适等）、胆道功能障碍有关的疼痛及胆囊运动障碍。

5. 蒙脱石（montmorillonite）　天然蒙脱石是双八面体层纹状结构微粒,不被胃肠道吸收,不影响葡萄糖、氨基酸的吸收。在临床上用于治疗急慢性腹泻,尤其对儿童急性腹泻治疗效果较好,也可用于胃肠道疾病的辅助治疗等。

6. 鞣酸蛋白（albumini tannas）　收敛药,在肠道中释放出鞣酸与肠黏膜表面蛋白质形成沉淀,附着在肠黏膜上,形成保护膜,减少炎性渗出物,发挥收敛止泻作用。用于急性胃肠炎及各种非细菌性腹泻、儿童消化不良等。

7. 碱式碳酸铋（bismuth subcarbonate）　能与肠道中的毒素结合,保护肠道免受刺激,达到收敛止泻作用。常用于腹泻、慢性胃炎的治疗,近年来多用于治疗幽门螺杆菌感染的胃、十二指肠溃疡。

8. 微生态制剂（probioties）　多维乳酸菌制剂（compound vitamin lactobacillus）可以调节肠道菌群,对肠道内有害菌和腐败菌有抑制作用,促进肠道有益菌群生长,改善胃肠消化功能;提供婴幼儿生长发育所必需的多维生素和微量元素,促进儿童的生长发育;对新生儿黄疸有治疗作用;还可用于治疗便秘。

（四）腹泻治疗药物的选用

1. 急慢性胃肠炎腹泻　如果患者大便次数不是很多,腹痛也不是很明显,应不急于应用止泻药治疗,这样有利于引起腹泻的致病菌的排出,腹泻会很快好转,然后逐渐食用一些易消化、清淡的食物。对于大便次数一天在 5 次以上的急性腹泻或慢性腹泻急性发作,一方面要适当补液以纠正脱水和电解质紊乱,另一方面要进行病因治疗和对症治疗。治疗药物包括控制肠道感染药物、胃肠黏膜保护剂和肠道微生态制剂。根据不同的细菌感染选用不同的抗菌药物。胃肠黏膜保护剂可选用蒙脱石散,以保护胃肠黏膜,凝固杀死肠道的细菌与病毒,起到止泻作用。微生态制剂,主要为肠道活菌制剂,能够调节肠道菌群,改善胃肠道消化功能,但要注意不能与抑制或吸附活菌的药物合用,如药用炭、铋剂、酊剂、鞣酸制剂等。

腹泻次数多应及时补充生理盐水和葡萄糖,可静脉滴注碳酸氢钠和林格液纠正酸碱及水电解质紊乱,同时加服抗菌药物如:小檗碱 0.2~0.4g,3~4 次 /d;庆大霉素片每次 40~80mg,3~4 次 /d。24~48小时仍未见明显改善者可服用诺氟沙星,每次 0.2g,3~4 次 /d。不能口服者可静脉给药,一般用药3~8 天。腹痛者用山莨菪碱(654-2)10~20mg 或颠茄片(8~16mg)口服,腹痛剧烈者可皮下注射阿托品 0.5mg 或山莨菪碱(654-2)10mg 缓解疼痛。可口服蒙脱石散,每次 3g,3 次 /d;首次剂量应加倍,用温开水调成糊状后口服。如果发病急,腹泻次数大于 10 次以上,或引起急性脱水、酸中毒者,可短期服用复方地芬诺酯,每次 1 片或复方洛哌丁胺(易蒙停)2mg,1~3 次 /d,一般不超过 1 周。

2. 腹泻型肠易激综合征 肠易激综合征(irritable bowel syndrome,IBS)是最常见的功能性胃肠道疾病。IBS 以腹痛、腹胀、排便习惯和 / 或大便性状改变为临床表现,但尚无可通过临床常规检查发现解释其症状的器质性病变。按照患者排便异常时的主要粪便性状可分为腹泻型、便秘型、混合型和未定型四种亚型。对于存在腹痛症状的 IBS 患者,可以选择肠道平滑肌解痉药如匹维溴铵、奥替溴铵、阿尔维林进行治疗。止泻药中,洛派丁胺治疗腹泻型 IBS 可降低患者排便频率,蒙脱石治疗腹泻型 IBS 可减少患者水样泻和黏液便的排便次数。肠道不吸收的抗菌药物如利福昔明可改善腹泻型IBS 患者的腹胀、腹泻症状。三环类抗抑郁药(TCA)除对中枢性疼痛和心理困扰有效外,还可减慢胃肠道运输,减轻腹泻。益生菌对改善 IBS 患者的腹胀、腹痛、腹泻、便秘有一定疗效。

思考题

1. 试根据腹泻的病因进行选药并叙述各药物特点。

2. 请到医院消化科门诊收集 20 例因腹泻来就诊的患者资料,结合其检查结果,评估临床用药的合理性。

第十二章
目标测试

(刘 丹)

参 考 文 献

[1] SWARM R A, PAICE J A, ANGHELESCU D L, et al. Adult cancer pain, version 3. 2019, NCCN clinical practice guidelines in oncology. Journal of the National Comprehensive Cancer Network, 2019, 17 (8): 977-1007.

[2] 中国医学会, 中华医学会临床药学分会, 中华医学会杂志社, 等. 咳嗽基层合理用药指南. 中华全科医师杂志, 2020, 19 (7): 582-592.

第十三章

神经系统疾病的药物治疗

第十三章
教学课件

神经系统常见疾病包括脑血管病(脑缺血、脑出血)、癫痫及神经退行性疾病(帕金森病、阿尔茨海默病)等。脑血管病是脑血管病变导致脑功能障碍的一类疾病的总称,包括血管腔狭窄或闭塞、血管破裂、血管畸形、血管壁损伤或通透性发生改变引发的局限性或弥漫性的脑功能障碍。脑卒中是脑血管病的主要临床类型,包括缺血性脑卒中和出血性脑卒中,以突然、迅速出现局限性或弥漫性的脑功能障碍为主要特征。癫痫是由于大脑神经元突发性异常放电,导致短暂的大脑功能障碍的一种慢性疾病;神经退行性疾病是由神经元或其髓鞘的丧失所致,随着时间的推移而恶化,导致运动、记忆或认知等功能障碍。近年来,随着医疗模式的转化,神经系统疾病的药物治疗也越来越规范化、科学化、个体化,药物的治疗效果有了很大的提高。

第一节 缺血性脑血管病

缺血性脑血管病是由于脑动脉硬化等原因,使脑动脉管腔狭窄或完全阻塞,血流减少,脑部血液循环障碍,脑组织受损而发生的一系列症状。主要分类包括短暂性脑缺血发作(transient ischemic attack,TIA)和脑梗死等,后者又称为急性缺血性脑卒中,是最常见的卒中类型,占我国脑卒中的69.6%~70.8%。脑梗死可分为大动脉粥样硬化性脑梗死和脑栓塞等。

【病因和发病机制】

(一)短暂性脑缺血发作的病因及发病机制

短暂性脑缺血发作是指局部脑或视网膜缺血引起的短暂性神经功能损伤。TIA 是一种多病因的综合征,与动脉粥样硬化、动脉狭窄、心脏病、血液成分改变及血流动力学的变化等多种病因有关。发病机制主要有以下两个方面:

1. 微栓子栓塞 动脉粥样硬化斑块或附壁血栓的脱落、心源性栓子以及胆固醇结晶等阻塞脑内小血管,导致其供血区域脑组织缺血。当栓子破碎或发生自溶后,血流恢复,症状随即缓解。微栓子栓塞引起 TIA 的发生频率较低,但持续时间较长。

2. 血流动力学改变 动脉硬化或动脉炎等原因引起的颈内动脉系统或椎 - 基底动脉系统的动脉严重狭窄,同时伴有血压急剧波动或下降时,可导致靠侧支循环维持血供的脑区发生一过性缺血。血流动力学改变引起 TIA 的发生频率较高,但持续时间较短。

(二)脑梗死的病因及发病机制

动脉粥样硬化是大动脉粥样硬化性脑梗死的主要病因,脑动脉粥样硬化斑块主要发生在管径500μm 以上的动脉血管。其中不稳定斑块破裂导致血管胶原暴露,血小板黏附于胶原表面,随着内源性和外源性凝血途径的启动,最终形成不可逆的血小板血栓。血栓性阻塞导致大动脉急性闭塞或

177

严重狭窄,临床表现为大面积的脑梗死。

脑栓塞是指来自身体各部的栓子,通过颈动脉或椎动脉,阻塞脑血管,使其供血区缺血、坏死,产生脑功能障碍,又称栓塞性脑梗死。脑栓塞在临床上主要见于心源性脑栓塞,心源性栓子通常来源于心房、心室壁血栓以及心脏瓣膜赘生物。各种不能溶解于血液中的固体、液体或气体,如血凝块、脂肪滴、空气泡等均可形成栓子,但较少见。

【临床表现】

(一) 短暂性脑缺血发作

本病好发于中老年人,男性多于女性。发作突然,症状在1分钟内达高峰,少数于数分钟内进行性发展,一般持续时间不超过15分钟,个别可达2小时。发作停止后,神经症状完全消失,但常有反复发作的趋势。临床上将短暂性脑缺血发作分为两类。

1. 颈内动脉系统短暂性脑缺血发作 最常见的症状为对侧上肢或下肢无力,也可只限于一只手无力,很少累及面部。感觉障碍多为部分肢体麻木,感觉很少完全丧失。可产生感觉性或运动性失语。单侧视力丧失为其特有症状,发作时,在眼底可见动脉栓子。

2. 椎 - 基底动脉系统短暂性脑缺血发作 最常见的症状为眩晕,伴视野缺损和复视,很少有耳鸣。可出现言语不清、单侧共济失调、双眼视物模糊、声音嘶哑、呃逆、呕吐。一侧脑神经麻痹伴对侧肢体瘫痪或感觉障碍为典型表现。跌倒发作为特有表现,患者突然跌倒在地,而无可觉察的意识障碍,虽有很短暂的四肢无力,但患者可以立即自行站起。

(二) 脑血栓形成

本病多发生于中老年人,多伴有高血压、动脉粥样硬化病史。起病突然,但症状体征进展较缓慢,常需数小时,甚至1~2日达高峰。不少患者在睡眠中发病,清晨醒来时发现偏瘫或单瘫,以及失语等。部分患者发病前有短暂性脑缺血发作史。多数患者意识清醒,如果起病时即意识不清,要考虑椎 - 基底动脉系统脑梗死可能。大脑半球较大区域梗死,缺血、水肿影响间脑和脑干功能,可于起病后不久出现意识障碍。

(三) 脑栓塞

脑栓塞的起病年龄不一,因多数与心脏病有关,所以发病年龄以中青年居多。起病前无征兆,起病急骤,数秒或数分钟内症状发展到高峰,在所有脑血管病中起病最急。个别患者可在数日内呈阶梯式进行性恶化,系由反复栓塞所致。半数患者起病时有意识丧失,但意识丧失的时间远比脑出血短。常有突发的面瘫、上肢瘫、偏瘫、失语、偏盲、局限性癫痫发作,或偏身感觉障碍等局部脑病症状。多数抽搐为局限性,如为全身性大发作,提示栓塞范围广泛、病情较重。

【治疗原则】

(一) 一般治疗原则

急性缺血性脑血管病分为超早期(指发病1~6小时以内)、急性期(发病48小时内)、恢复期3个阶段。应重视超早期和急性期的处理,对有指征的患者,应力争尽早实施再灌注治疗。注意整体综合治疗,加强监护和护理,预防和治疗并发症,加强对致病危险因素的治疗,预防复发。恢复期应积极开展康复治疗,促进功能恢复。具体治疗原则如下:

1. 呼吸与吸氧 必要时吸氧,以维持氧饱和度>94%。对于危重患者或有气道受累者,需要气道支持或辅助通气。

2. 心脏监测与心脏病变处理 脑梗死24小时内进行常规心电图检查。根据病情,进行持续心电监护24小时或以上,以便早期发现阵发性心房纤颤或严重心律失常等心脏病变;避免或慎用增加心脏负担的药物。

3. 体温控制 积极控制高热和抽搐。如存在感染,应给予抗感染治疗。

4. 血压控制 对收缩压 ≥200mmHg 或舒张压 ≥110mmHg、未接受静脉溶栓及血管内治疗、未做紧急降压处理的严重并发症的患者,可在发病后 24 小时内将血压降低 15%。对准备接受静脉溶栓或计划进行动脉内治疗的患者,手术前应控制血压水平≤180/110mmHg。血管开通后对于高血压患者应控制血压低于基础血压 20~30mmHg,但不应低于 90/60mmHg。卒中后低血压很少见,原因有血容量减少以及心输出量减少等。应积极查明原因,给予相应处理。

5. **血糖控制**　血糖超过 11.1mmol/L 时可给予胰岛素治疗。应加强血糖监测,可将高血糖患者血糖控制在 7.8~10mmol/L。血糖低于 2.8mmol/L 时,可给予 10%~20% 葡萄糖口服或注射治疗。

6. **维持营养和水电解质平衡**　确保每天摄入足量的水和营养物质,并定期检查电解质。

（二）药物治疗原则

早期进行溶栓治疗,恢复血氧供应;改善脑循环,降低脑组织代谢,减轻脑水肿;全身治疗要纠正高血糖,降低血黏度,维持水电解质平衡;预防脑栓塞再发,稳定病情,阻止脑梗死进一步加重,尽可能恢复神经功能,预防并发症的发生。

【药物治疗】

（一）治疗药物分类

缺血性脑血管病治疗药物分类见表 13-1。

表 13-1　缺血性脑血管病治疗药物分类

药物分类	代表药物	作用机制
溶栓药	组织型纤溶酶原激活物（tissue-type plasminogen activator,t-PA）	通过其赖氨酸残基与纤维蛋白结合,激活与纤维蛋白结合的纤溶酶原,使其转变为纤溶酶,使纤维蛋白血块溶解
	尿激酶（urokinase）	直接使纤维蛋白溶酶原转变为纤维蛋白溶酶
抗凝药	肝素钠（heparin sodium）	含有大量负电荷,能与抗凝血酶Ⅲ(AT Ⅲ)分子上带正电的赖氨酸结合,激活 AT Ⅲ,AT Ⅲ使凝血因子失活,发挥抗凝血作用。可延长凝血时间、凝血酶原时间和凝血酶时间
降纤药	巴曲酶（batroxobin）	分解纤维蛋白原,促使血中 t-PA 释放,降低血黏度,抑制红细胞凝集,增强红细胞的变形能力,改善微循环
脱水药	甘露醇（mannitol）	使组织间液水分向血浆转移,引起脑组织脱水
血容量扩充药	右旋糖酐 40（dextran 40）	增加血容量,稀释血液,降低血液黏度,抑制血小板聚集,增加脑血流量,改善脑微循环
抗血小板药	阿司匹林（aspirin）	抑制 COX,从而减少 PGG_2、PGH_2 及 TXA_2 的生成,抑制血小板的聚集和释放反应
	氯吡格雷（clopidogrel）替格瑞洛（ticagrelor）	选择性抑制 ADP 与血小板受体的结合,抑制 ADP 介导的糖蛋白 GP Ⅱb/Ⅲa 复合物的活化,抑制血小板聚集;也可抑制非 ADP 引起的血小板聚集
钙通道阻滞药	尼莫地平（nimodipine）	易于通过血脑屏障,选择性地扩张脑血管,改善脑血循环,保护脑功能
抗氧化剂	维生素 E、维生素 C、银杏叶制剂	清除自由基
其他	神经节苷脂（ganglioside）	通过血脑屏障,拮抗兴奋性氨基酸受体,增强内源性神经营养因子的作用,对急性缺血性脑损害有保护作用

（二）治疗药物的选用

1. **超早期（指发病 1~6 小时以内）**　多数脑缺血是由血栓堵塞动脉所致,理想的治疗方法是早期使堵塞的脑血管再通,在缺血组织出现坏死之前,尽早清除栓子,使缺血区的供血重建,减轻神经组织的损害。因此,超早期使用溶栓制剂,可使脑组织尽早恢复血流供应,最大程度保护脑功能。

常用药物有重组组织型纤溶酶原激活物(recombinant tissue-type plasminogen activator, rt-PA, 阿替普酶), 必须在发病3小时内或3~4.5小时内, 按照适应证和禁忌证严格筛选患者, 尽快给予rt-PA静脉溶栓治疗, 国内推荐剂量为0.7~0.9mg/kg, 在最初1分钟内静脉推注总量的10%, 其余90%静脉滴注, 60分钟滴完, 最大剂量不超过90mg。如不能应用rt-PA且发病在6小时内的患者可考虑静脉给予尿激酶。使用方法: 尿激酶100万~150万IU, 溶于100~200ml生理盐水, 持续静脉滴注30分钟。小剂量阿替普酶(0.6mg/kg)静脉溶栓出血风险低于标准剂量, 可以减少病死率, 但并不降低残疾率, 可结合患者病情严重程度、出血风险等因素个体化决策。注意事项: ①溶栓治疗应同时给予胃黏膜保护剂, 防止胃出血; ②监测治疗前、中、后的血压变化, 定期进行临床神经功能缺损评分, 复查头颅CT, 注意有无出血倾向, 检查出、凝血时间及血小板计数等; ③一般出血发生于溶栓后24小时。

2. 急性期(发病48小时内)　这一时期梗死周边区血供亦受影响, 因此改善该区域的血液供应和微循环十分重要。由于该区域脑组织水肿, 微血管将在不同程度上受到挤压, 这种挤压可使血流速度进一步减慢, 再加上红细胞变形能力降低, 血管内皮细胞肿胀, 白细胞在内皮细胞上的黏附和炎症介质释放, 又可进一步加重血液的淤滞和缺血周边区的脑组织水肿, 形成恶性循环。

(1)血液稀释疗法: 对于低血压或脑血流低灌注所致的急性脑梗死可考虑扩容治疗。输入高渗液体可以预防血液的淤滞, 常用药物为右旋糖酐40, 相对分子量在40kD左右的右旋糖酐, 既属于高渗液体又可扩充血容量, 若无心脏特殊疾病, 每日成人用量可为500~1 000ml, 缓慢静脉滴注, 10~14天为一疗程。注意事项: ①对老年患者, 同时患有冠心病和高血压心脏病的患者, 有引起心力衰竭和肺水肿的危险; ②对伴有明显高颅内压者慎用; ③偶可发生面色青紫, 血压降低等过敏反应, 一旦发生及时停用, 并用肾上腺素和地塞米松5mg静脉注射。

(2)抗凝治疗: 一般不推荐急性期应用抗凝药来阻止病情恶化或改善预后。但对于合并高凝状态, 有形成深静脉血栓和肺栓塞风险的患者, 可用预防剂量的抗凝药治疗。常用药物为肝素, 每日2万~4万U, 加入0.9%氯化钠注射液中滴注。治疗中应测定凝血时间, 正常为7~10分钟, 一般控制在20分钟左右。每1~2小时做1次凝血酶原时间和凝血酶原活度测定, 使凝血酶原时间控制在正常对照的2~2.5倍, 凝血酶原活度为正常对照的20%~30%。3~5天后可同时口服华法林, 首次剂量6~12mg, 同时给予肝素与华法林至少5天, 然后单用华法林, 通常维持量1~6mg, 每晚1次, 病情稳定后逐渐减量。CYP2C9为慢代谢者应注意调低华法林的使用剂量并监测凝血酶原时间。那屈肝素钙(nadroparin calcium)是由普通肝素通过分解纯化而得的低分子肝素钙盐, 其平均分子量4 500D。那屈肝素钙除抗凝作用外, 还可溶解血栓和改善血流动力学, 对血小板功能的影响明显小于肝素, 很少引起出血并发症, 是一种比较安全的抗凝药物, 0.4ml/次(10 000AXaICU)皮下注射, 每天1次, 连用7天。注意不能用于肌内注射。尤以短暂性脑缺血发作效果最佳。注意事项: ①治疗前进行头颅CT扫描, 排除脑出血; ②应注意排除胃溃疡、凝血时间异常等情况; ③应注意有无肝病、尿毒症、活动性肺结核等; ④治疗过程中应注意有无皮肤和黏膜出血等情况; ⑤血压不宜过高, 超过24/15kPa者不用; ⑥有出血者可用维生素K₁或输新鲜血浆治疗, 鱼精蛋白1mg可中和100U肝素。

(3)抗血小板治疗: 血小板在血栓形成中起重要作用, 抗血小板药在预防和治疗缺血性脑血管病方面愈来愈受重视。未行溶栓的急性脑梗死患者应在发病后尽早服用阿司匹林(aspirin), 用量至少150~300mg/d。急性期后可改为预防剂量(50~300mg/d)。溶栓治疗者, 阿司匹林等抗血小板药应在溶栓24小时后开始使用, 如果患者存在其他特殊情况(如合并疾病), 在评估获益大于风险后可以考虑在阿替普酶静脉溶栓24小时内使用抗血小板药。对不能耐受阿司匹林者, 可考虑选用氯吡格雷等抗血小板治疗。CYP2C19为慢代谢者易产生氯吡格雷抵抗, 可使用替格瑞洛抗血小板治疗。对于未接受静脉溶栓治疗的轻型缺血性卒中患者, 推荐发病24小时内联合应用阿司匹林和氯吡格雷双联抗血小板治疗并维持治疗21天。

(4)降纤治疗: 缺血性脑卒中急性期血浆纤维蛋白原和血液黏滞度增高, 降纤制剂可显著降低血浆纤维蛋白原浓度,并有轻度溶栓和抑制血栓形成作用。对不适合溶栓并经过严格筛选的脑梗死患者,特别是高纤维蛋白原血症者可选用降纤治疗。降纤药巴曲酶(batroxobin,BTX)可以降低脑再梗死的可能性,该药对长病程的患者也有效。成人首次剂量通常为10BU,维持量可视患者情况酌情给予,一般为5BU,隔日1次,药液使用前用100ml以上的生理盐水稀释,静脉滴注1小时以上。下列情况首次使用量应为20BU,以后维持量可减为5BU:①给药前血纤维蛋白原浓度达400mg/dl以上时;②突发性耳聋的重症患者。通常疗程为1周,必要时可增至3周;慢性治疗可增至6周,但在延长期间内每次用量减至5BU,隔日静脉滴注。不良反应多为轻度,主要为出血。

(5)改善脑微循环治疗:血管扩张剂能改善侧支循环,增加缺血区域的血氧供给。常用药物有银杏叶制剂,其主要成分黄酮类有清除自由基的作用,银杏内酯(ginkgolide)可选择性拮抗血小板活化因子(platelet-activating factor,PAF)对血小板的活化作用,对缺血性脑血管病有良好的治疗效果。每次口服80mg,3次/d,可连用3~6个月。注意事项:①不良反应有胃肠不适,头痛,血压降低,过敏反应等,一般不须特殊处理即可自行缓解;②长期静脉注射时,应常更换注射部位以减少静脉炎的发生;③对银杏有过敏体质者禁用。血管扩张剂罂粟碱作用于血管平滑肌,直接扩张脑血管,常用罂粟碱60mg加入5%葡萄糖注射液250ml中静脉滴注,1次/d,7~14天为一疗程。脑动脉中CO_2是极强的脑血管扩张剂,可用5% CO_2加上85%~90% O_2的混合气体吸入,1次/d,每次10~15分钟,10~15次为一疗程。

脑梗死区周围常伴有脑水肿(半暗带),尽早缓解此区域神经细胞的损伤对缩小梗死面积、预防病残具有重要的作用。常用的脱水药有20%甘露醇注射液,使用剂量为0.5~1g/kg,有人提出以0.25g/kg为宜,并强调应尽可能小剂量用药。用药后20分钟起效,2小时作用最明显,作用维持6小时。静脉滴注过快,可引起一过性头痛、视力模糊、眩晕、畏寒、发热、注射部位疼痛、肺水肿等;个别患者有过敏反应,于滴注药物3~6分钟后开始出现打喷嚏、流涕、呼吸困难、发绀、神志丧失等;本品有轻微反跳现象;可引起水电解质紊乱、肾功能衰竭、酸中毒等,剂量过大,可发生惊厥。复方甘油制剂系无毒、安全的高渗性脱水剂,降颅内压作用起效较甘露醇缓慢,但持续时间较长,无反跳,不引起水电解质紊乱,对肾功能影响较小。常用甘油果糖注射液(10%甘油加果糖和氯化钠组成),成人250~500ml/次,滴注时间为1~1.5小时,1~2次/d。与甘露醇注射液交替使用效果更好。本品无不良反应,滴注过快偶可出现溶血现象。

常用的钙通道阻滞药有:①尼莫地平(nimodipine)为选择性扩张脑血管作用最强的钙通道阻滞药,口服每次40mg,每日3~4次。注射时每次10mg加入5%葡萄糖注射液中静脉滴注,10~14天为一疗程,显效后可改为口服。不良反应比较轻微,口服时可有一过性消化道不适、头晕、嗜睡和皮肤瘙痒等;静脉给药可有血压下降(尤其是治疗前有高血压者)、头痛、头晕、皮肤潮红、多汗、心率减慢或心率加快等。②尼卡地平(nicardipine)对脑血管的扩张作用强于对外周血管的作用。每次口服20mg,每日3~4次,连用1~2个月。③其他钙通道阻滞药还有氟桂利嗪(flunarizine),每次5~10mg睡前服。桂利嗪(cinnarizine)每次口服25mg,每日3次。维拉帕米(verapamil)口服每次40~80mg,每日3次。维拉帕米注射液每次10~20mg加入5%葡萄糖250ml中静脉滴注,每日1次,10天为一疗程。

(6)改善脑代谢治疗:使用脑细胞代谢活化剂如胞磷胆碱0.5~1.0g加入5%葡萄糖注射液500ml静脉滴注,1次/d。神经节苷脂能拮抗兴奋性氨基酸受体,对脑缺血损伤有保护作用,肌内注射,60~100mg/次,每日1次,15~30天为一疗程。阿片受体拮抗剂纳洛酮能稳定溶酶体膜,减少炎症介质的释放,保护脑组织,用0.4~2.0mg加入5%葡萄糖溶液250ml静脉滴注,1次/d。

3. 急性期并发症的处理

(1)脑水肿与颅内压增高:严重脑水肿和颅内压增高是急性重症缺血性脑卒中的常见并发症,是死亡的主要原因之一。应避免和处理引起颅内压增高的因素,如头颈部过度歪曲、冲动、用力、发热、癫痫、呼吸道不通畅、咳嗽、便秘等。甘露醇和高张盐水可明显减轻脑水肿、降低颅内压,减少脑疝的发生风险。必要时也可选用甘油果糖或呋塞米。对于 60 岁以下的恶性大脑中动脉梗死伴严重颅内压增高、内科治疗不满意且无禁忌证者,发病 48 小时内,可请脑外科会诊考虑是否行减压术。对压迫脑干的大面积小脑梗死患者可请脑外科会诊协助处置。

(2)梗死后出血性转化:脑梗死后出血转化发生率为 8.5%~30%,其中有症状的为 1.5%~5%。心源性脑栓塞、大面积脑梗死、年龄大于 70 岁、使用抗栓药(尤其是抗凝药)或溶栓药等会增加出血转化的风险。对于出现症状的出血转化患者,应停用抗栓(抗血小板、抗凝)治疗等致出血药物。对需要抗栓治疗的患者,可于症状性出血转化病情稳定后 10 天至数周后开始。对于再发血栓风险相对较低或全身情况较差者,可用抗血小板药替代华法林。

(3)癫痫:缺血性脑卒中后癫痫的早期发生率为 2%~33%,晚期发生率为 3%~67%。不推荐预防性使用抗癫痫药。孤立发作 1 次或急性期癫痫发作控制后,不建议长期使用抗癫痫药。脑卒中后 2~3 个月再发的癫痫,建议按癫痫常规治疗,即进行长期药物治疗。脑卒中后癫痫持续状态,建议按癫痫持续状态治疗原则处理。

(4)吞咽困难:约 50% 的脑卒中患者入院时存在吞咽困难,3 个月时降为 15% 左右。可于患者进食前采用饮水试验进行吞咽功能评估。对于吞咽困难短期内不能恢复者早期可插鼻胃管进食,吞咽困难长期不能恢复者可请有关专家会诊。

(5)肺炎:约 18% 脑卒中患者合并肺炎,误吸是主要原因。意识障碍、吞咽困难是导致误吸的主要危险因素,其他危险因素包括呕吐、不活动等。肺炎是脑卒中患者死亡的主要原因之一,15%~25%脑卒中患者死于细菌性肺炎。因此,临床上应早期评估和处理吞咽困难和误吸问题,对意识障碍患者应特别注意预防肺炎。疑有肺炎的发热患者应给予抗菌药物治疗,但不推荐预防性使用抗菌药物。

(6)排尿障碍与尿路感染:排尿障碍在脑卒中早期很常见,主要包括尿失禁与尿潴留。住院时期40%~60% 中重度脑卒中患者发生尿失禁,29% 发生尿潴留。尿路感染主要继发于因尿失禁或尿潴留留置导尿管的患者,约 5% 出现败血症,与脑卒中预后不良有关。建议对排尿障碍进行早期评价和康复治疗,记录排尿情况,尿失禁者应尽量避免留置尿管,可定时应用便盆或便壶,白天每 2 小时 1 次,晚上每 4 小时 1 次。尿潴留者应测定膀胱残余尿,排尿时可在耻骨上施压促进排尿,必要时可间歇性导尿或留置导尿。有尿路感染者应给予抗菌药物治疗,但不推荐预防性使用抗菌药物。

病例分析-1

4. 恢复期　度过急性期后,患者病情趋于稳定,此时治疗的主要目的是改善受损神经细胞的功能,防止受累肌肉萎缩,防止反复发作。可口服维生素 E、维生素 C、银杏叶制剂等抗氧化剂,活血化瘀中药制剂,小剂量阿司匹林等达到恢复期治疗的目的。坚持主动或被动活动受累肢体,开展康复锻炼,有利于防止肌肉萎缩,促进功能恢复。

思考题

1. 阿司匹林在预防短暂性脑缺血发作发展为缺血性脑血管病的过程中起什么作用?

2. 在缺血性脑血管病急性期如何给予药物治疗? 在治疗中患者可能出现的不良反应有哪些? 应采取何种处理方式?

第二节　出血性脑血管病

脑出血(cerebral hemorrhage)是指原发于脑实质内的、非创伤性出血。常形成大小不等的脑内血肿,有时穿破脑实质形成继发性脑室内和 / 或蛛网膜下腔出血。主要发生于高血压或脑动脉硬化的患者,是死亡或致残率极高的一种常见病。

【病因与发病机制】

高血压是脑出血的主要原因,故又称高血压性脑出血,其他原因包括脑血管畸形、动脉瘤、脑动脉炎、血液病、应用溶栓抗凝药后、淀粉样血管病等。长期高血压可出现小动脉平滑肌透明性变,小动脉壁变薄,局部可在高血流压力下膨出形成微小动脉瘤,在血压突然升高时发生破裂,这是引起脑出血最常见的原因。

出血部位常见于大脑中动脉系统,该动脉为颈内动脉的延续,管腔内压力高,易发生动脉硬化。大脑中动脉血流较大,常超过大脑前动脉和大脑后动脉的总和。豆纹动脉由大脑中动脉垂直发出,管径较细,最易破裂,故出血多发生于基底节处。

【临床表现】

患者大多在活动和情绪激动状态下急性发病,也可无明显诱因,一般情况下均有明显的全脑症状,如头痛、呕吐、意识障碍,同时有偏瘫、偏身感觉障碍、偏盲、失语、癫痫发作等神经功能障碍,进行性加重,发病时血压升高。临床表现取决于出血量和出血部位,其中意识变化是判断病情轻重的主要依据。多有神经系统的定位体征,部分患者可有脑膜刺激征。

1. 基底节区出血 最多见,约占60%~70%,壳核出血(putaminal hemorrhage)是高血压脑出血最常见的部位,多由外侧豆纹动脉破裂引起,血肿压迫内囊可引起典型的三偏征、两眼可向病灶侧凝视。丘脑出血(thalamic hemorrhage)典型症状是偏身感觉障碍,瘫痪较轻,可出现失语或失语综合征;出血量大,破入脑室时意识障碍重,两眼常向内或内下方凝视,双侧瞳孔不等大,一般为出血侧散大,提示已有小脑幕疝形成,可有去脑强直,中枢性高热、呕吐咖啡样胃内容物。尾状核头部出血多为Heubner返动脉破裂引起,临床症状轻。

2. 脑叶出血(lobar hemorrhage) 约占脑出血的10%,年轻人多由血管畸形如动静脉畸形、肿瘤等引起,老年人常见于高血压动脉硬化,其次为类淀粉样血管病等。脑叶出血以顶叶最多见,依次为颞、枕、额叶,临床症状大致可分为三组:①无瘫痪及躯体感觉障碍者,可有头痛、呕吐、脑膜刺激征及血性脑脊液,需与蛛网膜下腔出血鉴别;②有瘫痪和/或躯体感觉障碍者;③发病即昏迷者。出血量较大时可出现各脑叶功能受损的征象,额叶有精神症状、强握摸索等;颞叶有幻觉、感觉性失语等;顶叶有感觉运动障碍(多为单肢),体向障碍;枕叶出现皮质盲等。出血易破入蛛网膜下腔,应予以鉴别。

3. 脑桥出血(pontine hemorrhage) 占脑出血10%左右,小量出血(轻型):意识清楚,面、展神经交叉瘫,双眼向病灶对侧凝视。大量出血(>5ml,重型):昏迷早且重,四肢弛缓性瘫,双侧瞳孔呈针尖样,中枢性高热,呼吸不规则,多于24~48小时内死亡。

小脑出血(cerebellar hemorrhage)约占脑出血的10%,发病突然,眩晕明显,呕吐频繁,枕部疼痛,病变侧共济失调,可见眼球震颤,同侧周围性面瘫,颈项强直,颅内压增高明显,昏迷加深,枕大孔疝,死亡。小量出血症状轻、恢复快。

4. 脑室出血(cerebral ventricle hemorrhage) 原发性脑室出血指脉络丛血管出血及室管膜下1.5cm内动脉破裂出血破入脑室者,占脑出血的3%~5%。轻型:头痛,呕吐,颈项强直,Kernig征(+),酷似蛛网膜下腔出血;重型:全部脑室均被血液充满,发病即深度昏迷,呕吐,瞳孔极度缩小,两眼分离斜视或眼球浮动,四肢弛缓性瘫,可有去脑强直,呼吸深,鼾声明显,体温明显升高,面部充血多汗,预后严重,多迅速死亡。

原发性脑室出血症状个体差异较大,脑脊液循环不畅者大多预后不良,小量出血预后较好。

【治疗原则】

脑内血肿压迫脑组织引起脑水肿和颅内高压导致脑疝是主要死因,脑组织损伤导致长期昏迷并发呼吸道和泌尿道感染也是早期死亡的主要原因。急性期主要治疗原则是防止进一步出血,降低颅内压;保持安静,尽量减少不必要的活动;保持呼吸道通畅;吸氧,防止脑缺氧加重,如痰液分泌较多,应早做气管切开;纠正水、电解质平衡紊乱,并积极对症治疗,如烦躁者给予镇静药。

【药物治疗】

(一) 治疗药物分类

甘露醇通过渗透性脱水作用减少脑组织的含水量,也能减少脑脊液分泌,使脑脊液容量减少,从而降低颅内压。甘露醇还是一种较强的自由基清除剂,能清除毒性强、作用广泛的羟自由基,减轻迟发性脑损伤。

尼莫地平是选择性作用于颅内血管的钙通道阻滞药,能阻滞钙流入血管平滑肌细胞内,逆转血管痉挛,改善脑血流,且对灌注不足部位的血流量增加高于正常部位,同时也减少钙离子进入脑细胞内,降低钙超载,保护脑组织。

大剂量维生素 C 可明显增强血浆超氧化物歧化酶的活力,有效清除自由基,减轻脑水肿。

N- 乙酰肝素作为一种没有抗凝活性的肝素同型体,可抑制补体的激活,减轻脑出血后的脑水肿。

(二) 治疗药物的选用

1. 控制脑水肿,降低颅内压 颅内压升高是脑出血急性期患者的主要死亡原因,及时应用脱水药,控制脑水肿,是抢救患者的关键。有颅内高压症状时可用脱水药如 20% 甘露醇注射液,每次 125~250ml,静脉滴注,必要时 4~6 小时重复使用一次。短期内反复用药,要防止心脏负荷过重,有严重心功能不全患者,可先静脉注射呋塞米,能防止心脏负担过重,但易引起电解质紊乱。甘露醇注射液治疗脑水肿疗效快,效果肯定,但剂量大、用药时间长,可引起心、肾功能损害和电解质紊乱。复方甘油注射液或甘油果糖注射液是一种高渗性降低颅内压、治疗脑水肿的药物,可弥补甘露醇注射液的以上缺陷。甘露醇注射液与复方甘油注射液可同时或交替使用,复方甘油注射液或甘油果糖注射液 500ml 静脉滴注,每日 1~2 次,可以降低颅内压并减少甘露醇注射液的用量。七叶皂苷钠治疗脑出血和颅内血肿有明显效果,此药有抗渗出、消水肿、改善微循环和促进脑功能恢复的作用。每次 25mg 加至 250~500ml 葡萄糖氯化钠注射液中静脉滴注,1 次 /d,10~14 天为一疗程。

2. 适度降低血压,防止进一步出血 高血压脑动脉硬化合并脑出血,血压很高且有波动,对止血不利,有促发再出血和血肿破入脑室的危险。但降低血压应首先以进行脱水颅内压治疗为基础。对于收缩压 150~220mmHg 的住院患者,在没有急性降压禁忌证的情况下,数小时内降压至 130~140mmHg 是安全的;对于收缩压 >220mmHg 的脑出血患者,在密切监测血压的情况下,持续静脉输注药物控制血压以达到收缩压 160mmHg 的目标值是合理的。可肌内注射利血平(reserpine),静脉滴注硝普钠(sodium nitroprusside)或硝苯地平(nifedipine)等,必要时可静脉滴注多巴胺等药物以调整血压至正常或病前水平。为了防止动脉瘤周围的血块溶解引起再度出血,可用抗纤维蛋白溶解药,以抑制纤溶酶原的形成。常用 6- 氨基己酸,初次剂量 4~6g 溶于 100ml 生理盐水或者 5% 葡萄糖中静脉滴注(15~30 分钟)后,一般维持静脉滴注 1g/h,12~24g/d,使用 2~3 周或到手术前,也可用氨甲苯酸(止血芳酸)或氨甲环酸(止血环酸)。抗纤溶治疗可降低再出血的发生率,但同时也增加脑血管痉挛和脑梗死的发生率,建议与钙通道阻滞药同时使用。

3. 人工冬眠头部降温疗法 脑出血患者早期可出现中枢性发热,特别易在大量脑出血、丘脑出血或脑干出血者中出现。人工冬眠头部降温疗法可以降低脑组织的基础代谢率,提高脑组织对缺氧的耐受力,减轻脑水肿,降低颅内压,对脑组织有保护作用,还有利于患者保持安静,减少或避免发生再出血,减轻由于颅内出血所致的后遗症状。如体温在 34℃ 以下容易并发肺部感染,有肝、肾功能损害者不宜应用人工冬眠疗法。方法:头置于冰帽中,采用 1 号冬眠合剂,即氯丙嗪(chlorpromazine)50mg、异丙嗪(promethazine)50mg、哌替啶(pethidine)100mg,第一次用上述冬眠合剂的 1/3 量,肌内注射。如无特殊反应,则每次 1/4 量,4~6 小时一次。对轻症患者可口服氯丙嗪和异丙嗪每次各 25mg,每日 3~4 次。每次注射冬眠合剂前要观察血压、呼吸、体温和意识。

4. 应激性上消化道出血的处理 如果脑出血累及脑干或丘脑下部自主神经中枢,则容易引起应激性溃疡。可放置胃管密切观察出血量,选用奥美拉唑(omeprazole)、西咪替丁(cimetidine)或雷尼替丁(ranitidine)治疗,也可以从胃管注入凝血酶(thrombin),能显著降低上消化道出血的发生率及其严重程度。

5. 抗癫痫药使用 脑叶出血及有癫痫发作者可用苯妥英钠(phenytoin sodium)或卡马西平(carbamazepine),缓慢静脉注射。尽量不用地西泮类和巴比妥类,以免影响意识观察。

病例分析-2

> **思考题**
>
> 1. 出血性脑血管病会出现哪些并发症? 该如何处理?
> 2. 分析脑缺血急性期抗凝治疗的利与弊,在治疗中患者可能出现哪些不良反应,应采取什么预防措施?

第三节 癫 痫

癫痫(epilepsy)是一组反复发作的脑神经元异常放电所致的暂时性中枢神经系统功能失常的慢性疾病。癫痫发作不仅有可能使患者遭到意外伤害,影响日常工作,而且长期反复频繁地发作,也可能使患者智能减退,产生精神障碍。癫痫的治疗包括病因治疗、药物治疗、手术治疗、物理治疗和心理治疗。无论是何种病因或何种类型的癫痫发作,药物治疗都是目前最常用、最重要的手段。

【病因和发病机制】

按有无明确病因将癫痫分为原发性癫痫和继发性癫痫两大类。

(一) 原发性癫痫

又称"特发性"或"隐源性"癫痫,指无脑部器质性或代谢性疾病表现,是致病原因不明的一类癫痫,可能与遗传因素密切相关。起病多在儿童期和青春期(5~20岁)。其发作形式多为全身性发作,如全身强直-阵挛性发作、失神发作和肌阵挛性发作等。

(二) 继发性癫痫

又称症状性癫痫或获得性癫痫,占癫痫的大多数。此类癫痫是指根据病史或检查,癫痫发作有明确的病因可寻,有局限性或弥散性中枢神经系统病变,相当一部分患者有神经影像学方面的异常或有相应的神经系统阳性体征,部分患者还有智力智能的障碍。可见于各个年龄组,脑电图除有癫痫样放电以外还有背景活动的异常。一小部分患者病因可能非常隐蔽,称为隐源性癫痫。比起原发性癫痫来说,这一组癫痫治疗比较复杂,有些成为难治性癫痫。引起继发性癫痫的病因有以下几种:

1. 脑先天性疾病 如神经元异位症、巨脑症、脑小症、脑积水、透明隔缺损或囊肿、各种遗传性代谢病等。

2. 颅脑外伤 产伤是新生儿、婴儿和儿童期继发性癫痫最常见的原因。成人常见的颅脑外伤有脑挫裂伤、硬膜撕裂伤、颅内出血、硬膜外或下血肿、颅内异物、外伤后瘢痕等。

3. 脑部感染 各种脑炎、脑膜炎及脑脓肿的急性期可有癫痫发作,恢复期因愈合后瘢痕和粘连,亦可诱发癫痫。脑寄生虫病可导致癫痫发作,尤以脑囊虫病多见且顽固。

4. 脑血管病 脑血管畸形致癫痫多为青壮年,脑血管意外、脑动脉硬化导致癫痫则多见于中、老年期。急性脑血管病中以蛛网膜下腔出血、脑出血、脑栓塞等引起癫痫较多见;脑梗死中又以颈内动脉所致的癫痫发生率较高。

5. 其他 脑内肿瘤、脑部变性疾病等。

癫痫的发病机制非常复杂,至今尚未完全阐明。神经元异常放电是癫痫发作的电生理基础。致痫灶神经元在每次动作电位之后出现阵发性去极化漂移,同时产生高频高幅放电,并反复通过突触联系和强直后的易化作用诱发周边及远处神经元同步放电。异常放电可因发生的部位不同而表现出不同的癫痫发作类型。

【临床表现和分类】

(一)癫痫发作的分类

国际上将癫痫发作主要分为两大类,即部分性发作和全面性发作。其中部分性发作主要有单纯部分性发作和复杂性部分性发作,全面性发作则主要包括失神发作、全身强直-阵挛性发作等。

(二)临床表现

癫痫的临床表现形式多种多样,但都有共同的特性,即发作性、短暂性、重复性和刻板性。临床上最常见的发作形式为大发作、小发作、局限性发作和精神运动性发作。

1. 全身强直-阵挛性发作(大发作)　症状发展可分以下三个阶段:

(1)先兆期:约50%的患者在发作开始前有某种先兆,如"麻木""触电感""恐惧感"等难以形容的感觉,先兆持续的时间可以极短,亦可有足够的时间使患者能先躺下,以免跌伤。

(2)痉挛发作期:患者突然尖叫一声,跌倒在地,意识丧失,并立即发生四肢抽搐。肌肉抽搐分为两期,即强直期和阵挛期。强直期除了四肢肌肉强直外呼吸肌也强直收缩,无法进行正常换气,面部与皮肤呈青紫色,舌头有时被咬破,强直期持续20秒左右随即进入阵挛期。阵挛期全身肌肉由持续收缩转变为一弛一张的交替抽动,形成阵挛。由于胸部的阵挛活动,气体反复从口中进出,形成白沫,若舌尖咬破则口吐血沫,阵挛期持续1分钟左右即停止。

(3)痉挛后精神模糊期或昏迷期:患者抽搐停止后即进入昏迷或昏睡状态,昏睡3~4小时或经一段精神错乱或精神模糊时期后,才逐渐清醒。醒后对发作经过不能回忆,往往感到头痛、头昏、全身酸痛和乏力。有些患者可连续发生大发作,患者在两次发作的间歇期意识也一直不恢复,称为癫痫持续状态。

2. 失神发作(小发作)　可分为单纯失神发作、复杂性失神发作、肌阵挛性发作、不典型小发作。

(1)单纯失神发作:最多见,多在6~12岁发病,表现为突然发生和突然停止的意识障碍(神志丧失),持续5~20秒,很少超过30秒。患者无任何先兆,突然中止正在进行的动作,呆立不动,呼之不应,手持物件可能跌落,但从不跌倒,对发作不能回忆。诊断标准为:①反复发生的短暂失神,深呼吸很易诱发;②脑电图上有阵发性对称、同步的3Hz棘-慢波发放。

(2)复杂性失神发作:患者除神志丧失外,还可有咀嚼、双手摩擦、吞咽等无意识动作。

(3)肌阵挛性发作:表现为短暂的局部如面部、单侧或双侧、躯干的肌肉抽动。

(4)不典型小发作:与典型失神发作很相似,但发作的开始和恢复均较缓慢,不易由深呼吸诱发,脑电图上没有双侧同步的3Hz棘-慢波发放。

3. 部分性发作　又称为局限性发作,发作常局限在身体的某一部分,主要见于继发性癫痫,如继发于颅内肿瘤、脑血管病变等。部分性发作大多短促,自数秒到数十秒,发作时抽搐常自一侧肢体的远端,如手指或足趾开始,按大脑皮质运动区的分布顺序扩展,如一侧手指开始,随即传到腕、前臂、上臂、面部,随后至同侧下肢,患者意识不丧失。局限性发作,除运动性发作外,尚可表现为感觉性发作,可以有麻感、针刺感、冷感、触电感等,亦按大脑皮质感觉区的分布顺序扩散。

4. 复杂部分性发作　也称精神运动性发作,主要见于继发性癫痫,是有意识障碍的部分性发作。发作多由颞叶病变引起,又称颞叶癫痫。发作常有嗅幻觉,如不愉快的臭味;视幻觉如闪光或视物变大、变小、变形;听幻觉如噪声、音乐声等。发作时还常有心悸、腹痛、记忆障碍、思维障碍、情感障碍等。患者常先表现为一些自主神经症状,如面色潮红或苍白,然后做出无意识的动作如咀嚼、流涎、吞咽等进食性动作。有时表现为兴奋,如无理吵闹、爬墙跳楼等,每次持续数分钟或更长时间后逐渐清醒,醒后对发作毫无所知。

【治疗原则】

（一）病因治疗

目前认识到大部分的癫痫属于症状性的。针对病因积极治疗原发性疾病是关键，如低血糖、低血钙等代谢紊乱应予纠正，维生素 B_6 缺乏者予以补充，颅内占位性病变和脑血管畸形者则首先考虑手术治疗。

（二）药物治疗原则

1. 早期治疗　一旦癫痫诊断成立，就应给予治疗，治疗越早越好，但对以下情况可暂缓给药：①首次发作，有明显环境因素，脑电图正常；②每次发作间隔大于 12 个月以上者。

2. 根据发作类型选择药物　原则上应根据发作类型、癫痫及癫痫综合征类型来选择药物。常以单一用药为主，单药治疗疗效可靠，便于观察副作用，又能减少慢性中毒。当单药治疗增量后效果不满意时，或确认为难治性癫痫、非典型小发作、婴儿痉挛以及混合性发作，可考虑联合用药。联合用药一般限于两种，最好不超过 3 种药物。要避免合用化学结构相近、作用机制相似（如苯巴比妥和扑米酮）、毒副作用相似的药物（如氯硝西泮和苯巴比妥）。

3. 用药方案的制定　药物的代谢特点、作用原理和不良反应的特点决定了药物的使用方法。一般从低剂量开始，耐受后再缓慢加量，直至完全控制发作或产生毒性反应。药物显效时间一般为 1~2 周，常需监测血药浓度，当药量增至有效浓度上限仍无效时，应更换新药。如有发热、疲劳、睡眠不足、月经期等诱发因素时，可暂时适当增加剂量。

4. 药物更换原则　一种抗癫痫药经过一定时间应用（不少于 1~2 个月）确认无效，或毒性反应明显而需要换用另一种药物时，宜逐步替换，过渡时间一般是药物半衰期的 5~7 倍，至少要 3~7 天。切忌突然停药和更换药物，否则会使癫痫发作加频，甚至诱发癫痫持续状态。

5. 减量或停药原则　①原发性大发作和简单部分性发作，在完全控制 2~5 年后，失神发作在完全控制 1 年后可考虑停药。而复杂部分性发作多需长期或终生服药。②脑电图异常无改善或脑部病变处于活跃期不停药。③青春期应持续至青春期以后再考虑停药。有明确的脑部疾病、神经系统有阳性体征、有精神障碍或持续存在的脑电图阵发性异常均影响停药时间。有器质性病因的癫痫患者，则需终生服药。停药前应缓慢减量，病程越长，剂量越大，用药越多，减量越要缓慢。也可参考脑电图变化，全身强直 - 阵挛性发作停药过程不少于 1 年，失神发作不少于 6 个月，如有复发，则需恢复原药量。

6. 密切注意不良反应　大多数的抗癫痫药通常会出现不同程度的不良反应，其中与剂量相关的不良反应尤易发生。在用药前后应检查肝肾功能和血、尿常规，用于对照比较，用药后需定期做相应检查。出现异常时应结合血药浓度结果及时调整剂量。

7. 长期坚持，定期复查　让患者及家属了解规律性服药和长期治疗的重要性，随意停药或换药是造成难治性癫痫持续状态的原因之一。服药应定时、定量，用药期间应定期做血、尿常规及肝、肾功能检查，有条件可做血药浓度监测，防止药量过人引起毒性反应。

【药物治疗】

（一）常用的治疗药物

1. 传统抗癫痫药

苯妥英（phenytoin）有膜稳定作用，可降低细胞膜对 Na^+ 和 Ca^{2+} 的通透性，抑制 Na^+ 和 Ca^{2+} 的内流，导致动作电位不易产生。苯妥英不能抑制癫痫病灶异常放电，但可阻止异常放电向正常脑组织扩散。苯妥英还可增加脑内抑制性递质 γ- 氨基丁酸浓度，起抗惊厥作用。对全面强直 - 阵挛性发作和部分性发作有效，但可加重失神和痉挛性发作。

苯巴比妥（phenobarbital）能增强 γ- 氨基丁酸介导的 Cl^- 内流，导致膜超极化，降低膜兴奋性。阻断突触前膜 Ca^{2+} 的摄取，减少 Ca^{2+} 依赖性神经递质（如 NE、ACh）释放。苯巴比妥既能抑制病灶的异常放电,又能抑制异常放电的扩散。常作为儿童癫痫的首选药物,对全面强直-阵挛性发作疗效好,也用于单纯和复杂性部分性发作。

扑米酮(primidone)的分子结构及抗癫痫作用与苯巴比妥相似,适用于全面强直-阵挛性发作,以及单纯和复杂性部分性发作。与苯妥英或卡马西平合用有协同作用。

卡马西平(carbamazepine)作用机制类似苯妥英,能降低神经细胞膜的 Na^+ 通透性,恢复膜的稳定性,抑制癫痫灶及其周围神经元放电,增强 γ-氨基丁酸在突触后的作用,降低神经元的过度兴奋。卡马西平是部分性发作的首选药物,对复杂部分性发作的治疗效果优于其他抗癫痫药。但可加重失神和肌阵挛发作。

丙戊酸(valproic acid)能增强谷氨酸脱羧酶的活性,促进 γ-氨基丁酸的合成;能抑制 γ-氨基丁酸转氨酶和琥珀酸半醛脱氢酶的活性,减少 γ-氨基丁酸降解;能防止 γ-氨基丁酸的再摄取,增加脑内 γ-氨基丁酸含量。丙戊酸还能增强 γ-氨基丁酸能神经突触后抑制作用,阻止病灶异常放电的扩散。丙戊酸是一种广谱的抗癫痫药,可作为全面强直-阵挛性发作合并典型失神发作的首选药物。

乙琥胺(ethosuximide)能使低阈值钙电流降低,抑制丘脑皮质兴奋性。乙琥胺还可能增强抑制性神经递质的作用,耗竭兴奋性神经递质的贮备。此药仅用于单纯失神发作。

地西泮(diazepam)能促进 γ-氨基丁酸诱导的 Cl^- 内流,导致细胞膜超极化,增强 γ-氨基丁酸对中枢神经系统的抑制效应。地西泮静脉注射是目前治疗癫痫持续状态的首选药。

2. 新型抗癫痫药

托吡酯(topiramate)可阻滞电压依赖性 Na^+ 通道;提高 $GABA_A$ 受体的激活频率,增加 γ-氨基丁酸诱导的 Cl^- 内流。可单独用于治疗难治性部分性癫痫发作及继发全面强直-阵挛性发作,也可作为其辅助治疗药物。

拉莫三嗪(lamotrigine)作用与苯妥英钠、卡马西平相似,能阻滞电压依赖性 Na^+ 通道,稳定膜电位。抑制以谷氨酸盐为主的兴奋性神经递质的病理性释放而发挥抗癫痫作用,用作成人部分性发作的辅助治疗药物。

非尔氨酯(felbamate)为甲丙氨酯的衍生物,对多种癫痫有效,安全范围大,能抑制 N-甲基-D-天冬氨酸诱导的癫痫发作,增强 γ-氨基丁酸的抑制性作用。主要用于治疗难治性癫痫的部分性与全身性发作。

加巴喷丁(gabapentin)结构类似 γ-氨基丁酸,但无 γ-氨基丁酸样作用。未发现其能抑制脑异常放电,对 Ca^{2+} 通道亦无任何作用,其抗癫痫作用机制未明。主要用作成人难治性部分性发作的辅助治疗药,尤其对复杂性部分性发作和继发性扩散的部分性发作效果显著。

氨己烯酸(vigabatrin)是 γ-氨基丁酸转氨酶不可逆性抑制药,可使脑内 γ-氨基丁酸浓度成倍增加,治疗难治性癫痫可使发作频率明显减少。

奥卡西平(oxcarbazepine)通过阻滞电压敏感性钠通道而发挥抗癫痫作用,可降低细胞膜对 Na^+、Ca^{2+} 的通透性,增强 γ-氨基丁酸的抑制功能,对边缘系统脑部癫痫样放电有选择性作用。用于部分性发作及继发全面性发作的附加或单药治疗。

(二)治疗药物的选用

癫痫治疗药物选用见表13-2。

表 13-2　癫痫治疗药物选用

发作分类	首选药物	其他药物
部分性发作		
(1)单纯部分性发作	卡马西平、苯巴比妥	丙戊酸钠、苯妥英钠、扑米酮
(2)复杂部分性发作(精神运动性发作)	卡马西平	苯妥英钠、扑米酮、苯巴比妥

发作分类	首选药物	其他药物
全面性发作		
(1)强直-阵挛性发作(大发作)	苯妥英钠、苯巴比妥、扑米酮、卡马西平	丙戊酸钠
(2)失神发作(小发作)	丙戊酸、乙琥胺	氯硝西泮、拉莫三嗪（避免使用苯巴比妥和卡马西平）
(3)癫痫持续状态	地西泮、劳拉西泮	氯硝西泮、咪达唑仑、异戊巴比妥、苯妥英、丙戊酸钠、苯巴比妥
难治性癫痫	大剂量抗癫痫药或联合用药	非尔氨酯、加巴喷丁、拉莫三嗪、氨己烯酸、奥卡西平、托吡酯

1. **全面强直-阵挛性发作(大发作)**　主要代表药物是苯妥英钠、苯巴比妥和扑米酮。

苯妥英钠抗癫痫效果明显，而镇静作用轻微。苯妥英钠的用量须因人而异，成人口服通常200~300mg/d，1次顿服(入睡前)，或分2次服，必要时应做血药浓度监测。儿童开始服药每日3~5mg/kg，最大量为7mg/kg，总量不超过300mg/d，分2~3次服，以免血药浓度波动过大。新生儿及婴儿对本药的代谢慢而不稳定，多不主张在此年龄段服用。苯妥英钠的有效血药浓度范围是40~80μmol/L，即10~20mg/L。血药浓度大于20mg/L可出现眼球震颤，大于30mg/L可出现共济失调，大于40mg/L则可有精神活动障碍。不良反应有：①神经系统反应如眼球震颤、共济失调，构音不清，甚至意识模糊，剂量减少时，这些症状可在1~2周消失。临床上癫痫发作加频也是苯妥英钠中毒的一种表现。②与剂量无关的不良反应如牙龈增生，多毛，痤疮，鼻、唇变粗厚等。③巨幼红细胞贫血可能与叶酸缺乏有关。④加速维生素D分解代谢，引起钙磷代谢紊乱和骨质软化，但很少引起明显的佝偻病。⑤开始服药数周内可有皮疹，可伴发热及淋巴结肿，停药后消失。

苯巴比妥是一种有效、低毒、价廉的抗癫痫药，成人维持量为每日1~3mg/kg，开始先用小剂量，15~30mg/次，3次/d，最大剂量60mg/次，3次/d。老年人应减量，儿童用量为每日2~4mg/kg。苯巴比妥的半衰期较长，在成人连续规律服用2~3周后达稳态血浓度，儿童为8~15天。儿童频繁发作时，可将口服量加倍，持续服3~4天，然后按一般维持量用药。治疗癫痫持续状态时，每次静脉缓慢注射0.1~0.2g。有效血药浓度为15~40mg/L，大于40mg/L时可出现毒性反应。不良反应有：①神经精神系统反应，如头晕、共济失调、眼震、构音障碍等。儿童可见反常反应，如多动、兴奋、注意力涣散、冲动、行为异常。②过敏性皮疹多轻微，停药后消失，也可出现罕见剥脱性皮炎等严重不良反应。③对钙、磷、维生素D代谢的影响主要见于多年用药、饮食不当、日光照射不足者，可补充维生素D。④有精神依赖性，长期大量用药而突然停用时会出现失眠、焦虑、发作加频甚至癫痫持续状态，故应逐渐撤药。

扑米酮的抗癫痫谱同苯巴比妥，特别是对苯巴比妥和苯妥英钠不能控制的发作有效。扑米酮的治疗血药浓度个体差异很大，在儿童尤为明显，一般是8~12mg/L。成人口服，起始剂量每次50mg，1周后逐渐增至每次250mg，每日2~3次。儿童口服，每日12.5~25mg/kg，分2~3次。应用扑米酮初期有镇静作用，继续服用自然消失，血药浓度12mg/L时，可出现共济失调。

2. **复杂部分性发作(精神运动性发作)**　卡马西平是安全、有效、广谱的抗癫痫药。成人口服每次100~200mg，1~2次/d，逐渐增加至每次400mg，2~3次/d。儿童每日10~20mg/kg，分次服用。卡马西平的优点是较少有精神、行为功能方面的不良反应。可有胃肠反应(腹痛、腹泻、口干)和皮肤反应(瘙痒、光敏、脱发、多汗、皮疹)，偶见心律失常，肝功能损害。用药过程中应定期检查血、尿常规和肝、肾功能等。

3. **失神发作(小发作)**　丙戊酸对小发作疗效优于乙琥胺，但因其肝脏毒性较大，常不作为首选药物。成人口服丙戊酸，每次 200~400mg，每日 600~1 200mg，将全日药量分为 3~4 次，在饭后和入睡前服用。儿童开始每日 5~15mg/kg，以减少镇静作用和胃肠反应，以后每周增加 5~10mg/kg，直到疗效满意，儿童最高用量可达到每日 50~60mg/kg。丙戊酸与剂量有关的不良反应是可逆的，其有效血药浓度为 30~100mg/L，血药浓度达 120mg/L 以上则不良反应增多，如嗜睡、共济失调、易激惹等，减量后可消失；胃肠道刺激症状有恶心、呕吐、胃部不适等，小剂量开始和餐后服药可使症状减轻；严重的不良反应为肝脏受损，常与年龄小（2 岁以下）、多种抗癫痫药合用、家族易感性等有关，肝毒性多在用药后 3~6 个月发生。用丙戊酸 6 个月以内应每月检查肝功能及血象，肝病患者禁用，肾病和血液病患者慎用，孕妇慎用。

乙琥胺是治疗失神发作的首选药物。成人开始口服 500mg/d，必要时每周增加 250mg/d，维持量每日 15~30mg/kg，最大用量 1.5g/d。3~6 岁儿童开始剂量 250mg/d，必要时逐渐增量，维持量每日 5~40mg/kg，分 2~4 次服。主要的不良反应是胃肠道症状，偶见嗜睡、头痛、共济失调、头晕。有效血药浓度为 40~100mg/L，血药浓度过高可有行为改变、欣快感；剂量过大可致失神发作的频率增加。

4. 癫痫持续状态　癫痫持续状态是指癫痫发作频繁，间歇期意识障碍不恢复，或 1 次发作持续 30 分钟以上者。癫痫持续状态威胁生命，尽快控制抽搐是抢救成功的关键；减轻脑水肿，维护呼吸循环功能，防治肺部感染，纠正水、电解质及酸碱失衡，降低高热等，也都与抢救成败密切相关。控制抽搐的原则：先用抗癫痫药静脉注射，以迅速控制抽搐，再给予静脉滴注，使血药浓度维持在有效水平，以防止抽搐再发。首先选择快速有效的抗癫痫药静脉注射，如苯二氮䓬类的地西泮、劳拉西泮（lorazepam）、咪达唑仑（midazolam）和氯硝西泮（clonazepam），必要时可用异戊巴比妥（amobarbital），以上药物缺乏时可以选用利多卡因（lidocaine）。为防止出现呼吸抑制，静脉注射速度不宜过快。当抽搐控制后，立即静脉滴注或鼻饲长效抗癫痫药，如苯妥英钠、丙戊酸钠、苯巴比妥等，以维持疗效。待癫痫持续状态被完全控制并稳定后，再酌情过渡到患者以往使用的有效治疗药物。

地西泮在 1~3 分钟内即可生效，成人用 10~20mg 不稀释，静脉注射，速度每分钟不超过 2mg，直到发作终止或总量达 30mg。儿童静脉注射用量：出生 30 天至 5 岁每 2~5 分钟 0.2~0.5mg，最大限量 5mg；5 岁以上每 2~5 分钟 1.0mg，最大限量 10mg，必要时在 2~4 小时内可重复使用。地西泮半衰期短，注射 20 分钟后其血药浓度下降 50% 以上，停药后常有复发，为维持疗效可用地西泮 50~100mg 加至 5% 葡萄糖注射液 500ml 中，以每小时 40ml 的速度滴注，24 小时内总量不超过 100mg。也可用苯巴比妥钠 0.1~0.2g 肌内注射，以后酌情每 6~8 小时重复 0.2g 肌内注射；或苯妥英钠 250~500mg 稀释成 5% 溶液静脉注射，速度不超过 50mg/min。使用地西泮时要密切患者观察呼吸、心率、血压，注意翻身和吸痰。

5. 难治性癫痫　难治性癫痫又称顽固性癫痫，目前国内外还没有统一确切的定义。有学者定义为频繁的癫痫发作，至少每月 4 次以上，应用适当的一线抗癫痫药正规治疗且药物的血浓度在有效范围内，至少观察 2 年，仍不能控制发作且影响日常生活；无进行性中枢神经系统疾病或占位性病变。难治性癫痫的药物治疗策略是应用大剂量抗癫痫药或联合用药。先按发作类型，选用一种抗癫痫药，逐渐增加剂量至发作控制或出现药物副作用，此时血药浓度往往高于一般治疗有效水平。此外，可应用新型抗癫痫药。

病例分析-3

思考题

1. 对应各类抗癫痫药的作用特点及主要不良反应，在癫痫的长期药物治疗过程中，应让患者及其家属了解哪些注意事项？

2. 针对癫痫的不同发作类型，如何选择治疗药物？

第四节　帕金森病

帕金森病（Parkinson disease，PD）是一种神经系统退行性疾病，也称为震颤麻痹（paralysis agitans），多见于中老年人，是一种较常见的锥体外系疾病，临床表现为缓慢发展的静止性震颤、肌肉强直、运动迟缓和姿势步态异常。其主要病变部位是黑质-纹状体多巴胺神经通路，黑质多巴胺能神经元变性，导致纹状体内的多巴胺含量不足，而乙酰胆碱相对占优势，胆碱能神经元功能相对亢进造成多巴胺能神经功能和胆碱能神经功能失衡，产生帕金森病症状。

【病因和发病机制】

PD 的病因与发病机制至今尚未完全明了，目前认为与遗传因素、环境因素、氧化应激、兴奋性神经毒素等密切相关。

1. 遗传因素　大约 15% 的 PD 患者有家族史，基因突变与个人患此病风险之间的相互关系尚未完全了解。在 PD 患者的神经元中，*snca* 编码 α-突触核蛋白，这种蛋白质聚集称为路易小体，*snca* 基因突变可发生于早发型 PD。*park2* 基因编码蛋白质 parkin，参与分解蛋白质及蛋白质再利用。*park7* 基因编码 DJ-1 蛋白，可以抵抗线粒体氧化应激损伤，其突变导致一种罕见的早发型 PD。*pink1* 可产生一种蛋白激酶，可以保护线粒体功能。*pink1* 突变发生于早发型 PD。*lrrk2* 产生的蛋白质也是一种蛋白激酶，此基因的突变与晚发型 PD 有关。在遗传性 PD 的病例中，遗传模式因涉及的基因而不同。如果与 *lrrk2* 或 *snca* 基因有关，呈常染色体显性遗传模式。如果涉及 *park2*、*park7* 或 *pink1* 基因，呈常染色体隐性遗传模式。

2. 环境因素　与 PD 发病密切相关。神经毒素 MPTP（1-甲基-4-苯基-1,2,3,6-四氢吡啶）制备的动物模型或误用 MPTP 造成的 PD 患者，在许多方面如行为症状、生化改变、药物治疗反应和某些病理变化与原发性 PD 患者的改变十分相似。MPTP 造成的慢性损害使细胞线粒体呼吸链中复合物 I、III 含量减少，ATP 合成受到抑制，还原型辅酶 I（NADH）及乳酸堆积，细胞内游离钙急剧增加，谷胱甘肽形成减少。这些改变使氧自由基生成过度，导致细胞凋亡和坏死。与 MPTP 结构类似的化合物如除草剂百草枯、异喹啉等，这些物质都有可能是 PD 发病的危险因素。长期接触锰尘、一氧化碳中毒也可引起帕金森综合征。

3. 氧化应激增强和线粒体功能障碍　自由基可使不饱和脂肪酸发生脂质过氧化（LPO）反应，对蛋白质和 DNA 产生氧化损伤，导致细胞变性死亡。正常情况下，机体存在自由基清除系统，在脑内主要有谷胱甘肽（GSH）、谷胱甘肽过氧化物酶（GSH-PX）、超氧化物歧化酶（SOD）等，保护机体免遭自由基的损伤。PD 患者黑质部位的自由基清除能力下降，谷胱甘肽（GSH）含量明显下降，较正常减少达 50%。PD 患者脑黑质中铁含量较正常增高 50%，而铁蛋白（有结合铁的能力）含量减少，铁能造成细胞内钙的聚集和脂质过氧化反应加剧。PD 患者黑质线粒体呼吸链中复合物 I 功能缺损，使黑质细胞对自由基损伤更加敏感。

4. 兴奋性神经毒作用　在丘脑和基底神经节传出核团中，多巴胺减少可增加兴奋性氨基酸能神经元（主要是谷氨酸能神经元）的活性，这些核团的过度兴奋导致 PD 发生。动物研究表明，向苍白球内侧部或黑质网状结构内注射竞争性 N-甲基 D-天冬氨酸（N-methyl-D-aspartic acid，NMDA）受体拮抗剂，可明显改善运动功能等 PD 样症状。

【临床表现】

多于 50~60 岁起病，男性略多于女性。起病缓慢，症状逐渐加重，主要症状有震颤、肌强直、运动迟缓和姿势反射减少。

1. 震颤　由相互拮抗的肌群发生节律性的交替收缩所致。多从一侧上肢的远端开始，逐渐扩展至同侧下肢及对侧上、下肢，最后累及舌、唇、腭及头部。典型的震颤为手指呈"搓丸样"，安静或休息时出现静止性震颤,情绪紧张时加重,睡眠时消失。

2. 肌强直 四肢、躯干、颈部、面部的肌肉均可发生强直,患者表现出一种特殊姿势:头部前倾,躯干俯屈,前臂内收,下肢髋及膝关节略为弯曲,手指内收,腕关节和指间关节伸直,拇指对掌,称"帕金森手"。

3. 运动徐缓 随意运动缓慢、减少,加上肌张力增高、姿势反射障碍等而表现出一系列的运动障碍:患者的面肌活动减少,双眼常凝视,瞬目少,面部表情呆板,称"面具脸";患者手指进行精细动作如扣钮、穿鞋袜比较困难,书写也困难,字愈写愈小,称"写字过小症";讲话慢,语音低沉且单调,口、咽部的肌肉活动障碍而致唾液难于咽下,大量流涎,严重时吞咽食物也困难。

4. 姿势反射减少 走路时双上肢前后摆动的"联合动作"减少,甚至不摆动。步态障碍表现为起步较难,一旦迈步,即以碎步向前冲,不能及时停步,称为"慌张步态"。姿势转变也有障碍,如患者正在走路时令其立即转身,头部及躯干往往同时转动。久坐后站起来也感困难,久卧于一个姿势也难转身。

【治疗原则】

PD 的运动症状和非运动症状都会影响患者的工作和日常生活能力,因此,用药原则应该以达到有效改善症状、提高工作能力和生活质量为目标。

1. 早期诊断、早期治疗 不仅可以更好地改善症状,而且可能会达到延缓疾病进展的效果。

2. 坚持"剂量滴定" 为避免产生药物的急性副作用,应力求"尽可能以小剂量达到满意临床效果"的用药原则,避免或降低运动并发症的发生率。

3. 遵循循证医学的证据,并强调个体化用药 不同患者的用药选择需要综合考虑患者的疾病特点(是以震颤为主,还是以强直少动为主)和疾病严重程度、有无认知障碍、发病年龄、就业状况、有无共患病、药物可能的副作用、患者的意愿、经济承受能力等因素,尽可能避免、推迟或减少药物的副作用和运动并发症。

4. 避免突然停药 进行抗 PD 药物治疗时,特别是使用左旋多巴(levodopa,L-dopa)及大剂量多巴胺受体激动药时不能突然停药,以免发生撤药恶性综合征。

【药物治疗】

(一) 治疗药物分类

帕金森病治疗药物分类见表 13-3。

表 13-3 帕金森病治疗药物分类

药物分类	代表药物	作用机制
抗胆碱药	苯海索(trihexyphenidyl)、苯扎托品(benzatropine)、丙环定(procyclidine)	拮抗 M 胆碱受体,减弱黑质纹状体通路中乙酰胆碱的作用。此类药物抗震颤和强直效果较好,可用于少数不能接受 L-dopa 或多巴胺受体激动药的患者
拟多巴胺类药		
1. 多巴胺前体药	左旋多巴(L-dopa)	直接增加脑内多巴胺浓度,至今仍是治疗 PD 最有效、最基本的药物
2. 促多巴胺释放药	金刚烷胺(amantadine)	能促进 L-dopa 进入脑循环,增加多巴胺的合成、释放,使突触间隙多巴胺的浓度增加;还能拮抗兴奋性氨基酸受体(NMDA 受体)发挥抗 PD 作用
3. 多巴胺受体激动药	溴隐亭(bromocriptine)、吡贝地尔(piribedil)、普拉克索(pramipexole)、罗匹尼罗(ropinirole)	可直接选择性作用于多巴胺受体,提高多巴胺功能

续表

药物分类	代表药物	作用机制
4. 左旋多巴增效药		
(1) 外周氨基酸脱羧酶抑制药	卡比多巴（carbidopa）、苄丝肼（benserazide）	使 L-dopa 在外周的脱羧反应被抑制，进入中枢的量增加
(2) 单胺氧化酶 B 抑制药	司来吉兰（selegiline）	可选择性抑制中枢神经系统单胺氧化酶，降低脑内 DA 降解代谢，使 DA 浓度增加
(3) 儿茶酚胺氧位甲基转移酶抑制药	托卡朋（tolcapone）、恩他卡朋（entacapone）	抑制外周 L-dopa 的降解，使更多的 L-dopa 进入脑组织发挥作用

（二）治疗药物的选用

根据临床症状严重度的不同，可以将 PD 的病程分为早期和中晚期，即将 Hoehn-Yahr 1~2.5 级定义为早期，Hoehn-Yahr 3~5 级定义为中晚期。

1. 早期 PD 的治疗　PD 一旦发生将随着时间的推移而渐进性加重，有证据提示在疾病早期阶段的病程进展较后期阶段要快。因此，一旦早期诊断，即应早治疗。早期的药物治疗，一般多予单药治疗，但也可采用优化的小剂量多种药物（体现多靶点）的联合应用，力求达到疗效最佳、维持时间更长而运动并发症发生率最低的目标。

（1）复方 L-dopa：L-dopa 是 PD 最有效的对症治疗药物，对强直、运动减少和震颤等运动症状均有很好的疗效。虽然随着疾病进展和 L-dopa 长期使用会产生症状波动和运动并发症，但早期应用小剂量 L-dopa（400mg/d 以内）并不增加异动症的产生。因此，应在满足控制症状的前提下尽可能使用低的有效剂量，初始剂量一般为 62.5~125mg，2~3 次/d。高剂量的 L-dopa 和病程的长期发展引起异动症的可能性更大。因此，早期并不建议刻意推迟使用 L-dopa，特别对于晚发型 PD 病患者或者运动功能改善需求高的较年轻患者，复方 L-dopa 可以作为首选。复方 L-dopa 包括多巴丝肼片和卡左双多巴，前者为苄丝肼和 L-dopa 的复方制剂，后者为卡比多巴和 L-dopa 的复方制剂。卡比多巴（carbidopa）和苄丝肼（benserazide）均为氨基酸脱羧酶（AADC）抑制药，与 L-dopa 合用时仅能抑制外周 AADC，由于 L-dopa 在外周的脱羧作用被抑制，进入中枢神经系统的 L-dopa 增加，使用量可减少 75%，而使不良反应明显减少，症状波动减轻。复方 L-dopa 常释剂起效快，而缓释片维持时间相对长，但起效慢、生物利用度低，在使用时，尤其是两种不同剂型转换时需加以注意。

（2）多巴胺受体激动药：此类药物根据其化学结构不同可分为两类，麦角类［包括溴隐亭（bromocriptine）、培高利特（pergolide）、α- 二氢麦角隐亭（α-dihydroergocriptine）、卡麦角林（cabergoline）和麦角乙脲（lisuride）］和非麦角类［包括普拉克索（pramipexole）、罗匹尼罗（ropinirole）、吡贝地尔（piribedil）、罗替戈汀（rotigotine）和阿扑吗啡（apomorphine）］。由于麦角类多巴胺受体激动药易引起心脏瓣膜病变和肺胸膜纤维化，故临床已使用较少，其中培高利特在国内已停用。非麦角类多巴胺受体激动药的长半衰期制剂能避免对纹状体突触后膜的多巴胺受体产生"脉冲"样刺激，从而可预防或减少运动并发症，因此，目前非麦角类多巴胺受体激动药推荐为首选药物，尤其适用于早发型 PD 患者的病程初期。此类药物均应从小剂量开始，逐渐增加剂量至获得满意疗效而不出现不良反应。其不良反应与 L-dopa 相似，但它的症状波动和异动症发生率较 L-dopa 低，而直立性低血压、脚踝水肿和精神异常（幻觉、食欲亢进、性欲亢进等）的发生率较 L-dopa 高。

（3）单胺氧化酶 B（monoamine oxidase B，MAO-B）抑制药：第一代 MAO-B 抑制药司来吉兰（selegiline）为选择性 MAO-B 抑制药，能迅速通过血脑屏障，降低脑内多巴胺降解代谢，使多巴胺浓度增加，有效时间延长。与 L-dopa 合用后，能增加疗效，降低 L-dopa 用量，减少外周不良反应，并能消除长期使用 L-dopa 出现的"开关反应"。此类药物主要推荐用于治疗早期 PD 患者，特别是早发型或者初治的 PD 患者,也可用于进展期的 PD 患者的附加治疗。在改善运动并发症方面,第二代 MAO-B 抑制药雷沙吉兰相对于司来吉兰证据更充分。同类药物沙芬酰胺(safinamide)对 MAO-B 具有较高的选择性,能够可逆性地抑制其作用,从而增加脑内多巴胺水平。沙芬酰胺对 MAO-B 的选择性较 MAO-A 强 5 000 倍,远大于司来吉兰和雷沙吉兰。

(4) 儿茶酚 -O- 甲基转移酶抑制药(catechol-O-methyltransferase inhibitor,COMTI):抑制 COMT 可降低 L-dopa 的降解,并减少 COMT 代谢途径产物 3-O- 甲基多巴对 L-dopa 转运入脑的竞争性抑制作用,可增加 L-dopa 的生物利用度和提高纹状体中 L-dopa 和多巴胺浓度。此类药物主要有恩他卡朋(entacapone)、托卡朋(tolcapone)和奥匹卡朋(opicapone)以及与复方 L-dopa 组合的恩他卡朋双多巴片(恩他卡朋 / 左旋多巴 / 卡比多巴复合制剂)。在疾病早期首选恩他卡朋双多巴片治疗可以改善症状,恩他卡朋须与复方 L-dopa 同服,单用无效。

(5) 抗胆碱药:本类药物可阻断中枢 M 受体,减弱纹状体中乙酰胆碱的作用,疗效不如 L-dopa。用于轻症患者和不能耐受 L-dopa 或禁用 L-dopa 的患者。苯海索(benzhexol)和苯扎托品(benzatropine)抗震颤效果好,也能改善运动障碍和肌肉强直,对无震颤的患者不推荐应用此类药物。对 60 岁以下的患者要定期筛查认知功能,一旦发现认知功能下降则应停用;对 60 岁以上的患者尽可能不用或少用,若必须应用则应控制剂量。

(6) 金刚烷胺(amantadine):可通过多种方式加强多巴胺的功能,如促进 L-dopa 进入脑循环,增加多巴胺合成、释放和减少多巴胺重摄取等,表现出多巴胺受体激动药的作用。近年来认为其作用机制与阻断兴奋性氨基酸受体(NMDA-Glu 敏感)有关。它对 PD 的肌肉强直、震颤和运动障碍的缓解作用较强,见效快,作用时间短,连用数天即可获最大疗效,但连用 6~8 周后疗效逐渐减弱。

2. 中晚期 PD 的治疗　中晚期 PD 的临床表现更为复杂,除了有疾病本身的进展以外,还包括药物不良反应或运动并发症的出现。对中晚期 PD 患者的治疗,既要继续力求改善运动症状,又要处理一些运动并发症和非运动症状。

(1) 运动并发症的治疗:

1) 症状波动及其处理:长期服用 L-dopa 或复方 L-dopa 后,一些患者出现症状波动,常见的有①剂末恶化现象:每次服药后有效时间缩短,在下一次服药前 1~2 小时症状恶化,再服药则恶化症状消失,常因清晨症状加重而被患者首先注意,应将每日 L-dopa 的剂量分成多次小剂量服用;②开关现象:"开" 的时相 PD 症状减弱,伴有多动;"关" 的时相症状加重。此现象不能预知,与药物剂量无关,可能与受体敏感度有关。一旦产生,则 L-dopa 制剂应减量或停用 7~10 天,使多巴胺受体复敏后再从小剂量开始服用,亦可改用多巴胺受体激动药、抗胆碱药、MAO-B 抑制药、COMT 抑制药等。要注意改善 L-dopa 吸收、转运,减少蛋白摄入(每日小于 1g/kg),促进胃肠运动(西沙必利等),稳定 L-dopa 血浆浓度,增加用药次数,使用控释制剂等。

2) 运动障碍及其处理:①剂量高峰多动症,表现为剂量高峰期躯干和肢体的舞蹈样动作。常出现在用药 2~3 小时后,可能与用药过量或受体超敏有关,不能预知,减量或停药可改善或消失,也可用舒必利(sulpiride)或硫必利(tiapride)治疗。②晨僵,表现为清晨不能运动,以腿、足痉挛多见,与 L-dopa 浓度有关,可睡前改用 L-dopa 控释片或多巴胺受体激动药,也可使用巴氯芬(baclofen)、锂剂治疗。③双相多动,有些患者的不随意运动与 L-dopa 作用出现和消退相关联,这种双相多动常表现为较突出的肌张力障碍,并与肢体抽动、投掷样动作混合在一起。双相多动主要见于起病年龄较轻的患者,较剂量高峰多动少见,但比剂量高峰多动严重,处理起来极为棘手。有报道氯氮平(clozapine)能改善 PD 的不随意运动和开关现象,对静止性震颤有一定疗效,开始每日 25mg,逐渐增量,每日剂量最高可达 200~300mg。

3) PD 治疗药物引起精神症状的处理:①减少 PD 治疗药物用量;②减少或停用抗胆碱药或金刚烷胺,减少或停用多巴胺受体激动药,将左旋多巴减至最低有效剂量;③给予抗精神病药,如氯氮平等。

(2)非运动症状的治疗:非运动症状在整个 PD 的各个阶段都可能出现,主要包括睡眠障碍、感觉障碍、自主神经功能障碍和精神及认知障碍。有些非运动症状如嗅觉减退、快速眼球运动期睡眠、便秘和抑郁等比运动症状出现得更早。非运动症状严重影响患者的生活质量,因此在治疗 PD 患者的运动症状的同时也需要治疗患者的非运动症状。

1)睡眠障碍:PD 患者中有 60%~90% 的伴有睡眠障碍,睡眠障碍是最常见的非运动症状。主要包括失眠、快速动眼睡眠行为障碍(rapid eye movement sleep behavior disorder,RBD)、白天过度嗜睡(excessive daytime sleepiness,EDS),其中约 50% 以上的患者伴有 RBD。伴有 RBD 患者,发作频繁时可在睡前给予褪黑素或氯硝西泮。患者的失眠若与服用的 PD 治疗药物如司来吉兰和金刚烷胺有关,尤其在傍晚服用者,首先需改变服药时间;若与 PD 病夜间运动症状有关,主要是多巴胺能药物的夜间血药浓度过低,应加用多巴胺受体激动药的缓释片、复方 L-dopa 缓释片或 COMTI,则能够改善患者的睡眠质量。RBD 和失眠患者常常合并 EDS,如果患者在每次服药后出现嗜睡,提示药物过量,应适当减小剂量,或用控释剂代替常释剂将有助于改善 EDS。

2)感觉障碍:主要包括嗅觉减退、疼痛或麻木和不宁腿综合征。其中嗅觉减退最为常见,一般可早于运动症状出现之前多年发生,但目前尚无有效改善措施。疼痛在 PD 患者中也较为常见,引起疼痛的病因有多种,可以是由 PD 本身引起,也可能是关节病变引起。如果 PD 治疗药物"开期"疼痛减轻或消失,"关"期再次出现,则提示由 PD 本身所致,可以调整多巴胺能药物治疗以延长"开"期。反之则由其他原因引起,需要根据疼痛的类型予以相应的治疗。对不宁腿综合征的 PD 患者,可在入睡前服用多巴胺受体激动药或复方 L-dopa 治疗。

3)自主神经功能障碍:包括便秘、泌尿障碍和直立性低血压等。治疗便秘,可通过摄入足够的液体、高纤维饮食或温和的导泻药及促进胃动力药物可有效缓解,同时停用抗胆碱药。对泌尿障碍的治疗,可采用如奥昔布宁(oxybutynin)、溴丙胺太林(propantheline)、托特罗定(tolterodine)和莨菪碱(hyoscyamine)等外周抗胆碱药。对伴有直立性低血压患者应增加盐和水的摄入量,睡眠时抬高头位,并避免快速地变换体位,药物治疗可首选 α 肾上腺素受体激动药米多君(midodrine)治疗。

4)精神及认知障碍:主要包括抑郁和 / 或焦虑、幻觉和妄想、冲动强迫行为和认知减退及痴呆。引起精神及认知障碍的病因可能是由 PD 治疗药物诱发,也可能是由疾病本身导致,治疗时应注意区分。若是前者因素则应依次逐减或停用:抗胆碱药、金刚烷胺、MAO-B 抑制药、多巴胺受体激动药,若症状无明显缓解,最后可减少复方 L-dopa 剂量,但有增加 PD 运动症状的风险。若为后者因素,就要考虑对症用药。

病例分析-4

思考题

1. 临床应用帕金森病治疗药物需要注意哪些用药原则? 哪些监护参数对于评估患者药物疗效和不良反应是必须的?

2. 治疗帕金森病最常用的抗胆碱药有哪些? 怎样应用? 它们的不良反应有哪些?

第五节　痴　呆

痴呆是大脑皮质功能衰退的一种临床综合征,主要表现为进行性记忆,认知和行为障碍。根据病因不同,可分为以下几种类型:阿尔茨海默病(Alzheimer's disease,AD)、血管性痴呆(vascular dementia,VD),以及其他神经系统疾病引起的痴呆等。

【病因和发病机制】

（一）阿尔茨海默病发病机制

AD 患者大脑表现出脑萎缩,中枢神经系统内神经元和神经突触明显减少或消失,这种改变在与认知能力相关区域如海马及相关皮质部位尤为明显。脑组织布满神经元内纤维缠结（neurofibrillary tangle）、老年斑（senile plaque）并沉积大量 β 淀粉样蛋白（amyloid beta-protein,Aβ）。神经元内纤维缠结由处于超磷酸化状态的微管相关 τ 蛋白（tau protein）组成的双螺旋纤维丝（paired helical filament）组成,老年斑存在于细胞外基质部分,β 淀粉样蛋白主要沉积于细胞外。许多神经递质,如乙酰胆碱、5- 羟色胺（5-HT）、去甲肾上腺素（norepinephrine,NE）、多巴胺、P 物质（substance P）等减少也与 AD 发病关。在复杂的 AD 病因学研究中发现,高龄及遗传因素与 AD 发病有关。

（二）血管性痴呆发病机制

VD 是在脑动脉硬化的基础上,伴有多发性脑梗死所导致的痴呆综合征,又名多发梗死性痴呆（multi infarct dementia）。另一种情况是有慢性脑缺血但不一定伴有明显脑梗死,如皮质下动脉硬化性脑病。VD 的根本原因是脑动脉硬化引起脑组织长期供血不足,以高血压脑动脉硬化和糖尿病性脑动脉硬化最为常见。VD 中以皮质或皮质下梗死性痴呆最常见,痴呆的发生与梗死的容积和部位都有密切关系。脑血流降低也是引起 VD 的重要因素,造成脑血流下降的原因,一是脑动脉狭窄或闭塞导致脑组织灌流量降低,二是脑组织的兴奋性降低,导致脑代谢率的降低和脑血流量的下降。

（三）其他痴呆

神经系统许多疾病均可出现痴呆,最常见的有:

1. 正常颅内压性脑积水　临床主要特征为进行性痴呆,伴共济失调、步态不稳和尿失禁。颅脑影像显示,两侧脑室扩大,两前角交叉在 120° 以上。腰穿脑脊液压力正常,侧脑室引流可改善症状。

2. 克罗伊茨费尔特 - 雅各布病（Creutzfeldt-Jakob disease）　是由朊病毒感染引起的慢性进行性疾病。主要临床特点除痴呆外,还表现四肢肌张力升高、手肌萎缩、肌阵挛发作、脑电图出现正向棘波及三相波,目前无特殊治疗方法。

3. 锥体外系疾病伴发痴呆　如帕金森病晚期、慢性进行性舞蹈病（亨廷顿病,Huntington disease）等都可伴发痴呆。这类伴发痴呆诊断没有困难,以治疗本身原发疾病为主,痴呆治疗为辅。

【临床表现】

1. 记忆障碍　记忆力减退,是痴呆的最早表现,尤其是近事记忆减退更明显。经常遗失东西,忘记约会,无法学习新鲜事物。随着记忆障碍的明显加重,常会出现定向障碍,离家后找不到回家的道路。

2. 认知障碍　表现出对时间、地点的认知错误,对社会、家庭人员关系的认知错误,如将儿子当兄弟等。有些患者还可出现语言障碍,不能准确表达意思,亦不能理解别人的讲话等。疾病严重时,可出现一般常识性认知困难,直至完全丧失生活能力。

3. 行为障碍　轻者表现出性格改变,或是夸夸其谈、言过其实,或是退缩孤独、自言自语。常有无目的动作如独自房内行走、外出不能回家、不能睡到自己床上等表现。部分患者可有精神症状,如幻觉、躁狂、兴奋、冲动。后期患者常有衣衫褴褛、不修边幅、言语不能、行为退缩或冲动等表现,但一般无昏迷。

【治疗原则】

1. 阿尔茨海默病　AD 的治疗主要从以下几个方面着手:①治疗行为症状和心理症状,应治疗的靶症状包括躁动、攻击、压抑、焦虑、冷漠、睡眠或食欲改变、记忆减退、语言障碍、注意力分散、定向错误、智能减退等,常针对特定的靶症状采用相应的抗精神病药治疗;②采用中枢胆碱酯酶抑制药改善患者的记忆功能和认知功能;③采用脑血管扩张药或钙通道阻滞药,改善脑循环,减轻脑缺血损伤,保护神经功能;④采用改善脑代谢剂如胞磷胆碱、脑蛋白水解物（脑活素）等,改善脑组织的营养和能量供给,促进脑内葡萄糖和氨基酸的代谢利用;⑤采用β分泌酶抑制药、γ分泌酶抑制药能减少兴奋性氨基酸含量,改善关键病理蛋白代谢。

2. 血管性痴呆 对VD的治疗类似于AD,但更重视改善脑循环,增加脑血流量,改善脑缺血缺氧,既有利于防治衰老,又利于促进记忆和智能的康复。脑细胞代谢活化剂和钙通道阻滞药的应用也受到重视,有提高智能、增强记忆和抗衰老作用。

【药物治疗】

(一) 治疗药物分类

痴呆治疗药物分类见表13-4。

表 13-4 痴呆治疗药物分类

药物分类	代表药物	作用机制
中枢乙酰胆碱酯酶抑制药	多奈哌齐(donepezil)、卡巴拉汀(rivastigmine)、石杉碱甲(huperzine A)	抑制乙酰胆碱酯酶,延缓ACh代谢,增加ACh功能
M_1 受体激动药	占诺美林(xanomeline)	选择性激动胆碱 M_1 受体发挥作用
NMDA 受体拮抗剂	美金刚(memantine)	是兴奋性 NMDA 受体拮抗剂
促脑功能恢复药	双氢麦角毒碱(co-dergocrine)、尼麦角林(nicergoline)、茴拉西坦(aniracetam)、银杏叶制剂	刺激尚存活的脑细胞充分发挥代偿功能,扩张脑血管,改善大脑血液循环,增加脑血流量和对葡萄糖的利用,促进脑组织代谢
分泌酶抑制药	β分泌酶抑制药、γ分泌酶抑制药	抑制水解淀粉样前体蛋白(amyloid precursor protein)的β分泌酶、γ分泌酶的活性,减少β淀粉样蛋白的产生
钙通道阻滞药	尼莫地平	清除自由基,降低脂质过氧化反应。选择性作用于脑血管,改善脑血管痉挛

(二) 治疗药物的选用

1. 痴呆行为和心理症状用药 痴呆行为和心理症状的治疗应包括环境治疗、行为和心理症状药物治疗。

(1)环境治疗:指医护人员和照料者在内的一切环境因素对痴呆行为和心理症状的治疗作用。要求医务人员或照料者尊重患者,保持一种始终如一的、宽容大度的关心体贴。

(2)行为和心理症状治疗:主要针对的靶症状包括徘徊倾向、暴力倾向、睡眠日夜颠倒、进食障碍等。痴呆行为和心理症状虽可治疗,但有很大的难度。首先,要根据患者的靶症状来选择药物。其次,还要考虑到治疗药物的副作用对患者可能造成的影响,如传统抗精神病药的锥体外系副作用,要用抗胆碱药治疗,而抗胆碱药会影响患者的意识水平并加重认知功能障碍。

抑郁症状在痴呆患者的出现率可高达80%。痴呆患者伴发抑郁症状时,应首选选择性5-羟色胺再提取抑制药如舍曲林(sertraline)、氟西汀(fluoxetine)、帕罗西汀(paroxetine)等。新一代的单胺氧化酶抑制药,可选择性抑制MAO-A如吗氯贝胺(moclobemide),或MAO-B如司来吉兰,对AD患者伴发的抑郁症状有效。

AD患者伴发轻度焦虑与夜间失眠时,可应用苯二氮䓬类药物,如奥沙西泮(oxazepam)、劳拉西泮、阿普唑仑(alprazolam)等,详见焦虑症的药物治疗。

经典抗精神病药如氯丙嗪、替沃噻吨(tiotixene)、氟哌啶醇、硫利达嗪(thioridazine)等一直是治疗痴呆行为和心理症状的主要药物,经典抗精神病药的主要缺点是易产生锥体外系副作用且反应严重。

新型抗精神病药包括利培酮(risperidone)、奥氮平(olanzapine)、舍吲哚(sertindole)等,这些药物对多种行为和心理症状的疗效要优于经典抗精神病药,而且其锥体外系反应轻微,对老年患者更为合适。

丙戊酸钠(sodium valproate)和卡马西平对痴呆患者躁狂样症状、攻击行为有一定的治疗作用。不恰当的性行为多发生于男性老年痴呆患者,使用雌激素可以减少患者生理方面和性方面的攻击行为。

2. 改善痴呆用药

(1)AD治疗药物的选用:轻至中度AD患者可使用双氢麦角毒碱、茴拉西坦、银杏叶制剂等,它们能够促进脑代谢,对提高患者注意力、稳定情绪有一定的作用,对部分轻度记忆力减退有一定的改善作用。盐酸多奈哌齐和盐酸他克林都是可逆性胆碱酯酶抑制药,区别在于多奈哌齐对中枢胆碱酯酶,如乙酰胆碱酯酶,有高度特异性,可明显改善患者记忆和认知功能。多奈哌齐的有效剂量是5mg或10mg,每日1次,连服14天达稳态血药浓度。多奈哌齐可引起失眠,应在白天服用。本品口服吸收良好,饮食不影响对其吸收,老年人或肝、肾病患者不需要调整剂量。不良反应是胆碱能兴奋症状,包括恶心、腹泻、失眠、呕吐、肌痉挛、疲乏和厌食,经常是轻度且一过性的,没有肝毒性。多奈哌齐与同时应用的拟胆碱药或其他胆碱酯酶抑制药(如琥珀胆碱)有协同作用,与抗胆碱药有拮抗作用。

中至重度AD患者可使用卡巴拉汀治疗。研究表明,AD患者日常生活能力、行为(behaviour)和认知功能(cognitive)的损害与脑中乙酰胆碱不足有关。人脑中乙酰胆碱的水平由两种酶即乙酰胆碱酯酶(AChE)和丁酰胆碱酯酶(BuChE)共同调节,卡巴拉汀的独特之处在于既能抑制乙酰胆碱酯酶,也抑制丁酰胆碱酯酶,升高脑内ACh作用明显。本品采用阶梯渐进式服药法,先每日服用3mg(1.5mg,2次/d),4周后增到每日6mg,如能耐受,隔4周后可再加到每日9mg,甚至达到每日12mg,应针对患者的具体反应,缓慢增加。早晚各一次服药,与食物同服效果更好。恶心、呕吐、食欲缺乏等不良反应一般为轻至中度,持续时间短,可自行消失。卡巴拉汀能影响抗胆碱药的活性,所以它不应与其他抗胆碱药合用。

占诺美林(xanomeline)是毒蕈碱M_1受体选择性激动药,对M_2、M_3、M_4、M_5受体作用很弱,易透过血脑屏障,且皮质和纹状体的摄取率较高,是目前发现的选择性最高的M_1受体激动药之一。服用本品后,AD患者的认知功能和动作行为有明显改善。但因胃肠不适以及心血管方面的不良反应,部分患者中断治疗。

美金刚(memantine)为NMDA受体的非竞争性拮抗剂,可与NMDA受体结合。谷氨酸以病理量释放时,美金刚可减少谷氨酸的神经毒性作用,当谷氨酸释放过少时,美金刚可改善记忆过程所需谷氨酸的传递。它是第一个用于晚期阿尔茨海默病的NMDA受体的非竞争性拮抗剂,将美金刚与AChE抑制药合用效果更好。该药的用法为口服,第1周剂量为每日5mg(晨服),第2周每日10mg(每次5mg,每日2次),第3周每日15mg(早上服10mg,下午服5mg),第4周开始以后服用推荐的维持剂量每日20mg(每次10mg,每日2次)。服后有轻微眩晕、不安、头重、口干等。饮酒可加重不良反应。

(2)VD治疗药物的选用:尼莫地平口服吸收快,1小时达血药浓度峰值,但肝脏首过效应明显,口服生物利用度仅13%左右。VD患者口服每次40mg,3~4次/d,连续使用1个月。尼莫地平注射剂每日10~20mg加入5%葡萄糖注射液中静脉滴注,开始宜缓慢滴注,如果耐受性良好,尤其无明显血压下降时,2小时后可酌情加快滴速,使用5~14天后改为口服。口服可有一过性消化道不适、头晕、嗜睡和皮肤瘙痒等反应,静脉给药可致血压轻微下降,头痛、头晕等。

尼麦角林(nicergoline)能阻断α_1受体,增加脑血流供应,改善脑细胞能量代谢,促进脑细胞蛋白质合成。治疗缺血性脑血管病,改善短期及长期记忆,促进记忆和智能的恢复。口服易吸收,生物利用度高,每次5~10mg,3次/d。本品能增强普萘洛尔对心脏的抑制作用,应避免合用。

双氢麦角碱(dihydroergotoxine)能阻断交感神经α受体,兴奋多巴胺和5-羟色胺受体,增加脑血流量和脑细胞对氧的利用,适用于治疗慢性脑血管病后期的脑功能减退、轻至中度血管性痴呆,预防偏头痛和血管性头痛。本品口服吸收不完全,肝脏首过效应明显,生物利用度仅10%左右。成人口服或含服,每次1~2mg,3次/d,餐前用,12周为一疗程。

思考题

1. 哪些药物对阿尔茨海默病患者的认知障碍治疗有效？最佳治疗方案是什么？
2. 阿尔茨海默病治疗中，为什么要应用胆碱酯酶抑制药？本类常用的药物有哪些（列举2个药物）？

第十三章
目标测试

（孙 懿）

参 考 文 献

［1］中华医学会神经病学分会, 中华医学会神经病学分会脑血管病学组. 中国急性缺血性脑卒中诊治指南 2018, 中华神经科杂志, 2018, 51 (09): 666-682.
［2］JOHNSTON S C, EASTON J D, FARRANT M, et al. Clinical Research collaboration, N. E. T. T. N., the, P. I., clopidogrel and aspirin in acute ischemic stroke and high-risk TIA. The New England Journal of Medicine, 2018, 379 (3): 215-225.
［3］中华医学会神经病学分会帕金森病及运动障碍学组. 中国帕金森病治疗指南 (第四版). 中华神经科杂志, 2020, 53 (12): 973-986.
［4］SEPPI K, RAY CHAUDHURI K, COELHO M, et al. The collaborators of the Parkinson's disease update on nonmotor symptoms study group on behalf of the movement disorders society evidence-based medicine, C., Update on treatments for nonmotor symptoms of Parkinson's disease-an evidence-based medicine review. Movement Disorders, 2019, 34 (2): 180-198.

第十四章

精神障碍的药物治疗

第十四章
教学课件

学习目标

1. **掌握** 精神障碍的药物治疗原则、药物治疗方法。
2. **熟悉** 精神障碍治疗用药的作用特点和主要不良反应。
3. **了解** 精神障碍的病因、发病机制和主要临床表现。

精神障碍(mental disorder)是一类具有诊断意义的精神方面的疾病,特征为认知、情绪、行为等方面的改变,伴有痛苦体验和/或功能损害。根据《中国精神疾病分类方案与诊断标准》第三版(Chinese classification and diagnostic criteria of mental disorders,CCMD-3),精神障碍分为 10 类,其中精神分裂症、情感性精神障碍、焦虑症和失眠等为常见的功能性精神障碍。大多数功能性精神障碍没有明确的病因,发病机制不详,也无明显的体征和实验室指标异常。治疗上以药物为主,同时辅以心理治疗和工娱治疗。

第一节 失 眠

失眠(insomnia)是指无法入睡或无法保持正常睡眠状态,导致睡眠缺乏,又称入睡和维持睡眠障碍,为各种原因引起的入睡困难、睡眠深度或频度过短、早醒及睡眠时间不足或质量差等,是一种常见的亚健康状态。失眠往往导致机体免疫力低下、记忆力减退和精力不足,长期失眠可能会导致高血压、冠心病、脑出血、乳腺癌、偏瘫、糖尿病等多种疾病发生。

【病因和发病机制】

(一)病因

1. **年龄** 年龄增长是失眠的显著危险因素。随着年龄的增加,失眠的发生率逐渐增高。曾经存在失眠发作人群的再次发病率比未发生过失眠的普通人群高。

2. **性别** 女性患病风险高于男性,在大于 45 岁人群中女性患病率更高。

3. **遗传因素** 有家族史的普通人群的新发病率是无家族史人群的 3 倍;家系研究和双生子研究显示失眠的遗传率在 30%~60%。

4. **负性应激事件** 失眠主要是由于一过性的兴奋、焦虑、精神紧张、身体不适或睡眠环境改变而导致。负性应激事件是新发失眠的危险因素,若得不到及时纠正,也可转化为慢性失眠的维持因素。

5. **个性特征** 过于细致的个性特征,如对健康状况要求过高、过分关注、追求完美、过分悲观等,对失眠的发生会有一定的作用。

6. **精神障碍** 约 70%~80% 的精神障碍患者有失眠状。精神疾病引起的失眠,如躁狂症引起的昼夜不安而导致的少眠或不眠,以及抑郁症导致的早醒。

7. **躯体疾病** 慢性躯体疾病患者往往有失眠状,而失眠人群罹患躯体疾病的发生率显著高于非失眠人群。

(二)发病机制

目前对于失眠的发病机制尚不完全清楚,现存在以下两种假说:

1. 过度觉醒假说　此学说是以神经生物学为基础,认为失眠是由于生理-认知-大脑皮层的活动增强,以中枢神经系统高觉醒状态或觉醒时间增多为主要表现。失眠患者大脑皮层觉醒表现为睡眠脑电图脑电波频率的增快,由于脑电图频率的增加会影响睡眠开始时记忆的形成,所以失眠患者无法区分睡眠和觉醒,无法确定睡前等待时间和总睡眠时间。慢性失眠患者认知觉醒模式发生改变,对睡眠的关注以及努力入睡成为失眠持续并发展的循环恶化因素,使得发生失眠的患者对睡眠产生担忧及恐惧感,对睡眠更为关注,因此加重失眠。

2. 3P 假说　3P 指的是易感因素(predisposing)、促发因素(precipitating)和维持因素(perpetuating)。易感因素包括年龄、性别、遗传及性格特征等,可使个体对失眠易感。促发因素包括急性应激事件等,可引起失眠状的急性发生。维持因素包括应对短期失眠所导致的不良睡眠行为(如延长在床时间)及由短期失眠所导致的焦虑和抑郁症状等,尤其是对失眠本身的焦虑和恐惧。该假说认为失眠的发生和维持是由 3P 因素累积超过了发病阈值所致。

【临床表现及分类】

失眠的主要表现为入睡困难,入睡时间超过 30 分钟;睡眠深度或时间长度过短,夜间觉醒次数超过 2 次或凌晨早醒;多噩梦;总的睡眠时间少于 6 小时;次日出现日间功能障碍,机体免疫力低下,记忆力减退和精力不足,伴有紧张、不安、强迫、情绪低落。按病程可分为:一过性或急性失眠,病程小于 4 周;短期或亚急性失眠,病程大于 4 周小于 3~6 月;长期或慢性失眠,病程大于 6 个月。

【药物治疗原则】

由于镇静催眠药长期使用会产生依赖性和停药反应,所以用药剂量应从小剂量开始,一旦达到有效剂量后不得轻易调整药物剂量。按需、间断、短期给药,每周服药 3~5 天而不是连续每天用药,常规用药不超过 3~4 周。长期药物治疗的患者应根据患者睡眠情况来调整用药剂量和维持时间,每个月需要对患者进行定期评估,必要时变更治疗方案,或者根据患者的睡眠改善状况适时采用间歇治疗。对于特殊人群,如儿童、孕妇、哺乳期妇女、肝肾功能损害患者、重度睡眠呼吸暂停综合征患者、重症肌无力患者不宜服用催眠药物治疗。

【药物治疗】

失眠的治疗药物分类见表 14-1。

表 14-1　常用治疗失眠药物的特点

药物及剂型	半衰期 /h	规格 /mg	口服推荐剂量 /mg	适应证
苯二氮䓬受体激动药				
苯二氮䓬类药物				
艾司唑仑片剂	10~24	1、2	1~2/0.5	入睡及睡眠维持困难,中效
替马西泮胶囊	8~10	7.5、15.0、30.0	7.5~30/7.5~15	入睡及睡眠维持困难,中效
三唑仑片剂	2.5	0.125、0.250	0.125~0.5/0.125~0.25	入睡困难,短效
氟西泮胶囊	30~100	15、30	15~30/15	睡眠维持困难,长效
夸西泮片剂	20~40	15.0	7.5~15/7.5	入睡及睡眠维持困难、早醒,长效
劳拉西泮片剂	10~20	0.5、1.0	0.5~2.0/0.5~1.0	睡眠维持困难,中效
新型苯二氮䓬受体激动药				
佐匹克隆片剂	5	3.75、7.5	7.5/3.75	入睡及睡眠维持困难,短效

续表

药物及剂型	半衰期/h	规格/mg	口服推荐剂量/mg	适应证
右佐匹克隆片剂	6~9	1、2、3	2~3/1~2	入睡及睡眠维持困难、早醒，中效
唑吡坦片剂	2.5	5、10	5~10/2.5~5.0	入睡困难，短效
扎来普隆胶囊	1	5、10	5~20/5~10	入睡困难，短效
褪黑素受体激动药				
雷美替胺片剂	1	8	8	入睡困难、昼夜节律失调，短效
抗抑郁药				
曲唑酮片剂	6~8	50	25~100	尤适用于焦虑/抑郁伴失眠
米氮平片剂	20~30	30	7.5~30.0	焦虑/抑郁伴失眠者首选
氟伏沙明片剂	17~22	50	50~100	焦虑/抑郁伴失眠
多塞平片剂	8~15/24	3、6	3~6	睡眠维持困难，短期睡眠紊乱
食欲素受体拮抗剂				
苏沃雷生片剂	9~13	5、10、15、20	10~20	入睡及睡眠维持困难
抗癫痫药				
加巴喷丁胶囊	5~9	100、300	100~900	酒精依赖、疼痛性失眠、不宁腿综合征、睡眠时间前移
抗精神病药				
喹硫平片剂	6	25、50、100	12.5~50.0	入睡困难
奥氮平片剂	51.8/33.8	5、10	2.5~10.0	矛盾性失眠

（一）治疗药物分类

目前临床上用于治疗失眠的药物包括苯二氮䓬受体激动药、褪黑素受体激动药、具有催眠效果的抗抑郁药以及食欲素受体拮抗剂等。详见表14-1。

1. **苯二氮䓬受体激动药**　此类药物是使用最为广泛的镇静催眠药，包括传统的苯二氮䓬类药物和新型作用于苯二氮䓬受体的药物。可促进γ-氨基丁酸（GABA）与GABA$_A$受体结合，通过增加Cl⁻通道开放的频率，增强GABA对GABA$_A$受体的作用而显示中枢抑制效应，起到镇静催眠作用。传统的苯二氮䓬类药物可缩短睡眠潜伏期、减少觉醒次数及增加总睡眠时间等，睡眠质量指标均有不同程度改善。但缺点是大多数药物不能优化睡眠结构，可显著减少慢波睡眠，导致睡后恢复感下降。根据药物半衰期的长短可分为三类。①短效类（半衰期<6小时）：三唑仑、奥沙西泮，主要用于入睡困难和觉醒后难以再次入睡的患者；②中效类（半衰期6~24小时）：艾司唑仑、劳拉西泮、阿普唑仑、替马西泮和氯硝西泮，主要用于睡眠浅、易醒的患者；③长效类（半衰期>24小时）：地西泮（安定）、氟西泮、氯氮䓬，主要用于早醒的患者。新型作用于苯二氮䓬受体的药物的催眠作用与传统的苯二氮䓬类药物类似，无镇静和抗惊厥作用。可改善失眠患者的睡眠结构，同时具有起效快、半衰期短，日间困倦和其他不良反应少等优点。在治疗剂量内，基本不产生失眠反弹和戒断症状。代表药物包括佐匹克隆、唑吡坦、扎来普隆等。

2. **褪黑素受体激动药**　代表药物有雷美替胺，与褪黑激素MT$_1$和MT$_2$受体有较高的亲和力，

对 MT_1 和 MT_2 受体呈特异性完全激动作用,且不与 MT_3 受体作用。主要用于治疗以入睡困难为主诉的失眠及昼夜节律失调导致的失眠。能有效缩短患者入睡的时间,增加总的睡眠时间,提高睡眠效率,且对次日工作、学习的负面影响较小。雷美替胺是一种接近理想化的失眠治疗药物,它可诱导生理性睡眠,不影响记忆,无耐药性,不会出现过度使用等问题,无药物依赖性,不会引起过度镇静、反跳性失眠以及停药反应。

3. **抗抑郁药** 适用于失眠伴有抑郁和/或焦虑患者的治疗,此类药物包括① 5-羟色胺(5-HT)受体拮抗/再摄取抑制药:曲唑酮适合合并抑郁症、重度睡眠呼吸暂停综合征及有药物依赖史的患者;②去甲肾上腺素能和特异性 5-HT 抗抑郁药:米氮平通过阻断 $5-HT_{2A}$ 受体、组胺 H_1 受体而改善睡眠,可以增加睡眠的连续性和慢波睡眠,缩短入睡潜伏期,增加睡眠时间,改善睡眠质量;③选择性5-HT 再摄取抑制药:氟伏沙明具有镇静作用,可以通过延缓体内褪黑素代谢,升高内源性褪黑素的浓度来改善睡眠,缩短快动眼睡眠期时间,同时不增加觉醒次数,延长抑郁患者的快动眼睡眠潜伏期,改善抑郁和焦虑患者的睡眠;④三环类抗抑郁药:多塞平可阻断 5-HT 和去甲肾上腺素的再摄取而发挥抗抑郁作用,同时可拮抗胆碱能受体、α_1 肾上腺素受体和组胺 H_1 受体,低剂量的多塞平(3~6mg/d)就可以发挥镇静催眠作用,适用于睡眠维持困难和短期睡眠紊乱的患者。

4. **食欲素受体拮抗剂** 苏沃雷生为新型催眠药,是第一个批准用于治疗失眠的食欲素受体拮抗剂,可同时阻断食欲素受体 OX_{1R} 和 OX_{2R} 以促进睡眠,可以缩短入睡潜伏期,减少入睡后觉醒时间,增加总睡眠时间。用于入睡或睡眠维持困难的治疗。

(二)治疗药物的选用

药物治疗过程中,应根据临床症状、治疗目的、既往治疗疗效、患者的倾向性意见、费用、可获得性、共患疾病、禁忌证、联合用药之间的相互作用以及不良反应等来选择药物种类。通常用药顺序为:①短、中效的苯二氮䓬受体激动药或褪黑素受体激动药(如雷美替胺);②其他苯二氮䓬受体激动药或褪黑素受体激动药;③具有镇静作用的抗抑郁药(如曲唑酮、米氮平、氟伏沙明、多塞平),尤其适用于伴有抑郁和/或焦虑症的失眠患者;④联合使用苯二氮䓬受体激动药和具有镇静作用的抗抑郁药。

> **思考题**
>
> 1. 临床应用镇静催眠药需要注意哪些用药原则?
> 2. 治疗失眠的苯二氮䓬受体激动药有哪些?如何应用?

第二节 精神分裂症

精神分裂症(schizophrenia)是一组病因未明的精神疾病,具有知觉、思维、情感和行为等方面的障碍,以精神活动和环境不协调为特征。多数患者通常意识清晰,智能尚好,部分患者可出现认知功能损害。多起病于青壮年,常缓慢起病,病程迁延,有慢性化倾向,但部分患者经合理治疗能痊愈或基本痊愈。抗精神病药(antipsychotic agent)主要用于治疗精神分裂症和其他具有精神病症状的精神障碍。这类药物通常在治疗剂量下并不影响患者的智力和意识,却能有效地控制患者的精神运动性兴奋、幻觉妄想、敌对情绪、思维障碍和行为紊乱等精神症状。新一代抗精神病药还可以改善动力低下和社会退缩等精神分裂症的阴性症状。

【病因和发病机制】

精神分裂症的病因还不清楚。许多基础研究中的新发现应用于解释精神分裂症的病因、发病机制、临床表现,提出了一系列理论和假设,如分子遗传理论、神经生化假说、大脑病理和结构改变、神经发育异常等生物学因素方面的假说。目前临床上使用的抗精神分裂症药物主要以神经生化假说为基础。多巴胺(dopamine,DA)假说认为精神分裂症患者中枢 DA 功能亢进,阻断多巴胺 D_2 受体的药物可用来治疗精神分裂症的阳性症状。5- 羟色胺(serotonin,5-HT)假说认为 $5-HT_{2A}$ 受体可能与情感、行为控制及 DA 释放调节有关,$5-HT_{2A}$ 受体拮抗剂可使 DA 神经元放电减少,并能减少大脑皮层及边缘系统 DA 的释放。谷氨酸(glutamic acid,Glu)假说认为谷氨酸是大脑皮层神经元重要的兴奋性递质,谷氨酸受体拮抗剂可在受试者身上引起幻觉及妄想,同时也会导致情感淡漠、退缩等阴性症状。γ- 氨基丁酸(gamma-aminobutyric acid,GABA)假说认为前额叶皮层 GABA 能神经元传递减弱会导致精神分裂症患者记忆过程出现障碍,前额叶皮层 GABA 水平与早期精神分裂症患者发病呈负相关。另外,近年来的研究发现心理社会因素不仅对这些精神障碍的发生有影响,而且对复发也有重要的作用。因此,生物学因素(内在因素)和心理社会因素(外在因素)在精神障碍发生发展过程中均起着重要作用。

【临床表现和分型】

(一) 临床表现

1. 感知觉障碍　表现为错觉、幻觉、感知综合障碍等。最突出的是幻觉,以言语性幻听最为常见。

2. 思维障碍

(1)思维内容障碍:主要指妄想,很常见,以被害妄想和关系妄想最多见,可见于各个年龄层。

(2)思维形式障碍:主要表现为思维联想过程缺乏连贯性和逻辑性,这是精神分裂症最具特征性的症状。患者可出现思维散漫、思维破裂、病理性象征性思维、词语新作、逻辑倒错性思维、内向性思维、思维贫乏等。

3. 情感障碍　主要表现为情感迟钝或平淡。对客观刺激内心体验做出不相称或截然相反的情绪反应,即情感不协调或情感倒错。

4. 意志与行为障碍

(1)意志减退:较发病前显得明显孤僻、懒散,常闭门不出、社交退缩。

(2)行为障碍:可表现为行为怪异、愚蠢幼稚,也可表现为紧张症状群,如刻板、模仿动作、违拗、作态,甚至木僵或突然兴奋冲动。

(二) 临床分型

1. 根据精神分裂症的临床特征分型　分为以下亚型:

(1)偏执型:最为常见,多在青壮年或中年起病,起病形式缓慢。以相对稳定的妄想为主要临床表现,常伴有幻觉(特别是幻听)。预后多较好。

(2)青春型:多在青春期发病,起病较急,病情进展快,多在 2 周之内达到高峰。以联想障碍为主,突出表现为精神活动的全面紊乱。思维破裂或明显松弛,行为不可预测,缺乏目的。病情较易恶化,预后欠佳。

(3)紧张型:常急性发作,以明显的精神运动紊乱为主,外观呆板。可交替出现紧张性木僵与紧张性兴奋,或被动性顺从与违拗,预后较好。

(4)单纯型:不多见,起病隐匿,缓慢发展,病程至少 2 年,以思维贫乏、情感淡漠、意志缺乏和社会性退缩等阴性症状为主要表现,预后较差。

(5)未定型(混合型或未分化型):通常指符合精神分裂症诊断标准,具有明显的阳性精神病症状,如妄想、幻觉等,但又不符合上述各型诊断标准或为其混合形式者。

(6)其他:如儿童或晚发性精神分裂症,或残留型、慢性衰退型等。

2. 以生物学和现象学相统一的观点分型　将精神分裂症按阳性症状(positive symptom)和阴性症状(negative symptom)进行分型。阳性症状指精神功能的异常亢进,包括幻觉、妄想、明显的思维障碍、反复的行为紊乱和失控。阴性症状指精神功能的减退或缺失,包括情感平淡、言语贫乏、意志缺乏、无快感体验、注意障碍。

(1) Ⅰ型精神分裂症:以阳性症状为主,对抗精神病药反应良好,无认知功能改变,预后良好,生物学基础是多巴胺功能亢进。

(2) Ⅱ型精神分裂症:以阴性症状为主,对抗精神病药反应差,伴有认知功能改变,预后差,生物学基础是脑细胞丧失、退化(额叶萎缩),多巴胺功能没有特别变化。

【治疗原则】

精神分裂症的治疗主要包括三个方面,即药物治疗、心理治疗和社会康复治疗。对于部分药物治疗不住的患者,在急性期可单用或合用电抽搐疗法(electroconvulsive therapy,ECT)。一般说来应坚持早期发现、早期诊断、早期治疗原则。患者首次治疗时患精神病时间的长短与疗效及远期预后之间有密切相关性,发现越早,治疗针对性越强,预后越好。"三早"是本病预后的关键。

(一) 药物治疗原则

1. 单一药物治疗　一般从小剂量开始,缓慢加量,2周内加至治疗量。如已达治疗剂量仍无效者,酌情加量或考虑换用另一种化学结构的抗精神病药。

2. 足剂量治疗　只要病情未达临床治愈,就应坚决加量,若加至最高治疗量仍无效,再考虑换药。高剂量时应密切注意不良反应。一般情况下不能突然停药。

3. 足疗程治疗　每种药物至少用足疗程,若仍无效才考虑换药。①急性期治疗:经治疗量系统治疗4~6周无效可考虑换药;②恢复期治疗:以原有效药物、原有效剂量继续坚持巩固治疗,疗程至少3~6个月;③维持期治疗:有研究表明,首次发作的精神分裂症患者,5年内的复发率超过80%,中断药物治疗者的复发风险是持续药物治疗者的5倍。因此,抗精神病药在维持治疗中起重要作用。应根据个体及所用药物情况,确定是否减少剂量,把握预防复发所需剂量。第1次发作维持治疗2~5年,第2次或多次复发者维持治疗时间应更长一些,甚至是终生服药。

4. 个体化治疗　根据患者对药物的反应,摸索个体化的用药剂量。

5. 定期评价疗效,指导治疗方案　定期评定药物不良反应,并对症治疗。

(二) 心理治疗

可以帮助患者改善精神症状,增强治疗依从性,改善患者人际关系,特别是恢复期给予心理解释,可改变其病态认知,提高重返社会的适应能力。

(三) 社会康复治疗

对临床痊愈的患者,应当鼓励其参加社会活动和从事力所能及的工作。对慢性精神分裂症有退缩表现的患者,可进行日常生活能力、人际交往技能的训练和职业劳动训练,使患者尽可能保留一部分社会生活功能,减轻残疾程度。同时还要对患者亲属进行健康教育,让他们多给患者一些关爱和理解,还应向公众普及精神卫生知识,使全社会的人尽可能给精神分裂症患者更多的帮助和理解,少一些歧视和指责。总之,对精神分裂症要进行系统的综合治疗和持续治疗。

【药物治疗】

(一) 治疗药物分类

抗精神病药主要用于精神分裂症和其他具有精神病性症状的精神障碍。根据药物的药理作用特点及开发上市的先后,世界精神病协会于2000年提出了以下分类。

1. 第一代抗精神病药　又称典型抗精神病药、传统抗精神病药、神经阻滞药、多巴胺受体拮抗剂。主要为脑内多巴胺 D_2 受体拮抗剂,还对 α_1、α_2 肾上腺素受体、胆碱 M_1 受体、组胺 H_1 受体等有拮抗作用。临床上治疗幻觉、妄想、思维障碍、行为紊乱、兴奋、激越、紧张综合征具有明显疗效。对阴性症状及伴发抑郁症状疗效不确切。不良反应以锥体外系反应(extrapyramidal symptom,EPS)和催乳素水平升高为主。代表药物有氯丙嗪、奋乃静、氟哌啶醇等,详见表14-2。

表 14-2　常用抗精神病药的特点

分类及药名	半衰期均值(范围/h)	用药途径	起始剂量/(mg/d)	常用治疗剂量/(mg/d)	镇静作用	直立性低血压	抗胆碱作用	锥体外系反应	体重增加
第一代抗精神病药									
氯丙嗪(chlorpromazine)	24(8~35)	注射	25~50	150~200	+++	+++	+++	++	++
氯丙嗪(chlorpromazine)	24(8~35)	口服	25~50	300~600	+++	++	+++	++	++
硫利达嗪(thioridazine)	24(6~40)	口服	25~50	200~600	+++	+++	+++	+	++
奋乃静(perphenazine)	12(8~21)	口服	4~6	20~60	++	+	+	++	+
三氟拉嗪(trifluoperazine)	18(14~24)	口服	5	20~40	+	+	+	+++	+
氟哌啶醇(haloperidol)	24(12~24)	注射	5~10	20	+	+	+	++++	+
氟哌啶醇(haloperidol)	24(12~24)	口服	2~4	10~20	+	+	+	++++	+
舒必利(sulpiride)	6~9	注射	100~200	800~1 000	+	+	+	++	++
舒必利(sulpiride)	6~9	口服	100~200	800~1 400	+	+	+	++	++
第一代长效抗精神病药									
五氟利多(penfluridol)	65~70	口服		20~80mg/w	+	+	+	+++	+
癸氟奋乃静(fluphenazine decanoate)	*	注射		12.5~50mg/2~3w	+	+	+	++++	+
癸氟哌啶醇(haloperidol decanoate)	*	注射		50~100mg/2w	+	+	+	++++	+
第二代抗精神病药									
利培酮(risperidone)	20~24#	口服	1~2	4~6	++	+++	0	++	++
利培酮(risperidone)	20~24#	肌内注射		25~50	++	+++	0	++	++
氯氮平(clozapine)	12(4~66)	口服	25~50	200~600	+++	+++	+++	0	+++
奥氮平(olanzapine)	30(20~54)	口服	5~10	10~20	+	++	++	+	+++
喹硫平(quetiapine)	6	口服	50~100	400~750	++	++	0	0	+
阿立哌唑(aripiprazole)	75	口服	10~15	10~30	0/+	0/+	0/+	0	0
齐拉西酮(ziprasidone)	7.5	口服肌内注射	40~80	80~160	+/++	+	0	0/+	0

注:0,无;+,轻度;++,中等;+++,较严重;++++,严重。*:一次注射可在体内维持2~4周或更长。#:利培酮活性代谢产物半衰期。

2. **第二代抗精神病药**　又称非典型抗精神病药、非传统抗精神病药。非典型抗精神病药除与典型抗精神病药共同作用在皮质下结构的靶点（D_2受体）外，还作用在大脑皮质前额叶和边缘叶，主要阻断 $5\text{-}HT_{2A}$ 受体和多巴胺 D_3 受体，激动多巴胺 D_1 受体等。具有 $5\text{-}HT_{2A}$ 受体与多巴胺 D_2 受体的高阻滞比，是非经典抗精神病药的重要特征。与典型抗精神病药相比，非经典抗精神病药具有以下几个特点：①对精神分裂症阳性和阴性症状都有效；②能够明显改善患者的认知功能；③不引起或者较少引起 EPS；④不导致催乳素水平升高等不良反应。代表药物有利培酮、氯氮平、奥氮平、喹硫平、齐拉西酮及阿立哌唑等，详见表 14-2。

(二) 治疗药物的选用

目前，精神分裂症还不能彻底治愈，药物治疗的目的是降低发作频率、减轻症状的严重程度、减少对社会心理功能的不良影响，最大限度地维持缓解期的社会功能，使患者能够良好地回归社会。治疗上以抗精神病药为主，部分情况下可合并使用心境稳定剂、抗抑郁药和其他药物。

选用治疗药物时，应考虑到药物的作用特点和不良反应，精神分裂症的临床特点、临床类型、病程、病期（急性或慢性阶段），以及患者的躯体状况、年龄、经济情况等。根据当今国内外包括美国、欧洲、世界精神卫生协会治疗规则系统的建议，一般推荐第二代抗精神病药作为一线药物选用，第一代及第二代抗精神病药的氯氮平作为二线药物使用。根据我国目前实际用药情况调查，第一代抗精神病药氯丙嗪、奋乃静、氟哌啶醇和舒必利也可作为首选药物使用。氯氮平在国内应用比较广泛，医生有一定的临床用药经验，但考虑氯氮平引起不良反应（EPS 除外）较其他抗精神病药多见，特别是粒细胞缺乏症及致痉挛发作，建议谨慎使用。

1. **急性期（首次发作）用药**　宜采用积极的强化性药物治疗，争取最大限度地缓解精神症状，防止病情波动。

(1) 以幻觉、妄想为主要临床表现的患者

1) 对于不合作患者：选择第一代抗精神病药氯丙嗪或与等量异丙嗪混合注射，或肌内注射齐拉西酮，或氟哌啶醇 5~10mg，肌内注射，每 4~6 小时一次，疗程 3~7 天，详细药物剂量参考表 14-2。对于伴有躁动、兴奋的患者，可采用氯丙嗪、异丙嗪等量溶于生理盐水中，缓慢静脉注射或静脉滴注。或者口服第二代抗精神病药，合并注射苯二氮䓬类药物如氯硝西泮、劳拉西泮或地西泮等。小剂量开始，快速增加至治疗剂量，维持治疗 7~10 天。如果治疗有效，可继续口服治疗，药物治疗过程同合作患者。

2) 对于合作患者：①第一步治疗，口服一种第二代抗精神病药如利培酮、奥氮平、喹硫平、齐拉西酮、阿立哌唑或第一代抗精神病药如氯丙嗪、氟哌啶醇、奋乃静或舒必利治疗。小剂量起始，1~2 周逐渐增加至治疗剂量，剂量增加速度过快易出现不良反应。并向患者及家属交代可能会出现的不良反应，如何预防和处理，保证药物疗效和降低药物不良反应的发生。达治疗剂量后，持续治疗 6~8 周，定期评定疗效，根据疗效和不良反应对剂量进行适当调整，进行个体化治疗。如治疗无效，换用另一种第二代抗精神病药或另一种第一代抗精神病药，也可谨慎使用氯氮平。②第二步治疗：第一步治疗无效，进行第二步治疗。采用合并治疗如第二代抗精神病药合并第一代抗精神病药，或合并第一代抗精神病药长效制剂，如氟奋乃静癸酸酯、氟哌啶醇癸酸酯或氯氮平。③第三步治疗：如第二步治疗无效，考虑进行 ECT 治疗。根据临床表现，如果是 ECT 治疗适应证，可用在各个治疗步骤。

(2) 以兴奋、激越为主要临床表现的患者：宜选用控制兴奋和躁动作用较强的药物，首选第一代抗精神病药如氯丙嗪或氟哌啶醇肌内注射；或口服第二代抗精神病药合并注射苯二氮䓬类药物。治疗有效，继续口服药物治疗，同幻觉妄想症状合作患者。如上述治疗无效，换用氯氮平或合并心境稳定剂如丙戊酸钠。如上述治疗仍无效，考虑进行 ECT 治疗。

(3) 以紧张症状群为主要表现的患者：在进行治疗前，需要明确诊断，排除器质性脑病、恶性综合

征或药源性紧张症。首选注射舒必利,3~5 天内增加至治疗剂量(200~600mg/d),持续 1~2 周。治疗有效,继续口服舒必利,或第二代抗精神病药。治疗过程同幻觉妄想症状合作患者。对于紧张症患者应重视躯体营养状况及水、电解质平衡,应合并躯体支持治疗。根据临床表现,可在各个治疗步骤采用 ECT 治疗。

(4)以阴性症状为主要表现的患者:首选第二代抗精神病药或者谨慎使用氯氮平。如果无效,考虑换用另一种第二代抗精神病药。如上述治疗无效,采用联合治疗,如合并使用氯氮平和其他第二代抗精神病药。

(5)以阳性症状为主要表现,同时伴有情感症状的患者

1)伴有抑郁症状的患者:首选一种第二代抗精神病药如利培酮、奥氮平或喹硫平,或第一代抗精神病药如舒必利、硫利达嗪,或谨慎使用氯氮平。如果治疗无效,换用另一种抗精神病药或第二代抗精神病药。如上述治疗无效,可在此基础上合并抗抑郁药(详见本章第三节)。根据临床表现,可在各个治疗步骤采用 ECT 治疗。

2)伴有躁狂症状的患者:首选第二代抗精神病或第一代抗精神病药。如治疗无效,在此基础上,加心境稳定剂如碳酸锂、丙戊酸钠或卡马西平,或者换用另一种第一代或第二代抗精神病药。如果上述治疗仍无效,考虑第一代和第二代抗精神病药合并使用。根据临床表现,可在各个治疗步骤采用 ECT 治疗。

(6)以突出的自杀或自伤行为为主要表现的患者:首选第二代抗精神病药奥氮平、阿立哌唑、氨磺必利、齐拉西酮等,可联合改良电抽搐治疗,有利于迅速控制症状。若上述治疗无效,评估自杀或自伤行为如果与抑郁症相关,可联合新型抗抑郁药或米氮平治疗;如果与精神病性症状有关,可换用另一种第二代抗精神病药氯氮平。

2. **慢性精神分裂症患者急性恶化或复发的用药**　对于慢性精神分裂症患者急性恶化或复发,需立即接受抗精神病药治疗,并遵循以下原则:

(1)应用第一代和第二代抗精神病药均能有效控制慢性精神分裂症患者急性恶化或复发。

(2)每一种抗精神病药的选择需遵循个体化原则,取决于患者曾使用过的某类药物以及患者曾体验过的不良反应。

(3)重视所有抗精神病药的不良反应,特别是锥体外系、代谢及心血管不良反应。

(4)相较于第一代抗精神病药,选用第二代抗精神病药可减少神经系统不良反应的发生风险。

(5)换用另一种抗精神病药之前,每位患者应用最佳治疗剂量治疗的时间不得小于 2 周,但不超过 8 周。出现严重耐受性或禁忌证者除外。

(6)由于不依从性导致复发的患者,以改善其依从性为主。

3. **恢复期治疗和维持治疗**

(1)恢复期治疗:急性期患者经上述治疗有效,继续以该有效药物和有效剂量治疗,合并适当的心理治疗,促进患者对疾病的认识,增强患者对治疗的依从性,促进患者社会功能的恢复。疗程至少3~6 个月,慢性患者疗程可适当延长 6 个月 ~1 年。难治性精神分裂症患者以最有效药物的有效剂量继续治疗,以稳定疗效,疗程 1~2 年。

(2)维持治疗:患者精神症状消失 3 个月(慢性复发性患者,精神症状消失 6 个月)以上,患者自知力恢复,对自己精神状态认识客观,对将来有适当的计划,可以考虑降低药物剂量。减药过程需缓慢,维持剂量为最小有效剂量,继续治疗 1~2 年(多次复发患者可能需要更长时间)。对长期治疗依从性不好者,或难以保证按医嘱服药者可选用第一代抗精神病药长效制剂。

4. **难治性精神分裂症的用药**　首选第二代抗精神病药氯氮平(可试选用利培酮、奥氮平、喹硫平或注射第一代长效抗精神病药如氟奋乃静癸酸酯等,目前这些药物治疗难治性精神分裂症还在临床

试验中);或合并使用抗精神病药增效剂,如苯二氮䓬类药、心境稳定剂或抗抑郁药;或换用其他第二代抗精神病药。上述治疗无效,采用 ECT 治疗。

5. 药物更换　对疗效不满意或不良反应不能耐受的患者需要更换药物。换药方法,①骤停原药换药法:适用于出现严重不良反应的情况。立即停用原来的治疗药物,待缓解后再开始新的药物治疗。这种换药方法建议住院换药。但氯氮平不宜骤停,因可能出现疗效空档导致复发或撤药综合征。②骤停原药、骤加新药:适用于有较严重的 EPS 者,两药重叠短时间,氯氮平不宜骤减。③缓减原药、缓加新药:可减少撤药反应及症状复燃,但可能增加两药合用引发的不良反应。

(三) 常见不良反应及处理

1. 锥体外系反应　与药物阻断多巴胺受体作用有关,为第一代抗精神病药治疗最常见的副作用,其中又以含氟化合物的发生较多,如氟奋乃静、三氟拉嗪、五氟利多等,发生率为 25%~60%,多在用药后 3~4 周发生,最早可在 0.5~48 小时发生。锥体外系反应有 4 种表现形式。

(1)急性肌张力障碍:机制未知,治疗 1~5 天发生,表现为舌、面、颈、背部肌肉痉挛,类似癫痫发作。治疗:肌内注射东莨菪碱 0.3mg 或异丙嗪 25~50mg,可迅速缓解。有时须减少药物剂量,加服抗胆碱药苯海索,或换服锥体外系反应低的药物。

(2)类 PD 症状:可能与多巴胺的阻断作用有关,最常见。治疗的最初 1~2 个月发生,发生率高达56%。最初表现为运动过缓,体征上主要为手足震颤和肌张力增高,严重者有协调运动的丧失、僵硬、佝偻姿势、拖行步态、面具脸、震颤、流涎和皮脂溢出。治疗给予抗胆碱药如苯海索 2~12mg/d,应在使用 2~3 个月后逐渐停用。抗精神病药的使用应缓慢加药或使用最低有效量。

(3)静坐不能:机制未知,治疗 1~2 周出现,发生率约为 20%。表现为无法控制的激越不安、不能静坐、反复走动或原地踏步。苯二氮䓬类药物和普萘洛尔(20~80mg/d)有效,而抗胆碱药通常无效。同时减少抗精神病药剂量或选用锥体外系反应低的药物。

(4)迟发性运动障碍(tardive dyskinesia,TD):可能与多巴胺活动增强有关,持续治疗数月或数年后(停药后加重)出现,特点为口 - 面部运动障碍、舞蹈、手足徐动症或肌张力障碍。TD 最早体征常是舌或口唇周围的轻微震颤。口部运动在老年患者中最具特征,肢体运动在年轻患者中较常见。尚无有效治疗药物,关键在于预防、使用最低有效量或换用锥体外系反应低的药物。抗胆碱药会促进和加重 TD,应避免使用。早期发现、早期处理有可能逆转 TD。

2. 精神方面的不良反应

(1)过度镇静:抗精神病药治疗早期最常见的不良反应是镇静、乏力、头晕,发生率超过 10%。氯丙嗪、氯氮平和硫利达嗪等多见,与药物阻断组胺 H_1 等受体作用有关。多见于治疗开始或增加剂量时,治疗几天或几周后常可耐受,也有不少长期服用氯丙嗪、硫利达嗪和氯氮平者表现多睡和白天嗜睡。将每日剂量的大部分在睡前服用,可以避免或减轻白天的过度镇静。严重者应该减药,并告诫患者勿驾车、操纵机器或从事高空作业。

(2)焦虑、激越作用:吩噻嗪类如氯丙嗪、苯甲酰胺类如舒必利和利培酮有轻度振奋作用,可以产生焦虑、激越。

(3)认知缺陷:镇静作用较强的吩噻嗪类倾向于抑制精神运动,但一般不影响高级认知功能。如果加上抗胆碱药,记忆功能可能暂时受影响。

(4)撤药反应:抗胆碱能作用强的药物如氯氮平、氯丙嗪等较易出现撤药反应,如失眠、焦虑和不安,应予注意。

3. 自主神经系统不良反应

(1)抗胆碱能的不良反应:表现为口干、视力模糊、排尿困难和便秘等。硫利达嗪、氯丙嗪和氯氮平等多见。严重反应包括尿潴留、麻痹性肠梗阻和口腔感染,尤其是抗精神病药合并抗胆碱药及三环类抗抑郁药治疗时更易发生。

（2）抗肾上腺素能的不良反应：表现为直立性低血压、反射性心动过速以及射精的延迟或抑制。直立性低血压在治疗初期最为常见，氯丙嗪肌内注射时最容易出现，有心血管疾病的患者，剂量增加应缓慢。应让患者头低脚高位卧床，严重病例应输液并给予去甲肾上腺素、间羟胺（阿拉明）等升压，禁用肾上腺素。

4. 内分泌和代谢不良反应

（1）内分泌功能异常：第一代抗精神病药常引起催乳素水平升高及高催乳素血症相关的功能障碍如闭经和溢乳、性功能改变。舒必利多见，第一代高效价抗精神病药较常见。第二代抗精神病药利培酮也可导致催乳素水平增高及相关的功能障碍。奥氮平也有暂时性催乳素水平升高（呈剂量依赖性）的报道。氯氮平、喹硫平对血浆催乳素水平无明显影响。该不良反应发生与药物阻断下丘脑-垂体结节漏斗区 DA 受体有关。目前尚无有效治疗方法，可通过减药、停药和/或应用中药、DA 激动药和激素治疗。

（2）代谢异常：体重增加及其相关并发症（2 型糖尿病、高血压和高脂血症）一般与抗精神病药的长期应用相关，氯氮平和奥氮平明显增加体重，目前尚无有效方法预防和治疗抗精神病药诱发的体重增加。建议患者应节制饮食，酌情增加活动。

5. 药物过量中毒　临床常见于误服或自杀等原因引起的急性中毒，抗精神病药的毒性比巴比妥和三环类抗抑郁药低，死亡率低。过量的最早征象是激越或意识混浊。可见肌张力障碍、抽搐和癫痫发作，脑电图显示突出的慢波。常有严重低血压以及心律失常、低体温。采用对症治疗，大量输液，注意维持正常体温，应用抗癫痫药控制癫痫。由于多数抗精神病药蛋白结合率较高，血液透析用处不大。抗胆碱能作用使胃排空延迟，所以即使过量用药数小时后都应洗胃。由于低血压是同时阻断 α 和 β 肾上腺素受体，只能用作用于 α 肾上腺素受体的升压药如间羟胺和去甲肾上腺素等升压，禁用肾上腺素。

病例分析 -1

思考题

1. 精神分裂症的急性期为什么可用多巴胺受体拮抗剂进行治疗？
2. 简述第二代抗精神病药的特点及其在治疗精神分裂症中的作用。

第三节　心境障碍

心境障碍（mood disorder），又称情感性精神障碍（affective disorder），是以显著而持久的情感或心境改变为主要特征的一组疾病。临床上主要表现为情感高涨或低落，伴有相应的认知和行为改变，可有精神病性症状，如幻觉、妄想。大多数患者有反复发作的倾向，部分可有残留症状或转为慢性。根据 CCMD-3，心境障碍包括抑郁症（depressive disorder）、躁狂症（mania）和双相障碍（bipolar disorder）等几个类型。抑郁症或躁狂症是指仅有抑郁或躁狂发作，习惯上称为单相抑郁或单相躁狂。双相情感障碍指既有躁狂或轻躁狂发作，又有抑郁发作的一类心境障碍。临床上单纯的躁狂症极为少见，故躁狂发作应视为双相情感障碍。双相 I 型障碍的患者交替出现明显且严重躁狂和严重抑郁，常以抑郁形式起病。双相 II 型障碍的患者中，严重抑郁和轻度躁狂交替发作。多数人认为心境障碍的发病与遗传因素、神经生物学因素和心理社会因素等有关。

【病因和发病机制】

（一）神经递质假说

1. 去甲肾上腺素（NE）假说　单胺氧化酶抑制药和三环类抗抑郁药通过增加大脑内的 NE 而逆

转利血平的致抑郁效应。此假说认为抑郁症是因为大脑 NE 过少所致,而躁狂症则相反。

2. 5-羟色胺(5-HT)假说 5-HT 功能活动降低与抑郁症患者的抑郁心境、食欲减退、失眠、昼夜节律紊乱、内分泌功能紊乱、性功能障碍、焦虑不安、不能对付应激、活动减少等密切相关。

5-HT 受体包括 5-HT$_1$~5-HT$_7$,亚型达 14 种,具有明显临床意义的主要是 5-HT$_1$~5-HT$_4$ 受体。与抑郁和焦虑有关的受体亚型主要是 5-HT$_{1A}$ 和 5-HT$_{2A}$ 受体,5-HT$_{1A}$ 受体激动药可抗抑郁、焦虑,促进性唤醒,是选择性 5-HT 再摄取抑制药的作用靶点。5-HT$_{2A}$ 受体激动药可引起失眠、焦虑、抑郁、抑制性功能。若拮抗 DA 能神经突触前膜的 5-HT$_{2A}$ 受体可抑制多巴胺释放。

3. 多巴胺(DA)假说 神经化学和药理学研究发现抑郁症脑内 DA 功能降低,躁狂症 DA 功能增高。其主要依据是:多巴胺前体左旋多巴可以改善部分单相抑郁症患者的症状,使双相抑郁转为躁狂;多巴胺激动药如吡贝地尔和溴隐亭等有抗抑郁作用,可使部分双相抑郁转为躁狂。多巴胺的主要降解产物是高香草酸,抑郁发作时尿中高香草酸水平降低。

4. γ-氨基丁酸(GABA)假说 GABA 是中枢神经系统主要的抑制性神经递质,临床研究发现很多抗癫痫药如卡马西平、丙戊酸钠具有抗躁狂和抗抑郁作用,其药理作用与升高脑内 GABA 浓度有关。有研究发现双相障碍患者血浆和脑脊液中 GABA 水平下降。

(二) 心理社会因素

抑郁症发作具有"应激-心理"模式,其中心理因素的作用很明显,该模式主要包括三个方面的作用:个体内在因素(心理动力学和认知假说、病前人格)、人际交往因素(与他人的相互作用、社会支持网)、社会环境因素(早期不幸、近期生活事件)。这些因素可以促发抑郁或使个体的抑郁易感性增加,如早期丧母或近期失业会影响个体自尊或自信的保持和发展。

另外,还有遗传因素、神经内分泌功能异常、脑电生理变化和神经影像变化也对心境障碍的发生有明显影响。

一、抑郁症

【临床表现】

1. 情绪低落 是抑郁的中心症状,表现为显著而持久的情感低落、悲观失望,对日常活动丧失兴趣和愉快感,精力明显减退,无明显原因的持续疲乏感。

2. 思维迟钝 表现为主动言语明显减少,语速减慢,声音低沉,患者感到大脑不能用了,思考问题困难,工作和学习能力下降。

3. 意志活动减退 表现为动作缓慢,严重者可达木僵程度;生活被动、懒散。伴有焦虑的患者可有坐立不安等症状。严重者甚至反复出现自杀念头或行为。

4. 其他症状 主要有睡眠障碍、食欲减退、体重下降、性欲减退、便秘、身体任何部位的疼痛、阳痿、闭经、乏力等。抑郁发作时也可出现人格解体、现实解体及强迫症状。

病程及严重标准:以情绪抑郁为主要特征,持续至少 2 周,并达到社会功能受损或给患者造成痛苦、不良后果的严重程度。

【治疗原则】

抑郁症为高复发性疾病,目前倡导全程治疗。抑郁症的全程治疗分为:急性期治疗、恢复期(巩固期)治疗和维持期治疗三期。单次发作的抑郁症 50%~85% 会有第 2 次发作,因此常需维持治疗以防复发。①临床痊愈:指症状完全消失(汉密尔顿抑郁量表评分 HAMD ≤ 7)。②复燃:治疗急性症状部分缓解(HAMD 减分率 ≥ 50%)或达到临床痊愈,因过早减药或停药后症状的再现,故常需巩固治疗和维持治疗以免复燃。③复发:指临床痊愈后一次新的抑郁发作,维持治疗可有效预防复发。抑郁症的治疗方法有药物治疗、心理治疗及康复治疗。药物治疗是抑郁症治疗的主要手段,药物主要用来改善脑部神经递质不平衡。抑郁症的治疗原则与精神分裂症的治疗原则基本相同,包括早期发现、早期诊断、早期治疗;一般采用单一药物治疗,足剂量、足疗程治疗,个体化治疗。

1. **急性期治疗** 推荐 6~8 周,控制症状,尽量达到临床痊愈。治疗抑郁症时,一般药物治疗 2~4 周开始起效。如果患者用药治疗 4~6 周无效,可改用同类其他药物或作用机制不同的药物。

2. **恢复期(巩固期)治疗** 治疗至少 4~6 个月,在此期间患者病情不稳,复燃风险较大,原则上应继续使用急性期治疗有效的药物且剂量不变。

3. **维持期治疗** 抑郁症为高复发性疾病,因此需要维持治疗以防止复发。维持治疗结束后,病情稳定,可缓慢减药直至终止治疗,但应密切监测复发的早期征象,一旦发现有复发的早期征象,迅速恢复原治疗。维持治疗期抗抑郁药剂量可适当减低,维持治疗时间长短则可因人而异,短者半年左右,一般来说,发作次数越多,维持治疗时间应越长,发作一次,至少要维持治疗 6 个月 ~1 年,发作 2 次,至少要维持治疗 2~3 年,病情多次复发者甚至需要终生治疗。

抑郁症既是生理性也是心理性疾病,药物治疗和心理治疗相结合的综合治疗会使效果更好。心理治疗一般建议选择轻至中度的患者,且在治疗过程中密切观察,防止自杀。以下几种情况比较适用心理治疗:①患者自愿首选心理治疗或坚决排斥药物治疗者;②有明显的抗抑郁药使用禁忌;③发病有明显的心理社会原因。

【药物治疗】

抗抑郁药(antidepressant agent)是指治疗各种抑郁障碍和能够预防抑郁症复发的一类药物。但抗抑郁药不是中枢神经兴奋剂,不会提高正常人的情绪。此类药物的特点详见表 14-3。

(一) 治疗药物分类

1. **三环类抗抑郁药(tricyclic antidepressant, TCA)** 为突触前摄取抑制药,使突触间隙中 NE 和 5-HT 浓度增高从而达到治疗目的。阻断突触后 α_1、H_1、M_1 受体,分别导致低血压、镇静、口干和便秘等不良反应。此类药物疗效好,适用于各种类型及不同严重程度的抑郁障碍,但不良反应大,现已少用。代表药物有丙米嗪、氯米帕明、阿米替林、多塞平。

2. **单胺氧化酶抑制药(monoamine oxidase inhibitor, MAOI)** 抑制 DA、5-HT、NE 的代谢,使单胺类神经递质的浓度升高。新一代 MAOI 为可逆性单胺氧化酶抑制药(reversible inhibitor of monoamine oxidase, RIMA),主要抑制单胺氧化酶 A,对酶的抑制半衰期少于 8 小时,因此,不良反应少于老一代 MAOI,适用于各类抑郁症。代表药物有吗氯贝胺。

3. **选择性 5-HT 再摄取抑制药(selective serotonin reuptake inhibitor, SSRI)** 选择性抑制 5-HT 再摄取,使突触间隙 5-HT 浓度增高而达到治疗目的。适用各种类型和不同严重程度的抑郁障碍。抗胆碱能不良反应和心血管不良反应比 TCA 轻,是近年临床上应用广泛的抗抑郁药。主要有 6 种:氟西汀、帕罗西汀、舍曲林、氟伏沙明、西酞普兰和艾司西酞普兰。SSRI 的疗效与 TCA 无显著差异,其 6 个品种对抑郁症患者疗效大体相当,但不同品种对 CYP450 酶作用不同,因而要注意药物间的相互作用。

4. **选择性 5-HT 及 NE 再摄取抑制药(serotonin and norepinephrine reuptake inhibitor, SNRI)** 主要抑制突触前膜对 5-HT 和 NE 的再摄取,对 DA 再摄取也有轻度抑制作用。疗效与丙米嗪相当或更优,起效时间较快,对难治性抑郁也有较好治疗作用。不良反应较少。代表药物有文拉法辛、度洛西丁、米那普仑。文拉法辛和度洛西丁在低剂量时与 SSRI 疗效相当,在高剂量时疗效优于 SSRI。米那普仑在普通剂量时疗效与 TCA 相当,优于 SSRI。

5. **选择性 NE 再摄取抑制药(norepinephrine reuptake inhibitor, NRI)** 主要抑制突触前膜对 NE 的重摄取与阻滞 α_2 受体,升高突触间隙的 NE 浓度而发挥抗抑郁作用。抗抑郁疗效与氟西汀相似,但对严重抑郁症似乎更有效,对社会功能、动力缺乏及负性自我感觉的改善更好。代表药物为瑞波西汀。

表14-3　常用抗抑郁药的特点

分类及药名	半衰期/h	常用治疗剂量/(mg/d)	最高剂量/(mg/d)	血浓度/(ng/ml)	抗抑郁	抗焦虑	特点	禁忌证	不良反应						
---	---	---	---	---	---	---	---	---	镇静作用	直立性低血压	抗胆碱作用	胃肠道作用	体重增加	性功能影响	心脏作用
1. 三环类抗抑郁药(TCA)															
丙米嗪(imipramine)	12(30)	50~250,分次服	250	200~300	++	++	不良反应较多。过量危险	严重心肝肾病	++	++	++	0/+	++	++	+++
氯米帕明(clomipramine)	32(70)	50~250,分次服	250	150~500	++	++	同上,抽搐	同上,癫痫	++	++	+++	+	+++	+++	+++
阿米替林(amitriptyline)	16(30)	50~250,分次服	250	100~250	++	++	同上	同上	+++	+++	+++	0/+	++	++	+++
多塞平(doxepin)	16(30)	50~250,分次服	250	150~250	++	++	同上	同上	+++	++	++	0/+	++	++	+++
2. 单胺氧化酶抑制药(MAOI)															
吗氯贝胺(moclobemide)	1~4	150~600,分次服	600	—	+	+	无镇静作用;无性功能障碍;注意药物相互作用	禁与交感胺、SSRI、SNRI等药物联用	0/+	0	0	++	0	0	0
3. 选择性5-HT再摄取抑制药(SSRI)															
氟西汀(fluoxetine)	50(240)	20~40,早餐后顿服,剂量大可分2次服	60	100~500	++	+	停药反应少;$t_{1/2}$长,清洗期短;注意药物相互作用(抑制CYP2D6、CYP3A4)	禁与MAOI、氯米帕明等联用	0/+	0	0	++	0	+++	0/+
帕罗西汀(paroxetine)	20	20~40,同上	60	30~100	++	++	停药反应少;注意药物相互作用(抑制CYP2D6)	同上	++	0	++	+++	0/+	+++	0
舍曲林(sertraline)	25(65)	50~100,同上	200	25~50	++	++	药物相互作用少;消化道症状较明显	同上	0/+	0	0	++	0	++	0
西酞普兰(citalopram)	35	20~60,同上	60	75~150	++	++	消化道症状较明显	同上	0/+	0	0	+++	0	+++	0

续表

分类及药名	半衰期/h	常用治疗剂量/(mg/d)	最高剂量/(mg/d)	血浓度/(ng/ml)	抗抑郁	抗焦虑	特点	禁忌证	不良反应						
									镇静作用	直立性低血压	抗胆碱作用	胃肠道作用	体重增加	性功能影响	心脏作用
艾司西酞普兰 (esitalopram)	27~32	10~20,同上	40	—	+++	++	药物相互作用少;价格贵	同上	0	0	0	++	0	+++	0
氟伏沙明 (fluvoxamine)	15~20	50~200,晚顿服或午、晚分次服	300	100~200	++	++	镇静作用强;注意药物相互作用(抑制 CYP1A2,CYP3A4)	同上	++	0	0	++	0	+++	0
4. 选择性 5-HT 及 NE 再摄取抑制药 (SNRI)															
文拉法辛 (venlafaxine)	5(11)	75~300,分 2 次服、缓释剂早餐后顿服	375	—	+++	++	对重度抑郁疗效较好;药物相互作用少	禁与 MAOI 联用	0	0	0	+++	0	+++	0/+
度洛西汀 (duloxetine)	12	40~60,分 1~2 次服	120	—	+++	++	对抑郁障碍躯体症状有明确的疗效。注意药物相互作用(抑制 CYP2D6)	闭角型青光眼患者禁用。禁与 MAOI 联用	0/+	0	+	+++	0	+++	0/+
米那普仑 (milnacipran)	8	30~200,分 2 次服	300	—	++	—	对抑郁障碍躯体症状疗效较好	同上	++	0	+	+++	0/+	+++	+
5. 选择性 NE 再摄取抑制药 (NRI)															
瑞波西汀 (reboxetine)	12	8~10,分 2 次服	10	—	++	+	可预防抑郁症复发	同上	0	++	+	0/+	0	++	0/+
6. 去甲肾上腺素能及特异性 5-HT 能抗抑郁药 (NaSSA)															
米氮平 (mirtazapine)	16~30	15~45,分 1~2 次服	45	—	++	++	胃肠道副反应少;性功能障碍少	禁与 MAOI 联用;出现感染症状应查血象	++++	0/+	0	0/+	0/+	0	0/+
7. α₂ 受体拮抗剂和 5-HT₁、5-HT₂ 受体拮抗剂															
米安色林 (mianserin)	14~33	30~90,晚顿服	120	—	++	++	适用于有焦虑、失眠的抑郁症患者	低血压、白细胞计数低者禁用	+++	0/+	0	0	0	0	0/+

续表

分类及药名	半衰期[1]/h	常用治疗剂量/(mg/d)	最高剂量/(mg/d)	血浓度/(ng/ml)	抗抑郁	抗焦虑	特点	禁忌证	不良反应						
									镇静作用	直立性低血压	抗胆碱作用	胃肠道作用	体重增加	性功能影响	心脏作用
8. 5-HT受体拮抗和再摄取抑制药(SARI)															
曲唑酮 (trazodone)	6	50~300,分次服	600	800~1 600	+	++	可改善睡眠，抗焦虑	低血压、室性心律失常。禁与MAOI联用	+++	0	0	++/+	++	+	0/+
奈法唑酮 (nefazodone)	3	50~300,分次服	600	—	++	+++	可改善睡眠，抗焦虑；性功能障碍少；注意药物相互作用(抑制CYP3A4)	禁与地高辛、特非那定联用	+++	0	0	++/+	0/+	0/+	0/+
9. 去甲肾上腺素及多巴胺再摄取抑制药(NDRI)															
安非他酮 (amfebutamone)	12(24)	150~450,分次服	450	—	++	—	转躁狂症状少；性功能障碍少；注意药物相互作用(抑制CYP2D6)	癫痫，精神病，禁与MAOI，氟西汀，帕罗西汀，文拉法辛、锂盐联用	0	0	0	++	0	0	+
10. 其他															
阿莫沙平 (amoxapine)	8(30)	50~500,分次服	600	200~500	++	++	重度或难治性抑郁障碍；难治性精神病性障碍。引起EPS,抽搐	同上	++	+	++	0/+	++	++	++
噻奈普汀 (tianeptine)	3	25~37.5,分次服	50	—	++	++	抗焦虑，无镇静作用；性功能障碍少	孕妇，哺乳期妇女；禁与MAOI联用	0/+	0	+	+	0	0	+
圣·约翰草提取物 (extract of St John's wort)	24~48	600~900	1 800	100~150	++	++	皮肤光敏反应；注意药物相互作用(对多种代谢酶如CYP3A4,CYP1A2等有诱导作用)	12岁以下儿童禁用	++	0	0	++	0	0	++

注：0，可忽略不计；0/+，很少；+，轻微；++，中度；+++，较严重；++++，严重。1 为消除半衰期，括号内为活性代谢产物半衰期；—，资料有限。

6. **去甲肾上腺素能及特异性 5-HT 能抗抑郁药**(noradrenergic and specific serotoninergic antidepressant，NaSSA) 阻断中枢去甲肾上腺素能神经元突触前膜 α_2 自身受体，增加 NE 和 5-HT 的释放；既能激活突触后的 5-HT$_1$ 受体而介导 5-HT 能神经元的传导，又通过阻断突触后的 5-HT$_2$ 受体和 5-HT$_3$ 受体而较少引起焦虑、激越、性功能障碍和恶心等消化道不良反应。此外，对 H$_1$ 受体也有一定的亲和力，对外周去甲肾上腺素能神经元突触 α_1 受体有中等拮抗作用，与引起的直立性低血压有关。有镇静作用，而抗胆碱能作用小。适用于各种抑郁症，尤其适用于重度抑郁症和明显焦虑、激越及失眠的患者。代表药物为米氮平。

7. **α_2 受体拮抗剂和 5-HT$_1$、5-HT$_2$ 受体拮抗剂** 能选择性抑制突触前膜上的 α_2 受体，促进 NE 释放，并拮抗脑内 5-HT$_1$、5-HT$_2$ 受体。在外周，可对抗组胺和 5-HT 的作用，但无抗胆碱作用。抗抑郁疗效与 TCA 相近或稍逊。特别适用于有焦虑、失眠的抑郁症患者。代表药物为米安色林。

8. **5-HT 受体拮抗和再摄取抑制药**(serotoninergic antagonist and reuptake inhibitor，SARI) 阻断 5-HT$_{2A}$ 受体，从而兴奋其他受体特别是 5-HT$_{1A}$ 受体对 5-HT 的反应，也抑制突触前 5-HT 的再摄取。同时具有抗组胺作用和阻断 α_1 受体的作用，故镇静作用较强，并能引起直立性低血压。适用于伴焦虑、失眠的轻至中度抑郁，对重度抑郁效果稍差。代表药物为曲唑酮和奈法唑酮。

9. **去甲肾上腺素及多巴胺再摄取抑制药**(norepinephrine and dopamine reuptake inhibitor，NDRI) 如安非他酮，其本身对 NE 和 DA 的再摄取抑制作用很弱，但它的活性代谢产物是很强的再摄取抑制药，且在脑内浓度很高。适用于对其他抗抑郁药疗效不明显或不耐受的抑郁患者的治疗。

10. **其他**

(1)阿莫沙平：为苯二氮䓬类衍生物，对 NE 摄取抑制作用强，5-HT 摄取抑制作用弱，代谢产物对 D$_2$ 受体有较强抑制作用。适用于精神病性抑郁。

(2)噻奈普汀：可增加突触前 5-HT 递质的再摄取，增加囊泡中 5-HT 的储存，且改变其活性；在大脑皮质水平，增加海马锥体细胞的活性，增加皮质及海马神经元再摄取 5-HT。长期服药可减少抑郁的复发；对老年抑郁症具有较好的疗效；能改善抑郁伴发的焦虑症状。

(3)圣·约翰草提取物：主要成分为金丝桃素，从植物圣约翰草中提取而得。对 5-HT、NE、DA 的再摄取有抑制作用。不良反应少，适用于轻、中度抑郁症，同时能改善患者的失眠和焦虑。

(4)氟哌噻吨美利曲辛(flupentixol and melitracen)：每片含 0.5mg 氟哌噻吨和 10mg 美利曲辛。适用于轻、中度抑郁症，尤其是心因性抑郁、躯体疾病伴发抑郁、更年期抑郁、酒精依赖及药瘾伴发的抑郁。

(5)阿戈美拉汀(agomelatine)：为褪黑素受体激动药和 5-HT$_{2C}$ 受体拮抗剂，能特异性地增加前额皮质去甲肾上腺素和多巴胺的释放，而对细胞外 5-HT 水平未见明显影响。适用于治疗成人抑郁症。

(二) 治疗药物的选用

抗抑郁药的疗效和不良反应均存在个体差异，这种差异在治疗前很难预测。一般而言，几种主要抗抑郁药疗效大体相当，又各具特点，药物选择主要取决于患者躯体状况、疾病类型和药物不良反应。抗抑郁药的选用，要综合考虑下列因素。①既往用药史：如有效仍可用原药，除非有禁忌证；②药物遗传学：近亲中使用某种抗抑郁药有效，该患者也可能有效；③药物的药理学特征：如有的药镇静作用较强，对明显焦虑激越的患者可能较好；④药物 - 药物相互作用：无药效学或药动学相互作用；⑤患者躯体状况和耐受性：如非典型抑郁可选用 SSRI 或 MAOI，精神病性抑郁可选用阿莫沙平；⑥药物的可获得性及药物的价格和成本问题。

1. **伴有明显激越的抑郁症的治疗** 抑郁症患者可伴有明显激越，激越是女性更年期抑郁症的特征。在治疗中可考虑选用有镇静作用的抗抑郁药，如 SSRI 中的氟伏沙明、帕罗西汀，NaSSA 中的米氮平，SARI 中的曲唑酮，以及 TCA 中的阿米替林、氯米帕明等，也可选用 SNRI 中的文拉法辛。在治疗的早期,可考虑抗抑郁药合并苯二氮䓬类的劳拉西泮(1~4mg/d)或氯硝西泮(2~4mg/d)。当激越焦虑的症状缓解后可逐渐停用苯二氮䓬类药物,继续用抗抑郁药治疗。

2. 伴有强迫症状的抑郁症的治疗　抑郁症患者可伴有强迫症状,强迫症的患者也可伴有抑郁,两者相互影响。有人认为伴有强迫症状的抑郁症患者预后较差。药物治疗常使用TCA中的氯米帕明,以及SSRI的氟伏沙明、舍曲林、帕罗西汀和氟西汀。通常使用的剂量较大,如氟伏沙明可用至200~300mg/d,舍曲林150~250mg/d,氯米帕明150~300mg/d。

3. 伴有精神病症状的抑郁症的治疗　精神病一词传统上强调患者检验现实的能力丧失,伴有幻觉、妄想、阳性思维形式障碍或木僵等精神病性症状。精神障碍程度严重,属于精神病范畴。使用抗抑郁药治疗的同时,可合并第二代抗精神病药或第一代抗精神病药,如利培酮、奋乃静、舒必利等,剂量可根据精神病性症状的严重程度适当进行调整,当精神病性症状消失后,继续治疗1~2个月,若症状未再出现,可考虑减药,直至停药,减药速度不宜过快,避免出现撤药综合征。

4. 伴有躯体疾病的抑郁症的治疗　伴有躯体疾病的抑郁症,其抑郁症状可为脑部疾病的症状之一,如脑卒中,尤其是左额叶、额颞侧的卒中;抑郁症状也可能是躯体疾病的一种心因性反应,也可能是躯体疾病诱发的抑郁障碍。躯体疾病与抑郁症状同时存在,相互影响。抑郁症常常会加重躯体疾病,甚至使躯体疾病恶化,导致死亡,如冠心病、脑卒中等。躯体疾病也会引起抑郁症状的加重,故须有效地控制躯体疾病,并积极地治疗抑郁。抑郁症的治疗可选用不良反应少,安全性高的SSRI或SNRI。如有肝肾功能障碍者,抗抑郁药的剂量不宜过大。若是躯体疾病伴发抑郁症,经治疗抑郁症状缓解,可考虑逐渐停用抗抑郁药。若是躯体疾病诱发的抑郁症,抑郁症状缓解后仍须继续治疗至足疗程。

5. 难治性抑郁症的药物治疗　难治性抑郁症约占抑郁症患者的10%~20%。治疗策略如下:

(1)增加抗抑郁药的剂量:增加原用的抗抑郁药的剂量至最大治疗剂量。在加药过程中应注意药物的不良反应,有条件的应监测血药浓度。但对TCA的加量,应持慎重态度,严密观察心血管的不良反应,避免过量中毒。

(2)抗抑郁药与其他类别的药物联用:抗抑郁药与锂盐合用,锂盐的剂量不宜太大,通常在750~1 000mg/d。一般在合用治疗后的7~14天见效,抑郁症状可获缓解。TCA与甲状腺素联用:加服三碘甲状腺素(T₃)25μg/d,1周后加至37.5~50μg/d。可在1~2周显效,有效率约20%~50%,疗程1~2个月。不良反应小,但可能有心动过速、血压升高、焦虑、面红。抗抑郁药与丁螺环酮联用:丁螺环酮的剂量逐渐增加至20~40mg/d,分3次口服。抗抑郁药与苯二氮䓬类药物联用:可缓解焦虑,改善睡眠,有利于疾病康复。抗抑郁药与新型抗精神病药联用:如利培酮(1~2mg/d)、奥氮平(5~10mg/d),主要用于精神病性的难治性抑郁。抗抑郁药与抗癫痫药联用:如卡马西平(0.2~0.6g/d)、丙戊酸钠(0.4~0.8g/d)。

(3)两种不同类型或不同药理机制的抗抑郁药的联用:①TCA与SSRI联用,如白天用SSRI,晚上用多塞平、阿米替林。SSRI和TCA联用因药动学相互作用,可引起TCA血药浓度升高,诱发中毒,联用时TCA的剂量应适当减小。②TCA与MAOI联用:一般不主张将两药联用,因为有发生严重并发症的可能。但有报道,两药联用对部分难治性抑郁症患者有效,剂量都应比常用的剂量为小,加量的速度也应较慢,通常在TCA治疗无效的基础上加用MAOI,同时严密观察药物的不良反应。③TCA与安非他酮联用。④抗抑郁药合并电休克治疗,或采取生物心理社会综合干预措施。

6. 联合用药　一般不推荐两种以上抗抑郁药联用,但对难治性病例在足量、足疗程、同类型和不同类型抗抑郁药治疗无效或部分有效时才考虑联合用药,以增强疗效,弥补某些单药治疗的不足和减少不良反应。联合用药的方法详见难治性抑郁症的药物治疗建议。

7. 药物过量中毒的处理　抗抑郁药中以TCA过量中毒危害最大,一次吞服2.5g即可致死,尤其是老人和儿童。其他抗抑郁药的危险性相对较小。

TCA 过量中毒的临床表现主要为神经、心血管和外周抗胆碱能症状（阿托品中毒症状）、昏迷、痉挛发作、心律失常，还可有兴奋、谵妄、躁动、高热、肠麻痹、瞳孔扩大、肌阵挛和强直、反射亢进、低血压、呼吸抑制、心搏骤停而死亡。处理方法包括支持疗法和对症疗法。如发生中毒，可试用毒扁豆碱缓解抗胆碱能作用，每 0.5~1 小时重复给药 1~2mg。及时洗胃、输液、利尿、保持呼吸道通畅、吸氧等支持疗法。积极处理心律失常，可用利多卡因、普萘洛尔和苯妥英钠等。控制癫痫发作，可肌内注射苯妥英钠 0.25g 或缓慢静注地西泮 10~20mg。由于 TCA 在胃内排空迟缓，故即使服入 6 小时以后，洗胃措施仍有必要。

病例分析 -2

二、躁狂症

【临床表现】

1. 情绪高涨 是躁狂症的主要症状，常表现为自我感觉良好，自我评价过高，有夸大，可达妄想程度。有的以易激惹、发怒为主要症状。

2. 思维奔逸 表现为联想迅速，意念飘忽，言语明显增多，注意力不集中，可有音联、意联或随境转移表现。

3. 活动增多 表现为整日忙碌不停，好管闲事，行为轻率，甚至不顾后果或冒险。

4. 其他症状 常有睡眠需求减少，且不感到疲乏；性欲亢进；也可出现妄想、幻觉等精神病性症状，但一般与思维、情感相一致。

病程及严重标准：以情绪高涨或易激惹为主要症状，持续至少 1 周，并达到严重损害社会功能，或给别人造成危险或不良后果的程度。

【治疗原则】

治疗原则是减少发作频率，减轻发作程度，改善发作间期的心理功能。①综合治疗原则：包括药物治疗、躯体治疗、物理治疗、心理治疗和危机干预等措施综合运用。②长期治疗原则：一般急性期治疗 6~8 周，巩固期治疗 2~3 个月，维持期治疗 2~3 年或更长。③患者和家属共同参与治疗。

【药物治疗】

（一）治疗药物分类

心境稳定剂（mood stabilizer）也称抗躁狂药（anti-mania agent），是指对躁狂发作具有治疗作用，并对躁狂或抑郁发作具有预防复发的作用，且不会引起躁狂与抑郁互相转相或导致频繁快速循环发作的药物。目前，比较公认的心境稳定剂包括碳酸锂及抗惊厥药丙戊酸盐、卡马西平。已有临床证据显示，其他一些抗惊厥药也具有抗躁狂作用，如拉莫三嗪、托吡酯、加巴喷丁。此类药物的特点详见表 14-4。某些抗精神病药，如氯氮平、奥氮平、利培酮与喹硫平等，可能也具有一定的心境稳定剂作用，可列为候选的心境稳定剂。

表 14-4 心境稳定剂的特点

分类及药名	半衰期 /h	常用治疗剂量 /(mg/d)	说明	禁忌证
常用心境稳定剂				
碳酸锂（lithium carbonate）	12~24	600~2 000，分 2~3 次饭后服	急性治疗血锂浓度维持在 0.8~1.2mmol/L，维持治疗 0.4~0.8mmol/L，老年患者不超过 1.0mmol/L 为宜。孕妇禁用，排钠利尿剂及大量出汗可增加锂盐的毒性，严重锂中毒可引起昏迷和死亡	肾功能不全者、严重心脏疾病患者禁用。12 岁以下儿童、妊娠前 3 个月的妇女禁用。可能引起胎儿畸形。哺乳期妇女使用本品期间应停止母乳，改用人工哺乳

续表

分类及药名	半衰期/h	常用治疗剂量/(mg/d)	说明	禁忌证
丙戊酸盐（valproate）	5~20	600~1 200，分 2~3 次空腹服	肝肾疾病患者慎用,监测肝功能,治疗血药浓度为 50~100μg/L 患者慎用	白细胞减少,严重肝脏疾病患者;6 岁以下幼儿,孕妇,哺乳期妇女使用本品期间应停止哺乳
卡马西平（carbamazepine）	25	600~1 200，分 2~3 次饭后服	治疗量 600~1 200mg/d,治疗血药浓度为 6~12μg/ml;维持量为 300~600mg/d,血药浓度为 6μg/ml;应监测肝脏、血象、心脏情况,本身有酶诱导作用,可发生药物相互作用	孕妇,哺乳期妇女,有骨髓抑制病史者,过敏性皮疹者,心、肝、肾功能损害者
候选心境稳定剂				
拉莫三嗪（lamotrigine）	24	50~500，分 2 次服	小剂量开始缓慢加量,丙戊酸可抑制其代谢,卡马西平、苯妥英钠等可加速其代谢。用于治疗难治性抑郁和快速循环发作	对拉莫三嗪过敏的患者禁用。在用本药治疗的前 8 周,如果出现皮疹和发热,应立即停药,确诊与此药无关才能继续使用
托吡酯（topiramate）	21	25~400，分 2~3 次服	在其他药物引起体重增加不良反应时常作为辅助用药	已知对本品过敏者禁用。肾功能损害者,孕妇及哺乳妇女慎用
加巴喷丁（gabapentin）	5	800~2 400，分 3 次服	可用于疼痛,焦虑,失眠	对本药过敏者禁用

1. 常用心境稳定剂

(1)碳酸锂:以锂离子形式发挥作用,其抗躁狂发作的机制是能抑制神经末梢钙离子依赖性的去甲肾上腺素和多巴胺释放,促进神经细胞对突触间隙中去甲肾上腺素的再摄取,增加其转化和灭活,从而使去甲肾上腺素浓度降低。碳酸锂还可促进 5-HT 的合成和释放,有助于情绪稳定。为治疗躁狂发作的首选药物,既可用于躁狂的急性发作,也可用于缓解期的维持治疗,总有效率约 70%。锂盐对躁狂的复发也有预防作用,一般锂盐对轻症躁狂比重症躁狂效果好。

(2)丙戊酸盐:主要药物有丙戊酸钠和丙戊酸镁。能促使 GABA 的合成并阻止其分解,使脑内抑制性递质 GABA 的含量增加,对部分躁狂症有效。用于治疗双相情感障碍的躁狂发作,特别是快速循环发作及混合性发作效果较好,对双相情感障碍有预防复发的作用。疗效与碳酸锂相仿,对碳酸锂反应不佳或不能耐受者是较为理想的替换药物。常见不良反应有消化道反应,如恶心、呕吐、腹泻等;少数患者可出现嗜睡、震颤、共济失调、脱发、异常兴奋与烦躁不安等症状。药物过量出现肌无力、共济失调、嗜睡、意识模糊或昏迷。一旦发现中毒征象,应立即停药,并依病情给予对症治疗及支持疗法。

(3)卡马西平:用于急性躁狂发作的治疗,适用于碳酸锂治疗无效或快速循环发作或混合发作患者,对双相情感障碍有预防复发的作用。最常见的副作用是恶心、眩晕、共济失调和复视。严重的中毒反应有粒细胞减少症、再生障碍性贫血、Stevens-Johnson 综合征(多形糜烂性红斑)。卡马西平可使抗利尿激素减少,继发低钠血症和水中毒,严重者可致昏迷、痉挛等。应定期做血常规和电解质检查,如发生低钠血症,或白细胞总数低于 3 000 个/mm³,应停用卡马西平。卡马西平和锂盐合用时,易引起甲状腺功能减退症。血药浓度监测有助于调整卡马西平的治疗剂量,但根据临床表现来调整剂量更具价值,血药浓度与抗躁狂疗效之间没有明确的联系。

2. 候选心境稳定剂 在常规心境稳定剂疗效不好时,可以考虑换用或加用以下候选药物。

(1)拉莫三嗪:为兴奋性氨基酸谷氨酸受体拮抗剂,可抑制谷氨酸的释放。可与其他心境稳定剂合用治疗双相快速循环型及双相抑郁发作。也可作为难治性抑郁的增效剂。主要不良反应有皮疹、共济失调、抑郁、复视、困倦、无力、呕吐及眼球震颤。

(2)托吡酯:为电压敏感性钠离子通道调节剂。可与其他心境稳定剂合用治疗双相障碍患者。常见不良反应有食欲减退、认知损害、乏力、嗜睡等。

(3)加巴喷丁:可与其他心境稳定剂合用治疗双相躁狂发作。不良反应主要有嗜睡、眩晕、共济失调。

(4)第二代抗精神病药:氯氮平、利培酮、奥氮平与喹硫平也具有抗躁狂与抗抑郁的心境稳定作用,在双相障碍躁狂发作的急性期治疗阶段,可作为补充或辅助治疗措施与常规心境稳定剂联合使用。

(二)治疗药物的选用

药物治疗之前或用药初期,应进行全面体格检查,并检查血液和尿液常规、肝肾功能和甲状腺功能等。药物选择应结合临床症状特点、双相障碍的发作类型、躯体状态、年龄、过去治疗反应、药物相互作用及经济状况来考虑。躁狂发作的治疗方案如下:

第一步:以心境稳定剂单药治疗为主,有以下3种治疗方案。

方案1:首选锂盐治疗。碳酸锂的剂量为600~2 000mg/d,一般从小剂量开始,3~5 天内逐渐增加至治疗剂量,分2~3次服用,一般1周见效。维持治疗剂量为500~1 500mg/d。老年及体弱者剂量适当减少,与抗抑郁药或抗精神病药合用时剂量也应减少。血锂的有效浓度与中毒浓度非常接近,要对血锂的浓度进行动态监测,并根据病情、治疗反应和血锂浓度调整剂量。急性期治疗血锂浓度应维持在0.8~1.2mmol/L,维持治疗时为0.4~0.8mmol/L,血锂浓度的上限不宜超过1.4mmol/L,以防锂盐中毒。许多中毒症状反映的是细胞内而非细胞外锂盐浓度过高,因此在评价毒性和疗效时,临床判断比血药水平重要得多。早期中毒表现为频发的呕吐和腹泻、无力、淡漠、肢体震颤由细小变得粗大、反射亢进。血锂浓度2.0mmol/L以上可出现严重中毒,表现为意识模糊、共济失调、吐字不清、癫痫发作乃至昏迷、休克、肾功能损害。血锂浓度3.0mmol/L以上可危及生命。一旦发现中至重度的锂中毒征象,应立即停药,注意水电解质平衡,用氨茶碱碱化尿液,以甘露醇渗透性利尿排锂,不宜使用排钠利尿剂。严重病例必要时行血液透析,并给予对症治疗及支持疗法。

方案2:混合性发作对锂盐反应差,可选用丙戊酸盐、卡马西平或奥氮平中的一种药物治疗。丙戊酸盐应从小剂量开始,每次200mg,每日2~3次,有效血药浓度范围为50~100μg/ml。卡马西平治疗剂量为600~1 200mg/d,分2~3次口服,治疗血药浓度为6~12μg/ml,维持剂量为300~600mg/d,血药浓度6μg/ml。

方案3:对躁狂及混合性发作伴严重兴奋、行为紊乱及精神病性症状,采用一种第二代抗精神病药治疗。若兴奋性症状突出,也可在方案1、2或3中临时加用苯二氮䓬类药物,如氯硝西泮口服或肌内注射,控制症状后逐渐减量后停用。

一般情况下,各方案中所有药物均应在患者可以耐受的条件下尽快达到有效治疗剂量。如经2~3周治疗无明显效果,应将该药加至最大治疗剂量。经上述治疗,多数患者可逐渐缓解,尤其是轻躁狂患者。若加大剂量1~2周后仍无明显效果,经检查如无治疗方案以外因素影响疗效,则应转入第二步骤,选择适当方案继续治疗。

第二步:联合治疗方案。一般继续沿用第一步所选择的方案加用另一种药物(包括第一代抗精神病药)进行联合治疗。因第一代抗精神病药不良反应多,且可能促转抑郁,因此原则上以合用第二代抗精神病药为宜,建议在症状缓解后逐渐停用,然后以心境稳定剂维持治疗。联合用药时应注意药物相互作用对药效和安全性的影响。绝大多数患者经联合治疗可以充分缓解,但也有极少数患者联合治疗 2 周后仍无效或仅部分缓解,此时应采用更积极的手段加强治疗。

第三步:加用 ECT 或 MECT(modlfied ECT,无抽搐电痉挛)强化治疗,可每周治疗 3 次,一般多在 6 次以内可达到完全缓解。以后可用第一步中的药物进行维持治疗。临床上严重兴奋状态可能导致严重后果,为尽快控制症状,也可以在治疗的第一、二步便施行 ECT。在合并电休克治疗时,由于锂盐具有加强肌肉松弛的作用,使呼吸恢复缓慢,故剂量宜小。

躁狂症复发的预防:经药物治疗病情缓解者,应继续原治疗方案 2~3 个月,以防复燃,然后给予维持治疗以防复发。此期间可在密切观察下适当减少药量或种类。在躁狂相痊愈的至少数月内,锂盐或其他可供选择的抗躁狂药通常需持续使用,因为在 12 个月内复发和转为抑郁症的风险很高。在预防躁狂症复发的长期治疗中,锂盐一直是已确定的治疗措施中最安全的,但锂盐维持治疗间断数月后,躁狂症状极易复发,可通过合理减少锂盐用量来降低复发风险。卡马西平和丙戊酸盐也用作双相障碍的预防剂,当双相情感障碍患者经过单药治疗后还不能完全预防复发时,常将锂盐和具有心境稳定作用的抗惊厥药联合使用。

病例分析 -3

第四节 焦 虑 症

焦虑症(anxiety disorder)是一组以焦虑为主要临床相的精神障碍,包括惊恐障碍和广泛性焦虑两种。焦虑症的焦虑症状是原发的,凡继发于高血压、冠心病、甲状腺功能亢进等躯体疾病的焦虑应诊断为焦虑综合征。由其他精神病理状态如幻觉、妄想、强迫症、抑郁症、恐惧症等伴发的焦虑,不应诊断为焦虑症。

【病因和发症机制】

焦虑症的发生发展是生物 - 心理 - 社会因素综合作用的结果。研究表明,焦虑症与遗传因素明显有关,如单卵双生的焦虑症的发病一致性高于双卵双生,焦虑症患者一级亲属中焦虑障碍的患病率很高,其中女性亲属的焦虑症患病危险率最高,这可能因为焦虑症在女性的患病率本来就比较高。

惊恐发作是少见几种能够通过实验来诱发的精神障碍之一,乳酸盐和咖啡因对易感个体可以诱发焦虑发作。儿茶酚胺(肾上腺素和去甲肾上腺素)能够诱发出相似于焦虑的感觉,氢化麦角新碱为 α_2 肾上腺素受体拮抗剂,能够引起惊恐发作,估计可能通过中枢的蓝斑核发挥作用。地西泮和可乐定均能够阻断氢化麦角新碱诱发的焦虑。

焦虑症状与一些具有威胁或伤害的事件有较大的相关性。在患病人群中,焦虑症的发生与生活事件的联系非常紧密。惊恐症与疾病方面的生活事件有特别紧密的关系,例如,自己患严重疾病,或者近亲患严重疾病和 / 或死亡等,生活事件常出现在惊恐症发病前的 1 个月之内。

在焦虑症发病机制的研究中,各种神经递质(GABA、5-HT、NE、DA 等)的功能和代谢异常已日益成为研究的焦点。目前临床研究认为,抗焦虑药及 5-HT 再摄取抑制药是治疗焦虑症最有效的措施,脑内 GABA 和 5-HT 递质系统的功能异常可能在焦虑症的发病机制中起关键作用。

【临床表现】

焦虑症起病可急可缓,精神性焦虑是核心症状,包括担忧、紧张、不安全感、焦虑不安和害怕等不同程度的焦虑情绪的表现,常伴有容易激惹、注意力集中困难和对声、光敏感等表现。

(一) 惊恐障碍

1. 症状标准　惊恐障碍(panic disorder)符合神经症的诊断标准,发作时须符合以下 4 项:①发作无明显诱因、无相关的特定情境,发作不可预测;②在发作间歇期,除害怕再发作外,无明显症状;③发作时表现强烈的恐惧、焦虑,及明显的自主神经症状,并常有人格解体、现实解体、濒死恐惧,或失控感等痛苦体验;④发作突然开始,迅速达到高峰,发作时意识清晰,事后能回忆。

2. 严重程度标准　患者因难以忍受又无法解脱而感到痛苦。

3. 病程标准　1 个月内至少发作 3 次,或在首次发作后继发害怕再发作的焦虑持续 1 个月。

4. 排除标准　①排除其他精神障碍,如恐惧症、抑郁症,或躯体障碍等继发的惊恐发作;②排除躯体疾病如癫痫、心脏病发作、嗜铬细胞瘤、甲状腺功能亢进或自发性低血糖等继发的惊恐发作。

(二) 广泛性焦虑障碍

广泛性焦虑障碍(generalized anxiety disorder)是一种以缺乏明确对象和具体内容的提心吊胆,及紧张不安为主的焦虑障碍,并有显著的自主神经症状、肌肉紧张及运动性不安。患者因难以忍受又无法解脱而感到痛苦。

1. 症状标准　符合神经症的诊断标准,以持续的原发性焦虑症状为主,并符合下列 2 项:①经常或持续的无明确对象和固定内容的恐惧或提心吊胆;②伴自主神经症状或运动性不安。

2. 严重程度标准　社会功能受损,患者因难以忍受又无法解脱而感到痛苦。

3. 病程标准　符合症状标准至少已 6 个月。

4. 排除标准　①排除甲状腺功能亢进、高血压、冠心病等躯体疾病的继发性焦虑;②排除兴奋药物过量、镇静催眠药或抗焦虑药的戒断反应,强迫症、恐惧症、神经衰弱、躁狂症、抑郁症,或精神分裂症等伴发的焦虑。

【治疗原则】

(一) 一般治疗原则

一旦确诊后,可以根据患者年龄、既往治疗反应、自杀自伤风险、患者对治疗药物的偏好、就诊环境、药物的可获得性、药物治疗费用等因素,选择适当的治疗药物,及早开始药物治疗和心理治疗。

心理治疗是焦虑症的主要治疗方法之一。其方法的选择,一方面要考虑患者的受教育水平、人格特点、领悟能力、对心理治疗的了解程度以及个人喜好和治疗期望;另一方面,心理治疗师受训的背景不同,能够提供的心理治疗方法也会有所不同。这需要在开始心理治疗之前,有一个对患者的充分评估和协商性讨论,做到因人而异,灵活应用。

(二) 药物治疗原则

明确诊断,尽早治疗,应根据焦虑症的不同亚型和临床特点选择用药。要考虑患者具体情况如妊娠和哺乳期,注意潜在风险,可能合并躯体疾病,以及药物相互作用、药物耐受、有无并发症等情况,施以个体化治疗。药物治疗前,应告知患者及其家属的药物起效时间、疗程和可能的不良反应,教育患者需要遵医嘱服药,不可突然停药,否则可能出现停药反应。一般不主张联用两种以上的抗焦虑药,应尽可能单一用药,足剂量和足疗程治疗。单一药物治疗无效时,可联用两种作用机制不同的抗焦虑药。急性期治疗 12 周,如果有效,继续巩固和维持治疗 6~12 个月。如果一线药物治疗效果差,选择二线药物或其他药物治疗。治疗过程中,监测疗效、耐受性,评估患者对治疗方案的依从性。药物治疗合并心理治疗的疗效优于单一治疗。

【药物治疗】

抗焦虑药(anti-anxiety agent)是指在不明显或不严重影响中枢神经其他功能的前提下,能选择性地消除焦虑症状的一类药物。临床上分为抗焦虑药和有抗焦虑作用的药物,目前使用最多的抗焦虑药有苯二氮䓬类药物和 5-HT$_{1A}$ 受体部分激动药,有抗焦虑作用的药物包括化学结构不同的抗抑郁药等。苯二氮䓬类药物由于有依赖性、镇静作用和认知损害,故仅限于短期应用,但在严密监控下使用是安全有效的。

(一)治疗药物分类

1. 苯二氮䓬类药物　苯二氮䓬类药物可促进主要的抑制性神经递质 GABA 与 GABA$_A$ 受体的结合,从而增强这些受体介导的氯离子内流,产生抑制中枢神经系统的作用。小剂量苯二氮䓬类药物有抗焦虑作用,可以使患者的焦虑、恐惧、紧张、烦躁等症状缓解,其机制可能与药物作用于大脑边缘系统如海马、杏仁核等有关。当苯二氮䓬类药物剂量加大时,可引起镇静、催眠,与药物抑制脑干网状结构的上行激活系统,使大脑皮质的兴奋性下降有关,也与该系统 GABA 能神经传导增强有关。

苯二氮䓬类药物从小剂量开始使用,1~2 周后加量,在治疗 1 周时评估患者的耐受性、对医嘱的依从性和治疗效果,疗程一般不宜超过 6 周。一般为口服,短效类 2~3 次/d,长效类 1 次/d。睡前服用,既有抗焦虑作用,又有催眠作用。停药时应当缓慢减量,经数周才完全停掉,否则可能出现停药综合征。

苯二氮䓬类药物的最大缺点是容易产生耐受性,最常见和最突出的不良反应是中枢性不良反应,如镇静、白天困倦、药物过量时出现共济失调或言语不清。对有药物依赖的患者应首先考虑选用其他类的抗焦虑药,对此类药物过敏者、孕妇和哺乳期妇女禁用。

中毒的处理:一般处理为催吐,服用温开水 500ml 后刺激咽后壁催吐,有明显意识障碍者不宜催吐。洗胃,以服药后 6 小时内为佳,洗胃后从胃管注入 10~20g 的药用炭可减少药物吸收量。导泻,常用的导泻药有甘露醇、硫酸钠。促药物排泄的措施有补充血容量、碱化尿液、服用利尿药等方法。解毒剂可用纳洛酮静脉注射,但高血压和心功能障碍患者慎用。其他包括对症和支持治疗。

2. 非苯二氮䓬类药物　目前临床常用的药物有丁螺环酮和坦度螺酮。它们与 5-HT$_{1A}$ 受体具有较强的亲和力,能够激活突触前 5-HT$_{1A}$ 受体,抑制神经元放电,减少 5-HT 的合成与释放,同时对突触后 5-HT$_{1A}$ 受体具有部分激动作用,产生抗焦虑作用。适用于急、慢性焦虑状态,对焦虑伴有轻度抑郁者也有效。这类药物的优点是镇静作用轻,不易引起运动障碍,无呼吸抑制作用,对认知功能影响小;但起效慢,需要 2~4 周,个别需要 6~7 周。常见不良反应有头晕、头痛、恶心、不安等,孕妇及哺乳期妇女不宜使用,心、肝、肾功能不全者慎用,禁止与 MAOI 联用。

3. 其他药物

(1)抗抑郁药(详见本章第三节):研究资料显示,各种抗抑郁药包括 SSRI、SNRI、NaSSA、TCA 和 RIMA 对焦虑障碍均有不同程度的治疗效果,目前前 3 种应用较多。

(2)抗精神病药(详见本章第一节):经典和非经典抗精神病药用于治疗焦虑障碍时,仅作二线或三线药物使用,且最好和一线抗抑郁药合并使用。

(3)β 受体拮抗剂:以普萘洛尔为代表,该药单独用于治疗广泛性焦虑障碍的作用有限,常用剂量为 10~60mg/d,分 2~3 次服用。

抗焦虑药的用法用量和不良反应等详见表 14-5。

表 14-5 抗焦虑药的特点

分类及药名	半衰期/h	常用治疗剂量/(mg/d)	最高剂量/(mg/d)	用法	起效	优势	说明
苯二氮䓬类药物							
阿普唑仑 (alprazolam)	12~18	0.4~2	6	起始剂量0.5mg/d,分2~3次服,每3~4天增加0.5mg/d,直至达到期望的疗效,最大剂量为6mg/d	迅速	起效迅速,镇静作用较弱	由CYP3A4代谢。服用后的欣快感可能导致药物的滥用。闭角型青光眼患者禁用
艾司唑仑 (estazolam)	10~24	2~6	6	3~6mg/d,分3次服	1小时		
氯硝西泮 (clonazepam)	20~38	1~6	6	惊恐障碍:1mg/d;起始剂量0.25mg,分2次服,3日后加量至1mg;每日2次或睡前服1次;最大剂量为6mg/d	迅速	起效迅速,镇静作用较弱,作用时间更长	闭角型青光眼患者、严重肝损害患者禁用
地西泮 (diazepam)	20~50	2~10	30	2~10mg/d,分2~4次服	迅速	起效迅速	服用后的欣快感可能导致药物的滥用。治疗较严重焦虑所需的剂量可能产生镇静作用。闭角型青光眼患者禁用
劳拉西泮 (lorazepam)	10~20	1~4	6	开始2~3mg/d,分2~3次服;根据需要加量,从夜间剂量加大开始,最高剂量为10mg/d	迅速	起效迅速,不需经肝代谢,尤适用于肝病和老年患者	部分患者服用后的欣快感可能导致药物的滥用。比其他常用于焦虑症治疗的苯二氮䓬类药物更具镇静作用。闭角型青光眼患者禁用
奥沙西泮 (oxazepam)	3~21	30~120	120	轻至中度焦虑:30~60mg/d,分3~4次服;重度焦虑:45~120mg/d,分3~4次服	迅速	起效迅速,不需经肝代谢,尤适用于肝病和老年患者	服用后的欣快感可能导致药物的滥用。闭角型青光眼患者禁用
非苯二氮䓬类药物							
丁螺环酮 (buspirone)	2~3	20~40	60	起始剂量10~15mg/d第2周增至20~30mg/d,分2~3次服	2~4周	安全,无依赖性,无撤药反应;无性功能障碍或体重增加	起效慢。由CYP3A4代谢。可进行长程维持治疗以控制症状。禁与MAOI同服
坦度螺酮 (tandospirone)	1.2~1.4	30~60	60	一次10mg,一日3次。可根据年龄、症状等适当增减剂量,一日最大剂量不得超过60mg	2~4周	安全,无依赖性,无撤药反应;无性功能障碍或体重增加	起效慢。一般不作抗焦虑的首选药,且不得随意长期应用

（二）治疗药物的选用

1. **惊恐障碍**　根据《焦虑障碍防治指南》，一线药物选择帕罗西汀、艾司西酞普兰；二线药物选择氯米帕明，早期可以合并苯二氮䓬类药物。如上述治疗无效，换用其他抗抑郁药如 SSRI、SNRI、TCA，联合心理治疗。

帕罗西汀的剂量一般为 40mg/d，从小剂量 10mg/d 开始，逐渐加量，每周增加幅度为 10mg/d，最大剂量为 50mg/d。艾司西酞普兰起始剂量为 5mg/d，持续 1 周后增加至 10mg/d，最大剂量 20mg/d，治疗约 3 个月可取得最佳疗效，疗程一般持续数月。舍曲林起始剂量 50mg/d，平均治疗剂量 100mg/d，最大剂量 200mg/d。氟西汀起始剂量 5~10mg/d，根据患者反应逐渐增加至 20mg/d，最大剂量 60mg/d。氟伏沙明起始剂量 50mg/d，平均治疗量 100~150mg/d，最大剂量可达 300mg/d。氯米帕明可显著降低惊恐发作频率和焦虑程度，起始剂量为 10mg/d，剂量范围为 25~150mg/d。治疗至少持续 6 个月。非苯二氮䓬类药物通常起效较慢，处于惊恐发作期的患者由于对疗效的迫切需要，常在发作期或治疗初期需要合并使用苯二氮䓬类药物（表 14-5）。苯二氮䓬类药物的使用不应超过 3~4 周，应及早减量，直至停药。对使用苯二氮䓬类药物时间长剂量大者，减量需要 8~24 周。

2. **广泛性焦虑障碍**　治疗广泛性焦虑障碍的主要药物有抗焦虑药、5-HT$_{1A}$ 受体部分激动药、具有抗焦虑作用的抗抑郁药以及其他药物。与 TCA 相比，SSRI、SNRI 不良反应较轻，常被推荐为治疗广泛性焦虑障碍的一线药物。

《焦虑障碍防治指南》指出：一线药物选择文拉法辛、帕罗西汀、艾司西酞普兰，二线药物选择度洛西汀。急性期坚持治疗 12 周，定期评价疗效；早期可以合并苯二氮䓬类药物。如无效，换用其他 SSRI、TCA。如仍无效，采用联合治疗的方法，用药物治疗加心理治疗，药物治疗为 SSRI/SNRI 加苯二氮䓬类药物，或 SSRI 加非典型抗精神病药。

病例分析-4

文拉法辛的起始剂量为 75mg/d，单次服药，最大剂量可达 225mg/d，需要增加剂量者，建议加药间隔最短 4 天。度洛西汀起始剂量 60mg/d，治疗剂量 60~120mg/d。

思考题

1. 苯二氮䓬类药物具有抗焦虑作用强、起效快等特点，为什么仅用于焦虑障碍的早期辅助用药？其主要不良反应有哪些？为什么在撤药过程中应当对患者进行随访监督？

2. 新型抗焦虑药丁螺环酮与苯二氮䓬类药物相比，其作用特点和不良反应各有哪些？

第十四章
目标测试

（孙　懿）

参 考 文 献

［1］中华医学会神经病学分会，中华医学会神经病学分会睡眠障碍学组. 中国成人失眠诊断与治疗指南(2017

版). 中华神经科杂志, 2018, 51 (5): 324-335.

［2］HERRING W J, CONNOR K M, IVGY-MAY N, et al. Suvorexant in patients with insomnia: results from two 3-month randomized controlled clinical trials. Biol Psychiatry, 2016, 79 (2), 136-148.

［3］KRYSTAL J H, STATE M W. Psychiatric disorders: diagnosis to therapy. Cell, 2014, 157 (1), 201-214.

［4］赵靖平, 施慎逊. 中国精神分裂症防治指南. 2 版. 北京: 中华医学电子音像出版社, 2015.

第十五章

心血管系统疾病的药物治疗

第十五章
教学课件

学习目标

1. **掌握** 心血管系统常见疾病的治疗原则和药物治疗方法。
2. **熟悉** 心血管系统常见疾病的常用治疗药物。
3. **了解** 心血管系统常见疾病的病因、发病机制和主要临床表现。

心血管系统疾病是现代社会严重危害人类健康的常见疾病,无论是在发达国家还是在我国,其在所有死亡病因构成中均居首位。近30多年来,很多心血管系统疾病的发病机制和危险因素被阐明,新的诊疗技术或新的治疗药物被不断应用于临床。根据循证医学原则,正确选择防治心血管系统疾病的有效药物及治疗方法是心血管系统疾病治疗的重要原则。

第一节 原发性高血压

基于目前的医学发展水平和检查手段,能够发现导致血压升高的确切病因,称之为继发性高血压;反之,不能发现导致血压升高的确切病因,则称为原发性高血压。当导致继发性高血压的原发病治愈后,血压也会随之下降或恢复正常,本节主要讨论原发性高血压的病因、临床表现及药物治疗。

高血压(hypertension)定义为在未使用降压药物的情况下,非同日3次测量诊室血压,收缩压(SBP)≥140mmHg和/或舒张压(DBP)≥90mmHg。SBP≥140mmHg而DBP<90mmHg为单纯收缩期高血压。患者既往有高血压史,目前正在使用降压药物,血压虽然低于140/90mmHg,仍应诊断为高血压。

《中国心血管病报告2018》显示,2012—2015年我国18岁及以上居民高血压患病粗率为27.9%(标化率23.2%),整体呈现出男性高于女性,北方高南方低,大中型城市高血压患病率较高等特点。

【病因和发病机制】

(一)病因

高血压危险因素包括遗传、年龄、不良生活方式等。人群中普遍存在危险因素的聚集,且随着高血压危险因素聚集的数目和严重程度增加,血压水平呈现升高的趋势,高血压患病风险增大。

1. **遗传** 高血压发病有明显的家族性,若父母均有高血压者,则其子女的患病率约为45%,可能与遗传性基因的突变、缺失、重排和表达的差异有关。

2. **饮食** 高钠、低钾的膳食习惯是我国人群重要的高血压发病危险因素。INTERSALT研究发现人群24小时尿钠排泄量中位数增加2.3g(100mmol/d),SBP/DBP中位数平均升高5~7/2~4mmHg。与欧美人群相比,中国人群普遍对钠敏感。

3. **体重** 超重或肥胖是高血压患病的重要危险因素。中国成年人超重和肥胖与高血压发病关系的随访研究结果发现,随着体重指数(BMI)的增加,超重组和肥胖组的高血压发病风险是体重正常

227

组的 1.16~1.28 倍。内脏型肥胖与高血压的关系较为密切，随着内脏脂肪指数的增加，高血压患病风险增加。

4. 长期精神紧张　长期精神过度紧张也是高血压发病的危险因素，精神紧张可激活交感神经从而使血压升高。

5. 饮酒　过量饮酒也是高血压发病的危险因素，人群高血压患病率随饮酒量增加而升高。虽然少量饮酒后短时间内血压会有所下降，但长期少量饮酒可使血压轻度升高；过量饮酒则使血压明显升高。如果每天平均饮酒>3 个标准杯（1 个标准杯相当于 12g 酒精），收缩压与舒张压分别平均升高 3.5mmHg 与 2.1mmHg，且血压上升幅度随着饮酒量增加而增大。

6. 其他危险因素　除以上高血压发病危险因素之外，其他危险因素还包括年龄、高血压家族史、缺乏体力活动，以及糖尿病、血脂异常等。

（二）发病机制

原发性高血压的发病机制目前尚无共识。从血流动力学角度，血压的形成取决于心输出量和外周血管阻力。高血压的血流动力学特征主要是总外周血管阻力直接或间接增高。对其发病机制的解释有以下几个方面。

1. 交感神经活性亢进　交感神经活性亢进是高血压形成和维持过程中最重要的机制。长期精神紧张、焦虑等可促使多种神经介质释放，如去甲肾上腺素、肾上腺素、多巴胺、抗利尿激素等，导致交感神经兴奋性增强，引起阻力小血管收缩，血压升高。

2. 肾素 - 血管紧张素 - 醛固酮系统（renin-angiotensin-aldosterone system，RAAS）激活　肾小球入球动脉的球旁细胞分泌肾素，激活肝脏产生的血管紧张素原，生成血管紧张素 I（AT I），再经血管紧张素转换酶（ACE）作用，使 AT I 转化成 AT II，后者具有强大的血管活性，使血管收缩，醛固酮分泌增加，交感神经兴奋性增强，以上均可使血压升高。

3. 肾性水钠潴留　当某些因素如肾脏排钠激素分泌减少时，引起肾性水钠潴留，血压升高。但不同个体对钠盐的敏感性不同，有遗传性排钠障碍者则对钠盐高敏感。

4. 血管内皮功能损伤及细胞膜离子转运异常　当血管内皮损伤时，前列环素 I_2（prostaglandin I_2，PGI_2）、一氧化氮（nitrogen monoxide，NO）等血管舒张物质合成减少，内皮素（endothelin，ET）、血栓素 A_2（thromboxane A_2，TXA_2）等缩血管物质释放增加，导致血管收缩，血压升高。正常的血管平滑肌有许多特异的离子通道，维持细胞内外的离子浓度平衡。当细胞膜离子转运异常，细胞内的钠、钙离子浓度升高，易致高血压。

5. 胰岛素抵抗（insulin resistance，IR）　机体对胰岛素的敏感性及反应性降低，继发高胰岛素血症。后者使肾小管钠重吸收增加，交感神经活性亢进，Na^+-K^+-ATP 酶和 Ca^{2+}-ATP 酶活性降低等，导致血压升高，诱发动脉粥样硬化。

【分类和临床表现】

（一）高血压的分类与分层

1. 按血压水平分类　目前我国采用正常血压（SBP<120mmHg 和 DBP<80mmHg）、正常高值［SBP 120~139mmHg 和 / 或 DBP 80~89mmHg］和高血压［SBP ≥140mmHg 和 / 或 DBP≥90mmHg］进行血压水平分类。以上分类适用于 18 岁以上任何年龄的成人。根据血压升高水平，又进一步将高血压分为 1 级、2 级和 3 级（表 15-1）。

急进型或恶性高血压：少数患者病情急剧发展，舒张压持续 ≥130mmHg，伴剧烈头痛，视力迅速下降，眼底出血、渗出，伴或不伴视神经乳头水肿（眼底Ⅲ～Ⅳ级），常迅速出现肾衰竭，亦可有心、脑功能障碍。病理改变是以肾小动脉纤维样坏死为特征。

表 15-1　血压水平分类和定义

分类	SBP/mmHg	DBP/mmHg
正常血压	<120 和	<80
正常高值	120~139 和 / 或	80~89
高血压	≥140 和 / 或	≥90
1 级高血压	140~159 和 / 或	90~99
2 级高血压	160~179 和 / 或	100~109
3 级高血压	≥180 和 / 或	≥110
单纯收缩期高血压	≥140 和	<90

注:当 SBP 和 DBP 分属于不同级别时,以较高的分级为准。

　　由于诊室血压测量的次数较少,血压又具有明显波动性,需要数周内多次测量来判断血压升高情况,尤其对于 1 级、2 级高血压。如有条件,应进行 24 小时动态血压监测或家庭血压监测。

　　2. 按心血管风险分层　高血压及血压水平是影响心血管事件发生和预后的独立危险因素,但是并非唯一的决定因素,大部分高血压患者还有血压升高以外的心血管危险因素。因此,高血压患者的诊断和治疗不能只根据血压水平,必须对患者进行心血管风险的评估并分层。高血压患者的心血管风险分层有利于确定启动降压治疗的时机、选择优化的降压治疗方案、确立合适的血压控制目标和实施危险因素的综合管理。心血管风险分层根据血压水平、心血管危险因素、靶器官损害、临床并发症和糖尿病,分为低危、中危、高危和很高危 4 个层次,见表 15-2、表 15-3。

表 15-2　高血压患者心血管风险分层

其他危险因素和疾病史	血压 /mmHg			
	SBP 130~139 和 / 或 DBP 85~89	SBP 140~159 和 / 或 DBP 90~99	SBP 160~179 和 / 或 DBP 100~109	SBP ≥180 和 / 或 DBP ≥110
无		低危	中危	高危
1~2 个其他危险因素	低危	中危	中 / 高危	很高危
≥3 个其他危险因素,靶器官损害,或 CKD3 期,无并发症的糖尿病	中 / 高危	高危	高危	很高危
临床并发症,或 CKD ≥4 期,有并发症的糖尿病	高 / 很高危	很高危	很高危	很高危

注:CKD,chronic kidney disease,慢性肾脏病。

表 15-3　影响高血压患者心血管预后的重要因素

心血管危险因素	靶器官损害	伴发临床疾病
• 高血压(1~3 级) • 男性>55 岁;女性>65 岁 • 吸烟或被动吸烟 • 糖耐量受损(餐后 2 小时血糖 7.8~11.0mmol/L)和 / 或空腹血糖异常(6.1~6.9mmol/L) • 血脂异常 　TC ≥ 5.2mmol/L(200mg/dl)或 　LDL-C ≥ 3.4mmol/L(130mg/dl)或 　HDL-C<1.0mmol/L(40mg/dl) • 早发心血管病家族史 　(一级亲属发病年龄<50 岁) • 腹型肥胖 　(腰围:男性≥90cm,女性≥85cm) 　或肥胖(BMI ≥ 28kg/m²) 　高同型半胱氨酸血症(≥15μmol/L)	• 左心室肥厚 　心电图:Sokolow-Lyon 电压>3.8mV 　或 Cornell 乘积>244mVms • 超声心动图 LVMI: 　男 ≥ 115g/m²,女 ≥ 95g/m² • 颈动脉超声 IMT ≥ 0.9mm 或动脉粥样斑块 　颈 - 股动脉脉搏波速度 ≥ 12m/s 　(* 选择使用) 　踝 / 臂血压指数<0.9 　(* 选择使用) • 估算的肾小球滤过率降低[eGFR 30~59ml/(min·1.73m²)] 　或血清肌酐轻度升高: 　男性 115~133μmol/L(1.3~1.5mg/dl), 　女性 107~124μmol/L(1.2~1.4mg/dl) • 微量白蛋白尿:30~300mg/24h 　或白蛋白 / 肌酐比:≥ 30mg/g 　(3.5mg/mmol)	• 脑血管病 　脑出血 　缺血性脑卒中 　短暂性脑缺血发作 • 心脏疾病 　心肌梗死史 　心绞痛 　冠状动脉血运重建 　慢性心力衰竭 　心房颤动 • 肾脏疾病 　糖尿病肾病 　肾功能受损包括 　eGFR <30ml/(min·1.73m²) 　血清肌酐升高: 　男性 ≥ 133μmol/L(1.5mg/dl) 　女性 ≥ 124μmol/L(1.4mg/dl) 　蛋白尿(≥300mg/24h) • 外周血管疾病 • 视网膜病变 　出血或渗出 　视神经乳头水肿 • 糖尿病 　新诊断: 　空腹血糖:≥7.0mmol/L(126mg/dl) 　餐后血糖:≥ 11.1mmol/L(200mg/dl) 　已治疗但未控制: 　糖化血红蛋白:(HbA1c)≥ 6.5%

（二）症状及体征

高血压按起病缓急和病程进展分为缓进型和急进型两类。绝大多数高血压为缓进型,其起病隐匿,早期多无症状,体检时偶然发现,有些患者可有头痛、头晕、失眠、乏力等症状,类似于自主神经功能失调的表现。体征表现为主动脉瓣第二心音亢进,甚至呈金属音,可伴有主动脉瓣收缩期杂音。长期高血压可引起心、脑、肾等重要脏器并发症。

（三）靶器官损害症状

1. 心脏　高血压的心脏损害症状主要与血压持续升高有关,后者可加重左心室后负荷,导致心肌肥厚,继之引起心腔扩大和反复心力衰竭发作。此外,高血压是冠心病主要危险因子,可出现心绞痛、心肌梗死等并发症。高血压早期左室多无肥厚,且收缩功能正常,随病情进展可出现左室向心性肥厚,此时其收缩功能仍多属正常,随着高血压性心脏病变和病情加重,可出现心功能不全的症状,诸如心悸、劳力性呼吸困难,若血压和病情未能及时控制,可发生夜间阵发性呼吸困难、端坐呼吸、咳粉红色泡沫样痰,肺底出现水泡音等急性左心衰竭和肺水肿的征象,心力衰竭反复发作,左室可产生离心性肥厚,心腔扩大,此时,左室收缩舒张功能均明显损害,甚至可发生全心衰竭。

2. 肾脏　原发性高血压肾损害主要与肾小动脉硬化有关,与肾脏自身调节紊乱也有关。早期无泌尿系症状,随病情进展可出现夜尿增多伴尿电解质排泄增加,表明肾脏浓缩功能已开始减退。继之可出现尿液检查异常,如蛋白尿、管型、红细胞。肾功能明显减退时尿相对密度(比重)常固定在1.010左右,由于肾小管受损使尿内 β_2 微球蛋白增多。

高血压有严重肾损害时可出现慢性肾衰竭症状,患者可出现恶心、呕吐、厌食、代谢性酸中毒和电解质紊乱的症状,由于氮质潴留和尿毒症,患者常有贫血和神经系统症状,严重者可嗜睡、谵妄、昏迷、抽搐、口臭尿味,严重消化道出血等,但高血压患者死于尿毒症者在我国仅占高血压死亡病例的1.5%~5%,且多见于急进型高血压。

【治疗原则】

高血压治疗的根本目标是降低高血压的心、脑、肾与血管并发症发生和死亡的总危险。应根据高血压患者的血压水平和总体风险水平,决定给予改善生活方式和降压药物的时机与强度;同时干预检出的其他危险因素、靶器官损害和并存的临床疾病。

原发性高血压目前尚无根治方法,但大规模临床试验证明,SBP 下降 10~20mmHg 或 DBP 下降5~6mmHg,脑卒中、心脑血管病死亡率、冠心病事件、心力衰竭显著下降。坚持健康的生活方式和服用降压药物是治疗高血压的主要方法,两者缺一不可。改善生活方式是基础,合理用药是血压达标的关键。

降压治疗的最终目的是减少高血压患者心脑血管病的发生率和死亡率。降压治疗应该确立血压控制的目标值。一般高血压患者应将血压(SBP/DBP)降至 140/90mmHg 以下;伴有糖尿病、蛋白尿等的高危患者的血压可控制在 130/80mmHg 以下;对于老年患者,医生应根据患者并发症的严重程度,对治疗耐受性及坚持治疗的可能因素进行评估,综合决定患者的降压目标。

(一) 一般治疗原则

1. 减少钠盐摄入,增加钾盐摄入　每日食盐量不超过 6g;多食含钾和钙盐丰富的水果、蔬菜和牛奶。

2. 合理膳食　饮食以水果、蔬菜、低脂奶制品、富含食用纤维的全谷物、植物来源的蛋白质为主,减少饱和脂肪和胆固醇摄入。

3. 控制体重　将体重维持在健康范围内(BMI 18.5~23.9kg/m², 男性腰围<90cm,女性<85cm)。建议所有超重和肥胖患者减重,包括控制能量摄入、增加体力活动和行为干预。建议将目标定为一年内体重减少初始体重的 5%~10%。

4. 不吸烟　吸烟是一种不健康行为,是心血管系统疾病和癌症的主要危险因素之一。被动吸烟显著增加心血管系统疾病风险。戒烟虽不能降低血压,但戒烟可降低心血管系统疾病风险。

5. 限制饮酒　过量饮酒显著增加高血压的发病风险,且其风险随着饮酒量的增加而增加,限制饮酒可使血压降低。建议高血压患者不饮酒,或饮用少量低度酒,避免饮用高度酒。每日酒精摄入量男性不超过 25g,女性不超过 15g;每周酒精摄入量男性不超过 140g,女性不超过 80g。

6. 增加运动　运动可以改善血压水平,队列研究发现,高血压患者定期锻炼可降低心血管死亡和全因死亡风险。建议非高血压人群(为降低高血压发生风险)或高血压患者(为降低血压),除日常生活的活动外,每周 4~7 天,每天累计 30~60 分钟的中等强度运动(如步行、慢跑、骑自行车、游泳等)。

7. 保持良好心态　长期精神压力和心情抑郁是引起高血压和其他一些慢性病的重要原因之一,这种精神状态常使他们采取不健康的生活方式,如酗酒、吸烟等,并降低对治疗的依从性。应正确对待自己、他人和社会,积极参加社会和集体活动,保持良好心态。

8. 关注睡眠　睡眠差者 24 小时动态血压监测发现大多数无昼夜节律,夜间血压未低于白天,夜间血压高使全身得不到充分休息,靶器官易受损。高血压患者失眠后,次日血压升高、心率增快。睡眠是最好的养生,良好的睡眠有助于降压。睡眠差者应找医师帮助调理,服用催眠药或助眠药,提高睡眠质量。

9. 其他　应尽量避免需暂时屏气一蹴而就的运动,如搬重物等,因为这些运动可使血压瞬间剧烈上升,引发危险;排便时用力过度会引起血压的巨大波动,引发心肌梗死或脑卒中;平时要注意摄入含粗纤维的食物,预防便秘;急剧的温度变化会引起血压的剧烈波动,甚至有致命的危险;洗澡前后及洗澡时环境和水温的差别太大,会使血压波动太大。

(二) 药物治疗原则

1. 降压药物应用指征　降压药物治疗的时机取决于心血管风险评估水平,在改善生活方式的基础上,血压仍超过 140/90mmHg 和 / 或目标水平的患者应给予药物治疗。高危和很高危的患者,应及时启动降压药物治疗,并对并存的危险因素和合并的临床疾病进行综合治疗。中危患者,可观察数周,评估靶器官损害情况,改善生活方式,如血压仍不达标,则应开始药物治疗。低危患者,可进行 1~3 个月的观察,密切随诊,尽可能进行诊室外血压监测,评估靶器官损害情况,改善生活方式,如血压仍不达标可开始降压药物治疗。

2. 降压药物应用的基本原则　降压药物的应用应遵循以下 5 项原则。①起始剂量:一般患者采用常规剂量;老年人及高龄老年人初始治疗时通常应采用较小的有效治疗剂量。根据需要,可考虑逐渐增加至足剂量。②优先应用长效制剂:以有效控制 24 小时血压,更有效预防心脑血管并发症发生。如使用中、短效制剂,则需每天 2~3 次给药,以达到平稳控制血压。③联合用药:对血压 ≥ 160/100mmHg、高于目标血压 20/10mmHg 的高危患者,或单药治疗未达标的高血压患者应进行联合降压治疗,包括自由联合或单片复方制剂。对血压 ≥ 140/90mmHg 的患者,也可起始小剂量联合治疗。④个体化治疗:患者的体质各有差异,高血压的发病原因不同。根据患者并发症的不同和药物疗效及耐受性,以及患者个人意愿或长期承受能力,选择适合患者个体的降压药物。⑤药物经济学:高血压是终生治疗,需要考虑成本 / 效益。

【药物治疗】

(一) 治疗药物分类

目前常用的降压药物有五大类,即利尿药(diuretic agent)、β 受体拮抗剂(β receptor blocker)、钙通道阻滞药(calcium channel blocker,CCB)、血管紧张素转换酶抑制药(angiotensin converting enzyme inhibitor,ACEI)、血管紧张素 II 受体阻滞药(angiotensin receptor blocker,ARB),详见表 15-4。以及由上述药物组成的固定配比复方制剂,详见表 15-5。此外,α 受体拮抗剂或其他种类的降压药物有时亦可应用于某些高血压人群。

表 15-4　常用的降压药物

口服降压药物	每日剂量 /mg (起始剂量 ~ 足量)	每日服药次数	主要不良反应
二氢吡啶类 CCB			踝部水肿、头痛
硝苯地平	10~30	2~3	
硝苯地平缓释片	10~80	2	
硝苯地平控释片	30~60	1	
氨氯地平	2.5~10	1	
左旋氨氯地平	2.5~5	1	
非洛地平	2.5~10	2	
非洛地平缓释片	2.5~10	1	
拉西地平	4~8	1	
尼卡地平	40~80	2	
尼群地平	20~60	2~3	

续表

口服降压药物	每日剂量 /mg （起始剂量～足量）	每日服药次数	主要不良反应
贝尼地平	4~8	1	
乐卡地平	10~20	1	
马尼地平	5~20	1	
西尼地平	5~10	1	
巴尼地平	10~15	1	
非二氢吡啶类 CCB			房室传导阻滞,心功能抑制
维拉帕米	80~480	2~3	
维拉帕米缓释片	120~480	1~2	
地尔硫䓬胶囊	90~360	1~2	
噻嗪类利尿剂			血钾降低,血钠降低,血尿酸升高
氢氯噻嗪	6.25~25	1	
氯噻酮	12.5~25	1	
吲达帕胺	0.625~2.5	1	
吲达帕胺缓释片	1.5	1	
祥利尿剂			血钾减低
呋塞米	20~80	1~2	
托拉塞米	5~10	1	
保钾利尿剂			血钾增高
阿米洛利	5~10	1~2	
氨苯蝶啶	25~100	1~2	
醛固酮受体拮抗药			血钾增高,男性乳房发育,血钾增高
螺内酯	20~60	1~3	
依普利酮	50~100	1~2	
β 受体拮抗剂			支气管痉挛,心功能抑制
比索洛尔	2.5~10	1	
美托洛尔	50~100	2	
美托洛尔缓释片	47.5~190	1	
阿替洛尔	12.5~50	1~2	
普萘洛尔	20~90	2~3	
倍他洛尔	5~20	1	
α、β 受体拮抗剂			直立性低血压,支气管痉挛
拉贝洛尔	200~600	2	
卡维地洛	12.5~50	2	
阿罗洛尔	10~20	1~2	
ACEI			咳嗽,血钾升高,血管神经性水肿
卡托普利	25~300	2~3	
依那普利	2.5~40	2	
贝那普利	5~40	1~2	

续表

口服降压药物	每日剂量 /mg (起始剂量 ~ 足量)	每日服药次数	主要不良反应
赖诺普利	2.5~40	1	
雷米普利	1.25~20	1	
福辛普利	10~40	1	
西拉普利	1.25~5	1	
培哚普利	4~8	1	
咪达普利	2.5~10	1	
ARB			血钾升高,血管性神经水肿(罕见)
氯沙坦	25~100	1	
缬沙坦	80~160	1	
厄贝沙坦	150~300	1	
替米沙坦	20~80	1	
坎地沙坦	4~32	1	
奥美沙坦	20~40	1	
阿利沙坦酯	240	1	
α 受体拮抗剂			直立性低血压
多沙唑嗪	1~16	1	
哌唑嗪	1~10	2~3	
特拉唑嗪	1~20	1~2	
中枢作用药物			
利血平	0.05~0.25	1	鼻充血,抑郁,心动过缓,消化性溃疡
可乐定	0.1~0.8	2~3	低血压,口干,嗜睡
可乐定贴片	0.25	1/w	皮肤过敏
甲基多巴	250~1 000	2~3	肝功能损害,免疫失调
直接血管扩张药			
米诺地尔	5~100	1	多毛症
肼屈嗪	25~100	2	狼疮综合征
肾素抑制剂			
阿利吉仑	150~300	1	腹泻,高血钾

表 15-5　临床常用单片复方制剂

主要组分与每片剂量	每天服药片数	每天服药次数	主要不良反应
氯沙坦钾 / 氢氯噻嗪			
氯沙坦钾 50mg/ 氢氯噻嗪 12.5mg	1 片	1	偶见血管神经性水肿,血钾异常
氯沙坦钾 100mg/ 氢氯噻嗪 12.5mg	1 片	1	
氯沙坦钾 100mg/ 氢氯噻嗪 25mg	1 片	1	
缬沙坦 / 氢氯噻嗪			
缬沙坦 80mg/ 氢氯噻嗪 12.5mg	1~2 片	1	偶见血管神经性水肿,血钾异常

续表

主要组分与每片剂量	每天服药片数	每天服药次数	主要不良反应
厄贝沙坦/氢氯噻嗪			
厄贝沙坦150mg/氢氯噻嗪12.5mg	1片	1	偶见血管神经性水肿,血钾异常
替米沙坦/氢氯噻嗪			
替米沙坦40mg/氢氯噻嗪12.5mg	1片	1	偶见血管神经性水肿,血钾异常
替米沙坦80mg/氢氯噻嗪12.5mg	1片	1	
奥美沙坦/氢氯噻嗪			
奥美沙坦20mg/氢氯噻嗪12.5mg	1片	1	偶见血管神经性水肿,血钾异常
卡托普利/氢氯噻嗪			
卡托普利10mg/氢氯噻嗪6mg	1~2片	1~2	咳嗽,偶见血管神经性水肿,血钾异常
赖诺普利/氢氯噻嗪			
赖诺普利10mg/氢氯噻嗪12.5mg	1片	1	咳嗽,偶见血管神经性水肿,血钾异常
复方依那普利片			
依那普利5mg/氢氯噻嗪12.5mg	1片	1	咳嗽,偶见血管神经性水肿,血钾异常
贝那普利/氢氯噻嗪			
贝那普利10mg/氢氯噻嗪12.5mg	1片	1	咳嗽,偶见血管神经性水肿,血钾异常
培哚普利/吲达帕胺			
培哚普利4mg/吲达帕胺1.25mg	1片	1	咳嗽,偶见血管神经性水肿,血钾异常
培哚普利/氨氯地平			
培哚普利10mg/氨氯地平5mg	1片	1	头晕,头痛,咳嗽
氨氯地平/缬沙坦			
氨氯地平5mg/缬沙坦80mg	1片	1	头痛,踝部水肿,偶见血管神经性水肿
氨氯地平/替米沙坦			
氨氯地平5mg/替米沙坦80mg	1片	1	头痛,踝部水肿,偶见血管神经性水肿
氨氯地平/贝那普利			
氨氯地平5mg/贝那普利10mg	1片	1	头痛,踝部水肿,偶见血管神经性水肿
氨氯地平2.5mg/贝那普利10mg	1片	1	
复方阿米洛利			
阿米洛利2.5mg/氢氯噻嗪25mg	1片	1	血钾异常,尿酸升高
尼群地平/阿替洛尔			
尼群地平10mg/阿替洛尔20mg	1片	1~2	头痛,踝部水肿,支气管痉挛,心动过缓
尼群地平5mg/阿替洛尔10mg	1~2片	1~2	

续表

主要组分与每片剂量	每天服药片数	每天服药次数	主要不良反应
复方利血平片 　利血平 0.032mg/ 氢氯噻嗪 3.1mg/ 双肼屈嗪 4.2mg/ 异丙嗪 2.1mg	1~3 片	2~3	消化性溃疡, 困倦
复方利血平氨苯蝶啶片 　利血平 0.1mg/ 氨苯蝶啶 12.5mg/ 氢氯噻嗪 12.5mg/ 双肼屈嗪 12.5mg	1~2 片	1	消化性溃疡, 头痛
珍菊降压片 　可乐定 0.03mg/ 氢氯噻嗪 5mg	1~3 片	2~3	低血压, 血钾异常
依那普利 / 叶酸片 　依那普利 10mg/ 叶酸 0.8mg	1~2 片	1~2	咳嗽, 恶心, 偶见血管神经性水肿, 头痛, 踝部水肿, 肌肉疼痛
氨氯地平 / 阿托伐他汀 　氨氯地平 5mg/ 阿托伐他汀 10mg	1 片	1	转氨酶升高
坎地沙坦酯 / 氢氯噻嗪 　坎地沙坦酯 16mg/ 氢氯噻嗪 12.5mg	1 片	1	上呼吸道感染, 背痛, 血钾异常

(二) 治疗药物的选用

1. 常见降压药物的作用特点及选择　常用的五大类降压药物均可作为初始治疗用药, 应根据特殊人群的类型、并发症选择针对性的药物, 进行个体化治疗。常用降压药物的强适应证见表 15-6。

表 15-6　常用降压药物的强适应证

适应证	CCB	ACEI	ARB	利尿药	β 受体拮抗剂
左心室肥厚	+	+	+	±	±
稳定型冠心病	+	+	+	−	+
心肌梗死后	−	+	+	+	+
心力衰竭	−	+	+	+	+
心房颤动预防	−	+	+	−	−
脑血管病	+	+	+	+	+
颈动脉内中膜增厚	+	±	±	−	−
蛋白尿 / 微量白蛋白尿	−	+	+	−	−
肾功能不全	±	+	+	+	−
老年	+	+	+	+	±
糖尿病	±	+	+	−	−
血脂异常	±	+	+	−	−

一般患者采用常规剂量; 老年人及高龄老年人初始治疗时通常应采用较小的有效治疗剂量。根据需要, 可考虑逐渐增加至足剂量。优先使用长效降压药物, 以有效控制 24 小时血压, 更有效预防心脑血管并发症发生。

2. 降压药物的联合应用　应根据血压水平和心血管风险选择初始单药或联合治疗。对血压 ≥ 160/100mmHg、高于目标血压 20/10mmHg 的高危患者, 或单药治疗未达标的高血压患者应进行联合降压治疗, 包括自由联合或单片复方制剂。对血压 ≥ 140/90mmHg 的患者, 也可起始小剂量联合治疗。

(1)联合用药的意义:联合应用降压药物已成为降压治疗的基本方法,为了达到目标血压水平,大部分高血压患者需要使用2种或2种以上降压药物。

(2)联合用药的适应证:2级高血压和/或伴有多种危险因素、靶器官损害或临床疾患的高危人群,往往初始治疗即需要应用2种小剂量降压药物,如仍不能达到目标水平,可在原药基础上加量或可能需要3种,甚至4种以上的降压药物。

(3)联合用药的方法:两药联合时,降压作用机制应具有互补性,具有相加的降压作用,并可互相抵消或减轻不良反应。例如在应用ACEI或ARB的基础上加用小剂量噻嗪类利尿药,降压效果可以达到甚至超过将原有的ACEI或ARB剂量翻倍的降压幅度。同样,加用二氢吡啶类钙通道阻滞药也有相似效果。联合用药方案见图15-1。

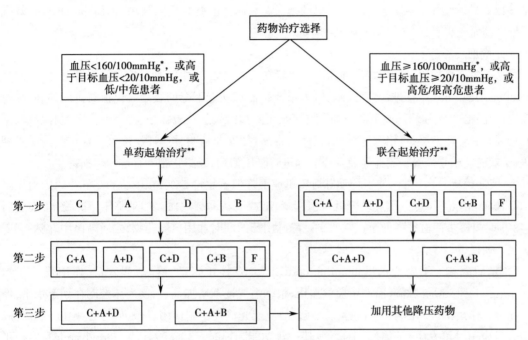

注:A,ACEI或ARB;B,β受体拮抗剂;C,二氢吡啶类CCB;D,噻嗪类利尿药;F,固定复方制剂。* 对血压≥140/90mmHg的高血压患者,也可以起始小剂量联合治疗;** 包括剂量递增到足剂量。

图 15-1　联合用药方案参考

(三) 特殊人群高血压的处理

1. 合并冠心病　合并稳定型心绞痛者首选β受体拮抗剂和CCB;既往有心肌梗死者,应选择ACEI、ARB和β受体拮抗剂,预防心室重塑;急性冠脉综合征(包括不稳定型心绞痛和心肌梗死)者选择β受体拮抗剂和RAS抑制剂。

2. 合并心功能不全　高血压合并心功能不全多为舒张功能不全,由于心室肥厚和/或合并冠心病,使左室舒张功能减退,ACEI、ARB均有助于逆转左室肥厚或阻止肥厚加重。轻至中度心功能不全者使用ACEI或ARB加β受体拮抗剂;重度心功能不全或终末期心脏病患者另可加用醛固酮受体拮抗剂或袢利尿药。

3. 合并糖尿病　我国高血压在糖尿病人群中的患病率为40%~55%,高血压患者常有代谢综合征(metabolic syndrome)的表现,如高血压、糖耐量减低、高胰岛素血症、中心性肥胖及血脂异常,这些患者更易发展成为糖尿病。合并糖尿病的高血压患者多伴有较严重的靶器官损害,常需要联合应用2种以上的降压药物,首先考虑使用ACEI或ARB;如需联合用药,应以ACEI或ARB为基础。

4. 合并慢性肾衰竭　选用ACEI或ARB,可延缓糖尿病肾病进展;但晚期(血清肌酐≥265μmol/L)

需慎用,必要时严密监测;同时增加袢利尿药的剂量。

5. 老年人　常有较多危险因素、靶器官损害和心血管病,血压控制较困难,常需多种药物联合;自小剂量开始,密切观察,避免直立性低血压;利尿药、CCB、ACEI 或 ARB,均可作为初始或联合药物治疗;合并前列腺肥大者优选 α 受体拮抗剂。

6. 儿童与青少年高血压　儿童高血压的药物治疗原则是从小剂量、单一用药开始,同时兼顾个体化,视疗效和血压水平变化调整治疗方案和治疗时限,必要时联合用药。ACEI 是最常使用的儿童降压药之一,被批准的儿童用药仅有卡托普利;利尿药被批准的儿童用药有氨苯蝶啶、氯噻酮、氢氯噻嗪、呋塞米;二氢吡啶类 CCB 被批准的儿童用药有氨氯地平;β 受体拮抗剂被批准的儿童用药有普萘洛尔、阿替洛尔及哌唑嗪;ARB 目前尚无被批准的儿童用药。

7. 妊娠高血压　妊娠高血压患者母亲与胎儿的危险性均增加,最常用的口服药物有拉贝洛尔、甲基多巴和硝苯地平,必要时可考虑小剂量噻嗪类利尿药。妊娠期间禁用 ACEI 和 ARB,有妊娠计划的慢性高血压患者,也应停用上述药物。

(四) 高血压急症的治疗

高血压急症是指原发性或继发性高血压患者在某些诱因作用下,血压突然和显著升高(一般超过 180/120mmHg),同时伴有进行性心、脑、肾等重要靶器官功能不全的表现。包括高血压脑病、高血压伴颅内出血(脑出血和蛛网膜下隙出血)、脑梗死、心力衰竭、急性冠脉综合征(不稳定型心绞痛、急性心肌梗死)、主动脉夹层、嗜铬细胞瘤危象、使用毒品(如安非他明、可卡因、裸盖菇素)等、围手术期高血压、子痫前期或子痫等。高血压急症需立即进行降压治疗,以阻止靶器官进一步损害。

1. 降压目标　1 小时内使平均动脉血压迅速下降但不超过 25%,在以后的 2~6 小时内血压降至约 160/100mmHg。注意血压过度降低可引起肾、脑或冠状动脉缺血。如果临床情况稳定,在随后的 24~48 小时内逐步使血压降低至正常水平。静脉用药的同时加用口服药物,之后渐停用静脉制剂,保持血压长期稳定。

2. 常用药物　①硝普钠(sodium nitroprusside):直接扩张动、静脉,起效快,作用强。开始以 0.25~10μg/(kg·min)静脉滴注,严密监测血压,根据需要逐渐增加剂量,使血压控制在满意水平,停药后 3~5 分钟作用消失。由于该药遇光易分解,故应避光输注。副作用轻微,如恶心、呕吐、肌肉颤动,长期大量应用时可发生硫氰酸盐中毒,尤其在肾功能受损时。②硝酸甘油(nitroglycerin):以扩张静脉及冠状动脉血管为主,轻度扩张动脉,减轻心脏前后负荷,增加冠状动脉供血,故特别适合伴有急性左心衰竭、急性冠状动脉功能不全及手术过程中的高血压。开始以 5~100μg/min 静脉滴注,根据需要逐渐增加剂量,停药后数分钟作用消失。不良反应有心悸、面红、头痛等,多可耐受。③其他:如尼卡地平(nicardipine)、地尔硫䓬、拉贝洛尔(labetalol)等临床均较少应用。

3. 高血压急症的药物选择　①高血压脑病:首选硝普钠,一旦血压控制满意,其临床情况将逐渐好转,亦可选用硝酸甘油、拉贝洛尔等。②脑出血:原则上应密切监护,暂不予以降压治疗,避免血压过低而引起脑组织血流灌注减少,加重脑缺血和脑水肿;当血压极度升高达 200/120mmHg 以上时,可选用静脉降压药,如硝普钠、拉贝洛尔等。③急性冠脉综合征:急性大面积心肌梗死患者其血压常明显下降,故不急于快速强力降压,常选硝酸甘油,使血压控制在 130/90mmHg 左右,血压过低常由于冠状动脉灌注不足而诱发心室颤动。④急性左心衰竭:若血压明显增高,选硝普钠;若轻度增高,选硝酸甘油,必要时静脉注射袢利尿药。⑤主动脉夹层:应将收缩压迅速降至 100mmHg 左右(如能耐受)、心率控制在 60 次/min 左右,以尽量减慢和停止夹层进展,稳定病情;同时加用口服药物,之后渐停用静脉制剂,维持口服药物,保持血压长期稳定。

(五) 高血压预防

1. 减少钠盐摄入　钠盐可显著升高血压,增加高血压的发病风险,而钾盐则可对抗钠盐升高血压的作用。我国各地居民的钠盐摄入量均显著高于目前世界卫生组织每日应少于 6g 的推荐,而钾盐摄入则严重不足,因此,应采取各种措施尽可能减少钠盐的摄入量,并增加食物中钾盐的摄入量。主要措施包括:①尽可能减少烹调用盐,建议使用可定量的盐勺;②减少味精、酱油等含钠盐的调味品用量;③少食或不食含钠盐量较高的各类加工食品,如咸菜、火腿、香肠以及各类炒货;④增加蔬菜和水果的摄入量;⑤肾功能良好者,使用含钾的烹调用盐。

2. 控制体重　适当降低升高的体重,减少体内脂肪含量,可显著降低血压。衡量超重和肥胖最简便和常用的生理测量指标是体重指数和腰围。前者通常反映全身肥胖程度,后者主要反映中心型肥胖的程度。成年人正常体重指数为 $18.5\sim23.9kg/m^2$,在 $24\sim27.9kg/m^2$ 为超重,提示需要控制体重;$BMI \geqslant 28kg/m^2$ 为肥胖,应减重。成年人正常腰围<90/85cm(男/女),如腰围 ≥90/85cm(男/女),同样提示需控制体重,如腰围 ≥95/90cm(男/女),也应减重。最有效的减重措施是控制能量摄入和增加体力活动。

3. 不吸烟　吸烟可导致血管内皮损害,显著增加高血压患者发生动脉粥样硬化性疾病的风险。戒烟的益处十分肯定,而且任何年龄戒烟均能获益。因此,医生应强烈建议并督促高血压患者戒烟,并鼓励患者寻求药物辅助戒烟(使用尼古丁替代品、安非他酮缓释片和伐尼克兰等),同时也应对戒烟成功者进行随访和监督,避免复吸。

4. 限制饮酒　长期大量饮酒可导致血压升高,限制饮酒量则可显著降低高血压的发病风险。每日酒精摄入量男性不应超过 25g;女性不应超过 15g。相当于白酒、葡萄酒(或米酒)与啤酒的量分别少于 50ml、100ml、300ml。

5. 体育运动　一般的体力活动可增加能量消耗,对健康十分有益。而定期的体育锻炼则可产生重要的治疗作用,可降低血压、改善糖代谢等。因此,建议每天应进行适当的 30 分钟左右的体力活动;而每周则应有 1 次以上的有氧体育锻炼,如步行、慢跑、骑车、游泳等。运动的形式和运动量均应根据个人的兴趣、身体状况而定。

病例分析 -1

思考题

1. 常用的降压药物有哪几类?试列举各类代表药物。如何根据患者的不同情况进行个体化药物治疗?

2. 查阅文献,了解高血压药物治疗的最新进展,特别是高血压急症该如何选用降压药物?

第二节　冠状动脉粥样硬化性心脏病

冠状动脉粥样硬化性心脏病(coronary atherosclerotic heart disease)是指冠状动脉发生粥样硬化导致管腔狭窄或阻塞和/或因冠状动脉痉挛(coronary artery spasm)所引起的心肌缺血缺氧或坏死的心脏病,统称为冠状动脉性心脏病(coronary heart disease,CHD),简称冠心病,亦称缺血性心脏病(ischemic heart disease)。本病是严重危害人类健康的常见病,多发生于中老年人,男性多于女性。根据《2019 中国卫生健康统计年鉴》,2018 年中国城市居民冠心病死亡率为 120.18/10 万,农村居民冠心病死亡率为 128.24/10 万。2018 年冠心病死亡率继续 2012 年以来有上升趋势。

【病因和发病机制】

(一)病因

冠状动脉粥样硬化是动脉粥样硬化(atherosclerosis)中最重要的一种类型。动脉粥样硬化的病因目前尚未完全清楚,大量研究表明本病是多种因素共同作用所致,这些因素称为危险因素(risk factors)。主要包括①血脂异常:脂代谢异常是动脉粥样硬化最重要的危险因素,总胆固醇(total cholesterol,TC)、甘油三酯(triglyceride,TG)、低密度脂蛋白胆固醇(low density lipoprotein-cholesterol,

LDL-C)、极低密度脂蛋白胆固醇（very low density lipoprotein-cholesterol，VLDL-C）和载脂蛋白 B（apoprotein-B，ApoB）的异常升高，高密度脂蛋白胆固醇（high density lipoprotein-cholesterol，HDL-C）和载脂蛋白 A（apoprotein-A，ApoA）的降低，均使动脉粥样硬化的危险性增加。②高血压：高血压患者的冠心病患病率较血压正常者高 3~4 倍。流行病学资料显示，血压在 115/75~185/115mmHg 的个体，收缩压每增加 20mmHg 或舒张压每增加 10mmHg，其心血管事件的危险将增加 1 倍。③糖尿病：冠心病是糖尿病的重要并发症，冠心病、脑血管病和周围血管病在成年糖尿病患者的死亡原因中占 70%~80%。④其他因素：中老年男性及绝经后女性常见；有家族聚集倾向，为多基因相关性疾病，家族性高脂蛋白血症与一定的基因缺陷有关；吸烟者的发病率和死亡率是不吸烟者的 2~6 倍，且与吸烟的数量成正比；肥胖、体力活动较少、性格急躁、血中的同型半胱氨酸及尿酸升高等均可促使其发生。

（二）发病机制

动脉粥样硬化发病机制的解释较多，如脂质浸润学说、血栓形成学说、平滑肌细胞增生学说等，目前多支持损伤 - 反应学说。由于多种因素造成血管内膜损伤，内膜通透性增加，异常血脂（主要是 LDL-C）进入内膜，氧化修饰成为氧化 LDL（oxidized LDL，ox-LDL），后者被进入内膜的单核细胞（进入内膜后转化为巨噬细胞）吞噬，吞噬了大量脂质后的巨噬细胞变为泡沫细胞，形成脂质条纹。因氧化修饰的脂质有细胞毒性作用，使单核细胞变性、坏死、崩解，以致局部产生脂质的分解产物，这些物质与局部载脂蛋白等共同形成粥样斑块并诱发局部炎症反应，最终形成动脉粥样硬化。

正常情况下，巨噬细胞合成和分泌大量物质能杀灭吞入的微生物和灭活毒性物质；巨噬细胞吞噬脂质后能产生大量氧化代谢产物，如过氧化物和超氧阴离子，造成内皮细胞进一步损伤；活化的巨噬细胞还能分泌多种生长因子，刺激平滑肌细胞和成纤维细胞增生和迁移，进一步参与病变进展。

急性冠脉综合征（acute coronary syndrome，ACS）的病理基础是冠状动脉内不稳定斑块的存在，继而发生了痉挛、破裂、出血及血栓形成，临床上很多患者会进展为明确的心肌梗死，甚至发生心脏性猝死。

【临床表现和分型】

（一）冠心病分型

近年来，为适应冠心病诊疗理念的不断更新、便于治疗策略的制定，临床上提出两种综合征的分类，即慢性心肌缺血综合征和急性冠脉综合征。

1. 慢性心肌缺血综合征　又被称为稳定型冠心病，包括隐匿型冠心病、稳定型心绞痛及缺血性心肌病（ischemic cardio myopathy，ICM）等，其最具代表性的病种是稳定型心绞痛。心绞痛，即由于冠状动脉供血不足，心肌急剧的、暂时的缺血与缺氧所引起的临床综合征。

（1）隐匿型冠心病：隐匿型冠心病是无临床症状，但有心肌缺血客观证据（心电活动、心肌血流灌注及心肌代谢等异常）的冠心病，亦称无症状性冠心病。其心肌缺血的心电图表现可见于静息时，或在增加心肌负荷时才出现，常被动态心电图记录所发现，又被称为无症状性心肌缺血（silent myocardial ischemia，SMI）。这些患者经冠状动脉造影或尸检，几乎均证实冠状动脉有明显狭窄病变。

（2）稳定型心绞痛：稳定型心绞痛（stable angina pectoris，SAD）即稳定型劳力性心绞痛，亦称普通型心绞痛，是最常见的心绞痛。指由心肌缺血缺氧引起的典型心绞痛发作，其临床表现在 1~3 个月内相对稳定，即每日和每周疼痛发作次数大致相同，诱发疼痛的劳力和情绪激动程度相同，每次发作疼痛的性质和疼痛部位无改变，疼痛时限相仿，服用硝酸甘油后也在相近时间内产生疗效。

（3）缺血性心肌病：ICM 属于冠心病的一种特殊类型或晚期阶段，是指由于长期心肌缺血导致心肌局限性或弥漫性纤维化，从而产生心脏收缩和 / 或舒张功能受损，引起心脏扩大或僵硬、充血性心力衰竭、心律失常等一系列临床表现的综合征。

2. 急性冠脉综合征　ACS 指冠心病中急性发病的临床类型，包括 ST 段抬高心肌梗死（ST

segment elevation myocardial infarction,STEMI)、非 ST 段 抬 高 心 肌 梗 死（non-ST segment elevation myocardial infarction,NSTEMI）及不稳定型心绞痛（unstable angina,UA）。近年有将前者称为 ST 段抬高 ACS,约占 1/4（包括小部分变异型心绞痛），将后两者合称为非 ST 段抬高 ACS（NSTE-ACS），约占 3/4。

（1）ST 段抬高心肌梗死：若冠状动脉管腔急性完全闭塞,血供完全停止,导致所供血区域心室壁心肌透壁性坏死,临床上表现为典型的 STEMI,即传统的 Q 波性心肌梗死。

（2）不稳定型心绞痛：UA 指介于稳定型心绞痛和 AMI 之间的临床状态,包括除稳定型劳力性心绞痛以外的初发型、恶化型劳力性心绞痛和各型自发性心绞痛。UA 是在粥样硬化病变的基础上,发生了冠状动脉内膜下出血、斑块破裂、斑块糜烂、破损处血小板与纤维蛋白凝集形成血栓、冠状动脉痉挛以及远端小血管栓塞,引起了急性或亚急性心肌供氧减少,是 ACS 中的常见类型。

（3）非 ST 段抬高心肌梗死：若 UA 伴有血清心肌坏死标志物水平明显升高,此时可确诊为 NSTEMI。UA 和 NSTEMI 是紧密相连的两种情况,两者的主要差别在于缺血是否严重到心肌损伤所产生的心肌坏死标志物足以被检测到。

（二）典型症状和体征

1. 症状 与心肌缺血相关的胸部不适（心绞痛）通常从以下 4 个方面描述。①部位：心肌缺血引起的胸部不适通常位于胸骨体之后,可波及心前区,有手掌大小范围,常放射至左肩、左臂内侧达无名指和小指,或至颈、咽或下颌部。②性质：胸痛常为压迫、发闷、紧缩或胸口沉重感,有时被描述为颈部扼制或胸骨后烧灼感,但不像针刺或刀扎样锐性痛。可伴有呼吸困难,也可伴有非特异性症状如乏力或虚弱感、头晕、恶心、坐立不安或濒死感。呼吸困难可能为稳定型冠心病（stable coronary artery disease,SCAD）的唯一临床表现,有时与肺部疾病引起的气短难以鉴别。胸痛发作时,患者往往被迫停止正在进行的活动,直至症状缓解。③持续时间：通常持续数分钟至 10 余分钟,大多数情况下 3~5 分钟,很少超过 30 分钟,若症状仅持续数秒,则很可能与心绞痛无关。④诱因：与劳累或情绪激动相关是心绞痛的重要特征。当负荷增加如走坡路、逆风行走、饱餐后或天气变冷时,心绞痛常被诱发。疼痛多发生于劳累或激动的当时,而不是劳累之后。含服硝酸酯类药物常可在数分钟内使心绞痛缓解。

提示 ACS 的典型胸痛特征包括：①胸痛为压迫性、紧缩性、烧灼感、刀割样或沉重感；②无法解释的上腹痛或腹胀；③放射至颈部、下颌、肩部、背部、左臂或双上臂；④"烧心",胸部不适伴恶心和/或呕吐；⑤伴持续性气短或呼吸困难；⑥伴无力、眩晕、头晕或意识丧失；⑦伴大汗。

2. 体征 心绞痛通常无特异性体征。胸痛发作时常见心率增快、血压升高、表情焦虑、皮肤冷或出汗,有可能出现第三、四心音和轻度的二尖瓣关闭不全,但均无特异性。

3. 心电图 心电图对 STEMI 的诊断有特殊价值：①至少两个相邻导联 J 点后新出现 ST 段弓背向上抬高,伴或不伴病理性 Q 波、R 波减低；②新出现的完全左束支传导阻滞；③超急性期 T 波改变。当原有左束支传导阻滞患者发生心肌梗死时,心电图诊断困难,需结合临床情况仔细判断。NSTE-ACS 和稳定型冠心病可出现各种类型的心电图,单次心电图对 NSTE-ACS 诊断价值有限,宜连续、动态记录。

4. 生物学标记物 心肌肌钙蛋白 I/T（cTnI/T）是用于 AMI 诊断的特异性高、敏感性好的生物学标记物,cTn>99th 正常参考值上限（ULN）提示心肌损伤,有诊断意义,但应注意非冠脉事件的 cTn 升高。高敏感方法检测的 cTn 称为高敏肌钙蛋白（hs-cTn）。有条件时,首选 hs-cTn 检测,如果结果未见增高（阴性）,应间隔 1~2 小时再次采血检测,并与首次结果比较,若增高超过 20%,应考虑急性心肌损伤的诊断。若初始两次检测结果仍不能明确诊断而临床提示 ACS 的可能,则在 3~6 小时后重复检测。若不能检测 cTnI/T,应用肌酸激酶同工酶（CK-MB）质量检测来替代,后者还可评价溶栓治疗效果以及在 AMI 早期 cTn（hs-cTn）水平增高阶段评价有无再梗死或梗死病灶扩大。

【治疗原则】

UA 和 NSTEMI 的治疗原则为迅速缓解症状；避免发生心肌梗死和死亡；改善预后和提高患者生活质量。

AMI 的治疗原则为：①尽快再灌注缺血心肌，防止梗死范围扩大，缩小心肌缺血范围；②及时处理恶性心律失常、心力衰竭、休克及各种并发症，防止猝死；③保护和维持心功能，提高患者的生活质量。ACS 的急救措施包括发生疑似急性缺血性胸痛症状时应立即停止活动，休息，并尽早向急救中心呼救。无禁忌证的 ACS 患者应立即舌下含服硝酸甘油 0.3~0.6mg，每 5 分钟重复 1 次，总量不超过 1.5mg。对于 STEMI 患者，采用溶栓或经皮冠状动脉介入治疗（percutaneous coronary intervention，PCI）尽早开通梗死相关动脉，可明显降低死亡率，减少并发症，改善患者的预后。

SCAD 的治疗原则为缓解症状、改善预后、阻止病情进展。包括调整生活方式、控制危险因素、循证药物治疗、血运重建、患者教育等。

【药物治疗】

(一) 治疗药物分类

1. 溶栓药物　溶栓药物依据其化学结构的改进分为以下 3 个研发阶段。

第一代溶栓药物以链激酶（SK）和尿激酶（UK）为代表。SK 可促使游离的纤溶酶原转变为纤溶酶溶解纤维蛋白，特点是溶栓能力强，缺点为特异性差，易发生出血、过敏等不良反应。常用剂量为尿激酶 150 万 ~200 万 U+5% 葡萄糖溶液 100ml，30 分钟内静脉滴注；链激酶皮试阴性后，用 150 万 U+5% 葡萄糖溶液 100ml，60 分钟内静脉滴注。

第二代溶栓药物以组织型纤溶酶原激活物（t-PA）为代表，包括重组人组织型纤溶酶原激活物（rt-PA）、尿激酶原（pro-UK）等，此类药物常与抗凝药物联用，溶栓能力较第一代溶栓药物进一步提高，且特异性好，不良反应少。阿替普酶目前国内采用 50mg 给药方法，即 8mg 静脉注射，随后 42mg 静脉滴注，共 90 分钟。用药前需肝素 5 000U 静脉注射，继之 700~1 000U/h 静脉持续滴注 48 小时，随后皮下注射 7 500U，每 12 小时 1 次，连用 2~3 天或低分子量肝素 5 000U，皮下注射每 12 小时 1 次，连用 1 周。

第三代溶栓药物在特异性溶栓方面进一步改进，代表药物包括瑞替普酶（r-PA）、替奈普酶（TNK-tPA）等，特点为溶栓开通快速、有效率高、半衰期长等。瑞替普酶用法常为 10MU 溶于注射用水 5~10ml 内，静脉推注时间大于 2 分钟，30 分钟后再重复上述剂量 1 次。

2. 抗栓药物

(1) 抗血小板药物：① TXA_2 抑制剂，如阿司匹林，通过抑制环氧合酶和血栓烷 A_2（TXA_2）的合成发挥抗血小板聚集的作用，所有患者如无用药禁忌证均应服用。② $P2Y_{12}$ 受体拮抗剂，如氯吡格雷和替格瑞洛。氯吡格雷为无活性前体药物，需经肝脏活化后通过选择性不可逆地抑制血小板 ADP 受体而阻断 $P2Y_{12}$ 依赖激活的血小板膜糖蛋白（GP）Ⅱb/Ⅲa 复合物，有效减少 ADP 介导的血小板激活和聚集。替格瑞洛为新型 $P2Y_{12}$ 受体拮抗剂，替格瑞洛为非前体药，无须经肝脏代谢激活即可直接起效，直接作用于血小板 ADP 受体。③ GPⅡb/Ⅲa 受体拮抗剂，为强效抗血小板聚集药物，主要通过阻断血小板表面的 GPⅡb/Ⅲa 受体，抑制其与纤维蛋白原的交联，从而抑制血小板的聚集。此类药物包括阿昔单抗、替罗非班等。④吲哚布芬通过抑制 ADP、5- 羟色胺、血小板因子 4、β- 凝血球蛋白等的释放而起抗血小板聚集的作用。

(2) 抗凝药物：普通肝素、低分子量肝素、磺达肝癸钠、华法林、比伐芦定、新型口服抗凝药物等，可用于不同类型冠心病抗凝、溶栓的辅助治疗和血栓高危患者的预防。①普通肝素：为常用抗凝药物，主要通过激活抗凝血酶Ⅲ（AT Ⅲ）而发挥抗凝作用。在使用中需要监测活化部分凝血酶原时间（activated partial thromboplastin time，APTT）。②低分子量肝素（LMWH）：是从普通肝素中衍生出的小分子复合物，可以皮下注射，无须监测 APTT，使用方便，其疗效等于或优于普通肝素。临床常用制剂包括达肝素、依诺肝素和那屈肝素。③直接凝血酶抑制剂：不依赖于 AT Ⅲ，直接抑制溶解状态或与血栓结合的凝血酶发挥抗凝作用。临床常用制剂包括水蛭素、水蛭素衍生物（比伐芦定）和合成的凝血酶抑制剂（阿加曲班）。比伐芦定是凝血酶直接、特异、可逆性的抑制剂，无论凝血酶是处于血液循环中，还是与血栓结合，比伐芦定均可直接抑制其活性，其作用特点是短暂、可逆的。④磺达肝癸钠：是一种人工合成的、活化因子 X 选择性抑制剂，通过选择性结合于 AT Ⅲ，磺达肝癸钠增强了（约 300 倍）AT Ⅲ 对因子 Xa 原来的中和活性。对因子 Xa 的中和作用阻断了凝血级联反应，并抑制了凝血酶的形成和血栓的增大。磺达肝癸钠不能灭活凝血酶（活化因子 Ⅱ），并对血小板没有作用。⑤口服抗凝制剂：包括间接凝血酶抑制剂华法林和直接口服抗凝药物如 Ⅱ 因子抑制剂达比加群、X 因子抑制剂利伐沙班、阿哌沙班等。

3. 改善缺血、减轻症状的药物 应与预防心肌梗死和死亡的药物联合使用，主要包括 β 受体拮抗剂、硝酸酯类药物、钙通道阻滞药，还包括曲美他嗪、尼可地尔和伊伐布雷定。

β 受体拮抗剂能够抑制心脏 β 肾上腺素受体，从而减慢心率，减弱心肌收缩力，降低血压，减少心肌耗氧量和心绞痛发作，增加运动耐量。硝酸酯类药物为内皮依赖性血管扩张剂，能够减少心肌耗氧量，改善心肌灌注，缓解心绞痛症状。CCB 通过改善冠状动脉血流和减少心肌耗氧量发挥缓解心绞痛的作用，对变异性心绞痛或以冠状动脉痉挛为主的心绞痛，CCB 是一线治疗药物。曲美他嗪通过调节心肌能源底物，抑制脂肪酸氧化，优化心肌能量代谢，改善心肌缺血及左心功能，缓解心绞痛。尼可地尔是一种钾通道开放剂，其冠状动脉扩张作用与 ATP 敏感性钾通道开放及鸟苷酸环化酶有关。伊伐布雷定通过选择性抑制窦房结起搏电流达到减慢心率的作用，从而延长心脏舒张期改善冠状动脉灌注、降低心肌氧耗，对心肌收缩力和血压无影响。

4. 调脂药物 他汀类药物以降低血清、肝脏、主动脉中的 TC、VLDL-C、LDL-C 水平为主，具有降血脂、保护血管内皮细胞功能、稳定粥样斑块等作用。其他调脂药物包括：贝特类药物、缓释烟酸、胆固醇吸收抑制剂依折麦布、PCSK-9 抑制剂等。

5. 其他药物

（1）ACEI 和 ARB：除有效降压外，ACEI 和 ARB 还具有心肾保护作用，可减少各类心血管事件的发生。

（2）醛固酮受体拮抗剂：包括对 STEMI 后左室射血分数（left ventricular ejection function，LVEF）≤ 40%、有心功能不全或糖尿病、无明显肾功能不全［血清肌酐：男性 ≤ 221μmol/L（2.5mg/dl），女性 ≤ 177μmol/L（2.0mg/dl）；血钾 ≤ 5mmol/L］的患者，应给予醛固酮受体拮抗剂。

（3）洋地黄制剂：AMI 24 小时内一般不使用洋地黄制剂。对于 AMI 合并左心衰竭的患者 24 小时后常规服用洋地黄制剂是否有益也一直存在争议。目前一般认为，AMI 恢复期在 ACEI 和利尿药治疗下仍存在充血性心力衰竭的患者，可使用地高辛。对于 AMI 左心衰竭并发快速心房颤动的患者，使用洋地黄制剂较为适合。

（二）治疗药物的选用

1. 急性冠脉综合征的药物选择 ACS 指冠状动脉内不稳定的动脉粥样斑块破裂或糜烂引起血栓形成所致的心脏急性缺血综合征，即急性心肌缺血引起的一组临床症状，包括 STEMI 与 NSTEMI（Q 波与非 Q 波）以及 UA。由于 NSTEMI 和 UA 有时在临床上难以鉴别，而治疗上并不需要严格区别，故合并为一个概念被提出。

（1）溶栓治疗：对于 STEMI，溶栓治疗具有快速、简便、经济、易操作的特点，对于不能开展急诊 PCI 的基层医院或急诊 PCI 禁忌的患者可首选静脉溶栓。

溶栓的适应证为：①2 个或 2 个以上相邻导联 ST 段抬高，或提示 STEMI 病史伴左束支传导阻滞，起病时间 <12 小时，年龄 <75 岁可选择溶栓治疗，对前壁心肌梗死、低血压（收缩压 <100mmHg）或心率增快（>100 次 /min）患者治疗意义更大。②ST 段抬高，年龄 >75 岁，对此类患者，无论是否采取溶栓治疗,AMI 死亡的危险性均很大,建议对于 75 岁及以上高龄患者,TNK-tPA 剂量减半使用。③ST 段抬高,发病时间 12~24 小时,溶栓治疗获益不大,但在有进行性缺血性胸痛和广泛 ST 段抬高并经过选择的患者中,仍可考虑溶栓治疗。④高危心肌梗死,就诊时收缩压>180mmHg 和 / 或舒张压>110mmHg,此类患者颅内出血的危险性较大,应认真权衡溶栓治疗的益处与出血性脑卒中的危险性。对此类患者应首先镇痛、降低血压(如静脉滴注硝酸甘油、应用 β 受体拮抗剂等),将血压降至 150mmH/90mmHg 时再行溶栓治疗,但是否能降低颅内出血的危险性尚未得到证实。对此类患者若有条件应考虑直接行经皮冠状动脉腔内成形术(percutaneous transluminal coronary angioplasty,PTCA)或支架置入术。⑤虽有 ST 段抬高,但起病时间>24 小时,缺血性胸痛已消失或仅有 ST 段压低者不主张采取溶栓治疗。

溶栓的禁忌证为:①既往任何时间发生过颅内出血或未知区域脑卒中;②近 6 个月发生过缺血性脑卒中;③中枢神经系统损伤、肿瘤或动静脉畸形;④近期有严重创伤 / 手术 / 头部损伤(近 2 个月内);⑤近 1 个月内有胃肠道出血;⑥已知原因的出血性疾病(月经除外);⑦主动脉夹层;⑧ 24 小时内接受非可压迫性穿刺术(如肝脏活检、腰椎穿刺)。对于 NSTE-ACS 的患者,溶栓为禁忌证。

溶栓是否再通可根据冠状动脉造影直接判断,亦可间接判断,指标为:①胸痛迅速缓解(2 小时内基本消失);② ST 段迅速下降,2 小时内下降>50%;③心肌酶学检测峰值前移,CK-MB 峰值<14 小时;④出现再灌注心律失常,此为再灌注损伤的表现,主要为非阵发性室性心动过速。具备上述 2 项(除外 2、3 项组合)或 2 项以上者可判定为再通。再通后 1 周内再闭塞,若无禁忌可再次溶栓,但链激酶不能重复应用,可改用其他溶栓剂。

(2)抗栓治疗:抗血小板治疗,阿司匹林为首选抗血小板药物,所有患者如无禁忌证,均应立即口服水溶性阿司匹林或嚼服肠溶阿司匹林 300mg,继以 75~100mg/d 长期维持;在阿司匹林基础上,联合应用一种 P2Y$_{12}$ 受体抑制剂至少 12 个月,除非有极高出血风险等禁忌;P2Y$_{12}$ 受体抑制剂首选替格瑞洛(180mg 负荷量,以后 90mg/ 次,每天 2 次);不能使用替格瑞洛的患者,应用氯吡格雷(300~600mg 负荷量,以后 75mg/ 次,每天 1 次);接受溶栓治疗的患者,应尽早在阿司匹林基础上联用替格瑞洛或氯吡格雷;在有效的双联抗血小板及抗凝治疗情况下,冠状动脉造影前不常规应用 GP Ⅱb/ Ⅲa 受体拮抗剂,而仅在出现无复流或血栓并发症等紧急情况下才考虑使用。

抗凝治疗:确诊为 ACS 时,应尽快启动肠道外抗凝治疗,并与抗血小板治疗联合进行,但应警惕并观察出血风险;如果患者在早期接受介入性治疗,建议选用普通肝素或比伐芦定,比伐芦定使用剂量为静脉注射 0.75mg/kg,继而 1.75mg/(kg·h)静脉滴注维持 4 小时。对于接受静脉溶栓治疗的患者,至少接受 48 小时抗凝治疗,至多 8 天或至血运重建,如果患者拟行非介入治疗,宜先选用磺达肝癸钠或低分子量肝素。

(3)抗缺血治疗:可舌下或静脉使用硝酸酯类药物缓解心绞痛,如患者有反复心绞痛发作,难以控制的高血压或心力衰竭,静脉使用硝酸酯类药物,硝酸甘油 10~50μg/min,静脉滴注,注意监测血压。存在持续缺血症状的 ACS 患者,如无禁忌证,早期(24 小时内)应用 β 受体拮抗剂,并建议继续长期使用,争取达到静息目标心率 55~60 次 /min,除非患者心功能处于 Killip 分级Ⅲ级或以上。持续或反复缺血发作,并且存在 β 受体拮抗剂禁忌的 ACS 患者,二氢吡啶类 CCB 应作为初始治疗,但除外临床有严重左心室功能障碍,心源性休克,P-R 间期>0.24 秒或二、三度房室传导阻滞而未置入心脏起搏器的患者。在应用 β 受体拮抗剂和硝酸酯类药物后患者仍然存在心绞痛症状或难以控制的高血压,可加用长效二氢吡啶类 CCB;可疑或证实血管痉挛性心绞痛的患者,可考虑使用 CCB 和硝酸酯类药物,避免使用 β 受体拮抗剂。在无 β 受体拮抗剂治疗时,短效硝苯地平不能用于 ACS 患者。尼可地尔用于对硝酸酯类药物不能耐受的 ACS 患者。所有 LVEF<40% 的患者,以及高血压、糖尿病或稳定的慢性肾脏病患者,如无禁忌证,应开始并长期持续使用 ACEI,ACEI 不耐受的 LVEF<40% 的心力衰竭或心肌梗死患者,使用 ARB,心肌梗死后正在接受治疗剂量的 ACEI 和 β 受体拮抗剂且合

并 LVEF<40%、糖尿病或心力衰竭的患者,如无明显肾功能不全(男性血清肌酐>212.5μmol/L 或女性血清肌酐>170μmol/L)或高钾血症(K⁺>5.0mmol/L),使用醛固酮受体拮抗剂。

(4)他汀类药物:他汀类药物除了能降低 TC、LDL-C、TG 水平和升高 HDL-C 水平外,还能稳定斑块、减轻斑块炎症、改善内皮功能。因此应该及早应用,长期维持。由于亚洲其他国家和我国研究结果均显示 PCI 术前使用负荷量他汀类药物不优于常规剂量,因此不建议 PCI 术前使用负荷量他汀类药物;但是对于所有无禁忌证的 STEMI 患者入院后应尽早开始他汀类药物治疗,且无须考虑胆固醇水平。他汀类药物治疗的益处不仅见于胆固醇水平升高患者,也见于胆固醇水平正常的冠心病患者。所有心肌梗死后患者都应使用他汀类药物,将 LDL-C 水平控制在 1.8mmol/L(70mg/dl)以下,对于基础 LDL-C 在 1.8~3.5mmol/L 的患者应将其降低 50% 以上,在已达到他汀类药物最大耐受剂量的情况下,如果 LDL-C 仍未达标,如高危患者 LDL-C>1.8mmol/L(70mg/dl),应加用其他调脂药物,其中他汀类药物仍为一线药物,可联合依折麦布,两者联合治疗后仍有较高水平的 LDL-C 者,可考虑应用 PCSK-9 抑制剂;若 ACS 患者存在他汀类药物应用禁忌,可单独用 PCSK-9 抑制剂或 PCSK-9 抑制剂联合依折麦布。

2. 稳定型心绞痛的药物治疗

(1)缓解症状、改善缺血的药物:主要包括 β 受体拮抗剂、硝酸酯类药物和钙通道阻滞药,应与预防心肌梗死和死亡的药物联合使用,只要无禁忌证,β 受体拮抗剂应作为 SCAD 患者的初始治疗药物。目前更倾向于选择性 β₁ 受体拮抗剂,如琥珀酸美托洛尔、比索洛尔。建议初始选择 β 受体拮抗剂,并逐步增加至维持剂量,当 β 受体拮抗剂禁忌或出现难以接受的不良反应时,建议使用 CCB 或长效硝酸酯类药物。当起始使用 β 受体拮抗剂效果不佳时,建议 CCB 或长效硝酸酯类与 β 受体拮抗剂联用。对既往心肌梗死史,或合并 LVEF 下降的慢性心力衰竭的 SCAD 患者,建议调整 β 受体拮抗剂剂量以使静息心率控制在 55~60 次 /min(在患者可耐受的情况下)。心肌缺血面积较大(>10%)且无症状的患者应考虑采用 β 受体拮抗剂。SCAD 患者缓解急性心绞痛症状时可舌下含服硝酸甘油或硝酸甘油喷雾,如舌下含服硝酸甘油 0.3~0.6mg,每 5 分钟含服 1 次直至症状缓解,15 分钟内含服最大剂量不超过 1.2mg。心绞痛发作时,长效硝酸酯类不适用于心绞痛急性发作,而适用于慢性长期治疗。每天用药时应注意给予足够的无药间期(8~10 小时),以减少耐药性的发生。当使用 β 受体拮抗剂禁忌、效果不佳或出现不良反应时,可使用伊伐布雷定 / 尼可地尔缓解症状。曲美他嗪可考虑用作二线药物。

(2)抗血小板药物:抗血小板药物在预防缺血性事件中起着重要作用。建议所有 SCAD 患者每天服用小剂量阿司匹林,若不能耐受阿司匹林,建议每日服用氯吡格雷。既往 1~3 年前有心肌梗死史且合并高缺血风险的患者,可考虑采用阿司匹林联合替格瑞洛(60mg、2 次 /d)治疗,最长至 36 个月。药物洗脱支架(drug eluting stent,DES)置入后接受 6 个月双联抗血小板治疗(dual-anti platelet-therapy,DAPT),经药物涂层球囊治疗的 SCAD 患者,考虑 6 个月 DAPT,能耐受 DAPT 且无出血并发症,其出血风险低而血栓风险高,可考虑 DAPT(氯吡格雷 + 阿司匹林)>6 个月且 ≤30 个月,高出血风险患者,DES 置入后可考虑缩短 DAPT(<6 个月)。替格瑞洛可考虑用于择期 PCI 的特定高风险患者(如支架内血栓史或左主干支架置入),高出血风险、需接受不能推迟的非心脏外科手术或同时接受口服抗凝剂治疗者,DES 置入后可给予 1~3 个月 DAPT。对应用 3 个月 DAPT 仍需担心安全问题的 SCAD 患者,可考虑 DAPT 1 个月。

(3)调脂药物:已有大量证据表明缺血风险的下降和 LDL-C 的降幅有关。SCAD 患者如无禁忌,需依据其血脂基线水平首选起始剂量中等强度的他汀类调脂药物,根据个体调脂疗效和耐受情况,适当调整剂量,以 LDL-C 为首要干预靶点,目标值 LDL-C<1.8mmol/L。若 LDL-C 水平不达标,可与其他调脂药物(如依折麦布 10mg、1 次 /d)联合应用。如果 LDL-C 基线值较高,现有调脂药物标准治疗 3 个月后难以降至基本目标值,可考虑将 LDL-C 至少降低 50% 作为替代目标。

（4）β 受体拮抗剂：对心肌梗死后患者，β 受体拮抗剂能显著降低 30% 死亡和再发梗死风险。对合并慢性心力衰竭的 SCAD 患者，琥珀酸美托洛尔、比索洛尔和卡维地洛与 ACEI、利尿药伴 / 不伴洋地黄同时应用，能显著降低死亡风险，改善患者生活质量。除非禁忌，对所有 SCAD 左心室收缩功能障碍（LVEF ≤ 40%）并伴有心力衰竭或心肌梗死史的患者使用 β 受体拮抗剂，并长期使用（如琥珀酸美托洛尔、比索洛尔或卡维地洛）。

（5）ACEI 或 ARB：ACEI 能使无心力衰竭的稳定型心绞痛患者或高危冠心病患者的主要终点事件（心血管死亡、心肌梗死、卒中等）风险降低。对 SCAD 患者，尤其是合并高血压、LVEF ≤ 40%、糖尿病或慢性肾病的高危患者，只要无禁忌证，均可考虑使用 ACEI 或 ARB。

3. **冠心病二级预防常用药物**　冠心病二级预防用药应遵从"ABCDE"方案，防止已诊断的冠心病患者原有冠状动脉病变加重，降低相关死亡率。随着抗血小板药物在冠心病治疗中的作用越来越重要，对冠心病二级预防用药方案中的"A"也进行了不断充实和更新。"ABCDE"方案分别为 A：ACEI、抗血小板治疗（anti-platelet therapy，如用阿司匹林及 P2Y$_{12}$ 受体拮抗剂等）及抗心绞痛治疗（anti-angina therapy，如用硝酸酯类药物及非二氢吡啶类 CCB）；B：β 受体拮抗剂（β blocker）与控制血压（blood pressure control）；C：戒烟（cigarette quitting）与控制血脂（cholesterol lowering）；D：合理饮食（diet）与控制糖尿病（diabetes control）；E：运动（exercise）与教育（education）。涉及药物治疗请参见前文（ACEI、β 受体拮抗剂、控制血压及他汀类药物、硝酸酯类药物、抗血小板药物）。

病例分析 -2

思考题

1. 根据不稳定型心绞痛的发病机制应如何选择药物治疗？
2. 试述急性心肌梗死溶栓治疗的适应证及常用药物治疗方法。
3. 急性心肌梗死引起的心律失常有哪些表现？应分别采用什么药物治疗？

第三节　心力衰竭

心力衰竭（heart failure）简称心衰，是多种原因导致心脏结构和 / 或功能的异常改变，使心室收缩和 / 或舒张功能发生障碍，而引起的一组复杂临床综合征，主要表现为呼吸困难、疲乏和液体潴留（肺淤血、体循环淤血及外周水肿）等。

【病因和发病机制】

（一）病因

1. **基本病因**　几乎所有类型的心脏、大血管病均可引起心力衰竭。从病理生理的角度看，心肌舒缩功能障碍大致可分为由原发性心肌损害和心脏长期容量和 / 或压力负荷过重，导致心肌功能由代偿最终发展为失代偿。①原发性心肌损害：心肌梗死、心肌缺血、弥漫性心肌炎、原发性及继发性心肌病以及糖尿病心肌病等均可引起心力衰竭，其中以心肌梗死、扩张型心肌病最常见；②心脏负荷过重：高血压、主动脉瓣狭窄、肺动脉高压及肺动脉瓣狭窄等疾病导致心室后负荷过重；主动脉瓣关闭不全、二尖瓣关闭不全、室间隔缺损及动脉导管未闭等疾病导致心室前负荷过重；长期负荷过重，代偿性心肌肥厚和扩大，导致心力衰竭。

2. **诱因**　心力衰竭发作常在心脏负担增加时诱发，最常见的为感染和劳累，尤其肺部感染和过度体力活动；其他如过多过快的静脉输液、各种快速性心律失常、妊娠、分娩及情绪激动、治疗不当如洋地黄中毒或量不足、原有心脏病加重或并发其他疾病如甲状腺功能亢进（简称甲亢）或贫血等均可诱发心力衰竭。

（二）发病机制

心肌收缩力下降，代偿机制启动，神经内分泌系统激活，心室重塑，心功能进一步恶化，形成恶性循环。

1. Frank-Starling 机制 前负荷增加反映心脏舒张末期容量增多，心室做功增加。根据 Frank-Starling 机制，在一定范围内，随着心脏前负荷增加，心室充盈压升高，舒张末期心肌纤维拉长，每搏输出量可相应增加；但当舒张压超过 18mmHg 时，每搏输出量不但不增加反而下降，当达到一定程度时则出现心脏排血量低及静脉系统淤血的症状和体征。

2. 心肌肥厚 心脏后负荷持续增加，代偿性心肌肥厚，收缩力加强，以维持心输出量；但随着疾病进展，心肌顺应性下降，舒张功能减退，更加使心肌能量供应不足，心肌细胞结构破坏，心功能进一步恶化。

3. 神经体液代偿 当心脏排血量不足或心室舒张末压升高时，机体启动以下神经体液机制进行代偿：①交感 - 肾上腺素系统（sympathetico-adrenal system，SAS）活性增强，去甲肾上腺素（NE）及肾上腺素水平升高，作用于心脏 β_1 受体，心肌收缩力增强，心率加快，以增加心输出量；但此时心肌耗氧量增加，且 NE 具有细胞毒性作用，促使心肌细胞凋亡。②肾素 - 血管紧张素系统（renin-angiotensin system，RAS）激活，与心输出量降低，导致肾血流量减少有关。RAS 激活后使血管紧张素Ⅱ（ATⅡ）生成增多，醛固酮分泌增加，从而维持血压，保证心、脑、肾等重要脏器的血液供应。但 ATⅡ 促使血管强烈收缩，加重心脏后负荷；RAS 亦可使血管平滑肌细胞增生，管腔变窄，血管内皮细胞分泌 NO 减少。以上均更进一步促使心力衰竭加重，形成恶性循环。③其他体液因子如心房利钠肽（atrial natriuretic peptide，ANP）和脑利钠肽（brain natriuretic peptide，BNP）分泌增多，内皮素（endothelin，ET）及精氨酸加压素（arginine vasopressin，AVP）水平升高。ANP 和 BNP 均具有扩张血管、排钠利尿等生理作用，目前临床常用于评价心力衰竭的严重程度。ET 和 AVP 均具有较强的血管收缩作用，使心脏后负荷增加，心功能进一步恶化。

4. 心肌损害和心室重塑 心肌损害时的神经体液代偿机制导致心肌的结构、功能改变，包括心肌细胞肥大、凋亡，细胞外基质增加等，即称为心室重塑。心室重塑使心功能进一步恶化。

5. 心脏舒张功能不全 当高血压及肥厚型心肌病时，心肌纤维化，导致心室肌顺应性减退及充盈障碍，心室舒张末压增高，引起心脏舒张功能不全。心肌缺血、贫血及维生素 B_1 缺乏等的情况下，心肌能量生成不足，钙泵功能障碍，使细胞内钙潴留也会影响主动舒张功能。

【临床表现和分类】

（一）典型症状和体征

由于心力衰竭的代偿程度和受累心室不同，心力衰竭患者的症状和体征有较大的个体差异，代偿良好的心力衰竭患者可以无症状和体征。

1. 左心衰竭 由于心输出量减少，导致肺循环淤血，出现呼吸困难，表现为劳力性呼吸困难、阵发性夜间呼吸困难、端坐呼吸、急性肺水肿等；夜间阵发性呼吸困难又称为心源性哮喘。急性肺水肿是左心衰竭最严重的表现，是由于肺毛细血管楔嵌压>25~30mmHg，血浆、红细胞外渗至肺泡内所致，表现为极端呼吸困难、面色苍白、烦躁不安、皮肤湿冷、冷汗淋漓、频频咳嗽、咳粉红色泡沫血痰，严重者可合并心源性休克。轻度肺淤血还可表现为咳嗽、咳痰、咯血等。其他尚有乏力、少尿、头晕、心悸等与心输出量减少、组织灌注不足有关。主要体征除了基础心脏病的原有体征外，可有心脏扩大、肺部湿性啰音，严重时两肺满布湿性啰音及哮鸣音、肺动脉瓣区第二心音亢进及舒张期奔马律。

2. 右心衰竭 以体循环淤血为主，可有恶心、呕吐、腹胀和食欲缺乏等，与肝脏及胃肠道淤血有关；以及继发于左心衰竭的劳力性呼吸困难。单纯右心衰竭主要见于肺部疾患、肺栓塞或先天性心脏病继发肺动脉高压者，主要体征有体位性水肿、肝大和触痛、颈静脉怒张、肝 - 颈静脉反流征阳性；晚期可出现腹水，常与心源性肝硬化有关。

（二）客观检查结果

1. 生物标志物　利钠肽［B 型利钠肽（B-type natriuretic peptide，BNP）或 N 末端 B 型利钠肽原（N-terminal pro-BNP，NT-proBNP）］测定：利钠肽检测用于心力衰竭筛查、诊断和鉴别诊断、病情严重程度及预后评估。BNP<100ng/L、NT-proBNP<300ng/L 时通常可排除急性心力衰竭。BNP<35ng/L、NT-proBNP<125ng/L 时通常可排除慢性心力衰竭，但其敏感度和特异度较急性心力衰竭低。诊断急性心力衰竭时 NT-proBNP 水平应根据年龄和肾功能进行分层：50 岁以下的患者 NT-proBNP 水平>450ng/L，50 岁以上>900ng/L，75 岁以上应>1 800ng/L，肾功能不全（肾小球滤过率<60ml/min）时应>1 200ng/L。经住院治疗后利钠肽水平无下降的心力衰竭患者预后差。脑啡肽酶抑制剂使 BNP 降解减少，而 NT-proBNP 不受影响。

2. 经胸超声心动图　经胸超声心动图是评估心脏结构和功能的首选方法，可提供房室容量、左右心室收缩和舒张功能、室壁厚度、瓣膜功能和肺动脉高压的信息。

3. 心脏磁共振（cardiac magnetic resonance，CMR）　CMR 是测量左右心室容量、质量和射血分数的"金标准"，当经胸超声心动图未能作出诊断时，CMR 是最好的替代影像检查。CMR 也是复杂性先天性心脏病的首选检查方法。

（三）心力衰竭的分期分级

1. 心力衰竭的分类　根据左心室射血分数（1eft ventriculare ejection fraction，LVEF），分为射血分数降低的心力衰竭（heart faihtre with reduced ejection fraction，HFrEF）、射血分数保留的心力衰竭（heart failure with preserved ejection fraction，HFpEF）和射血分数中间值的心力衰竭（heart failure with mid-range ejection fraction，HFmrEF）（表 15-7）。根据心力衰竭发生的时间、速度，分为慢性心力衰竭和急性心力衰竭。

表 15-7　心力衰竭的分类和诊断标准

诊断标准	HFrEF	HFmrEF	HFpEF
1	症状和 / 或体征	症状和 / 或体征	症状和 / 或体征
2	LVEF<40%	LVEF 40%~49%	LVEF≥50%
3		利钠肽升高，并符合以下至少 1 条：左心室肥厚和 / 或左心房扩大；心脏舒张功能异常	利钠肽升高，并符合以下至少 1 条：左心室肥厚和 / 或左心房扩大；心脏舒张功能异常
备注	随机临床试验主要纳入此类患者，有效的治疗已经得到证实	此类患者临床特征、病理生理、治疗和预后尚不清楚，单列此组有利于对其开展相关研究	需要排除患者的症状是由非心脏疾病引起的，有效的治疗尚未明确

注：利钠肽升高为 BNP>35ng/L 和 / 或 NT-proBNP>125ng/L。

2. 心力衰竭的分级分期　目前心力衰竭患者的心功能评价仍按纽约心脏病学会（NYHA）制定的标准分级，根据患者主观感觉的活动能力分为 4 级。

Ⅰ级：活动不受限。日常活动不引起明显的气促、疲乏或心悸。

Ⅱ级：活动轻度受限。休息时无症状，日常活动可引起明显的气促、疲乏或心悸。

Ⅲ级：活动明显受限。休息时可无症状，轻于日常活动即引起显著的气促、疲乏或心悸。

Ⅳ级：休息时也有症状，任何体力活动均会引起不适。如无须静脉给药，可在室内或床边活动者为Ⅳa 级；不能下床并需要静脉给药支持者为Ⅳb 级。

为了更好地减少和延缓心力衰竭的发生，近年来提出将心力衰竭分为 4 期（表 15-8），此种分类方法强调了早期干预的重要性。

表 15-8　心力衰竭 4 个阶段与 NYHA 心功能分级的比较

心力衰竭的阶段	定义	患病人群	NYHA 心功能分级
阶段 A（前心力衰竭阶段）	患者为心力衰竭的高危险人群，无心脏结构或功能异常，无心力衰竭的症状和 / 或体征	高血压、冠心病、糖尿病、肥胖、代谢综合征、使用心脏毒性药物史、酗酒史、风湿热史、心肌病家族史等	无
阶段 B（前临床心力衰竭阶段）	患者已发展成器质性心脏病，但无心力衰竭症状和 / 或体征	左心室肥厚、陈旧性心肌梗死、无症状的心脏瓣膜病等	I
阶段 C（临床心力衰竭阶段）	患者有器质性心脏病，既往或目前有心力衰竭的症状和 / 或体征	器质性心脏病患者伴运动耐量下降（呼吸困难、疲乏）和液体潴留	I ~ IV
阶段 D（难治性终末期心力衰竭）	患者器质性心脏病不断进展，虽经积极的内科治疗，休息时仍有症状，且需要特殊干预	因心力衰竭反复住院，且不能安全出院者；需要长期静脉用药者；等待心脏移植者；使用心脏机械辅助装置者	IV

【治疗原则】

（一）一般治疗原则

1. 积极治疗原发病　由于心力衰竭是各种器质性心脏病发展的终末阶段，故及时进行原发病治疗甚为重要，如高血压、糖尿病及甲状腺功能亢进的药物治疗，冠心病的介入治疗，风湿性心脏瓣膜病及先天性心血管病的介入或手术治疗等。

2. 去除诱因　如控制感染、纠正心律失常等。调整生活方式，避免过度劳累及情绪激动是减轻心脏负荷的重要方法，待症状好转后适当活动，以避免下肢静脉血栓形成；控制水、钠摄入有利于减轻水肿，一般轻度心力衰竭食盐摄入量应限制在 5g/d 以内、中度 2.5g/d 以内、重度 1g/d 以内，水量摄入在 1.5~2L/d；其他如戒烟、限酒及控制体重均对心力衰竭的防治有利。

（二）药物治疗原则

体内循环或组织中的儿茶酚胺、血管紧张素 II、醛固酮、内皮素、抗利尿激素等水平增高，加重血流动力学紊乱，且对心肌细胞有直接毒性作用，并刺激心肌纤维化，进一步损害心脏结构和功能。故神经内分泌拮抗剂是治疗心力衰竭的基石，可预防进一步心血管事件的发生。强心药物增强心肌收缩力，扩血管药物及利尿药减轻心脏前后负荷、减少血容量，在改善症状、降低心力衰竭住院率、提高生活质量方面至关重要，临床须根据患者的具体情况选用药物。

【药物治疗】

（一）治疗药物分类

1. 利尿药　利尿药是心力衰竭治疗中唯一能够控制体液潴留的药物，但不能作为单一治疗；原则上在慢性心力衰竭急性发作和明显的体液潴留时应用。常用的有①噻嗪类：氢氯噻嗪 25~50mg，口服，每日 1~2 次；其他如氯噻酮（chlortalidone）的剂量及用法同上，适用于轻、中度心力衰竭；②袢利尿药：如呋塞米（furosemide）20~100mg，静脉注射，每日 1~2 次，适用于急性心力衰竭或慢性心力衰竭加重期；布美他尼（bumetanide）1~3mg，口服或静脉注射，每日 1~2 次，其利尿作用为呋塞米的 20~60 倍，排钾作用小于呋塞米，使肾血流量尤其肾皮质深部血流量增加；托拉塞米（torasemide）是新一代高效袢利尿药，利尿作用强大且持久，具有醛固酮拮抗作用，耳毒性低，长期应用不易产生利尿抵抗，为顽固性心力衰竭的一线用药；③保钾利尿药：螺内酯（spironolactone）20~40mg，口服，每日 2~4 次；氨苯蝶啶（triamterene）50~100mg，口服，每日 2 次，常与排钾利尿药合用以加强利尿效果并预防低血钾；阿米洛利（amiloride）5~20mg，口服，每日 1 次，其利尿作用较强而保钾作用较弱；④抗利尿激素 V_2 受体拮抗剂：托伐普坦，7.5~15mg，口服，每日 1 次，对顽固性水肿或低钠血症者疗效更显著，用于常规利尿药治疗效果不佳、有低钠血症或有肾功能损害倾向患者。

2. RAS 抑制剂　ACEI 或 ARB 或血管紧张素受体脑啡肽酶抑制剂(angiotensin receptor neprilysin inhibitor,ARNI)联合应用 β 受体拮抗剂及在特定患者中应用醛固酮受体拮抗剂的治疗策略,可降低心力衰竭的发病率和死亡率。ACEI 通过改善血流动力学,降低心力衰竭患者神经-体液代偿机制的不利影响,改善心室重塑。但心力衰竭未合并高血压时,其用量应从小剂量开始,如依那普利 2.5mg/d,渐增加至目标剂量。开始用药 1~2 周内监测肾功能与血钾,后定期复查,长期维持用药。有威胁生命的不良反应(血管性水肿和无尿性肾衰竭)、孕妇及对 ACEI 过敏者应禁用;低血压、双侧肾动脉狭窄、血清肌酐明显升高(>265μmol/L)、高血钾(>5.5mmol/L)者慎用。非甾体抗炎药(nonsteroidal anti-inflammatory drug,NSAID)会阻断 ACEI 的疗效并加重其不良反应,避免联合使用。当 ACEI 引起干咳、血管性水肿不能耐受时,可改用 ARB,已使用 ARB 且症状控制良好者无须换为 ACEI。ARNI 有 ARB 和脑啡肽酶抑制剂的作用,可升高利钠肽、缓激肽和肾上腺髓质素及其他内源性血管活性肽的水平。ARNI 的代表药物是沙库巴曲缬沙坦钠。患者由服用 ACEI/ARB 转为 ARNI 前血压需稳定,并停用 ACEI 36 小时,因为脑啡肽酶抑制剂和 ACEI 联用会增加血管神经性水肿的风险。自小剂量开始,每 2~4 周剂量加倍,逐渐滴定至目标剂量。ARNI 主要的不良反应是低血压、肾功能恶化、高钾血症和血管神经性水肿。

3. β 受体拮抗剂　可抑制交感神经激活对心力衰竭代偿的不利作用,临床试验已证实 HFrEF 患者长期应用 β 受体拮抗剂(琥珀酸美托洛尔、比索洛尔及卡维地洛),能改善症状和生活质量,降低死亡、住院、猝死风险。临床自小剂量开始(如酒石酸美托洛尔 6.25mg/d),每 2~4 周可剂量加倍,逐渐达到指南推荐的目标剂量或最大可耐受剂量,并长期使用。静息心率降至 60 次/min 左右的剂量为 β 受体拮抗剂应用的目标剂量或最大耐受剂量。在已接受 ACEI 治疗的患者中仍能观察到 β 受体拮抗剂的上述益处,说明此两种药物联合应用具有叠加效应。使用时应避免过快或突然撤药,以防引起病情恶化;同时亦要避免发生低血压、心动过缓及房室传导阻滞。

4. 醛固酮受体拮抗剂　醛固酮受体拮抗剂通过抗醛固酮效应,起到抑制心血管重塑、改善心力衰竭远期预后、降低总死亡率的作用。利尿药螺内酯属于非选择性醛固酮受体拮抗剂,使用时必须注意血钾的监测,近期有肾功能不全、血清肌酐升高或高钾血症者不宜使用。依普利酮(eplerenone)是一种新型选择性醛固酮受体拮抗剂,适用于老年、糖尿病、肾功能不全患者。血浆肾素活性是动脉粥样硬化、糖尿病和心力衰竭等患者发生心血管事件和预测死亡率的独立危险因素。

5. 伊伐布雷定　伊伐布雷定通过特异性抑制心脏窦房结起搏电流(If),减慢心率。起始剂量 2.5mg,2 次/d,治疗 2 周后,根据静息心率调整剂量,每次剂量增加 2.5mg,使患者的静息心率控制在 60 次/min 左右,最大剂量 7.5mg,2 次/d。最常见的不良反应为光幻症和心动过缓。如发生视觉功能恶化,应考虑停药。心率<50 次/min 或出现相关症状时应减量或停用。

6. 血管扩张剂　常用的血管扩张剂包括硝酸酯类、硝普钠、重组人脑利钠肽及 α 受体拮抗剂,在心力衰竭中常见用法见表 15-9。

表 15-9　心力衰竭中血管扩张剂常见用法用量

药物	剂量	剂量调整与疗程
硝酸甘油	初始剂量 5~10μg/min,最大剂量 200μg/min	每 5~10 分钟增加 5~10μg/min
硝酸异山梨酯	初始剂量 1mg/h,最大剂量 5~10mg/h	逐渐增加剂量
硝普钠	初始剂量 0.2~0.3μg/(kg·min),最大剂量 5μg/(kg·min)	每 5~10 分钟增加 5μg/min,疗程 ≤72 小时
重组人脑利钠肽	负荷量 1.5~2μg/kg 静脉缓推或不用负荷量,继以 0.007 5~0.01μg/(kg·min)维持	根据血压调整剂量
乌拉地尔	100~400μg/min,严重高血压者可缓慢静脉注射 12.5~25mg	根据血压调整剂量

7. 正性肌力药物

(1)洋地黄类：①适应证，适用于各种原因引起的心力衰竭，尤其伴心脏扩大、快速性室上性心律失常者；②常用制剂及用法，口服地高辛 0.125~0.25mg/d，老年人、肾功能受损、低体重患者可 0.125mg，1 次/d 或隔天 1 次，应监测地高辛血药浓度，建议维持在 0.5~0.9μg/L；毛花苷 C 每次 0.2~0.4mg，稀释后缓慢静脉注射，必要时重复；毒毛花苷 K 每次 0.125~0.25mg，稀释后缓慢静脉注射；③中毒表现及处理：洋地黄应用的安全窗小，其中毒量为有效治疗量的 2 倍。低钾、低镁、肾功能减退、心肌缺氧及严重的心肌病变等更易出现中毒，此时可有恶心、呕吐等胃肠道症状，头痛、黄绿视等神经症状以及各种心律失常。不良反应常出现于地高辛血药浓度>2.0μg/L 时，也见于地高辛血药浓度较低时，如合并低钾血症、低镁血症、心肌缺血、甲状腺功能减退。使用该类药物可以减轻轻至中度收缩性心力衰竭患者的临床症状，改善生活质量，提高运动耐量，减少住院率，但对生存率无明显改变。

(2)非洋地黄类：①肾上腺素受体激动剂，其作用与剂量相关，多巴胺 2~5μg/(kg·min)维持静脉滴注；多巴酚丁胺对心率及血压的影响较小，常用剂量同多巴胺。②磷酸二酯酶抑制剂，如氨力农静脉注射，2 分钟内生效，一般为 50mg(0.5~1mg/kg)加入生理盐水 20ml 中缓慢静脉注射，之后以 150mg 溶于生理盐水 250ml 中缓慢静脉滴注(忌用含有右旋糖酐或葡萄糖的液体稀释)。米力农增加心肌收缩力的作用较氨力农强 10~20 倍，其用法为 50μg/kg 加入生理盐水 20ml 中静脉注射 10 分钟，后以 0.25~1.0μg/(kg·min)维持静脉滴注；不宜与呋塞米混合应用。该类药物主要用于经洋地黄、利尿药及血管扩张剂治疗无效的慢性难治性心力衰竭。③钙离子增敏剂，如左西孟旦，负荷量 6~12μg/kg 静脉注射(>10 分钟)，继以 0.05~0.2μg/(kg·min)静脉注射维持 24 小时。

8. 钠 - 葡萄糖共转运蛋白 2 抑制剂(SGLT2i)　SGLT2i 是一种新型口服降糖药，其基本作用是阻断肾脏近端小管中的 SGLT2 转运蛋白和促进尿糖、尿钠排泄。但近年来，SGLT2i 已逐步从糖尿病领域用药成为心力衰竭领域的一线用药。研究表明，SGLT2i 不仅对糖尿病患者有效，还能显著降低非糖尿病患者的主要终点风险，包括心血管死亡、心力衰竭住院或紧急救治。常用的药物包括达格列净和恩格列净，其在心力衰竭中的起始剂量和目标剂量均为 10mg，q.d.，使用时应注意泌尿系统感染、低血糖、脱水、低血压等情况的发生。

(二)治疗药物选用

1. 慢性心力衰竭　对所有新诊断的 HFrEF 患者应尽早使用 ACEI/ARB 和 β 受体拮抗剂(除非有禁忌证或不能耐受)，有淤血症状和/或体征的心力衰竭患者应先使用利尿药以减轻液体潴留。先用 β 受体拮抗剂和先用 ACEI/ARB 并无区别。当患者处于淤血状态时，ACEI/ARB 耐受性更好；若患者无明显水肿而静息心率比较快时，β 受体拮抗剂耐受性会更好。部分 HFrEF 患者可同时给予小剂量 β 受体拮抗剂和 ACEI/ARB。两药合用后可交替和逐步增加剂量，分别达到各自的目标剂量或最大耐受剂量。在 2021 年版加拿大指南中推荐，无论是否合并糖尿病，均推荐 HFrEF 患者应用达格列净或恩格列净，以改善患者临床症状与生活质量、降低因心力衰竭住院的情况和/或减少心血管死亡。患者接受上述治疗后应进行临床评估，根据临床情况选择以下治疗：①若仍有症状，eGFR≥30ml/(min·1.73m²)、血钾<5.0mmol/L，加用醛固酮受体拮抗剂；②若仍有症状，血压能耐受，建议用 ARNI 代替 ACEI/ARB；③若 β 受体拮抗剂已达到目标剂量或最大耐受剂量，窦性心律≥70 次/min，LVEF≤35%，可考虑加用伊伐布雷定；以上治疗方法可联合使用，不分先后。若患者仍持续有症状，可考虑加用地高辛。

2. 急性左心衰竭　严重者表现为急性肺水肿，伴或不伴心源性休克。对其的处理为①一般治疗：患者取坐位，双腿下垂，以减少静脉回流，高流量吸氧 6~8L/min，吗啡 3~5mg 静脉注射，以达到镇静和减少静脉回流的作用，老年患者可酌情减量应用。②利尿药：选用强效利尿药呋塞米 20~40mg

静脉注射,必要时重复;该药通过强大的利尿作用降低血容量,同时还具有扩张静脉血管、减少回心血量、减轻肺水肿的作用,故其肺水肿的缓解常在利尿作用发生之前;但在急性心肌梗死出现的急性左心衰竭时应慎用,因为可能诱发心源性休克。③血管扩张剂:首选硝普钠静脉滴注,从 10μg/min 开始,血压低者加用多巴胺 2~10μg/(kg·min),以使血压维持在 100/60mmHg 为宜;硝酸甘油静脉滴注从 5~10μg/min 开始,根据治疗反应调整剂量。④正性肌力药物:适用于低血压(收缩压<90mmHg)和 / 或组织器官低灌注的患者。多巴酚丁胺和多巴胺通过兴奋心脏 β_1 受体产生正性肌力作用,正在应用 β 受体拮抗剂的患者不推荐应用多巴酚丁胺和多巴胺。磷酸二酯酶抑制剂通过升高细胞内 cAMP 浓度,增强心肌收缩力,同时有直接扩张血管的作用,主要药物为米力农。左西孟旦是钙增敏剂,与心肌肌钙蛋白 C 结合产生正性肌力作用,不响心室舒张,还具有扩张血管的作用。⑤血管收缩药:对外周动脉有显著缩血管作用,如去甲肾上腺素、肾上腺素等,适用于应用正性肌力药物后仍出现心源性休克或合并明显低血压状态的患者,升高血压,维持重要脏器的灌注。心源性休克时首选去甲肾上腺素维持收缩压。⑥洋地黄类:可轻度增加心输出量、降低左心室充盈压和改善症状。主要适应证是房颤伴快速心室率(>110 次 /min)的急性心力衰竭患者。使用剂量为毛花苷 C 0.2~0.4mg 缓慢静脉注射,2~4 小时后可再用 0.2mg。急性心肌梗死后 24 小时内应尽量避免使用。

3. 难治性终末期心力衰竭　是指经合理的最佳治疗,心力衰竭仍不能控制甚至继续恶化。对此应做以下处理:①重新评价心脏病病因诊断的正确性,积极寻找并纠正可能引起顽固性心力衰竭的原因,如风湿活动、感染性心内膜炎、贫血、甲状腺功能亢进、电解质紊乱、洋地黄类过量、反复发生的小面积肺栓塞等;②重新分析治疗措施的合理性,如血压太低不能耐受 ACEI 和 β 受体拮抗剂,或体液潴留不能使用 β 受体拮抗剂等;③积极纠正体液潴留,更严格控制钠盐摄入(每日 2g 以下),进一步加强利尿,必要时进行血液超滤;④加强血管扩张剂和正性肌力药物的应用,如连续静脉滴注硝普钠或硝酸甘油,多巴胺、多巴酚丁胺或米力农等可改善心功能,稳定病情;⑤其他,扩张性心肌病伴 QRS 时间 ≥ 0.12 秒的患者植入三腔心脏起搏器,恢复心脏同步收缩功能,可取得明显疗效。

4. 舒张性心力衰竭　对其治疗如下:①积极控制原发病,如高血压和冠心病的有效治疗、缩窄性心包炎的心包剥脱术、梗阻性肥厚型心肌病的介入性化学消融术等。②改善舒张功能,如钙通道阻滞药地尔硫䓬或维拉帕米可降低心肌细胞内的钙浓度,改善心肌的主动舒张功能;β 受体拮抗剂改善心肌顺应性,使舒张功能改善;ACEI 可改善心肌重塑,有利于舒张功能的改善。③维持窦性心律以保持房室同步,控制心室率以增加心室充盈。④对肺淤血较重者,给予硝酸酯类降低静脉压,给予利尿药减少血容量,以减轻心脏前负荷;但用量不宜过大,因前负荷过度减少,使心输出量下降。⑤无收缩功能障碍时,禁用正性肌力药物。

总之,心力衰竭的治疗要根据不同患者原发性心脏病的病因、心力衰竭的类型、心力衰竭的不同阶段、合并存在的情况等进行个体化治疗,要严密观察治疗反应,及时调整治疗方案;同时要注意患者的合并用药情况,如抗心律失常药维拉帕米、胺碘酮、普罗帕酮(propafenone)等与地高辛联用时使地高辛的肾清除率下降、血药浓度增高,故联用以上药物时应调整地高辛的剂量。

思考题

1. 治疗心力衰竭的药物有哪几类? 各有哪些作用特点和不良反应?
2. 根据急性肺水肿的发病机制应采取哪些治疗措施?
3. 试述 β 受体拮抗剂、洋地黄、利尿药在治疗心力衰竭时应注意些什么?

第四节　心律失常

心律失常(arrhythmia)是由于窦房结激动异常或激动产生于窦房结以外,激动的传导缓慢、阻滞或经异常通道传导,即心脏活动的起源和/或传导障碍导致心脏搏动的频率和/或节律异常。心律失常是心血管系统疾病中重要的一组疾病。它可单独发病,亦可与其他心血管系统疾病伴发。其预后与心律失常的病因、诱因、演变趋势、是否导致严重血流动力障碍有关,可突然发作而致猝死,亦可持续累及心脏而致其衰竭。

【病因和发病机制】

(一)病因

生理情况下可出现心律失常,如窦性心动过速、窦性心动过缓、期前收缩等。各种心脏病如心肌缺血缺氧、炎症损伤、原发性离子通道病等、电解质紊乱、药物毒性作用以及全身其他系统疾病等也可直接或间接地诱发心律失常。遗传性心律失常多为基因突变所致,如长 Q-T 综合征、短 Q-T 综合征、Brugada 综合征等。

(二)发病机制

1. **自律性增强**　正常情况下窦房结的自律性最高,规律地发放冲动,其他组织的自律性均被抑制,形成正常窦性心律。当窦房结的自律性过高、过低或冲动发放不规律时,则形成窦性心动过速、过缓、心律不齐,甚至窦性停搏等窦性心律失常。若其他心肌细胞的自律性超过窦房结时,则形成异位心律失常,如期前收缩、室上性或室性心动过速、心房扑动或颤动等。

2. **触发活动**　触发活动(triggered activity)是指由一次动作电位所触发的后除极,常见于低血钾、高血钙、洋地黄中毒及儿茶酚胺浓度增高时。后除极若发生于动作电位第 2 相或第 3 相时,称为早期后除极(early after depolarization),是由于 Ca^{2+} 内流所触发;若发生于动作电位第 4 相时,称为延迟后除极(delayed after depolarization),是细胞内 Ca^{2+} 过多诱发 Na^+ 内流所引起。

3. **折返激动**　折返(reentry)是所有快速性心律失常最常见的发生机制。折返的基本条件为:①心脏内有两个或多个部位的不应期与传导性不一致;②其中一条通道存在单向阻滞;③另一条通道传导缓慢,使阻滞侧有足够的时间恢复兴奋性;④原阻滞侧再激动,形成一次折返;单次折返引起一次期前收缩,连续折返则形成心动过速。

4. **传导阻滞**　当冲动下传适逢心肌的相对不应期或绝对不应期时,则冲动传导延缓或中断,此为不完全或完全性传导阻滞。此不应期若为生理性不应期,则为生理性传导阻滞;若为病理性延长的不应期,则为病理性传导阻滞。

【临床表现和分类】

(一)窦性心律失常

1. **窦性心动过速**　正常窦性心律的冲动起源丁窦房结,频率为 60~100 次/min。若成人安静时窦性心律的频率超过 100 次/min,便可诊断为窦性心动过速(sinus tachycardia)。可见于正常人饮酒、情绪激动和体力活动时,亦见于发热、甲状腺功能亢进、贫血、心力衰竭等疾病,以及肾上腺素、阿托品等药物应用时。

2. **窦性心动过缓**　刺激迷走神经可使窦房结频率逐渐减慢,停止刺激后又可逐渐加快至原水平,若频率低于 60 次/min,称为窦性心动过缓(sinus bradycardia)。可见于正常情况下,尤其是运动员、睡眠状态、迷走神经张力增高等;部分老年人即便无器质性心脏病,亦可随年龄增高而出现心率过缓;病理状态时,如黄疸、黏液性水肿、颅内压增高、急性下壁心肌梗死、病态窦房结综合征等;药物影响,如应用拟胆碱药、β 受体拮抗剂、胺碘酮、非二氢吡啶类 CCB 以及洋地黄类药物等。

3. **窦性停搏**　窦房结在一段时间内停止发放冲动,表现为规则的 P-P 间距之间突然出现一长

P-P 间距,该长 P-P 间距与短 P-P 间距之间不呈倍数关系,则称为窦性停搏(sinus pause)或窦性静止(sinus arrest)。可见于迷走神经张力增高、颈动脉窦过敏等;各种器质性心脏病、窦房结病变、纤维化、脑血管意外等;应用洋地黄类或乙酰胆碱类药物及钾盐等。可表现为偶发短暂的窦性静止,患者可无症状;频发长时间的窦性停搏如无逸搏发生,可致患者出现黑矇、短暂意识丧失或晕厥,严重者可发生阿 - 斯综合征(Adams-Stokes syndrome),甚至死亡。

4. 窦房传导阻滞　若窦房结冲动传导至心房的途中发生延缓或中断,则称为窦房传导阻滞(sinoatrial block),表现为长 P-P 间距是短 P-P 间距的整倍数。可见于迷走神经张力增高、颈动脉窦过敏等;各种器质性心脏病、脑血管意外等;应用洋地黄类或乙酰胆碱类药物等。临床上可无症状,或有心悸、心跳停搏感等;阻滞次数多、间歇长者可有黑矇、晕厥等严重症状。

5. 病态窦房结综合征　病态窦房结综合征(sick sinus syndrome, SSS)简称病窦综合征,表现为严重的窦性心动过缓,心率<45 次 /min,频频窦房传导阻滞或窦性静止;或过缓型窦性心律与阵发性房颤、房扑、阵发性室上性心动过速(简称"室上速")交替出现,即为慢快综合征(bradycardia-tachycardia syndrome)。SSS 是一种缓慢进展的疾病,常见于各种器质性心脏病、手术、创伤等引起的窦房结局部及周围缺血、变性、坏死、纤维化等,更多见于特发性窦房结退行性变。临床主要表现为脑、心、肾等重要脏器供血不足,如头晕、失眠、记忆力减退、黑矇等,严重者出现心源性晕厥,称为阿 - 斯综合征,甚至猝死。

(二) 房性心律失常

1. 房性期前收缩　房性期前收缩(atrial premature beats)又称房性过早搏动(premature atrial contraction, PAC),简称房性早搏,指起源于窦房结以外的心房任何部位提前出现的激动。心电图表现为提前出现的 P 波,其形态与窦性 P 波不同,QRS 波为正常型。房性期前收缩的发生率低于室性期前收缩,且临床意义也不如室性期前收缩重要。情绪变化、吸烟、饮酒、饮茶或咖啡等可能诱发;各种器质性心脏病均可发生房性期前收缩,并可能是快速性房性心律失常的先兆。患者可无症状或有心悸不适感,听诊可有心律不齐等。

2. 房性心动过速　房性心动过速(atrial tachycardia, AT)简称房速,是指起源于心房的心动过速。根据房速的发生机制和心电图表现,可分为自律性、折返性及紊乱性房速。

(1)自律性房性心动过速(automatic atrial tachycardia):是房速中最常见的一种,与自律性增高有关,可呈慢性持续性或短暂性发作。在儿童多无明显的器质性心脏病;在成人多由器质性心脏病变引起,如急性心肌梗死、心肌病、慢性阻塞性肺疾病等,尤其是在有心肌缺血缺氧、洋地黄中毒、代谢紊乱等诱因时更易发生。发作呈短暂性、间歇或持续性,患者有心悸等相关症状。心电图表现包括心房率通常为 150~200 次 /min;异常 P 波形态与窦性者不同;可出现二度 Ⅰ 或 Ⅱ 型房室传导阻滞;刺激迷走神经不能终止心动过速,但可加重房室传导阻滞。

(2)折返性房性心动过速(reentrant atrial tachycardia, RAT):是房速中较为少见的类型,发生与折返机制有关。多发生在伴有心脏病的患者,也可见于正常人。患者多有突然发作的心悸症状,且可突然停止,若不伴有房室传导阻滞,听诊心律规整。心电图除符合房速的有关标准外,房速发作开始时心率无逐渐加速的表现。

(3)紊乱性房性心动过速(chaotic atrial tachycardia, CAT):也称为多源性房性心动过速(multifocal atrial tachycardia, CAT),常发生于患慢性阻塞性肺疾病或充血性心力衰竭的老年人,也见于洋地黄中毒与低血钾患者等。心房内多部位的异常自律性可能是其发生的机制,此类心律失常最终可发展为心房颤动。心电图表现为通常有 ≥3 种形态各异的异常 P 波,P-R 间期各不相同;心房率为 100~130 次 /min(多>120 次 /min)。

3. 心房扑动　心房扑动(atrial flutter, AFL)简称房扑,是一种频率比阵发性房性心动过速更快而规则的快速性房性异位心律失常,多为阵发性,较心房颤动少见。绝大多数房扑为器质性心脏病引起,包括肺源性心脏病、二尖瓣及三尖瓣病变和任何原因引起的心房扩大者等。患者的症状和体征主要取决于潜在的心脏病变以及房扑时心室率的快慢。心电图表现为正常 P 波消失,代之以大小及形态相同、间距一致的锯齿形扑动波(f 波),f 波的频率为 240~340 次 /min,QRS 波为正常型,其节律和频率与房室传导比例相关,最常见的为 2∶1 下传,此时心室率为 150 次 /min 左右,快而整齐。

4. 心房颤动　心房颤动(atrial fibrillation,AF)简称房颤,是一种常见的心律失常,发生率随年龄增加而增加。绝大多数房颤见于器质性心脏病或其他器质性疾病患者,发生在无心脏病变的青年中的房颤称为孤立性房颤,约占房颤的 5%。最常见的症状是心悸,但有些患者尤其是心室率不快时可无症状。房颤最显著的体征是心脏听诊第一心音强弱不等、心律极不规则;另一特征是脉搏短绌,即听诊的心率多于触诊的脉率。心电图表现为正常 P 波消失,代之以大小不等、形态不同、间距不一致的极不规则的颤动波(f 波),f 波的频率为 350~600 次 /min,心室律绝对不整,QRS 波为正常型。

（三）房室交界性心律失常

1. 房室交界性期前收缩及交界性心律　房室交界性期前收缩简称交界性期前收缩(premature atrioventricular junctional beats),也称交界性早搏,其冲动起源于房室交界区。连续 3 次或 3 次以上的交界性期前收缩,其频率在 70~130 次 /min 时为非阵发性房室交界性心动过速(nonparoxysmal atrioventricular junctional tachycardia),最常见的病因是洋地黄中毒,亦见于下壁心肌梗死、心肌炎、急性风湿热或心瓣膜手术。当窦房结自律性低下或窦性冲动不能下传时,出现交界性逸搏(atrioventricular junctional escape beats),其连续发生形成交界性逸搏心律(atrioventricular junctional escape rhythm)。持续存在的交界性心律多见于器质性心脏病引起的窦房结功能衰竭,常是病窦综合征的一种表现。

2. 房室结折返性心动过速　阵发性室上性心动过速(paroxysmal supraventricular tachycardia,PSVT) 简称阵发性室上速,90% 以上为房室结折返性心动过速(atrioventricular nodal reentrant tachycardia,AVNRT)或房室折返性心动过速(atrioventricular reentrant tachycardia,AVRT)2 种类型,患者常无明显的器质性心脏病,发作时可有心悸、头晕等,严重者可有血流动力学影响,甚至晕厥。心电图表现为:①心率为 150~200 次 /min,节律规则;②QRS 波呈室上性;③P 波与 QRS 波常重叠,或出现于 QRS 波之末尾。

3. 预激综合征　在房室正常传导途径以外,尚存在由普通心肌组成的异常房室旁道(anomalous pathway)或 Kent 束,当室上性激动下传时,部分激动沿旁道快速下传,使部分心室肌提前激动,其余心室肌仍接受正常途径下传的激动。心电图表现为 P-R 间期缩短<0.12 秒,QRS 时间加宽 ≥0.12 秒,QRS 波初始顿挫,形成 δ 波。常伴有阵发性室上速或阵发性房颤发作,此类患者称为预激综合征(preexcitation syndrome)。由于房室间存在双通道,易形成反复发作的 AVRT。

（四）室性心律失常

1. 室性期前收缩　异位起搏点来自心室的期前收缩称为室性期前收缩(ventricular premature beats),简称室性早搏,是希氏束分叉以下部位的心肌提前激动,使心室提前除极引起的。室性期前收缩是最常见的一种心律失常,既可见于器质性心脏病患者,也可见于无器质性心脏病的正常人。心悸是室性期前收缩最常见的症状,听诊时发现节律不齐,有提前出现的心脏搏动,其后有较长的间歇。心电图表现为提前出现的宽大畸形 QRS 波,其前无相关 P 波,QRS 时间 ≥0.12 秒,代偿间隙完全。若 QRS 波形态不同、联律间期不等,则为多源性室性期前收缩。若与窦性搏动形成联律形式,如 1 个窦性搏动后出现 1 个室性期前收缩称之为二联律(bigeminy)、2 个窦性搏动后出现 1 个室性期前收缩称之为三联律(trigeminy)。

2. 室性心动过速　连续 3 次或 3 次以上的室性期前收缩即为室性心动过速(ventricular tachycardia),简称室速。心电图表现为:① QRS 波宽大畸形。②房室分离(atrial ventricular dissociation)、心室夺获(ventricular capture)及室性融合波(ventricular fusion beats)。室速发作时,有

2 个节律点分别控制心房和心室活动,当窦性激动下传,恰遇房室交界区(或心室)正处于前一激动不应期时,此激动被干扰而中断,出现 P 波与 QRS 波无关的"房室分离"现象;当窦性激动下传,恰遇非不应期时,激动下传,P 波后有一相关正常形态的 QRS 波,此称为"心室夺获";若窦性激动下传到心室时,心室内异位节律点已经开始激动,形成室性融合波,此为部分心室夺获。③心室率为150~200 次 /min。

3. 特殊类型的室速　尖端扭转型室速(torsade de pointes ventricular tachycardia,Tdp)是一种特殊类型的室速,多由于电解质紊乱(血钾、血镁降低)、药物如胺碘酮中毒、弥散性心肌病变等引起。此类室速常短阵发作,QRS 波的形态、振幅均不相同,围绕基线上下扭转;但易复发,可恶化为室扑、室颤。

4. 心室扑动(ventricular flutter,VF)与心室颤动(ventricular fibrillation,Vf)　分别简称为室扑与室颤,是最严重的心律失常,两者的血流动力学均相当于心室停搏。室扑为心室快而微弱无效的收缩,室颤为心室极快而无规则的乱颤。心电图表现为正常 P-QRS-T 波消失,若代之以较规则的正弦曲线样扑动波,则为室扑;若为小而极不规则的颤动波,则为室颤。

(五) 心脏传导阻滞

当激动在心肌的任何部位传导受阻,使得传导延缓或中断时,称为心脏传导阻滞(heart block)。当激动自心房到心室的传导过程中受到障碍,使得传导延缓或中断,称为房室传导阻滞(atrio-ventricular block,AVB),简称房室阻滞。根据阻滞程度不同,分为 3 度。常见于器质性心脏病,亦见于原发传导束退化症(Lenegre 病)、手术损伤、高血钾、洋地黄中毒等。一度及二度 I 型房室阻滞可见于正常人、迷走神经张力增高者,临床常无症状;二度 II 型房室阻滞可有头晕、乏力、气促,甚至晕厥,出现阿 - 斯综合征。症状轻重与房室间传导比例有关。

1. 一度房室阻滞(I°AVB)　由于相对不应期延长导致传导延缓,但心房激动均可下传心室,称为一度房室阻滞。

2. 二度房室阻滞(II°AVB)　房性冲动不能完全传导至心室,出现心室漏搏时称为二度房室阻滞。分为:①二度 I 型房室阻滞(II°-I 型 AVB):心电图表现为 P-R 间期逐渐延长,直至 P 波后无QRS 波的心室漏搏现象,此称为一个文氏周期,如此周而复始;②二度 II 型房室阻滞(II°-II 型 AVB):周期性出现 QRS 波脱漏,房室间呈一定比例下传,如 4∶3 下传、3∶2 下传等,亦可传导比例不固定;当传导比例≥3∶1 时称为高度房室阻滞。

3. 三度房室阻滞(III°AVB)　又称为完全性房室阻滞,心房激动完全不能下传心室,P 波与 QRS波无关,各按自身的规律出现,心房率快于心室率。心室逸搏点在 His 束分叉以上,QRS 波形态正常,心室率为 40~60 次 /min;若在 His 束分叉以下,QRS 波宽大畸形,心室率在 40 次 /min 以下。

4. 室内传导阻滞　室内传导阻滞(intraventricular block)又称室内阻滞,是指 His 束分叉以下的传导阻滞,包括左、右束支阻滞,左束支分支(左前分支、左后分支及左间隔分支)阻滞等。室内传导阻滞多见于器质性心脏病,冠心病在室内阻滞中居第二位,由于冠状动脉供血不足、束支缺血受损所致。病毒性心肌炎、风湿性心脏病、房间隔缺损、心脏手术等均可引起室内阻滞。右束支阻滞亦可见于部分正常人。

【治疗原则】

抗心律失常的治疗主要有兴奋迷走神经、应用抗心律失常药物、心脏电复律术、人工心脏起搏、射频消融和外科手术等方法。不同的心律失常所选择的治疗方法不同,即使同一种心律失常病因不同,治疗原则也不同。

1. 明确心律失常的病因　要明确基础心脏病及其严重程度,对于无明显器质性心脏病且无症状的偶发期前收缩、一度及二度 I 型房室阻滞等,一般不需要抗心律失常治疗。频发期前收缩且症状明显者,尤其对于器质性心脏病如心肌梗死伴室性期前收缩、阵发性室速等需积极选用抗心律失常药物。

2. 消除诱因　有些心律失常仅靠消除诱因和进行病因治疗就可以达到治疗目的,如低血钾、药物中毒等,及时纠正低血钾及停用所用药物,可能使心律失常消失。对症状明显、持续发作和威胁生命的心律失常,应积极治疗。

3. 制定合理的治疗方案　通过去除病因或诱因仍不能消除的心律失常,伴有明显的临床症状者,需根据心律失常类型和药物作用特点选药。在抗心律失常治疗中,应注意药物对心功能的影响、致心律失常作用(arrhythmogenic effect)等。致心律失常作用是指在抗心律失常药物应用过程中所导致的新的心律失常,或使原有的心律失常加重;故在治疗中应密切观察,及时调整治疗方案,进行合理治疗。对于反复发作的某些心律失常如阵发性室上速,药物疗效差时,则选用介入方法,以达到根治目的。

【药物治疗】

(一) 治疗药物分类

目前临床常用的抗心律失常药物以药物的电生理效应为依据,主要分为四类。

1. Ⅰ类抗心律失常药　为钠通道阻滞药,其又分为3个亚类:

(1) ⅠA类:能减慢动作电位 0 相上升速度(V_{max}),延长动作电位时程(action potential duration, APD),包括奎尼丁(quinidine)、普鲁卡因胺(procainamide)等,对房性、室性心律失常以及正道、旁道折返性心律失常均有效,但因其副作用较大,目前极少应用。

(2) ⅠB类:不减慢 V_{max},缩短 APD,包括利多卡因、美西律(mexiletine)、苯妥英钠(phenytoin sodium)等,主要对室性心律失常有效。

(3) ⅠC类:减慢 V_{max},轻度延长 APD,包括普罗帕酮、莫雷西嗪(moracizine)等,其作用与ⅠA类雷同,对房性、室性心律失常及正道、旁道折返性心律失常均有效。

2. Ⅱ类抗心律失常药　为 β 受体拮抗剂,主要对室上性心律失常有效,对交感神经兴奋所致的室性心律失常亦有效。

3. Ⅲ类抗心律失常药　为动作电位延迟剂,包括胺碘酮、索他洛尔(sotalol)、维纳卡兰、伊布利特、多非利特等;胺碘酮是目前临床应用较多的广谱抗心律失常药,尤其合并心肌梗死或心力衰竭的患者可选用。ⅠA、ⅠC 及Ⅲ类药物均同时延长房室结与旁路的不应期,能有效终止预激综合征合并室上性心律失常的发作。

4. Ⅳ类抗心律失常药　为钙通道阻滞药,通过抑制钙内流发挥抗心律失常作用,包括维拉帕米、地尔硫草等,对室上性心律失常疗效较好。

5. 其他抗心律失常药　如决奈达隆,决奈达隆兼有四类抗心律失常药的作用,适用于阵发性或持续性心房颤动(AF)或心房扑动(AFL)患者,减低住院风险,维持窦性心律作用弱于胺碘酮。

(二) 治疗药物选用

1. 窦性心律失常

(1)窦性心动过速:一般无须特殊治疗,部分患者的治疗应针对病因和去除诱发因素,如治疗心力衰竭、纠正贫血、控制甲状腺功能亢进等。少数患者必要时可应用镇静药、选用 β 受体拮抗剂等。

(2)窦性心动过缓:无症状者不必治疗。对因心率过慢,出现心输出量不足相关症状者针对病因治疗,并可选用阿托品、茶碱或 $β_1$ 受体激动剂等药物。但长期应用效果不确定,且易发生严重不良反应。

(3)窦性停搏:偶然出现的窦性停搏可恢复正常,一般不需治疗,应注意随访观察;有症状的窦性停搏针对病因治疗,如停用有关药物、纠正高血钾等;有晕厥发作且病因不能去除者应予以起搏治疗。

(4)窦房传导阻滞:偶见的、无症状的窦房传导阻滞可由短暂的迷走神经张力增高所致,一般无须处理。对于病因不能去除而频繁发作的、有症状的窦房传导阻滞，多需心脏起搏治疗。

(5)病态窦房结综合征(病窦综合征)：如患者无心动过缓有关的症状，不必治疗，仅需定期随访观察；有症状者应接受心脏起搏治疗。慢快综合征患者发作心动过速，单用抗心律失常药物时可能加重心动过缓，应用起搏治疗后，若仍有心动过速发作，可同时应用抗心律失常药物。

2. 房性心律失常

(1)房性期前收缩：偶发者一般不需药物治疗；当频繁发作、有明显的症状或因房性期前收缩触发室上性心动过速或其他类型的快速性室上性心律失常时，应给予治疗，主要包括避免诱因、消除症状、控制房性期前收缩或室上性心动过速发作等。患者应注意休息，避免精神紧张、情绪激动，以及过度吸烟、喝酒、饮用浓茶和咖啡等，可适当给予镇静药；有器质性心脏病或其他心外疾病等因素者应积极治疗原发病及控制相关因素，可使用β受体拮抗剂、普罗帕酮(propafenone)及莫雷西嗪(moracizine)等药物。

(2)房性心动过速：自律性房性心动过速患者的治疗应根据房性心动过速发作有无症状、发作特点，选择是否治疗及治疗药物。对于短暂性发作且无明显症状者可不必治疗，若需用药，如无禁忌证，β受体拮抗剂应为一线治疗药物。对于心室率过快(≥140次/min)、由洋地黄中毒所致或临床上有严重充血性心力衰竭或休克征象的房性心动过速患者，应进行紧急治疗。

(3)房扑与房颤：治疗包括①病因治疗：如甲亢性心脏病及二尖瓣狭窄，必须于甲亢控制或二尖瓣狭窄已解除后，方考虑房颤的处理，否则房颤不易纠正或纠正后亦难以维持。②节律控制：节律控制适用于经充分室率控制治疗后仍有症状的房颤患者，其他适应证还包括心室率不易控制的房颤患者、年轻患者、心动过速性心肌病、初发房颤、患者节律控制的意愿。房颤转复为窦性心律的方式有自动复律、药物复律、电复律及导管消融。对于血流动力学稳定的新近发生的房颤(通常指房颤持续时间1周内)患者，药物复律可先于电复律。目前用于房颤复律的主要药物是Ⅰc类(氟卡尼、普罗帕酮)和Ⅲ类(胺碘酮、伊布利特、多非利特、维纳卡兰)抗心律失常药物，它们分别通过减慢传导速度和延长有效不应期终止折返激动而达到房颤复律的目的。选择药物时需考虑患者是否有基础疾病、药物作用特点和安全性及治疗成本等因素。对于无器质性心脏病患者，可静脉应用氟卡尼、普罗帕酮、伊布利特、维纳卡兰复律。多非利特也可用于新发房颤的复律治疗。上述药物无效或出现不良作用时，可选择静脉应用胺碘酮。伴有器质性心脏病的患者应根据基础病的程度选用药物。伴有中等程度器质性心脏病的患者可以选择静脉伊布利特、维纳卡兰。维纳卡兰可用于轻度心力衰竭的患者(心功能Ⅰ或Ⅱ级)，包括缺血性心脏病患者，但要除外伴有低血压或严重主动脉瓣狭窄的患者。上述方法无效可选用胺碘酮。伴有严重器质性心脏病、心力衰竭患者以及缺血性心脏病患者应选择静脉滴注胺碘酮。在恢复窦性心律方面，胺碘酮和氟卡尼均显示比索他洛尔更有效。③控制心室率：心室率控制是目前房颤管理的主要策略，也是房颤治疗的基本目标之一，通常可明显改善房颤相关症状。a)口服β受体拮抗剂、非二氢吡啶类CCB(维拉帕米、地尔硫䓬)或地高辛可用于LVEF≥40%的房颤患者心室率控制；b)口服β受体拮抗剂或地高辛可用于LVEF<40%的房颤患者心室率控制；c)静脉使用β受体拮抗剂(艾司洛尔、美托洛尔)或非二氢吡啶类CCB(维拉帕米、地尔硫䓬)用于急症但不伴有预激综合征房颤患者的心室率控制。若血流动力学不稳定，可直接同步电复律。④抗凝治疗：房颤是脑卒中的独立危险因素，与房颤相关的脑卒中与无房颤者相比，其病死率、致残率以及住院天数均显著升高。因此，预防房颤引起的血栓栓塞事件，是房颤治疗策略中重要环节。预防房颤患者血栓栓塞事件的经典抗凝药物是维生素K拮抗剂华法林，其在房颤患者脑卒中一级与二级预防中的作用已得到多项临床研究肯定。新型口服抗凝药物(novel oral anticoagulant，NOAC)，为口服Ⅹa因子和Ⅱa直接抑制剂，前者包括阿哌沙班、利伐沙班、依度沙班等，后者有达比加群，有用药方法简单、大出血和致命性出血风险较低等特点。普通肝素或低分子量肝素为静脉和皮下用药，一般用于华法林开始前或停用华法林期间的短期替代抗凝治疗。口服抗血小板药物有阿司匹林和氯吡格雷等。a)对所有房颤患者应用CHA₂DS₂-VASc积分进行血栓栓塞危险评估(表15-10)；b)CHA₂DS₂-VASc评

分≥2的男性或≥3的女性房颤患者应长期接受抗凝治疗;c)在抗凝药物选择中,如无NOAC的禁忌,可首选NOAC,也可选用华法林抗凝;d)应用华法林抗凝时,应密切监测INR,并尽可能使INR在2.0~3.0;e)中度以上二尖瓣狭窄及机械瓣置换术后的房颤患者应选用华法林进行抗凝,INR维持在2.0~3.0;f)不同类型房颤的抗凝治疗原则一样;g)房扑的抗凝治疗原则与房颤相同。

表 15-10 非瓣膜病性心房颤动卒中危险 CHA_2DS_2-VASc 积分

危险因素	积分
充血性心力衰竭 / 左心室功能障碍(C)	1
高血压(H)	1
年龄≥75岁(A)	2
糖尿病(D)	1
脑卒中 / 短暂性脑缺血发作 / 血栓栓塞病史(S)	2
血管疾病(V)	1
年龄 65~74 岁(A)	1
性别(女性)(Sc)	1
总积分	9

3. 房室交界性心律失常

(1)交界性期前收缩与交界性心律:交界性期前收缩一般无须治疗,交界性逸搏及逸搏心律的治疗主要包括病因治疗及其原发性心律失常的治疗,必要时可起搏治疗。非阵发性房室交界性心动过速多能自行消失,故可动态观察;除病因治疗外,对洋地黄中毒者可给予钾盐、利多卡因或苯妥英钠;对其他引起者亦可选用ⅠA、ⅠC与Ⅲ类抗心律失常药物。

(2)阵发性室上速:对其处理主要是控制发作及预防复发。由于房室结是其折返环路的必需部分,故对减慢房室结前传导有效的药物和方法对此均有效。①机械刺激:反射性迷走神经兴奋,使PSVT转复,如刺激咽喉、压迫眼球等方法。②药物治疗:对于反复发作者,可选用毛花苷C、升压药物、三磷酸腺苷(ATP)等,通过不同机制,反射性兴奋迷走神经,使心律转复;若仍无效可选用抗心律失常药物普罗帕酮、维拉帕米、普萘洛尔、胺碘酮等;预激合并旁道下传的室上速禁用毛花苷C、普萘洛尔及维拉帕米。③电治疗:发作期经食管心房调搏超速或亚超速抑制,可使大部分患者心律转复;预激合并房扑、房颤或室上速,且出现明显的血流动力学影响时,可紧急行电复律;射频消融术(radiofrequency catheter ablation,RFCA)是目前治疗PSVT的一种安全、有效的根治措施,它利用可控制的高频电流(频率在100kHZ~1.5MHZ)所产生的热度(50~70℃)使靶点组织产生凝固性坏死,从而阻断折返途径的通道,彻底治愈。该措施主要用于折返机制参与的心动过速。近年来,该方法在临床已广泛开展,其成功率已达95%以上。

4. 室性心律失常

(1)室性期前收缩:①无器质性心脏病者,室性期前收缩多为功能性的,如果为偶发或无症状者可不处理,频发且症状明显者可选用β受体拮抗剂或ⅠB类药物美西律,ⅠC类药物普罗帕酮、莫雷西嗪等。②器质性心脏病者,除积极治疗原发病外,基本心率缓慢伴室性期前收缩者可选用阿托品对抗迷走神经作用,亦可选用氨茶碱(aminophylline)对抗腺苷作用,使基础心率增快,室性期前收缩可能随之消失。基本心率较快伴频发室性期前收缩者常有交感神经兴奋性增强,可优先选用β受体拮抗剂,尤其合并心绞痛或心肌梗死者,可降低猝死发生率;亦可选用胺碘酮。其他尚有美西律、普罗帕酮、莫雷西嗪等,其剂量均为口服100~200mg,每日3~4次,期前收缩控制后渐减量,每日100~300mg。③心功能差者,可选用低剂量的胺碘酮。

（2）室性心动过速：①单形性室速，发作时首选利多卡因静脉注射 1~2mg/kg，必要时每 3~5 分钟可重复，总量半小时内不超过 300mg；亦可选用普罗帕酮静脉注射。合并心力衰竭或心肌梗死时首选胺碘酮；若病情危急，药物无效，应尽早选用直流同步电复律，电功率选择 150~200J。若为洋地黄中毒者，需补充钾盐、镁盐，同时选用苯妥英钠或利多卡因，禁忌电复律，因电击致心肌损伤，对洋地黄更敏感，导致室扑和室颤。②尖端扭转型室速，临床发作前多有先兆，以心悸、头晕开始，继之黑矇（发作时间<4 秒）；若发作时间较长（>10 秒），则出现晕厥，甚至抽搐。发作时补充钾盐、镁盐，必要时静脉注射硫酸镁，若无效选用异丙基肾上腺素，用量为 0.5mg/500ml，缓慢静脉滴注，通过增快心率，使心肌复极缩短、复极均一。对于冠心病、老年人应慎用，必要时联合应用利多卡因，禁用延迟复极药物。先天性 Q-T 间期延长综合征者应避免紧张、噪声等，坚持服用 β 受体拮抗剂，若有晕厥史者，加用苯妥英钠每日 0.3g；若反复发作，药物无效者，可行左侧胸 1~5 交感神经节切除术。一般不主张电复律，因其具有反复发作、自动终止倾向，且往往伴低钾、传导阻滞，而电击造成心肌损伤，可使病情恶化。但若恶化为室扑、室颤，可电击除颤。③预防复发，若室速有复发倾向时，应根据情况适当选用抗心律失常药物，一般选择转复心律时所用的同类药物。

（3）心室扑动与心室颤动：临床表现为突然意识丧失、心脏停搏、抽搐等时，需紧急非同步电复律，电功率选择 300J。原发性室扑与室颤对电除颤一般反应较好，必要时可静脉注射利多卡因，后者可保持心脏电生理稳定性，协助电除颤。若为细颤波，可静脉注射肾上腺素，使细颤变为粗颤，再次行非同步电复律。也可用多巴胺或多巴酚丁胺等正性肌力作用较强的药物代替肾上腺素。一旦复律成功，应持续静脉滴注利多卡因或胺碘酮，降低室颤阈值。其他治疗包括维持有效循环和呼吸功能，维持水、电解质和酸碱平衡，防治脑水肿、急性肾衰竭和继发性感染等。

5. 心脏传导阻滞

（1）房室传导阻滞：治疗有以下 3 个方面。①病因治疗：解除迷走神经张力过高，若为急性心肌炎、心脏手术损伤或急性心肌梗死引起的二度Ⅱ型以上者，必要时选用糖皮质激素地塞米松每日 10mg，短期应用。②增快心率，促进传导药物：阿托品对 His 束以上的传导阻滞有一定作用，必要时 2mg/500ml 静脉滴注；异丙肾上腺素 0.5mg/500ml 缓慢滴注，严密监护心率，调整用量，使心室率维持在 50 次 /min 左右。③起搏治疗：适用于二度Ⅱ型及三度房室阻滞，尤其对于器质性心脏病、原发传导系统退行性变等，起搏治疗是目前治疗房室阻滞最有效的方法。

（2）室内传导阻滞：本身不需特殊处理，主要治疗原发病。对于双分支病变伴有晕厥史者，经治疗不能恢复时，宜早期安装人工心脏起搏器。

> 思考题
>
> 1. 抗心律失常药物有哪些种类？其各自代表药物的作用特点和不良反应是什么？
> 2. 查阅文献和深入临床相结合，学习各种心律失常的药物治疗方法和注意事项。

第五节　血脂异常

血脂是血清中的胆固醇（cholesterol，CH）、甘油三酯（triglyceride，TG）和类脂（如磷脂）等的总称，与临床密切相关的血脂主要是 CH 和 TG。在人体内 CH 主要以游离胆固醇及胆固醇酯的形式存在；TG 是甘油分子中的 3 个羟基被脂肪酸酯化而形成。血脂不溶于水，必须与特殊的蛋白质即载脂蛋白（apolipoprotein，Apo）结合形成脂蛋白才能溶于血液，被运输至组织进行代谢。脂蛋白是由蛋白质与 TG、CH 和磷脂（phospholipids，PL）共同组成的大分子复合体，利用超速离心法将其分类如下。

1. **乳糜微粒（chylomicrons，CM）**　颗粒最大，密度最低，富含 TG。食物中的脂类在肠壁中合成 TG、CH 和 PL，与同时合成的 ApoA 和 ApoB 等载脂蛋白结合形成 CM，其作用是将外源性 TG 运送至肝外组织供利用。由于颗粒大，不能进入动脉壁，一般不致动脉粥样硬化，但易诱发胰腺炎。CM 过高的血浆置 4℃冰箱过夜后，可在表面形成乳白色奶油状层。

2. **极低密度脂蛋白（very low density lipoprotein，VLDL）**　VLDL 颗粒较 CM 小，密度较 CM 高，主要成分是 TG（TG 主要在 CM 和 VLDL 中），在肝和小肠内合成，其主要作用是将内源性 TG 运送至肝外组织。血浆中的 VLDL 含量增高时，因其分子不能上浮，血浆呈均匀浑浊。VLDL 水平升高是冠心病的危险因素。

3. **低密度脂蛋白（low density lipoprotein，LDL）**　LDL 是 VLDL 的降解产物，故颗粒较 VLDL 小、密度较 VLDL 高，主要含内源性胆固醇，ApoB 为其主要的载脂蛋白（占 95%），其作用是将胆固醇从肝内转运到肝外组织。甲状腺素和雌激素可增加 LDL 受体，故甲状腺功能减退及绝经期女性 LDL 分解代谢降低，LDL 胆固醇（LDL-C）升高。纯合子家族性高胆固醇血症（HoFH）患者亦因缺乏 LDL 受体，导致 LDL 升高。LDL 进入动脉壁并氧化修饰，是致动脉粥样硬化的最重要的脂蛋白。

4. **高密度脂蛋白（high density lipoprotein，HDL）**　HDL 是颗粒最小的脂蛋白，蛋白质和脂肪含量各一半，其载脂蛋白主要是 ApoA Ⅰ 和 ApoA Ⅱ。HDL 主要在肝内合成，其作用是将肝外组织中的 CH 转运至肝脏，然后被肝分解代谢，阻止游离的 CH 在动脉壁和其他组织中的积聚。高碳水化合物饮食引起 VLDL 升高，HDL 降低。烟酸可抑制 VLDL 合成，使 HDL 升高。总之，HDL 可以促进 CH 自周围组织向肝脏转移，从而发挥抗动脉硬化作用。

血脂异常通常指血清中 TC 和／或 TG 水平升高，俗称高脂血症。实际上血脂异常也泛指包括低 HDL-C 血症在内的各种血脂异常。

【临床表现和分类】

（一）血脂异常的临床表现

1. **临床表现**　异常脂质在真皮内沉积可引起黄色瘤，多表现为两眼睑内眦扁平黄色斑块；在血管内沉积可引起动脉粥样硬化以及继发的冠心病、脑血管病及周围血管病。高脂蛋白血症是心血管系统疾病的主要危险因素之一，其中 TC、TG、LDL、VLDL 升高，HDL 降低尤为重要。调整血脂使其达到理想水平是防治心血管系统疾病的重要内容。

2. **实验室检查**　血脂异常是通过血液生化检查发现的。中国人的血脂水平分层标准见表 15-11。

表 15-11　中国 ASCVD 一级预防人群血脂合适水平和异常分层标准

单位:[mmol/L（mg/dl）]

分层	TC	LDL-C	HDL-C	非 HDL-C	TG
理想水平		<2.6（100）		<3.4（130）	
合适水平	<5.2（200）	<3.4（130）		<4.1（160）	<1.7（150）
边缘升高	≥5.2（200） 且<6.2（240）	≥3.4（130） 且<4.1（160）		≥4.1（160） 且<4.9（190）	≥1.7（150） 且<2.3（200）
升高	≥6.2（240）	≥4.1（160）		≥4.9（190）	≥2.3（200）
降低			<1.0（40）		

注：动脉粥样硬化性心血管疾病，arteriosclerotic cardiovascular disease，ASCVD。

（二）血脂异常的分类

血脂异常分类比较复杂，最简单的有病因分类和临床分类两种，最实用的是临床分类。

1. 病因分类

(1)继发性高脂血症:继发性高脂血症是指由于其他疾病所引起的血脂异常。可引起血脂异常的疾病主要有:肥胖、糖尿病、肾病综合征、甲状腺功能减退症、肾衰竭、肝脏疾病、系统性红斑狼疮、糖原累积症、骨髓瘤、脂肪萎缩症、急性卟啉病、多囊卵巢综合征等。此外,某些药物如利尿剂、非心脏选择性 β 受体拮抗剂、糖皮质激素等也可能引起继发性血脂异常。

(2)原发性高脂血症:除了不良生活方式(如高能量、高脂和高糖饮食、过度饮酒等)与血脂异常有关,有部分原发性高脂血症是由于单一基因或多个基因突变所致。由于基因突变所致的高脂血症多具有家族聚集性,有明显的遗传倾向,特别是单一基因突变者,故临床上通常称为家族性高脂血症。

2. 临床分类　从临床实用角度,血脂异常可进行简易的临床分类,见表 15-12。

表 15-12　血脂异常的临床分类

分型	TC	TG	HDL-C	相当于 WHO 表型
高胆固醇血症	增高			Ⅱa
高甘油三酯血症		增高		Ⅳ、Ⅰ
混合型高脂血症	增高	增高		Ⅱb、Ⅲ、Ⅳ、Ⅴ
低 HDL-C 血症			降低	

【治疗原则】

(一) 血脂异常治疗的宗旨及 ASCVD 发病风险评估

血脂异常治疗的宗旨是防控 ASCVD,降低心肌梗死、缺血性卒中或冠心病死亡等心血管疾病临床事件发生危险。由于遗传背景和生活环境不同,个体罹患 ASCVD 危险程度显著不同,调脂治疗能使 ASCVD 患者或高危人群获益。临床应根据个体 ASCVD 危险程度,决定是否启动药物调脂治疗。

LDL-C 或 TC 水平对个体或群体 ASCVD 发病风险具有独立的预测作用。但个体发生 ASCVD 危险的高低,不仅取决于胆固醇水平高低,还取决于同时存在的 ASCVD 其他危险因素的数目和水平。相同 LDL-C 水平个体,其他危险因素数目和水平不同,ASCVD 总体发病危险可存在明显差异。全面评价 ASCVD 总体危险是防治血脂异常的必要前提,可参考图 15-2 进行。

(二) 血脂异常的治疗方法

血脂异常明显受饮食及生活方式的影响,饮食治疗和生活方式改善是治疗血脂异常的基础措施。无论是否进行药物调脂治疗,都必须坚持控制饮食和改善生活方式。良好的生活方式包括坚持心脏健康饮食、规律运动、远离烟草和保持理想体重。生活方式干预是一种最佳成本 / 效益比和风险 / 获益比的治疗措施。

调脂治疗需设定目标值,将降低 LDL-C 水平作为防控 ASCVD 危险的首要干预靶点,非 HDL-C 可作为次要干预靶点。临床调脂达标,首选他汀类调脂药物。起始宜应用中等强度他汀类药物治疗,根据个体降胆固醇疗效和耐受情况,适当调整剂量,若胆固醇水平不能达标,与其他调脂药物联合使用。

【药物治疗】

(一) 调脂目标值的设定

应根据 ASCVD 的不同危险程度,确定调脂治疗需要达到的胆固醇基本目标值。推荐将 LDL-C 降至某一界点(目标值)主要是基于危险 - 获益程度来考虑:未来发生心血管事件危险度越高者,获益越大。尽管将 LDL-C 降至更低,心血管临床获益会更多些,但药物相关不良反应会明显增多。根据《中国成人血脂异常防治指南(2016 年修订版)》,不同 ASCVD 危险人群 LDL-C 和非 HDL-C 治疗达标值见表 15-13。

符合下列任意条件者，可直接列为高危或极高危人群
极高危：ASCVD患者
高危：（1）LDL-C≥4.9mmol/L或TC≥7.2mmol/L
（2）糖尿病患者[LDL-C 1.8～4.9mmol/L(或TC 3.1～7.2mmol/L)且年龄≥40岁]

不符合者，评估ASCVD 10年发病危险

危险因素[a]（个）		血清胆固醇水平分层（mmol/L）		
		3.1≤TC<4.1 或1.8≤LDL-C<2.6	4.1≤TC<5.2 或2.6≤LDL-C<3.4	5.2≤TC<7.2 或3.4≤LDL-C<4.9
无高血压	0~1	低危（<5%）	低危（<5%）	低危（<5%）
	2	低危（<5%）	低危（<5%）	中危（5%~9%）
	3	低危（<5%）	中危（5%~9%）	中危（5%~9%）
有高血压	0	低危（<5%）	低危（<5%）	低危（<5%）
	1	低危（<5%）	中危（5%~9%）	中危（5%~9%）
	2	中危（5%~9%）	高危（≥10%）	高危（≥10%）
	3	高危（≥10%）	高危（≥10%）	高危（≥10%）

ASCVD 10年发病危险为中危且年龄小于55岁者，评估余生危险

具有以下任意两项及以上危险因素者，定义为ASCVD高危人群
❖ 收缩压≥160mmHg或舒张压≥100mmHg
❖ 非HDL-C≥5.2mmol/L（200mg/dl）
❖ HDL-C<1.0mmol/L（40mg/dl）
❖ BMI≥28kg/m^2

[a]危险因素包括吸烟、低HDL-C及男性≥45岁或女性≥55岁。

图 15-2 ASCVD 总体发病危险评估流程图

表 15-13 不同 ASCVD 危险人群 LDL-C 和非 HDL-C 治疗达标值

单位:[mmol/L（mg/dl）]

危险等级	LDL-C	非 HDL-C
低 / 中危	<3.4（130）	<4.1（160）
高危	<2.6（100）	<3.4（130）
极高危	<1.8（70）	<2.6（100）

注:《ESC/EAS 血脂管理指南（2019）》则制定了更为严格的 LDL-C 治疗目标,即对于极高危个体的一级预防和二级预防,建议将 LDL-C 水平比基线降低≥50%,LDL-C<1.4mmol/L（55mg/dl）;对于高危患者,建议将 LDL-C 水平比基线降低≥50%,LDL-C<1.8mmol/L（70mg/dl）。

（二）治疗药物分类及选用

1. **主要降低胆固醇的药物** 这类药物的主要作用机制是抑制肝细胞内胆固醇的合成,加速 LDL 分解代谢或减少肠道内胆固醇的吸收,包括他汀类药物、胆固醇吸收抑制剂、普罗布考、胆酸螯合剂及其他调脂药物(脂必泰、多廿烷醇)等。

（1）他汀类（statins）药物:亦称羟甲基戊二酸单酰辅酶 A（hydroxy methylglutaryl coenzyme A，HMG-CoA）还原酶抑制剂,是一类以降低胆固醇为主的调脂药物。HMG-CoA 还原酶是肝脏合成胆固醇的限速酶,该酶受抑制后,肝脏合成胆固醇显著减少,反馈性上调肝细胞表面 LDL 受体数目,使循环中的 LDL 和 VLDL 残粒被肝细胞摄取增多,血浆 TC 和 LDL-C 下降。因此他汀类药物

能显著降低血清 TC、LDL-C 和 ApoB 水平，也能降低血清 TG 水平和轻度升高 HDL-C 水平。此外，他汀类药物还具有改善内皮功能、稳定斑块、抗脂质过氧化等作用，在减少心血管事件方面独具优势。

他汀类药物适用于高胆固醇血症、混合型高脂血症和 ASCVD 患者。目前国内临床上有洛伐他汀、辛伐他汀、普伐他汀、氟伐他汀、阿托伐他汀、瑞舒伐他汀和匹伐他汀等。不同种类与剂量的他汀类药物降胆固醇幅度有较大差别（表 15-14），但任何一种他汀类药物剂量倍增时，LDL-C 进一步降低幅度仅约 6%，即所谓"他汀类药物疗效 6% 效应"。他汀类药物可使 TG 水平降低 7%~30%，HDL-C水平升高 5%~15%。

表 15-14　他汀类药物降胆固醇强度

降胆固醇强度	药物及其剂量
高强度（每日剂量可降低 LDL-C ≥ 50%）	阿托伐他汀 40~80mg
	瑞舒伐他汀 20mg
中等强度（每日剂量可降低 LDL-C 25%~50%）	阿托伐他汀 10~20mg
	瑞舒伐他汀 5~10mg
	氟伐他汀 80mg
	洛伐他汀 40mg
	匹伐他汀 2~4mg
	普伐他汀 40mg
	辛伐他汀 20~40mg
	血脂康 1.2g

他汀类药物可在任何时间段每天服用 1 次，但在晚上服用时 LDL-C 降低幅度可稍有增多。他汀类药物应用取得预期疗效后应继续长期应用，如能耐受应避免停用。有研究提示，停用他汀类药物有可能增加心血管事件。如果应用他汀类药物后发生不良反应，可采用换用另一种他汀类药物、减少剂量、隔日服用或换用非他汀类调脂药物等方法处理。

绝大多数人对他汀类药物的耐受性良好，其不良反应多见于接受大剂量他汀类药物治疗者，常见表现如下。①肝功能异常：主要表现为转氨酶升高，发生率约 0.5%~3.0%，呈剂量依赖性。血清谷丙转氨酶（glutamic-pyruvic transaminase，GPT）和 / 或谷草转氨酶（glutamic-oxaloacetic transaminase，GOT）升高达正常值上限 3 倍以上及合并总胆红素升高患者，应减量或停药。对于转氨酶升高在正常值上限 3 倍以内者，可在原剂量或减量的基础上进行观察，部分患者经此处理转氨酶可恢复正常。失代偿性肝硬化及急性肝衰竭是他汀类药物应用禁忌证。②他汀类药物相关肌肉不良反应包括肌痛、肌炎和横纹肌溶解。患者有肌肉不适和 / 或无力，且连续检测肌酸激酶呈进行性升高时，应减少他汀类药物剂量或停药。③长期服用他汀类药物有增加新发糖尿病的危险，发生率约 10%~12%，属他汀类药物效应。他汀类药物对心血管系统疾病的总体益处远大于新增糖尿病危险，无论是糖尿病高危人群还是糖尿病患者，有他汀类药物治疗适应证者都应坚持服用此类药物。④他汀类药物治疗可引起认知功能异常，但多为一过性，发生概率不高。荟萃分析结果显示他汀类药物对肾功能无不良影响。他汀类药物的其他不良反应还包括头痛、失眠、抑郁以及消化不良、腹泻、腹痛、恶心等消化道症状。

（2）胆固醇吸收抑制剂：依折麦布（ezetimibe）是目前已经上市的唯一一种胆固醇吸收抑制剂，主要在小肠和肝脏与葡萄糖苷酸结合，然后由胆汁及肾脏排出。此药几乎不经 CYP450 酶系代谢，很少与其他药物相互影响。常规剂量口服时其生物利用度不受食物影响。初步研究显示，该药能使小肠吸收胆固醇的数量降低 50% 以上。依折麦布的推荐剂量为 10mg/d，其安全性和耐受性良好，不良反应轻微且多为一过性,主要表现为头疼和消化道症状,与他汀类药物联用也可发生转氨酶增高和肌痛等不良反应,禁用于孕妇和哺乳期妇女。

(3)普罗布考(probucol):降脂作用弱,但具有较强的抗氧化作用。有较高的脂溶性,能结合到脂蛋白之中,从而抑制 LDL 的氧化修饰,进而抑制动脉粥样硬化斑块的形成,并使病变消退。普罗布考常用剂量为 0.5g/次,2 次/d。主要适用于高胆固醇血症,尤其是纯合性家族性高胆固醇血症(homozygous familial hypercholesterolemia,HoFH)及黄色瘤患者,有减轻皮肤黄色瘤的作用。常见不良反应为胃肠道反应,也可引起头晕、头痛、失眠、皮疹等,极为少见的严重不良反应为 Q-T 间期延长。室性心律失常、Q-T 间期延长、血钾过低者禁用。

(4)胆酸螯合剂:胆酸螯合剂为阴离子交换树脂,在肠道内不溶于水,与胆酸结合形成络合物排出体外,故能阻止胆酸及 TC 的重吸收。肝中的 TC 水平下降后,上调肝细胞表面 LDL 受体数目,加速 LDL 分解,使 LDL-C 和 TC 降低。临床用法:考来烯胺 5g/次,3 次/d;考来替泊 5g/次,3 次/d;考来维仑 1.875g/次,2 次/d。与他汀类药物联用,可明显提高调脂疗效。常见不良反应有胃肠道不适、便秘、影响某些药物的吸收。此类药物的绝对禁忌证为异常 β 脂蛋白血症和血清 TG>4.5mmol/L(400mg/dl)。

(5)其他调脂药物:如多甘烷醇是从甘蔗蜡中提纯的一种含有 8 种高级脂肪伯醇的混合物,常用剂量为 10~20mg/d,调脂作用起效慢,不良反应少见。

2. 主要降低 TG 的药物 有 3 种主要降低 TG 的药物:贝特类、烟酸类和高纯度鱼油制剂。

(1)贝特类(fibrates):亦称苯氧芳酸类、氯贝丁酯类、贝丁酸类或纤维酸类,该类药物通过增强脂蛋白酯酶活性,促进 VLDL 中的 TG 水解,减少肝内 VLDL 和 TG 的合成和分泌,导致血浆 VLDL 和 TG 减少。主要降低 TG,轻度降低 TC 和升高 HDL-C。常用的贝特类药物有:非诺贝特片 0.1g/次,3 次/d;微粒化非诺贝特 0.2g/次,1 次/d;吉非贝齐 0.6g/次,2 次/d;苯扎贝特 0.2g/次,3 次/d。常见不良反应与他汀类药物类似,包括肝脏、肌肉和肾毒性等,血清肌酸激酶和 GOT 水平升高的发生率均<1%。临床试验结果荟萃分析提示贝特类药物能使高 TG 伴低 HDL-C 人群心血管事件危险降低 10% 左右,以降低非致死性心肌梗死和冠状动脉血运重建为主,对心血管死亡、致死性心肌梗死或卒中无明显影响。

(2)烟酸类:烟酸(nicotinic acid)类药物属 B 族维生素,也称作维生素 B_3,属人体必需维生素。当用量超过其作为维生素作用的剂量时,可有明显的降脂作用。该类药物是脂肪组织中的脂酶抑制剂,可抑制脂肪分解,抑制肝脏合成 VLDL 和 LDL,使 TG 和 TC 水平下降,可升高 HDL-C 和 ApoA I 水平。烟酸有普通和缓释 2 种剂型,以缓释剂型更为常用。缓释片常用量为 1~2g/次,1 次/d。建议从小剂量(0.375~0.5g/d)开始,睡前服用;4 周后逐渐加量至最大常用剂量。最常见的不良反应是颜面潮红,其他有肝脏损害、高尿酸血症、高血糖、棘皮症和消化道不适等,慢性活动性肝病、活动性消化性溃疡和严重痛风者禁用。早期临床试验结果荟萃分析发现,烟酸无论是单用还是与其他调脂药物合用均可改善心血管预后,心血管事件减少 34%,冠状动脉事件减少 25%。由于在他汀类药物基础上联合烟酸的临床研究提示与单用他汀类药物相比无心血管保护作用,欧美多国已将烟酸类药物淡出调脂药物市场。

(3)高纯度鱼油制剂:鱼油主要成分为 n-3 多不饱和脂肪酸,即 ω-3 多不饱和脂肪酸。常用剂量为 0.5~1.0g/次,3 次/d,主要用于治疗高 TG 血症。不良反应少见,发生率约 2%~3%,包括消化道症状,少数病例出现转氨酶或肌酸激酶轻度升高,偶见出血倾向。早期有临床研究显示高纯度鱼油制剂可降低心血管事件,但未被随后的临床试验证实。

3. 新型调脂药物

(1)前蛋白转化酶枯草溶菌素 9/kexin9 型(PCSK9)抑制剂:PCSK9 是肝脏合成的分泌型丝氨酸蛋白酶,可与 LDL 受体结合并使其降解,从而减少 LDL 受体对血清 LDL-C 的清除。通过抑制

PCSK9,可阻止 LDL 受体降解,促进 LDL-C 的清除。PCSK9 抑制剂以 PCSK9 单克隆抗体发展最为迅速,其中依洛尤单抗(evolocumab)和阿利西尤单抗(alirocumab)已在国内上市。依洛尤单抗用于 HoFH 的剂量为 420mg 皮下注射,每月 1 次。研究结果显示 PCSK9 抑制剂无论单独应用或与他汀类药物联合应用均明显降低血清 LDL-C 水平,同时可改善其他血脂指标,包括 HDL-C、Lp(a)等。

(2)微粒体 TG 转移蛋白抑制剂:洛美他派(lomitapide)主要用于治疗 HoFH。可使 LDL-C 降低约 40%。该药不良反应发生率较高,主要表现为转氨酶升高或脂肪肝。

(三)调脂药物的联合应用

调脂药物联合应用可能是血脂异常干预措施的趋势,其优势在于提高血脂控制达标率,同时降低不良反应发生率。由于他汀类药物作用肯定、不良反应少、可降低总死亡率,联合调脂方案多由他汀类药物与另一种作用机制不同的调脂药物组成。针对调脂药物的不同作用机制,有不同的药物联合应用方案。

1. 他汀类药物与依折麦布联合应用　两种药物分别影响胆固醇的合成和吸收,可产生良好协同作用。联合治疗可使血清 LDL-C 在他汀类药物治疗的基础上再下降 18% 左右,且不增加他汀类药物的不良反应。

2. 他汀类药物与贝特类药物联合应用　两者联用能更有效降低 LDL-C 和 TG 水平及升高 HDL-C 水平,降低小而密低密度脂蛋白胆固醇(small dense low-density lipoprotein,sLDL-C)。贝特类药物包括非诺贝特、吉非贝齐、苯扎贝特等,以非诺贝特研究最多,证据最充分。

3. 他汀类药物与 PCSK9 抑制剂联合应用　他汀类药物与 PCSK9 抑制剂联合应用已成为欧美国家治疗严重血脂异常尤其是家族性高胆固醇血症(familial hypercholesterolemia,FH)患者的联合方式,可较任何单一的药物治疗带来更大程度的 LDL-C 水平下降,提高达标率。

4. 他汀类药物与 n-3 脂肪酸联合应用　他汀类药物与鱼油制剂 n-3 多不饱和脂肪酸联合应用可用于治疗混合型高脂血症,且不增加各自的不良反应。由于服用较大剂量 n-3 多不饱和脂肪酸有增加出血的危险,并增加糖尿病和肥胖患者热量摄入,不宜长期应用。此种联合是否能够减少心血管事件尚在探索中。

(四)预防

生活要规律,保证充足的睡眠;居住环境力求清幽,避免喧闹,多种花草,有利于怡养性情;注意劳逸结合,根据自身的情况选择合适的体育锻炼,如散步、太极拳、气功等,节制房事,预防感冒;尽力保持标准体重,勿贪饮食,因为发胖会使心脏负荷加重。

> **思考题**
>
> 1. 查阅文献,学习 HMG-CoA 还原酶抑制剂在心血管系统疾病中的应用和注意事项。
> 2. 各种高脂血症应分别采用哪些药物治疗? 用药过程中都应注意些什么问题?

第十五章
目标测试

(赵　维)

参 考 文 献

［1］中国高血压防治指南修订委员会, 高血压联盟 (中国), 中华医学会心血管病学分会, 等. 中国高血压防治指南 (2018 年修订版). 中国心血管杂志, 2019, 24 (1): 24-56.

［2］中国医师协会急诊医师分会, 国家卫健委能力建设与继续教育中心急诊学专家委员会, 中国医疗保健国际交流促进会急诊急救分会. 急性冠脉综合征急诊快速诊治指南 (2019). 中华急诊医学杂志, 2019, 28 (4): 421-428.

［3］中华医学会, 中华医学会杂志社, 中华医学会全科医学分会, 等. 室上性心动过速基层诊疗指南 (2019 年). 中华全科医师杂志, 2020, 19 (08): 667-671.

［4］中华医学会心电生理和起搏分会, 中国医师协会心律学专业委员会. 室性心律失常中国专家共识. 中华心律失常学杂志, 2016, 20 (4): 279-326.

［5］中华医学会心血管病学分会心力衰竭学组, 中国医师协会心力衰竭专业委员会中华心血管病杂志编辑委员会. 中国心力衰竭诊断和治疗指南 2018. 中华心血管病杂志, 2018, 46 (10): 760-789.

［6］MCDONALD M, VIRANI S, CHAN M, et al. CCS/CHFS heart failure guidelines update: defining a new pharmacologic standard of care for heart failure with reduced ejection fraction. Canadian Journal of Cardiology, 2021, 37 (4): 531-546.

［7］MACH F, BAIGENT C, CATAPANO A L, et al. 2019 ESC/EAS Guidelines for the management of dyslipidaemias: lipid modification to reduce cardiovascular risk. European Heart Journal, 2020, 41 (1): 111-188.

［8］中华医学会, 中华医学会临床药学分会, 中华医学会杂志社, 等. 血脂异常基层合理用药指南. 中华全科医师杂志, 2021, 20 (1): 29-33.

呼吸系统疾病的药物治疗

第十六章
教学课件

学习目标

1. **掌握** 呼吸系统常见疾病的治疗原则和药物治疗方法。
2. **熟悉** 呼吸系统常见疾病的常用治疗药物。
3. **了解** 呼吸系统常见疾病的病因、发病机制和主要临床表现。

呼吸系统疾病是常见病,近年来,由于空气污染、病原体耐药、人口密度和流动性增大、人口老龄化等原因使肺癌、支气管哮喘、呼吸道感染的发病率都呈上升趋势。慢性阻塞性肺疾病的患病率逐年升高,已位居全球疾病负担单病种第三位;肺结核的发病率虽有所控制但仍居高不下;由各种粉尘、药物或病毒感染引起的肺部弥漫性间质纤维化的发病也日渐增多。有些病原体引起的呼吸系统感染性疾病有很强的传染性,容易引起暴发流行,使呼吸系统疾病的防控任务仍然很艰巨。本章主要介绍急性上呼吸道感染、肺炎、支气管哮喘、慢性阻塞性肺疾病、肺结核的药物治疗。

第一节　急性上呼吸道感染

急性上呼吸道感染(acute upper respiratory tract infection)是指病毒或细菌引起的鼻腔、咽或喉部急性炎症,简称上感。广义的上感是一组疾病,包括普通感冒(common cold)、疱疹性咽峡炎、细菌性咽 - 扁桃体炎、流行性感冒(influenza,简称流感)等。上感发病率没有性别和种族差异,且全年皆可发病,以冬、春季节多发。多数为散发性,但流感有传染性,可在局部地区或广大区域流行。

【病因和发病机制】

普通感冒大部分是由病毒引起的,占 70%~80%,细菌感染占 20%~30%。病毒包括鼻病毒、冠状病毒、副流感病毒、呼吸道合胞病毒、腺病毒、柯萨奇病毒等。细菌以溶血性链球菌最为多见,其次为流感嗜血杆菌、肺炎球菌和葡萄球菌等,偶见革兰氏阴性杆菌。流感是由流感病毒(甲、乙、丙型)引起,其中甲型流感病毒的致病力最强,常以流行形式出现,能引起世界性流感大流行。根据感染发生的部位可分为鼻炎、咽喉炎及扁桃体炎等,但感染部位常不易界定,因此统称为上呼吸道感染。上呼吸道感染主要通过空气飞沫传播,也可通过口腔、鼻腔、眼睛等处的黏膜直接或间接接触传播。

感冒的危险因素包括季节变化、人群拥挤的环境、老幼体弱、吸烟、营养不良、应激、过度疲劳、失眠、免疫力低下等。

【临床表现】

普通感冒患者早期见鼻塞、流涕、打喷嚏、流泪等局部症状,严重者可出现发热、咳嗽、头痛、全身乏力等全身症状。流感通常起病急骤,有畏寒、高热、头痛、全身肌肉关节酸痛、气急、乏力等症状,也可出现食欲减退、呕吐、腹痛、腹泻等症状。

普通感冒为自限性疾病,一般预后良好;一般流感或冠状病毒感染也具有自限性,重症者或有基础疾病者可引起继发性感染,或可致病毒性肺炎,或出现心脏损害或多器官功能受损,甚至导致死亡。

【治疗原则】

轻度无并发症的上呼吸道感染者包括单纯性流感病毒感染者可自行恢复,无须进行特殊治疗,注意休息,多饮水,避免受凉和劳累。

对于普通感冒的主要治疗目标是改善症状,以对症治疗为主。流感的治疗目标主要是改善症状、缩短病程、减少并发症或传播,对确诊或者高度疑似病例存在并发症危险者,应予抗病毒治疗。症状严重,提示细菌感染者,给予抗菌治疗,但不要预防性或无适应证使用抗菌药物。

对于流感确诊者应及时进行隔离治疗。预防流感的有效手段是阻断传播和接种流感疫苗,但须与本地区、当前流行毒株的型别基本相同。

【药物治疗】

(一)治疗药物分类

急性上呼吸道感染的常用治疗药物分类见表 16-1。

表 16-1　急性上呼吸道感染的常用治疗药物分类

药物分类	代表药	作用和作用机制
非甾体抗炎药	对乙酰氨基酚 阿司匹林	抑制环氧合酶(COX),减少前列腺素的生成,产生解热镇痛和抗炎作用
抗组胺药	氯苯那敏 苯海拉明	阻断组胺 H_1 受体,降低血管通透性,缓解鼻痒、打喷嚏、流鼻涕、眼鼻刺激等症状
黏膜减充血药	伪麻黄碱	使鼻黏膜和鼻窦的血管收缩,缓解感冒引起的鼻塞、流鼻涕和打喷嚏等症状
镇咳药	右美沙芬 可待因 喷托维林	中枢性镇咳药,直接抑制咳嗽中枢,缓解剧烈干咳和刺激性咳嗽。治疗剂量不抑制呼吸
抗病毒药	奥司他韦 扎那米韦 帕拉米韦	抑制神经氨酸酶,阻止流感病毒由被感染细胞释放和入侵邻近细胞,减少病毒在体内的复制
	金刚烷胺 金刚乙胺	能阻滞流感病毒 M_2 蛋白的离子通道,从而抑制病毒复制,仅对甲型流感病毒有抑制作用
	利巴韦林	干扰病毒的三磷酸鸟苷合成,抑制病毒依赖 RNA 的 RNA 聚合酶和病毒 mRNA 合成,具有广谱抗病毒活性
	法匹拉韦	抑制依赖 RNA 的 RNA 聚合酶(RdRp),属于广谱抗流感病毒药物,用于治疗新型和复发型流感
	巴洛沙韦	抑制流感病毒中的帽依赖性核酸内切酶,令病毒失去自我复制能力

(二)治疗药物选用

1. 对症治疗　针对发热、头痛、肌肉酸痛等症状可选用解热镇痛药,如对乙酰氨基酚(acetaminophen)、布洛芬(ibuprofen)等。针对剧烈干咳可以选择成瘾性低的中枢性镇咳药,如右美沙芬(dextromethorphan)、喷托维林(pentoxyverine)等。针对鼻塞等症状可选黏膜减充血药物,常用伪麻黄碱(pseudoephedrine)。针对鼻痒、打喷嚏、流泪、流涕等症状可选择抗组胺药,如氯苯那敏(chlorphenamine)、苯海拉明(diphenhydramine)、氯雷他定(loratadine)、赛庚啶(cyproheptadine)等。

多数感冒患者服用盐酸伪麻黄碱和马来酸氯苯那敏(扑尔敏)后,鼻塞、流涕、打喷嚏、流眼泪等症状即有明显缓解,因此,伪麻黄碱和氯苯那敏常作为经典复方组合推荐用于治疗轻症感冒。当出现发热、头疼时,可以选用对乙酰氨基酚或含对乙酰氨基酚等解热镇痛药的复方制剂;当难以忍受的干咳与上述症状并存时可应用含有中枢性镇咳药如右美沙芬在内的复方制剂。治疗感冒的常用复方制剂(表 16-2)其成分有相同又有不同处,使用前有必要充分了解其成分和特性,针对主要症状选用适当的药物,避免同时服用 2 种或 2 种以上的抗感冒复方制剂。重复使用复方制剂可能导致某些药物成分的过量摄入，引起严重的药物不良反应。

感冒的对症治疗药物多较安全，但仍须注意患流感的儿童禁用阿司匹林或水杨酸类制剂，此类药物与病毒感染时肝脏和神经系统并发症即 Reye 综合征有关。年老体弱者要避免大剂量使用非甾体抗炎药，以免出汗过多造成体内失水。有高血压、心脏病、糖尿病、甲状腺功能亢进、肺气肿的患者慎用含有盐酸伪麻黄碱的抗感冒药。从事驾驶、高空作业或精密操作者避免服用含有氯苯那敏等具有中枢抑制作用的传统抗组胺药。氯苯那敏具有抗 M 胆碱受体作用，幽门十二指肠梗阻、前列腺肥大、青光眼、甲状腺功能亢进症状明显者慎用。

表 16-2　常用抗感冒复方制剂的组成成分及作用

药品名	解热镇痛	抗过敏	收缩血管	镇咳	中枢兴奋	抗病毒	其他
复方氨酚伪麻缓释胶囊	—	氯苯那敏	伪麻黄碱	—	—	—	—
氨酚伪麻美芬片	对乙酰氨基酚	—	伪麻黄碱	右美沙芬	—	—	—
美扑伪麻片	对乙酰氨基酚	氯苯那敏	伪麻黄碱	右美沙芬	—	—	—
氨麻苯美片	对乙酰氨基酚	苯海拉明	伪麻黄碱	右美沙芬	—	—	—
复方氨酚烷胺片	对乙酰氨基酚	氯苯那敏	—	—	咖啡因	金刚烷胺	人工牛黄
酚咖片	对乙酰氨基酚	—	—	—	咖啡因	—	—
氨咖黄敏胶囊	对乙酰氨基酚	氯苯那敏	—	—	咖啡因	—	人工牛黄

注：—无。

2. 抗病毒治疗　下列情况推荐使用抗病毒药：①凡实验室病原学确认或高度怀疑流感，且有发生并发症高危因素的成人和儿童患者，不论基础疾病、流感疫苗免疫状态以及流感病情严重程度如何，都应当在发病后的 48 小时内给予抗病毒治疗；②实验室确认或高度怀疑流感以及需要住院的成人和儿童患者，不论基础疾病、流感疫苗免疫状态如何，如果发病 48 小时后样本流感病毒检测阳性，亦推荐应用抗病毒药物治疗。常用抗流感病毒药的用法用量见表 16-3。

表 16-3　常用抗流感病毒药的用法用量

药物	患者	治疗	预防
奥司他韦 （oseltamivir）	成人	75mg，2 次 /d	75mg，1 次 /d
	儿童（>40kg）	75mg，2 次 /d	75mg，1 次 /d
	儿童（24~40kg）	60mg，2 次 /d	60mg，1 次 /d
	儿童（16~23kg）	45mg，2 次 /d	45mg，1 次 /d
	儿童（<15kg，1 岁以上）	30mg，2 次 /d	30mg，1 次 /d
扎那米韦 （zanamivir）	成人	10mg，2 次 /d	10mg，1 次 /d
	儿童（7 岁以上）	10mg，2 次 /d	10mg，1 次 /d
金刚烷胺 （amantadine）	成人	0.1g，2 次 /d	0.1g，2 次 /d
	儿童（10 岁以上）	0.1g，2 次 /d	0.1g，2 次 /d
	儿童（1~9 岁）	每日 5mg/kg（不超过 0.15g），分 2 次	每日 5mg/kg（不超过 0.15g），分 2 次
金刚乙胺 （rimantadine）	成人	0.1g，2 次 /d	0.1g，2 次 /d
	儿童（12 岁以上）	0.1g，2 次 /d	0.1g，2 次 /d
巴洛沙韦 （baloxavir）	成人或 12 岁以上儿童	单剂次口服 40mg 或 80mg	
法匹拉韦 （favipiravir）	成人，5 日疗程	首日 800mg，2 次 /d，继后 600mg，2 次 /d	

3. 抗菌治疗　普通感冒是一种自限性疾病,多由病毒感染引起,故不建议用抗菌药物治疗,滥用抗菌药物易诱导细菌耐药发生。只有当感冒合并细菌感染时如鼻窦炎、中耳炎、肺炎、化脓性扁桃体炎等,才考虑应用抗菌药物治疗。经验性治疗常应用青霉素、阿莫西林(或阿莫西林/克拉维酸钾)、头孢拉定(cefradine)、左氧氟沙星、阿奇霉素等。

4. 支持治疗　重症患者在积极治疗原发病的同时,还要注意防治并发症,并进行有效的器官功能支持。重症肺炎是流行性感冒最常见的严重并发症,低氧血症患者应及时给予氧疗,保证血氧饱和度(SpO_2)>90%。在一些特殊情况下,比如孕妇,SpO_2维持在92%~95%以上。若氧疗后患者的氧饱和度未得到预期改善、呼吸困难加重或肺部病变进展迅速,应及时评估并给予机械通气,视情况给无创通气或有创通气。有感染性休克或肾衰竭表现时,要进行抗休克治疗或肾脏支持治疗。其他还要重视营养支持,注意预防和治疗胃肠功能紊乱,纠正体内水、电解质和酸碱平衡紊乱。

5. 预防　坚持锻炼身体能提高机体的抗病能力及适应能力;勤洗手、在人群聚集处戴口罩也是减少罹患上呼吸道感染的有效方法。对易患人群,在疾病流行季节可注射抗病毒疫苗,可以提高机体的防御能力,或避免发病。注意呼吸道感染患者的隔离,防止交叉感染。

思考题

1. 请查阅文献,学习常用于控制普通感冒症状的非处方药物的组成成分及使用注意事项。
2. 重症流行性感冒的临床药物治疗应注意些什么?

第二节　肺　炎

肺炎(pneumonia)是由病原微生物或其他因素引起的肺实质炎症。细菌性肺炎最为常见,也是常见的感染性疾病,在儿童和老年人群中多见。

【病因和发病机制】

引起肺炎的病原体主要有细菌、病毒、衣原体、支原体、真菌等微生物,其中细菌性肺炎占全部肺炎的半数左右,在我国成人肺炎中约占80%。

现在肺炎非但没有被消灭,反而由于病原体的变迁、人口老龄化、特定高危人群的增加[如机械通气、器官移植、久驻重症监护室(intensive care unit,ICU)等],以及抗菌药物的不合理应用、耐药菌株的不断增加等因素而更加难治。肺炎的发病取决于宿主和病原体两个方面。

1. 宿主防御功能减弱　任何原因造成全身免疫功能和呼吸道局部防御功能受损都是发生肺炎的高危因素。在院外肺炎的发病中上呼吸道感染、受凉、疲劳、醉酒等都是常见的诱因;儿童和老年人的机体防御功能弱,是细菌性肺炎的好发人群;一些慢性疾病患者,如癌症、慢性阻塞性肺疾病、心力衰竭、高血压、糖尿病、肾病等患者好发肺炎;久驻ICU,应用广谱抗菌药物、糖皮质激素、免疫抑制剂、细胞毒性药物时可引起机体内菌群失调、免疫功能低下,也易发生肺炎;建立人工气道和机械通气可破坏呼吸道的局部防御功能,可促发通气相关性肺炎。

2. 病原体侵入下呼吸道

(1)吸入污染的空气:患者咳嗽、打喷嚏、说话时口鼻溅出飞沫,将呼吸道中的病原体播散到空气中,携带病原体的空气飞沫由他人吸入呼吸道中可引起感染。支原体肺炎、病毒性肺炎等常流行于学校等集体或家庭中,空气飞沫是主要传播途径。

(2)误吸上呼吸道病原菌:健康人熟睡时可能不同程度地吸入咽喉部分泌物,但通常不至于发生感染性疾病。当上呼吸道有病原体大量繁殖,再加上昏迷、多痰、气管插管、雾化吸入治疗等因素,易使病原体侵入下呼吸道,这是院内肺炎发病的重要途径。

(3)血源播散或直接蔓延:病原体亦可从身体其他部位的感染病灶,通过血源播散或直接蔓延而浸入肺部。

【临床表现和分类】

(一) 分类

1. 按解剖分类

(1)大叶性肺炎:炎症起始于肺泡,并经肺泡间孔向其他肺泡扩散,引起肺段或肺叶广泛实变,支气管一般不受累,故又称肺泡性肺炎。X线显示呈叶、段或片状分布阴影。

(2)小叶性肺炎:炎症起始于支气管或细支气管,继而累及肺泡,又称为支气管肺炎。X线显示沿肺纹理分布的不规则斑片阴影。

(3)间质性肺炎:炎症主要侵犯肺间质,多由于病毒、支原体感染或非感染因素引起。X线显示肺内网状条索样分布阴影。

2. 按病因分类

(1)细菌性肺炎

1)需氧革兰氏阳性球菌:常见的有肺炎链球菌、金黄色葡萄球菌、溶血性链球菌等。

2)需氧革兰氏阴性杆菌:常见的有肺炎克雷伯菌、铜绿假单胞菌、大肠埃希菌、鲍曼不动杆菌、流感嗜血杆菌等。

3)厌氧菌:如棒状杆菌、梭状杆菌等。

(2)真菌性肺炎:致病真菌如组织胞浆菌、皮炎芽生菌等,条件致病真菌如念珠菌属、隐球菌属、曲霉菌属等。卡氏肺孢子菌也是一种真菌,常在免疫力低下的宿主中引起肺炎,是获得性免疫缺陷综合征(acquired immunodeficiency syndrome,AIDS)患者最常见的致死原因。

(3)病毒性肺炎:病毒性肺炎多为病毒性上呼吸道感染向下蔓延所致,在非细菌性肺炎中占25%~50%,好发于冬、春季节,儿童多见,其中以流感病毒和冠状病毒危害最大,其他有呼吸道合胞病毒、副流感病毒、腺病毒、鼻病毒、疱疹病毒、巨细胞病毒等。

(4)非典型病原体肺炎:由嗜肺军团菌、肺炎支原体和肺炎衣原体等感染引起。

3. 按获病方式分类

(1)社区获得性肺炎(community acquired pneumonia,CAP):是指在社会环境中患的感染性肺实质炎症,包括病原体在院外感染而在入院后发病的肺炎。肺炎链球菌感染占40%~70%,其次为金黄色葡萄球菌等。

(2)医院获得性肺炎(hospital acquired pneumonia,HAP):是指患者入院时不存在、也不处于感染潜伏期,而是入院48小时后在医院内发生的肺炎。HAP还包括呼吸机相关性肺炎(ventilator associated pneumonia,VAP)和卫生保健相关性肺炎(healthcare associated pneumonia,HCAP)。我国的医院获得性肺炎发病率为1.3%~3.4%,是第一位的医院内感染。需氧革兰氏阴性杆菌感染占70%,其次为金黄色葡萄球菌等。

(二) 临床表现

新近出现的咳嗽、咳痰,或原有呼吸道疾病症状加重,并出现脓性痰,伴或不伴有胸痛;病变范围大者可有气急、乏力、呼吸困难甚至呼吸窘迫;多数患者有发热,血白细胞计数增多;有肺实变体征和湿性啰音;胸部X线检查显示片状、斑片状浸润性阴影或间质性改变,伴或不伴有胸腔积液。上述系肺炎的典型表现,但是医院获得性肺炎的临床表现往往不典型,如粒细胞缺乏、严重脱水患者并发医院获得性肺炎时X线检查可以阴性,卡氏肺孢子菌肺炎有10%~20%的患者X线检查完全正常。

【治疗原则】

肺炎的治疗主要包括抗感染治疗、支持治疗和并发症治疗。抗感染治疗又按是否根据病原学诊断及体外药敏试验结果选用抗菌药物而分为经验性治疗和特异性病原学治疗。由于肺炎的病原学检查通常需要一定时间,而肺炎的治疗应尽早开始,不允许等待病原学检查结果,因此,肺炎的初始治疗常是经验性治疗,即根据本地区的流行病学资料并结合患者的临床表现、年龄、获得方式、严重程度、肝肾功能状态、是否有基础性疾病等因素综合分析而采取的治疗措施。经验性抗菌治疗要求所选药物对可能的病原体有较好的覆盖面,同时应尽量减少或避免抗菌药物的毒副作用,避免诱导耐药及诱发二重感染。

经验性治疗的成功率达 60%~90%,但这绝不意味着可以忽视或放弃病原学检查,尤其对院内获得性肺炎、免疫低下宿主肺炎以及经验性治疗失败的病例,病原学检查更显得重要。应在经验性治疗前合理安排标本采样及病原学检测,一旦确定感染病原体时,应参考体外药敏试验结果,选用高效抗菌药物进行特异性病原学治疗。

【药物治疗】

(一)治疗药物分类

国内目前 CAP 的常见病原体仍是肺炎链球菌,HAP 的常见病原体是革兰氏阴性杆菌,有时也存在细菌和非典型病原体混合感染的情况。肺炎常用的抗菌药物分类见表 16-4。

表 16-4 肺炎常用的抗菌药物分类

药物分类	代表药物	作用和作用机制
β- 内酰胺类	青霉素类 头孢菌素类 碳青霉烯类 氧头孢烯类	作用于细菌的青霉素结合蛋白,抑制细菌细胞壁合成,使菌体因失去渗透屏障而膨胀裂解,属繁殖期杀菌剂,主要对革兰氏阳性菌有效,碳青霉烯类主要对革兰氏阴性菌有效
糖肽类	万古霉素 去甲万古霉素 替考拉宁	与肽聚糖结合,阻断细胞壁合成,属繁殖期杀菌剂,对革兰氏阳性菌包括 MRSA 有强大的杀菌作用
多黏菌素类	多黏菌素 B 多黏菌素 E	能破坏细胞膜结构,使膜通透性增加,对革兰氏阴性菌有强大的抗菌活性
噁唑烷酮类	利奈唑胺	与核糖体 50S 亚基结合,抑制细菌蛋白质合成起始复合物的形成,对多重耐药的革兰氏阳性球菌,具有较强的抗菌活性。
氨基糖苷类	链霉素 阿米卡星 异帕米星	能与 30S 亚基结合影响蛋白质合成,还能破坏细菌细胞膜的完整性,呈杀菌作用,主要对革兰氏阴性杆菌有效
大环内酯类	红霉素 克拉霉素 阿奇霉素	作用于细菌 50S 核糖体亚基,影响核糖体的移位过程,妨碍肽链延长,对革兰氏阳性菌、军团菌、衣原体和支原体有较好抗菌作用
四环素类	多西环素 米诺环素 替加环素	与细菌核糖体 30S 亚基特异性结合,抑制肽链延长,对革兰氏阳性菌、革兰氏阴性菌都有抑制作用,对立克次体、支原体、衣原体等亦有抗菌作用
喹诺酮类	左氧氟沙星 莫西沙星 环丙沙星	抑制 DNA 回旋酶和拓扑异构酶Ⅳ,抑制细菌 RNA 和蛋白质的合成,属广谱杀菌药,对革兰氏阴性菌、革兰氏阳性菌、结核分枝杆菌、军团菌、支原体、衣原体及厌氧菌都有杀灭作用

(二)治疗药物选用

1. 经验性治疗 肺炎病情发展迅速,及时、正确的治疗是影响预后的关键,患者经常需要在未获得病原学诊断证据前即开始经验性治疗。抗菌药物治疗期间,应定期做细菌培养和药敏试验。

(1)社区获得性肺炎:应根据有无基础疾病、年龄、是否需住院,以及病情轻重选择相应的方案,见

表 16-5。支气管扩张症并发肺炎,铜绿假单胞菌是常见病原体,经验性治疗应兼顾到该病原体;疑有吸入因素时,应优选有抗厌氧菌作用的药物如阿莫西林/克拉维酸(amoxicillin/clavulanate)、氨苄西林/舒巴坦(ampicillin/sulbactam),或联合应用甲硝唑(metronidazole)、克林霉素(clindamycin)等。经验性治疗不满意者,应按病原体检查和药敏试验结果调整抗菌药物。

表 16-5　社区获得性肺炎的初始经验性治疗参考方案

患者情况	常见病原体	抗菌药物选择
青壮年,无基础疾病,不需住院	肺炎链球菌,肺炎支原体,流感嗜血杆菌,肺炎衣原体,流感病毒,腺病毒,卡他莫拉菌	①氨基青霉素、青霉素类/酶抑制剂复合物;②第一、二代头孢菌素;③多西环素或米诺环素;④呼吸喹诺酮类;⑤大环内酯类(需当地肺炎链球菌耐药率<25%)
老年或有基础疾病,不需住院	肺炎链球菌,流感嗜血杆菌,肺炎克雷伯菌,肠杆菌科菌,肺炎衣原体,流感病毒,呼吸道合胞病毒,卡他莫拉菌	①青霉素类/酶抑制剂复合物;②第二、三代头孢菌素(口服);③上述药物联合多西环素、米诺环素或大环内酯类;④呼吸喹诺酮类
青壮年,无基础疾病,需住院(非 ICU)	肺炎链球菌,流感嗜血杆菌,卡他莫拉菌,金黄色葡萄球菌,肺炎支原体,肺炎衣原体,流感病毒,腺病毒、其他呼吸道病毒	①青霉素、氨基青霉素、青霉素类/酶抑制剂复合物;②第二、三代头孢菌素,头霉素类,氧头孢烯类;③上述药物联合多西环素、米诺环素或大环内酯类;④呼吸喹诺酮类
老年或有基础疾病,需住院(非 ICU)	肺炎链球菌,流感嗜血杆菌,肺炎克雷伯菌,肠杆菌科菌,流感病毒、呼吸道合胞病毒、卡他莫拉菌、厌氧菌、军团菌	①青霉素类/酶抑制剂复合物;②第三代头孢菌素或其与酶抑制剂复合物,头霉素类、氧头孢烯类;③上述药物联合大环内酯类;④呼吸喹诺酮类

(2)医院获得性肺炎:多数医院获得性肺炎为细菌感染引起,混合感染亦较常见。我国 HAP/VAP 常见的病原菌包括鲍曼不动杆菌、铜绿假单胞菌、肺炎克雷伯菌、金黄色葡萄球菌及大肠埃希菌等。但需要强调的是,了解当地医院的病原学监测数据更为重要,在经验性治疗时应根据及时更新的本地区、本医院甚至特定科室的细菌耐药特点针对性选择抗菌药物。初始经验性治疗需要考虑患者是否存在多重耐药(multi-drug resistance,MDR)菌感染的危险。非危重患者,无 MDR 菌感染的危险因素、早发的医院获得性肺炎的治疗以单药为主,可选用抗铜绿假单胞菌青霉素类(哌拉西林等)或 β-内酰胺酶抑制剂合剂(阿莫西林/克拉维酸,哌拉西林/他唑巴坦、头孢哌酮/舒巴坦等)或第三代头孢菌素[头孢噻肟(cefotaxime)、头孢曲松(ceftriaxone)、头孢他啶(ceftazidime)等]或第四代头孢菌素[头孢吡肟(cefepime)、头孢噻利(cefoselis)等]或氧头孢烯类(拉氧头孢、氟氧头孢等)或喹诺酮类(莫西沙星、左氧氟沙星、环丙沙星等)。

晚发的医院获得性肺炎(≥5 天)、非危重患者、有 MDR 菌感染的危险因素(如 90 天内曾静脉使用过抗菌药物、居住在耐药菌高发的社区或特殊医疗机构、正在接受免疫抑制剂治疗或存在免疫功能缺陷)时,感染的病原菌主要为多重耐药菌。可选用抗铜绿假单胞菌 β-内酰胺酶抑制剂合剂(哌拉西林/他唑巴坦、头孢哌酮/舒巴坦等)或抗铜绿假单胞菌头孢菌素类(头孢他啶、头孢吡肟、头孢噻利等)或碳青霉烯类[亚胺培南(imipenem)、美罗培南(meropenem)、比阿培南(biapenem)等]。以上药物可以单用或联合下列药物中的一种,如抗铜绿假单胞菌喹诺酮类(环丙沙星、左氧氟沙星等)或氨基糖苷类[阿米卡星(amikacin)、异帕米星(isepamicin)等]。有耐甲氧西林金黄色葡萄球菌(methicillin resistant *Staphylococcus aureus*,MRSA)感染风险时,可联合糖肽类(万古霉素、去甲万古霉素、替考拉宁等)或利奈唑胺(linezolid)。

对于危重的 HAP/VAP 患者,经验性治疗时常联合使用抗菌药物。可使用抗铜绿假单胞菌 β-内酰胺酶抑制剂合剂(哌拉西林/他唑巴坦、头孢哌酮/舒巴坦等)或抗铜绿假单胞菌碳青霉烯类(亚胺培南、美罗培南、比阿培南等)联合下列药物中的一种,如抗铜绿假单胞菌喹诺酮类(环丙沙星、左氧氟沙星等)或氨基糖苷类(阿米卡星、异帕米星等)。有广泛耐药(extensive drug resistance,XDR)阴性菌感染风险时,可联合多黏菌素(多黏菌素 B、多黏菌素 E)或替加环素。有 MRSA 感染风险时,可联合糖肽类(万古霉素、去甲万古霉素、替考拉宁等)或利奈唑胺。

若经上述经验性治疗后,临床好转,继续原方案治疗;若经治疗 3 天以上无好转或转恶化,应进一步检查治疗无效的原因并根据细菌培养及药敏试验结果重新选择治疗药物。

2. **特异性病原学治疗**　下列针对特定细菌的抗菌药物选择,依然是根据流行病学经验介绍的,临床上应该针对具体病例的细菌培养及药敏试验结果选择相应药物。

(1)肺炎链球菌:我国肺炎链球菌对青霉素耐药率及中介敏感率均低,对青霉素中介敏感的肺炎链球菌感染的患者仍可通过提高静脉青霉素剂量以达到疗效。也推荐静脉使用青霉素类 / 酶抑制剂复合物,第一、二代头孢菌素,备选头孢曲松、头孢噻肟。对青霉素高度耐药者首选头孢曲松、头孢噻肟,备选万古霉素或利奈唑胺。流感季节需考虑联合神经氨酸酶抑制剂抗甲型流感病毒。

中毒性肺炎病情严重,可选用强力有效的抗菌药物静脉给药,同时静脉滴注低分子右旋糖酐和平衡盐液补充血容量,必要时在输液中加入适量的血管活性药物维持血压。病情严重时,在用强有力抗菌药物的前提下,可用氢化可的松或地塞米松静脉滴注,一般 24 小时内可用氢化可的松 500~600mg 或相当剂量的其他制剂,病情好转迅速减量或停用糖皮质激素类药物。

(2)葡萄球菌:主要为金黄色葡萄球菌和表皮葡萄球菌。应早期清除原发病灶,同时选用敏感抗菌药物。对甲氧西林敏感者,可选用苯唑西林(oxacillin)、氯唑西林(cloxacillin)、阿莫西林 / 克拉维酸、氨苄西林 / 舒巴坦、第一代头孢菌素类如头孢唑林(cefazolin)、头孢拉定、拉氧头孢、头霉素类等;若对甲氧西林耐药,应选用万古霉素(vancomycin)、去甲万古霉素(norvancomycin)、替考拉宁(teicoplanin)、噁烷酮类如利奈唑胺等,必要时联合利福平或氟喹诺酮类治疗。

(3)流感嗜血杆菌:首选阿莫西林 / 克拉维酸、氨苄西林 / 舒巴坦,对氨苄西林耐药时可选用头孢呋辛或头孢曲松等,或大环内酯类药物,如阿奇霉素、克拉霉素等。

(4)革兰氏阴性杆菌:常见鲍曼不动杆菌、肺炎克雷伯菌、产超广谱 β- 内酰胺酶(ESBL)的肠杆菌等,可选用头霉素类(头孢西丁、头孢美唑、头孢米诺),氧头孢烯类(拉氧头孢、氟氧头孢),第三、四代头孢菌素,哌拉西林 / 他唑巴坦或头孢哌酮 / 舒巴坦,疗效不佳时可选用美罗培南、亚胺培南、厄他培南等。对铜绿假单胞菌,可选用抗铜绿假单胞菌 β- 内酰胺酶抑制剂合剂(哌拉西林 / 他唑巴坦、头孢哌酮 / 舒巴坦等)或抗铜绿假单胞菌头孢菌素类(头孢他啶、头孢吡肟、头孢噻利等)或抗铜绿假单胞菌碳青霉烯类(亚胺培南、美罗培南、比阿培南等)。以上药物可以单用或联合下列药物中的一种,如抗铜绿假单胞菌喹诺酮类(环丙沙星、左氧氟沙星等)或氨基糖苷类(阿米卡星、异帕米星等)。有广泛耐药(XDR)阴性菌感染风险时,如耐碳青霉烯类肠杆菌科细菌(carbapenem resistant enterobacteriaceae,CRE)可使用多黏菌素(多黏菌素 B、多黏菌素 E)、替加环素或头孢他啶 / 阿维巴坦。

(5)非典型病原体:包括嗜肺军团菌、支原体、衣原体。应首选大环内酯类,轻症患者可口服红霉素(erythromycin)、克拉霉素(clarithromycin)、罗红霉素(roxithromycin)或阿奇霉素(azithromycin),较重病例可静脉滴注红霉素或同时联合利福平口服,临床缓解 2~4 天后改为口服红霉素。对红霉素不能耐受或治疗失败(2~3 天发热不退)者,可选择四环素(tetracycline)、多西环素(doxycycline)或米诺环素(minocycline),氟喹诺酮类药物可选用环丙沙星、左氧氟沙星口服或静脉滴注。

(6)肺真菌病:根据疑似病原菌和病情轻重选用不同药物和剂量,白念珠菌感染一般首选棘白菌素类(echinocandin),如卡泊芬净(caspofungin)、米卡芬净(micafungin)、阿尼芬净(anidulafungin)或氟康唑(fluconazole)。隐球菌感染重症者首选两性霉素 B(amphotericin B)联合氟胞嘧啶强化治疗 1 周,而后用氟康唑维持治疗,轻症者可用氟康唑 400~1 200mg/d 口服治疗。曲霉菌感染首选伏立康唑

(voriconazole)、泊沙康唑(posaconazole)、艾沙康唑(isavuconazole)等。两性霉素B的用法:一般首剂1~5mg,缓慢避光静脉滴注,以后每日或隔日增加5~10mg,每日最大剂量为25~40mg,静脉滴注;总剂量为1.5~2.5g。同时应用氢化可的松100mg,静脉滴注,可减少寒战、发热反应,还要注意其肝、肾毒性反应。两性霉素B脂质体可减轻其不良反应。抗真菌治疗强调先强化治疗,后巩固治疗,再视病情维持治疗,总疗程可长达数周到数月。

(7)病毒性肺炎:多由上呼吸道病毒感染向下蔓延所致。抗病毒疗效常不确切,以对症治疗为主。须卧床休息,保持居室空气流通,注意消毒隔离。保持呼吸道通畅,酌情静脉输液和吸氧。抗病毒药物神经氨酸酶(NA)抑制剂是目前应用最广泛的治疗流感病毒性肺炎的药物,包括奥司他韦(oseltamivir)、扎那米韦(zanamivir)、帕拉米韦(peramivir)。血凝素抑制剂阿比多尔(arbidol)可用于成人甲、乙型流感的治疗,但该药我国的临床应用数据有限,需密切观察疗效和不良反应。RNA聚合酶抑制剂法匹拉韦(favipiravir)是抑制病毒复制的药物,与奥司他韦联合治疗可加速重症流感患者的临床康复。巴洛沙韦(baloxavir marboxil)通过抑制流感病毒中的帽依赖性核酸内切酶起作用,只需服用1剂次,即可在24小时内将流感病毒减少70%~80%。利巴韦林(ribavirin)在体外具有广谱抗病毒活性,全身或吸入给药对其他病毒感染有一定疗效。

3. 疗程　根据病情轻重、感染来源、病原体种类和宿主免疫功能状态等确定疗程,但不宜将肺部阴影完全吸收作为停用抗菌药物的指征。轻、中度肺炎可在症状控制后3~7天停药;金黄色葡萄球菌所致的肺炎、免疫抑制宿主和老年人肺炎疗程适当延长;吸入性肺炎或伴肺脓肿形成、真菌性肺炎时,总疗程须为数周至数月。抗感染治疗2~3天后,若临床表现无改善甚至恶化,应调换抗感染药物,若已有病原学检查结果,则根据病原菌体外药敏试验结果选用敏感的抗菌药物。以下是一般的建议疗程:流感嗜血杆菌10~14天,肠杆菌科细菌、不动杆菌14~21天,铜绿假单胞菌21~28天,金黄色葡萄球菌21~42天,其中MRSA可适当延长疗程;卡氏肺孢子菌、军团菌、支原体及衣原体14~21天。

4. 对症支持治疗　患者应卧床休息,高热患者宜用物理降温,必要时可用药物退热,同时注意补充水分,维持水、电解质和酸碱平衡。一般不用镇咳药,但可用祛痰止咳药。老年人或慢性阻塞性肺疾病患者应注意呼吸道通畅,必要时配合使用平喘药。有缺氧表现者给予吸氧。严重病例应注意保护心、脑、肾功能,防止多器官功能衰竭。

(三) 治疗药物的相互作用

抗感染治疗时各种抗菌药物之间、抗菌药物与其他药物之间均可能发生相互作用,甚至有配伍禁忌,应特别引起重视。

1. 抗菌药物的抗菌特性　第一类为繁殖期杀菌剂(如青霉素类、头孢菌素类、碳青霉烯类等);第二类为静止杀菌剂(如氨基糖苷类、多黏菌素类等);第三类为快效抑菌剂(如四环素类、大环内酯类等);第四类为慢效抑菌剂(如磺胺类等)。第一类和第二类合用常可获得协同作用,故临床常用β-内酰胺类与氨基糖苷类联合使用。第三类可使细菌基本处于静止状态,理论上与第一类合用时有导致后者活性减弱的可能性。第三类和第二类合用、第三类和第四类合用可获得累加或协同作用。

2. 抗菌药物的肝药酶诱导或抑制作用　大环内酯类、四环素类、磺胺类、氯霉素、氟喹诺酮类等具有"酶抑"作用,可提高地高辛、氨茶碱等药物的血药浓度,易出现中毒反应。氟喹诺酮类中以依诺沙星对茶碱类的影响最突出,可使茶碱的血药浓度增高而有癫痫发作的危险。利福平具有"酶促"作用。

病例分析-1

3. 氨基糖苷类药物有耳、肾毒性　当与多肽抗菌药物(万古霉素、多黏菌素)、两性霉素B、第一代头孢菌素(头孢噻吩、头孢唑林)及髓袢利尿药(呋塞米、依他尼酸等)合用时可加重耳、肾毒性。氨基糖苷类、多黏菌素类与麻醉剂、神经肌肉阻滞药(箭毒)、高剂量的镁盐合用易引起肌肉麻痹性呼吸抑制。

思考题

　　临床调研入院治疗的社区获得性肺炎或医院获得性肺炎患者的细菌培养、药敏试验结果和药物治疗情况,结合药物经济学原理,评估肺炎经验性治疗方案及其调整方案的合理性。

第三节　支气管哮喘

　　支气管哮喘(bronchial asthma)简称哮喘,是由多种细胞以及细胞组分参与的慢性气道炎症性疾病,临床表现为反复发作的喘息、气急,伴或不伴胸闷、咳嗽等症状,同时伴有气道高反应性和可变的气流受限,随着病程延长可导致气道结构改变,即气道重塑。根据 2015 年进行的流行病学调查结果显示,全球哮喘患者达 3.58 亿,患病率在 25 年间(1990—2015 年)增长 12.6%,哮喘的儿童患病率高于青壮年,城市高于农村。

　　【病因和发病机制】

　　(一) 病因

　　哮喘的病理学基础是:①支气管平滑肌收缩(痉挛);②过多的黏液分泌并黏附在支气管壁上;③支气管黏膜炎症水肿。哮喘的病因复杂,受遗传和环境因素的双重影响。

　　1. 遗传因素　哮喘存在家族聚集现象,与患者亲缘关系越近,发病率越高。目前认为哮喘为多基因遗传病,遗传率在 70%~80%。特应性(atopy)被确认为是导致哮喘发生的危险因素。特应性是指机体接触环境中的变应原后,产生异常数量 IgE 的倾向。

　　2. 激发因素　哮喘大多在遗传因素的基础上受到体内外多种因素激发而发病,其中重要的有:

　　(1)吸入特异性或非特异性物质,如植物花粉、真菌孢子、屋尘、螨、动物毛屑及排泄物、枯草、工业粉尘、油漆、染料等。

　　(2)呼吸道感染,尤其是病毒性呼吸道感染能损伤支气管黏膜上皮、刺激特异性 IgE 抗体的产生、促进炎性介质释放,引起气道高反应性及哮喘发作。

　　(3)气候如气温、湿度、气压、空气离子等改变时,有过敏体质的儿童易诱发哮喘。

　　(4)精神因素如情绪波动,长期的精神压抑、焦虑和紧张等,均可通过某种神经机制诱发哮喘。

　　(5)约 70%~80% 的哮喘患者在剧烈运动后诱发哮喘,故称运动性哮喘。剧烈运动后因过度通气,刺激气道黏膜层内肥大细胞释放过敏介质,从而导致支气管痉挛。

　　(6)一些药物可引起哮喘发作,如解热镇痛药阿司匹林、吲哚美辛,抗心血管系统疾病药物如普萘洛尔、普罗帕酮,抗菌药物中青霉素、磺胺类药物等。其中以阿司匹林引起者最为多见,据统计约有 4%~20% 的哮喘发作是因服用阿司匹林而诱发,称为"阿司匹林哮喘"。

　　(二) 发病机制

　　1. 变态反应　支气管哮喘主要与 I 型变态反应有关。当患者在受到过敏原刺激后,淋巴细胞能合成高滴度 IgE,IgE 结合在肥大细胞表面,使机体处于致敏状态;过敏原再次进入体内,即可与细胞表面的 IgE 交联,促使肥大细胞合成并释放组胺、细胞因子、白三烯、前列腺素等炎性介质,致使呼吸道平滑肌收缩、黏膜血管通透性增加及各种炎性细胞浸润。

　　2. 气道高反应性(airway hyper reactivity,AHR)　是指气道对各种刺激因子呈现的高度敏感状态,表现为患者接触这些刺激因子时气道出现过强或过早的收缩反应,是哮喘的基本特征。气道慢性炎症是导致 AHR 的重要机制之一。AHR 常有家族倾向,受遗传因素的影响。

　　3. 炎症反应　哮喘患者的支气管黏膜都有炎症反应,气道慢性炎症反应是由多种炎症细胞、炎症介质和细胞因子共同参与、相互作用的结果。能使气道黏膜血管通透性增加,黏膜充血水肿,渗出和黏液分泌增多,导致气道管腔狭窄和阻塞。

4. 气道重构　是哮喘的重要病理特征。气道重构使哮喘患者对吸入激素的敏感性降低,出现不可逆气流受限以及持续存在的 AHR。气道重构的发生主要与持续存在的气道炎症和反复的气道黏膜上皮损伤/修复有关。

5. 神经因素　支气管哮喘的发作与 β 受体功能低下、迷走神经张力亢进、胆碱能神经乙酰胆碱释放增多等有关。一些非特异性刺激,可刺激气道的感觉神经而激发反射性支气管收缩。

【临床表现】

(一) 典型症状和体征

反复发作性喘息、气促,伴或不伴胸闷、咳嗽,夜间及晨间多发,常与接触变应原、冷空气、物理、化学性刺激以及上呼吸道感染、运动等有关;发作时及部分未控制的慢性持续性哮喘,双肺可闻及散在或弥漫性哮鸣音,呼气相延长;中重度发作者,可出现胸廓饱满,两肺叩诊过清音;重度者可有口唇、指(趾)发绀、大汗、疲倦等。上述症状和体征可经治疗缓解或自行缓解。

(二) 客观检查结果

支气管舒张试验阳性[吸入 200~400μg 沙丁胺醇或其他短效 $β_2$ 受体激动剂后 15~20 分钟,测第 1 秒用力呼气容积(FEV$_1$)增加>12%,且 FEV$_1$ 增加绝对值>200ml;或抗菌治疗 4 周后与基线值比较 FEV$_1$ 增加>12%,且 FEV$_1$ 绝对值增加>200ml(除外呼吸道感染)];呼气流量峰值(peak expiratory flow,PEF)平均每日昼夜变异率(至少连续 7 天每日 PEF 昼夜变异率之和/总天数 7)>10%,或 PEF 周变异率>20%。可有嗜酸性粒细胞增高及 IgE 升高。

(三) 哮喘的分期分级

1. 急性发作期　是指喘息、气急、胸闷、咳嗽等症状突然发生,或原有症状急剧加重,常有呼吸困难,以呼气流量降低为特征,常因接触变应原、刺激物或呼吸道感染诱发。发作程度轻重不一,从轻度发作至一般药物治疗无效的重度发作,发作持续时间短者几十分钟,长者可达数日。哮喘急性发作时的病情严重程度可分为轻度、中度、重度、危重 4 级。严重哮喘发作,经支气管扩张剂治疗无效,持续 24 小时以上者,称为哮喘持续状态。

2. 慢性持续期　许多哮喘患者即使没有发作,但在相当长的时间内仍不同频度和不同程度地出现喘息、气急、咳嗽、胸闷等症状,称为慢性持续期。根据临床表现和肺功能可将慢性持续期的病情程度分为 4 级:间歇状态、轻度持续、中度持续、重度持续(表 16-6)。在临床实践中,轻度持续是指经过第 1 级、第 2 级治疗能达到完全控制者;中度持续是指经过第 3 级治疗能达到完全控制者;重度持续是指需要第 4 级或第 5 级治疗才能达到完全控制,或者即使经过第 4 级或第 5 级治疗仍不能达到控制者。

3. 临床控制期　是指患者无喘息、气促、胸闷、咳嗽等症状 4 周以上,1 年内无急性发作,肺功能正常。一般病程越久,临床控制期越短。临床控制期患者仍需密切观察,及时制定合理治疗方案和措施预防急性发作。

表 16-6　哮喘慢性持续期严重程度分级

分级	临床特点
间歇状态	症状<每周 1 次 症状短暂出现,夜间哮喘症状 ≤ 每月 2 次 FEV$_1$ 占预计值 ≥80% 或 PEF ≥80% 个人最佳值,PEF 变异率<20%
轻度持续	症状 ≥ 每周 1 次,但<每日 1 次 可能影响活动和睡眠,夜间哮喘症状>每月 2 次,但<每周 1 次 FEV$_1$ 占预计值 ≥80% 或 PEF ≥80% 个人最佳值,PEF 变异率<20%~30%

续表

分级	临床特点
中度持续	每日有症状 影响活动和睡眠,夜间哮喘症状 ≥ 每周 1 次 FEV_1 占预计值为 60%~79% 或 PEF 为 60%~79% 个人最佳值,PEF 变异率>30%
重度持续	每日有症状 症状频繁出现,经常出现夜间哮喘症状,体力活动受限 FEV_1 占预计值<60% 或 PEF<60% 个人最佳值,PEF 变异率>30%

【治疗原则】

哮喘治疗目标在于达到哮喘症状的良好控制,维持正常的活动水平,同时尽可能减少急性发作和死亡、肺功能不可逆损害和药物相关不良反应的风险。全球哮喘防治创议(Global Initiative for Asthma,GINA)一直致力于在全球范围内推广哮喘的防治策略。GINA 提出的哮喘总体控制的概念,主要有两个方面含义。①达到当前控制:无或很少有症状(每周 ≤ 2 次)、不需要或很少需要(每周 ≤ 2 次)使用缓解症状的药物[如吸入短效 β_2 受体激动剂(short-acting beta2 agonist,SABA)]、肺功能正常或接近正常、正常活动不受影响等;②降低未来风险:无病情不稳定或恶化,无急性发作,无肺功能的持续下降,无因长期用药引起的不良反应等。

如果能够明确引起哮喘发作的过敏原或其他非特异刺激因素,宜采取环境控制措施,尽可能减少暴露,是防治哮喘急性发作最有效的方法。哮喘急性发作期使用缓解药物的目的是通过速效平喘及抗菌治疗,尽快缓解症状,改善肺功能,纠正缺氧。在给药途径方面,吸入疗法优于全身注射或口服治疗,前者的优点是气道内局部药物浓度高,用药量少,无或极少有全身不良反应。

哮喘慢性持续期的治疗原则是以患者病情严重程度和控制水平为依据,选择相应的控制药物。应当为每例初诊患者制订书面的哮喘防治计划,定期随访、监测,并根据患者控制水平及时调整治疗以达到并维持哮喘控制。GINA 将哮喘的长期管理方案进一步总结成"评估病情或疗效—调整治疗方案—监测治疗反应"的循环往复,目的是既达到哮喘的有效控制,又使用了最低有效剂量,减少了药物副作用的发生。哮喘的长期控制目标是预防复发及巩固疗效。

【药物治疗】

(一)治疗药物分类

治疗哮喘的药物根据其作用可分为两大类,支气管扩张药和抗炎药,前者主要有 β_2 受体激动剂、抗胆碱药物、茶碱类,后者主要有糖皮质激素、白三烯受体拮抗剂、生物靶向药物等。根据其应用可分为控制药物和缓解药物两大类。①控制药物:通过抑制气道炎症,预防哮喘发作,需要长期每天使用。首选吸入性糖皮质激素(inhale corticosteroid,ICS),还可用白三烯受体拮抗剂(leukotriene receptor antagonist,LTRA)、长效 β_2 受体激动剂(long-acting beta2 agonist,LABA)、吸入性长效抗胆碱药物(long-acting muscarinic antagonist,LAMA)如噻托溴铵(tiotropium bromide)、缓释茶碱等。②缓解药物:能迅速解除支气管平滑肌痉挛、缓解气喘症状,通常按需使用。首选吸入速效 β_2 受体激动剂,还可用吸入性短效抗胆碱药物(short-acting muscarinic antagonist,SAMA)如异丙托溴铵(ipratropium bromide)、全身用糖皮质激素、茶碱及 β_2 受体激动剂等。常用的吸入 β_2 受体激动剂有特布他林(terbutaline)、沙丁胺醇(salbutamol)、克仑特罗(clenbuterol)、沙美特罗(salmeterol)、福莫特罗(formoterol)、妥洛特罗(tulobuterol)等。前两种属第二代短效 β_2 受体激动剂,作用持续时间 4~6 小时,后四种是第三代长效 β_2 受体激动剂,作用持续时间 8~12 小时,有利于夜间及清晨防治哮喘发作。哮喘的治疗药物分类见表 16-7。

表 16-7　哮喘治疗药物分类

药物分类	代表药物	作用和作用机制
吸入性糖皮质激素（ICS）	丙酸倍氯米松 布地奈德 丙酸氟替卡松 环索奈德	抑制过敏反应,减轻气道炎症,降低气道反应性,抑制炎性介质释放,降低局部血管通透性,局部抗炎作用强,全身不良反应较小
全身用糖皮质激素	泼尼松 甲泼尼龙 氢化可的松 地塞米松	通过多个环节产生抗炎作用,用于重度哮喘的急救治疗,全身不良反应比 ICS 多而严重,尽量短疗程使用
β_2 受体激动剂	沙丁胺醇 特布他林 福莫特罗 沙美特罗	选择性 β_2 受体激动剂,能激活腺苷酸环化酶,增加 cAMP 的合成,激活 cAMP 依赖蛋白激酶,舒张支气管平滑肌。主要分为长效 β_2 受体激动剂(LABA)和短效 β_2 受体激动剂(SABA)
抗胆碱药物	异丙托溴铵 噻托溴铵	拮抗 M 胆碱受体作用,舒张支气管平滑肌,抑制黏膜下腺体分泌。异丙托溴铵为短效抗胆碱药物(SAMA),噻托溴铵为长效抗胆碱药物(LAMA)
茶碱	氨茶碱 多索茶碱	抑制磷酸二酯酶,升高细胞内 cAMP 水平,阻断腺苷受体,舒张支气管平滑肌,阻止过敏介质释放,有平喘、强心、利尿的作用
白三烯受体拮抗剂（LTRA）	孟鲁司特 扎鲁司特	为口服有效的白三烯受体拮抗剂,能减轻气道炎症,控制哮喘症状,为轻度哮喘的替代治疗药物和中重度哮喘的联合治疗用药
Th2 细胞因子抑制剂	甲磺司特	抑制 IL-4、IL-5 的产生和 IgE 的合成,减少嗜酸性粒细胞浸润,减轻气道高反应性,口服给药
生物靶向药物	抗 IgE 单抗 抗 IL-5 单抗 抗 IL-5R 单抗 抗 IL-4R 单抗	抗 IgE 单抗抑制 IgE 介导的肥大细胞的活化和脱颗粒;抗 IL-5 单抗能对抗组织中的 IL-5,抗 IL-5R 单抗直接作用于嗜酸性粒细胞表面的 IL-5Rα;抗 IL-4R 单抗能抑制 IL-4R 与 IL-4 和 IL-13 的结合,抑制气道炎症,减少嗜酸性粒细胞

(二) 治疗药物的选用

1. 急性发作期用药

(1)轻中度哮喘发作的自我处理:轻度和部分中度急性发作的哮喘患者可以在家庭中进行自我处理。SABA 是缓解哮喘症状最有效的药物,患者可以根据病情轻重每次使用 2~4 喷,一般间隔 3 小时重复使用,直到症状缓解。在使用 SABA 同时应该增加控制药物(如 ICS)的剂量,增加的 ICS 剂量至少是基础使用剂量的两倍,最高剂量可用到 2 000μg/d 二丙酸倍氯米松或等效剂量的其他 ICS 治疗。如果控制药物使用的是布地奈德 - 福莫特罗联合制剂,则可以直接增加吸入布地奈德 - 福莫特罗(160/4.5μg 规格)1~2 吸,但该药物每天不要超过 8 吸。

口服激素的使用:若初始治疗和增加控制治疗 2~3 天后患者症状未完全缓解;或者症状迅速加重,PEF 或 FEV$_1$ 占预计值<60%;或者患者既往有突发严重哮喘急性发作史,应口服激素治疗,建议给予泼尼松 0.5~1.0mg/kg 或等效剂量的其他口服激素治疗 5~7 天。

后续处理:初始治疗 1~2 天自我评估治疗反应不佳,如哮喘症状使日常活动受限或 PEF 下降>20% 达 2 天以上,应及时到医院就诊,在医师指导下调整治疗。经过自我处理后,即使症状缓解的患者也建议到医院就诊,评估哮喘控制状况和查寻发作原因,调整控制药物的使用,预防以后的哮喘发作。

(2)轻中度急性发作的医院处理:若患者在家中自我处理后症状无明显缓解,或者症状持续加重,应立即至医院就诊。反复使用吸入性 SABA 是治疗急性发作最有效的方法(证据等级 A),在第 1 小时可每 20 分钟吸入 4~10 喷,随后根据治疗反应,轻度急性发作可调整为每 3~4 小时吸入 2~4 喷,中度急性发作每 1~2 小时重复吸入 6~10 喷。对初始吸入 SABA 反应良好,呼吸困难显著缓解,PEF 占预计值>60%~80%,且疗效维持 3~4 小时,通常不需要使用其他药物。也可以采用雾化吸入 SABA 和 SAMA 雾化溶液,每 4~6 小时 1 次。

口服激素治疗:对 SABA 初始治疗反应不佳或在控制药物治疗基础上发生急性发作的患者,推荐使用泼尼松 0.5~1.0mg/kg 或等效剂量的其他全身激素口服 5~7 天。症状减轻后迅速减量或完全停药。

雾化吸入激素:对全身使用激素有禁忌证的患者,如胃十二指肠溃疡、糖尿病等,可以给予激素雾化溶液吸入治疗。

经以上处理后,需要严密观察和评估病情,当病情持续恶化可收入院治疗。病情好转、稳定者可以回家继续治疗。急性发作缓解后,应该积极地寻找导致急性发作的原因,检查患者用药的依从性,重新评估和调整控制治疗方案。

(3)哮喘重度或危重度发作处理:应采用多种药物联合治疗。

1)支气管扩张剂的应用:首选吸入 SABA 治疗。给药方式可用压力定量气雾剂经储雾器给药,或使用 SABA 的雾化溶液经喷射雾化装置给药。初始治疗阶段,推荐间断(每 20 分钟)或连续雾化给药,随后根据需要间断给药(每 4 小时 1 次)。吸入 SABA(如沙丁胺醇或特布他林)较口服和静脉给药起效更快、不良反应更少。对中重度哮喘急性发作或经 SABA 治疗效果不佳的患者可采用 SABA 联合 SAMA 雾化溶液吸入治疗。重度患者还可以联合静脉滴注茶碱类药物治疗,一般氨茶碱每日剂量不超过 0.8g,静脉滴注过程中要密切观察对心血管、胃肠道的不良反应。伴有过敏性休克和血管性水肿的哮喘患者可以肌内注射肾上腺素治疗,但不推荐常规使用。

2)全身激素的应用:中重度哮喘急性发作应尽早使用全身激素。口服激素吸收好,起效时间与静脉给药相近。推荐用法:泼尼松 0.5~1.0mg/kg 或等效剂量的其他激素。严重的急性发作患者或不宜口服激素的患者,可以静脉给药。推荐用法:甲泼尼龙 80~160mg/d,或氢化可的松 400~1 000mg/d分次给药。静脉和口服给药的序贯疗法可减少激素用量和不良反应,如静脉使用激素 2~3 天,继之以口服激素 3~5 天。

3)氧疗:对有低氧血症(氧饱和度<90%)和呼吸困难的患者可给予控制性氧疗,使患者的氧饱和度维持在 93%~95%。急性重度和危重哮喘患者经过上述药物治疗,若临床症状和肺功能无改善甚至继续恶化,应及时给予机械通气治疗,其指征主要包括:意识改变、呼吸肌疲劳、$PaCO_2 \geqslant 45mmHg$ 等。对部分患者可使用经鼻高流量氧疗、经鼻(面)罩无创机械通气治疗,若无改善则尽早行气管插管机械通气。

4)其他治疗措施:如并发有肺部感染,应根据细菌培养及药敏试验选择有效抗菌药物控制肺部感染;补充液体,纠正水电解质及酸碱平衡紊乱;若痰多而黏稠不易咳出或有严重缺氧及 CO_2 潴留者,应及时行气管插管吸出痰液,必要时行机械通气。

2. 慢性持续期治疗　按照病情严重程度(间歇发作、轻度持续、中度持续、重度持续)进行分级治疗(1 级、2 级、3 级、4 级、5 级治疗),见表 16-8、表 16-9。在治疗过程中需反复评估哮喘控制水平,根据控制水平的满意程度调整(升级或降级)治疗方案。

第 1 级治疗,推荐按需低剂量 ICS+ 福莫特罗吸入剂;或吸入低剂量 ICS 和按需吸入 SABA;不推荐吸入抗胆碱药物、口服 SABA 或短效茶碱。快速起效的 LABA,如福莫特罗能够和 SABA 一样迅速缓解哮喘症状。

第 2 级治疗,推荐维持低剂量 ICS+ 按需吸入福莫特罗,运动性哮喘患者也可在运动前加用;白三烯受体拮抗剂(LTRA)可用于不能够或不愿意接受 ICS 治疗、对 ICS 不良反应不能耐受,或合并过敏性鼻炎、咳嗽变异性哮喘、运动性哮喘、阿司匹林及其他药物诱发的哮喘初始治疗,但其作用比 ICS 弱。

第 3 级治疗,推荐低剂量 ICS+LABA 复合制剂作为维持治疗,如低剂量 ICS+ 福莫特罗。在相同剂量的 ICS 基础上联合 LABA,能够更有效地控制症状、改善肺功能、减少急性发作的风险。也可用其他治疗方案,如增加 ICS 至中等剂量,但疗效不如联合 LABA,或低剂量 ICS 联合 LTRA 或缓释茶碱或甲磺司特。

第 4 级治疗,推荐中等剂量 ICS+LABA 维持治疗;也可用其他治疗方案,如高剂量 ICS+ 吸入噻托溴铵,对 6 岁以上哮喘患者,可以改善肺功能,延长需要口服激素治疗的急性发作出现时间。如果采用中等剂量 ICS+LABA 控制不佳,可以考虑增加一种控制性药物,如 LTRA、缓释茶碱、甲磺司特。高剂量 ICS+LABA,增加 ICS 剂量获益有限,而不良反应显著增加。

第 5 级治疗,推荐高剂量 ICS+LABA,再根据哮喘临床表现评估附加其他药物治疗:①抗胆碱药物,能够进一步提高肺功能,改善哮喘控制;②抗 IgE 单抗治疗,推荐用于第 4 级治疗仍不能控制的重度过敏性哮喘;③抗生物标志物治疗,对外周血嗜酸性粒细胞增高者,可选用抗 IL-5 单抗、或抗 IL-5 受体单抗、或抗 IL-4 受体单抗治疗,这一治疗策略可减少哮喘急性发作和降低 ICS 的剂量;④支气管热成形术,是经支气管镜射频消融气道平滑肌治疗哮喘的技术,可以降低支气管收缩能力和降低气道高反应性;⑤加用阿奇霉素,可减少哮喘的急性发作和改善患者生活质量,要注意药物的不良反应,如 Q-T 间期延长、听力下降等;⑥低剂量口服糖皮质激素,口服泼尼松 ≤10mg/d 或其他等效剂量的糖皮质激素。对预期使用超过 3 个月的患者需要预防骨质疏松等副作用。

哮喘治疗方案的调整策略主要是根据症状控制水平和发作风险因素水平(主要包括肺功能受损的程度和哮喘急性发作史)等,按照哮喘阶梯式治疗方案进行升级或降级调整,以获得良好的症状控制并减少急性发作的风险。当目前级别的治疗方案不能有效控制哮喘(症状持续或发生急性发作),应选择更高级别的治疗方案直至哮喘可以控制为止。升级治疗前需排除和纠正下列影响哮喘控制的因素:①药物吸入方法不正确;②依从性差;③持续暴露于触发因素(如变应原、烟草、空气污染、β 受体拮抗剂或非甾体抗炎药等);④存在并发症所致呼吸道症状;⑤哮喘诊断错误等。当哮喘症状得到控制并维持至少 3 个月,且肺功能恢复正常并维持平稳状态,可在密切观察症状控制情况下考虑降级治疗。降级治疗原则:①哮喘症状控制且肺功能稳定 3 个月以上,如存在急性发作的危险因素,如 SABA 用量每月 >1 支(200 喷 / 支)、依从性或吸入技术差、FEV_1 占预计值 <60%、吸烟或暴露于变应原、痰或血嗜酸性粒细胞增高等,一般不推荐降级治疗;②降级治疗应选择适当时机,需避开患者呼吸道感染、妊娠、旅行期等;③每 3 个月减少 ICS 剂量 25%~50% 通常是安全可行的。

表 16-8　根据哮喘控制水平推荐治疗方案

降级 ←—— 治疗级别 ——→ 升级				
哮喘控制 1 级	哮喘控制 2 级	哮喘控制 3 级	哮喘控制 4 级	哮喘控制 5 级
哮喘教育、环境控制				
按需使用低剂量 ICS + 福莫特罗				
仅以上措施	以下选用一种维持: ①低剂量 ICS ②LTRA	以下选用一种维持: ①低剂量 ICS 加 LABA ②中高剂量 ICS ③低剂量 ICS 加 LTRA ④低剂量 ICS 加茶碱	中高剂量 ICS 加以下一种或两种维持: ①LABA ②LAMA ③LTRA ④茶碱 ⑤甲磺司特	4 级方案加以下一种或两种维持: ①口服小剂量糖皮质激素 ②抗 IgE 治疗 ③抗 IL-5 治疗 ④抗 IL-4 治疗

注:抗 IgE 治疗,用抗 IgE 单抗治疗;抗 IL-5 治疗,用抗 IL-5 单抗或抗 IL-5R 单抗治疗;抗 IL-4 治疗,用抗 IL-4R 单抗治疗。

表 16-9　常用吸入糖皮质激素的每日剂量

单位：µg

药物	低剂量	中剂量	高剂量
二丙酸倍氯米松	200~500	500~1 000	>1 000~2 000
布地奈德	200~400	400~800	>800~1 600
丙酸氟替卡松	100~250	250~500	>500~1 000
环索奈德	80~160	160~320	>320~1 280
糠酸莫米松	200	200~400	>400

3. 特殊患者用药

(1) 妊娠期哮喘：是指女性怀孕期间出现的哮喘，大约 4%~8% 的孕妇患哮喘，1/3 哮喘患者因妊娠而加重，多发生在妊娠第 24~36 周。妊娠期哮喘治疗原则与典型哮喘相同，基于妊娠安全性考虑，药物选择要慎重。在妊娠过程中停用 ICS 可导致哮喘急性发作。吸入 β_2 受体激动剂沙丁胺醇或特布他林，一般剂量下对胎儿没有损害作用。β_2 受体激动剂可抑制子宫收缩，故在分娩前应停用为好。LTRA 可减少症状，且不增加早产的风险。从妊娠早期补充适量维生素 D 可减少哮喘高危后代的儿童期哮喘的发生。

(2) 儿童哮喘：对于哮喘发作期患儿应早期使用 β_2 受体激动剂及糖皮质激素吸入制剂，找到能控制发作的最低有效剂量。色甘酸钠吸入粉剂具有预防哮喘发作的作用，宜在哮喘发病季节前 1~2 个月开始用药。酮替酚是一种抗过敏药物，也可用于预防，对过敏性哮喘儿童尤其有效，口服剂量每天 1~2mg。

(3) 咳嗽变异性哮喘 (cough variant asthma，CVA)：CVA 是指以慢性咳嗽为唯一或主要临床表现，无明显喘息、气促等症状，但存在气道高反应性的一种不典型哮喘。大多数 CVA 患者用 ICS 或 ICS+LABA 治疗有效，部分患者停药后会复发，需要长期治疗。对于气道炎症严重的 CVA 或 ICS 治疗效果不佳时，可以考虑升级治疗，加用 LTRA 治疗，或短期使用中低剂量口服激素治疗。

4. 哮喘的预防　哮喘是一种异质性疾病，遗传和环境因素相互作用驱动了它的起始和维持。孕期进食富含维生素 E 和维生素 E 的食物，可以降低儿童喘息的发生。给哮喘患者进行过敏原的检查是必要的，室内吸入性致敏原较室外过敏原更为重要，尘螨暴露与哮喘发生的相关性已得到公认。对乙酰氨基酚可能与成人和儿童哮喘相关，而且孕妇口服对乙酰氨基酚可导致后代哮喘增加。农村儿童哮喘患病率显著低于城市儿童，农场或农业环境暴露儿童患病率较未暴露儿童降低约 25%。怀孕期间或产后早期的母亲精神压力与儿童患哮喘的风险增加有关。

应尽量找出过敏原和各种非特异性诱因，进行病因治疗。用可疑的抗原进行皮肤试验，找出过敏原后，再用有关特异性抗原，从小剂量开始注射，并逐渐增大剂量，以改变机体的反应性，称为减敏（或脱敏）治疗。对反复呼吸道感染诱发哮喘者，可用免疫调节剂，如哮喘菌苗、卡介苗、胸腺肽、转移因子等，提高机体免疫力，增强抗感染、抗过敏能力。

病例分析 -2

思考题

1. 请到医院呼吸内科住院病房调查一位哮喘持续状态或重症哮喘患者的病史和近 1 周内的用药史，根据你所学的理论知识，分析其药物选用的合理性、存在的问题及应采取的对策。

2. 请与呼吸内科医生做一次交谈，请他谈谈药物治疗哮喘患者的经验和体会，根据课堂上你所学的知识和查阅有关文献获得的信息，分析这些经验和体会的合理性和存在不足。

第四节　慢性阻塞性肺疾病

慢性阻塞性肺疾病(chronic obstructive pulmonary disease,COPD)简称慢阻肺,是一种常见的以持续气流受限为特征的可以预防和治疗的疾病,已成为世界第三大死因。病情呈反复进行性发展,可伴有气道高反应性。表现有长期反复发作的咳嗽、咳痰,部分患者伴有喘息,可继发肺动脉高压及肺源性心脏病。

慢性阻塞性肺疾病全球倡议(Global Initiative for Chronic Obstructive Lung Disease,GOLD)的目的是根据最新的研究成果制定 COPD 的全球管理策略,提高临床医生对 COPD 的认知,重视 COPD 的早期发现、管理及预防。GOLD 委员会强调,任何有呼吸困难、慢性咳嗽或咳痰,反复下呼吸道感染和/或长期危险因素暴露(吸烟/被动吸烟、生物燃料暴露、空气污染等)情况时均应考虑 COPD(特别是 40 岁以上人群)。若吸入支气管扩张剂后,FEV_1/FVC(用力肺活量)<70%,则证实存在持续性气流受限,COPD 诊断可成立。

【病因和发病机制】

(一) 病因

COPD 的病因尚未完全弄清,一般认为与长期反复的理化刺激或感染有关,呼吸道防御功能下降及免疫力降低,呼吸道易感性增高是发病的内在因素。

1. 外因

(1)感染:感染是引起 COPD 急性发作和加重的重要因素。引起感染的微生物主要有细菌、病毒、肺炎支原体等。

(2)理化因素:吸烟是 COPD 最重要的环境致病因素,吸烟时间愈长,烟量愈大,患病率也愈高。刺激性烟雾(氯、碳氧化物、氮氧化物、硫氧化物等)、职业粉尘(二氧化硅、煤尘、棉尘等)等的慢性刺激可损害呼吸道黏膜,升高 COPD 的患病率。空气污染物中的颗粒物质(particulate matter,PM)和有害气体物质(二氧化硫、二氧化氮、臭氧等)对支气管黏膜有刺激和细胞毒性作用,大气中直径≤2.5μm 的细颗粒物,即 PM 2.5 细颗粒物浓度与 COPD 的发病呈正相关。

(3)过敏原:尘螨、花粉、细菌、真菌、寄生虫等都可成为过敏原而致病,喘息性支气管炎与其密切有关。

(4)气候环境:寒冷尤其是气候突变常为慢性支气管炎发作的诱因。寒冷空气刺激呼吸道,能减弱上呼吸道黏膜的防御功能,易于继发感染。我国北方农村 COPD 的发病率较南方要高。

2. 内因

(1)遗传因素:COPD 有遗传易感性,气道高反应性参与 COPD 的发病过程。α_1-抗胰蛋白酶重度缺乏与非吸烟者的肺气肿形成有关,某些基因的多态性可能与肺功能的下降有关。

(2)年龄和性别:年龄是 COPD 的危险因素,年龄越大,COPD 患病率越高。有文献报道女性对烟草烟雾的危害更敏感。

(3)肺生长发育:妊娠、出生和青少年时期直接和间接暴露于有害因素时可以影响肺的生长,肺的生长发育不良是 COPD 的危险因素。

(4)哮喘和气道高反应性:哮喘不仅可以和 COPD 同时存在,也是 COPD 的危险因素,气道高反应性也参与 COPD 的发病过程。

(5)低体重指数:低体重指数也与 COPD 的发病有关,体重指数越低,COPD 的患病率越高。吸烟和体重指数对 COPD 存在交互作用。

(二) 发病机制

1. 支气管不完全阻塞　各种内因、外因的长期反复作用,引起支气管黏膜的慢性炎症,表现为黏膜充血、水肿、分泌增多,甚至平滑肌痉挛、管壁增厚。炎症反复迁延可破坏支气管软骨,造成管腔狭窄,产生不完全阻塞。吸气时胸膜腔内压减低,支气管舒张,气体尚可进入肺泡;但呼气时胸膜腔内压升高,支气管腔塌陷,气体排出受阻,肺泡内压力升高。肺泡内高压可压迫毛细血管,使肺泡血供减少,组织营养障碍,肺泡壁弹力减弱甚至破裂,肺泡因而融合扩大形成肺气肿。

2. 弹性蛋白酶及其抑制因子的失衡　体内存在着弹性蛋白酶和弹性蛋白酶抑制因子,后者主要为 α_1- 抗胰蛋白酶(α_1-antitrypsin,α_1-AT)。弹性蛋白酶能够分解肺内弹力纤维,导致肺气肿病变。α_1-AT 能抑制弹性蛋白酶,使之不易造成肺损伤。若反复感染或长期吸烟,可使弹性蛋白酶增加,若同时存在先天性缺乏 α_1-AT,可导致肺组织损伤和肺气肿形成。

【临床表现】

(一)症状和体征

COPD 多缓慢起病,病程较长,反复发作而加重。主要症状有慢性咳嗽、咳痰、喘息。咳嗽严重程度不一,一般晨间或晚睡前咳嗽较重;痰液一般为白色黏液,伴有细菌感染时则变为黏液脓性,咳嗽和痰量亦随之增加。喘息型慢性支气管炎有支气管痉挛,可听到哮鸣音及呼气延长,伴有轻重程度不等的气急。开始时症状轻微,如吸烟、过度劳累、气候变冷、感冒后,可引起急性发作或加重,气候转暖时可减轻或缓解。合并感染时肺底可听到湿性啰音,并发肺气肿时可出现桶状胸、肋间隙增宽,叩诊呈过清音,听诊心音遥远等。如剑突下出现心脏搏动并且心音较心尖部位明显增强时,提示并发早期肺源性心脏病。

(二)临床分级和分期

1. COPD 分期　COPD 可分为①急性加重期:患者的呼吸道症状急性加重,并需改变原药物治疗方案。患者常有短期内咳嗽、咳痰、喘息加重,痰量增多,脓性或黏液脓性痰,可伴有发热等表现。②稳定期:患者的咳嗽、咳痰和喘息等症状稳定或症状轻微,病情基本恢复到急性加重前的状态。

2. COPD 呼吸困难分级　COPD 呼吸困难的严重程度分级见表 16-10。

表 16-10　COPD 呼吸困难的严重程度分级

呼吸困难等级	呼吸困难严重程度描述
0 级	只有在剧烈活动时感到呼吸困难
1 级	在平地快步行走或步行爬小坡时出现气促
2 级	由于气促,平地行走时比同龄人慢或需要停下来休息
3 级	在平地行走约 100m 或数分钟后需要停下来喘气
4 级	因严重呼吸困难不能离开家,或在穿脱衣服时出现呼吸困难

3. COPD 功能分级　使用 GOLD 分级,根据气流受限程度进行肺功能分级见表 16-11。

表 16-11　气流受限程度的肺功能分级

肺功能分级	气流受限程度	指标(使用支气管扩张剂后测 FEV_1)
GOLD 1 级	轻度	$FEV_1/FVC < 70\%$,$FEV_1 \geq 80\%$ 的预计值
GOLD 2 级	中度	$FEV_1/FVC < 70\%$,$50\% \leq FEV_1 < 80\%$ 的预计值
GOLD 3 级	重度	$FEV_1/FVC < 70\%$,$30\% \leq FEV_1 < 50\%$ 的预计值
GOLD 4 级	极重度	$FEV_1/FVC < 70\%$,$FEV_1 < 30\%$ 的预计值

4. COPD 患者自我评估测试 COPD 患者按表 16-12 要求进行自我评估测试,即为 COPD 患者自我评估测试(COPD assessment test,CAT)评分。

表 16-12 COPD 患者自我评估测试

序号	症状	评分	症状
1	我从不咳嗽	0 1 2 3 4 5	我总是咳嗽
2	我肺里一点痰都没有	0 1 2 3 4 5	我有很多痰
3	我一点也没有胸闷的感觉	0 1 2 3 4 5	我有很严重的胸闷感觉
4	我上坡或爬 1 层楼时没有喘息的感觉	0 1 2 3 4 5	我上坡或爬 1 层楼时有很重喘息的感觉
5	我在家里任何活动都不受肺病的影响	0 1 2 3 4 5	我在家里任何活动都很受肺病的影响
6	尽管有肺病我仍有信心外出	0 1 2 3 4 5	因为有肺病我没有信心外出
7	我睡得很好	0 1 2 3 4 5	因为有肺病我睡得不好
8	我精力旺盛	0 1 2 3 4 5	我一点精力都没有

注:数字 0~5 表示严重程度,请在最能反映您当前情况的数字上打√。

5. 急性加重风险评估 COPD 急性加重可分为轻度(仅需要短效支气管扩张剂治疗)、中度(使用短效支气管扩张剂并加用抗菌药物或口服糖皮质激素治疗)和重度(需要住院或急诊、ICU 治疗)。急性加重风险评估主要依据前一年的急性加重次数,若上一年发生 2 次及以上中/重度急性加重,或者 1 次及以上因急性加重住院,评估为急性加重的高风险人群。若上一年发生 0~1 次轻、中度急性加重,且未导致住院,评估为急性加重的低风险人群。

6. COPD 的综合评估 对 COPD 患者的呼吸困难分级、CAT 评分、肺功能分级和急性加重风险进行综合评估(表 16-13),分为 A、B、C、D 共 4 个组,不同组别的 COPD 将采取不同的疾病管理措施。

表 16-13 COPD 的综合评估分组

组别	急性加重		肺功能分级(级)	急性加重(次/上一年)	呼吸困难分级(级)	CAT 评分(分)
	风险	症状				
A 组	低	少	1~2	0~1	0~1	<10
B 组	低	多	1~2	0~1	≥2	≥10
C 组	高	少	3~4	≥2	0~1	<10
D 组	高	多	3~4	≥2	≥2	≥10

【治疗原则】

COPD 发作期的治疗主要为解痉平喘、控制感染、祛痰止咳,防止反复感染或感染迁延不愈。缓解期治疗主要为扶正固本,增强体质,提高机体抗病能力和预防急性加重。COPD 一旦形成,肺组织的破坏是不可逆的,难以修复,治疗目标主要是基于当前症状和未来急性加重风险。①减轻当前症状:包括缓解呼吸系统症状、改善运动耐量和健康状况;②降低未来风险:包括防止疾病进展、防治急性加重、防治呼吸衰竭和心力衰竭、减少病死率。治疗应围绕以下几个方面进行:①戒烟,避免或防止粉尘、烟雾和有害气体的吸入;②解除气道阻塞中的可逆因素,减缓肺功能下降的进程;③控制咳嗽,减少或清除痰液;④预防和消除呼吸道感染;⑤控制各种并发症,COPD 急性加重往往出现一些并发症,如呼吸衰竭,右心衰竭,水、电解质和酸碱平衡紊乱,心律失常,肝、肾功能障碍等,应采取措施处理上述并发症。

【药物治疗】

(一) 治疗药物分类

治疗 COPD 的常用药物有支气管扩张剂和糖皮质激素(表 16-7)、抗菌药物(表 16-4)、止咳祛痰药、疫苗等。现介绍表 16-4 和表 16-7 之外的药物。

1. 止咳祛痰药　对 COPD 患者一般不单独使用止咳药,宜用祛痰药以利于痰液排出。祛痰药分为两大类,一类是恶心性祛痰药,如氯化铵(ammonium chloride);另一类是黏痰溶解药,能分解痰液中的酸性黏多糖和脱氧核糖核酸等黏性成分,有利于痰液排出,如 N-乙酰半胱氨酸(N-acetylcysteine, NAC)、羧甲司坦、厄多司坦、福多司坦和氨溴索(ambroxol)等。

2. 磷酸二酯酶 4(phosphodiesterase-4,PDE-4)抑制剂　主要通过抑制细胞内的环腺苷酸降解来减轻炎症。目前常用的罗氟司特(roflumilast),口服,0.5mg/次,1 次/d,可改善应用沙美特罗或噻托溴铵治疗患者的 FEV_1,还可使需用激素治疗的中、重度急性加重情况的发生率下降。

3. 疫苗(vaccine)　疫苗接种是预防相应病原体感染的有效手段。流感疫苗接种可降低 COPD 患者的严重程度和病死率。23 价肺炎球菌多糖疫苗接种可降低 65 岁以下的 COPD 患者社区获得性肺炎的发病率。在 COPD 中,尤其是年龄>65 岁的患者,推荐每年接种流感疫苗和每 5 年接种肺炎球菌疫苗。

(二) 治疗药物选用

1. 急性加重期治疗　急性加重期的治疗目标是最小化本次急性加重的影响,预防再次急性加重的发生。根据 COPD 急性加重和并发症的严重程度,选择在门诊或住院治疗,多数急性加重患者可在门诊接受支气管扩张剂、糖皮质激素及抗菌药物等治疗;病情较重者,应住院治疗;若病情危及生命需尽快收住 ICU。

(1) 解痉平喘:支气管扩张剂是 COPD 急性加重的一线基础治疗,用于改善临床症状和肺功能。推荐优先选择单用 SABA 或联合 SAMA 吸入治疗。住院患者首选雾化吸入给药,而门诊患者治疗可采用经储雾器吸入定量气雾剂的方法或家庭雾化治疗。轻度加重可使用沙丁胺醇气雾剂,症状持续者可联合使用异丙托溴铵气雾剂。茶碱类药物不推荐作为一线的支气管扩张剂,但在 β_2 受体激动剂、抗胆碱药物治疗 12~24 小时后,病情改善不佳时可考虑联合应用,但需要监测和避免不良反应。如症状控制仍不理想,在上述治疗的基础上可加用糖皮质激素治疗。

在中、重度急性加重患者中,全身使用糖皮质激素可改善 FEV_1、缩短康复及住院时间,推荐剂量为甲泼尼龙 40mg/d,治疗 5 天,静脉应用与口服疗效相当。与全身糖皮质激素相比,雾化 ICS 不良反应较小,可以替代或部分替代全身糖皮质激素,可作为急性加重住院患者的起始治疗。推荐在非危重患者中应用雾化 ICS,在应用 SABA 雾化治疗的基础上联合雾化 ICS 治疗。

(2) 控制感染:下呼吸道细菌感染是 COPD 急性加重期最常见的原因,占 1/3~1/2,对所有急性加重患者,均应评估是否有抗菌治疗的指征。抗菌治疗的临床指征有:①同时具备呼吸困难加重、痰量增加和脓性痰这三个主要症状;②具备脓性痰和另一个主要症状;③需要有创或无创机械通气治疗。脓性痰是判断下呼吸道细菌负荷升高最敏感的指标。对于反复急性加重、初始抗菌治疗疗效欠佳、伴有脓性痰的重度急性加重以及有铜绿假单胞菌(PA)感染危险因素的患者,应进行痰涂片镜检和培养。PA 感染的危险因素包括:①既往痰培养 PA 阳性;② 90 天内住院并有抗菌药物静脉应用史;③极重度 COPD(FEV_1 占预计值<30%);④近 2 周全身性应用糖皮质激素(泼尼松>10mg/d)。应尽可能在启动抗菌药物治疗或改变治疗方案之前,送检合格标本。COPD 急性加重期的常见致病菌包括流感嗜血杆菌、卡他莫拉菌、肺炎链球菌、PA 和肠杆菌科细菌等,初始经验性抗菌治疗应覆盖常见的致病菌。

适用于门诊治疗且无预后不良危险因素者,可口服 β- 内酰胺类(如阿莫西林 / 克拉维酸),或四环素类(如多西环素),或大环内酯类(如克拉霉素、阿奇霉素),或口服第二代头孢菌素(如头孢呋辛、头孢克洛)或第三代头孢菌素(如头孢地尼、头孢泊肟);有预后不良危险因素者,可口服 β- 内酰胺类(如阿莫西林 / 克拉维酸),或口服喹诺酮类(如莫西沙星、左氧氟沙星、奈诺沙星)。病情适用于住院治疗且无 PA 感染风险者,可用无抗 PA 活性的 β- 内酰胺类(如阿莫西林 / 克拉维酸、氨苄西林 / 舒巴坦、头孢曲松、头孢噻肟、头孢洛林)等;有 PA 感染风险者,可用有抗 PA 活性的 β- 内酰胺类(如头孢他啶、头孢吡肟、哌拉西林 / 他唑巴坦、头孢哌酮 / 舒巴坦、),或喹诺酮类(如环丙沙星、左氧氟沙星)等。

(3)改善缺氧:氧疗是 COPD 急性加重伴呼吸衰竭患者的基础治疗,氧流量调节应以改善患者的低氧血症、保证 SpO_2 达 88%~92% 为目标。SpO_2 达到目标范围后,应及时进行动脉血气分析,以确定氧合满意且未引起 CO_2 潴留和 / 或呼吸性酸中毒。若氧疗后患者 SpO_2 未能上升至目标范围,应当积极寻找原因并进行相应处理。文丘里面罩较鼻导管更能精确且恒定地调节吸入氧浓度,且基本无 CO_2 的重复吸入。

(4)祛痰止咳:对 COPD 患者给予祛痰治疗,可利于痰液排出,畅通气道。可口服溴己新(bromhexine)8~16mg,每日 3 次;氨溴索 30mg,每日 3 次。对一些轻度的 COPD 患者可以服用一些具有祛痰效果的中成药,如复方甘草合剂 10ml,每日 3 次;蛇胆川贝枇杷膏 10ml,每日 3 次;半夏露糖浆 10ml,每日 3 次。

2. 稳定期治疗　COPD 稳定期应根据患者病情的综合评估分组,选择不同的治疗方法。COPD 稳定期的起始治疗药物推荐方案见表 16-14。

表 16-14　COPD 稳定期的起始治疗药物推荐方案

组别	首选方案	次选方案	替代方案
A 组	按需 SAMA 或 SABA	LAMA 或 LABA 或 SAMA 和 SABA	茶碱
B 组	LAMA 或 LABA	LAMA 和 LABA	SABA+SAMA 或茶碱
C 组	ICS+LABA 或 LAMA	LAMA 和 LABA	SABA+SAMA+ 茶碱或 PDE-4 抑制剂
D 组	ICS+LABA 或 LAMA	ICS+LABA 和 LAMA 或 ICS+LABA+ PDE-4 抑制剂	SABA+SAMA+ 茶碱加羧甲司坦

注:替代方案中的药物可单独应用或与首选方案或次选方案中的药物联合应用。

COPD 稳定期长期单一应用 ICS 治疗并不能阻止 FEV_1 的降低趋势,对病死率亦无明显改善,因此不推荐对稳定期 COPD 患者使用单一 ICS 治疗。在使用 1 种或 2 种长效支气管扩张剂的基础上可以考虑联合 ICS 治疗。COPD 对 ICS 复合制剂长期吸入治疗的反应存在异质性,外周血嗜酸性粒细胞计数可用于指导 ICS 的选择。

对所有 COPD 患者,都应建立"评估—回顾—调整"长期随访的管理流程。给予初始治疗后,应重点评估呼吸困难和急性加重发生情况是否改善,然后根据情况调整治疗方案;在调整药物治疗前,需要评估患者的吸入技术、用药依从性等,识别任何可能影响治疗效果的因素并加以调整,考虑升级、或降级、或更换吸入装置及药物。长期氧疗(long-term oxygen therapy,LTOT)可以提高严重低氧血症患者的生存率,保护重要器官的功能。

病例分析 -3

3. 预防　教育可以提高患者对 COPD 的认识及自身处理疾病的能力,减少急性加重,提高生活质量,维持病情稳定。危险因素管理主要是戒烟和控制职业性或环境污染,建议患者尽量避免持续暴露于潜在的刺激物中。加强体育锻炼,提高机体抗病能力。积极防治感冒,及时治疗呼吸道感染。高蛋白、高营养饮食有利于改善患者的一般情况。对稳定期 COPD 患者，一般不主张使用抗菌药物治疗或用于预防感染。

思考题

1. 请查阅文献，寻找治疗 COPD 有效的中药或中药制剂，并说明其可能的作用机制和使用方法。

2. 列表说明肺源性心脏病和充血性心力衰竭在发病机制和药物治疗上的相同处和不同处。

第五节　肺　结　核

肺结核（pulmonary tuberculosis）是由结核分枝杆菌引起的慢性呼吸道传染病，其他脏器的结核菌感染均称肺外结核。全世界约有 2 000 万结核病患者，全国约有 500 万结核病患者，复治涂阳肺结核患者利福平耐药率约 20%。

【病因和发病机制】

（一）病因

1. 结核分枝杆菌　结核分枝杆菌（*Mycobacteria tuberculous*，MTB）是引起肺结核的病原菌，属分枝杆菌。结核分枝杆菌对外界的抵抗力较强，在阴湿处能生存 5 个月以上，在阳光曝晒下 1~2 小时或经紫外线照射 10 分钟才能死亡。对热的耐受力弱，煮沸 1 分钟或湿热 65~70℃ 10~15 分钟就死亡。

病灶中的结核分枝杆菌按生长速度可分为 4 种菌群。A 群：代谢旺盛，繁殖快，致病力强，传染性大，易被抗结核药所杀灭；B 群：在吞噬细胞的酸性环境中，生长受到抑制，代谢缓慢；C 群：半休眠菌，偶尔能突然迅速生长繁殖，只对少数药物敏感；D 群：全休眠菌，逐渐被吞噬细胞所消灭，一般耐药，可引起久治不愈。B、C 菌群为顽固菌，是日后复发的根源。

耐药菌感染特别是耐多药结核病（multidrug resistant tuberculosis，MDR-TB，结核病患者感染的 MTB 经体外试验证实至少同时对异烟肼和利福平耐药）、广泛耐药结核病（extensively drug-resistant tuberculosis，XDR-TB，结核病患者感染的 MTB 在耐多药的基础上至少同时对一种氟喹诺酮类和一种二线注射类抗结核药物耐药）、利福平耐药结核病（rifampicin-resistant tuberculosis，RR-TB）已成为结核病疫情回升的主要原因。联合用药可最大限度地减少耐药菌优势生长的机会和耐药性的产生。

2. 感染途径　呼吸道传播最为常见，消化道、泌尿生殖道和皮肤黏膜感染较少。排菌患者咳嗽、打喷嚏、大声说话时能把带菌飞沫散播在空气中，并能漂浮相当长的时间，健康人吸入肺泡后能引起感染。患者将带菌痰液吐在地上，干燥后 MTB 随尘土被吸入亦可致病。

3. 易感人群　自然抵抗力降低是结核病易感的重要因素。遗传缺陷、营养不良、慢性疾病（如糖尿病、癌症、艾滋病等）、使用免疫抑制剂等通过降低自然抵抗力能导致对结核病易感。婴幼儿、老年人的自然抵抗力也较低。获得性抵抗力是指接种卡介苗或感染结核分枝杆菌后获得的免疫力，由 T 辅助淋巴细胞介导。

（二）发病机制

感染结核分枝杆菌后是否发病，取决于机体反应性和入侵结核分枝杆菌的数量与毒力。

1. 变态反应　结核分枝杆菌侵入人体后 4~8 周，身体组织对结核分枝杆菌及其代谢产物所产生的变态反应属迟发型（即Ⅳ型）变态反应，可通过结核菌素试验来测定。结核分枝杆菌感染机体后被吞噬细胞吞噬，经加工处理将抗原信息传递给 T 淋巴细胞，使之致敏，再次接触结核分枝杆菌或其代谢产物(如结核菌素)时,致敏淋巴细胞会释放多种细胞因子,募集巨噬细胞聚积在细菌周围,吞噬并杀灭细菌,使病变局限化,表现为再接触后 1~2 天发生局部炎症和坏死,为结核菌素试验阳性。

2. Koch 现象　1890 年 Koch 给未受过感染的豚鼠注入一定量的结核分枝杆菌,10~14 天后注射局部出现红肿、溃疡并经久不愈,同时结核分枝杆菌大量繁殖,并沿淋巴及血液循环向全身播散,甚至造成死亡。但用同计量的结核分枝杆菌注入 3~6 周前已接受少量结核分枝杆菌感染的豚鼠体内情况就很不相同,2~3 天后局部出现组织红肿、溃疡、坏死,但不久可以愈合,无淋巴结肿大和全身播散,也不死亡。这种机体对结核分枝杆菌初次和再次感染出现不同反应的现象称为 Koch 现象。前者表示初次感染,机体无变态反应;后者为再次感染,机体有变态反应,表明机体此前获得了细胞免疫性。

3. 结核病变的转归　当人体抵抗力占优势或在有效抗结核药物作用下,结核病变可完全吸收而不留痕迹,或表现为纤维组织增生形成条索状瘢痕,或干酪样病变固缩脱水,形成大小不等的钙化灶。当 MTB 感染力处于优势时,病变容易恶化,可引起播散、渗出、坏死、空洞等改变,导致结核病的发生发展。

【临床表现】

(一) 症状和体征

肺结核临床多表现为慢性过程,呈多样性,如病变轻、病灶局限,可无任何症状。待各种临床表现出现,病情已达较重程度。全身中毒症状可有不适、一段时间午后低热、乏力、食欲缺乏、体重减轻、盗汗等,呼吸道症状有咳嗽、咳痰、咯血、胸痛等。病灶较大时,病灶区叩诊可有浊音,听诊闻及细湿性啰音。胸部 X 线检查有助于本病的诊断,痰内找到结核分枝杆菌可以确诊。结核菌素试验阳性反应仅表示曾有结核分枝杆菌感染,但并不一定患病。诊断记录应包括结核病分类、病变范围及部位、痰菌检查、化疗史。如右上继发性肺结核,涂(+),初治。

(二) 结核病分型

结核病分为 5 型:①原发型肺结核(Ⅰ型),为原发结核感染所致,包括原发综合征及胸内淋巴结结核;②血行播散型肺结核(Ⅱ型),包括急性血行播散型肺结核(急性粟粒型肺结核)及亚急性、慢性血行播散型肺结核;③继发性肺结核(Ⅲ型),是肺结核中的一个主要类型,可出现增殖病变、浸润病变、干酪样病变或纤维空洞等多种病理改变;④结核性胸膜炎(Ⅳ型),在病情的不同阶段,有结核性干性胸膜炎、结核性渗出性胸膜炎等;⑤其他肺外结核(Ⅴ型),按部位及脏器命名,如骨结核、结核性脑膜炎、肾结核、肠结核等。

结核病分期:①进展期,新发现的活动性肺结核,随访中病灶增多增大,出现空洞或空洞扩大,痰菌检查转阳性,发热等临床症状加重;②好转期,随访中病灶吸收好转,空洞缩小或消失,痰菌转阴,临床症状改善;③稳定期,空洞消失,病灶稳定,痰菌持续转阴性(1 个月 1 次)达 6 个月以上;或空洞仍然存在,痰菌连续转阴 1 年以上。

【治疗原则】

化疗是控制肺结核最重要的手段,在化疗的同时辅以免疫治疗并加强营养,可以提高疗效并减少复发。肺结核传染的主要危险是痰菌阳性者,对家庭不能隔离的排菌者应住院隔离治疗。在不住院的条件下要取得化疗成功,关键在于对肺结核患者实施有效的治疗管理,即目前推行的在医务人员直接面视下短程督导化疗(directly observed treatment short course,DOTS),确保肺结核患者在全疗程中规律、联合、足量和不间断地实施规范化疗,减少耐药性的产生,最终获得治愈。

要对所有能够进行药敏检测的肺结核患者开展药物敏感性检测,有条件的地区,要开展分子生物学耐药性检测,根据药物敏感结果对患者有针对性地开展治疗。血药浓度影响疗效,一过性高血药峰浓度比低浓度持续作用疗效好。将一日剂量 1 次顿服,比分次口服可达到较高的血药峰浓度,增加疗效,且服药方便。若患者不能耐受顿服,可分次口服。

肺结核化疗的原则是早期、联用、适量、规律、全程。①早期:病灶中的结核分枝杆菌以 A 群菌为主,对药物敏感,加之病灶的血液循环丰富,局部药物浓度高,可以发挥最大的杀菌或抑菌作用。对新发病例和复治排菌者,都必须及早抓紧治疗。②联用:是选择 2 种或 2 种以上不同作用机制的抗结核药物联合使用,可起协同增效和交叉杀灭耐药菌的作用,防止或延缓耐药性产生。③适量:是指能发挥最大疗效而不良反应最小的治疗剂量,要避免因剂量过大或不足产生毒副作用和耐药性的弊端。④规律:即严格按照化疗方案,有计划、不间断地定期用药。随意中断或更换药物,或不按规定的程序用药常导致耐药和化疗失败。⑤全程:即按规定完成疗程,避免过早停药造成治疗失败或复发。肺结核是慢性病,需长期治疗。坚持合理的全程用药,一般可使痰菌阴转率达到 95% 以上,停药后复发率低于 2%。

【药物治疗】

(一)治疗药物分类

1. 一线药物　指疗效好而副作用少的抗结核药物,是治疗各种结核病的首选药。包括异烟肼(isoniazid,INH,H)、链霉素(streptomycin,SM,S)、利福平(rifampicin,RFP,R)、吡嗪酰胺(pyrazinamide,PZA,Z)、乙胺丁醇(ethambutol,EMB,E)、利福布汀(rifabutin,Rfb)、利福喷丁(rifapentine,Rft)、帕司烟肼(pasiniazid,Pa)等。

2. 二线药物　指相对疗效较差,副作用大,多用于对一线药物出现耐药的复治患者。包括左氧氟沙星(levofloxacin,Lfx)、莫西沙星(moxifloxacin,Mfx)、贝达喹啉(bedaquiline,Bdq)、利奈唑胺(linezolid,Lzd)、普瑞马尼(pretomanid)、对氨基水杨酸(para-aminosalicylate,PAS)、阿米卡星(amikacin,Am)、卷曲霉素(capreomycin,Cm)、环丝氨酸(cycloserine,Cs)、乙硫异烟胺(ethionamide,Eto)、丙硫异烟胺(protionamide,Pto)、特立齐酮(terizidone,Trd)、氯法齐明(clofazimine,Cfz)、德拉马尼(delamanid,Dlm)、亚胺培南-西司他丁(imipenem-cilastatin,Ipm-Cln)、美罗培南(meropenem,Mpm)等。

异烟肼、利福平、吡嗪酰胺、乙胺丁醇、环丝氨酸等可透入细胞内,对细胞内外结核分枝杆菌的作用相仿。链霉素、卷曲霉素、阿米卡星等仅少量进入细胞内,所以细胞外的抗菌作用大于细胞内。

(二)治疗药物选用

1. 化疗方法　目前临床常用的化疗方法有标准疗法、短程疗法、间歇疗法及两阶段疗法。

(1)标准疗法(常规疗法、传统疗法):是过去常用的治疗方法,使用 INH、SM 和 PAS,每日用药,疗程为 12~18 个月。由于用药时间长,患者常不能很好坚持,过早停药或不规则用药,造成治疗失败。

(2)短程疗法:使用高效抗结核药物,将疗程缩短为 6~9 个月。INH、RFP、PZA 是短程疗法的主药,其疗效、复发率与标准疗法相仿,且便于督导用药,痰菌阴转比标准疗法快,治疗 9 个月的复发率比 6 个月低。

(3)间歇疗法和两阶段疗法:结核分枝杆菌与药物接触数小时后,可以延缓生长达数天之久,这为间歇疗法提供了理论依据。实践也证明,临床上有规律地每周 2~3 次用药(间歇用药),能够达到每天用药同样的效果,且易于监督执行。两阶段疗法是指在疗程开始的前 2~3 个月为强化治疗阶段,每日用药;此后为巩固治疗阶段,改为每周给药 2~3 次,直至完成全疗程。

(4)督导用药:抗结核治疗疗程长,患者往往不能坚持全程,常中断治疗或不规则用药,这成为控制肺结核的主要障碍。医护人员按时督促用药,做到亲眼目睹患者服药入口,能大大提高治疗成功率。世界卫生组织提出,DOTS 是当今结核病控制的重要策略。

2. 化疗方案　选择化疗方法及制订化疗方案应根据病情轻重、痰菌检查情况、细菌耐药情况、初治或复治、安全性和药源供应等因素进行全面考量。书写方案中药物前的数字代表用药月数,药物右下角的数字代表每周给药次数,S(E)表示用 S 或用 E 代替 S,"/"前为强化治疗阶段,"/"后为巩固治疗阶段。

(1)利福平敏感治疗方案:利福平敏感肺结核患者无特殊情况使用一线药物治疗。常用抗结核药物的用法用量见表 16-15,常用抗结核治疗固定剂量复合剂(fixed-dose combination,FDC)见表 16-16和表 16-17,对利福平敏感和耐药性未知的肺结核患者的治疗方案选择见表 16-18。

表 16-15　常用抗结核药物的用法用量

药品名	每日剂量		
	成人 /g		儿童 /(mg/kg)
	<50kg	≥50kg	
INH	0.30	0.30	10~15
RFP	0.45	0.60	10~20
Rft	—	—	—
PZA	1.50	1.50	30~40
EMB	0.75	1.00	15~25
SM	0.75	0.75	20~30

注:Rft,利福喷丁,体重<50kg 时推荐剂量 0.45g,体重 ≥50kg 时推荐剂量 0.60g,每周 2 次用药,主要用于肝功能轻度受损不能耐受利福平的患者,目前无儿童用药剂量推荐。婴幼儿及无反应能力者因不能配合检查视力慎用 EMB。

表 16-16　四联方抗结核 FDC 的组成、规格和用量

组合	规格 /mg	用量			
		30~37kg	38~54kg	55~70kg	≥70kg
H+R+Z+E	H75+R150+Z400+E275	2 片 /d	3 片 /d	4 片 /d	5 片 /d
H+R+Z+E	H37.5+R75+Z200+E137.5	4 片 /d	6 片 /d	8 片 /d	10 片 /d

注:以上剂量均为每日 1 次用药。

表 16-17　二联方抗结核 FDC 的组成、规格和用量

组合	规格 /mg	用量	
		<50kg	≥50kg
INH+RFP	H150+R300	—	2 片 /d
	H100+R150	3 片 /d	—
	H75+R150	—	4 片 /d

注:以上剂量均为每日 1 次用药。

表 16-18 利福平敏感或耐药性未知患者的治疗方案

患者分类		治疗方案
RFP 敏感或耐药性未知	INH 敏感或耐药性未知	2HRZE/4HR：HRZE 强化治疗 2 个月，继续使用 HR 方案治疗 4 个月
	INH 耐药	6-9RZELfx：使用 RZELfx 方案治疗 6~9 个月
结核性胸膜炎		2HRZE/7HRE：HRZE 强化治疗 2 个月，继续使用 HRE 方案治疗 7 个月
伴其他肺结核或合并疾病		2HRZE/10HRE：HRZE 强化治疗 2 个月，继续使用 HRE 方案治疗 10 个月
肺结核合并肺外结核		HRZE 强化治疗 2 个月，继续使用 HRE 方案治疗，疗程为肺外结核的最长疗程
HIV 感染者抗结核治疗		选用 Rfb 代替 RFP 与其他抗结核药组成治疗方案

注：注意监测疗效和不良反应，一旦发现耐药，则按耐药方案进行治疗。

（2）利福平耐药治疗方案：分短程治疗方案和长程治疗方案，如果患者适合短程治疗方案，优先选择短程治疗方案，短程治疗方案是固定组合的标准化方案，其常用药物的用法用量见表 16-19。长程治疗方案是指至少由 4 种有效抗结核药物组成的 18~20 个月治疗方案，分为标准化或个体化治疗方案。根据药物的有效性和安全性，将长程治疗方案中使用的抗结核药物划分为 A、B、C 三组，其用法用量见表 16-20。

表 16-19 利福平耐药短程治疗方案药物剂量表

药品名称	体重分级及药物剂量 /mg		
	<30kg	30~50kg	≥50kg
莫西沙星（Mfx）	400	600	800
氯法齐明（Cfz）	50	100	100
乙胺丁醇（EMB）	750	750	1 000
吡嗪酰胺（PZA）	1 000	1 500	2 000
异烟肼（高剂量，Hh）	300	400	600
丙硫异烟胺（Pto）	300	500	700
阿米卡星（Am）	400	400~600	600~800

短程方案推荐：4-6 Am Mfx Pto Cfz Z Hh E/5 Mfx Cfz Z E。治疗分强化期和巩固期，如果治疗 4 个月末痰培养阳性，强化期可延长到 6 个月；如果治疗 6 个月末痰培养阳性，判定为失败，转入个体化治疗方案进行治疗。短程方案适用人群：未接受或接受短程治疗方案中的二线药物不超过 1 个月，并且对氟喹诺酮类和二线注射剂敏感的利福平耐药患者，同时排除以下患者：①对短程方案中的任何药物不能耐受或存在药物毒性风险（如药物间的相互作用）；②妊娠；③血行播散型结核病、脑膜或中枢神经系统结核病、合并 HIV 的肺外结核。

长程治疗方案包括表 16-20 中所有 A 组药物和至少一种 B 组药物,当 A 组药物只能选用 1~2 种时,则选择所有 B 组药物,当 A 组和 B 组药物不能组成方案时可以添加 C 组药物,口服药物优先于注射剂。先推荐标准化治疗方案,如不能适用标准化治疗方案,可制订个体化治疗方案。

表 16-20　利福平耐药长程治疗方案药物用法用量表

组别	药物	体重分级及药物剂量 /(mg/d)		
		<50kg	≥50kg	最大剂量
A 组	左氧氟沙星(Lfx)/ 莫西沙星(Mfx)	400~750/400	500~1 000/400	1 000/400
	贝达喹啉(Bdq)	前 2 周 400mg/d,之后 200mg 每周 3 次(周一、周三、周五),用 22 周		400
	利奈唑胺(Lzd)	300	300~600	600
B 组	氯法齐明(Cfz)	100	100	100
	环丝氨酸(Cs)	500	750	750
C 组	乙胺丁醇(EMB)	750	1 000	1 500
	德拉马尼(Dlm)	100mg,每日 2 次		
	吡嗪酰胺(PZA)	1 500	1 750	2 000
	亚胺培南 - 西司他汀(Ipm-Cln)	1 000mg,每日 2 次		
	美罗培南(Mpm)	1 000mg,每日 2 次		
	阿米卡星(Am)	400	400~600	800
	链霉素(S)	750	750	750
	卷曲霉素(Cm)	750	750	750
	丙硫异烟胺(Pto)	600	600~800	800
	对氨基水杨酸(PAS)	8 000	10 000	12 000

注:Lfx 与 Mfx 为同一类药物,组成方案时只能选择一种;Ipm-Cln 或 Mpm 应与阿莫西林 / 克拉维酸(125mg,每日 2 次)合用,视为一种药物。

对氟喹诺酮类敏感者,推荐标准化治疗方案为:6 Lfx(Mfx)Bdq Lzd(Cs)Cfz/12 Lfx(Mfx)Cfz Lzd(Cs)。在不能获得 Bdq、Lzd 药物的情况下,且对二线注射剂敏感,如果患者不接受短程治疗方案,可推荐:6 Lfx(Mfx)Cfz Cs Am(Cm)Z(E,Pto)/14 Lfx(Mfx)Cfz Cs Z(E,Pto)。对氟喹诺酮类耐药,推荐方案为:6 Bdq Lzd Cfz Cs/14 Lzd Cfz Cs。若不具备氟喹诺酮类快速药敏检测能力,采用固体或液体培养需要等待 2 个月左右时间,可以先按 2 Lfx(Mfx)Bdq Lzd Cfz Cs 方案进行治疗,获取药敏试验结果后,若对氟喹诺酮类敏感,调整为 4 Lfx(Mfx)Bdq Lzd(Cs)Cfz/12 Lfx(Mfx)Cfz Lzd(Cs)方案;若对氟喹诺酮类耐药,则调整为 4 Bdq Lzd Cfz Cs/14 Lzd Cfz Cs。

下列情况者停止治疗:治愈;完成规定疗程;不能组成 3 种有效药物治疗方案;药物不良反应严重,经积极处理仍无法继续抗结核治疗;治疗失败。

3. 化学药物预防　结核潜伏感染者推荐使用的预防性治疗方案见表 16-21。预防性治疗对象包括:①与病原学阳性肺结核患者密切接触的 5 岁以下儿童结核潜伏感染者;② HIV 感染者的结核潜伏感染者,或感染检测未检出阳性而临床医生认为确有必要进行治疗的个体;③与活动性肺结核患者密切接触的学生等新近潜伏感染者;④其他人群:使用抗肿瘤坏死因子治疗、长期透析治疗、准备做器官移植或骨髓抑制者、硅沉着病患者以及长期应用糖皮质激素或其他免疫抑制剂的结核潜伏感染者。结核潜伏感染者通常是指体内(通常是肺)存在结核分枝杆菌,但仍未出现明显的症状(曼托试验呈阳性,但无症状且痰中也无结核分枝杆菌)。

表 16-21　结核潜伏感染者的预防性治疗方案

治疗方案	药物	剂量				用法	疗程
		成人 /(mg/ 次)		儿童 /(mg/ 次)			
		<50kg	≥50kg	mg/(kg·次)	最大剂量		
单 INH 方案	INH	300	300	10	300	每日 1 次	6~9 个月
INH 联合 Rft 间歇方案	INH	500	600	10~15	300	每周 2 次	3 个月
	Rft	450	600	10(>5 岁)	450(>5 岁)		
INH 联合 RFP 方案	INH	300	300	10	300	每日 1 次	3 个月
	RFP	450	600	10	450		
单 RFP 方案	RFP	450	600	10	450	每日 1 次	4 个月

注: 如果明确传染源确诊为耐 RFP 或 INH 患者,则治疗方案应由临床专家组根据传染源的耐药谱制定,并需做详细的风险评估和治疗方案论证。

4. 对症治疗　重症肺结核或结核性渗出性胸膜炎伴有高热等严重中毒症状时,可在有效抗结核治疗的基础上短期使用糖皮质激素如泼尼松,每日 15~30mg,一般疗程为 4~6 周,以改善中毒症状、促进渗液吸收、防止胸膜粘连。大量咯血时应采取患侧卧位,用垂体后叶注射液 5U 加入 50% 葡萄糖溶液 40ml 中缓慢(15 分钟)静脉推注;以后根据情况静脉滴注维持治疗,一般 24 小时内的用量不超过 20~30U。冠心病、高血压、心力衰竭、孕妇及以往用药有严重反应者禁用。

5. 免疫治疗　合理的饮食营养、充分的休息和睡眠、良好的心理状态等均对机体的抗病能力有积极的影响。有人利用卡介苗提取多糖核酸制成卡介苗多糖核酸注射剂(BCG-PSN,简称 PSN),配合化疗治疗肺结核,发现无论初治或复治病例,PSN 可促使痰菌阴转及病灶消散;胸腺肽、干扰素、IL-2、GM-CSF 等对有免疫缺陷或免疫抑制的肺结核有益。

6. 常用抗结核药物的不良反应　抗结核药物的严重不良反应常造成治疗中断或不规则用药,甚至危及生命。

(1)肝功能损害:最常见,异烟肼、利福平、吡嗪酰胺、对氨基水杨酸均可引起肝损害,主要表现为血清转氨酶升高,利福平还可引起胆汁淤积甚至黄疸。老年、营养不良、嗜酒、慢乙酰化者、乙肝患者及既往有肝病史者易出现肝损害。抗结核药物治疗期间,应至少每月 1 次复查肝功能,肝损害多发生于用药后的 2~3 个月内,发现转氨酶明显升高或伴黄疸时应采取措施。

(2)神经系统副作用:可见于异烟肼、乙胺丁醇、链霉素、卡那霉素等。异烟肼可与体内的吡哆醛结合而使之缺乏,用量过大可引起周围神经炎,可用维生素 B_6 30~60mg/d 治疗。乙胺丁醇可引起球后视神经炎,早期表现为视觉模糊、红绿色盲,一般为可逆性,严重者可丧失视觉。链霉素、卡那霉素、阿米卡星、卷曲霉素均可引起听神经损害。

(3)胃肠道反应:常见于口服对氨基水杨酸、吡嗪酰胺、利福平,表现为胃肠不适、恶心、呕吐、食欲减退,甚至腹泻,一般不必停药。

(4)过敏反应:轻重不等,可表现为皮疹、剥脱性皮炎、血小板减少性紫癜、流感样综合征、腹部综合征(腹绞痛、恶心、畏食)、皮肤水肿、过敏性休克等。

病例分析 -4

思考题

根据常用抗结核药物的药效学、药动学、不良反应特点,分析比较两个肺结核患者的初治方案,说明其优缺点和使用注意事项,并简述理由。

第十六章
目标测试

（姜远英）

参 考 文 献

［1］中华医学会, 中华医学会临床药学分会, 中华医学会杂志社, 等. 急性上呼吸道感染基层合理用药指南. 中华全科医师杂志, 2020, 19 (8): 689-697.

［2］中华医学会, 中华医学会杂志社, 中华医学会全科医学分会, 等. 成人社区获得性肺炎基层诊疗指南 (2018 实践版). 中华全科医师杂志, 2019, 18 (2): 127-133.

［3］中华医学会呼吸病学分会感染学组. 中国成人医院获得性肺炎和呼吸机相关性肺炎诊断和治疗指南 (2018 版). 中华结核和呼吸杂志, 2018, 41 (4): 255-280.

［4］中华医学会呼吸病学分会哮喘学组. 支气管哮喘防治指南 (2020 年版). 中华结核和呼吸杂志, 2020, 43 (12): 1023-1048.

［5］中华医学会呼吸病学分会慢性阻塞性肺疾病学组. 慢性阻塞性肺疾病诊治指南 (2021 年修订版). 中华结核和呼吸杂志, 2021, 44 (3): 170-205.

［6］国家卫生健康委员会办公厅. 中国结核病预防控制工作技术规范 (2020 年版).(2020-04-02)[2022-02-20]. http://tb. chinacdc. cn/ggl/202004/P020200414515703939844. pdf.

消化系统疾病的药物治疗

1701

第十七章
教学课件

消化系统主要包括食管、胃、肠、肝、胆、胰腺等脏器,对人体的消化、吸收、代谢、排泄功能至关重要,消化系统各脏器的器质性和功能性疾病十分常见,严重危害身体健康。本章选取消化性溃疡、胃食管反流病、炎症性肠病、上消化道出血等临床常见疾病,重点介绍其药物治疗的理论和方法,以期指导临床安全、有效、个体化治疗。

第一节 消化性溃疡

消化性溃疡(peptic ulcer)是指在各种致病因子的作用下,黏膜发生炎性反应与坏死脱落,形成溃疡。溃疡的黏膜坏死缺损可穿透黏膜肌层,严重者可达固有肌层或更深。病变可发生于食管、胃或十二指肠,也可发生于胃 - 空肠吻合口附近或含有胃黏膜的 meckel 憩室内。95% 的消化性溃疡发生于胃、十二指肠,故通常所说的消化性溃疡多指胃溃疡(gastric ulcer)和十二指肠溃疡(duodenal ulcer)。消化性溃疡在全世界均常见,人群中约有 10% 在其一生中患过消化性溃疡。十二指肠溃疡和胃溃疡之比约为 3 : 1。青壮年多发,男女之比为 2 : 1~5 : 1。自然复发率较高,1 年的自然复发率为 60%~80%。胃溃疡的发病年龄一般较十二指肠溃疡迟 10 年。

【病因和发病机制】

近年来实验与临床研究表明,胃酸分泌过多、幽门螺杆菌感染和胃黏膜保护作用减弱等因素是引起消化性溃疡的主要环节。胃排空延缓、胆汁反流、胃肠肽的作用、遗传因素、药物因素、环境因素和精神因素等都与消化性溃疡的发生有关。消化性溃疡的发病机制主要与胃、十二指肠黏膜的损伤因素和黏膜保护因素之间失衡有关。胃溃疡以保护因素减弱为主,十二指肠溃疡以损伤因素增强为主。

1. 损伤因素增强

(1)胃酸 / 胃蛋白酶分泌增加:胃液的消化作用是消化性溃疡形成的基本条件。胃酸由胃内壁细胞分泌,可激活胃蛋白酶原成为有活性的胃蛋白酶,加重对黏膜的侵袭作用。壁细胞基底膜上有 3 种受体:组胺、胆碱和促胃液素受体,可与相应配体结合,通过壁细胞内的第二信使 cAMP 和钙,进一步激活壁细胞分泌性膜蛋白即质子泵 H^+,K^+-ATP 酶,促进胃酸分泌。壁细胞总量增加导致泌酸量增加,局部胃酸消化作用增强或促胃酸分泌的激素分泌增加,均可能引起胃酸 / 胃蛋白酶的侵袭作用增强,导致溃疡形成。

(2)幽门螺杆菌感染:幽门螺杆菌(*Helicobacter pylori*,Hp)感染是消化性溃疡形成的主要原因之一,消化性溃疡患者的 Hp 检出率显著高于普通人群,根除 Hp 后溃疡的复发率可明显下降。Hp 致溃疡可能与以下因素有关:通过细菌外形(鞭毛)、运动和黏附作用直接损伤黏膜;酶(尿素酶等)、细胞毒素(空泡毒素、细胞毒素相关蛋白质等)、毒力因子(胃型黏膜定植因子和诱发组织损害因子)等诱发局部炎症和免疫反应,损害局部黏膜的防御修复机制;刺激促胃液素和胃酸分泌。

(3)服用非甾体抗炎药:长期服用非甾体抗炎药(nonsteroidal anti-inflammatory drug,NSAID)可诱发消化性溃疡,发生率约 20%。其损伤机制包括:①直接损伤胃黏膜;②抑制 COX-1 活性,减少有黏膜保护作用的内源性前列腺素的合成和分泌。

2. 保护因素减弱　胃、十二指肠保护因素主要包括黏液 / 碳酸氢盐屏障、黏膜屏障、黏膜血流、上皮再生能力以及前列腺素等,上述因素可中和胃酸、阻滞 H^+ 逆弥散、提供营养和促进黏膜上皮更新修复。胃溃疡发生常与各种原因导致保护因素减弱有关。

3. 其他因素　胃、十二指肠运动异常、应激、精神心理因素和疾病因素均可通过影响黏膜损伤因素和保护因素之间的平衡导致消化性溃疡。此外,吸烟、饮酒、饮食、药物和遗传等因素均与消化性溃疡的形成有关。

【临床表现】

1. 消化性溃疡的疼痛特点

(1)长期性:由于溃疡发生后可自行愈合,但愈合后又易复发,故常有上腹疼痛长期反复发作的特点。整个病程平均 6~7 年,有的可长达一二十年,甚至更长。

(2)周期性:上腹疼痛呈反复周期性发作为溃疡的特征之一,尤以十二指肠溃疡更为突出。中上腹疼痛发作可持续几天、几周或更长,继以较长时间的缓解。全年都可发作,但以春、秋季节多见。

(3)节律性:溃疡疼痛与饮食之间的关系具有明显的相关性和节律性。在一天中,凌晨 3 点至早餐胃酸分泌最低,故在此时间内很少发生疼痛。十二指肠溃疡的疼痛好发于两餐之间,持续不减直至下餐进食或服制酸药物后缓解。部分十二指肠溃疡患者由于夜间的胃酸较高,尤其在睡前曾进餐者,可发生半夜疼痛。胃溃疡疼痛的发生较不规则,常在餐后 0.5~1 小时发生,经 1~2 小时后逐渐缓解,直至下餐进食后再出现上述节律。

(4)疼痛部位:十二指肠溃疡的疼痛多出现于中、上腹部,或在脐上方,或在脐上方偏右处;胃溃疡疼痛的位置也多在中、上腹,但稍偏高处,或在剑突下和剑突下偏左处。因为空腔内脏的疼痛在体表上的定位一般不十分确切,所以疼痛的部位也不一定准确反映溃疡所在的解剖位置。

(5)疼痛性质:多呈钝痛、灼痛或饥饿样痛,一般较轻而能耐受,持续性剧痛往往提示溃疡出血或穿孔。

(6)影响因素:疼痛常因精神刺激、过度疲劳、饮食不慎、药物影响和气候变化等因素诱发或加重;可因休息、进食、服制酸药、以手按压疼痛部位和呕吐等方法减轻或缓解。

2. 消化性溃疡的其他症状与体征　除中、上腹疼痛外,还有唾液分泌增多、胃灼热感、反胃、嗳酸、嗳气、恶心和呕吐等胃肠道症状。食欲多保持正常,但偶可因食后疼痛发作而畏食,以致体重减轻。全身症状可有失眠等神经官能症的表现,或有缓脉、多汗等自主神经系统功能紊乱的症状。溃疡发作期中、上腹部可有局限性压痛,程度不重,压痛部位多与溃疡的位置基本相符。

【治疗原则】

(一) 一般治疗原则

乐观的情绪,规律的生活,工作宜劳逸结合,避免过度劳累和精神紧张,无论在本病的发作期或缓解期均很重要。饮食原则强调定时进食,细嚼慢咽,避免急食,饮食不过饱,餐间避免零食,睡前不宜进食;在急性活动期,以少吃多餐为宜,每天进餐 4~5 次;应戒烟酒,并避免咖啡、浓茶、浓肉汤和辣椒、酸醋等刺激性调味品或辛辣的饮料,以及损伤胃黏膜的药物。服用 NSAID 者,应立即停用,以消除病因。活动期患者休息是必要的,严重者应住院、卧床休息,有紧张、焦虑、失眠等症状者可短期给予镇静剂。

(二) 药物治疗原则

消化性溃疡活动期、合并出血等并发症以及其他治疗失败的病例治疗首选质子泵抑制剂(proton pump inhibitor,PPI)。对于老年人消化性溃疡、难治性溃疡、巨大溃疡和复发性溃疡,建议在抑酸、抗

Hp 治疗的同时,联合应用胃黏膜保护剂。对腹痛症状明显的患者,在治疗开始阶段加用抗酸药,有助于迅速缓解疼痛。消化性溃疡合并胃食管反流或腹胀症状明显时可联合使用胃动力药。为预防溃疡复发,对部分反复发作或必须长期服用 NSAID 的患者可采用"维持治疗"。前列腺素衍生物对防治NSAID 导致的溃疡有一定疗效,可作为长期服用 NSAID 患者的二线用药。消化性溃疡伴有 Hp 感染时必须联合抗菌药物根除 Hp。

【药物治疗】

(一) 治疗药物分类

1. 抑酸药　抑酸药是目前治疗消化性溃疡最主要的药物,包括组胺 H_2 受体拮抗剂、质子泵抑制剂、抗胆碱药物和促胃液素受体拮抗剂。

(1)组胺 H_2 受体拮抗剂:选择性地竞争结合胃壁细胞膜上的 H_2 受体,使组胺不能与受体结合,从而减少胃酸分泌,降低胃酸和胃蛋白酶活性。目前临床广泛应用的有第一代的西咪替丁(cimetidine),第二代的雷尼替丁(ranitidine),第三代的法莫替丁(famotidine)、尼扎替丁(nizatidine)和罗沙替丁(roxatidine)等。几种 H_2 受体拮抗剂的比较见表 17-1。

(2)质子泵抑制剂:PPI 吸收入血后转运至胃黏膜壁细胞,在分泌管的酸性环境中被质子化,转化为具有生物活性的次磺酸和次磺酰胺后,与 H^+,K^+-ATP 酶的巯基脱水偶联形成不可逆的共价二硫键,使 H^+,K^+-ATP 酶不可逆性失活,阻滞 H^+ 分泌的最后环节,达到较强和较长时间抑制胃酸分泌的效果。表 17-2 为几种常见 PPI 的药动学参数。

(3)其他药物:抗胆碱药物和促胃液素受体拮抗剂可分别通过竞争性阻断壁细胞上的 M 胆碱受体和促胃液素受体而减少胃酸分泌。抗胆碱代表药物哌仑西平(pirenzepine)的抑酸作用比 H_2 受体拮抗剂稍弱,可使空腹和进餐刺激的胃酸分泌分别减少 50% 和 30%。促胃液素受体拮抗剂代表药物丙谷胺(proglumide),除抑制胃酸分泌外,还可抗平滑肌痉挛,促进胃黏膜上皮再生。这两类药物由于疗效相对不佳,临床很少单独使用。

2. 抗酸药　是一类能中和胃酸、降低胃内容物酸度,迅速缓解胃灼热、疼痛等症状的弱碱性无机化合物。抗酸药一般分为两类①吸收性抗酸药:此类药物(如碳酸氢钠)经口服后,除在胃内中和胃酸外,尚易被肠道吸收而引起碱血症,因此还可用于酸血症和碱化尿液;②非吸收性抗酸药:此类药物含有难吸收的阳离子,口服后只能直接中和胃酸而不被胃肠道吸收。有些胶体制剂(如氢氧化铝凝胶、三硅酸镁)除能中和胃酸外,尚能在溃疡面上形成一层保护性薄膜,减少胃酸和胃蛋白酶对溃疡面的腐蚀和消化作用。此类药物起效快,能迅速缓解溃疡疼痛,促进溃疡愈合;但单用能否使溃疡愈合尚有争议。常用制剂有铝碳酸镁(hydrotalcite)、氧化镁(magnesium oxide)、氢氧化铝(aluminium hydroxide)、碳酸钙(calcium carbonate)、磷酸铝(aluminium phosphate)等。

3. 胃黏膜保护剂　主要通过增加胃黏膜细胞黏液和碳酸氢盐分泌、改善黏膜血流或在黏膜表面形成保护层增强黏膜抵抗力。常用药物有铋剂、前列腺素(prostaglandin,PG)衍生物和硫糖铝(sucralfate)等。铋剂中临床常用枸橼酸铋钾(bismuth potassium citrate)、枸橼酸铋(bismuth citrate)和胶体果胶铋(colloidal bismuth pectin)等。前列腺素衍生物的代表药物为米索前列醇(misoprostol)。硫糖铝是硫酸蔗糖和氢氧化铝的复合物,无抗酸作用。

4. 治疗 Hp 感染的药物　常用的抗 Hp 感染药物有抗菌药物、抑酸药和铋剂等。目前尚无单一药物能有效根除 Hp,因此必须联合用药。用于抗 Hp 感染的抗菌药物应在酸性环境中较稳定,主要包括阿莫西林、四环素、甲硝唑、克拉霉素、呋喃唑酮和左氧氟沙星等。PPI 及其他抑酸药抗 Hp 的主要机制是通过提高胃内 pH,增加抗菌药物的稳定性,提高抗 Hp 疗效。铋剂可通过破坏细菌细胞壁、阻止 Hp 黏附于胃黏膜上皮和抑制 Hp 尿素酶、磷脂酶、蛋白酶活性发挥抗 Hp 作用。铋剂与抗菌药物合用有协同效应。

表 17-1　常用的 H$_2$ 受体拮抗剂

药物名称	生物利用度 /%	达血药峰值时间 /h	半衰期 /h	有效血药浓度维持时间 /h	相对抑酸活力	剂量	对肝药酶的抑制
西咪替丁	60~70	0.75~1.5	2	5	1.0	0.4g b.i.d. 或每餐 0.2g 加临睡前 0.4g（0.8g q.n.）*	+
雷尼替丁	50~60	1~2	2~3	8~12	5.01	50mg b.i.d.（75mg q.n.）	+/-
法莫替丁	43	1~3.5	2.5~4	12	40.0	20mg b.i.d.（20mg q.n.）	-
尼扎替丁	70~90	1~3	1~2	8	5.0	150mg b.i.d.（150mg q.n.）	-
罗沙替丁	85	1~3	4	8~12	6.0	75mg b.i.d.（75mg q.n.）	-

注：* 括号内为维持剂量。

表 17-2　常用的质子泵抑制剂

药物名称	生物利用度 /%	达血药峰值时间 /h	半衰期 /h	食物与生物利用度的关系	主要代谢途径（代谢比率 %）	肾清除 /%
奥美拉唑	60	0.5~7	0.5~1.0	延迟吸收，总量无影响	CYP2C19（R87,S40）和 CYP3A4	70~81
泮托拉唑	77	2.5	1.0	无影响	CYP2C19（N/A）	80
兰索拉唑	80	1.5~2.2	1.3~1.7	无影响	CYP2C19 和 CYP3A4	13.1~14.3
雷贝拉唑	52	3.1	1~2	无影响	系统性非酶还原代谢	90
埃索美拉唑	89	1~2	1.3	减小（餐前 1h 服用）	CYP3A4（57）和 CYP2C19	80
艾普拉唑	41.3~69.1	2.7~4.9	2.7~4.3	延迟吸收（空腹服用）	CYP3A4	尿中无原型药

（二）治疗药物选用

1. 活动期溃疡的治疗

（1）抑制胃酸分泌：消化性溃疡的愈合与抑制胃酸分泌药物治疗的强度和时间呈正相关。治疗消化性溃疡时，应力争使一天中胃液 pH>3 的时间超过 18 小时。PPI 由于抑酸作用强、疗效肯定、使用方便、安全性好，目前已作为活动期消化性溃疡治疗的首选药物，尤其是疼痛严重、合并出血或其他治疗失败的患者应首选 PPI。PPI 治疗十二指肠溃疡的疗程一般为 4~6 周、胃溃疡为 6~8 周，以溃疡是否愈合为标准。临床也可用 H$_2$ 受体拮抗剂替代 PPI 用于活动期消化性溃疡的一线治疗。H$_2$ 受体拮抗剂的抑酸效果逊于 PPI，常规采用标准剂量，每日 2 次，对十二指肠溃疡的疗程需要 8 周，用于治疗胃溃疡时疗程应更长。

1）质子泵抑制剂：PPI 抑制胃酸分泌的效果较 H$_2$ 受体拮抗剂更强，作用更持久，能更快地促进溃疡愈合，不易产生耐药性，是目前治疗消化性溃疡最常用的药物。使用标准剂量的 PPI（奥美拉唑 20mg/d、泮托拉唑 40mg/d、兰索拉唑 30mg/d、雷贝拉唑 10mg/d 和埃索美拉唑 20mg/d）治疗 2~4 周，十二指肠溃疡的愈合率可达 80%~100%；治疗 4~8 周，胃溃疡的愈合率达 70%~90%。在同样的疗程下，应用 PPI 治疗较 H$_2$ 受体拮抗剂治疗溃疡的愈合率提高 10%~25%；对 H$_2$ 受体拮抗剂无效的消化性溃疡患者，PPI 治疗 8 周的愈合率超过 90%，12 周可达 99%。一项超过 1 000 例患者的双盲、安慰剂对照研究证实，短期、大剂量奥美拉唑治疗对促进消化性溃疡急性出血时胃黏膜愈合和预防再出血有良好疗效。NSAID 相关的消化性溃疡和糜烂，无论是否继续使用 NSAID，采用奥美拉唑 20mg/d 口服 4~8 周通常可使溃疡愈合。对其他药物治疗无效的患者，可将剂量加倍为 40mg，每日 1 次；或 20mg，每日 2 次。治疗卓 - 艾综合征的初始剂量为 60mg，每日 1 次，视病情调整剂量至 20~120mg/d；每日剂量超过 80mg 时,应分 2 次服用。奥美拉唑对细胞色素 P450 有抑制作用,与地西泮、双香豆素、苯妥英钠等合用时,需注意必要时调整上述药物的剂量。不良反应较少,可有头痛、皮疹和腹泻等反应(均<5%)。老年人用药不需调整剂量。兰索拉唑和泮托拉唑的疗效和不良反应发生率与奥美拉唑相当。雷贝拉唑、埃索美拉唑等新一代 PPI 起效更快,能迅速缓解症状;24 小时持续抑酸,抑酸效果更好、更彻底。主要不良反应为乏力、恶心、腹泻、头痛、头晕和皮疹,发生率为 0.7%~2.2%。

2) 组胺 H_2 受体拮抗剂:H_2 受体拮抗剂的出现曾开创了消化性溃疡药物治疗的新时代。目前临床应用 H_2 受体拮抗剂的常规剂量分别为西咪替丁 800mg,每日 1 次,临睡前服用;或 400mg,每日 2 次,餐后及临睡前服用;或 200mg,每日 3 次,餐后服用;或 400mg,临睡前服用。肾功能不全者应根据肌酐清除率调整用量:肌酐清除率为 0~15ml/min 者 400mg/d,肌酐清除率为 15~30ml/min 者 600mg/d,肌酐清除率为 30~50ml/min 者 800mg/d。注意避免与硫糖铝或氢氧化铝合用。雷尼替丁 150mg,每日 2 次或 300mg,临睡前服用。肌酐清除率<50ml/min 者剂量减半。法莫替丁 20mg,每日 2 次,早餐和晚餐后服用;或 40mg,临睡前服用。尼扎替丁 300mg,每日 1 次,临睡前服用。研究表明,4 种 H_2 受体拮抗剂疗效相当,分次给药和临睡前单剂量给药疗效并无差异。H_2 受体拮抗剂治疗 4 周和 8 周,十二指肠溃疡的愈合率分别为 70%~80% 和 87%~94%。

(2) 保护胃黏膜:由于胃溃疡患者多数胃酸分泌正常,而黏膜屏障功能下降,故胃溃疡单用抑酸药治疗的疗效不如十二指肠溃疡,可考虑抑酸药和胃黏膜保护剂联合应用。铋剂特别适用于合并 Hp 感染的消化性溃疡患者。硫糖铝的常用剂量为 1g,每日 4 次,口嚼成糊状后温开水吞服,餐前 1 小时服用,3~4 周为一个疗程。铋剂中以枸橼酸铋钾最为常用,使用方法为 240mg,每日 2 次,早、晚餐前 30 分钟服用;或 120mg,每日 4 次,三餐前及临睡前 30 分钟服用;疗程为 4~8 周。前列腺素衍生物米索前列醇的副作用较多,不宜常规应用,目前主要作为二线用药,对于防治 NSAID 导致的溃疡有一定价值。用法为 200μg,每日 2 次、3 次或 4 次,餐前及临睡前服用,疗程为 4~8 周;孕妇及心脑血管疾病者禁用。

(3) 抗酸药:主要用于症状严重患者的早期联合治疗,可迅速控制疼痛症状。传统抗酸药包括碳酸氢钠、氧化镁、氢氧化铝、碳酸钙等。由于传统抗酸药有便秘、腹泻或酸碱平衡紊乱等副作用,临床应用已明显减少。新一代抗酸药铝碳酸镁兼具抗酸药和黏膜保护剂的优点,其网状晶格结构可在损伤或溃疡表面形成保护层,持续阻止胃酸及胃蛋白酶的损伤,刺激内源性前列腺素合成,迅速缓解溃疡症状,并可提高溃疡愈合质量。常用剂量为 1g,每日 3 次,疗程为 6~8 周。促进溃疡愈合的疗效与 H_2 受体拮抗剂相当,无明显的副作用。

2. 抗 Hp 治疗　无论消化性溃疡初发还是复发、活动与否、有无并发症,Hp 阳性的消化性溃疡患者均应抗 Hp 治疗。根除 Hp 可使消化性溃疡患者的复发率明显降低,一项 Meta 分析显示,成功根除 Hp 后,十二指肠溃疡和胃溃疡的年复发率分别下降至 6% 和 4% 以下,明显低于未根治者(95% 和 74%)。在多数国家,约 95% 以上的十二指肠溃疡和 70% 以上的胃溃疡患者伴有 Hp 感染,而目前采用的 Hp 检测方法有一定的假阴性率,因而有部分学者提出对所有十二指肠溃疡患者均可行抗 Hp 治疗。

(1) 目前推荐铋剂四联(PPI+ 铋剂 +2 种抗菌药物)作为主要的经验性治疗根除 Hp 的方案:PPI(标准剂量)+ 铋剂(标准剂量)+ 阿莫西林(1g)+ 克拉霉素(0.5g),每日 2 次;PPI(标准剂量)+ 铋剂(标准剂量)+ 阿莫西林(1g)+ 左氧氟沙星(0.2g),每日 2 次;PPI(标准剂量)+ 铋剂(标准剂量)+ 阿莫西林(1g)+ 呋喃唑酮(0.1g),每日 2 次;PPI(标准剂量)+ 铋剂(标准剂量)+ 四环素(0.5g)+ 甲硝唑(0.4g),每日 3~4 次;PPI(标准剂量)+ 铋剂(标准剂量)+ 四环素(0.5g)+ 呋喃唑酮(0.1g),四环素每日 3~4 次,呋喃唑酮每日 2 次;PPI(标准剂量)+ 铋剂(标准剂量)+ 阿莫西林(1g)+ 甲硝唑(0.4g),阿莫西林每日 2 次,甲硝唑每日 3~4 次;PPI(标准剂量)+ 铋剂(标准剂量)+ 阿莫西林(1g)+ 四环素(0.5g),阿莫西林每日 2 次,四环素每日 3~4 次。

标准剂量(PPI+铋剂;2 次/d,餐前半小时口服)+2 种抗菌药物(餐后口服)。标准剂量 PPI 为艾司奥美拉唑 20mg、雷贝拉唑 10mg(或 20mg)、奥美拉唑 20mg、兰索拉唑 30mg、泮托拉唑 40mg、艾普拉唑 5mg,以上选一;枸橼酸铋钾(标准剂量铋剂)220mg。根除 Hp 感染的含 PPI、铋剂和 2 种抗菌药物的四联疗法,其疗程为 10~14 天。该方案可在一定程度上克服甲硝唑和克拉霉素耐药的影响,并可能防止继发性耐药,故有学者推荐作为一线方案使用。

(2)根除 Hp 疗效判断:用于明确 Hp 是否被根除的复查应在根除治疗结束至少 4 周后进行,可选用非侵入性的尿素呼气试验或粪便抗原检查。如临床疾病有必要进行内镜复查,也可用胃黏膜活检标本检测 Hp,此时应同时取胃窦、胃体黏膜检测。

近年来,随着抗 Hp 药物的广泛使用,克拉霉素和氟喹诺酮类药物的耐药率较高,已经达到了限制其经验性使用的阈值,原则上不可重复应用;甲硝唑的耐药率也很高,治疗时应予足够剂量和疗程。四环素、呋喃唑酮、阿莫西林的耐药率低,治疗失败后不易产生耐药,可作为我国 Hp 根除治疗方案中的优先选择药物,必要时可重复应用。经两次正规方案治疗失败时,应评估根除治疗的风险—获益比,对于根除治疗后可有明确获益的患者,建议由有经验的医师在全面评估已用药物、分析可能失败原因的基础上谨慎选择治疗方案。建议至少间隔 3~6 个月,如有条件,可进行药敏试验,但作用可能有限。

3. 维持治疗　维持治疗曾是预防消化性溃疡复发的主要措施之一,但随着对根除 Hp 治疗的重视,维持治疗的地位明显下降。对于 Hp 阴性或根除 Hp 后仍反复发作、伴出血或穿孔等严重并发症的消化性溃疡、重度吸烟或伴随其他疾病必须长期服用 NSAID 或抗凝药物的消化性溃疡患者应给予维持治疗。目前维持治疗的常用药物为 H_2 受体拮抗剂或 PPI。方案为标准剂量的半量,睡前服用,即西咪替丁 400mg/d,临睡前;雷尼替丁 150mg/d,临睡前;或法莫替丁 20mg/d,临睡前。奥美拉唑 10~20mg/d,维持治疗。疗程根据病情需要而定,可长达半年到 1 年。

病例分析 -1

第二节　胃食管反流病

胃食管反流病(gastroesophageal reflux disease,GERD)是指胃十二指肠内容物反流入食管引起反酸、烧心等症状。根据内镜下有无食管黏膜损害可将胃食管反流病分为糜烂性食管炎(erosive esophagitis)和非糜烂性反流病(non-erosive reflux disease)两类。非糜烂性反流病是指存在反流相关的不适症状,但内镜下未见 Barrett 食管及食管黏膜破损。糜烂性食管炎是指内镜下可见食管远段黏膜破损。调查发现,非糜烂性反流病占胃食管反流病的 50%~70%,6%~10% 为 Barrett 食管,即指食管下端有不正常的柱状上皮覆盖,其余属于糜烂性食管炎。我国的胃食管反流病发病率约为 3.1%,每周至少 1 次烧心症状的患病率为 1.9%~7.0%,发病率有逐年上升趋势。

【病因和发病机制】

胃食管反流病是由多因素促成的上消化道动力障碍性疾病,又是一种酸相关性疾病。反流物包括胃酸、胃蛋白酶以及十二指肠的胆汁和胰酶等,胃酸是引起症状和并发症的主要因素。24 小时食管 pH 监测显示,正常人群均有胃食管反流现象,常发生在白天、进餐时或餐后,24 小时内的反流总时间<1 小时,称为生理性胃食管反流。在一定情况下生理性胃食管反流可转变为病理性胃食管反流,甚至胃食管反流病。胃食管反流病的发病机制是抗反流防御机制下降和反流物对食管黏膜损害作用的结果,与下列因素有关:

1. **解剖及生理抗反流结构功能破坏**　食管胃底连接处是第一抗反流屏障,最重要的结构是下食管括约肌,位于食管与胃交界线之上 3~5cm 的高压区。胃食管反流病患者尤其糜烂性食管炎患者,下食管括约肌静息张力明显低于正常,迷走神经反射无法引起下食管括约肌收缩,不能抵抗病理性胃食管反流的发生。下食管括约肌功能受损或减退,尤其是一过性下食管括约肌松弛是引起胃食管反流最主要的因素。此外,胃食管连接部位的其他解剖结构包括膈肌脚、膈食管韧带、食管与胃之间的锐角(His 角)等异常均与食管抗反流功能破坏有关,例如食管裂孔疝患者常有异常胃食管反流。

2. **食管清除能力降低**　食管蠕动排空、唾液中和以及食团自身重力产生的食管酸廓清功能可缩短食管黏膜在反流物中浸泡的时间,其中食管蠕动收缩对防止反流物导致的食管炎更为重要。研究表明,糜烂性食管炎患者食管收缩幅度降低、无蠕动性收缩增加,且随着食管炎加重而更加明显,这种食管蠕动功能障碍并不随食管炎的治愈而改善,可能参与了疾病的发生。

3. **食管黏膜防御作用减退**　食管黏膜表面的黏液层、上皮细胞膜、细胞间连接结构、细胞内缓冲液、细胞代谢等上皮因素以及组织内的基础酸状态、血液供应等共同组成食管黏膜防御屏障。屏障受损时,即使正常的胃食管反流亦可引发食管炎。

4. **胃、十二指肠功能异常**　各种原因导致的胃、十二指肠运动和功能异常均可导致反流物的损伤性增加。比如胃排空功能障碍导致胃内压力增加,超过食管内压引起反流。据报道,40% 以上的胃食管反流病患者伴有餐后胃排空延迟;十二指肠胃反流所致的碱反流性食管炎可能与糜烂性食管炎的并发症之一食管癌的发生有关。

5. **食管感觉异常**　食管敏感性与患者对症状的感觉有关。胃食管反流病患者特别是非糜烂性反流病患者,食管对球囊扩张的感知阈和痛阈下降、酸敏感增加,可用于疾病诊断。

6. **其他因素**　某些特殊人群,如婴儿、孕妇、肥胖者;某些不良生活习惯,如吸烟、高脂饮食、睡前进食、衣带过紧、习惯性吞气、精神紧张和焦虑情绪等;以及某种特定的疾病状态,如硬皮病、糖尿病、大量腹水均易发生胃食管反流。国内外大量研究资料表明,年龄增加、男性、吸烟、体重指数(BMI)增加、过度饮酒、阿司匹林等非甾体抗炎药和抗胆碱药物的使用、体力劳动及家族史是胃食管反流病发病的相关危险因素。

【临床表现】

胃食管反流病的临床表现多样,与内镜检查所见的损害程度无明显关联。糜烂性食管炎和非糜烂性反流病两组患者的症状、严重程度、频率或伴随症状相似,包括食管和食管外的一系列症状。胃灼热感和反流是典型反流相关症状群的特征性表现,而胸痛、上腹痛、上腹灼烧感等是反流相关症状群的不典型症状。

1. **食管症状**　胃灼烧或胃灼热感是胸骨后或剑突下烧灼样感觉,可向颈部放射,多于餐后出现。胃食管反流是引起胃灼热感的最主要的原因。反流是胃内容物在无恶心和不用力的情况下涌入咽部或向口腔方向流动的感觉。胃食管反流还可产生胸痛,引起与缺血性心脏病类似的胸痛发作,有时甚至不易与之相鉴别,可不伴有胃灼热感和反流。上腹痛也是胃食管反流病的症状之一,与胃灼热感相关。部分患者感吞咽困难,可能由于反流损害所致的食管狭窄或者蠕动功能障碍。体育运动可诱发胃食管反流病患者的不适症状发作,可能与运动时食管收缩的时间缩短、幅度和频率下降有关。其他少见或不典型的相关症状还包括嗳气、腹胀、上腹不适和胸痛等。

2. **食管外症状**　食管反流除了引起食管症状,还可引起食管外症状。胃食管反流病患者可出现咳嗽、哮喘、反复发生的肺炎、肺纤维化,婴幼儿胃食管反流病可发生窒息,甚至有部分胃食管反流病患者有呼吸道症状而无食管症状。与胃食管反流病相关的咽喉部症状有咽喉部异物感、间歇性声嘶、发声困难、持久咽痛等,尤其在夜间反流更易出现。此外,胃食管反流病患者中龋齿尤其是发生于舌齿和腭齿表面的发生率增高。胃食管反流病的并发症包括出血、狭窄、Barrett食管和腺癌等。

【治疗原则】

胃食管反流病的治疗目的是缓解症状、治愈食管炎、提高生活质量、防治并发症及预防复发,包括一般治疗、药物治疗、内镜或手术治疗。

1. 一般治疗原则　首先应纠正不良生活习惯。睡眠时抬高床头 15°~20°,睡前不进食,白天进餐后 3 小时内不卧床,可减少卧位及夜间反流;不系紧身腰带、不穿紧身衣服,保持大便通畅,保持心情舒畅;戒烟、禁酒,控制体重,减少腹壁脂肪堆积;调整饮食结构,以高蛋白、高纤维素和低脂饮食为宜,避免过多进食刺激胃酸分泌的食物,如巧克力、薄荷和含咖啡因饮料等刺激性食品;避免使用抗胆碱药物、三环类抗抑郁药、钙通道阻滞药、茶碱、黄体酮类、地西泮、多巴胺、β_2 受体激动剂及降低下食管括约肌压力或影响食管动力的药物。嚼口香糖可促进唾液分泌,改善部分患者的胃灼热感症状。

2. 药物治疗原则　药物是治疗胃食管反流病的最主要的方法。药物治疗旨在抑制酸分泌,增强抗反流屏障能力,提高食管的酸清除能力,改善胃排空和幽门括约肌张力,防止十二指肠胃反流,降低反流的损害,保护食管黏膜,促进修复,以达到解除症状、治愈炎症、预防并发症和防止复发的目标。目前胃食管反流病的药物治疗以抑酸为中心,分为控制发作和维持治疗两个阶段。症状发作时,治疗药物应足量、足疗程,必要时多种药物联合使用,根据不同病情采用递增疗法或降阶疗法。维持治疗包括按需治疗和长期治疗,但是维持期常以按需为主要策略。非糜烂性反流病和轻度食管炎患者都采取按需治疗的方法。

3. 手术或内镜治疗原则　手术或内镜治疗应综合考虑后慎重决定。需要大剂量药物维持、药物治疗无效或不愿接受长期药物治疗的患者可以考虑进行内镜治疗,常用的内镜治疗方法包括内镜下射频治疗、局部注射治疗和贲门黏膜缝合皱褶成形术等。经严格的内科治疗后仍有严重的反流症状或并发症,经常发生反流性吸入性肺炎或哮喘,不愿意接受终身药物治疗或病情重、需要长期大剂量抗酸药维持治疗的年轻患者也可以考虑手术治疗。手术前应进行食管 24 小时 pH 监测及食管测压,了解下食管括约肌及食管体部的运动功能,指导选择手术方式。抗反流手术缓解症状及愈合食管炎的效果与药物治疗相似,但手术存在腹胀、吞咽困难等并发症,甚至导致死亡。值得注意的是,相当一部分患者(11%~60%)术后仍需要规则用药。研究表明抗反流手术并不能降低食管腺癌的风险。

【药物治疗】

(一) 治疗药物分类

目前有效治疗药物主要包括抑酸药、胃肠动力药、黏膜保护剂和抗酸药。

1. 抑酸药　抑酸是最重要的治疗措施,酸度降低,H^+ 的反渗透有利于食管炎的愈合,并减少酸对食管黏膜的刺激,减轻或消除症状。酸分泌被抑制时,胃内容物量减少,反流也相应减少。pH 上升时,结合胆盐活化降低,酸抑制剂本身能减少胆盐作用,对部分混合反流引起的胃灼热感也有效果。抑酸药是最常用、最有效的药物,主要包括 PPI 和 H_2 受体拮抗剂两大类。

PPI 可长时间、高效抑制基础胃酸以及刺激后胃酸分泌,明显降低反流物的酸度和数量。目前,PPI 或钾离子竞争性酸阻滞剂(P-CAB)是治疗 GERD 的首选药物,单剂量治疗无效可改用双倍剂量,一种抑酸药无效可尝试换用另一种,疗程为 4~8 周。P-CAB 是一种新型抑酸药,代表药物伏诺拉生(vonoprazan),作用机制为钾离子竞争性方式可逆性抑制 H^+-K^+-ATP 酶活性,抑制胃酸分泌;多项临床研究显示 P-CAB 在食管炎黏膜愈合率和反流症状的缓解方面不劣于 PPI。H_2 受体拮抗剂与组胺竞争结合胃壁细胞 H_2 受体,抑制食物、组胺及五肽促胃液素刺激壁细胞引起的胃酸分泌,尤其能减少夜间泌酸。

2. 胃肠动力药　这类药物可增加下食管括约肌张力、改善食管蠕动、促进胃排空,从而减少胃内容物食管反流及食管在反流物的暴露时间。胃肠动力药一般不单独治疗食管反流病,仅仅作为辅助用药。当抑酸药治疗效果不好时,胃肠动力药与抑酸药联合应用,适用于伴有胃肠排空延缓的患者。常用的胃肠动力药有以下几种:

(1)多巴胺受体拮抗剂:代表药物为甲氧氯普胺和多潘立酮,可拮抗食管、胃和肠道的多巴胺受体,使胆碱能受体功能相对亢进,增加食管、胃平滑肌动力,促进食管清除,加快胃排空,阻止胃内容物反流;对十二指肠、空肠、回肠蠕动的促进可减少十二指肠反流。

(2)5-HT$_4$受体激动剂:临床常用的莫沙必利(mosapride)、西沙必利(cisapride)均为选择性5-HT$_4$受体激动剂,作用于肠肌间神经丛,促进神经末梢释放乙酰胆碱,使下食管括约肌压力升高,食管蠕动增强,胃排空加快,可有效减少反流次数和时间,是新型全胃肠道动力药。

(3)抗胆碱药:包括阿托品(atropine)、哌仑西平(pirenzepine)和替仑西平(telenzepine)等,可阻断乙酰胆碱的功能,抑制胃酸和胃蛋白酶分泌,解除内脏平滑肌和血管痉挛,降低胃肠运动,可增加下食管括约肌张力,加速胃排空。

3. 抗酸药　常用药物有氢氧化铝、氧化镁、三硅酸镁和碳酸钙等,具有弱碱性,可迅速中和胃酸,提高胃内及食管下段pH,降低反流物的酸性和胃蛋白酶活性,减轻酸性反流物对食管黏膜的损伤,并轻度增加下食管括约肌张力。

4. 黏膜保护剂　可覆盖病变表面,形成保护膜,减轻症状,促进食管炎愈合。常用药物有硫糖铝、胶体铋剂等。海藻酸盐制剂的藻朊酸泡沫剂如盖胃平可与胃液作用在胃表面形成充满气体的泡沫层,隔绝胃内的酸性或碱性物质与食管下端接触,对食管黏膜起保护作用,有利于食管炎症修复。部分黏膜保护剂如考来烯胺、铝碳酸镁有一定的吸附作用,通过吸附并结合胃蛋白酶直接抑制其活性,还可通过结合胆汁酸、吸附溶血卵磷脂,避免或减少其对胃黏膜的损伤。此外,黏膜保护剂还具有抗酸药样作用,中和胃酸能力强,可使胃液pH长时间维持在3~5,临床应用广泛。

(二) 治疗药物选用

1. 控制发作的治疗　患者的症状轻重及内镜所见是选用药物的基础。一般来说,症状轻、食管黏膜损害不严重的患者可选用常规剂量的PPI或H$_2$受体拮抗剂;而对症状重、食管黏膜损害严重的患者则应选用强效的抑酸药PPI,必要时加用胃肠动力药,以达到迅速缓解症状、快速治愈食管炎的目的。胃食管反流病具有慢性复发性,使用抑制胃酸分泌的药物治疗时有两种方案可供选择,一是先用PPI取得疗效后再用H$_2$受体拮抗剂的降阶疗法;以及初始使用H$_2$受体拮抗剂,效果不佳时再改用PPI的递增疗法。目前多以降阶方案为主。

(1)降阶疗法(step down):又称递减疗法,即药物种类和剂量逐渐递减,初始治疗首选PPI,迅速控制症状,治愈炎症后再减量维持。此疗法适用中、重度胃食管反流病患者尤其是内镜检查有糜烂性食管炎者。初始治疗可选用1种标准剂量的PPI制剂,每日2次,餐前口服;必要时加用胃肠动力药,如多潘立酮10mg,每日3次,餐前口服。

糜烂性食管炎患者需正规治疗8~12周,炎症愈合后可逐步减少药物的剂量和种类。内镜检查无食管糜烂的中、重度胃食管反流病患者亦需在临床症状完全消失数天至数周后逐步减少PPI的用量。一般先减至原治疗剂量的一半,数天至数周后再减量一半并逐步过渡至隔天1次或与H$_2$受体拮抗剂交替使用,症状缓解后胃肠动力药也可逐渐减量。目前普遍认为,降阶疗法优于传统的递增疗法,控制胃食管反流病更有效、更经济。

(2)递增疗法(step up):即逐步增加抑酸强度,逐渐采用联合用药的分期治疗方法。基础治疗主要为改变生活方式,症状发作时可加用抗酸药或小剂量的H$_2$受体拮抗剂。无缓解的患者可在上述治疗的基础上加用标准剂量的H$_2$受体拮抗剂或胃肠动力药。当反流症状治疗无效或食管炎不愈合时,应进行强化治疗,即联合使用H$_2$受体拮抗剂和胃肠动力药;也可加大H$_2$受体拮抗剂的用量或选用PPI,当大剂量的H$_2$受体拮抗剂或PPI无效时再加用胃肠动力药。虽然该法可使部分患者避免使用过强的抑酸药或过多药物联合治疗,但治疗过程中部分患者的症状控制不满意,想达到理想疗效常需摸索,临床操作时患者的满意率较低,从药物经济学角度反而不如降阶疗法优越。

2. 维持治疗 胃食管反流病是一种慢性复发性疾病,停用抑酸药 6 个月复发率达 80%,因而许多患者需长期使用抑酸药以避免或减少胃食管反流病复发,维持治疗时间遵循个体化原则,一般应在正规治疗、复查胃镜食管炎已愈合后维持治疗 6~12 个月,重症者时间应延长,甚至终身维持。

维持治疗包括按需治疗和长期治疗。维持治疗有 3 种方法:原剂量维持或剂量减半维持(每天 1次),停药后很快复发且症状持续者往往需要长期用药,使症状持续缓解,防止食管炎复发;间隙治疗,基于 PPI 的药动学,以隔日给药为宜;按需治疗,主要是对非糜烂性反流病患者,症状出现时服药,症状控制后停药,由患者自己调控。

有效的维持治疗能完全缓解症状并防止食管炎复发与并发症发生。20% 的患者通过改变生活方式,联合抗酸药使用可获得良好控制。约 50% 的慢性反流患者,即使经过正规治疗仍可反复发作,治疗上首选 PPI,但常需使用全量或更大剂量才有效。奥美拉唑 10mg/d 维持优于标准剂量雷尼替丁或奥美拉唑隔日治疗或周末疗法(每周五、六各 1 次),值得肯定的是,全剂量 PPI 治疗可延长相邻发作的间期,减少食管狭窄的发生。由 PPI 改用 H_2 受体拮抗剂维持治疗时常需全量分次口服,若改药后症状复发,仍应再给予 PPI。

非糜烂性反流病及轻度食管炎患者可以按需治疗。按需治疗是近年来提倡的、区别于降阶疗法的维持治疗策略,属于间歇治疗的一种,即在出现胃灼热感、反酸等胃食管反流症状时,持续用药至症状缓解。按需维持治疗是胃食管反流病患者长期治疗的有效策略,可以使患者的生活质量持续改善并保护黏膜,且按需治疗的依从性较高。按需治疗仍首选 PPI,抗酸药也是可选药物,可根据每个患者的不同情况调整药物剂量、种类和持续时间。有研究认为胃食管反流病复发与下食管括约肌张力下降有相关性,因此,除抑酸药治疗外,可联合使用胃肠动力药。按需治疗不适用于重度食管炎患者,这些患者停药后食管炎更容易复发,通常需 PPI 长期维持治疗。

尽管大量临床应用表明 PPI 疗效卓越,且无明显的副作用,但其长期使用的安全性仍值得关注。长期使用 PPI 可使胃窦 G 细胞产生促胃液素增加,血清促胃液素浓度升高。尽管到目前为止还未见使用 PPI 出现胃窦肿瘤的病例,但国外有致萎缩性胃炎的报道,国内有随访 5 年出现十二指肠息肉的报道,因而需警惕长期抑酸对上消化道肿瘤发生的影响。长期使用 PPI 可能导致维生素缺乏、矿物质缺乏、继发性感染、骨质疏松、髋部骨折、肠道菌群移位等不良反应,不良反应明显者可更换 PPI。

在治疗胃食管反流病时有部分患者即使经正规、足量长期维持治疗,症状和炎症仍不能控制,称为难治性患者。部分患者可加大药物剂量,如奥美拉唑可用至 60mg/d、雷尼替丁可用至1 200~3 000mg/d,并可联合使用其他药物。此外还需考虑可能误诊为胃食管反流病,或者是胃食管反流病症状但为非胃食管反流病引起,抑或确实为胃食管反流病但对治疗药物不敏感。

3. 难治性胃食管反流病 PPI 对难治性胃食管反流病治疗效果不佳,症状控制后容易复发,即使双倍剂量的 PPI 治疗 8~12 周,难治性胃食管反流病的症状也无明显改善。当 PPI 治疗失败,胃食管反流病的症状仍然存在时,换用埃索拉唑仍可有效。当 PPI 治疗难治性胃食管反流病疗效欠佳时,可以考虑抗反流手术。

4. 并发症的药物处理 Barrett 食管被认为是食管腺癌的癌前病变,当内镜疑诊Barrett 食管且由两名病理科医师进行组织学检查确诊后,可行 3 个月的 PPI 治疗。降低或清除酸暴露能否阻止 Barrett 食管向腺癌进展,目前仍无有力的临床试验结果支持。相对于药物治疗,内镜下激光治疗、双极电凝、抗反流手术显示出更好的治疗前景。

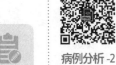

病例分析 -2

思考题

1. 轻、中、重度胃食管反流病发作期应分别采用哪些药物治疗方案?
2. 查阅文献学习胃食管反流病药物治疗的最新进展。

第三节　炎症性肠病

炎症性肠病(inflammatory bowel disease,IBD)是一种病因尚不十分清楚的慢性非特异性肠道炎性疾病,主要包括溃疡性结肠炎(ulcerative colitis,UC)和克罗恩病(Crohn disease,CD)。溃疡性结肠炎是发生于结肠的一种弥漫性、连续性、浅表且局限于黏膜层的炎症,临床表现为持续或反复发作的腹泻、黏液脓血便伴腹痛、里急后重和不同程度的全身症状,病程多在4~6周以上。溃疡性结肠炎最常发生于青壮年期,根据我国资料统计,发病的高峰年龄为20~49岁,性别差异不明显(男女比约为1.0:1~1.3:1)。克罗恩病是可以发生于消化道任何部位的一种慢性、反复发作性的肠壁全层性炎症,常见于回肠末端和结肠,多呈节段性、非对称性分布。克罗恩病最常发生于青年期,发病高峰年龄为18~35岁,男性略多于女性(男女比约为1.5:1)。临床表现呈多样化,包括消化道表现、肠外表现和并发症。这两种疾病在病因、发病机制、流行病学等方面均有一些共同点,是同一疾病的不同亚类,基本病理过程相似,但可能由于致病因素不同,导致其组织损伤的表现不同。

【病因和发病机制】

炎症性肠病的确切病因和发病机制尚不明确,可能与下列因素有关:

1. 免疫机制异常　本病常并发关节炎、结节性红斑等自身免疫性疾病,用糖皮质激素或其他免疫抑制药物治疗有一定疗效;部分患者血清中可检测出自身抗体和循环免疫复合物,阳性率达60%~85%,提示该病可能与自身免疫有关。发病机制可能为回肠末端及结肠的细菌代谢产物慢性刺激黏膜免疫系统,引起肠道免疫反应过度亢进,使黏膜细胞破损,局部炎症细胞浸润,细胞因子释放,从而形成炎症和溃疡。食物过敏可能是炎症性肠病的加重因素。

2. 遗传因素　炎症性肠病的发病同种族与地理位置有关。白人的发病率较高,黑人、亚洲人和拉丁美洲人的发病率较低,而犹太人炎症性肠病的风险比其他种族要高出2~9倍。近年欧美国家对炎症性肠病患者进行全基因组扫描发现,位于16号染色体上的*card15/nod2*基因、5号染色体上的*octn*基因和10号染色体上的*gld5*基因突变与炎症性肠病有关。

3. 环境因素　高糖饮食、人造奶油、长期口服泻药等诱因可能参与致病。吸烟与克罗恩病恶化有关。

4. 感染　微生物在炎症性肠病发病中的作用一直受到重视,但至今人们尚未找到一种特异的微生物感染因子与炎症性肠病有恒定关系或可引起该病。

5. 精神因素　与精神障碍相关的自主神经功能失调可引发消化道运动功能亢进、平滑肌痉挛、血管收缩、组织缺血等病理改变,导致肠壁炎症及溃疡形成。但精神因素不能构成本病的主要病因,可能为加重因素。

近年来研究表明,肠黏膜细胞、炎症介质及免疫反应异常都是炎症性肠病发病机制中的关键因素。某些遗传易感的个体由于感染因子、精神因素、环境因素等的作用,导致黏膜免疫紊乱而引起组织损伤并发生疾病。

【临床表现和分类】

(一) 临床表现

1. 消化系统表现

(1)腹泻:是炎症性肠病的常见症状,轻者每日2~4次,严重者可达10次以上。可为软便、糊状便、稀水样便、黏液便或血便等；病变在左半结肠，尤其是直肠、乙状结肠多有黏液脓血便及里急后重感。有黏液血便往往表示疾病有活动。

(2)腹痛：溃疡性结肠炎腹痛多在左下腹或下腹部，而克罗恩病多在脐周或右下腹，常为隐痛或阵发性痉挛性绞痛，多为间歇性发作。便后疼痛可缓解，严重者腹痛持续存在。

(3)腹部包块：约1/3的克罗恩病患者出现腹块，以右下腹和脐周多见，大小不一，质地中等，有压痛，多因粘连而较固定。肠粘连、肠壁和肠系膜增厚、肠系膜淋巴结肿大、内瘘形成和腹内脓肿均可引起腹部包块，易与腹腔结核和肿瘤等混淆。

(4)瘘管形成：是克罗恩病的临床特征之一，可为内瘘或外瘘，而溃疡性结肠炎则罕有瘘管形成。

(5)其他：有食欲减退、腹部饱胀、恶心、呕吐、乏力等非特异性表现。

2. 全身表现

(1)发热：约1/3的患者可有中低热，呈间歇性；急性重症者或伴有化脓性并发症时可出现高热、畏寒等。发热往往提示病变处于活动期。

(2)营养及代谢障碍：因肠道吸收障碍和消耗过多，常有体重减轻、生长迟缓、电解质紊乱、低蛋白血症和贫血等。

(3)肠外表现：骨、关节表现是最常见的肠外表现。皮肤和黏膜表现以坏疽性脓皮病、结节性红斑为常见。黏膜病变主要位于口腔，包括阿弗他溃疡、牙龈炎、口面部肉芽肿病和肉芽肿性腮腺炎等，其中阿弗他溃疡最常见。循环系统表现包括血栓形成、血栓栓塞、心肌炎和心内膜炎等。

(二) 分类

1. 溃疡性结肠炎　根据病变范围，可分为直肠炎、左半结肠炎以及广泛性结肠炎。根据病情活动性可分为初发型、急性暴发型、慢性复发型和慢性持续型。初发型为既往无病史而首次发病者；急性暴发型起病急骤，腹部和全身表现严重，易发生大出血和其他并发症，如中毒性巨结肠、肠穿孔和肠梗阻等；慢性复发型最常见，病变范围小，症状轻，常反复发作，但有缓解期；慢性持续型病变范围广，症状持续半年以上。根据症状和实验室检查，可分为活动期和缓解期，活动期根据疾病严重程度可分为轻度、中度和重度。轻度最常见，起病缓慢，大便每日4次以下，便血轻或无，无发热、脉搏增快或贫血，血沉正常；重度起病急骤，腹泻每日6次以上，明显的黏液血便，体温>37.8℃，脉搏>90次/min，血红蛋白<105g/L，血沉>30mm/h；中度介于轻、重度之间。

2. 克罗恩病　影像学和内镜检查可确定病变范围，可发生在小肠、结肠、回结肠及其他部位；根据病情严重度可分为轻度、中度及重度。轻度指无全身症状、腹部压痛、包块及梗阻者；重度指有明显的腹痛、腹泻、全身症状及并发症者；中度介于两者之间。

【治疗原则】

1. 一般治疗原则　慢性疾病常伴有营养不良，应食用富含营养、少渣和易消化的食物，避免牛奶和乳制品。适当补充维生素、叶酸和微量元素，同时纠正低蛋白血症，必要时禁食并给予静脉营养。在急性发作期或病情严重时均应卧床休息，病情较轻的患者也应适当休息；病情严重时忌用止泻剂、解痉剂、阿片制剂和NSAID等，避免诱发结肠扩张；精神过度紧张者可适当给予镇静剂。所有克罗恩病患者必须戒烟。

2. 药物治疗原则　药物治疗主要是调节免疫反应和阻断炎症反应。治疗前，应对病情进行综合评估，包括病变累及范围、部位，病程长短，疾病严重程度及全身情况，根据病情制订个体化、综合化的治疗方案。腹泻等可采用乳酸菌素、双八面体蒙脱石等治疗，一般不用复方地芬诺酯(复方苯乙哌啶片)等止泻药，对于长期腹泻和严重病例应适当补充水和电解质，特别是注意补钾；腹痛可用阿托品、匹维溴铵，中毒性巨结肠不宜用阿托品，尽量避免用麻醉剂止痛；对有明显贫血的患者则应输血。药物治疗的目的在于控制急性炎症的发作，缓解或消除症状，预防复发，防止并发症的发生，改善患者的生活质量。

【药物治疗】

（一）治疗药物分类

1. 5- 氨基水杨酸 临床上常用的有柳氮磺吡啶（sulfasalazine，SASP）和 5- 氨基水杨酸（5-aminosalicylic acid，5-ASA）。柳氮磺吡啶是 5- 氨基水杨酸和磺胺吡啶以偶氮键方式连接的化合物，口服后大部分到达结肠，在结肠细菌作用下分解为 5-ASA 和磺胺吡啶。前者被认为是产生疗效的主要有效成分，其可与肠壁结缔组织络合后较长时间停留在肠壁组织中起到抗菌消炎和免疫抑制作用，如减少大肠埃希菌和梭状芽孢杆菌，同时抑制前列腺素以及炎症介质白三烯的合成；后者有较弱的抗菌作用，磺胺吡啶及其代谢产物可大部分被吸收，经肝脏代谢，由肾脏排出。SASP 适用于轻、中型患者或重型经糖皮质激素治疗已有缓解者。SASP 的不良反应主要有两类：一类是剂量相关的不良反应，如恶心、呕吐、畏食、上腹不适、头痛、皮肤青蓝色和精子减少；另一类为特异性过敏反应，主要有皮疹、肝细胞中毒、支气管痉挛、粒细胞减少或全血细胞减少、再生障碍性贫血和自身免疫性溶血等，在治疗过程中要定期检查血常规和肝功能，并劝导患者多饮水，定期检查尿液。本药禁用于对磺胺类药物过敏者、孕妇及哺乳期妇女。

5-ASA 的作用机制与 SASP 相似，直接口服在小肠近段大部分被吸收，到达结肠内的剂量不足，目前已研究出各种 5-ASA 的特殊制剂，使其能到达远端回肠和结肠发挥药效，这类制剂有美沙拉秦（mesalazine）肠溶片、奥沙拉秦（olsalazine）和巴柳氮（balsalazide）。5-ASA 新型制剂的疗效与 SASP 相近，不良反应发生率和严重程度明显降低，主要有腹泻，极少数患者可出现变态反应。

2. 糖皮质激素 其作用机制为非特异性抗炎和抑制免疫反应。通过抑制磷脂酶及环氧合酶，减少白三烯和前列腺素的释放，抑制中性粒细胞的趋化作用，并抑制免疫反应。适用于对氨基水杨酸制剂疗效不佳的轻、中型患者，尤其在重症和暴发型溃疡性结肠炎及克罗恩病病情活动性强时作为首选药物。糖皮质激素没有维持疗效，不宜长期维持治疗，症状改善后应改为 SASP 继续治疗。常用药物有氢化可的松、泼尼松、地塞米松和甲泼尼龙。新型糖皮质激素制剂布地奈德（丁地去炎松）经肝脏首过效应后迅速灭活，局部药物浓度明显高于血药浓度，全身不良反应小，临床多用于病变主要局限于远端回肠和右侧结肠的克罗恩病患者。常见的不良反应有：类肾上腺皮质功能亢进症，诱发或加重感染，诱发或加重消化性溃疡，精神和行为异常，骨质疏松等。

3. 免疫抑制剂 通过阻断淋巴细胞增殖、活化或效应而发挥作用。适用于激素依赖或无效及激素诱导缓解后的维持治疗，在维持症状缓解的情况下减少激素用量。常用药物有硫唑嘌呤（AZA）、巯嘌呤（6-MP）、甲氨蝶呤和环孢素。他克莫司（tacrolimus）为新型免疫抑制剂，可抑制 T 细胞反应，使辅助性 T 细胞对 IL-1 的刺激失去应答，从而丧失产生 IL-2 的能力。免疫抑制剂主要用于克罗恩病的治疗，也用于顽固性即用水杨酸制剂和肾上腺皮质激素治疗无效的溃疡性结肠炎的治疗。这些药物起效慢、毒性大，应用受到限制，在治疗过程中应严密观察血常规、肝功能的变化。

4. 生物制剂 单克隆抗体用于激素和上述免疫抑制剂治疗无效或激素依赖者或不能耐受上述药物治疗者。包括英夫利昔单抗（infliximab，IFX）、阿达木单抗（adalimumab，ADA）、赛妥珠单抗（certolizumab，CZP）和维得利珠单抗（vedolizumab）。英夫利昔单抗是最早被批准用于治疗 IBD 的生物制剂，可与多种免疫细胞产生的 TNF-α 结合，抑制炎症反应，促进炎性细胞凋亡，发挥抗炎作用。一般在第 0 周、2 周和 6 周每次静脉注射 5~10mg/kg，此后每 8 周注射 1 次。常见的不良反应有输液反应、诱发和加重感染、诱发自身免疫、增加恶性肿瘤风险、脱髓鞘疾病和神经系统疾病、心功能衰竭等。英夫利昔单抗禁用于活动性感染，结核病，中、重度充血性心力衰竭，脱髓鞘疾病及恶性肿瘤患者，同时禁用于孕妇及哺乳期妇女。维得利珠单抗为一种新型的肠道选择性生物制剂，作为一种人源化的抗整合素 α4β7 单克隆抗体，选择性抑制整合素与黏膜地址素细胞黏附分子 -1（MAdCAM-1）相互作用，阻断淋巴细胞肠道归巢以达到治疗效果。推荐剂量为每次 300mg，在第 0 周、2 周和 6 周注射，以后每 8 周 1 次，若在第 14 周时未显示治疗获益则应终止治疗。

5. 抗菌药物　主要用于重症或有中毒性巨结肠的溃疡性结肠炎或克罗恩病,特别是有高热及腹膜刺激征时。甲硝唑和环丙沙星是最常用的一线治疗抗菌药物,其他可选用的抗菌药物有氨基糖苷类、第三代头孢菌素和喹诺酮类。

6. 微生态制剂　肠道微生态系统对宿主的健康与营养起着重要作用,是激活和维持肠道生理功能的关键因素。微生态制剂,是利用有益微生物或促进微生物生长的物质制成的活的微生物制剂。肠道菌群失调和肠腔内抗原刺激是炎症性肠病触发和复发的重要原因,应用微生态制剂改善肠道微环境,恢复机体正常菌群,可以达到控制肠道炎症及维持缓解的目的。

(二) 治疗药物选用

对于炎症性肠病治疗方案的选择主要取决于病变的范围、病程的长短及严重程度,给予个体化的治疗。原则上应尽早控制疾病的症状,促进黏膜愈合,防止复发,长期病变有恶变的可能性。无论是急性发作期还是缓解期的维持治疗,溃疡性结肠炎和克罗恩病均有一定的差异。

1. 溃疡性结肠炎的治疗

(1)诱导缓解:轻度溃疡性结肠炎可选用 SASP,成人初始剂量为一日 2~3g,无明显不适可渐增至每日 4~6g;也可选用相当剂量的 5-ASA 制剂,如美沙拉秦每次 1g,每日 4 次口服给药。对氨基水杨酸制剂治疗无效者,特别是病变较广泛者,可改用口服激素。

中度溃疡性结肠炎可用上述剂量的 5-ASA 制剂治疗。反应不佳者尤其是病变较广泛者,应加用或改用糖皮质激素,常用泼尼松 0.75~1mg/(kg·d),分 2~3 次口服,用药 10~14 天,病情稳定后逐渐减量至停用。①远段溃疡性结肠炎的病变长度不超过 25cm,局部使用 5-ASA 栓剂或相同剂量的 SASP 保留灌肠作为一线治疗方案,如无效可改用皮质激素保留灌肠,剂量为琥珀酸氢化可的松 100~150mg,溶于 60~100ml 生理盐水(或甲硝唑)中保留灌肠,每晚 1 次,15 天为 1 个疗程,间隔 15 天再灌肠 1 个疗程,坚持半年到 1 年,复发率明显降低;②结直肠炎症的病变长度超过 25cm,但未超过脾曲,口服加局部应用 5-ASA 联合治疗优于单一治疗。病变长度超过脾曲到达盲肠(广泛性结肠炎)者,根据直肠症状,最好选择口服 5-ASA 联合局部使用 5-ASA 或糖皮质激素,如果患者经 2~4 周的 5-ASA 治疗无反应,则应开始口服糖皮质激素治疗,可采用口服泼尼松 40~60mg/d,2~3 周起效,症状控制后逐渐减量,通常每 7~10 天减 2.5~5mg;每日 20mg 后减量要缓慢,减至 10mg/d 后通常维持治疗 4~8 周后停用;不要突然停药,以免引起反跳,减量或停用激素后加用 SASP 或 5-ASA 制剂进行维持治疗。

重度溃疡性结肠炎一开始应使用较大剂量的激素,尚未使用过口服糖皮质激素者可口服泼尼松 40~60mg/d,也可直接静脉给药。已使用过口服糖皮质激素者静脉滴注甲泼尼龙 40~60mg/d 或氢化可的松 300~400mg/d,疗程一般为 10~14 天;病情控制后改为口服泼尼松 40mg/d,而后逐渐减量至停药,疗程为半年。如大剂量激素治疗 7~10 天无效,可考虑使用环孢素(每天 2~4mg/kg)持续静脉滴注,用药期间严密监测血药浓度,维持血药浓度于 100~200ng/ml。也可选用英夫利昔单抗治疗,一般在第 0 周、2 周和 6 周每次静脉注射 5~10mg/kg,此后每 8 周注射 1 次。对合并有高热、白细胞增多、腹膜炎体征或中毒性巨结肠的患者,给予广谱抗菌药物治疗,多选用第三代头孢菌素和甲硝唑。

激素依赖型溃疡性结肠炎是指激素开始治疗 3 个月内用量减少至相当于泼尼松 10mg/d 时疾病经常活动或激素停用 3 个月内疾病复发的病例。对于慢性活动性或激素依赖型溃疡性结肠炎患者,免疫抑制剂往往有效,长期治疗的有效率为 60%~70%;AZA 和 6-MP 可交替使用,开始剂量为 50mg/d,逐渐增至最大量[AZA 2.5mg/(kg·d)、6-MP 1.5~2mg/(kg·d)]。该类药物发挥作用的时间在 3~6 周,最大作用在 3 个月,治疗时间一般不超过 1~2 年;加用后可逐渐减少糖皮质激素的用量至停药。

加强对症支持,监测脉率、排便频率、C 反应蛋白和腹部 X 光片等,静脉补充液体和电解质,纠正和预防脱水或电解质紊乱,必要时皮下注射低分子量肝素以降低血栓栓塞的危险。对于有中毒性巨结肠的患者,如大剂量糖皮质激素治疗 3 天后症状无任何改善者,则应考虑急诊手术或加用环孢素治疗。暴发型结肠炎的治疗方案相似,但应密切观察病情变化,7~14 天内根据治疗效果考虑是否进行手术治疗。

总结:轻、中度溃疡性结肠炎患者选用 SASP 或 5-ASA 治疗,如对磺胺过敏或 SASP 有不良反应者则应选用 5-ASA;疗效不佳者改为口服糖皮质激素。位于左半结肠患者可给予 5-ASA 或激素保留灌肠治疗,病变广泛累及全结肠亦可一开始给予口服激素治疗;重症患者除积极支持疗法外,常先静脉使用激素后改为口服,足量治疗 7~10 天症状无改善的需考虑环孢素静脉滴注或手术治疗。激素疗效不佳或激素依赖的慢性持续型患者可加用免疫抑制剂如 AZA 或英夫利昔单抗治疗;病史超过 10 年者癌变机会较多,因而倾向于手术治疗。

(2)维持缓解:除初次轻度发作或病变局限,且经初始治疗获得完全缓解的患者外,推荐所有患者接受维持治疗,尤其是左半结肠或广泛性溃疡性结肠炎和 1 年复发 1 次以上的远段结肠炎患者。缓解期患者以 SASP 或 5-ASA 制剂维持治疗为主,用原诱导缓解剂量的全量或半量,口服 SASP 2g/d 对维持缓解有效,但其不良反应较大,应补充叶酸;推荐美沙拉秦 1~2g/d 作为一线维持治疗;局部美沙拉秦 1g/d 可用于远段结肠炎患者。口服联合局部应用美沙拉秦优于单一治疗。激素不推荐用于维持治疗。

维持治疗时间尚无定论。2018 年中华医学会消化病学分会炎症性肠病学组推荐氨基水杨酸制剂维持治疗的疗程为 3~5 年或更长。对硫嘌呤类药物及英夫利昔单抗维持治疗的疗程未达成共识,视患者具体情况而定。英国胃肠病学会炎症性肠病组推荐所有患者终身维持治疗,因为维持治疗可降低结直肠癌的风险;对不愿服药且已缓解 2 年的远段结肠炎患者可以停药。

2. 克罗恩病的治疗

(1)活动期的治疗:轻度克罗恩病的发病部位在结肠、回肠、回结肠时,可以用 SASP 4~6g/d 或 5-ASA 制剂 4g/d,分 3~4 次服用;病变局限在回肠末段、回盲部或升结肠者,可选肾上腺皮质激素布地奈德治疗,布地奈德疗效优于美沙拉秦。对上述治疗无效的轻度活动性克罗恩病患者按中度活动期处理。

中度克罗恩病的治疗首选糖皮质激素,常用泼尼松 40~60mg/d,分 2~3 次口服,用药 10~14 天,病情稳定后逐渐减量至停用。病变局限于回盲部者,为减少全身作用激素的相关不良反应,可考虑应用布地奈德,但该药对中度活动期克罗恩病的疗效不如全身作用激素。当激素无效或激素依赖时加用硫嘌呤类药物或甲氨蝶呤,这类免疫抑制剂对诱导活动性克罗恩病缓解与激素有协同作用,但起效慢,因此其作用主要是在激素诱导症状缓解后,继续维持撤离激素的缓解。AZA 与 6-MP 同为硫嘌呤类药物,两药疗效相似。对该类药物无效或不能耐受者,可考虑换用 MTX。AZA 每日剂量范围在 1~3mg/kg,根据疗效和不良反应进行剂量调整,从低剂量开始,每 4 周逐步增量,至有效或外周血白细胞下降至临界值或达到当地推荐的目标剂量。

重度克罗恩病应口服泼尼松(40~60mg/d)进行治疗,临床症状缓解后逐渐减量直至停药。如无反应则改为静脉给药,多用琥珀酸氢化可的松 300mg/d,2 周起效后改用口服泼尼松 40mg/d,待症状缓解后再逐渐减量至停用。若大剂量激素治疗无改善,可同时使用 AZA 或 6-MP。生物制剂英夫利昔单抗诱导缓解有效,单剂量静脉注射英夫利昔单抗 5mg/kg,到第 4 周时临床有效率为 81%。合并感染或脓肿时,应给予广谱抗菌药物或环丙沙星和 / 或甲硝唑。

对重症患者可予营养支持治疗,首选肠内营养,不足时辅以肠外营养,有脱水表现者应补充水和电解质,如有贫血或活动性出血者应输血治疗。有肠梗阻者应予肠道休息及胃肠外营养支持,并根据临床表现及物理检查作出判断(炎性狭窄、纤维缩窄或粘连所致),根据不同的病因进行相应治疗,必要时可考虑手术治疗。

慢性活动性或激素依赖型克罗恩病如不能立即手术,应考虑免疫抑制剂治疗。AZA 或 6-MP 往往是一线选择药物,特别适用于有瘘管的患者,其中以肛瘘、腹壁瘘效果最佳,而克罗恩病手术患者早期使用可预防术后复发。加用此类药物后可逐渐减少皮质激素的用量至停药,一般 3~6 周起效,然后以治疗剂量[AZA 1.5~2.5mg/(kg·d)、6-MP 0.75~1.5mg/(kg·d)]长期维持治疗,一般不超过 1~2 年;用药期间注意监测血常规和肝功能,转氨酶轻度升高可减量继续用药,如出现严重黄疸应立即停药。甲氨蝶呤 25mg/w 肌内注射,8 周后改为 10~15mg/w 口服;或环孢素 5~7.5mg/(kg·d)口服;疗程都为 1 年,对慢性活动性病变有效。也可选用英夫利昔单抗,一般在第 0 周、2 周和 6 周每次静脉注射 5~10mg/kg,此后每 8 周注射 1 次;若无效,可增加至 10mg/kg,每 4 周注射 1 次;若仍无效,则建议换药。

(2)维持治疗:单用泼尼松和 SASP 往往无效,故不推荐 SASP 和激素用于维持治疗,主张使用 5-ASA 或免疫抑制剂维持治疗。5-ASA 不良反应小,但缓解效果有限。AZA 是激素诱导缓解后用于维持治疗最常用的药物,能有效维持撤离激素的临床缓解或在维持症状缓解下减少激素用量。AZA 每天 1.5~2.5mg/kg 可有效维持缓解,不能耐受者可换用 6-MP;AZA 和 6-MP 无效或不耐受时,可肌内注射 MTX 15~25mg/w。对初始治疗 12 周无应答的患者,用英夫利昔单抗 5~10mg/kg,每 8 周注射 1 次,维持缓解有效,可用至 44 周。

(3)特殊类型克罗恩病的治疗:主要包括广泛性小肠病变,食管和胃、十二指肠病变的治疗。广泛性小肠病变(累计长度 100cm)的活动性克罗恩病,常导致营养不良、小肠细菌过度生长、因小肠多处狭窄而多次手术造成短肠综合征等严重而复杂的情况,早期应用免疫抑制剂(AZA、6-MP、MTX)治疗,对病情重或复发者早期考虑给予英夫利昔单抗。病变累及胃、十二指肠的患者,可用质子泵抑制剂、H₂ 受体拮抗剂、硫糖铝等,能使症状部分或完全缓解。肛周出现急性化脓性感染、肛周或直肠旁脓肿时,应进行外科引流,也可根据情况加用挂线治疗。非化脓性慢性瘘管应以抗菌药物、免疫抑制剂或英夫利昔单抗等内科治疗为主。

克罗恩病在我国的发病率远低于溃疡性结肠炎,两者在治疗上有不少相似之处,但克罗恩病较溃疡性结肠炎难以缓解,并发症较多。治疗过程中可根据对治疗的反应及对药物的耐受情况,随时调整治疗方案。决定治疗方案前应向患者详细解释方案的效益与风险,在与患者充分交流并取得合作之后实施方案。对于急性发作经内科保守治疗无效,合并出血、穿孔、肠梗阻、癌变、结肠外并发症及结肠瘘和肛周脓肿者应考虑手术治疗。

3. 特殊患者用药　老年人炎症性肠病的治疗与年轻人差别不大,但糖皮质激素和免疫抑制剂应慎重选用。儿童炎症性肠病多发生于 3~13 岁,轻度患者可选用 SASP 或 5-ASA 制剂,SASP 从小剂量开始,每天 25~40mg/kg,按病情需要可逐渐递增至每天 50~75mg/kg,过敏者选用 5-ASA;中度患者单用糖皮质激素或在应用 SASP 或 5-ASA 的基础上联合糖皮质激素,剂量为每天 1~2mg/kg,症状缓解后每 1~2 周减量 2.5~5mg;重度患者上述治疗不佳时可合用免疫抑制剂,如 AZA 每天 2mg/kg、6-MP 每天 1.0~1.5mg/kg。尽量避免在疾病活动期受孕,一般炎症性肠病患者的诊治措施均适宜妊娠期患者,但应尽量减少放射线检查,应用免疫抑制剂应严格掌握适应证。治疗量的氨基水杨酸制剂和糖皮质激素用于妊娠期和哺乳期尚属安全,抗菌药物中头孢菌素、青霉素等在妊娠期使用也较安全。

病例分析 -3

思考题

1. 简述溃疡性结肠炎和克罗恩病的临床表现和药物治疗的异同点。

2. 请到消化内科住院病房调查一位炎症性肠病患者的病史,根据所学的理论知识,为其制定合适的治疗方案,并评价其效果。

第四节 上消化道出血

上消化道出血(upper gastrointestinal hemorrhage)是指十二指肠悬韧带以上的消化道(食管、胃、十二指肠、胰、胆及胃空肠吻合术后的空肠)出血,包括胃空肠吻合术后的空肠上段病变。根据失血量与失血速度将上消化道出血分为慢性隐性出血、慢性显性出血和急性出血。根据出血的病因可分为非静脉曲张性出血和静脉曲张性出血两大类。十二指肠溃疡、胃溃疡和食管静脉曲张是引起急性上消化道出血的3种最常见的病因。急性上消化道出血是急诊常见的急危重症之一,成年人每年发病率为100/10万~180/10万,病死率为2%~15%。

【病因和发病机制】

上消化道出血的病因很多,包括消化道炎症、机械性损伤、血管病变、肿瘤等因素,也可由邻近器官病变和全身性疾病累及胃肠道所致,其中常见的病因有消化性溃疡、急-慢性黏膜炎性糜烂、门静脉高压症中的食管或胃底静脉曲张、胃癌、平滑肌瘤或肉瘤破溃、食管贲门黏膜撕裂(Mallory-Weiss综合征)及胆道出血等。另外,全身性疾病(血液病、尿毒症和感染等)和各种消化道血管畸形等病变也可引起上消化道出血。非甾体抗炎药也能导致消化道出血。约有5%的出血病灶不能确定,即使剖腹探查也未能找到出血原因。病因归纳如下:

1. 胃、十二指肠疾病 严重的胃、十二指肠溃疡会发生出血,正常情况下,胃肠黏膜的防御系统(黏膜屏障、黏液、重碳酸盐、黏膜血流量、细胞更新、前列腺素和表皮生长因子等)与侵蚀因素(盐酸-胃蛋白酶、胆盐、幽门螺杆菌以及药物等)处于平衡状态;当侵袭因素过强、防御力降低,就会形成溃疡,严重的溃疡加重黏膜损伤,产生出血。另外,急性胃黏膜糜烂、慢性胃炎、胃息肉、胃平滑肌肉瘤、胃黏膜脱垂、手术后吻合口溃疡、胃肉芽肿病变和十二指肠憩室炎等也能导致上消化道出血。

2. 食管疾病 食管炎、食管溃疡、食管憩室炎、食管裂孔疝、食管癌、食管良性肿瘤和贲门黏膜撕裂综合征会导致上消化道出血。

3. 门静脉高压致食管胃底静脉曲张破裂 门静脉与腔静脉之间有广泛的交通支,门静脉高压时,为使淤滞在门静脉系统的血液回流,这些交通支大量开放,经扩张或曲张的静脉与体循环的静脉发生吻合而建立侧支循环。常见的侧支循环可形成于食管下端胃底部、肝脏周围、前腹壁脐周、直肠下端肛周和腹膜后等部位,其中形成于食管下端胃底部的侧支循环表现为食管胃底静脉曲张。当曲张静脉压力升高,并由食物等造成损伤时,可引起静脉曲张破裂出血。引起静脉曲张破裂出血的常见疾病有肝硬化伴门静脉高压症、肝癌伴门静脉高压症、门静脉血栓形成、门静脉阻塞综合征和肝静脉阻塞综合征等。

4. 上消化道其他疾病 胆囊胆管的结石、蛔虫、肿瘤或肝动脉瘤破裂入胆道、壶腹癌、胰腺癌侵犯十二指肠和急性胰腺炎并发脓肿破溃等引起胆道出血。

5. 全身性疾病 血液病(再生障碍性贫血、白血病、过敏性紫癜、血小板减少性紫癜、血友病和弥散性血管内凝血等)、血管性疾病(胃壁内小动脉瘤、血管瘤、胃黏膜下动静脉畸形、动脉粥样硬化和遗传性出血性毛细血管扩张症)、急性传染病(流行性出血热、钩端螺旋体病)、尿毒症和结缔组织病等。

【临床表现】

上消化道出血患者的临床表现与病变的性质、部位,失血量与速度及患者的年龄、心肾功能等状况有关,除了具有原发性疾病的各种表现外,呕血和/或黑便是上消化道出血的典型表现。另外,出血较多的患者可出现周围循环衰竭等症状。

1. 呕血和/或黑便 呕血和/或黑便是上消化道出血的特征性表现。幽门以上的出血常表现为呕血和黑便,食管病变的呕血色常呈鲜红,食管胃底静脉曲张破裂时出血量大且常呈喷射状。胃部或其他部位出血进入胃又呕出者,其呕出血多为咖啡渣样(因血液经胃酸作用形成咖啡色的正铁血红蛋白)。

幽门以下的出血从肠道排出,常表现为黑便(因血红蛋白经肠内硫化物作用形成黑色的硫化铁),出血量一次超过 50~100ml 时出现黑便,典型黑便呈柏油样。出血量较大或肠蠕动较快者呈暗红或鲜红色;如空肠、回肠出血量不大,在肠内停留时间较长,也可表现为黑便,往往误以为上消化道出血。幽门以下病变如十二指肠病变出血量大、速度快、血液反流入胃,不仅有黑便,还有呕血;十二指肠球部出血以黑粪为主,可伴有呕血;十二指肠下段出血常只有黑粪,少有呕血者。上消化道微量出血无黑便,仅大便隐血试验阳性。

2. **周围循环衰竭等全身症状**   一次性出血不大于 400ml 时不引起全身症状;当一次性出血量达 400~500ml 时可出现贫血、头晕、乏力、晕厥、心悸和精神萎靡等症状;短期内出血超过 1 000ml 或者失血超过循环血量的 20% 可表现出循环衰竭。失血速度快、失血量较大时常有便意、解便时晕倒,伴有冷汗、恶心、口渴、黑矇、反应迟钝和意识模糊等。查体可见皮肤湿冷、灰白且呈现灰紫花斑,压后褪色久不见恢复;心率加快>120 次/min,脉搏细速,血压下降,脉压较小(<25~30mmHg),可有心律失常、肠鸣亢进、少尿甚至无尿。

总之,上消化道出血的病情严重程度与失血量呈正相关,可以根据血容量减少导致周围循环的改变来判断失血量,如表 17-3 所示。

表 17-3   上消化道出血的病情严重程度分级

分级	失血量/ml	血压/mmHg	心率/(次/min)	血红蛋白/(g/L)	症状	休克指数[*]
轻度	<500	基本正常	正常	无变化	头晕	0.5
中度	500~1 000	下降	>100	70~100	晕厥、口渴、少尿	1.0
重度	>1 500	收缩压<80	>120	<70	肢冷、少尿、意识模糊	>1.5

注:[*]休克指数=心率/收缩压。

3. **发热**   多数患者在上消化道中度或大量出血后 24 小时内出现发热,体温一般不超过 38.5℃,可持续 3~5 天。发热机制尚不清楚,可能与循环血量减少、周围循环衰竭及贫血等有关。

4. **氮质血症**   在上消化道大出血后,血中的尿素氮浓度增高的原因为大量血液进入肠道后,其蛋白质分解产物被吸收引起氮质血症,称为肠源性氮质血症。一般于一次出血后数小时血尿素氮开始上升,24~48 小时可达高峰,3~4 日后恢复正常。

5. **贫血和血象改变**   出血 2~3 小时后,血白细胞数可增加至(10~20)×10⁹/L,但是肝硬化、脾亢进时白细胞数可以不增高。出血后 3~4 小时出现贫血,这种现象与组织液渗入血管内、血液被稀释有关。出血 24 小时内网织红细胞可见增高。

【治疗原则】

上消化道出血的治疗原则主要体现在 3 个方面:积极控制出血,治疗原发病,必要时输血及手术治疗。

1. **一般治疗原则**   卧床休息,大出血患者宜取平卧位,并将下肢抬高,头侧位;保持患者呼吸道通畅,以免大量呕血时血液反流引起窒息,必要时吸氧;观察神色和肢体皮肤是冷湿或温暖;应加强护理,记录血压、脉搏、出血量与每小时尿量;保持静脉通路,必要时测定中心静脉压和心电监护。大量出血者宜禁食,少量出血者可适当进流质。多数患者在出血后常有发热,一般不需要使用抗菌药物。以下情况时应考虑输血:收缩压<90mmhg;心率>110 次/min;Hb<70g/L;血细胞比容(Hct)<25% 或出现缺血性休克。

2. 药物治疗原则　药物对上消化道出血的治疗起效不快,但药物治疗是急性上消化道出血的首选方法。对于危重患者,特别是初次发病、原因不详以及既往病史不清楚的患者,在生命支持和容量复苏的同时,可以采取"经验性联合用药"。严重的上消化道出血的联合用药方案为静脉应用生长抑素加质子泵抑制剂(PPI)。对于大多数患者,这一方案可以迅速控制不同病因引起的上消化道出血,最大限度降低并发症的发生率和死亡率。明确病因之后,再根据具体情况调整治疗方案。静脉曲张出血,可以在此基础之上联合应用血管升压素加抗菌药物。

【药物治疗】

(一) 治疗药物分类

1. 抑酸药　对急性胃、十二指肠黏膜损害引起的出血,临床常用 PPI 和 H_2 受体拮抗剂。PPI 可通过特异性地作用于胃黏膜壁细胞,降低细胞中 H^+-K^+-ATP 酶的活性,从而抑制胃酸分泌,如埃索美拉唑、奥美拉唑、泮托拉唑、兰索拉唑、雷贝拉唑和艾普拉唑等。H_2 受体拮抗剂通过选择性地抑制 H_2 受体,减少胃酸分泌,降低胃酸和胃蛋白酶活性,如法莫替丁、雷尼替丁等。PPI 抑酸作用强,止血效果比 H_2 受体拮抗剂更快、更好,是目前首选的抑酸药。应尽早选用 PPI,内镜检查前应用,可改善病灶出血;内镜介入治疗后应用 PPI,可降低再出血的发生率。常规用埃索美拉唑 40mg 静脉推注,每 12 小时用 1 次;如出血未停,埃索美拉唑 80mg 静脉推注后,以 8mg/h 的速度持续输注 72 小时。埃索美拉唑主要经 CYP2C19 代谢,当与经 CYP2C19 代谢的药物(如地西泮、西酞普兰、丙米嗪、氯米帕明和苯妥英等)合用时,其血浆浓度可被升高,可能需要降低这些药物的剂量。

2. 生长抑素及其类似物　这类药物选择性地收缩内脏血管平滑肌,抑制扩血管物质的作用;增加食管下端括约肌张力,减少侧支循环血流;抑制促胃液素分泌,减少胃酸形成,减少再出血危险性;减少肝动脉血流量,降低肝内血管阻力;降低门静脉血流量,从而降低门静脉压力。生长抑素是肝硬化急性食管胃底静脉曲张性出血的首选药物之一,也被用于急性非静脉曲张性出血的治疗,可显著降低消化性溃疡出血患者的手术率,预防早期再出血的发生。常用药物包括生长抑素和其类似物奥曲肽(octreotide)。生长抑素是由 14 个氨基酸组成的肽类激素,半衰期短(2~3 分钟),起效快,15 分钟后可达稳态血药浓度,对全身血液循环的影响较小。少数患者可出现恶心、眩晕、面部潮红,慢速注射或调整滴注速度可减少不良反应的发生。奥曲肽是由 8 个氨基酸组成的环形多肽,具有与天然生长抑素类似的作用,但作用较强且持久,半衰期较天然抑素长 30 倍。奥曲肽皮下注射后 30 分钟可达峰值浓度,血浆半衰期为 90~120 分钟,静脉注射半衰期稍短。不良反应与生长抑素类似,注射局部可出现红肿、疼痛、针刺或烧灼感。

3. 血管升压素及其类似物　血管升压素(vasopressin,VP)通过与分布于血管平滑肌上的 VP 受体结合,收缩内脏血管,增加肠系膜血管阻力,减少门脉血流量,降低门静脉及其侧支压力,能控制静脉曲张导致的出血,但不能降低病死率,且不良反应较多,包括诱发冠状动脉痉挛、血栓形成、高血压和心肌梗死等严重的心脑血管并发症,还可因水钠潴留引起稀释性低钠血症。特利加压素又称三甘氨酰赖氨酸加压素,是一种新型的人工合成的长效血管升压素类似物,本身无活性,在体内经氨基肽酶作用,脱去其 N 末端的 3 个甘氨酰残基后,缓慢降解为有活性的赖氨酸加压素,持久有效地降低门静脉压力。特利加压素经静脉给药后约 30 分钟,可在血浆中检测到有生物活性的赖氨酸加压素,半衰期为 5~10 小时,副作用小,对心脏无影响。

(二) 治疗药物选用

1. 非静脉曲张性出血的治疗　药物与内镜联合治疗是目前首选的治疗方式。在明确病因诊断前推荐经验性使用 PPI 加生长抑素加抗菌药物(加血管活性药物)联合用药,以迅速控制不同病因引起的上消化道出血,尽可能降低严重并发症的发生率及死亡率。

抑酸药能提高胃内 pH,既可促进血小板聚集和纤维蛋白凝块的形成,避免血凝块过早溶解,有利于止血和预防再出血,又可治疗消化性溃疡。临床常用的抑酸药包括 PPI 和 H_2 受体拮抗剂。在明确病因前,推荐静脉使用 PPI 经验性治疗。使用方法为奥美拉唑 80mg 静脉推注后,继以 8mg/h 静脉输注,持续 72 小时。常用的 PPI 还有埃索美拉唑或泮托拉唑、兰索拉唑和雷贝拉唑等。常用的 H₂ 受体拮抗剂有雷尼替丁、法莫替丁等。

2. **静脉曲张性出血的治疗**　安全的血管活性药物联合内镜治疗是静脉曲张性出血治疗的金标准,其中血管活性药物主要包括生长抑素及其类似物和血管升压素及其类似物。药物治疗是静脉曲张性出血的首选方法。静脉曲张出血经内镜明确诊断后,推荐生长抑素与抗菌药物联合治疗。内镜治疗的目的是控制急性食管胃底静脉曲张出血,并尽可能使静脉曲张消失或减少,以防止其再出血。内镜介入治疗方法包括内镜下曲张静脉套扎术(endoscopic esophageal varix ligation,EVL)及硬化剂治疗(endoscopic injection sclerotherapy,EIS)等,是防治门静脉高压症食管胃底静脉曲张破裂出血的重要方法,可明显降低急性出血的死亡率。

(1)生长抑素及其类似物:是目前治疗急性食管胃底静脉曲张破裂出血的首选药物。使用方法为:①生长抑素首剂 250μg 静脉推注,继以 250μg/h 持续静脉滴注 24~48 小时,前 24 小时内宜每隔 6 小时追加静脉推注 250μg。出血期间,若停药时间超过 30 分钟,应追加静脉推注 250μg。②奥曲肽首剂 50μg 静脉推注,继以 25μg/h 持续静脉滴注,或每隔 6~8 小时静脉推注 100μg,总量达 400~600μg/d,最大时总量可达 1 200μg/d。生长抑素和奥曲肽的疗效相当,治疗急性食管胃底静脉曲张破裂出血的总止血率达 73%,短期止血率达 90%,优于血管升压素,且对全身血液循环的影响较小,全身性不良反应较少见。生长抑素和奥曲肽的疗程目前仍有争议,部分学者认为出血停止后应维持治疗 48~72 小时,如 5 天仍未止血,可考虑停用该药。有研究表明,50μg/h 奥曲肽对食管胃底静脉曲张破裂出血的疗效优于 25μg/h,注射用生长抑素也有类似效果。因此,有学者提出,当标准剂量的注射用生长抑素或奥曲肽止血效果不佳时,将其剂量加倍,可明显提高止血效果。

(2)血管升压素及其类似物:VP 用于治疗门静脉高压症食管胃底静脉曲张破裂出血已有近 40 年的历史,由于疗效确切、价格便宜,迄今仍是治疗急性静脉曲张破裂出血的一线药物之一,止血成功率为 40%~60%。由于不良反应的发生率高且严重,现 VP 的使用已有所减少,多作为生长抑素类药物治疗效果不佳时的联合用药。用法为 0.2~0.4U/min 持续静脉滴注 12~24 小时,如奏效可减剂量,再用 8~12 小时停药;如无效可在严密监测下提高剂量至 1.0U/min 静脉滴注,但冠状动脉痉挛、心肌梗死等严重心脑血管不良反应明显增加;如停药或减量过程中再出血,可恢复至出血前的剂量。为减少致命性不良反应,VP 常与硝酸酯类药物合用,具体用法为静脉滴注 VP 的同时给予 0.5mg 硝酸甘油舌下含服,每 30 分钟 1 次,连续 6 小时;或以不超过 0.2μg/(kg·min)的速度静脉滴注,止血率可达 78.5%,而并发症大大减少。

由于 VP 的不良反应限制了其应用,近年来推荐以理化性质更为稳定、不良反应有所减少的血管加压素衍生物如特利加压素等代替 VP。使用方法为首剂 2mg 缓慢静脉推注,以后每 4~6 小时静脉推注 1mg,连续使用 24~36 小时。出血停止后建议仍维持治疗 1~2 天,以防止再出血。特利加压素治疗门静脉高压症静脉曲张出血的疗效与生长抑素相近,24 小时内止血有效率可达 60%~80%。特利加压素还适用于已服用过非选择性 β 受体拮抗剂后的急性出血,内镜介入(套扎或硬化)治疗前给予特利加压素静脉推注,能明显增加套扎及硬化剂治疗的安全性。

3. **抗感染药物的治疗**　静脉曲张出血预防使用抗菌药物可明显改善预后,因此,在高度怀疑静脉曲张出血时,应预防性使用抗菌药物。对于肝硬化伴急性上消化道出血患者,预防性给予抗菌药物有利于止血,降低再出血和感染的发生,30 天的病死率也更低。抗菌药物的品种可结合当地细菌耐药情况选择,有研究表明静脉使用头孢曲松预防晚期肝硬化静脉曲张出血伴发感染的疗效优于口服诺氟沙星;另一项随机对照研究发现,头孢曲松 3 天和 7 天疗程相比效果无显著差异。

病例分析-4

思考题

　　1. 在明确上消化道出血的病因诊断前如何经验性联合用药？
　　2. 治疗急性食管胃底静脉曲张破裂出血的主要和首选药物是哪类？

第十七章
目标测试

（王永庆）

参 考 文 献

［1］中华中医药学会脾胃病分会. 消化系统常见病消化性溃疡中医诊疗指南 (基层医生版). 中华中医药杂志, 2019, 34 (10): 4721-4726.

［2］中华中医药学会脾胃病分会. 消化系统常见病胃食管反流病中医诊疗指南 (基层医生版). 中华中医药杂志, 2020, 35 (6): 2995-2998.

［3］中华医学会消化病学分会炎症性肠病学组. 炎症性肠病诊断与治疗的共识意见 (2018 年). 中华消化杂志, 2018, 38 (5): 292-311.

［4］中国医师协会急诊医师分会, 中华医学会急诊医学分会, 全军急救医学专业委员会, 等. 急性上消化道出血急诊诊治流程专家共识 (2020 版). 中华急诊医学杂志, 2021, 30 (1): 15-24.

［5］中华医学会消化病学分会. 2020 年中国胃食管反流病专家共识. 中华消化杂志, 2020, 40 (10): 649-663.

血液系统疾病的药物治疗

第十八章
教学课件

第一节 贫 血

一、缺铁性贫血

机体对铁的需求与供给失衡,导致体内贮存铁耗尽,继之红细胞内铁缺乏,最终引起缺铁性贫血(iron deficiency anemia,IDA),表现为缺铁引起的小细胞低色素性贫血及其他异常。IDA 是最常见的贫血,在发展中国家、经济不发达地区、婴幼儿、育龄妇女发病率较高。上海地区人群调查显示:IDA 的年发病率在 6 个月 ~2 岁婴幼儿为 75.0%~82.5%、妊娠 3 个月以上妇女为 66.7%、育龄妇女为43.3%、10~17 岁青少年为 13.2%。

【病因和发病机制】

(一)病因

1. **铁元素摄入不足和需求增加** 多见于婴幼儿、青少年、孕妇及哺乳期妇女。人类吸收的铁可从食物中获得,正常每日饮食含铁 10~15mg,其中 5%~6% 可被吸收,用以维持成年男女的体内铁平衡。但处于生长发育期的婴儿、青少年和孕妇,由于铁摄入不足和需求量增加,较易发生 IDA。

2. **铁元素吸收障碍** 常见于胃大部切除术后。铁吸收的主要部位为十二指肠和空肠上段。胃大部切除术后,胃酸分泌不足且食物快速进入空肠,使铁的吸收减少。此外,多种原因造成的胃肠功能紊乱,如慢性腹泻、慢性萎缩性胃炎、慢性肠炎等疾病,均可引起铁吸收障碍导致 IDA。

3. **慢性失血** 常见于慢性胃肠道出血、月经过多、咯血和肺泡出血、血红蛋白尿、钩虫病、胃肠道恶性肿瘤等。正常人体排铁不超过 1mg/d,主要通过肠黏膜脱落随粪便排出。体内总铁量的 2/3 存在于红细胞内,反复、大量失血可显著消耗体内的铁贮存量,因此长期慢性失血是 IDA 较为常见的病因。

4. **药物相关和基因异常** 糖皮质激素、水杨酸、非甾体抗炎药、质子泵抑制剂的使用可能引起IDA。*TMPRSS6* 基因突变导致铁调素水平升高,限制铁从吸收部位吸收及储存部位释放到血浆,可导致铁难治性 IDA。

(二)发病机制

1. **缺铁对铁代谢的影响** 当体内贮存铁减少到不足以补偿功能状态的铁时,铁代谢指标发生异常:贮铁指标(铁蛋白、含铁血黄素)减低、血清铁和转铁蛋白饱和度减低、总铁结合力和未结合铁的转铁蛋白升高、组织缺铁、红细胞内缺铁。转铁蛋白受体表达于红系造血细胞膜表面,其表达量与红细胞内血红蛋白合成所需的铁代谢密切相关,当红细胞内铁缺乏时,转铁蛋白受体脱落进入血液,成为血清可溶性转铁蛋白受体。

2. 缺铁对造血系统的影响 红细胞内缺铁，血红素合成障碍，大量原卟啉不能与铁结合成为血红素，以游离原卟啉的形式积累在红细胞内或与锌原子结合成为锌原卟啉，血红蛋白生成减少，红细胞胞质减少、体积减少，发生小细胞低色素性贫血；严重时粒细胞、血小板的生成也受影响。

3. 缺铁对组织细胞代谢的影响 组织缺铁，细胞中含铁酶和铁依赖酶的活性降低，进而影响患者的精神、行为、体力、免疫功能及患儿的生长发育和智力；缺铁可引起黏膜组织病变和外胚叶组织营养障碍。

【临床表现】

（一）症状和体征

1. 缺铁原发病表现 如消化性溃疡、肿瘤或痔疮导致的黑便、血便或腹部不适，肠道寄生虫感染导致的腹痛或大便性状改变，妇女月经过多；肿瘤性疾病的消瘦；血管内溶血的血红蛋白尿等。

2. 贫血表现 常见症状为乏力、易倦、头晕、头痛、眼花、耳鸣、心悸、气短、食欲缺乏等；有苍白、心率增快。

3. 组织缺铁表现 精神行为异常，如烦躁、易怒、注意力不集中、异食癖；体力、耐力下降；易感染；儿童生长发育迟缓、智力低下；口腔炎、舌炎、舌乳头萎缩、口角皲裂、吞咽困难；毛发干枯、脱落；皮肤干燥、皱缩；指（趾）甲缺乏光泽、脆薄易裂，重者指（趾）甲变平，甚至凹下呈勺状（匙状甲）。

（二）实验室检查

1. 血象 呈现典型的小细胞低色素性贫血。平均红细胞体积（mean cell volume，MCV）<80fl，平均血红蛋白含量（mean cell hemoglobin，MCH）<27pg，平均血红蛋白浓度（mean cell hemoglobin concentration，MCHC）<32%。网织红细胞正常或轻度增加。

2. 骨髓象 增生性骨髓象，红系比例增高，幼红细胞体积小，外形不规则。骨髓铁染色显示细胞内、外的铁均减少或缺乏，尤以细胞外铁减少最为明显，是诊断缺铁性贫血的可靠指标。

3. 血清转铁蛋白受体测定 血清可溶性转铁蛋白受体（soluble transferrin receptor，sTFR）测定是迄今反映缺铁性红细胞生成的最佳指标，一般 sTFR 浓度>26.5nmol/L（2.25μg/ml）可诊断缺铁。

4. 其他生化指标 血清铁<8.95μmol/L，血清总铁结合力>64.44μmol/L；转铁蛋白饱和度<15%，血清铁蛋白<14μg/L，红细胞游离原卟啉（FEP）>0.9μmol/L（全血），血液锌原卟啉（ZEP）>0.9μmol/L（全血）。

5. 寻找缺铁性贫血病因的相关检查 如为慢性失血导致的缺铁性贫血，则应进一步明确出血的部位和原因；胃肠道出血时，应多次检查大便潜血试验，阳性者进一步行放射或内镜检查；肺内出血时，痰涂片铁染色可能查出有含铁血黄素的巨噬细胞。

【治疗原则】

（一）一般治疗原则

1. 病因治疗 青少年、育龄期妇女、孕妇和哺乳期妇女等铁元素摄入不足引起的 IDA，应改善饮食，补充含铁食物，如瘦肉、动物内脏、绿叶蔬菜等；育龄期女性可以预防性补充铁剂，补充铁元素（60mg/d）；月经过多引起的 IDA 应调理月经，寻找月经增多的原因；寄生虫感染者应驱虫治疗；恶性肿瘤者应手术或放、化疗；消化性溃疡为诱因的患者应采取抑酸护胃治疗等。

2. 输血治疗 红细胞输注适合于急性或贫血症状严重影响到生理机能的 IDA 患者，国内的输血指征是血红蛋白（Hb）<60g/L，对于老年和心脏功能差的患者适当放宽至 ≤80g/L。

3. 补铁治疗 无输血指征的患者常规行补铁治疗，补铁治疗需要考虑患者 Hb 水平、口服铁剂的耐受性和影响铁吸收的并发症。

（二）药物治疗原则

贫血待查在未做骨髓穿刺明确诊断之前暂不用铁剂或其他补血药物治疗，以免干扰诊断。在明确诊断及纠正病因的同时应给予铁剂治疗。铁剂为治疗缺铁性贫血的有效措施,可使血红蛋白升至正常并恢复铁储备。

使用铁剂的基本原则:①首选口服铁剂,并选择易于吸收又无胃肠道反应的制剂,如右旋糖酐铁、多糖铁复合物等有机铁;②如果患者对口服铁剂不能耐受、不能吸收或失血速度快须及时补充者,可用铁剂肌内注射;③如在去除原发病因后铁剂治疗无效时,应考虑铁剂的质量和生物利用度;④待血象恢复正常后,铁剂仍需继续服用,待血清铁蛋白恢复到 50μg/L 再停药;如无法用血清铁蛋白监测,则应在血红蛋白恢复正常后继续服用铁剂 3 个月,以补充体内应有的贮存铁量。

【药物治疗】

（一）治疗药物分类

缺铁性贫血治疗药物分类见表 18-1。

表 18-1　缺铁性贫血治疗药物分类

药物分类		代表药物
口服铁剂	无机铁	硫酸亚铁(胃肠道刺激大,铁锈气味重)
	有机铁	右旋糖酐铁、葡萄糖酸亚铁、富马酸亚铁、琥珀酸亚铁、多糖铁复合物
注射铁剂		蔗糖铁、羧基麦芽糖铁、葡糖醛酸铁、低分子右旋糖酐铁、纳米氧化铁和异麦芽糖铁
其他药物		维生素 C

（二）治疗药物选用

铁剂的选用及药学监护要点见表 18-2。

表 18-2　铁剂的选用及药学监护要点

给药途径	优点	缺点	适用人群	药学监护要点
口服	降低静脉铁剂和红细胞生成刺激剂用量;相对安全,给药方便;可作为磷结合剂使用(枸橼酸铁)	需要强调患者依从性;胃肠道不良反应率较高;疗效不稳定	口服可以满足补铁需求人群	①若无明显胃肠反应,一般不应将铁剂与食物同服;②应在服用抗酸剂前 2 小时或服用后 4 小时服用铁剂;③建议服用铁剂的同时服用维生素 C 促进铁吸收;④如果没有失血造成铁丢失,成人每日需铁元素约 40mg,在缺铁期口服铁的吸收率约 20%
胃肠道外	疗效确定,无须强调患者依从性	急性并发症多见(恶心、低血压、过敏反应);氧化应激损伤;加重感染;抑制白细胞功能;易铁超载;给药时需要医疗监护	口服吸收不良、不能耐受口服铁剂、铁需求量超过口服铁所能满足的最大量,或患者对口服铁的依从性不好	①首次使用静脉铁剂应缓慢输注,严密观察过敏反应,输注前避免使用苯海拉明。此外还应关注药物外漏、低血压、肝损伤等不良反应。②铁的总需量按以下公式计算:所需补铁量(mg)＝[目标 Hb 浓度 – 实际 Hb 浓度(g/L)]×3.4× 体质量(kg)×0.065×1.5

（三）特殊患者用药

1. 孕妇 IDA 的治疗　轻、中度贫血者以口服铁剂治疗为主,并改善饮食,进食富含铁的食物。重度贫血者可口服铁剂或静脉铁剂治疗,还可以少量多次输注浓缩红细胞,但不推荐在早孕期静脉补铁。极重度贫血者首选输注浓缩红细胞,待 Hb 达到 70g/L,症状改善后,可改为口服铁剂或静脉铁剂治疗,治疗至 Hb 恢复正常后,应继续口服铁剂 3~6 个月或至产后 3 个月。

2. 儿童 IDA 的治疗　每日补充元素铁 2~6mg/kg,餐间服用,2~3 次 /d。应在 Hb 正常后继续补铁 2 个月,恢复机体贮存铁水平。必要时可同时补充其他维生素和微量元素,如叶酸和维生素 B_{12}。循证医学资料表明,间断补充元素铁 1~2mg/(kg·次),1~2 次 /w 或 1 次 /d 亦可达到补铁的效果,疗程 2~3 个月。

3. 慢性肾脏病合并 IDA 的治疗   ①非透析患者及腹膜透析患者可先尝试口服补铁,或根据铁缺乏状态直接应用静脉铁剂治疗;②血液透析患者可根据铁缺乏情况及患者当时病情状态选择补铁方式,可优先选择静脉途径补铁。转铁蛋白饱和度 ≥ 50% 和 / 或血清铁蛋白 ≥ 600μg/L,应停止静脉补铁 3 个月,随后重复检测铁指标以决定静脉补铁是否恢复。当转铁蛋白饱和度和血清铁蛋白分别降至 ≤ 50% 和 ≤ 600μg/L 时,可考虑恢复静脉补铁,但每周剂量需减少 1/3~1/2。

(四)治疗药物的相互作用

1. 铁剂与维生素 C 同服会增加吸收,1g 维生素 C 增加 7% 铁剂的吸收。

2. 四环素类抗菌药物能与铁剂生成不溶性络合物,不利于吸收,故应尽量避免同时应用。若两者必须合用,应间隔 3 小时以上。

3. 铁剂与考来烯胺、考来替泊等阴离子交换树脂可产生络合反应,影响其吸收。

4. 抗酸药、钙盐及镁盐不宜与铁剂同服,以免减少吸收。

5. 使用铁剂治疗时忌与茶水同服,以免茶叶中所含的鞣酸与铁剂形成络合物,影响铁的吸收。

6. 某些食物也会影响铁的吸收,如咖啡、蛋类、牛乳、含膳食纤维多的食物等,应尽量少吃。

病例分析 -1

> **思考题**
>
> 如何监测缺铁性贫血患者补铁治疗的疗效?

二、巨幼红细胞贫血

叶酸或维生素 B_{12} 缺乏或某些影响核苷酸代谢的药物导致细胞核脱氧核糖核酸(DNA)合成障碍所致的贫血称为巨幼红细胞贫血(megaloblastic anemia,MA)。本病的特点是呈大红细胞性贫血,骨髓内出现巨幼红细胞、粒细胞及巨核细胞系列。根据缺乏物质的分类,该病可分为单纯叶酸缺乏性贫血、单纯维生素 B_{12} 缺乏性贫血、叶酸和维生素 B_{12} 同时缺乏性贫血。该病在经济不发达地区或进食新鲜蔬菜、肉类较少的人群多见。在我国,叶酸缺乏者多见于陕西、山西、河南等地。而在欧美,维生素 B_{12} 缺乏或有内因子抗体者多见。

【病因和发病机制】

(一)病因

1. 叶酸缺乏   机体自身不能合成叶酸,需由食物提供,主要在空肠吸收。下列原因可引起叶酸缺乏。①摄入量不足:食物供给不足是叶酸缺乏常见和主要的原因。叶酸广泛存在于新鲜蔬菜和动物肝、肾中,但因对热敏感,过度烹饪将造成其破坏。酗酒、婴幼儿喂养不当均可导致叶酸缺乏。②需要量增加:妊娠期和哺乳期、慢性溶血性疾病、恶性肿瘤、甲状腺功能亢进、慢性炎症及感染等都可使叶酸的需要量增加。③吸收不良:如慢性腹泻、肿瘤、小肠吸收不良综合征、短肠综合征等。④丢失过多:如长期进行血液透析。⑤药物的影响:如甲氨蝶呤、乙胺嘧啶、甲氧苄啶都是二氢叶酸还原酶的抑制剂,可引起叶酸的利用障碍。此外,苯妥英钠、苯巴比妥、卡马西平、异烟肼、环丝氨酸等也能影响叶酸的代谢吸收。

2. 维生素 B_{12} 缺乏   维生素 B_{12} 属于含钴的卟啉类化合物,又称钴胺,在人体内以甲氧钴胺素的形式存在于血浆中,以 5- 脱氧腺苷钴胺素的形式存在于肝或其他组织中。主要来源于动物的肝、肾,以及鱼、蛋、乳品类等食品。下列原因与维生素 B_{12} 缺乏有关。①内因子缺乏:主要由于恶性贫血和胃全部或大部切除及胃黏膜腐蚀性破坏。恶性贫血患者存在抗壁细胞和抗内因子的抗体,可影响维生素 B_{12} 的吸收。在胃大部切除的患者中,30%~40% 有维生素 B_{12} 吸收障碍。②肠黏膜吸收功能障碍:如小肠吸收不良综合征、节段性回肠炎、小肠部分切除术后空肠憩室、小肠淋巴瘤等。③寄生虫或细菌夺取维生素 B_{12}:如寄生在较高小肠部位的阔节裂头条虫,以及外科手术后盲袋形成,存留其中的细菌都会与人体竞争食物中的维生素 B_{12},从而使其吸收减少。④药物诱发:对氨基水杨酸钠、新霉素、秋水仙碱、奥美拉唑、苯妥英钠等均可影响小肠内的维生素 B_{12} 吸收。⑤其他原因:如先天性转钴蛋白Ⅱ(TC Ⅱ)缺乏症、佐林格 - 埃利森综合征、慢性胰腺疾病、长期血液透析等。

（二）发病机制

叶酸和维生素 B_{12} 都是 DNA 合成过程中的重要辅酶,这两种物质的缺乏可导致 DNA 合成障碍,使细胞内的 DNA 合成速度减慢,而胞质内 RNA 的合成不受影响,细胞核和胞质的发育失衡,细胞胞质体积大而核发育较幼稚,呈巨幼变形态。巨幼细胞大部分在骨髓内未成熟就被破坏,红细胞无效生成,产生贫血。

叶酸经二氢叶酸还原酶及维生素 B_{12} 的作用形成四氢叶酸(tetrahydrofolate,THFA),THFA 能促使尿嘧啶核苷酸(dUMP)形成胸腺嘧啶核苷酸(dTMP),后者可参与细胞的 DNA 合成,促进细胞的分裂与成熟。在 DNA 合成过程中,脱氧尿苷酸转变为脱氧胸苷酸,其间所需的甲基由亚甲基四氢叶酸提供。叶酸缺乏时,DNA 合成减慢,但 RNA 合成不受影响,在骨髓中生成细胞体积较大而细胞核发育较幼稚的血细胞,尤以红细胞最为明显。

维生素 B_{12} 在 DNA 合成过程中有两种作用:①甲基钴胺作为蛋氨酸合成酶的辅酶使同型半胱氨酸转变成蛋氨酸,伴随该过程 N_5- 甲基四氢叶酸转变为四氢叶酸,故维生素 B_{12} 与叶酸的代谢关系密切,维生素 B_{12} 缺乏所造成的后果与叶酸直接缺乏的后果是相同的;②在脱氧腺核苷钴胺的作用下,L- 甲基丙二酰辅酶 A 转变为琥珀酰辅酶 A,如果脱氧腺核苷钴胺缺少,则可使上述过程受阻,L- 甲基丙二酰辅酶 A 蓄积,血中的甲基丙二酸盐增高,影响神经髓鞘形成,引起相应的神经系统症状。维生素 B_{12} 在人体储存量大,通常缺乏 5~10 年后才出现贫血症状。

【临床表现】

（一）症状和体征

1. 贫血 患者发病缓慢,特别是维生素 B_{12} 缺乏者,多呈中至重度,表现为乏力、疲倦、头晕、耳鸣、活动后心悸、气促等一般慢性贫血的症状,贫血可呈进行性加重,重者全血细胞减少,反复感染和出血。

2. 消化系统症状 患者可有食欲减退、腹胀、腹泻或便秘等,部分患者可发生舌炎,表现为舌痛、舌面光滑、舌乳头萎缩和舌质绛红(牛肉舌),在恶性贫血时尤为显著。此外,还可发生口角炎和口腔黏膜小溃疡。

3. 神经系统症状 对称性四肢远端发麻、深感觉障碍;共济失调或步态不稳;味觉、嗅觉降低;锥体束征阳性、肌张力增加、腱反射亢进;视力下降、黑矇。叶酸缺乏者有易怒、妄想等精神症状。维生素 B_{12} 缺乏者有抑郁、失眠、记忆力下降、谵妄、幻觉、妄想等。

4. 其他 某些恶性贫血患者有时可有肝、脾轻度肿大。有些伴有血小板减低的病例可有皮肤瘀斑等出血症状,部分患者可有体重降低和低热。

（二）实验室检查

1. 血象 呈大细胞性贫血,MCV、MCH 均增高,MCHC 正常。网织红细胞计数可正常或轻度增高。重者全血细胞减少。MCV 用来表示巨幼细胞贫血的程度。

2. 骨髓象 骨髓增生活跃。红系增生明显,呈巨幼变特征;粒系也有巨幼变,成熟粒细胞多分叶;巨核细胞体积增大,分叶过多。骨髓铁染色常增多。

3. 生化检查 叶酸和维生素 B_{12} 含量测定,血清叶酸<6.8nmol/L、红细胞叶酸<227nmol/L 和血清维生素 B_{12}<74pmol/L 可分别诊断为叶酸和维生素 B_{12} 缺乏。

4. 其他 ①胃酸降低、内因子抗体及 Schilling 试验(测试放射性核素标记的维生素 B_{12} 吸收情况)阳性(恶性贫血);②血清非结合胆红素可稍增高。

【治疗原则】

(一) 一般治疗原则

营养缺乏者应补充相应的维生素,改善患者的营养状态,纠正不良偏食及烹调习惯;吸收不良者应寻找并去除病因。对孕妇及儿童发育期尤应注意多进食绿色蔬菜及动物性蛋白质。老年人发生巨幼红细胞贫血应考虑存在肿瘤,特别是胃或结肠癌。必要时可服用维生素 B_{12} 和叶酸制剂。

(二) 药物治疗原则

1. 在骨髓检查结果未明确前不应给予叶酸或维生素 B_{12} 治疗,因为治疗后 24 小时骨髓细胞的巨型变可消失,影响骨髓检查对巨幼红细胞贫血的诊断。

2. 应区别叶酸和维生素 B_{12} 究属何种缺乏,以便有针对性地合理用药。在未明确诊断前同时使用叶酸和维生素 B_{12} 会混淆诊断。

3. 当叶酸和维生素 B_{12} 同时应用时,应注意叶酸的使用可更多地消耗维生素 B_{12} 而加重神经病变损伤,使神经症状表现得更为严重。

【药物治疗】

(一) 治疗药物分类

1. 叶酸制剂 叶酸及亚叶酸钙主要在空肠近端通过主动转运被吸收,经还原以 N_5- 甲基四氢叶酸的形式存在于血液中,与其中的叶酸结合蛋白相结合,在维生素 B_{12} 的作用下进行甲基转移反应参与 DNA 的合成,从而纠正巨幼红细胞贫血。

2. 维生素 B_{12} 肌内注射吸收入血后,经血中的转钴蛋白运转到组织中,其中甲基钴胺是半胱氨酸转成蛋氨酸时的辅酶,在此反应中可使 N_5- 甲基四氢叶酸去甲基而参与 DNA 的合成;腺苷钴胺以辅酶形式参与三羧酸循环,促进神经髓鞘中脂蛋白的合成代谢,故可纠正巨幼红细胞贫血及神经系统症状。

(二) 治疗药物选用

1. 叶酸治疗 叶酸缺乏者可口服叶酸,通常 1~2 个月血象和骨髓象可恢复正常,纠正后无须维持治疗。若胃肠道疾患使口服制剂难于吸收,或因某些药物如乙胺嘧啶、甲氧苄啶、甲氨蝶呤等竞争性地抑制二氢叶酸还原酶,使叶酸不能还原为四氢叶酸起辅酶作用,以及肝脏疾患时影响肝中叶酸还原酶的生成,使叶酸不能转变为可利用的四氢叶酸,应选用亚叶酸钙,直接进入组织参与传递"一碳基团"。大剂量服用叶酸时,可使尿液呈黄色,为正常现象。

2. 维生素 B_{12} 治疗 维生素 B_{12} 缺乏者,可使用维生素 B_{12} 肌内注射,直至贫血纠正。对胃全切除和恶性贫血患者,因维生素 B_{12} 吸收障碍为不可逆性,需终生维持治疗。维生素 B_{12} 口服制剂效果较差,因口服的维生素 B_{12} 必须与胃黏膜壁细胞分泌的内因子形成复合物,才能避免被肠液消化而到达回肠末段,并与其黏膜细胞上的特殊受体相结合,维生素 B_{12} 从复合物中分离出来进入血液。当人体缺乏内因子时,口服大剂量的维生素 B_{12} 仅有 1% 以被动扩散方式被吸收。

3. 联合用药 在单纯维生素 B_{12} 缺乏特别是恶性贫血时,不能单用叶酸治疗,需联合使用维生素 B_{12}。因为大量叶酸转成四氢叶酸参与 DNA 合成的过程依赖于半胱氨酸转成蛋氨酸的反应,而此反应所需的辅酶是维生素 B_{12} 的主要成分甲基钴胺,所以叶酸治疗加剧了维生素 B_{12} 的缺乏。因此叶酸治疗后虽可见贫血有一定程度的改善,但神经系统症状反而更严重。

维生素 C 可促进叶酸转变为有生理活性的四氢叶酸,并提高四氢叶酸及其衍生物的稳定性。故在叶酸治疗过程中可加用维生素 C，某些叶酸缺乏患者单用维生素 C 亦可改善贫血，但恶性贫血不需要加用维生素 C。

4. 其他元素的补充　巨幼红细胞贫血在治疗恢复过程中可有相对性缺铁，应及时补充铁剂。在严重巨幼红细胞贫血患者开始治疗后，由于细胞恢复迅速，使血浆中的钾离子较多地转入红细胞内而导致血钾降低，对老年患者和有心血管疾病、食欲缺乏者应及时调整血钾水平。

(三) 特殊患者用药

叶酸妊娠分级 A 级，哺乳分级 L1（大量哺乳期妇女用药研究发现，这类药物可能对哺乳婴儿的危害甚微）。孕妇及哺乳期妇女、儿童均可使用叶酸。

维生素 B_{12} 妊娠分级 C 级，哺乳分级 L1 级，哺乳期妇女、儿童均可使用，孕妇用药需要权衡利弊。

(四) 治疗药物的相互作用

抗叶酸、抗癫痫及口服避孕药等可影响叶酸的吸收和利用。如甲氨蝶呤、乙胺嘧啶及甲氧苄啶等均与二氢叶酸还原酶有较强的亲和力，是该酶的抑制剂，可使叶酸不能还原为二氢叶酸进而还原成四氢叶酸，最终影响 DNA 的合成。

病例分析 -2

维生素 B_{12} 不宜与维生素 B、维生素 C 或维生素 K 等溶液混合给药。氯霉素、氨基糖苷类抗菌药物、苯巴比妥、苯妥英钠、秋水仙碱等药物可抑制维生素 B_{12} 在肠中的吸收。

> **思考题**
>
> 维生素 B_{12} 口服剂量对吸收率有何影响？在用药安全性方面给我们哪些提示？

三、再生障碍性贫血

再生障碍性贫血（aplastic anemia，AA）简称再障，是一种由不同病因和机制引起的骨髓造血功能衰竭症，我国发病率约为 0.74/10 万人，男性发病率高于女性，男女发病率之比约为 1.18：1。再障主要表现为骨髓造血功能低下、全血细胞减少、贫血、出血和感染综合征等。10~25 岁和 60 岁以上的人群为本病的两个发病高峰年龄段。

【病因和发病机制】

(一) 病因

多数病因不明确，可能为化学因素、物理因素、生物因素、免疫因素、疾病因素等。其中：①化学因素包括种类繁多的化学物质和药物，引起再障的药物包括剂量依赖性药物（如骨髓抑制化疗和其他细胞毒性药物）和非剂量依赖性药物（如氯霉素、苯妥英等）。除化疗和细胞毒性药物外，常可引起再障的药物包括硫唑嘌呤、保泰松、磺胺类药物、抗癫痫药物、硝苯地平、丙硫氧嘧啶、甲巯咪唑、砷化物等。②物理因素包括长期接触 X 射线、镭及放射性核素等。③生物因素主要是肝炎病毒、微小病毒 B_{19} 等病毒感染。④免疫因素如某些胸腺瘤、系统性红斑狼疮以及类风湿关节炎患者亦可继发再障。⑤疾病因素包括阵发性睡眠性血红蛋白尿（paroxysmal nocturnal hemoglobinuria，PNH）、慢性肾衰竭、严重的甲状腺或腺垂体功能减退症等。

(二) 发病机制

传统学说认为，在一定遗传背景下，再障可能通过 3 种机制发病：原发、继发性造血干细胞缺乏或有缺陷、造血微环境异常及免疫功能异常。目前认为 T 淋巴细胞异常活化、功能亢进造成骨髓损伤在原发性获得性再障发病机制中占主要地位，新近研究显示遗传背景在再障发病中也可能发挥一定作用，如端粒酶基因突变及其他体细胞突变等。

【临床表现和分型】

（一）临床表现

再障患者常表现为贫血、出血、感染等血细胞减少的相应临床表现，一般没有淋巴结及肝/脾大。

（二）临床分型

根据患者的病情、血象、骨髓象及预后，通常将再障分为非重型再障（non-severe aplastic anemia，NASS）、重型再障（severe aplastic anemia，SAA）和极重型再障（very severe aplastic anemia，VSAA），也有将非重型分为中型和轻型。

1. 重型再障（SAA）　①骨髓多部位增生减低（正常 25%~50%）且残存的造血细胞<30%；或骨髓多部位增生重度减低（＜正常 25%）；②血常规需具备下列三项中的两项：ANC<0.5×10⁹/L；网织红细胞绝对值<20×10⁹/L；PLT<20×10⁹/L。

2. 极重型再障（VSAA）　满足重型诊断标准且 ANC<0.2×10⁹/L。

3. 非重型再障（NSAA）　未达到重型和极重型诊断标准的再障。

【治疗原则】

（一）支持治疗

1. 保护措施　重型再障患者应予保护性隔离，有条件者应入住层流病房；避免出血，防止外伤及剧烈活动；进行必要的心理护理。需注意饮食卫生，可预防性应用抗真菌药物。欲进行移植及抗胸腺/淋巴细胞球蛋白（antithymocyte globulin/antilymphocyte globulin，ATG/ALG）治疗者建议给予预防性应用抗细菌、抗病毒及抗真菌治疗。造血干细胞移植后需预防卡氏肺孢子菌感染，但 ATG/ALG 治疗者不必常规应用。

2. 成分血输注　红细胞输注指征一般为血红蛋白（hemoglobin，HGB）<60g/L。老年（≥60 岁）、代偿反应能力低（如伴有心、肺疾病）、需氧量增加（如感染、发热、疼痛等）、氧气供应缺乏加重（如失血、肺炎等）时红细胞输注指征可放宽为 HGB≤80g/L，尽量输注红细胞悬液。拟行异基因造血干细胞移植者应输注辐照或过滤后的红细胞和血小板悬液。存在血小板消耗危险因素者、感染、出血、使用抗菌药物或 ATG/ALG 等或重型再障患者预防性血小板输注指征为 PLT<20×10⁹/L，病情稳定者为 PLT<10×10⁹/L。发生严重出血者则不受上述标准限制，应积极输注单采浓缩血小板悬液。因产生抗血小板抗体而导致无效输注者应输注人类白细胞抗原（human leukocyte antigen，HLA）配型相合的血小板。粒细胞缺乏伴不能控制的细菌和真菌感染，广谱抗菌药物及抗真菌药物治疗无效可以考虑粒细胞输注治疗。粒细胞寿命仅 6~8 小时，建议连续输注 3 天以上。治疗过程中预防及密切注意粒细胞输注相关不良反应，如输血相关性急性肺损伤、同种异体免疫反应及发热反应。

3. 控制出血　使用促凝血药（止血药），如酚磺乙胺（止血敏）等。合并血浆纤溶酶活性增高者可用抗纤溶药，如氨基己酸（泌尿生殖系统出血患者禁用）。女性子宫出血可肌内注射丙酸睾酮。输注浓缩血小板对血小板减少引起的严重出血有效。当任意供者的血小板输注无效时，改输注 HLA 配型相配的血小板。凝血因子不足（如肝炎）时，应予纠正。

4. 控制感染　再障患者发热应按"中性粒细胞减少伴发热"的治疗原则来处理。

5. 祛铁治疗　长期反复输血超过 20U 和/或血清铁蛋白水平超过 1 000μg/L，即达"铁过载"标准的患者，可酌情予祛铁治疗。

6. 护肝治疗　再障常合并肝功能损害，应酌情选用护肝药物。

7. 疫苗接种　已有一些报道提示接种疫苗可导致骨髓衰竭或再障复发，除非绝对需要否则不主张接种疫苗。造血干细胞移植后，推荐再障患者规律接种的疫苗除外。

（二）针对发病机制的治疗

一旦确诊，应明确疾病严重程度尽早治疗，主要手段包括药物治疗和造血干细胞移植（hematopoietic stem cell transplantation，HSCT）。对于较年轻的重型或极重型患者（年龄阈值并没有达成共识,《再生障碍性贫血诊断与治疗中国专家共识(2017 年版)》建议为 35 岁,其他指南或研究有专家建议为 40 岁或 50 岁),如无活动性感染和出血,首选 HLA 相合同胞供者造血干细胞移植。HLA 相合无关供者造血干细胞移植仅用于 ATG/ALG 和环孢素(cyclosporin)治疗无效的年轻重型再障患者。对年龄>35 岁或年龄虽 ≤35 岁但无 HLA 相合同胞供者的重型患者首选 ATG/ALG 和环孢素的免疫抑制治疗(immunosuppressant therapy,IST)(图 18-1)。输血依赖的非重型再障可采用环孢素联合促造血(雄激素、造血生长因子)治疗,如治疗 6 个月无效则按重型再障治疗。非输血依赖的非重型再障,可应用环孢素和 / 或促造血治疗。

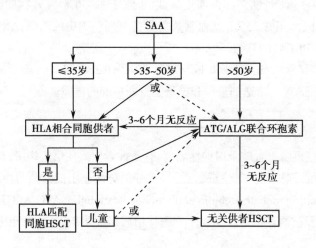

图 18-1　重型再障(SAA)治疗选择

【药物治疗】

(一) 治疗药物分类

常用的再障治疗药物包括免疫抑制剂、雄激素、造血因子和其他药物等。

1. 免疫抑制剂　常用的主要为抗胸腺细胞球蛋白(ATG)、抗淋巴细胞球蛋白(ALG)、环孢素及肾上腺皮质激素等。ATG 或 ALG 是以人胸腺细胞或胸导管淋巴细胞使马、猪、兔等免疫后所得的抗血清经纯化而获得,主要是 IgG。ATG 和 ALG 适用于无合适供髓者的重型再障,主要抑制 T 淋巴细胞、干扰细胞免疫,与淋巴细胞结合,掩盖了淋巴细胞表面的受体,使受体失去识别抗原的能力而无法与抗原结合,对骨髓无毒性作用。环孢素是治疗再障的有效药物,可以选择性、可逆性地抑制淋巴细胞功能,抑制 T 淋巴细胞释放 IL-11,抑制 Ts 细胞的激活和增殖,抑制淋巴细胞产生干扰素 γ。

2. 雄激素　雄激素是治疗非重型再障的基本治疗药物,常与 IST 联合应用,多选用口服剂型,如丙酸睾酮、十一酸睾酮、司坦唑醇等。雄激素可刺激肾脏产生促红细胞生成素(EPO),促进红系造血;还可直接刺激骨髓干 / 祖细胞增殖分化,提高造血细胞对 EPO 的反应性。

3. 造血因子　是指经 DNA 重组获得的制剂,直接刺激各阶段的造血细胞而起效,如粒细胞集落刺激因子(granulocyte colony-stimulating factor,G-CSF)、粒细胞 - 巨噬细胞集落刺激因子(granulocyte-macrophage colony-stimulating factor,GM-CSF)、促红细胞生成素(erythropoietin,EPO) 等。CSF 对不同发育阶段的造血干细胞起促增殖、分化的作用。EPO 为 165 个氨基酸组成的糖蛋白,作用于骨髓中的红系祖细胞,促进其增殖、分化和成熟,刺激红细胞生成。艾曲泊帕(eltrombopag,EPAG)是一种新上市的小分子非肽类血小板生成素(thrombopoietin,TPO)受体激动剂,以剂量依赖性方式促进血小板生成,主要用于难治性重型再障的治疗。

4. 其他药物　大剂量的免疫球蛋白可清除侵袭骨髓、抑制造血干细胞生长的有关病毒,并通过免疫介导机制杀伤抑制干细胞生长的淋巴细胞,还能结合干扰素 γ 等细胞因子,以去除其抑制干细胞生长的作用。

（二）治疗药物选用

1. 免疫抑制治疗

（1）抗胸腺/淋巴细胞球蛋白（ATG/ALG）：主要用于重型再障。马源 ALG 10~15mg/（kg·d）连用 5 天，兔源 ATG 3~5mg/（kg·d）连用 5 天，或猪源 ALG 20~30mg/（kg·d）连用 5 天，用药前需做过敏试验。用药过程中用糖皮质激素防治过敏反应。静脉滴注 ATG 不宜过快，每日剂量应维持滴注 12~18 小时；可与环孢素组成强化免疫抑制方案。血清病反应（关节痛、肌痛、皮疹、轻度蛋白尿和血小板减少）一般出现在 ATG/ALG 治疗后 1 周左右，因此糖皮质激素应足量用至 15 天，随后减量，一般 2 周后减完（总疗程 4 周），出现血清病反应者静脉应用肾上腺糖皮质激素冲击治疗。第 1 次 ATG/ALG 治疗无效或复发患者 2 次治疗可选择 HLA 相合无关供者造血干细胞移植或第 2 次 ATG/ALG 治疗。选择第 2 次 IST，与前次治疗应间隔 3~6 个月，第 2 个疗程的 ATG/ALG，宜尽可能采用动物种属来源与前次不同的 ATG/ALG 剂型，以减少发生过敏反应和严重血清病风险。

（2）环孢素：适用于全部类型再障，口服剂量为 3~5mg/（kg·d），环孢素联合 ATG/ALG 用于重型再障，可以与 ATG/ALG 同时应用，或在停用糖皮质激素后，即 ATG/ALG 开始后 4 周使用。使用时应个体化，参照患者造血功能和 T 细胞免疫恢复情况、药物不良反应（如肝、肾功能损害，牙根增生及消化道反应）、血药浓度等调整用药剂量和疗程，环孢素治疗再障的确切有效血药浓度并不明确，有效血药浓度窗较大，一般目标血药浓度（谷浓度）为成人 100~200μg/L、老年人和儿童 100~150μg/L，在保持谷浓度的前提下尽量将峰浓度维持在 300~400μg/L。临床可根据药物浓度及疗效调整环孢素的应用剂量。环孢素的主要不良反应是消化道反应、齿龈增生、色素沉着、肌肉震颤、肝肾功能损害，极少数出现头痛和血压变化，多数患者症状轻微或经对症处理减轻，必要时减量甚至停药。环孢素减量过快会增加复发风险，一般建议逐渐缓慢减量，疗效达平台期后持续服药至少 12 个月。服用环孢素期间应定期监测血压、肝肾功能。

（3）其他：使用 CD3 单克隆抗体、吗替麦考酚酸、环磷酰胺、甲泼尼龙等治疗重型再障。

2. 促造血治疗

（1）雄激素：其与环孢素配伍，治疗非重型再障有一定疗效。常用司坦唑醇 2mg，每日 3 次；十一酸睾酮 40~80mg，每日 3 次；达那唑 0.2g，每日 3 次；丙酸睾酮 100mg/d 肌内注射。疗程及剂量应视药物的作用效果和不良反应（如男性化、肝功能损害等）调整。一般连用 3~6 个月显效，总疗程在 2 年以上。雄激素单用治疗重型再障无明显疗效。

（2）造血生长因子：适用于全部类型再障，特别是重型再障。常用 GM-CSF、G-CSF 或 EPO。一般在免疫抑制剂治疗重型再障后使用，剂量可酌减，维持 3 个月以上为宜。艾曲泊帕是血小板受体激动剂，具有促血小板增生作用，美国 FDA 已批准应用于重型再障免疫抑制治疗未完全痊愈患者的治疗，用法为：①与 IST 联合时用法为 150mg，每日 1 次口服；②经 IST 治疗反应不佳患者的单药治疗时用法为 50mg，每日 1 次起始治疗，之后每 2 周增加 50mg 进行调整，直到达到目标血小板计数 ≥50×10⁹/L，日剂量最大不超过 150mg。中国尚未批准用于再障，东方人或中重度肝功能不全者起始剂量为 25mg，每日 1 次。已有单中心研究显示重组人血小板生成素（TPO）对再障的疗效，ATG 后每周 3 次，每次 15 000U，可提高患者的血液学缓解率及促进骨髓恢复造血。

（三）治疗药物的相互作用

上述联合用药可提高疗效，但副作用亦有可能相互叠加，如细胞因子及 ATG 等的发热反应，环孢素和雄激素均可损害肝脏，皮质激素及雄激素均有水钠潴留作用，可加重环孢素的高血压副作用。环孢素是 CYP3A4 的抑制剂，抑制唑类等药物的代谢。再障合并真菌感染需要联合环孢素和氟康唑等抗真菌唑类药物时，需关注两药的浓度，避免药物蓄积产生毒副作用。艾曲泊帕是有机阴离子转运多肽（organic anion transporting polypeptide，OATP）1B1 的抑制剂，与 OATP1B1 底物、抑制剂或诱导剂（如瑞舒伐他汀）合用时可产生严重药物相互作用，多价阳离子（如铁、钙、镁、铝等）、抗酸药、乳制品可显著降低艾曲泊帕的吸收。

思考题

1. 简述再障的治疗药物分类及其作用机制。

2. 患者,女,40岁。病史:乏力、头晕、上腹部痛1年。既往有消化性溃疡8年,慢性头痛20年,严重月经过多10余年。用药史:阿司匹林650mg治疗头痛,常规剂量的抗酸药治疗消化性溃疡。体格检查:皮肤黏膜苍白,嗜睡,甲床苍白,脾大。实验室检查:血红蛋白80g/L,网织红细胞计数0.4%,MCV 75fl,MCH 22pg,MCHC 30%,血清铁400μg/L,血清铁蛋白9μg/L,总铁结合力4 500μg/L,粪隐血阳性。临床诊断:缺铁性贫血。问:①该患者形成缺铁性贫血的主要病因为哪些?②如何治疗该患者的缺铁性贫血?③该患者若口服铁制剂,应向患者提供哪些信息以提高药物的治疗效果?

第二节 中性粒细胞缺乏症

当成人外周血中性粒细胞计数(absolute neutrophil count,ANC)低于$2.0×10^9$/L,儿童≥10岁低于$1.8×10^9$/L或<10岁低于$1.5×10^9$/L时,称为中性粒细胞减少症;低于$0.5×10^9$/L或预计48小时后ANC<$0.5×10^9$/L称为中性粒细胞缺乏症,严重粒细胞缺乏症指ANC<$0.1×10^9$/L。中性粒细胞缺乏症极易发生严重的、难以控制的感染。

【病因和发病机制】

骨髓是产生中性粒细胞的唯一场所。中性粒细胞在骨髓中的生成分为增殖池和储存池。成人每天约产生$1×10^9$个/kg中性粒细胞,其中约90%贮存于骨髓,约10%释放入外周血液,后者约一半存在于循环池,另一半存在于边缘池,两者之间可以自由交换,构成动态平衡。中性粒细胞在血液循环中消失的时间约6.7小时,然后进入组织或炎症部位,通过程序性细胞死亡及巨噬细胞的吞噬作用清除。

中性粒细胞减少的病因可为先天性和获得性(包括原发性和继发性),以获得性多见。根据细胞动力学,中性粒细胞减少的病因和发病机制分为三大类:生成减少,破坏或消耗过多,分布异常。成人中性粒细胞减少的主要原因为生成减少和自身免疫性破坏,而分布异常很少见。

多种药物可引起中性粒细胞缺乏症,主要机制包括:①对骨髓粒细胞前体的直接或间接毒性,如导致骨髓抑制从而产生中性粒细胞缺乏症的药物甲氨蝶呤、环磷酰胺、秋水仙碱、硫唑嘌呤、更昔洛韦等;②药物依赖性或药物诱导抗体对循环中性粒细胞的免疫介导破坏,如丙硫氧嘧啶、阿莫地喹等。常见与粒细胞缺乏症相关的药物包括氯氮平、硫代酰胺、柳氮磺吡啶和噻氯匹定等,其他有报告引起粒细胞缺乏症的药物包括抗菌药物、ACEI、H_2受体拮抗剂、非甾体抗炎药、抗心律失常药物、氨苯砜和去铁酮等。

【临床表现】

中性粒细胞减少的临床表现常随其减少程度及原发病而异。根据中性粒细胞减少的程度分为轻度≥$1.0×10^9$/L、中度$(0.5~1.0)×10^9$/L和重度<$0.5×10^9$/L。轻度减少的患者,机体的粒细胞吞噬防御功能基本不受影响,临床上不出现特殊症状,多表现为原发病症状。中度和重度减少者易出现疲乏、无力、头晕、食欲减退等非特异性症状。中度减少者,除存在其他合并因素,感染风险仅轻度增加。粒细胞缺乏者,感染风险极大。常见的感染部位是呼吸道、消化道及泌尿生殖道,重者可出现高热、感染性休克。粒细胞严重缺乏时,感染部位不能形成有效的炎症反应,常无脓液或仅有少量脓液,如肺部感染X射线检查可发现无炎症浸润阴影。

【治疗原则】

(一)一般治疗原则

积极寻找病因,去除致病因素,详细询问病史,如有无药物和毒物接触史、上呼吸道感染史及有无相关的基础疾病及家族史;停用可疑药物,去除有害因素,控制感染;对继发于其他疾病患者应积极治疗原发性疾病;对粒细胞轻度减少且无感染倾向、骨髓检查无明显异常者不必过多依赖药物治疗。

（二）药物治疗原则

轻度减少者一般不需特殊的预防措施;中度减少者感染概率增加,应注意预防,减少公共场所出入,保持卫生,去除慢性感染灶;重度缺乏者极易发生严重感染,应采取无菌隔离措施。

感染者应行病原学检查,以明确感染类型和部位。在致病菌尚未明确之前,可经验性地应用覆盖革兰氏阴性菌和革兰氏阳性菌的广谱抗菌药物治疗,之后应根据病原体的培养结果有针对性地用药,并做到早期、广谱、联合和足量给药。药物和剂量应根据微生物学和血药浓度监测而调整。对于不明原因发热的粒细胞缺乏患者抗菌药物经验性治疗的疗程尚缺乏相关前瞻性研究,可参考下述疗程:若 ANC ≥ 0.5×10⁹/L、稳定退热（即体温低于 38℃ 且不再使用退热药）48 小时,可考虑停用抗菌药物;若 ANC 持续<0.5×10⁹/L,抗菌药物可用全退热 7 天后停药。在全球多药耐药性细菌增加和新型广谱抗菌药物研发缺乏的时代,建议尽量缩短抗菌药物疗程。若应用抗细菌药物治疗 3~5 天无效,可加用抗真菌药物治疗;病毒感染可加用抗病毒药物;静脉用免疫球蛋白有助于重症感染的治疗。同时,需加强支持治疗,注意营养和各种维生素的补给。

【药物治疗】

（一）治疗药物分类

1. 造血因子　对急性粒细胞缺乏症,诊断明确后应尽早用药,G-CSF 和 GM-CSF 常用。G-CSF 和 GM-CSF 可诱导造血干细胞进入增殖周期,促进粒细胞的增生、分化成熟并由骨髓释放到外周血液,可增加粒细胞的趋化、吞噬和杀菌活性。G-CSF 对周期性粒细胞减少和严重的先天性粒细胞缺乏效果较好,并能加速化疗引起的白细胞减少症的恢复,亦可用于预防强烈化疗引起的白细胞减少和发热。造血因子的副作用有发热、寒战、骨关节痛等。

2. 肾上腺皮质激素　常用的口服片剂有泼尼松、地塞米松等,注射剂有地塞米松、醋酸可的松、甲泼尼龙等。肾上腺皮质激素类药物具有抗炎、抗免疫、抗毒素和抗休克作用。当粒细胞缺乏时,由于有严重感染和毒血症存在,糖皮质激素的抗炎、抗毒素和抗休克作用均有一定意义。糖皮质激素通过多个环节抑制免疫反应,可抑制巨噬细胞的吞噬功能,溶解淋巴细胞,特别是对辅助性 T 淋巴细胞作用更明显,还可降低自身免疫抗体的生成,减少粒细胞的破坏。

3. 抗菌药物　青霉素类抗菌药物对大多数革兰氏阳性菌作用强,如青霉素、阿莫西林;第三代头孢菌素对革兰氏阴性菌作用强,如头孢曲松、头孢他啶等,这类药物的作用机制是通过抑制转肽酶的活性,影响黏肽合成,导致细胞壁缺损,引起细胞破裂死亡;氨基糖苷类抗菌药物抗菌谱广,对革兰氏阳性菌、革兰氏阴性菌均有较强的抗菌作用,作用机制是阻碍细菌蛋白质的合成,代表药物如庆大霉素;耐甲氧西林金黄色葡萄球菌可选用万古霉素、去甲万古霉素,作用机制是抑制细菌细胞壁的合成。

（二）治疗药物选用

确诊为粒细胞缺乏症,应作为急症进行处理。除必须进行隔离和其他支持治疗外,应尽早使用相应药物。

1. 造血因子治疗　首选 G-CSF 和 GM-CSF,皮下注射或静脉滴注,一般应用到中性粒细胞升至 2×10⁹/L 以上,持续 3 天,通常需用药 1~2 周,疗效差者可适当延长。G-CSF 较 GM-CSF 作用强而快,常用剂量 2~10μg/(kg·d)。但应注意可能出现的发热、畏寒、肌肉疼痛等副作用。其他促进粒细胞生成药物可应用 B 族维生素（维生素 B₄、维生素 B₆）、利血生、鲨肝醇等,疗效不确切。

2. 肾上腺皮质激素　适用于免疫因素造成的粒细胞缺乏症或危重病例。在应用足量抗菌药物的同时,可短期应用肾上腺皮质激素,如地塞米松注射剂 5~10mg/d 静脉滴注,用药时间一般不超过 1 周,也可应用大剂量丙种球蛋白[400mg/(kg·d)]治疗。

3. 抗菌药物　发热是粒细胞缺乏患者应用抗菌药物的指征,由于这群患者临床表现差异较大,临床医师的判断在决定是否需要给患者使用抗菌药物治疗时起着关键性作用。在危险分层和耐药危险因素评估后,尽快使用抗菌药物初始经验性治疗,而不必等待微生物学的结果,其原则是覆盖可迅速引起严重并发症或威胁生命的最常见和毒力较强的病原菌,同时必须考虑本区域、本院及本科室感染的流行病学覆盖耐药菌,直至获得准确的病原学结果。

对于低危患者,初始治疗可以在门诊或住院接受口服或静脉注射经验性抗菌药物治疗。对接受门诊治疗的患者需要保证密切的临床观察和恰当的医疗处理,如病情加重须尽快住院治疗。高危患者必须立即住院治疗,根据危险分层、耐药危险因素、当地病原菌和耐药流行病学数据及临床表现复杂性对患者进行个体化评估。抗菌药物升阶梯和降阶梯策略的适应证及经验性抗菌药物选择的建议见表18-3。

在接受经验性抗菌药物治疗后,应根据危险分层、确诊的病原菌和患者对初始治疗的反应等综合判断,决定后续如何调整抗菌治疗。临床上,在初始经验性抗菌药物治疗时,如果出现病情加重,如血流动力学不稳定,宜及时调整抗菌药物。对于明确病原菌的患者,可根据所识别细菌和药敏试验结果采用窄谱抗菌药物治疗,检出细菌如属于耐药菌,应根据病原体及其最小抑菌浓度(MIC)选择针对性抗菌药物,有条件的医院可行耐药表型、耐药基因检测。一般推荐联合抗菌药物治疗耐药菌感染,具体药物选择可参照耐药菌种类和感染部位,详见相关章节。在抗菌药物治疗无效时,需考虑真菌、病毒和其他病原菌感染的可能,参照相关指南和共识尽早开始抗真菌和抗其他病原菌的治疗。

表 18-3　中性粒细胞缺乏症伴发热患者升阶梯和降阶梯策略的适应证和经验性抗菌药物选择的建议

治疗策略	适应证	初始抗菌药物选择
需要升阶梯治疗	(1)无复杂临床表现 [a] (2)不确定有无耐药菌定植 (3)此前无耐药菌感染 (4)当所在医疗机构因为耐药菌导致感染的概率很低时	(1)抗假单胞菌头孢菌素(如头孢吡肟、头孢他啶) (2)β- 内酰胺酶抑制剂复合制剂(如哌拉西林 / 他唑巴坦、头孢哌酮 / 舒巴坦) (3)哌拉西林 + 阿米卡星
需要降阶梯治疗	(1)复杂临床表现 [a] (2)存在耐药菌定植 (3)发生过耐药菌感染 (4)当所在医疗机构因为耐药菌导致感染的概率较高时	(1)碳青霉烯类单药 (2)抗假单胞菌 β- 内酰胺类联合氨基糖苷类或喹诺酮类(重症患者选择 β- 内酰胺类中的碳青霉烯类) (3)早期覆盖革兰氏阳性耐药菌(如果存在革兰氏阳性球菌风险):糖肽类、利奈唑胺或新型抗菌药物

注:[a] 复杂临床表现包括血流动力学不稳定、局灶性感染(如肺炎、肠炎、中心静脉导管相关感染)、长期和严重营养不良、并发症(出血、脱水、器官衰竭、慢性病)、高龄(60 岁以上)。

病例分析 -3

思考题

1. 简述中性粒细胞缺乏症的药物治疗原则。
2. 简述中性粒细胞缺乏症的治疗药物分类及常用代表药物。

第三节　白　血　病

白血病(leukemia)是一类造血干细胞恶性克隆性疾病。由于多种原因的作用引起受累细胞出现异常增殖、分化障碍、凋亡受抑,导致在骨髓和其他造血组织中白血病细胞大量蓄积。大量积聚的白血病细胞抑制骨髓的正常造血功能,导致贫血、出血及感染,并浸润全身器官和组织,引起肝、脾、淋巴结肿大,皮肤、骨骼和中枢神经系统也发生相应改变。

【病因和发病机制】

(一)病因

人类白血病的病因尚不完全清楚,生物因素、物理因素、化学因素及遗传因素等多种因素与白血病发病有关。

1. 生物因素　主要是病毒感染和免疫功能异常。成人 T 细胞白血病被确定是由人类 T 淋巴细胞白血病 / 淋巴瘤病毒 -1(human T-cell leukemia/lymphotropic virus-1,HTLV-1)引起的,HTLV-1 可以通过母婴垂直传播,也可通过输血及性接触而传播。部分免疫功能异常者,如某些自身免疫性疾病患者发生白血病的危险度会增加。

2. 物理因素　包括 X 射线、γ 射线等电离辐射,其作用与放射剂量大小、放射部位和时间及年龄有关,全身或大面积受电离辐射可造成骨髓抑制及机体免疫缺陷、染色体重组,DNA 发生可逆性断裂。年幼患者的危险性较高。日本广岛及长崎受原子弹袭击之后,幸存者中的白血病发病率比未受照射的人群高 17~30 倍,距爆炸中心 1km 内的白血病发病率为正常人群的 100 倍。

3. 化学因素　多种化学物质可诱发白血病。苯及含苯的有机溶剂的致白血病作用已经肯定;接受烷化剂治疗如苯丙酸氮芥等可致继发性白血病;部分急性早幼粒细胞白血病与乙双吗啉治疗银屑病有关;氯霉素和保泰松也可能具有致白血病作用。

4. 遗传因素　家族性白血病约占白血病的 7%。同卵双胎中,如果一人发生白血病,另一人的发病率约 1/5,比双卵孪生者高 12 倍。某些遗传因素与白血病的发病有关,如唐氏综合征(Down 综合征)有 21 号染色体改变,其白血病的发病率比正常人群高 20 倍。先天性再生障碍性贫血(Fanconi 贫血)及先天性血管扩张红斑病(Bloom 综合征)、先天性免疫球蛋白缺乏症等白血病发病率均较高。

5. 其他血液病　某些血液病最终可能发展为白血病,如真性红细胞增多症、骨髓纤维化、淋巴瘤、骨髓增生异常综合征、阵发性睡眠性血红蛋白尿症等。化疗和放疗可增加其向急性白血病的转化。

(二)发病机制

造血细胞发生白血病病变的机制仍不清楚,可能涉及多个基因突变。目前认为至少两类分子事件共同参与发病,即所谓的"二次打击"学说。其一,各种原因所致的单个细胞内基因的决定性突变(如 *ras*、*myc* 等基因突变),激活某种信号通路,导致克隆异常的造血细胞生成和强势增殖,凋亡受阻;其二,一些遗传学改变(如形成 *pml/rarα* 等融合基因)可能会涉及某些转录因子,导致造血细胞分化阻滞或分化紊乱,从而引起白血病。

【临床表现和分型】

(一)临床分型

根据白血病的病程缓急以及细胞的分化成熟程度,可分为急性和慢性两大类。急性白血病(acute leukemia,AL)的细胞分化停滞在较早阶段,多为原始细胞及早期幼稚细胞,病情发展迅速,自然病程仅数月;慢性白血病(chronic leukemia,CL)的细胞分化停滞在较晚阶段,多为较成熟幼稚细胞和成熟细胞,病情发展慢,自然病程可达数年。目前白血病临床常使用法英美分型系统(French-American-British classification systems,FAB)分型。

1. **急性白血病**　急性白血病可分为急性淋巴细胞白血病(acute lymphoblastic leukemia, ALL)和急性髓系白血病(acute myeloid leukemia, AML),两者在临床表现、预后及治疗上有明显的区别。形态学和细胞化学方法可诊断 80%~90% 的患者,采用免疫学标记和分子生物学方法一般可获确诊,对急性白血病进行染色体检查有助于白血病的正确分型及预后估计。

(1)急性淋巴细胞白血病:ALL 按 FAB 分型可分为 3 个亚型。① L1 型:原始和幼稚淋巴细胞以小细胞(直径 ≤ 12μm)为主,染色质较粗,核仁小而不清楚,核型规则;② L2 型:原始和幼稚淋巴细胞以大细胞(直径 >12μm)为主,染色质较疏松,核仁较清楚,核型不规则;③ L3 型:原始和幼稚淋巴细胞以大细胞为主,大小较一致,细胞内有明显空泡,胞质嗜碱性,染色深;核仁清楚,核型规则。

(2)急性髓系白血病:AML 分成 M0~M7 8 个亚型。M0(急性髓系白血病微分化型, minimally differentiated AML)、M1(急性粒细胞白血病未分化型, AML without maturation)、M2(急性粒细胞白血病部分分化型, AML with maturation)、M3(急性早幼粒细胞白血病, acute promyelocytic leukemia, APL)、M4(急性粒 - 单核细胞白血病, acute myelomonocytic leukemia, AMML)、M5(急性单核细胞白血病, acute monocytic leukemia, AMoL)、M6(急性红白血病, acute erythroleukemia leukemia, AEL)、M7(急性巨核细胞白血病, acute megakaryocytic leukemia, AMeL)。

2. **慢性白血病**　慢性白血病可分为慢性淋巴细胞白血病(chronic lymphoid leukemia, CLL)和慢性髓系白血病(chronic myeloid leukemia, CML)。

(1)慢性淋巴细胞白血病(CLL):包括幼淋巴细胞白血病(prolymphocytic leukemia, PLL)、毛细胞白血病(hairy-cell leukemia, HCL)、绒毛淋巴细胞脾淋巴瘤(splenic lymphoma with circulating villous lymphocytes, SLVL)、大颗粒淋巴细胞白血病(large granular lymphocytic leukemia, LGLL)、成人 T 细胞白血病 / 淋巴瘤(adult T-cell leukemia/lymphoma, ATLL)、Sézary 综合征等。

(2)慢性髓系白血病(CML):包括慢性粒细胞白血病(chronic myelogenous leukemia)、慢性粒 - 单核细胞白血病(chronic myelomonocytic leukemia, CMML)、不典型慢性粒细胞白血病(atypical chronic myeloid leukemia, aCML)、幼年型粒 - 单核细胞白血病(juvenile myelomonocytic leukemia, JMML)、慢性中性粒细胞白血病(chronic neutrophilic leukemia, CNL)、慢性嗜酸性粒细胞白血病(chronic eosinophilic leukemia, CEL)等。

(二) 症状和体征

1. **急性白血病**　白血病细胞异常增生,弥漫性浸润各种组织器官,是引起各种临床表现的病理基础。多数患者起病急、进展快,常以发热、贫血或出血为首发症状;部分病例起病较缓,以进行性贫血为主要表现。儿童和青年起病多急骤,往往以高热、显著的出血倾向、进行性贫血或骨、关节疼痛为首发症状;部分成年人或老年人起病缓慢,常有较长时间的乏力、面色苍白、活动后气急、体重减轻等症状,一旦症状明显,病情常进展迅速。

(1)主要全身症状:①发热。半数患者以发热为早期表现,主要与粒细胞缺乏所致的感染或白血病本身发热有关,热度从高热至低热不等,热型不定,伴有发冷、寒战、出汗、心动过速等中毒症状。常见感染部位有上呼吸道、肺部、口腔、肛周及全身等。因正常白细胞减少,局部炎症症状可以不典型。②出血。40% 患者以出血为早期表现,主要与血小板减少和凝血功能异常有关。出血可发生于全身各处,但以皮肤、口腔及鼻腔黏膜最为常见,眼底出血可致视力障碍,往往是颅内出血的前兆。M3 因易并发弥散性血管内凝血(disseminated intravascular coagulation, DIC),出血尤为明显。③贫血。半数患者就诊时已有重度贫血,随病情的发展而加重,表现为面色苍白、无力、虚弱、头昏甚至呼吸困难等。贫血的原因一方面是白血病细胞扩增,正常造血细胞被排挤;另一方面是由于白血病细胞生成的抑制因子抑制正常造血。

(2)局部组织器官表现:①肝脾大,是较常见的体征,可见于各型白血病,但以 ALL 和 M5 最为多见,常随病情进展而进展。②淋巴结肿大,见于大多数 ALL 和部分 AML,多为轻度,常 <3cm,质地较

软,不融合,一般无触痛,局限于颈、腋下和腹股沟等处。③中枢神经系统白血病,多见于儿童、高白血病细胞、ALL 和 M5 患者,由于一般化疗药物很难通过血 - 脑脊液屏障,隐藏在中枢神经系统的白血病细胞不能被有效杀灭,是构成白血病复发的原因之一,以 ALL 为多见。④骨关节疼痛,是白血病的常见症状,尤以胸骨中、下段压痛常见,提示髓腔内白血病细胞过度增生,具有一定特异性。白血病细胞浸润至骨膜、骨和关节会造成骨骼和关节疼痛,儿童多见。⑤口腔和皮肤,急性白血病尤其是 M4 和 M5,由于白血病细胞浸润可使牙龈增生、肿胀;皮肤可出现蓝灰色斑丘疹,局部皮肤隆起、变硬,呈蓝紫色结节。⑥粒细胞肉瘤,2%~14% AML 患者出现粒细胞肉瘤,因原始细胞聚集于某一部位,富含的髓过氧化物酶(myeloperoxidase,MPO)使切面呈绿色而得名,常累及骨膜,尤其是眼眶部,引起眼球突出、复视或失明。⑦胸腺,约 10% 的 ALL 患者有前纵隔(胸腺)肿块,巨大的前纵隔肿块压迫大血管和气管,常致患者出现咳嗽、呼吸困难、发绀、颜面水肿、颅内压增高等。

2. **慢性白血病**　慢性白血病一般起病缓慢,早期多无明显症状,除疲乏、低热等常见症状外。

(1)主要症状:慢性白血病症状缺乏特异性,常见有乏力、疲劳、低热、食欲减退、腹部不适、多汗或盗汗、体重减轻等。

(2)主要体征:①淋巴结肿大,以颈部淋巴结肿大最常见,其次是腋窝、腹股沟淋巴结肿大,一般呈中等硬度,表面光滑,无压痛,表皮无红肿,无粘连。②肝脾大,脾大是慢性白血病最突出的特征,见于 90% 的 CML 患者,其程度常与白血病细胞数有关;肝大但一般较轻。③皮肤损害,皮肤增厚、结节,可引起全身性红皮病等。

【治疗原则】

(一)一般治疗原则

急性白血病治疗的总体原则是早治、联合、充分、间歇和分阶段化疗,对于顽固性的髓外病灶,可考虑联合放疗。慢性白血病的治疗着重于慢性期,以控制白血病细胞升高、缓解临床症状为初始目标,而最终目标是获得长期的无病生存,回归正常生活。白血病的主要治疗措施为化学治疗、放射治疗、骨髓移植和支持疗法等多种,上述方法的改进和发展已使白血病患者的完全缓解(complete remission,CR)率、生存期及 5 年无病存活率均有较大提高。

1. **化学治疗**　化疗的目的在于消灭尽可能多的白血病细胞群或控制其大量增殖,以解除因白血病细胞浸润而引起的各种临床表现,并为正常造血功能恢复提供有利条件。目前常用的化疗药物一般都有抑制造血功能的副作用,并且对肝、肾、胃肠道也有毒性作用。所以化疗过程要严密观察病情,紧密随访血象、肝肾功能,随时调整剂量。化疗方案及剂量必须个体化,既要大量杀灭白血病细胞,又要尽可能保护正常细胞群。

2. **放射治疗**　放射治疗是用 X 射线、γ 射线等放射线照射肿瘤部位,利用放射线对癌细胞的致死作用,能最大量地杀死或破坏癌细胞,抑制它们的生长、繁殖和扩散。与化学治疗不同的是,放射治疗只会影响肿瘤及其周围部位,不会影响全身。

3. **骨髓移植**　骨髓移植是器官移植的一种,即将正常骨髓由静脉输入患者体内,以取代病变骨髓的治疗方法,用以治疗造血功能异常、免疫功能缺陷、血液系统恶性肿瘤及其他一些恶性肿瘤等。用此疗法可提高疗效,改善预后,延长生存期乃至根治。

4. **支持疗法**　支持疗法是成功治疗急性白血病的重要环节,因此必须①防治感染:白血病患者的正常粒细胞减少,在化、放疗后粒细胞缺乏将持续很长时间,极易发生感染,此时患者宜住层流病房或消毒隔离病房,注重口腔、皮肤、肛门、外阴的清洁卫生。患者如出现发热,应及时查明感染部位及分离病原菌,做细菌培养和药敏试验,并迅速进行经验性抗菌药物治疗。②促进免疫功能和造血功能恢复:为保证患者能耐受化疗,可合理使用人基因重组集落细胞刺激因子、大剂量静脉注射免疫增强剂如免疫球蛋白、根据需要选择新鲜全血和浓缩红细胞等,提倡输注浓缩红细胞,不仅可避免血容量过多,而且去掉血浆蛋白及其他细胞成分,可减少同种抗体的产生;为预防输血相关移植物抗宿主病,输血前应将含细胞成分的血液辐照 25~30Gy,以灭活其中的淋巴细胞。③防治化疗并发症:化疗时由于白血病细胞被大量破坏,血清和尿中的尿酸浓度增高,积聚在肾小管,引起阻塞而发生高尿酸血症肾病。在肾小管形成结晶可引起阻塞性肾病,应多饮水并碱化尿液,使每小时尿量>150ml/m²,在化疗同时给予别嘌醇 100mg,每日 3 次,以抑制尿酸合成。④控制出血:加强鼻腔、牙龈的护理,避免干燥和损伤,尽量减少肌内注射和静脉穿刺。血小板<10×10⁹/L 可输浓缩血小板,保持血小板>30×10⁹/L。化疗期间还须注意预防 DIC。⑤维持营养:白血病是严重消耗性疾病,常有消化功能紊乱,可发生严重的营养不良,必须补充营养,维持水、电解质平衡,必要时经静脉补充营养。⑥积极心理治疗:尽可能将病情、治疗方法和预后交代清楚,使患者和家属配合治疗。

(二) 药物治疗原则

白血病治疗的重要手段是应用化学药物治疗,其目的是减少并最终彻底杀灭体内异常增殖的白血病细胞,以恢复骨髓造血功能,达到病情完全缓解,并延长患者生存期的目的。白血病患者发病时体内有 10^{11}~10^{12} 以上的白血病细胞,白血病治疗可分为两个阶段;诱导缓解和缓解后治疗(巩固强化和维持治疗)。①诱导缓解阶段:选择数种作用机制不同的药物联合应用,以期达到完全缓解,即白血病症状和体征消失;血象 Hb ≥ 100g/L(男性)或 90g/L(女性及儿童),中性粒细胞绝对值 ≥ 1.5×10⁹/L,血小板 ≥ 100×10⁹/L,外周血白细胞分类中无白血病细胞;骨髓象原粒细胞 + 早幼粒细胞(原单 + 幼单核细胞或原淋巴 + 幼淋巴细胞)≤ 5%,红细胞及巨核细胞系列正常。此时需杀灭 2~3 个数量级的白血病细胞使骨髓中的白血病细胞减少至 5% 以下,造血功能恢复。但此时患者体内仍残存 10^9~10^{10} 个白血病细胞,疾病并未痊愈。②缓解后治疗:一般于第 1 次取得完全缓解之后 2 周开始,包括间歇应用原诱导缓解方案或采用更为强化的方案。

化疗治疗急性白血病的原则为早期、联合、充分、分阶段。

1. 早期　及时尽快进行化疗是因为早期白血病细胞克隆越小,浸润越轻,化疗效果越明显,首次完全缓解越早、越彻底,其完全缓解期与生存期越长。白血病初发时较少耐药,骨髓造血功能尚好,化疗后正常造血功能易于恢复。

2. 联合　联合用药可以提高疗效,减少副作用。联合组成化疗方案的药物应符合以下条件:①药物应作用于细胞周期的不同阶段;②药物作用机制不同,具有协同性;③药物的毒副作用不同。兼顾以上 3 个方面组成的化疗方案有助于实现最大限度地杀灭白血病细胞而较小损伤重要组织器官。

3. 充分　充分的化疗时间和剂量才能发挥药物的杀灭白血病细胞作用。白血病细胞的增殖周期约 5 天,部分药物作用于细胞周期的特异性增殖期,如长春新碱作用于有丝分裂期(M 期)、阿糖胞苷作用于 DNA 合成期(S 期)、蒽环类抗菌药物作用于细胞周期的每一阶段。一般每一疗程的化疗持续 7~10 天,使处于各增殖期的白血病细胞都有机会被杀灭。

4. 分阶段　急性白血病治疗前,体内的白血病细胞数量高达 10^{11}~10^{12},重约 1.0kg,需经诱导缓解和缓解后治疗(巩固强化和维持治疗)两个阶段。诱导缓解获 CR 后,体内的白血病细胞降至 10^8~10^9,这些残留的白血病细胞称为微小残留灶(MRD),MRD 水平可预测复发,必须定期进行检测。MRD 持续阴性的患者有望延长无病生存率(DFS)甚至治愈(DFS 持续 10 年以上)。完全缓解后进行 4~6 个疗程的巩固缓解治疗,使白血病细胞数量减少到 10^4 进入维持缓解阶段。

【药物治疗】

(一) 治疗药物分类

1. 干扰核酸生物合成的药物　这类药物属于抗代谢物,它们的化学结构和核酸代谢的必需物质如叶酸、嘌呤碱、嘧啶碱等相似,可通过特异性对抗而干扰核酸尤其是 DNA 的生物合成,是细胞周期性特异性药物,主要作用于 S 期细胞。包括叶酸拮抗剂甲氨蝶呤(methotrexate,MTX)、嘌呤拮抗剂硫鸟嘌呤(tioguanine,6-TG)、嘧啶拮抗剂阿糖胞苷(cytarabine,Ara-C)等。

根据药物主要干扰的生化步骤或靶酶不同,可进一步分为:①二氢叶酸还原酶抑制剂,如 MTX 等;②胸苷酸合成酶抑制剂,影响尿嘧啶核苷的甲基化,如氟尿嘧啶、替加氟及优福定等;③嘌呤核苷酸互变抑制剂,如巯嘌呤(mercaptopurine,6-MP)、6-TG 等;④核苷酸还原酶抑制剂,如羟基脲等;⑤ DNA 多聚酶抑制剂,如 Ara-C 等。

2. **影响 DNA 结构和功能的药物**　①烷化剂:烷化剂有环磷酰胺(cyclophosphamide,CTX)、氮芥和塞替派等,烷化剂是细胞周期非特异性药物,对增殖细胞和非增殖细胞都有杀灭作用;② DNA 嵌入剂:多为抗生素,如柔红霉素(daunorubicin,DNR)、多柔比星(doxorubicin,ADM)、表柔比星(epirubicin,E-ADM)、米托蒽醌、放线菌素 D 等;③破坏 DNA 的金属化合物:如顺铂(cisplatin,DDP)、卡铂(carboplatin,CBP)等;④破坏 DNA 的抗生素:如丝裂霉素(mitomycin,MMC)、平阳霉素(bleomycin,BLM)等。

3. **影响蛋白质合成的药物**　①抑制有丝分裂影响微管蛋白装配的药物:如长春新碱(vincristine,VCR)、依托泊苷(etoposide,VP-16)、紫杉醇及秋水仙碱等;②干扰核糖体功能,阻止蛋白质合成的药物:如三尖杉酯碱(harringtonine,har)、高三尖杉酯碱(homoharringtonine,Hhar);③影响氨基酸供应,阻止蛋白质合成的药物:如 L- 门冬酰胺酶(L-asparaginase,L-Asp)。

4. **诱导细胞分化和凋亡的药物**　①全反式维 A 酸(all-trans retinoic acid,ATRA):其作用与维 A 酸受体和 *pml*、*rar*α 融合基因有关,用于治疗早幼粒细胞白血病;②三氧化二砷:亦是治疗急性早幼粒细胞白血病的药物,可通过下调 B 细胞淋巴瘤 / 白血病 -2(*bcl-2*)基因表达及改变 PML/RARα 蛋白,诱导白血病细胞凋亡。

5. **调节体内激素平衡的药物**　主要有糖皮质激素、选择性雌激素受体拮抗剂等。

6. **其他药物**　①细胞因子:可用来保护骨髓和肠道免于放疗和化疗的毒性,如白介素、干扰素等;②酪氨酸激酶抑制剂:如甲磺酸伊马替尼(imatinib mesylate,IM)为 Bcr-Abl 信号传导通路的抑制剂,曲妥珠单抗为抗 HER2 的人源化单克隆抗体等。

(二)治疗药物选用

1. **急性淋巴细胞白血病的药物治疗**

(1)诱导缓解治疗:急性淋巴细胞白血病治疗的标准方案是 VP 方案,即长春新碱(VCR)和泼尼松(P),VP 方案能使 50% 的成人 ALL 获 CR,CR 期 3~8 个月,VCR 主要毒副作用为末梢神经炎和便秘。VP 方案的基础上应用多药联合及大剂量化疗药物进行诱导缓解治疗,如在 VP 方案上加门冬酰胺酶(VLP 方案)或柔红霉素(VDP 方案),或在 VDP 方案上加用环磷酰胺(VDCP),或以上 4 种药物同时使用(VDLP 方案),以及 VDP 联合 CTX 和 L-Asp 组成的 VDCLP 方案,不仅降低了复发率,而且可使儿童 ALL 的 CR 率达 85%~100%,成人 ALL 的 CR 率提高至 70%~85%,5 年无病生存率(disease free survival,DFS)可达 42%,但需警惕蒽环类药物的心脏毒性。在 VDLP 的基础上加用其他药物,包括环磷酰胺和阿糖胞苷,可提高部分 ALL 的完全缓解率和 5 年无病生存率。VCR、L-Asp 和泼尼松一般对骨髓无明显的抑制作用,且复发后再诱导可获再次 CR。常用的成人 ALL 诱导缓解的联合化疗方案见表 18-4。

表 18-4　常用的 ALL 诱导化疗方案

方案	药物	剂量和用法	疗程
VP	长春新碱	1.4mg/m^2,静脉注射,每周 1 次	连续用药 4 周,如未获缓解,改用下列方案
	泼尼松	40~60mg/m^2,口服,每日 2~3 次	
VDP	长春新碱	1.4mg/m^2,静脉注射,每周 1 次	连续用药,CR 率可达 74%
	柔红霉素	30~45mg/m^2,静脉滴注,每周 1~2 天	
	泼尼松	40~60mg/m^2,口服,每日 2~3 次	

方案	药物	剂量和用法	疗程
VLP	长春新碱	1.4mg/m²，静脉注射，每周 1 次	连续用药 4 周，CR 率可达 72%
	L-门冬酰胺酶	4 000~6 000U/m²，静脉滴注，每日 1 次，10 天	
	泼尼松	40~60mg/m²，每日分次口服	
VDLP	长春新碱	1.4mg/m²，静脉注射，第 1 日、8 日、15 日、22 日	连续用药 4 周，间歇 2 周；儿童 CR 率为 92%，成人 CR 率为 77.8%
	柔红霉素	30~45mg/m²，静脉滴注，第 1 日、2 日、3 日、15 日、16 日、17 日	
	L-门冬酰胺酶	4 000~6 000U/m²，静脉滴注，第 19~28 日	
	泼尼松	40~60mg/m²，口服，第 1~14 日，第 15~28 日逐渐减量	
VDLD	长春新碱	1.4mg/m²，静脉注射，第 1 日、8 日、15 日、22 日	连续用药 4 周，间歇 2 周
	柔红霉素	30~45mg/m²，静脉滴注，第 1 日、8 日、15 日、22 日	
	L-门冬酰胺酶	4 000~6 000U/m²，静脉滴注，第 5 日、8 日、11 日、14 日、17 日、20 日、23 日、26 日	
	地塞米松	6mg/m²，口服，第 1~21 日，第 22 日开始逐渐减量	
VDCP	长春新碱	1.4mg/m²，静脉注射，第 1 日、8 日、15 日、22 日	连续用药 4 周，间歇 2 周；CR 率达 82.4%
	柔红霉素	30~45mg/m²，静脉滴注，第 1 日、2 日、3 日、15 日、16 日、17 日	
	泼尼松	40~60mg/m²，口服，第 1~14 日，第 15~28 日逐渐减量	
	环磷酰胺	600~800mg/m²，第 1 日、15 日	
VDCLP	长春新碱	1.4mg/m²，静脉注射，每周 1 次	连续用药 4 周，CR 率达 89.4%
	柔红霉素	30~45mg/m²，静脉滴注，每周 1~2 天	
	泼尼松	40~60mg/m²，口服，每日 2~3 次	
	L-门冬酰胺酶	4 000~6 000U/m²，静脉滴注，每日 1 次，10 天	
	环磷酰胺	600~800mg/m²，第 1 日、15 日	
VP-16+Ara-C	依托泊苷	100mg/m²，静脉滴注，第 1~3 日	用药 5~7 天，间歇 3 周
	阿糖胞苷	100~200mg/m²，静脉滴注，第 1~7 日	

（2）巩固强化治疗：为减少复发、提高生存率，诱导治疗结束后应尽快开始缓解后的巩固强化治疗，巩固强化治疗主要有化疗和 HSCT 两种方式，目前化疗多数采用间歇重复原诱导方案，定期给予其他强化方案的治疗。巩固强化治疗一般分为 6 个疗程。第 1、4 个疗程用原诱导方案；第 2、5 个疗程用 VP-16+Ara-C 方案；第 3、6 个疗程用大剂量甲氨蝶呤 1~1.5g/m²，第 1 日静脉滴注维持 24 小时，停药后 12 小时使用亚叶酸钙（6~9mg/m²）肌内注射解救，每 6 小时 1 次，共 8 次，每疗程间隔 2~3 周。应用大剂量 MTX 时应争取进行血清 MTX 浓度监测，至血清 MTX 浓度<0.1μmol/L（或低于 0.25μmol/L）时结合临床情况可停止解救。缓解后 6 个月左右参考诱导治疗方案予再诱导强化一次。巩固强化治疗的主要副作用是骨髓抑制，患者出现粒细胞减少甚至粒细胞缺乏，从而合并严重的感染和败血症，死亡率可达 10%，老年患者的死亡率更高；必须同时给予强有力的对症和支持治疗。

由于大多数化疗药物不能透过血 - 脑脊液屏障，中枢神经系统中浸润的白血病细胞不能在诱导化疗时得到有效治疗，是白血病复发的主要原因。同时白血病细胞浸润中枢神经系统后果严重，在巩固强化阶段必须进行有效的预防和治疗。①预防：一般认为应在完全缓解后 1~2 周内开始，对高危患者可与诱导化疗同时进行。常用的方法有鞘内注射甲氨蝶呤 5~10mg/m²，每周 2 次，共 3 周。②治疗：可用甲氨蝶呤每次 10~15mg 缓慢鞘内注射，每周 2 次，直到脑脊液细胞数及生化检查恢复正常；然后改用每次 5~10mg 鞘内注射，每 6~8 周 1 次，随全身化疗结束而停用。甲氨蝶呤鞘内注射可引起急性化学性蛛网膜炎，患者可有发热、头痛及脑膜刺激征，因此甲氨蝶呤鞘内注射时宜加地塞米松 10mg，可减轻不良反应。同时可以考虑头颅部放射线照射（2 400~3 000cGy）和脊髓照射（1 200~1 800cGy），但其不良反应如认知障碍、继发肿瘤、内分泌受损和神经毒性限制了其应用。

(3)维持治疗：对于 ALL(除成熟 B-ALL 外)，即使经过强烈诱导和巩固治疗，仍必须给予维持治疗。口服巯嘌呤和甲氨蝶呤的同时间断给予 VP 方案化疗是普遍采用的有效维持治疗方案。维持治疗的基本方案：6-MP 60~75mg/m², 每日 1 次，MTX 15~20mg/m², 每周 1 次。注意：① 6-MP 晚上用药效果较好。可以用 6-TG 替代 6-MP。维持治疗期间应注意监测血常规和肝功能，调整用药剂量。② ALL 的维持治疗既可以在完成巩固强化治疗之后单独连续使用，也可与强化巩固方案交替序贯进行。③如未行异基因造血干细胞移植，自取得 CR 后总的治疗周期至少 2 年。

另外，费城染色体阳性(Philadelphia chromosome positive，Ph⁺)ALL 诱导缓解化疗可联用酪氨酸激酶抑制剂(TKI，如伊马替尼或达沙替尼)进行靶向治疗，CR 率可提高至 90%~95%，TKI 推荐持续应用至维持治疗结束。

2. 急性髓系白血病的药物治疗

(1)诱导缓解治疗：目前的诱导方案一般含有蒽环类药物联合标准剂量 Ara-C 化疗，IA 方案(I 为 IDA，即去甲氧柔红霉素)和 DA 方案(D 为 DNR)为目前公认的标准诱导缓解方案，疗效较为肯定，其 CR 率为 55%~80%。我国学者率先以高三尖杉酯碱(HHT)替代 IDA 或 DNR 组成的 HA 方案的 CR 率为 60%~65%。HA 与 DNR、阿柔比星(Acla)等蒽环类药物联合组成 HAD、HAA 等方案，可进一步提高 CR 率。但总的 CR 率较 ALL 低，因诱导过程中一定要通过粒细胞极度缺乏期后方可进入缓解期。目前白血病治疗强调一次诱导的 CR 率，故有学者主张在第 7 天时采骨髓观察骨髓增生程度和白血病细胞下降的比例，必要时延长至 10 天，以提高首次诱导化疗的 CR 率。中、大剂量 Ara-C 联合蒽环类的方案不能提高 CR 率，但可延长年轻患者的 DFS。1 个疗程即获 CR 者 DFS 长，2 个标准疗程仍未 CR 者提示存在原发耐药，需换化疗方案或行同种异基因造血干细胞移植(allogenic hematopoiesis stem cell transplant，allo-HSCT)。Ara-C 持续静脉滴注的效果比每日 2 次静脉注射略好。

APL 多采用全反式维 A 酸(ATRA)+蒽环类药物，但缓解后单用维 A 酸巩固强化治疗易复发，应联合或交替维持治疗。砷剂作用于 AML，小剂量能诱导 APL 细胞分化，大剂量能诱导其凋亡。ATRA+蒽环类的基础上加用砷剂(三氧化二砷，ATO)能缩短达 CR 时间。低/中危组和不能耐受蒽环类药物者采用 ATRA+ATO 双诱导。在蒽环类中，DNR 发生口腔黏膜炎和胃肠道毒性较 ADM 少，尤其是婴儿和年龄>60 岁的患者。由于毒性较小，化疗相关病死率较低，CR 率较高，总体疗效比 ADM 高。对年龄<60 岁者，DNR 45mg/m² 的疗效优于 30mg/m²，且毒性小于 ADM 30mg/m²。用去甲氧柔红霉素(IDA)12~13mg/m² 取代 DNR 与 Ara-C 组成的 3+7 方案，1 个疗程的 CR 率及长期无病生存率均有所提高。IDA 仅比 DNR 少 1 个甲氧基，脂溶性增高，能更快地渗入细胞中，$t_{1/2}$ 长，使抗肿瘤作用延长。VP-16 和 VM-26 被认为对 M4 和 M5 有较好疗效。常用于 AML 的化疗方案见表 18-5。

表 18-5　常用的 AML 诱导化疗方案

方案	药物	剂量和用法	疗程
IA	去甲氧柔红霉素	10~12mg/m²，静脉滴注，第 1~3 日	用药 7 天，间歇 3 周，CR 率为 35%~85%
	阿糖胞苷	100~200mg/m²，静脉滴注，第 1~7 日	
DA	柔红霉素	30~45mg/m²，静脉滴注，第 1~3 日	用药 7 天，间歇 3 周
	阿糖胞苷	100~200mg/m²，静脉滴注，第 1~7 日	
DAT	柔红霉素	30~45mg/m²，静脉滴注，第 1~3 日	连续用药 4 周，间歇 2 周；儿童 CR 率
	阿糖胞苷	100~200mg/m²，静脉滴注，第 1~7 日	为 92%，成人 CR 率为 77.8%
	硫鸟嘌呤	75~200mg/m²，口服，第 1~7 日	
DAE	柔红霉素	40~45mg/m²，静脉滴注，第 1~3 日	用药 7 天，间歇 3 周
	阿糖胞苷	100~200mg/m²，静脉滴注，第 1~7 日	
	依托泊苷	75mg/m²，静脉滴注，第 1~7 日	

续表

方案	药物	剂量和用法	疗程
HA	三尖杉酯碱	2~4mg/m²,静脉滴注,第1~7日	用药7天,间歇3周
	阿糖胞苷	100~200mg/m²,静脉滴注,第1~7日	
Mit+VP-16	米托蒽醌	10mg/m²,静脉滴注,第1~7日	用药7天,间歇3周
	依托泊苷	100mg/m²,静脉滴注,第1~7日	

(2)巩固强化治疗:①原诱导方案继续进行4~6个疗程;②单独使用中等剂量的阿糖胞苷[Ara-C前4天为100mg/(m²·d),第5日、6日、7日为1~1.5g/(m²·12h)],也可合用柔红霉素、安吖啶、米托蒽醌等;③用与原诱导方案无交叉耐药的新方案(如依托泊苷+米托蒽醌),每1~2个月化疗1次,共1~2年。由于长期治疗并不能明显延长急性髓系白血病患者的无病生存期以及减少毒副作用的代价,一般主张巩固治疗后不进行维持治疗。

中枢神经系统白血病的药物预防:AML累及中枢神经系统者为5%~20%。对AML高危组,如诊断时外周血幼稚细胞增多者,尤其是M4和M5型,多数学者仍主张进行预防。预防的方法同ALL,以鞘内MTX或Ara-C为主,必要时可进行全颅和脊髓放射治疗。

(3)诱导分化治疗:急性早幼粒细胞白血病(APL)M3占AML的6.5%~32%,其特点是除发热、贫血等AML常见的症状外,出血的发生率可达72%~94%,常伴有DIC,是其最常见的死因。对于疑诊APL的患者,应先按APL治疗(如口服ATRA治疗),待明确诊断后再调整诊疗方案。

ATRA可诱导分化治疗M3,CR率高达80%以上。近年的随机对照研究表明,ATRA与标准DA方案治疗M3的CR率无明显差别,但ATRA治疗CR后用DA等方案强化并用ATRA维持治疗比用ATRA治疗CR后用DA等方案强化的患者长期无病生存率明显提高。

ATRA的用法为30~60mg,每日口服,直至CR。一般总量为1 200~5 280mg,需20~60天。治疗中白细胞一般在3~4天后开始上升,2~3周达高峰,可为原水平的10~20倍以上,此后白细胞渐降至正常,早幼粒细胞分化成熟为中、晚幼和成熟粒细胞。治疗后血小板从第15~21日开始上升,第5~6周时达高峰,然后逐渐至正常。骨髓相关指标一般在30天左右达CR标准。ATRA对化疗缓解后复发的患者与初治者同样有效,但ATRA治疗获CR后,应按普通AML进行缓解后强化巩固治疗,并间以ATRA维持治疗,4年无病生存率可达70%。

ATRA与化疗药物相比,无骨髓抑制,是由于减少了化疗药物对白细胞的破坏,不诱发DIC和严重感染,降低了患者的早期死亡率。其副作用主要有皮肤黏膜干燥、头痛、恶心、食欲缺乏、骨关节疼痛及肝功能改变,经对症处理或适当减少用量可缓解,一般不影响治疗。少数患者可由于白细胞增高而发生白细胞淤滞,可在ATRA治疗中加用标准DA方案化疗或加用羟基脲。维A酸综合征为另一严重并发症,主要表现为发热、呼吸困难、体重增加、胸腔积液、下肢水肿等,也可出现肾功能不全、低血压等表现。与白细胞增高无明显关系,皮质激素治疗有效,可用地塞米松10~20mg,静脉滴注,持续3~5天。

其他可能有诱导白血病细胞分化作用的药物包括阿糖胞苷、高三尖杉酯碱和三氧化二砷(ATO),目前诱导分化剂的应用仅对M3疗效较好,对其他类型的白血病尚无有效的诱导分化治疗方法。

另外需警惕出现诱导分化综合征:主要表现为不明原因发热、呼吸困难、胸腔或心包积液、肺部浸润、肾脏衰竭、低血压、体重增加5kg,分化综合征通常发生于初诊或复发患者,白细胞>10×10⁹/L并持续增长者,应考虑停用ATRA或亚砷酸,或者减量,并密切关注体液容量负荷和肺功能状态,尽早使用地塞米松(10mg,静脉注射,每日2次)直至低氧血症解除。

低中危APL患者,ATRA联合砷剂作为一线治疗方案中建议预防性鞘内治疗;高危APL或复发患者,因发生CNSL的风险增加,对这些患者应进行至少2~6次预防性鞘内治疗。对于已诊断CNSL

患者,按照 CNSL 常规鞘内方案执行。

(4)复发和难治 AML 的治疗:可选用①无交叉耐药的新药组成联合化疗方案;②中、大剂量阿糖胞苷组成的联合方案;③ HSCT;④临床试验,如耐药逆转剂、新的靶向药物(如 FLT3 抑制剂等)、生物治疗等。再诱导达 CR 后应尽快行 allo-HSCT。复发的 APL 选用 ATO+ATRA 再诱导,CR 后融合基因转阴者行自体 HSCT 或砷剂(不适合移植者)巩固治疗,融合基因仍阳性者考虑 allo-HSCT 或临床试验。

3. 慢性粒细胞白血病的药物治疗 CML 的治疗应着重于慢性期早期,一旦进入加速期或急变期(统称进展期)则预后不良。药物治疗慢性粒细胞白血病大多数可达完全缓解,但其中数生存期(约 40 个月)并未改善。联合化疗可使 CML 的中数生存期明显延长,使费城染色体(Philadelphia chromosome,Ph)阳性细胞明显减少,甚至可完全抑制,但骨髓抑制的发生率较高,易引起感染和出血,仅适合于中、高危病例。一般不联合化疗,allo-HSCT 是唯一可治愈 CML 的方法。随着移植技术的进步,完全缓解或者 allo-HSCT 术后的 5 年总生存率可达 80%,allo-HSCT 治疗 CML 完全缓解的治疗相关死亡率可下降到 10% 以下。但由于 allo-HSCT 相关毒性,自 IM 应用以来,患者如有移植意愿并具备以下条件,方考虑选择 allo-HSCT:新诊断的儿童和青年;依据年龄、脾脏大小、血小板计数和原始细胞数等疾病进展风险预测可能性高者,并具有全相合供者的年轻患者;第一代酪氨酸激酶抑制剂治疗失败或者不耐受的患者。

(1)甲磺酸伊马替尼:在慢性粒细胞白血病患者中,90% 伴有 Ph 染色体。Ph(+)CML 患者白血病细胞中的 BCR-ABL 酪氨酸激酶持续活化。甲磺酸伊马替尼是一种特异性地针对 BCR-ABL 酪氨酸激酶的靶向治疗药物,能够与 ABL 酪氨酸激酶 ATP 的结合位点特异性结合,使酪氨酸残基不能磷酸化,从而抑制 BCR-ABL 阳性细胞增殖。甲磺酸伊马替尼治疗 CML 患者完全细胞遗传学缓解率 92%,10 年总体生存率可达 84%。甲磺酸伊马替尼适用于治疗 Ph(BCR-ABL)阳性的慢性期、急变期和加速期的慢性粒细胞白血病。给药方式为每日 1 次,口服给药,服用时并饮大量的水。慢性期 CML 患者的剂量为 400mg/d,加速期或急变期的剂量为 600~800mg/d。在应用该药时,应注意外周血象和肝功能的变化;中性粒细胞减少和血小板减少是主要的血液系统不良反应;表皮水肿是最常见的不良反应,主要为眼眶周围或者下肢水肿。第二代 TKI 如尼洛替尼、达沙替尼治疗 CML 能够获得更快、更深的分子学反应,逐渐成为 CML 一线治疗方案的可选药物。

(2)干扰素 α:干扰素是分子靶向药物出现之前的首选药物,目前用于不适合 TKI 和 allo-HSCT 的患者。不论在体外试验或体内治疗都有抑制 Ph 阳性细胞的作用。与联合化疗不同,干扰素对 Ph 阳性细胞的抑制是缓慢发生,达到完全缓解的患者,3 年生存率为 94%。常用剂量(3~5)×10^{6}U/(m²·d),皮下或肌内注射,每周 3~7 次,可持续使用数月至 2 年。推荐与小剂量阿糖胞苷合用,Ara-C 常用剂量 10~20mg/(m²·d),每个月连用 10 天,以提高疗效。不良反应有发热、寒战、流感样症状,晚期毒性有食欲下降、消瘦、帕金森综合征、免疫性血小板减少等。减少剂量上述症状可减轻或消失,给予小剂量的解热止痛剂可解除上述副作用。

(3)羟基脲:主要作用于 S 期,选择性抑制 DNA 合成。起效快,持续时间较短,用药后 2~3 天白细胞迅速下降,停药即可回升。常用剂量为每天 3g,分 2 次口服。待白细胞减至 20×10⁹/L 左右,剂量减半;降至 10×10⁹/L 时,改为 0.5~1.0g/d 维持治疗。需经常检查血象,以调节药物剂量。该药有致畸的可能性,对中枢神经系统有抑制作用,与烷化剂无交叉耐药性。

(4)阿糖胞苷:为作用于 S 期的周期特异性药物,对多数实体瘤无效,与常用的抗肿瘤药无交叉耐药现象。口服吸收少,易在消化系统脱氨失活。小剂量静脉滴注 50~150mg,每日 1 次,可控制病情发展。

4. 慢性淋巴细胞白血病的药物治疗 慢性淋巴细胞白血病是一种进展缓慢的成熟 B 淋巴细胞增殖性肿瘤,以外周血、骨髓、脾脏和淋巴结组织中出现大量克隆性 B 淋巴细胞为特征。慢性淋巴细胞白血病早期一般不需治疗,中、后期临床表现较为明显,需给予积极治疗。苯达莫司汀是一种新型烷化剂,兼具有抗代谢功能和烷化剂作用,单药治疗 CLL,不论是初始或复发难治性患者,均显示了较高的治疗反应率和 CR 率。

(1)烷化剂:苯丁酸氮芥是治疗 CLL 的经典药物,可与各种细胞结构如胞膜、蛋白、DNA 和 RNA 等结合,其中 DNA 交联并导致细胞凋亡可能是抗白血病的主要因素。苯丁酸氮芥对初始 CLL 单药治疗反应率 50%~60%,但 CR 率不足 10%。治疗 CLL 时剂量一般为 6~10mg/d,口服;1~2 周后减量至 2~6mg/d。根据血象调整药物剂量,以防骨髓过分抑制。一般用药 2~3 周后开始显效,2~4 个月时疗效较明显。维持半年可停药,复发后再用药。

(2)环磷酰胺:50~100mg/d,口服,疗效与苯丁酸氮芥相似。

(3)嘌呤类似物:氟达拉滨(fludarabine)是临床上常用的治疗 CLL 的嘌呤类似物,具有较高的完全缓解率和较长的缓解间期,但对长期生存率并无明显影响。临床常用剂量为 25~30mg/(m^2·d),静脉滴注,3~5 天为一个疗程,每隔 4 周重复应用。临床上常将氟达拉滨与环磷酰胺(FC 方案)或加上米托蒽醌(FCM 方案)联合应用,CR 率达到 50%~90%。克拉屈滨(2- 氯脱氧腺苷,cladribine)、喷司他丁(pentostatin)也是有效的药物,疗效、不良反应与氟达拉滨相似。

(4)联合化疗:主要用于对苯丁酸氮芥无效的患者,方案有 COP(环磷酰胺 + 长春新碱 + 泼尼松)、CHOP(环磷酰胺 + 多柔比星 + 长春新碱 + 泼尼松)、FC(氟达拉宾 + 环磷酰胺)等。COP 方案:环磷酰胺 300~400mg/m^2,口服,1~5 天;长春新碱 1~2mg/m^2,静脉注射,第 1 天;泼尼松 40mg/m^2,口服,1~5 天。CHOP 方案:COP 方案 + 多柔比星 25mg/m^2,静脉注射,第 1 天。FC 方案:氟达拉宾 25mg/m^2,静脉注射,1~3 天;环磷酰胺 250mg/m^2,静脉注射,1~3 天。

(5)化学免疫治疗:单克隆抗体常与化疗药物联合应用,抗 CD20 单克隆抗体是目前应用最广泛的抗单克隆抗体,CD20 是 B 淋巴细胞的标志,单克隆抗体通过识别细胞表面标志与其结合,达到杀伤肿瘤细胞的目的。利妥昔单抗联合化疗药物可以产生协同抗肿瘤效应,提高患者治疗的总体反应率和生存率。氟达拉滨 + 环磷酰胺 + 利妥昔单抗治疗初始 CLL,CR 率可高达 70%,总治疗反应率>90%,40% 以上 CR 患者经 PCR 检测未发现微小残留病灶。

(6)分子靶向治疗:CLL 细胞内存在 CTK、syk 等多种分子信号通路异常激活,针对以上信号通路的特异性抑制剂可能成为治疗 CLL 的药物。伊布替尼是第一代口服的小分子布鲁顿酪氨酸激酶(Bruton's tyrosine kinase,BTK)特异性抑制剂,能够以不可逆共价方式与 BTK 的 ATP 结合口袋的半胱氨酸 481 位结合,从而抑制激酶活性,阻断 B 细胞受体信号转导,从而减少 B 细胞生长、增殖、存活、黏附和迁移,已经用于 CLL 患者的一线和挽救治疗,单药伊布替尼一线治疗 CLL 的反应率达到 90%,11% 的患者达到 CR,且不良反应较少。

病例分析 -4

> **思考题**
>
> 1. 说明急性淋巴细胞白血病 3 种常见的诱导化疗方案的组成。
> 2. 急性淋巴细胞白血病和慢性淋巴细胞白血病的药物治疗有哪些异同点?
> 3. 如何处理诱导化疗期间可能出现的药物治疗和疾病相关问题?并讨论每种措施的风险和获益。

第四节　原发免疫性血小板减少症

原发免疫性血小板减少症(primary immune thrombocytopenia,ITP)是一种复杂的多种机制共同参与的获得性自身免疫性疾病。ITP 患者血小板减少的原因为非继发性因素导致患者体内自身抗体的生成,从而进一步诱发血小板破坏及生成受到抑制。目前国内尚无基于人口基数的 ITP 流行病学数据,国外报道的成人 ITP 年发病率为(2~10 人)/10 万人,60 岁以上老年人是高发群体,育龄期女性的发病率高于同年龄组男性。

【病因和发病机制】

儿童 ITP 在发病前通常会有病毒感染史,而成人 ITP 多起病隐袭,病因未明。ITP 的主要发病机制是血小板自身抗原免疫耐受性丢失,导致体液和细胞免疫异常活化,共同介导血小板破坏加速及巨核细胞产生血小板不足。

【临床表现】

(一) 症状与体征

成人 ITP 一般起病隐袭,常表现为反复性皮肤黏膜出血,如瘀点、紫斑瘀斑及外伤后止血困难等。查体可发现皮肤紫斑或瘀斑,以四肢远侧端多见,黏膜出血以鼻出血、牙龈出血或口腔黏膜血疱多见,而严重内脏出血较少见。出血过多或长期月经过多可出现失血性贫血。部分患者仅有血小板减少而没有出血症状。患者病情也可能因为感染等而骤然加重,出现广泛、严重的皮肤黏膜及内脏出血。乏力是 ITP 的另一个常见症状。本病一般无肝、脾、淋巴结肿大,不到 3% 的患者因反复发作,脾脏可轻度肿大。

(二) 诊断

诊断要点如下:

1. 至少连续 2 次血常规检查示血小板计数减少,外周血涂片镜检血细胞形态无明显异常。

2. 脾脏一般不增大。

3. 骨髓细胞形态学表现为巨核细胞增多或正常,伴成熟障碍。

4. 排除其他继发性血小板减少症(自身免疫性疾病、甲状腺疾病、淋巴系统增殖性疾病、骨髓增生异常综合征、再生障碍性贫血、各种恶性血液病、肿瘤浸润、慢性肝病、脾功能亢进、普通变异型免疫缺陷病、感染、疫苗接种等)、其他血小板消耗性减少、药物所致血小板减少、同种免疫性血小板减少、妊娠期血小板减少、先天性血小板减少及假性血小板减少。

5. 实验室检查　血小板糖蛋白特异性自身抗体(对抗体介导的免疫性血小板减少症有较高的特异性,可鉴别免疫性与非免疫性血小板减少,但不能区分原发性与继发性免疫性血小板减少)、血清血小板生成素水平(有助于 ITP 和骨髓衰竭性疾病的鉴别诊断)。

6. 应用出血评分系统评估 ITP 患者的出血程度及分级。

(三) 分期与分级

根据病程长短,有如下 3 个分期:

1. 新诊断的 ITP　确诊后 3 个月以内的患者。

2. 持续性 ITP　确诊后 3~12 个月血小板持续性减少的患者,包括未自发缓解和停止治疗后不能维持完全缓解的患者。

3. 慢性 ITP　血小板持续性减少超过 12 个月的患者。

重症 ITP 的标准为血小板计数 <10×10⁹/L 且伴有活动性出血,或出血评分 ≥5 分;难治性 ITP 指对一线治疗药物、二线治疗药物中的促血小板生成药物及利妥昔单抗治疗均无效,或脾切除无效 / 术后复发,进行诊断再评估后,仍诊断为 ITP 的患者。

【治疗原则】

ITP 的治疗应该遵循个体化原则,在确保药物不良反应最小化的基础上提升血小板计数至安全水平,减少出血事件,同时关注患者健康相关生活质量。对于血小板计数 ≥30×10⁹/L、无出血表现且不从事增加出血风险工作、无出血风险因素的 ITP 患者,可以观察随访。若患者有活动性出血症状,则不论血小板减少程度如何,都应给予治疗。警惕增加出血风险因素,包括高龄和长 ITP 病史、血小板功能缺陷、凝血障碍、高血压、外伤或手术、感染、药物（如抗血小板药、抗凝药或非甾体抗炎药）。对于部分检查、手术以及接受药物治疗时，血小板计数应该达到相应水平才可执行。

【药物治疗】

（一）紧急治疗

ITP 患者发生危及生命的出血（如颅内出血）或需要急症手术时，应该迅速提升血小板计数至安全水平，可单用或联合应用静脉注射免疫球蛋白（intravenous immunoglobulin，IVIg）1g/（kg·d），1~2 天；静脉甲泼尼龙 1 000mg/d 和重组人血小板生成素（recombinant human thrombopoietin，rhTPO）300U/（kg·d），皮下注射治疗。治疗期间应及时输注血小板。其他紧急治疗措施包括使用长春碱类药物、急症脾切除、抗纤溶、控制高血压、口服避孕药控制月经过多、停用抗血小板药物等。

（二）一线治疗

1. 糖皮质激素　①大剂量地塞米松（high dose dexamethasone，HD-DXM）40mg/d 口服或静脉给药 4 天，无效或复发的患者可以重复使用 1 个周期。治疗过程中应该注意监测血压、血糖值，并预防感染及消化性溃疡。②泼尼松 1mg/（kg·d）（最大剂量 80mg/d，分次或顿服），起效后应尽快减量，6~8 周内停用，减停后不能维持疗效患者考虑二线治疗。如需维持治疗，泼尼松的安全剂量不宜超过 5mg/d。2 周内泼尼松治疗无效患者应尽快减停。糖皮质激素依赖指需要 5mg/d 以上泼尼松或频繁间断应用糖皮质激素维持血小板 ≥30×10^9/L 或避免出血。

HD-DXM 治疗 7 天内反应率明显高于泼尼松，但持续反应率、严重出血改善无明显差异。高龄、糖尿病、高血压、青光眼等患者应慎用。应用 HD-DXM 的同时建议给予抗病毒药物，预防疱疹病毒、乙型肝炎病毒（hepatitis B virus，HBV）等再激活。长期应用糖皮质激素应注意高血压、高血糖、急性胃黏膜病变等不良反应的风险，部分患者可出现骨质疏松、股骨头坏死。此外，定期评估患者治疗期间健康相关生活质量（如抑郁、疲劳、精神状态等）。HBV 复制活跃的患者应该慎用糖皮质激素。

2. IVIg　主要用于紧急治疗、糖皮质激素不耐受或有禁忌证的患者、妊娠或分娩前。推荐 400mg/（kg·d），治疗 5 天或 1 000mg/（kg·d），治疗 1~2 天。有条件者可行血小板糖蛋白特异性自身抗体检测，用于 IVIg 的疗效预估。IgA 缺乏和肾功能不全患者应慎用。

（三）二线治疗

1. 促血小板生成药物　选择药物包括 rhTPO、艾曲泊帕等。此类药物于 1~2 周内起效，有效率可达 60% 以上，停药后多不能维持疗效，需进行个体化维持治疗。rhTPO 的剂量为 300U/（kg·d），皮下注射给药，治疗 14 天，有效患者行个体化维持。治疗 14 天仍未能起效的患者应停药。艾曲泊帕推荐剂量为 25mg/d，空腹顿服，治疗 2 周无效者加量至 50mg/d（最大剂量 75mg/d），进行个体化药物调整，维持血小板计数 ≥50×10^9/L。最大剂量应用 2~4 周无效者应停药。对于 1 种促血小板生成药物无效或不耐受的患者，更换其他促血小板生成药物或采用序贯疗法可能使患者获益。

2. 利妥昔单抗　该药的有效率在 50% 左右，长期反应率在 20%~25%。两种常规给药方案为：①标准剂量方案，静脉滴注 375mg/m^2，每周 1 次，共 4 次，通常在首次用药后 4~8 周内起效；②小剂量方案，静脉滴注 100mg，每周 1 次，共 4 次，或静脉滴注 375mg/m^2 1 次，起效时间略长。利妥昔单抗禁用于活动性乙型肝炎患者。

3. rhTPO 联合利妥昔单抗　推荐 rhTPO 的剂量为 300U/（kg·d），14 天；利妥昔单抗 100mg 静脉滴注，每周 1 次，共 4 次。对糖皮质激素无效或复发患者总有效率为 79.2%，中位起效时间为 7 天，6 个月持续反应率为 67.2%。

此外，脾切除术适用于糖皮质激素正规治疗无效、泼尼松安全剂量不能维持疗效及存在糖皮质激素应用禁忌证的患者。脾切除应在 ITP 确诊 12~24 个月后进行，术中留意有无副脾，如发现则应一并切除。术前须对 ITP 的诊断进行重新评估，建议行单克隆抗体俘获血小板抗原技术和血小板生成素水平检测。推荐对术后血小板计数上升过高、过快者进行血栓风险评估，对中高危患者给予血栓预防治疗。有条件的患者脾切除 2 周前可行疫苗接种。

（四）三线治疗

1. 全反式维 A 酸联合达那唑　全反式维 A 酸 20mg/d（分 2 次口服），达那唑 400mg/d（分 2 次口服），两者联合应用 16 周。糖皮质激素无效或复发患者的 1 年持续有效率约为 62%，中位起效时间为 5 周，患者耐受性良好。

2. 地西他滨　治疗剂量为 $3.5mg/(m^2 \cdot d)$，静脉滴注 3 天，间隔 3 周后再次给药，共 3~6 个周期，治疗 3 个周期无效患者应停用。该药的总有效率约为 50%，6 个月持续反应率约为 40%。

（五）妊娠合并 ITP 的药物治疗

妊娠合并 ITP 的治疗目的是降低妊娠期出血及与血小板减少相关的区域麻醉和分娩出血并发症风险。除分娩期外，妊娠合并 ITP 的治疗指征与非妊娠患者一致。当患者血小板计数 $<30 \times 10^9/L$ 且伴活动性出血或准备分娩时，应提升血小板计数至相对安全水平，自然分娩的血小板计数应 $\geq 50 \times 10^9/L$，剖宫产的血小板计数应 $\geq 80 \times 10^9/L$。

一线治疗选择口服泼尼松 20mg/d，起效 3 周后逐渐减量，以 5~10mg/d 剂量维持，有效率不足 40%。用药过程中注意监测患者血压、血糖、血脂、精神状态等。分娩后严密监测产妇血小板水平，并缓慢减少糖皮质激素用量，以免对产妇精神状态造成不利影响。IVIg 适用于糖皮质激素效果不佳、有严重不良反应或需要紧急提高血小板水平的患者，推荐 1g/kg 单次给药或 $400mg/(kg \cdot d)$，治疗 3~5 天。IVIg 的起效时间快于糖皮质激素，但不能维持长期疗效。

二线治疗中，对于初始治疗失败的妊娠合并 ITP 患者，对于泼尼松或 IVIg 单药治疗无效、泼尼松维持治疗中失去反应的患者，两者联合可能有效，或联合给予大剂量的甲泼尼龙和 IVIg。对初始治疗无效的晚期妊娠合并 ITP 患者，可考虑给予 rhTPO。

病例分析 -5

思考题

1. 妊娠合并 ITP 患者在选用治疗药物时的考虑要点。
2. 糖皮质激素的不良反应及药学监护要点。

第十八章
目标测试

（陈　孝）

参 考 文 献

[1] 中华医学会血液学分会红细胞疾病（贫血）学组. 铁缺乏症和缺铁性贫血诊治和预防多学科专家共识. 中华医学杂志, 2018, 98 (28): 2233-2237.

[2] 中华医学会血液学分会红细胞疾病（贫血）学组. 静脉铁剂应用中国专家共识 (2019 年版). 中华血液学杂志, 2019, 40 (5): 358-362.

[3] 葛均波, 徐永健, 王辰. 内科学. 9 版. 北京: 人民卫生出版社, 2018.

[4] 付蓉. 再生障碍性贫血诊断与治疗中国专家共识 (2017 年版). 中华血液学杂志, 2017, 38 (1): 1-5.

[5] 王天有. 儿童再生障碍性贫血诊疗规范 (2019 年版). 全科医学临床与教育, 2019, 17 (11): 11-15.

［6］ KILLICK S B, BOWN N, CAVENAGH J, et al. Guidelines for the diagnosis and management of adult aplastic anaemia. British Journal of Haematology, 2016, 172 (2): 187-207.

［7］ 中华医学会血液学分会, 中国医师协会血液科医师分会. 中国中性粒细胞缺乏伴发热患者抗菌药物临床应用指南 (2020 年版). 中华血液学杂志, 2020, 41 (12): 969-978.

［8］ HEINZ W J, BUCHHEIDT D, CHRISTOPEIT M, et al. Diagnosis and empirical treatment of fever of unknown origin (FUO) in adult neutropenic patients: guidelines of the Infectious Diseases Working Party (AGIHO) of the German Society of Hematology and Medical Oncology (DGHO). Annals of Hematology, 2017, 96 (11): 1775-1792.

［9］ 中华医学会, 中国抗癌协会. 成人急性淋巴细胞白血病诊疗规范 (2018 年版). (2018-12-13) [2022-02-20]. http:// www. nhc. gov. cn/yzygj/s7659/201812/b21802b199814ab7b1219b87de0cae51. shtml.

［10］ 中华医学会, 中国抗癌协会. 成人急性髓系白血病诊疗规范 (2018 年版). (2018-12-13) [2022-02-20]. http:// www. nhc. gov. cn/yzygj/s7659/201812/b21802b199814ab7b1219b87de0cae51. shtml.

［11］ 中华医学会, 中国抗癌协会. 成人慢性粒细胞白血病诊疗规范 (2018 年版). (2018-12-13)[2022-02-20]. http:// www. nhc. gov. cn/yzygj/s7659/201812/b21802b199814ab7b1219b87de0cae51. shtml.

［12］ 中华医学会血液病学分会止血与血栓学组. 成人原发免疫性血小板减少症诊断与治疗中国指南 (2020 年版). 中华血液学杂志, 2020, 41 (8): 617-623.

［13］ NEUNERT C, TERRELL D R, ARNOLD D M, et al. American Society of Hematology 2019 guidelines for immune thrombocytopenia. Blood Advances, 2019, 3 (23): 3829-3866.

第十九章

内分泌及代谢性疾病的药物治疗

第十九章
教学课件

内分泌及代谢性疾病是因内分泌腺体、激素分泌、靶细胞对激素反应性、物质代谢等方面发生异常而引起的疾病。药物治疗措施有替代或补充激素、调节激素分泌、改善靶细胞对激素的反应性、改变代谢物质的来源和去路等。本章主要介绍糖尿病、甲状腺功能亢进症、骨质疏松症、痛风等常见内分泌及代谢性疾病的药物治疗。

第一节 糖 尿 病

糖尿病（diabetes mellitus，DM）是一种以高血糖为特征的常见的内分泌及代谢性疾病，严重危害人类健康，并造成巨大的医疗支出。根据国际 DM 联盟 2019 年发布的统计数据，全球 20~79 岁 DM 患病人数 4.63 亿（患病率 9.3%），预计到 2045 年将增加 51%，达到 7 亿（患病率 10.9%）。其中我国有 1.164 亿患者，人数居全球首位，预计 2045 年将达到 1.472 亿。2015—2017 年全国 31 省流行病学调查显示，我国 18 岁及以上成人 DM 患病率为 11.2%。DM 患者长期高血糖引起的慢性并发症是致死、致残的主要原因。虽然目前尚无法根治 DM，但对 DM 及其并发症的合理防治可以延长患者的寿命、提高其生活质量和减少医疗费用。

【病因、主要分型和发病机制】

DM 主要由胰岛素（insulin）分泌缺陷和 / 或胰岛素抵抗（insulin resistance，IR）（靶细胞对胰岛素的反应性降低）引起。DM 主要分为 1 型和 2 型，此外还有妊娠期 DM，以及病因相对明确的特殊类型 DM。

1. 1 型糖尿病（type 1 diabetes mellitus，T1DM） 即胰岛素依赖型 DM（insulin-dependent diabetes mellitus，IDDM），主要由胰岛 β 细胞遭到严重破坏使胰岛素分泌绝对不足所致。T1DM 的病因和发病机制尚未完全阐明，但与遗传、环境及自身免疫因素相关。易感个体对环境因素（特别是某些病毒感染或化学毒性物质刺激）的反应异常，直接或间接引起自身免疫反应，导致胰岛 β 细胞破坏。自身免疫因素尤其是细胞免疫是 T1DM 发病的重要因素，患者主要采用胰岛素治疗以维持生命。

2. 2 型糖尿病（type 2 diabetes mellitus，T2DM） 即非胰岛素依赖型 DM（non-insulin-dependent diabetes mellitus，NIDDM），占 DM 总数的 90% 以上。一般认为 T2DM 的进程开始于 IR，导致 IR 的主要因素是胰岛素受体和受体后信号转导的缺陷。与 T1DM 相比，T2DM 的遗传易感性更大。易引起 IR 的环境因素包括肥胖、摄入高热量及结构不合理的膳食、久坐的生活方式等。IR 最初可通过增加胰岛素分泌来代偿，但胰岛 β 细胞最终失去代偿能力而发展为 DM。IR 和胰岛素分泌障碍均可导致高血糖，而高血糖反过来加重 IR 和 β 细胞损害，进一步加重胰岛素分泌障碍，形成恶性循环。一般情况下,口服降血糖药对 T2DM 患者治疗有效,但部分患者需胰岛素治疗。

【糖代谢状态分类、DM 诊断标准和临床表现】

1. 糖代谢状态分类和 DM 诊断标准　根据人静脉血浆葡萄糖水平进行的糖代谢状态分类和 DM 诊断标准见表 19-1。

表 19-1　糖代谢状态分类和 DM 诊断标准

糖代谢状态	静脉血浆葡萄糖水平 /(mmol/L)	
	空腹	OGTT 后 2 小时(随机血糖或 HbA1C)
正常血糖	≥3.9,<6.1	<7.8
空腹血糖受损(IFG)	≥6.1,<7.0	<7.8
糖耐量受损(IGT)	<7.0	≥7.8,<11.1
糖尿病(有典型症状)	≥7.0(孕期 5.1)	或 ≥11.1(孕期 8.5),或 ≥6.5%
低血糖	非 DM<2.8,孕期 DM<3.3,非孕期 DM<3.9	

注:1mmol/L=18mg/dl,100mg/dl=5.55mmol/L。

OGTT:口服葡萄糖耐量试验,清晨空腹,成人口服 75g 无水葡萄糖(溶于 300ml 水中,5 分钟内饮完);儿童 1.75g/kg,总量不超过 75g。

空腹状态:至少 8 小时未进食热量。

随机血糖:一天中任意时间的血糖,不考虑用餐时间,不能用来诊断 IFG 或 IGT。

糖尿病典型症状:多饮、多尿、多食和不明原因的体重下降。有典型症状者空腹、随机、OGTT 后 2 小时、糖化血红蛋白(HbA1C)中之一达到标准即可确诊。无典型症状者需改日复查确认。

　　葡萄糖调节受损(IGR)是指介于正常血糖和 DM 之间的一种状态,也称 DM 前期,包括空腹血糖受损(IFG)和糖耐量受损(IGT),两者可同时存在,也可单独发生。人群中 IGR(尤其是 IGT)的发生率高,防治任务艰巨。糖化血红蛋白(HbA1C)反映 3 个月内的平均血糖水平,国外推荐将 HbA1C ≥6.5% 作为 DM 诊断指标,5.7%~6.4% 为 DM 前期。我国最新指南推荐在检测质量符合要求的医疗机构将 HbA1C ≥6.5% 作为 DM 的补充诊断标准。妊娠期妇女由于胎儿消耗母体葡萄糖,空腹血糖随孕期进展逐渐下降。妊娠期 DM(gestational diabetes mellitus,GDM)是指在妊娠期间发生的糖代谢异常,但尚未达到显性 DM 的诊断水平者,占妊娠期高血糖的 83.6%。在妊娠期任何时间进行 75g 口服葡萄糖耐量试验(OGTT),5.1mmol/L ≤ 空腹血糖<7.0mmol/L,OGTT 1 小时血糖 ≥10.0mmol/L,8.5mmol/L ≤ OGTT 2 小时血糖<11.1mmol/L,上述任一点的血糖达到标准即可诊断为 GDM。

　　仅凭血糖水平和典型症状无法区分 T1DM 和 T2DM。T1DM 患者除症状典型、容易出现急性并发症之外,空腹或餐后的血清 C 肽水平(提示胰岛细胞分泌功能)明显降低,并可检测到谷氨酸脱羧酶抗体(GADA)等自身抗体。如果暂时不能确定,可先临时分型指导治疗,再依据治疗初始反应,追踪观察其临床表现,重新评估、分型。成人隐匿性自身免疫性 DM 在病程早期与 T2DM 的临床表现类似,需要依靠 GADA 等胰岛自身抗体的检测或随访才能明确诊断。

　　2. DM 及其急性并发症的临床表现　DM 患者因血糖升高和渗透性利尿而出现多尿、口干和多饮,因体内葡萄糖不能充分氧化供能而易饥多食,因脂肪和蛋白质的分解代谢增强而体重减轻,形成典型的“三多一少”症状。T1DM 常见于儿童和青少年,30 岁以前发病居多,起病较急,症状较典型,易出现急性并发症如酮症酸中毒,此时患者症状加重,出现食欲减退、恶心、呕吐、乏力、烦躁、呼吸加深加快,呼气中有烂苹果味(查尿酮体呈强阳性),严重者可发生昏迷。T2DM 常见于中老年人,多数体型较肥胖,起病缓慢,症状较轻,常在体检检测血糖时发现,部分患者以并发症就诊时发现。通常不发生酮症酸中毒,但在感染、饮食不当、创伤、手术、妊娠、分娩以及各种原因发生应激反应时也可发生。DM 另一急性并发症是高血糖高渗状态,患者失水严重,并可发展为惊厥和昏迷。DM 急性并发症若不及时抢救易致死亡。

3. **DM 慢性并发症的临床表现**　DM 神经病变常表现为远端、对称性、多发性感觉神经病变,引起手套 – 袜套状分布的感觉异常,伴肢端麻木、刺痛、灼热感,有时伴痛觉过敏。检查发现早期腱反射亢进,后期减弱或消失,触觉和温度觉也有不同程度降低。多发性神经病变可致 DM 患者足溃疡和关节病变。DM 性大血管病变表现为冠心病、脑血管病、肾动脉硬化、肢体动脉硬化等,肢体动脉硬化常表现为下肢疼痛、感觉异常和间歇性跛行,严重供血不足可导致肢体坏疽。DM 微血管病变表现为微循环障碍、微动脉瘤形成和微血管基底膜增厚,主要发生在视网膜、肾、神经、心肌组织,以 DM 肾病和视网膜病变为最重要。DM 肾病晚期的肾衰竭是主要死亡原因之一,而 DM 视网膜病变则可能导致失明。DM 足与下肢远端神经病变和周围血管病变相关,表现为足部感染、溃疡或深层组织破坏,是截肢、致残的主要原因。此外,高血糖还可使细胞免疫功能下降,从而导致真菌、细菌感染增多,如疖、肺结核、尿路感染、胆囊炎、真菌性阴道炎、体癣及足癣等。

【治疗原则】

1. **DM 治疗目标**　DM 的治疗目标是使血糖在全部时间内维持在正常范围内,并使物质代谢恢复正常。葡萄糖目标范围内时间(time in range,TIR)是指 24 小时内葡萄糖在目标范围内(3.9~10.0mmol/L)的时间,即血糖达标的时间,或其所占百分比。目前指南推荐 T2DM 患者的 TIR 控制目标为>70%,尽可能减少葡萄糖低于目标范围时间(time below range,TBR),避免发生低血糖,以及减少葡萄糖高于目标范围时间(time above range,TAR)。

高血糖得到良好控制的基本标准为 HbA1C、空腹和餐后血糖正常或接近正常,具体控制目标应依据病情等影响因素个体化设定。对多数非妊娠 DM 患者,HbA1C 的控制目标为<7.0%(更为严格的标准是<6.5%,甚至尽量接近正常);即刻血糖的控制目标为餐前 4.4~7.0mmol/L,餐后<10.0mmol/L(更为严格为餐前<6.1mmol/L,餐后<8.0mmol/L)。对病情危重采用胰岛素治疗的患者可适当放宽治疗目标,但只要达到目标后无明显的低血糖发生,则可制订更为严格的控制目标。对于妊娠期高血糖患者,血糖水平保持接近正常又不引起低血糖,对胎儿的正常发育非常重要,应控制空腹、餐前或睡前血糖 3.3~5.3mmol/L,餐后 1 小时血糖 ≤7.8mmol/L 或 2 小时血糖 ≤6.7mmol/L,HbA1C 尽可能<6.0%。孕期 T1DM 力求 TIR>70%,T2DM 和 GDM 至少应>90%,尽可能减少 TBR 和 TAR。

2. **高血糖控制策略**　DM 高血糖的控制策略是综合性的,包括生活方式管理(核心为医学营养治疗和运动治疗)、血糖监测、DM 教育和药物治疗。DM 患者必须通过综合治疗达到控制代谢紊乱、防止严重急性并发症发生、减少慢性并发症导致的病痛和致残以及延长 "健康寿命" 的目的。生活方式管理是 DM 的基础治疗措施,应贯穿于治疗的始终。T1DM 患者需终身使用胰岛素治疗。T2DM 前期人群的高血糖,经过强化生活方式干预 6 个月效果不佳时,可考虑二甲双胍等药物干预,以降低 T2DM 的发病风险。T2DM 确诊患者则在生活方式管理基础上,选用二甲双胍等药物治疗,当一种降血糖药治疗血糖不达标时,应采取 2 种甚至 3 种不同作用机制的药物联合治疗。

DM 患者常合并代谢综合征的一到多个异常,如高血压、血脂异常、肥胖等,与高血糖一起促进 DM 慢性并发症的发生进展,因此 DM 的治疗应该是综合性的,包括血糖、血压、血脂、体重的控制(控制目标见表 19-2),抗血小板治疗和改善生活方式等措施。

表 19-2　中国 2 型糖尿病的综合控制目标

代谢综合征组分	测量指标	控制目标值
高血糖	毛细血管血糖 /(mmol/L)	空腹 4.4~7.0;非空腹<10.0
	糖化血红蛋白 /%	<7.0
高血压	血压 /mmHg	<130/80

续表

代谢综合征组分	测量指标	控制目标值
血脂异常	总胆固醇 /(mmol/L)	<4.5
	甘油三酯 /(mmol/L)	<1.7
	低密度脂蛋白 /(mmol/L)	未合并 ASCVD<2.6；合并 ASCVD<1.8
	高密低脂蛋白 /(mmol/L)	男性>1.0；女性>1.3
肥胖	体重指数 /(kg/m²)	<24

注：ASCVD,动脉粥样硬化性心血管疾病。

【药物治疗】

（一）治疗药物分类

控制高血糖的治疗药物可分为胰岛素类和非胰岛素类,胰岛素目前仍须注射给药,非胰岛素类降血糖药多数可口服。

1. 胰岛素类　胰岛素类药物常统称为胰岛素,包括人胰岛素和胰岛素类似物。利用 DNA 重组技术生产出的与天然胰岛素有相同结构和功能的人胰岛素,极大地减少了动物胰岛素制剂带来的过敏反应;利用基因工程技术对人胰岛素进行局部修饰,合成了人胰岛素类似物(insulin analogue)。胰岛素类药物可与靶细胞上的胰岛素受体结合,激活受体上的酪氨酸激酶,触发细胞内信号通路蛋白的级联磷酸化反应,最终加速葡萄糖的转运和利用,促进糖原合成与贮存,抑制糖原分解和糖异生,促进脂肪和蛋白质的合成并抑制其分解,从而降低血糖,减轻 DM 的"三多"症状和增加体重。目前临床胰岛素均为注射剂,非注射途径的胰岛素制剂迄今尚未成功应用。与碱性鱼精蛋白结合的胰岛素 pH升高,可在皮下注射部位形成沉淀(注意该制剂不可静脉注射)缓慢释放胰岛素,延长了胰岛素作用时间。精蛋白锌胰岛素或长效胰岛素类似物与相应的短效胰岛素或速效胰岛类似物组成预混胰岛素制剂,一次注射可同时补充人体所需的基础胰岛素和餐时胰岛素,增加了患者依从性。临床常用胰岛素及其作用特点见表 19-3。

表 19-3　临床常用胰岛素及其作用特点

胰岛素分类	胰岛素制剂	起效时间 /h	达峰时间 /h	持续时间 /h
短效胰岛素	常规胰岛素(RI)	0.25~1.00	2~4	5~8
中效胰岛素(不溶)	低(中性)精蛋白锌胰岛素(NPH)	2.5~3.0	5~7	13~16
长效胰岛素(不溶)	精蛋白锌胰岛素(PZI)	3~4	8~10	20
超短效速效胰岛素类似物	门冬胰岛素	0.17~0.25	1~2	4~6
	赖脯胰岛素	0.17~0.25	1.0~1.5	4~5
	谷赖胰岛素	0.17~0.25	1~2	4~6
长效胰岛素类似物	甘精胰岛素 U100(100U/ml)	2~3	无峰	30
	甘精胰岛素 U300(300U/ml)	6	无峰	36
	地特胰岛素	3~4	3~14	24
	德谷胰岛素	1	无峰	42
预混胰岛素	预混人胰岛素(30R,70/30)	0.5	2~12	14~24
	预混人胰岛素(40R)	0.5	2~8	24
	预混人胰岛素(50R)	0.5	2~3	10~24

续表

胰岛素分类	胰岛素制剂	起效时间 /h	达峰时间 /h	持续时间 /h
预混胰岛素类似物	预混门冬胰岛素 30	0.17~0.33	1~4	14~24
	预混门冬胰岛素 50	0.25	0.50~1.17	16~24
	预混赖脯胰岛素 25	0.25	0.50~1.17	16~24
	预混赖脯胰岛素 50	0.25	0.50~1.17	16~24
双胰岛素类似物	德谷门冬双胰岛素 70/30	0.17~0.25	1.2	>24

注：1. 胰岛素制剂应避免冰冻，2~8℃避光可保存 2 年，开封后室温（<25℃）阴凉处可保存 4 周。
　　2. 胰岛素或胰岛素类似物的预混制剂中短效速效成分占比为 25%~50%，其余为中效或长效制剂。
　　3. 预混胰岛素中的中长效制剂为不溶性混悬剂，注射前需混匀；双胰岛素类似物长效和速效成分均可溶，使用前无须混匀。

　　2. 非胰岛素类降血糖药　　按作用机制可分为胰岛素增敏剂、胰岛素促分泌剂、减少葡萄糖吸收的 α- 葡萄糖苷酶抑制剂，以及促进尿糖排泄的钠 - 葡萄糖同向转运体 2 抑制剂。胰岛素增敏剂有双胍类如二甲双胍（metformin），噻唑烷二酮类（thiazolidinediones，TZD）如吡格列酮（pioglitazone），均不容易发生低血糖反应，但二甲双胍可降低体重，而 TZD 则增加体重。胰岛素促分泌剂可分为四类：①传统磺酰脲类（sulfonylureas，SU），如格列本脲（glibenclamide）、格列吡嗪（glipizide）、格列齐特（gliclazide）、格列喹酮（gliquidone）、格列美脲（glimepiride）等，需要注意防止低血糖反应；②非 SU 类药物格列奈类（glinides），如瑞格列奈（repaglinide）、那格列奈（nateglinide）、米格列奈（mitiglinide）等，该类药物的特点为速效、短效，适合餐前服用，可控制餐后血糖；③胰高血糖素样肽 -1 受体激动剂（glucagon-like peptide-1 receptor agonists，GLP-1RA），可发挥类似肠道激素 GLP-1 的葡萄糖依赖性胰岛素促分泌作用，不容易产生低血糖反应，更因其心血管获益和降低体重而受到临床重视，药物有艾塞那肽（exenatide）、利拉鲁肽（liraglutide）等，目前除司美格鲁肽（semaglutide，曾用名索马鲁肽）有口服剂型之外，其他均需注射给药；④Ⅳ型二肽基肽酶抑制剂（dipeptidyl peptidase-4 inhibitor，DPP4i），通过减少 GLP-1 降解而间接发挥促胰岛素分泌等作用，如西他列汀（sitagliptin）、维格列汀（vildagliptin）、沙格列汀（saxagliptin）、利格列汀（linagliptin）、阿格列汀（alogliptin）等；⑤ α- 葡萄糖苷酶抑制剂可减少碳水化合物分解为葡萄糖自肠道吸收，降低餐后血糖，如阿卡波糖（acarbose）、伏格列波糖（voglibose）和米格列醇（miglitol）；⑥促进尿糖排泄的钠 - 葡萄糖同向转运体 2 抑制剂（sodium glucose transporter 2 inhibitors，SGLT2i）近年受到临床高度重视，降血糖的同时还可减轻体重和降低血压，在一系列临床研究中显示了其心血管和肾脏获益，虽有增加尿路感染和生殖器感染的风险，但少有低血糖反应，药物有达格列净（dapagliflozin）、恩格列净（empagliflozin）、卡格列净（canagliflozin）、艾托格列净（ertugliflozin）等。临床常用非胰岛素类降血糖药及其作用机制见表 19-4。

表 19-4　临床常用非胰岛素类降血糖药及其作用机制

药物分类	代表药物	降血糖作用机制
双胍类	二甲双胍	促进外周组织摄取和利用葡萄糖、减少肝糖输出、抑制葡萄糖在肠道吸收、增加靶组织的胰岛素敏感性、提高糖原合成酶活性、抑制胰高血糖素释放等。可能与激活腺苷酸激活的蛋白激酶（AMP-activated protein kinase，AMPK）有关
噻唑烷二酮类（TZD）	吡格列酮	选择性激活过氧化物酶体增殖物激活受体 γ（peroxisomal proliferator activated receptor γ，PPARγ），调节胰岛素反应基因的转录。可改善胰岛素抵抗，降低血糖，改善脂肪代谢紊乱

药物分类	代表药物	降血糖作用机制
磺酰脲类（SU）	格列齐特 格列美脲	与胰岛 β 细胞膜上磺酰脲受体结合，阻滞与受体偶联的 ATP 敏感钾通道，阻止 K^+ 外流，使胰岛 β 细胞膜去极化，电压依赖性钙通道开放，促进 Ca^{2+} 内流，引发胰岛素分泌
格列奈类（餐时血糖调节剂）	瑞格列奈 那格列奈	机制与磺酰脲类相似，促进胰岛素分泌。起效快而维持时间短，更适合于控制餐后高血糖
GLP-1RA	利拉鲁肽	胰高血糖素样肽 -1（GLP-1）是肠道分泌的重要肠促胰素（incretin）。激动胰岛细胞上的 GLP-1 受体可促进胰岛素合成与分泌、抑制胰高血糖素分泌、控制食欲、延缓胃排空等
DPP4i（格列汀类）	西格列汀	抑制 IV 型二肽基肽酶（DPP- IV）可减少 GLP-1 的降解，提高其血浆含量，进而促进葡萄糖刺激的胰岛素分泌，抑制胰高血糖素分泌
α- 葡萄糖苷酶抑制剂	阿卡波糖	抑制小肠 α- 葡萄糖苷酶，阻止碳水化合物水解产生葡萄糖，延缓其自小肠吸收，从而降低餐后血糖。可减少机体对胰岛素的依赖，改善胰岛素敏感性
SGLT2i（格列净类）	达格列净	选择性抑制钠 - 葡萄糖同向转运体 2（SGLT2），阻止肾小管对葡萄糖的重吸收，促进尿糖排泄而降低血糖

各类 DM 治疗药物的用法用量和主要不良反应见表 19-5。

表 19-5　糖尿病治疗药物的用法用量和主要不良反应

作用类别	药物	用法用量	主要不良反应
替代胰岛素（包括胰岛素类似物和胰岛素）	门冬胰岛素 赖脯胰岛素 谷赖胰岛素 常规胰岛素	0.5~1.0U/（kg·d）起始，根据血糖水平调整，胰岛素类似物紧邻三餐前，常规胰岛素餐前 30 分钟，皮下注射；抢救时立即静脉输注	常见且最危险的是低血糖反应。患者应随身携带含糖食物，如有心慌、饥饿感、头晕、出冷汗等症状，应立即自测血糖，如为低血糖则立即进食或去医院。 胰岛素类似物发生低血糖反应的风险相对较低。 此外还有体重增加、水肿、过敏、注射部位皮下脂肪萎缩或增生
	甘精胰岛素 地特胰岛素 德谷胰岛素 低精蛋白锌胰岛素 精蛋白锌胰岛素	0.1~0.3U/（kg·d）起始，1~2 次 /d，每天早晚餐前或睡前或固定时间皮下注射，补充基础胰岛素；常与控制餐时血糖的降血糖药合用	
	预混胰岛素 双胰岛素类似物	0.2~0.4U/（kg·d）起始，德谷门冬双胰岛素起始 0.1~0.2U/（kg·d），1~2 次 /d，每天早晚餐前皮下注射	
增敏胰岛素	二甲双胍	0.5~2.0g/d，2~3 次 /d，餐中或餐后口服	常见胃肠道反应和口腔金属味；乳酸性酸中毒严重但罕见
	吡格列酮	15~45mg/d，1 次 /d，口服	常见体重增加和水肿，与胰岛素合用时更明显；与骨折和心力衰竭风险增加相关
	罗格列酮	4~8mg/d，1~2 次 /d，口服	
长效促胰岛素分泌	格列本脲 消渴丸（含格列本脲） 格列吡嗪 格列齐特 格列喹酮 格列美脲	格列本脲 2.5~15mg/d，消渴丸 5~30 粒 /d（含 1.25~7.5mg 格列本脲），格列吡嗪 2.5~30mg/d，格列齐特 80~320mg/d，格列喹酮 15~180mg/d，1~3 次 /d，餐前 30 分钟口服；格列美脲 1~8mg/d，格列吡嗪控释片 5~20mg/d，格列齐特缓释片 30~120mg/d，1 次 /d，餐前口服	常见低血糖反应和体重增加。低血糖反应以格列本脲最为严重，应注意中成药消渴丸每粒含格列本脲 0.25mg，每 10 粒相当于 2.5mg 的格列本脲片 1 片

续表

作用类别	药物	用法用量	主要不良反应
短效促胰岛素分泌(餐时调节)	瑞格列奈 那格列奈 米格列奈	瑞格列奈 1~16mg/d,那格列奈 120~360mg/d,米格列奈钙片 30~60mg/d,三餐前或餐时口服	常见低血糖反应和体重增加,但低血糖风险和程度较磺酰脲类轻
激动 GLP-1 受体促胰岛素分泌(GLP-1RA)	利拉鲁肽 艾塞那肽 贝那鲁肽 利司那肽	利拉鲁肽 0.6~1.8mg/d,1 次 /d,固定时间;艾塞那肽 10~20μg/d,2 次 /d,早、晚餐前 1 小时;贝那鲁肽 0.3~0.6mg/d,3 次 /d,餐前 5 分钟;利司那肽 10~20μg/d,1 次 /d,固定某一餐前 1 小时,皮下注射	常见腹泻、恶心、腹胀、呕吐等轻中度胃肠道反应,多见于治疗初期;可能增加急性胰腺炎发生风险;注射部位反应
	艾塞那肽微球 阿必鲁肽(我国尚未上市) 度拉糖肽 洛塞那肽	艾塞那肽微球 2mg/w,阿必鲁肽 30mg/w,度拉糖肽 0.75~1.5mg/w,洛塞那肽 0.1~0.2mg/w,司美格鲁肽 0.25~1mg/w,1 次 /w,固定时间,皮下注射	
	司美格鲁肽(片剂我国尚未上市)	司美格鲁肽片剂 3~14mg/d,1 次 /d,口服	
抑制 DPP4 加强 GLP-1 促胰岛素分泌(DPP4i)	西格列汀	100mg/d,1 次 /d	可能出现头痛、过敏、肝酶升高、上呼吸道感染、胰腺炎等;还有发生严重关节痛的风险
	维格列汀	100mg/d,1~2 次 /d	
	沙格列汀	5mg/d,1 次 /d	
	利格列汀	5mg/d,1 次 /d	
	阿格列汀	25mg/d,1 次 /d	
	曲格列汀(我国尚未上市)	100mg/d,1 次 /w (以上均为口服,餐时或非餐时均可)	
抑制 α- 葡萄糖苷酶减少碳水化合物吸收	阿卡波糖	100~300mg/d	常见胃肠道反应
	米格列醇	100~300mg/d	
	伏格列波糖	0.2~0.9mg/d,2~3 次 /d,餐前即刻吞服或与第一口碳水化合物一起嚼服	
抑制 SGLT2 促尿糖排泄(SGLT2i)	达格列净	5~10mg/d	增加泌尿、生殖系统感染风险等
	恩格列净	10~25mg/d	
	卡格列净	100~300mg/d	
	艾托格列净	5mg/d (以上均为 1 次 /d,早晨口服)	

注:1. 用药应从小剂量开始,根据血糖水平逐渐调整至合适剂量。

　2. 表中仅为"口服"者表示与是否进餐无关,每天同一时间服用即可。

　3. 采用控释或缓释剂型的药物,如格列吡嗪和格列齐特,不可将药片掰开。

(二) 治疗药物选用

DM 治疗药物的选用主要取决于患者的病型、病情、年龄及肝肾功能,并依据全球多中心临床研究结果及其他大量循证医学数据。

1. T1DM　一经确诊,应在生活方式管理基础上,立即使用胰岛素常规终生替代治疗。根据病情与治疗效果可选用胰岛素起始治疗方案(睡前基础胰岛素或每日 1~2 次预混胰岛素)和胰岛素强化治疗方案(基础 + 餐时胰岛素或每日 3 次预混胰岛素类似物)。长期治疗时,大多数患者需采用强化治疗方案,即多次皮下注射(常用胰岛素笔)或持续皮下胰岛素输注(continuous subcutaneous insulin infusion,CSII,又称胰岛素泵)。胰岛素剂量差异非常悬殊,必须个体化。例如,每日一次预混胰岛素起始治疗方案的起始胰岛素剂量一般为 0.2U/(kg·d),晚餐前注射,根据患者空腹血糖水平调整胰岛素用量,通常每 3~5 天调整 1 次,每次调整 1~4U 直至空腹血糖达标。餐前注射短效或速效胰岛素可控制餐后高血糖;睡前注射中效或长效胰岛素可提供基础胰岛素,保持黎明时血糖维持在正常范围。如果患者血糖波动大,则应在早餐前加一次小剂量中效或长效胰岛素以维持日间的基础水平。胰岛素常规治疗药物的选择和用法用量见表 19-6。

表 19-6　胰岛素常规治疗药物的选择和用法用量

治疗阶段	胰岛素类别	用法用量
起始治疗	中效人胰岛素 / 长效胰岛素类似物 或 预混人胰岛素 / 预混胰岛素类似物 / 双胰岛素类似物	基础胰岛素方案,起始 0.1~0.2U/(kg·d),睡前注射,最大剂量 0.5~0.6U/(kg·d),如空腹血糖仍未达标,应考虑调整胰岛素治疗方案;预混胰岛素 1 次/d 方案,起始 0.2U/(kg·d),晚餐前注射;预混胰岛素 2 次/d 方案,起始 0.2~0.4U/(kg·d),早餐和晚餐前注射;德谷门冬双胰岛素,起始 0.1~0.2U/(kg·d),于主餐前 1 次/d 注射,剂量达到 0.5U/(kg·d)或 30~40U 餐后血糖仍控制不佳,或每天有两次主餐时,考虑改为 2 次/d 注射。 每 3~5 天根据空腹血糖水平调整 1 次剂量,每次调整 1~4U,直至空腹血糖达标。如经过充分的剂量调整仍未达标或出现反复低血糖,可考虑强化治疗
强化治疗	中效人胰岛素 / 长效胰岛素类似物 + 短效胰岛素 / 速效胰岛素类似物或预混胰岛素类似物或短效胰岛素 / 速效胰岛素类似物	基础胰岛素睡前注射 +1~3 次/d 餐前注射,根据中餐前、晚餐前和睡前血糖水平分别调整三餐前的胰岛素用量,根据空腹血糖水平调整睡前基础胰岛素用量;预混胰岛素类似物 3 次/d 餐前注射,根据睡前和三餐前血糖水平进行胰岛素剂量调整。 持续皮下胰岛素输注(CSII),根据患者的具体情况确定每日短效或速效胰岛素总量,未接受过胰岛素治疗的患者每日总量(U)= 体重(kg)×(0.2~0.4U/kg),接受过胰岛素治疗的根据所用每日总量的 80% 作为起始治疗,可根据病情酌情增减。CSII 初期应严密监测血糖,根据血糖变化调节胰岛素泵的设置,包括基础输注量和各个时间段的输注率以及餐前大剂量,其中基础输注量占全天胰岛素总量的 40%~60%

2. T2DM　T2DM 是一种进展性疾病,其病程越长血糖越高,控制难度也越大。因此,对新诊断、年轻、无严重并发症或合并症的患者,建议及早严格控制血糖,以降低 DM 并发症的发生风险。选择药物时,不仅要考虑降血糖,还要考虑改善机体对胰岛素的敏感性和减轻胰岛功能损害。二甲双胍降糖作用明显,并有多种降糖之外的潜在获益,还有使用经济方便、临床用药经验丰富、不易产生低血糖等优点,被多数指南推荐为一线治疗药物。若无禁忌证,二甲双胍应一直保留在 DM 的治疗方案中。肾功能不全、肝功能不全、严重感染、缺氧或接受大手术的患者禁用二甲双胍。使用碘造影剂时,应在 48 小时前停用二甲双胍,在检查完至少 48 小时、复查肾功能无恶化后,方可继续用药。长期服用二甲双胍可引起维生素 B_{12} 水平下降,如缺乏应适当补充。有禁忌证或不耐受二甲双胍的患者,可根据情况选择其他降血糖药。在美国糖尿病协会(ADA)2022 版诊疗标准中,二甲双胍不再作为唯一推荐的一线用药,而是根据患者的伴随疾病和个体因素加以选择。

对于有高危合并症的 DM 患者,如果合并动脉粥样硬化性心血管疾病(ASCVD),不论 HbA1C 是否达标,只要没有禁忌证,都应选择具有临床获益证据的 GLP-1RA 或 SGLT2i,若不达标可两者联用。ADA 最新建议可根据需要联合或不联合二甲双胍;联合 TZD 时应谨慎,若有必要建议使用小剂量。如果合并慢性肾脏病(CKD)和蛋白尿,推荐 SGLT2i,若不能使用 SGLT2i,可考虑选用 GLP-1RA;如果合并 CKD 而无蛋白尿,则两者均可选用,若不达标可两者联用。如果合并心力衰竭,推荐合用 SGLT2i,避免选择 TZD,以免增加心力衰竭风险。若上述治疗不达标,或药物不适合,则根据患者具体情况选择无心血管风险的其他药物。对于无高危合并症的患者,如果一线药物单药治疗 3 个月后血糖未达个体控制目标,则进行二联治疗。联合的药物可根据患者病情特点选择。如果患者低血糖风险较高或发生低血糖的危害大,可合用 α- 葡萄糖苷酶抑制剂、TZD、DPP4i、SGLT2i 或 GLP-1RA。需要降低体重的患者可联合 GLP-1RA 或 SGLT2i。肥胖 T2DM 患者常有明显的 IR,可合用能增加胰岛素敏感性的药物,如 TZD、α- 葡萄糖苷酶抑制剂,尽量少用 SU 类药物或胰岛素,以免加重高胰岛素血症和 IR。患者以餐后高血糖为主要表现时,可选用 α- 葡萄糖苷酶抑制剂或格列奈类餐时血糖调节剂。如果患者 HbA1C 距离目标值较大,可联合降糖作用较强的药物,如胰岛素促泌剂或胰岛素(通常为基础胰岛素)。部分患者在诊断时 HbA1C 较高,起始即可启动二联治疗。

如果二联治疗 3 个月后 HbA1C 不达标,应加用包括胰岛素在内的其他药物进行三联治疗。若三联治疗 3 个月后 HbA1C 仍不达标,则应调整为多次胰岛素治疗(此时应停用胰岛素促泌剂)。联合用药应选择作用机制不同的药物,发挥协同降血糖作用,同时不增加甚至减少不良反应的发生。在联合治疗过程中(尤其是有高危合并症时)应加强血糖监测。HbA1C 不能反映即时血糖,如果 HbA1C 已达标,但自我血糖监测(SMBG)和持续葡萄糖监测(CGM)显示有低血糖或血糖波动很大,应立即处理,并调整治疗方案。

如果患者在单药治疗、二联治疗甚至新诊断时,存在显著的高血糖(HbA1C>9.0% 或空腹血糖>11.1mmol/L)甚至酮症,或在 DM 病程中出现无明显诱因的体重显著下降时,可直接给予短期胰岛素强化治疗,在高血糖得到控制和症状缓解后,再根据病情调整治疗方案。治疗时间在 2 周至 3 个月为宜,可暂时不以 HbA1C 达标作为治疗目标。临床研究表明,采用短期胰岛素强化治疗可显著改善高血糖所致的 IR 和胰岛 β 细胞功能下降。

T2DM 的高血糖治疗简易路径和药物选用见图 19-1。

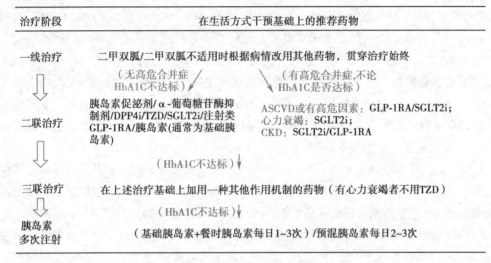

治疗阶段	在生活方式干预基础上的推荐药物
一线治疗	二甲双胍/二甲双胍不适用时根据病情改用其他药物, 贯穿治疗始终
	(无高危合并症/HbA1C不达标)↓　　(有高危合并症,不论HbA1C是否达标)↘
二联治疗	胰岛素促泌剂/α-葡萄糖苷酶抑制剂/DPP4i/TZD/SGLT2i/注射类GLP-1RA/胰岛素(通常为基础胰岛素)　　ASCVD或有高危因素: GLP-1RA/SGLT2i;心力衰竭: SGLT2i;CKD: SGLT2i/GLP-1RA
	(HbA1C不达标)↓
三联治疗	在上述治疗基础上加用一种其他作用机制的药物(有心力衰竭者不用TZD)
	(HbA1C不达标)↓
胰岛素多次注射	(基础胰岛素+餐时胰岛素每日1~3次)/预混胰岛素每日2~3次

图 19-1　T2DM 的高血糖治疗简易路径和药物选用

注:ASCVD 高危因素(年龄 ≥ 55 岁伴以下至少一项,冠状动脉或颈动脉或下肢动脉狭窄 ≥ 50%,左心室肥厚)。

3. 肝肾功能不全　DM 伴肝功能不全患者应慎用全身吸收的口服降血糖药,以免因药物消除减慢引起药物不良反应,同时亦加重肝脏负担,使肝功能进一步受损。应选择胰岛素治疗,待肝功能恢复后,再改为口服药。餐后血糖增高明显者可选择 α- 葡萄糖苷酶抑制剂,该类药物口服后绝大多数不吸收入血,而从肠道直接排出,故肝功能不全时可应用。

肾功能不全时,主要经肾排泄的多数 SU 类药物在体内蓄积,易致低血糖反应,应禁用。正在服用二甲双胍者,当估算的肾小球滤过率(eGFR)在 45~59ml/(min·1.73m²) 时,可适当减量继续使用,不需停药。eGFR<45ml/(min·1.73m²)时禁用二甲双胍。临床研究表明,在二甲双胍基础上加用

SGLT2i,可延缓 DM CKD 的病情进展;如不能使用 SGLT2i,可考虑选用 GLP-1RA。主要经肾排泄的口服降血糖药需要根据肾功能调整剂量,可选用很少经肾脏排泄、主要在肝脏代谢经胆道排泄的药物,如 SU 类的格列喹酮,仅终末期肾衰竭患者需适当减量;格列奈类、TZD、DPP4i 等不易引起低血糖反应,应用时无须调整剂量和额外监测肝肾功能。餐后血糖增高明显者可用 α- 葡萄糖苷酶抑制剂。严重肾功能不全患者应采用胰岛素治疗,为减少低血糖的发生,宜选用短效胰岛素。患者可因胰岛素在肾脏的降解减少而需减少胰岛素用量,也可因肾功能不全产生 IR 而需增加胰岛素用量,故应密切监测患者的血糖变化,及时调整剂量。

4. 老年人 老年 T2DM 患者应根据病情确定个体化血糖控制目标,可以酌情采取宽松治疗方案,但应避免高血糖引发的症状及可能出现的急性并发症。对较长时间医学营养和运动疗法未能达到治疗效果的老年患者,可选择口服药物治疗,尤其是长效制剂,以增加依从性。二甲双胍是国内外均推荐的老年 T2DM 患者的一线降血糖药之一,可根据肾功能情况决定能否使用以及是否减量,严重肾、心、肝功能不良者忌用。由于老年人出现低血糖反应危害大,因此优先选择低血糖风险较低的药物。避免选用促胰岛素分泌作用强而持久的 SU 类降血糖药如格列本脲等;可选择小剂量作用温和或半衰期短的胰岛素促泌剂,根据血糖变化逐渐加量。α- 葡萄糖苷酶抑制剂适用于高碳水化合物饮食结构和餐后血糖升高的老年患者,单独使用低血糖风险较低,若出现低血糖应使用葡萄糖纠正,原因是 α- 葡萄糖苷酶被抑制,食用淀粉等碳水化合物升糖效果差。TZD 类胰岛素增敏剂单独使用不容易发生低血糖,但其可能导致体重增加和水肿,并增加骨折和心力衰竭的风险,有充血性心力衰竭、骨质疏松、跌倒或骨折风险的老年患者慎用。

5. 儿童 儿童 T1DM 一经确诊常需终生依赖外源性胰岛素替代治疗。由于患儿胰岛残余 β 细胞功能有差异,胰岛素治疗要注意个体化。血糖控制目标根据不同年龄段的特点而有所区别,对易发生低血糖的幼儿期和学龄期血糖控制相对宽松;对青春期少年,在无低血糖风险的前提下,应加强血糖控制,HbA1C 尽可能<7%。儿童 T2DM 的治疗原则上可先进行医学营养和运动治疗,观察 2~3 个月,若血糖仍未达标,可启用药物治疗,以保证儿童的正常发育。起始药物治疗可单用二甲双胍或胰岛素,或者两者联合使用。如果存在 DM 严重症状或急性并发症则需要胰岛素治疗,酸中毒纠正后联合二甲双胍治疗,待代谢稳定后,可在 2~6 周左右安全过渡到单一的二甲双胍治疗。对于超重或肥胖的患儿,二甲双胍联合生活方式干预可明显改善 IR 和糖调节异常,可作为首选药物。由于缺乏临床证据,10 岁以下儿童应避免使用二甲双胍。

6. 妊娠 妊娠对 DM 以及 DM 对孕妇和胎儿均有复杂的相互影响。胎儿靠母体葡萄糖得到能量,使孕妇的空腹血糖低于妊娠前水平,而血游离脂肪酸和酮酸浓度升高;胎盘胰岛素酶增加胰岛素的降解,胎盘催乳素和雌激素可拮抗胰岛素作用,使胰岛素需要量增加。分娩后则机体对胰岛素的敏感性恢复,胰岛素用量骤减。DM 妇女计划怀孕前,应开始接受胰岛素强化治疗,直到妊娠结束。妊娠期发病的 GDM 患者也应采用胰岛素治疗,选用人胰岛素短效制剂,必要时加用中效制剂,忌用口服降血糖药。但对存在严重 IR、胰岛素剂量大的孕妇,可在知情同意的基础上酌情继续应用或加用二甲双胍。绝大多数患者在分娩后即可停用胰岛素,个别患者需小剂量胰岛素治疗。

7. DM 急性并发症 酮症酸中毒是 DM,尤其是 T1DM 患者最常见的急性并发症,其治疗常采用短效胰岛素持续静脉滴注,这样既能有效抑制酮体生成,又能避免血糖、血钾和血浆渗透压降低过快带来的各种危险。治疗开始时,以 0.1U/(kg·h)（成人 5~7U/h）胰岛素加入生理盐水中持续静脉滴注,通常血糖可依每小时 2.8~4.2mmol/L 下降,如在 2 小时内下降不理想,且脱水状态已基本纠正,胰岛素剂量可加倍,每 1~2 小时测定血糖,根据血糖下降情况进行调整,使血糖下降速率稳定在上述范围内。对于重症患者,补液十分重要,不仅能纠正失水、恢复肾灌注,还有助于血糖下降和酮体的清除。通常首先补给生理盐水,当血糖降至 11.1mmol/L 时,应减少胰岛素输入量至 0.02~0.05U/(kg·h),改补 5% 葡萄糖或糖盐水,每 4~6 小时测定血糖,调整胰岛素输注量,使血糖稳定在较安全的范围内(8.3~11.1mmol/L),待病情稳定后过渡到胰岛素常规皮下注射。在胰岛素和补液治疗的同时,可采用口服或静脉滴注的方式补钾,避免低钾血症的发生。对于重度酸中毒者,当血 pH≤6.9 时,用 5% 碳酸氢钠 0.5~1ml/kg,稀释成 1.5% 等渗溶液静滴;pH 上升至 7.0 时,停止补碱。

非酮症高渗性 DM 昏迷多见于老年 T2DM,患者失水严重,积极补液至关重要,对预后起决定性作用。补液首选生理盐水,当血糖降至 16.7mmol/L 时需补充 5% 含糖液,直到血糖得到控制。同时注意补钾,以纠正水电解质紊乱。

8. DM 慢性并发症　DM 合并高血压时,需同时控制血压,以降低心血管病变及微血管并发症发生的危险性。目前对血压控制目标尚存在争议,我国最新指南建议一般 DM 患者<130/80mmHg,DM 孕妇≤135/85mmHg,老年或伴有严重冠心病的 DM 患者可放宽至<140/90mmHg。钙通道阻滞药等五类降压药物均可用于 DM 患者,在合并白蛋白尿或 CKD 时首选 ACEI 如卡托普利或 ARB 如氯沙坦,但孕妇禁用。为达到降压目标,通常需要多种降压药联合应用,使用 β 受体拮抗剂和噻嗪类利尿剂时,应注意药物对糖代谢的不良影响。临床研究显示 SGLT2i 具有降压作用,并能改善 DM 合并高血压的心力衰竭、终末期肾病和心血管病死亡风险。T2DM 合并以总胆固醇或低密度脂蛋白胆固醇(LDL-C)增高为主的脂质异常血症者,调脂治疗的首要目标是 LDL-C,首选他汀类药物(孕妇禁用)。若空腹甘油三酯(TG)超过 5.7mmol/L,可在生活方式干预的基础上使用降低 TG 的药物(贝特类、烟酸或鱼油),以减少发生急性胰腺炎的风险。烟酸类调血脂药可升高血糖,故应慎用;临床现多选用缓释型烟酸,其对糖代谢的影响小于普通剂型烟酸。DM 患者血脂的控制目标见表 19-2。小剂量阿司匹林可用于心血管疾病的二级预防,对不适用阿司匹林的患者可用氯吡格雷替代。对合并 CKD 患者,适当限制蛋白质摄入量、严格控制血压、预防和治疗尿路感染是治疗的主要措施,2021 年国外批准新型非甾体盐皮质激素受体拮抗剂非奈利酮(finerenone)上市,用于 DM 合并 CKD 的治疗。终末期肾病可选择透析治疗、肾或胰肾联合移植。此外,临床尚有用于 DM 神经病变等慢性并发症的防治药物,如醛糖还原酶抑制剂依帕司他(epalrestat)、抗氧化应激的 α- 硫辛酸(lipoic acid)等。

病例分析 -1

【思考题】

1. 胰岛素强化治疗有何优缺点?胰岛素使用过程中最常见的严重不良反应是什么?应该如何防范?

2. 比较 T1DM 和 T2DM 在药物治疗上的区别,用所学知识分析 T2DM 合并高血压的临床合理用药。

3. 思考 DM 肾病的药物治疗方案。

第二节　甲状腺功能亢进症

甲状腺功能亢进症(hyperthyroidism)是指甲状腺腺体不适当地持续合成和分泌过多甲状腺激素而引起的内分泌疾病,简称甲亢。甲亢常有明显的家族性,可发生于任何年龄,30~60 岁高发,女性多于男性,我国成年人患病率为 0.78%。甲亢类型中以格雷夫斯甲状腺功能亢进症(Graves' hyperthyroidism,GH,又称 Graves 病)最为常见,约占 80%,本节着重阐述 GH 的药物治疗。

【病因和发病机制】

GH 是一种在遗传基础上由精神刺激等应激因素诱发的自身免疫性疾病,由于患者体内的促甲状腺激素(TSH)受体抗体(TRAb)刺激甲状腺细胞上的 TSH 受体,引起甲状腺激素生成和释放增多,患者血中三碘甲状腺原氨酸(T_3)和甲状腺素(四碘甲状腺原氨酸,T_4)升高,TSH 降低。GH 的免疫异常反映在甲状腺和眼球后组织有淋巴细胞和浆细胞浸润；甲状腺组织有 IgG、IgM、IgA 沉着；周围血液循环中的淋巴细胞绝对值和百分比增高,常伴有淋巴结、胸腺和脾脏淋巴组织增生；患者或其家属发生其他自身免疫性疾病者较多见；皮质类固醇和免疫抑制剂可缓解 GH 的甲亢和眼征。GH 眼征的病因仍不清楚,可能与免疫机制有一定关联,因 2/3 有活动性 GH 眼征的患者血清中可检出突眼性免疫球蛋白(OIgG)。

【诊断标准和临床表现】

GH 的诊断标准有：①甲亢症状和体征；②甲状腺弥漫性肿大；③血清 TSH 水平降低,总 T_3、T_4 和游离 T_3、T_4 升高；④眼球突出和其他浸润性眼征；⑤胫前黏液性水肿；⑥ TRAb 阳性。以上标准中的前 3 项为诊断必备条件,后 3 项为诊断辅助条件。甲亢常见的症状和体征是甲状腺肿大,局部黏液性水肿及甲状腺外的异常表现。甲状腺肿表现为甲状腺呈弥漫或结节性肿大,质地柔软或坚硬,表面光滑,可触及震颤并有血管杂音。局部黏液性水肿,多见于胫前,偶见于手足背面、踝关节等处,其特征是蛋白质浸润,非凹陷性水肿,病变早期局部瘙痒,呈红色,而后变得坚实。甲状腺外的异常表现反映在甲亢患者眼征上,包括凝视、瞬眼滞后、上眼睑后缩和轻度巩膜充血,主要是肾上腺能神经兴奋所致,常常随着甲亢治疗成功而缓解。浸润性突眼是较严重的表现,为 GH 所特有,其特点是眼眶疼痛、流泪、异物感、怕光、眼眶后组织增生、突眼和眼外肌淋巴细胞浸润,并可产生眼肌无力致使复视。

GH 还表现出交感神经兴奋性增高,如易激动、烦躁易怒、多动、多言、神经过敏、失眠(老年人可表现为精神抑郁)、情绪不稳定、双手细颤等症状。机体代谢方面表现出代谢增高综合征,如怕热、多汗、食欲亢进、低热、皮肤温暖和潮湿、乏力、体重下降、大便次数多、月经失调、闭经等。心血管系统表现为心率增快、心房颤动、收缩压增高、脉压加大等。其他还有肌无力、肌萎缩、骨质疏松和骨痛等。

【治疗原则】

治疗的目的是控制甲亢症状,使血清中甲状腺激素水平降到正常,促进免疫监护的正常化。主要措施有：①内科治疗,包括抗甲状腺药物(antithyroid drugs,ATD)治疗,以硫脲类药物为主；普萘洛尔等 β 受体拮抗剂辅助对症治疗,起到迅速控制症状的作用。一般治疗包括低碘饮食,戒烟,不宜喝浓茶、咖啡等,给予足够的营养和热量,适当休息,避免精神刺激、感染、过度劳累等。②放射性碘(^{131}I)破坏甲状腺组织。③甲状腺次全切除手术,即手术切除部分甲状腺组织。三种疗法各有利弊,应根据患者的具体情况选择治疗方案。内科治疗可以保留甲状腺产生激素的功能,但是疗程长、治愈率低、复发率高；^{131}I 和甲状腺次全切除都是通过破坏甲状腺组织来减少甲状腺激素的合成和分泌,疗程短、治愈率高,复发率低,但是甲减的发生率显著增高。

【药物治疗】

(一) 治疗药物分类

1. 硫脲类　硫脲类是常用的 ATD,主要有咪唑类和硫氧嘧啶类,前者目前常用甲巯咪唑(methimazole,MMI,别名他巴唑,tapazole),后者常用丙硫氧嘧啶(propylthiouracil,PTU)。硫脲类不影响碘离子摄取,也不抑制已合成的甲状腺激素释放,因此对已合成的甲状腺激素无效。PTU 还可通过抑制 5'- 脱碘酶而减少外周组织 T_4 转化为 T_3。常见不良反应有皮疹、皮肤瘙痒等过敏反应、胃肠道反应等,严重的不良反应有粒细胞减少症、肝毒性和血管炎。在治疗期间应定期检查血象和肝功能,如出现发热或咽痛应立即停用药物。由于 GH 本身也可引起白细胞减少,因此在治疗前应进行血常规检测,如白细胞计数持续 $<3.0×10^9$/L,不宜起始 ATD 治疗。PTU 引起的暴发性肝坏死起病急、进展迅速,MMI 的肝毒性则主要为胆汁淤积,多发生在大剂量和老年患者,故除严重病例、甲状腺危象、妊娠早期或对 MMI 过敏者首选 PTU 外,其他情况首选 MMI 治疗。长期用药可反馈性增加 TSH 分泌而引起甲状腺肿,还可诱发甲状腺功能减退,及时发现并停药常可恢复。

2. 大剂量碘　大剂量碘抑制甲状腺激素的释放,其作用快而强,用药 1~2 天起效,10~15 天达最大效应。此时若继续用药,反使碘的摄取受抑制,失去抑制激素合成的效应,甲亢症状又可复发,故碘化物不能单独用于甲亢内科治疗。大剂量碘还能抑制腺体增生,使腺体缩小变硬,血管减少,有利于手术的进行。不良反应主要有过敏反应、慢性碘中毒和甲状腺功能紊乱。

3. 放射性碘 甲状腺有高度浓聚 ^{131}I 的能力,^{131}I 衰变时放出 β 和 γ 射线(其中 99% 为 β 射线)。β 射线在生物组织内的射程平均约 0.8mm,故辐射作用仅限于甲状腺局部而不影响邻近组织,它可使部分甲状腺上皮组织遭到破坏,从而降低甲状腺功能。^{131}I 在甲状腺内停留的有效半衰期为 3~4 天左右,能达到治疗目的。主要不良反应是甲状腺功能减退。妊娠患者禁用。

4. β 受体拮抗剂 普萘洛尔等 β 受体拮抗剂是甲亢及甲状腺危象治疗,放射性碘或手术治疗前有价值的辅助治疗药,可改善交感神经兴奋症状,适用于老年患者或静息心率>90 次 /min 或合并心血管疾病的患者。单用时其控制症状的作用有限,与硫脲类药物合用则疗效迅速而显著。支气管哮喘、房室传导阻滞、心功能不全患者和妊娠者禁用普萘洛尔。支气管疾病者可选用 β₁ 受体拮抗剂美托洛尔、阿替洛尔等。

目前临床常用的甲亢治疗药物及其作用机制见表 19-7。

表 19-7 常用甲亢治疗药物和作用机制

药物分类	代表药物	作用机制
硫脲类	甲巯咪唑 卡比马唑 甲硫氧嘧啶 丙硫氧嘧啶	抑制甲状腺内的过氧化物酶,使碘离子不能转化为活性碘,从而妨碍甲状腺激素的合成;但不影响碘离子摄取与已合成的甲状腺激素释放。丙硫氧嘧啶还可抑制外周组织中的 T_4 转变为 T_3,使具有更强生理效应的 T_3 生成量明显减少
大剂量碘	复方碘溶液	抑制谷胱甘肽还原酶,减少还原型谷胱甘肽(GSH),使甲状腺球蛋白对蛋白水解酶不敏感,从而抑制甲状腺激素的释放。还可抑制甲状腺激素合成
放射性碘	^{131}I	释放出 β 射线破坏部分甲状腺上皮组织,降低甲状腺功能
β 受体拮抗剂	普萘洛尔 美托洛尔 阿替洛尔	拮抗 β 受体,改善甲亢增强的交感神经活动。普萘洛尔还可抑制外周 T_4 脱碘为 T_3。普萘洛尔非选择性拮抗 β₁、β₂ 受体,美托洛尔、阿替洛尔对 β₁ 受体选择性高

(二)治疗药物选用

1. 轻度、中度甲亢 服用硫脲类 ATD 后,多数患者 4~8 周后症状明显减轻,部分患者需 3 个月症状方缓解。当症状完全消失,T_3、T_4 恢复正常,即可逐渐减量(约需 2~3 个月),维持治疗 1~2 年或更长时间。维持期可适当加服小剂量甲状腺素制剂,如左甲状腺素(L-T_4)50~100μg,每日 1 次,以稳定下丘脑 - 垂体 - 甲状腺轴的反馈机制,避免甲状腺肿和突眼加重。

放射性碘治疗后 2~4 周症状减轻,6~12 周甲状腺功能恢复至正常,约 80% 患者可一次治愈,未治愈者 6 个月后可进行第二次治疗。孕妇、哺乳期妇女,严重心脏、肝、肾衰竭,活动性肺结核,外周血白细胞低于 3×10^9/L,重症浸润性突眼及甲状腺危象患者均禁用放射性碘治疗。

ATD 作用缓慢,不能迅速控制甲亢的多种症状,尤其是交感神经兴奋性增高的表现。因此,在治疗初期,可联合应用 β 受体拮抗剂,以改善心悸、心动过速、多汗、震颤及精神紧张等症状。对不能耐受 β 受体拮抗剂的患者,非二氢吡啶类钙通道阻滞药(如地尔硫䓬等)对控制心率可能有作用。

2. 甲状腺危象 甲状腺危象是甲亢最为凶险的并发症,发展快,病死率较高,一旦诊断成立,应立即抢救。首先应迅速减少甲状腺激素释放、合成和转化。应先用大剂量 PTU 抑制甲状腺激素合成,抑制 T_4 转变为 T_3;再用大剂量碘抑制甲状腺激素释放。注意不能单用碘剂,必须与 PTU 同时应用。对碘剂过敏者,可试用锂盐。应用普萘洛尔可降低周围组织对甲状腺激素的反应,禁用普萘洛尔者,可用利舍平或胍乙啶。应用糖皮质激素氢化可的松 200~300mg/d 静脉滴注,可纠正危象时可能存在的肾上腺皮质功能不全的应激反应(高热或休克),病情好转即减量或停用。

3. **浸润性突眼**　突眼初期 3 个月内使用糖皮质激素疗效较好,如泼尼松 10~20mg,每日 3 次,症状好转后减量,一般于 1 个月后见效,逐渐减至维持量 5~10mg/d。严重病例可选用甲泼尼龙 0.5~1g 加入生理盐水中静脉滴注,隔日一次,连用 2~3 次后,继以泼尼松口服 4 周左右,症状好转后逐渐减至维持剂量。其他可供选用的免疫抑制剂有环磷酰胺、甲氨蝶呤、硫唑嘌呤、环孢素等。稳定甲状腺功能在正常范围,有助于病情的恢复,可采用甲状腺素与 ATD 合用,以调整下丘脑 - 垂体 - 甲状腺轴功能。

4. **妊娠期甲亢**　通常妊娠不会加重甲亢,一般不必终止妊娠。治疗时要注意以下特点:①由于自妊娠 12~14 周起,胎儿甲状腺有聚碘功能,故禁用放射性 ^{131}I 治疗,主要选择内科药物治疗。②不可将甲状腺功能控制在非妊娠时正常水平,而应维持在稍高于正常水平,以免发生甲状腺功能减退和流产。③ ATD 可自由通过胎盘,抑制胎儿合成甲状腺激素,促使胎儿 TSH 增高,可引起胎儿甲状腺肿大及甲状腺功能减退,故 ATD 的剂量不宜过大,应尽可能采用最小的有效维持剂量;PTU 抑制 T_4 转变为 T_3,且通过胎盘的能力相对较小,故在妊娠合并甲亢时应作为孕前和孕早期的首选,妊娠中晚期再改用肝毒性较小的 MMI。④由于 ATD 可从乳汁分泌,产后如需继续服药,则不宜哺乳。⑤普萘洛尔可使子宫持续收缩而引起胎盘及胎儿发育不良、心动过缓、早产及新生儿呼吸抑制等,故应慎用或不用。⑥妊娠期一般较少采用手术治疗。如计划手术治疗,宜于妊娠中期(即妊娠 4~6 个月)施行。碘化物能通过胎盘,可引起胎儿甲状腺肿和甲状腺功能减退,出生时可引起新生儿窒息死亡,故妊娠期甲亢手术前,应做碘剂快速准备,一般不超过 10 天,以减少对胎儿的影响。手术后患者宜每日补充 L-T_4 以防流产。

病例分析 -2

临床常用甲亢治疗药物的适应证和用法用量见表 19-8。

表 19-8　临床常用甲亢治疗药物的适应证和用法用量

药物分类	适应证	用法用量
硫脲类	轻、中度甲亢;不适宜手术患者(儿童、青少年、妊娠、高龄或伴有严重心、肝、肾疾病等);甲状腺危象的辅助治疗	(1)内科治疗:口服,MMI 20~40mg/d,或 PTU 150~400(极量 600)mg/d,分次口服。症状消失后逐渐减量,每 2~4 周减药一次,每次减少 MMI 5mg 或 PTU 50mg,直至最小维持量(MMI 5~10mg/d 或 PTU 50~100mg/d)甚至更少,服用 1~2 年或更长。 (2)甲状腺危象:首选 PTU 口服或胃管内注入,首剂 500~1 000mg,以后每次 250mg,每 4 小时 1 次,待病情好转后改用一般剂量。若用 MMI 首剂 6mg,以后 20mg,每 8 小时 1 次
大剂量碘	甲状腺危象;手术前准备	(1)甲状腺危象:将碘化钠 0.5~1.0g 加入 500ml 葡萄糖溶液中避光静脉滴注;或复方碘溶液(含碘 5%,碘化钾 10%),首次服 2~4ml(20~40 滴),以后每 6~8 小时服 1~2ml,并在 2 周内逐渐停用。 (2)手术前准备:手术前 2 周服用复方碘溶液,从每次 5 滴开始,每天增加 1 滴,每日 3 次
放射性碘	甲状腺肿大 II 度以上;ATD 治疗无效或过敏;ATD 或手术治疗后复发;拒绝手术治疗者;儿童、青少年和老年性甲亢;合并心脏病、糖尿病、肝肾损害者;毒性多结节性甲状腺肿;轻度和稳定期的中、重度浸润性突眼等	口服,治疗前低碘饮食,注意辐射安全。 (1)个体化剂量法:根据甲状腺质量和甲状腺摄碘率进行计算,通常每克甲状腺组织的剂量范围为 2.59~4.44MBq。 (2)半固定剂量法:较小甲状腺(<30g)剂量为 185MBq,中等大小甲状腺(30~50g)剂量为 370MBq,较大甲状腺(>50g)剂量为 555MBq。 (3)固定剂量法:370~740MBq
β 受体拮抗剂	老年患者、静息心率>90 次/min 或合并心血管疾病的患者	常用普萘洛尔,一般 10~20mg/次,2~3 次/d。甲状腺危象时 20~40mg,3~4 次/d

注:ATD,抗甲状腺药物。

【思考题】

1. 结合治疗药物的选用,总结临床主要治疗甲亢药物的用药特点和使用注意事项。
2. 通过查阅文献或临床用药调查,分析目前甲亢治疗药物选用的合理性和存在的问题。

第三节　骨质疏松症

骨质疏松症(osteoporosis,OP)是一种以骨量低,骨组织微结构损坏,导致骨脆性增加,易发生骨折为特征的全身性骨病,可发生于任何年龄,但多见于绝经后女性和老年男性,其导致的骨折是老年患者致残、致死的主要原因之一。人口的老龄化导致 OP 患病率不断上升,据我国 2018 年的调查,50岁以上人群为 19.2%,其中女性为 32.1%,显著高于欧美国家。OP 可防、可治,需加强对危险人群的早期筛查与识别。

【病因、分类和发病机制】

根据病因可将 OP 分为原发性和继发性。原发性 OP 包括绝经后(Ⅰ型,一般发生在女性绝经后5~10 年内)、老年性(Ⅱ型,一般指 70 岁以后发生的骨质疏松)和特发性(包括青少年型,病因尚未明确,与遗传关系密切)三种类型。继发性 OP 指由任何影响骨代谢的疾病或明确原因诱发而成,如甲状腺功能亢进症、甲状旁腺功能亢进症、糖尿病、类风湿、维生素 D(vitamin D, VitD)缺乏、Cushing's综合征等。

骨骼的结构包括Ⅰ型胶原的三股螺旋结构、非胶原蛋白和沉积于其中的羟基磷灰石,其完整性由骨形成(骨的合成代谢)和骨吸收(骨的分解代谢)的动态平衡(骨重建)来维持。负责骨形成的成骨细胞由间充质干细胞分化而成,可分泌富含蛋白质的骨基质,包括Ⅰ型胶原和一些非胶原蛋白,再经过数周至数月,逐渐沉积于骨基质上的骨盐形成羟基磷灰石(骨矿化),形成骨组织。负责骨吸收的破骨细胞由单核巨噬细胞前体分化而成,其生成的关键调节步骤包括成骨细胞产生的核因子-κB(NF-κB)受体活化因子配体(receptor activator of nuclear factor kappa-B ligand, RANKL)与破骨细胞前体细胞上的 NF-κB 受体活化因子(RANK)结合,从而激活 NF-κB,促进破骨细胞分化。破骨细胞的增殖和生存有赖于成骨细胞源性的巨噬细胞集落刺激因子(CSF),而成骨细胞分泌的护骨素(osteoprotegerin, OPG)则可与 RANK 竞争结合 RANKL 而抑制破骨细胞的生成。

OP 的发病机制尚不明确,目前认为与激素调控、营养状态、物理因素、免疫状况及遗传因素有关,是由多种基因-环境因素等交互作用的结果。

1. **激素调控**　骨重建受多种激素调节,其中最重要的三种钙调节激素是甲状旁腺激素(parathyroid hormone, PTH)、骨化三醇[calcitriol,即 1,25-$(OH)_2$-$VitD_3$]和降钙素(calcitonin)。PTH具有促进骨形成和骨吸收的双重作用,其主要生理功能为促进骨质溶解,动员骨钙入血,使血钙增高;抑制肾小管对磷的再吸收,促进尿磷排出增多,使血磷降低;PTH 通过活化 VitD,间接促进肠黏膜吸收钙、镁和磷。PTH 分泌受血浆钙离子浓度的调节,血钙过低可刺激 PTH 分泌,血钙过高则抑制PTH 分泌。1,25-$(OH)_2$-$VitD_3$ 可抑制 PTH 分泌,而降钙素则抑制骨吸收、促进 PTH 分泌。与 OP 密切相关的激素还有性激素、糖皮质激素、甲状腺激素等。雌激素有促进降钙素分泌、抑制破骨细胞的作用,故绝经后雌激素不足,破骨细胞过于活跃,易引起骨丢失及 OP。雄激素能刺激青春期的急速成长,间接促进骨的生长。糖皮质激素的大量增加可使成骨细胞减少,骨形成受抑制,造成负钙平衡,骨基质减少,骨吸收增加,导致继发性 OP。甲状腺激素过度分泌,使蛋白质分解代谢亢进,引起钙、磷代谢紊乱,造成负钙平衡,骨吸收大于骨形成,引起高转换型 OP。

2. 营养因素　钙、磷、镁、蛋白质和微量元素氟、锶等均与 OP 有关。钙是人体的重要元素之一，骨钙约占人体总钙量的 99%。有研究显示，低钙地区女性的股骨骨折发生率较高钙地区明显增高。充足的日光照射可使皮肤内的 VitD 合成增多，促进钙的吸收利用，大大减少了 OP 的发生。磷对骨代谢也有影响，磷酸盐缺乏可对骨吸收产生刺激作用，使骨吸收增强，引起佝偻病、软骨症。蛋白质、氨基酸是提供骨有机基质合成的重要原料。适量摄入氟可刺激骨细胞增殖，促进骨形成，过量则产生抑制作用，其治疗剂量范围很窄，故其对 OP 的效益和风险尚有争议。骨骼中锶的增加可减少钙流失，增加钙沉积，提高骨骼强度。

3. 物理因素　骨量与运动关系密切，运动员肌肉发达，骨密度高，极少患 OP，而长期卧床或少活动的人易发生骨萎缩、OP。适当的负重和力学刺激有利于维持骨重建，修复骨骼微损伤，避免微损伤累积和骨折，原因是负重、肌肉牵拉等机械性应力可对成骨细胞产生刺激，增加骨形成。

4. 免疫因素　免疫系统由于增龄和雌激素缺乏而持续低度活化，使机体处于促炎性反应状态，其对骨重建的调节通过两个环节实现：①破骨细胞和成骨细胞的数量和功能变化；②炎性反应介质如肿瘤坏死因子 α（TNF-α）、白细胞介素（IL）、前列腺素 E_2（PGE_2）等。类风湿关节炎的 OP 是免疫反应所引起的典型案例，其发病机制尚待进一步探讨。

5. 遗传因素　骨峰值一般是在青春期后到成人期的早几年内达到，目前认为峰值骨量的 60%~80% 受遗传因素影响，多种基因的遗传变异与骨量调节相关，包括 VitD 受体基因、Ⅰ型胶原基因、雌激素受体基因、转化生长因子 β 基因、降钙素受体基因等。虽然遗传因素能决定一个人的骨峰值，因而影响 OP 的发生和预后，但通过后天生活方式干预、运动锻炼、合理用药等可以改善 OP。

【临床表现】

原发性 OP 轻者可无症状，仅在 X 线拍片或骨密度测量时被发现。较重者可表现为疼痛（腰背或全身骨痛）、脊柱变形（身长缩短、驼背、胸廓畸形等）及骨折，容易导致心理异常。疾病初期，由安静状态开始活动时出现腰背痛，逐渐发展为持续性疼痛，在长时间保持固定姿势时加重。当胸、腰椎出现新鲜压缩性骨折时，腰背疼痛剧烈。脊椎椎体内部骨小梁萎缩，疏松而脆弱的椎体受压，可导致椎体缩短、身长缩短和驼背。骨折在导致痛苦程度、病死率和医疗费用上都是最严重的，好发于脊柱、髋部和前臂，其他如肋骨、盆骨、肱骨、胸骨、锁骨、胸骨等也可发生。一次骨折发生后，再次或反复骨折的危险性就增加。骨折后患者需长期卧床，不仅会引起废用性 OP 和肌肉萎缩，而且容易发生肺炎、褥疮及泌尿系感染。

【防治原则】

OP 患者一旦发生骨折，生活质量下降，出现各种并发症，可致残或致死，因此预防比治疗更为现实和重要。OP 初级预防指尚无 OP 但具有其危险因素者，应防止或延缓其发展为 OP 并避免发生第一次骨折；OP 二级预防指已确诊 OP 或已发生过脆性骨折（受到轻微创伤或日常活动中即发生的骨折），其防治目的是避免发生骨折或再次骨折。

OP 的预防和治疗策略包括基础措施、药物干预及康复治疗。在基础措施中，调整生活方式非常重要，如摄入富含钙、低盐和适量蛋白质的均衡膳食，适当进行户外活动和日照以及有助于骨健康的体育锻炼和康复治疗，避免嗜烟、酗酒并慎用影响骨代谢的药物，采取防止跌倒的各种措施，注意是否有增加跌倒危险的疾病和药物，加强自身和环境的保护措施等。还应根据需要适当补充钙和 VitD。绝经后 OP 的发生取决于骨峰值（青春期坚持户外运动、摄入足量的钙等生活方式有利于提高骨峰值）及骨丢失率这两个因素，补充性激素、应用骨吸收抑制剂可减少骨丢失率。老年性 OP 可选用促进骨形成的药物或骨吸收抑制剂，或者两者序贯联合用药。

推荐抗 OP 药物治疗的适应证主要包括经骨密度检查确诊为 OP 的患者，已经发生过椎体、髋部等部位脆性骨折者，以及骨量减少且具有高骨折风险者。药物治疗一般 3~5 年（至少 1 年），治疗最终目标是降低骨折发生风险，因此要求患者定期随访，建议 3~6 个月检测 1 次骨转换指标（骨形成标志物和骨吸收标志物),每年检测 1 次骨密度;对于继发性 OP,如糖皮质激素性 OP 等,可每半年检测 1 次骨密度。

【药物治疗】

(一) 治疗药物分类

药物抗 OP 的作用机制或以抑制骨吸收为主,或以促进骨形成为主,也有一些具有多重作用机制。目前 OP 治疗药物研究取得了较大进展,如狄诺塞麦(denosumab)是一种单克隆抗体,可与人 RANKL 特异性结合而抑制骨吸收;硬骨抑素(sclerostin)的抗体罗莫单抗(romosozumab)是一种既促骨形成,又抑制骨吸收的新型抗 OP 药物。目前临床常用 OP 治疗药物按其主要作用机制的分类见表 19-9。

表 19-9 骨质疏松症治疗药物分类

药物分类		代表药物	作用机制
骨吸收抑制剂	双膦酸盐	阿仑膦酸钠 唑来膦酸 利塞膦酸钠 伊班膦酸钠 依替膦酸二钠 氯膦酸二钠	特异性地与骨矿物表面的羟基磷灰石结合,影响破骨细胞的聚集、分化和吸收活性以及诱导细胞凋亡,从而抑制骨吸收
	降钙素类	依降钙素 鲑降钙素	抑制破骨细胞数量及活性,抑制骨吸收;活化 1α 羟化酶,促进 1,25-(OH)$_2$-VitD$_3$ 合成;其止痛作用可能与抑制疼痛递质的释放,增加内啡肽释放有关
	RANKL 抑制剂	狄诺塞麦	人源化单克隆抗体,与人 RANKL 特异性结合,阻断骨吸收信号转导过程中的关键蛋白 RANK,从而抑制破骨细胞的活性,抑制骨吸收
	雌/孕激素类	雌二醇 炔雌醇 尼尔雌醇 替勃龙 甲羟孕酮 地屈孕酮	(1)抑制骨吸收,降低 PTH 对骨吸收的作用 (2)促进降钙素分泌,抑制破骨细胞功能 (3)提高肾 1α 羟化酶活性,增加 1,25-(OH)$_2$-VitD$_3$ 的生成,促进骨形成 (4)直接作用于骨细胞,增加骨的新生
	雌激素受体调节剂	雷洛昔芬	对骨和脂质代谢产生组织特异性雌激素样作用,因可降低 LDL 胆固醇而对心血管有保护作用
骨形成促进剂	甲状旁腺素(PTH)	重组人 PTH(1~34) (特立帕肽)	小剂量 PTH 有利于骨的合成代谢,但大剂量有利于骨的分解代谢
促进骨矿化的营养素	钙制剂	碳酸钙 葡萄糖酸钙	补钙,促进骨形成;维持机体正常骨钙化和钙平衡
	维生素类	VitD$_3$ 骨化三醇 阿法骨化醇	VitD$_3$ 经肝、肾羟化后形成 1,25-(OH)$_2$-VitD$_3$ 为最终活性物质,直接参与骨矿物质代谢。活性 VitD$_3$ 的作用是促进肠道钙离子的吸收,调节 PTH 分泌及骨细胞的分化
		VitK$_2$	可抑制骨吸收,改善钙平衡,促进骨钙素分泌,加速骨形成
	锶盐	雷奈酸锶	同时作用于成骨细胞和破骨细胞,具有抑制骨吸收和促进骨形成的双重作用

(二) 治疗药物选用

目前治疗 OP 的主流药物是抑制骨吸收的药物,在保证钙剂和 VitD 摄入的前提下,一般首选双膦酸盐类,但应注意该类药物可能造成上消化道不良反应(口服时),还可能引起罕见的下颌骨坏死和非典型股骨骨折。对于骨痛症状明显的患者,优先选用降钙素。雌激素因存在引发癌症风险、雌激素受体调节剂因静脉血栓栓塞危险,使用上受到了一定的限制。

1. 原发性Ⅰ型OP　即绝经后OP,由于绝经后雌激素减少,使骨吸收亢进而引起骨量丢失,因此应选用雌激素类、雌激素受体调节剂、双膦酸盐类、降钙素等骨吸收抑制剂,也可应用甲状旁腺素、钙制剂等促进骨形成的药物。

(1)雌激素类:采用雌激素预防绝经后OP应进行利与弊的全面评估,主要用于60岁前的绝经妇女预防OP,不主张长期用药。雌激素的副作用包括阴道出血、乳房触痛和凝血因子合成增加,可能增加子宫内膜癌和乳腺癌的发病率以及静脉血栓栓塞的危险。联合使用孕激素可减少发生子宫内膜癌的风险,但可能增加乳腺癌风险(应用5年内风险低)。常用雌激素类药物主要有雌二醇(estradiol)、尼尔雌醇(nilestriol)等;孕激素类药物有甲羟孕酮(medroxyprogesterone)、地屈孕酮(dydrogesterone)等;替勃龙(tibolone,即7-甲异炔诺酮)既有雌激素样活性使骨量增加,又有孕激素样活性,可降低增加子宫内膜癌的危险,10%的患者可有轻度子宫内膜增生。无心血管疾病危险因素的女性60岁前或绝经不到10年开始激素治疗,可能对其心血管有一定的保护作用,已有心血管损害或60岁后再开始激素治疗,则无此保护作用。

(2)选择性雌激素受体调节剂:代表药物为雷洛昔芬(raloxifen),在骨骼中与雌激素受体结合表现出类雌激素活性、抑制骨吸收,而在乳腺和子宫中则表现为抗雌激素活性,不增加患子宫癌、乳腺癌的危险性,还可降低LDL胆固醇而发挥一定的心血管保护作用。但和雌激素一样,也有增加静脉血栓栓塞的危险。

(3)双膦酸盐类:双膦酸盐类是目前临床应用最广泛的抗OP药物,常用药物有阿仑膦酸钠(alendronate sodium)、唑来膦酸(zoledronic acid)、利塞膦酸钠(sodium risedronate)、伊班膦酸钠(sodium ibandronate)、依替膦酸二钠(disodium etidronate)、氯膦酸二钠(disodium clodronate)等。该类药物口服吸收差,吸收率约为1%~5%,如遇食物或饮料中的阳离子,则吸收率更低,故不能与食物、牛奶或饮料同服。如早餐前未服药,则当日停服,而不能在餐后补充。低钙血症者慎用,严重VitD缺乏者需注意补足后再用。少数患者口服可发生轻度胃肠道反应,包括上腹疼痛、反酸等,有活动性胃及十二指肠溃疡、反流性食管炎等的患者慎用。为避免药物刺激食管,服药后30分钟内不应躺卧。首次口服或注射时可出现一过性发热、骨痛和肌痛等类流感样反应,多在用药3天内明显缓解。约61%以原型从肾脏排泄,肾功能异常的患者应慎用或酌情减少剂量,用药时尽可能使患者水化,以免发生肾脏毒性。罕见下颌骨坏死,应注意口腔卫生,有严重口腔疾病或需要接受牙科手术者不建议使用。长期应用可发生非典型股骨骨折,一旦发生应立即停药。与其他抗OP药物不同,双膦酸盐类停药后其抗OP性骨折作用可能会保持数年。

(4)降钙素类:更适合有疼痛症状的OP患者,短期使用可缓解OP或并发骨折引起的疼痛,长期应用保持骨量不下降或略增加。有鲑降钙素(miacalcic)和鳗鱼降钙素类似物依降钙素(elcatonin)。一般主张服用降钙素的同时补钙600~1 200mg/d。若单独使用,血钙下降,PTH上升,反而增加骨吸收。若与$VitD_3$及钙剂合用效果更好。

(5)甲状旁腺素(PTH):重组人PTH(1~34)特立帕肽(teriparatide)对男性及绝经后女性OP患者均有显著疗效,长期使用可减少脊椎骨折风险。用药期间应监测血钙水平,预防高钙血症。治疗时间不超过2年。

(6)钙制剂:如果饮食中钙供给不足可选用钙剂补充,绝经后妇女和老年人每日钙摄入推荐量为1 000mg,根据我国营养情况推荐补充500~600mg/d。钙制剂分无机钙和有机钙两类,无机钙如氯化钙、碳酸钙等,含钙高,作用快,价廉,服用方便,在口服钙制剂中为首选,但对胃刺激性大。有机钙如葡萄糖酸钙、乳酸钙等,含量低,吸收较好,刺激性小。钙制剂常与$VitD_3$(400~800IU/d)同时使用,应定期监测血钙和尿钙,避免过量补充钙剂增加肾结石和心血管疾病的潜在风险。补充钙和VitD是OP治疗的基础,可与其他药物联合使用。

2. 原发性Ⅱ型OP 即老年性OP,其病因是增龄老化所致调节激素失衡使骨形成低下,可选用具有骨形成促进作用的药物,如活性 VitD、钙制剂、PTH 等,也可应用骨吸收抑制剂双膦酸盐类药物、蛋白同化激素(如苯丙酸诺龙、司坦唑醇)等。对于老年 OP 患者或老年低骨量,伴有骨折高风险的人群,建议补充钙剂和 / 或 VitD 作为基础措施之一,与抗老年 OP 药物联合应用。老年 OP 患者如因肝肾功能不全导致 VitD 代谢(羟化)受阻,影响钙剂的吸收,建议首选活性 VitD。目前应用广泛的制剂有骨化三醇和阿尔法骨化醇(alpha calcidol,即 1α-OH-D₃)。骨化三醇无须经肝、肾羟化,直接参与骨矿代谢。阿尔法骨化醇在肝脏迅速代谢为有生理活性的骨化三醇,参与骨矿代谢。在应用活性 VitD 时,一般情况下不需要高钙饮食。

3. 继发性OP 去除病因是治疗继发性OP的关键。皮质类固醇性OP应积极采取手术切除或减少糖皮质激素用量等方式纠正高皮质醇血症。去除病因后,仍需补充钙剂和 VitD,以增加肠钙吸收。也可应用双膦酸盐类药物、蛋白同化激素等。糖尿病性 OP 首先应控制高血糖,避免选用可能增加骨折风险的噻唑烷二酮类药物(主要为罗格列酮)和可能影响钙磷代谢的钠 - 葡萄糖共转运体 2 (SGLT-2)抑制剂,可选择对骨骼有一定保护作用的二甲双胍、胰高血糖素样肽 -1(GLP-1)受体激动剂,或其他呈中性影响的药物。在糖尿病常规治疗的基础上,采用阳光照射或补充普通 VitD 的同时,可选用骨吸收制剂或骨形成促进剂。甲状腺功能亢进性 OP 也应以治疗甲亢为主,并补充足量钙剂和 VitD(活性型效果更好),也可加用双膦酸盐类等药物。此外,如骨痛明显伴高血钙可加用降钙素。

OP 治疗药物的适应证和用法用量见表 19-10。

表 19-10 骨质疏松症治疗药物的适应证和用法用量

药物	适应证	用法用量
雌 / 孕激素类	绝经妇女(60 岁前)预防 OP	口服、经皮或阴道用药,方案、剂量、制剂选择及治疗期限等根据患者个体情况而定,例如有子宫女性前 14 天服用雌二醇 1~2mg/d 或炔雌醇每晚 0.25mg;后 14 天加服孕激素地屈孕酮或甲羟孕酮 10mg/d 一个疗程;替勃龙 0.25mg/d,连服 2 年。尼尔雌醇每半个月 2mg
雌激素受体调节剂	预防和治疗绝经后 OP	雷洛昔芬口服,每次 60mg,每日 1 次
双膦酸盐类	原发性和继发性 OP	口服(不超过 5 年)或静脉注射(不超过 3 年)。阿仑膦酸钠 70mg/w 或 10mg/d,空腹服药,早餐前至少半小时用 200~300ml 白开水送服,服药后 30 分钟内避免平卧,应保持直立体位(站立或坐直),必须连续用药。唑来膦酸 5mg,静脉滴注至少 15 分钟以上,每年 1 次。利塞膦酸钠 5mg/d 或 35mg/w,用法同阿仑膦酸钠。伊班膦酸钠每 3 个月用药一次,每次 2mg,用生理盐水静脉滴注 2 小时以上;国外有口服片剂,150mg,每月 1 次。依替膦酸二钠口服每次 0.2g,2 次 /d,两餐间服用,间歇、周期服药,每 3 个月中连服 14 天,间歇期服钙剂和 VitD。氯膦酸二钠口服每次 0.4~0.8g,1~2 次 /d
降钙素类	OP,尤其是伴骨痛者	鲑降钙素注射液皮下或肌内注射 50~100IU/ 次,每日 1 次;鼻喷剂 200IU,每日或隔日 1 次,疗程视病情而定。依降钙素 10U 肌内注射,2 次 /w。一般同时补钙 600~1 200mg/d
狄诺塞麦	较高骨折风险的绝经后 OP (国外批准)	每半年 60mg,皮下注射
甲状旁腺素	严重 OP	特立帕肽皮下注射,每次 20μg,1 次 /d,用药不超过 2 年
钙制剂	补钙、OP 基础治疗	口服或静脉注射给药。碳酸钙(含钙 50%)口服每次 0.5~1.0g,2~3 次 /d;葡萄糖酸钙(含钙 11%)静脉注射 0.4~2.0g,或口服每次 1.5g,3 次 /d

续表

药物	适应证	用法用量
VitD 类	补钙、OP 基础治疗；活性 VitD 常用于老年性 OP	补充 VitD 预防 OP，成年人 200IU/d，老年人 400~800IU/d；治疗 OP 800~1 200IU/d。应根据个体差异和制剂安全性选择合适的剂量和疗程。活性 VitD 骨化三醇口服 0.25~0.5μg/d，阿尔法骨化醇 0.5~1.0μg/d，长期服用（3~6 个月以上）
维生素 K₂	原发性 OP	四烯甲萘醌（维生素 K₂ 同型物）每次 15mg，3 次/d，饭后服用
锶盐	绝经后 OP	雷奈酸锶口服，每次 2g，睡前服用，最好在进食 2 小时后（不宜与钙和食物一起服用，以免影响药物吸收）

思考题

1. 分析骨质疏松症用药存在的问题及对疾病治疗的影响，并通过调研撰写一篇关于治疗骨质疏松症药物研究进展及其临床应用前景的综述。

2. 思考慢性肾脏病患者骨质疏松症的药物治疗方案。

第四节 痛 风

痛风（gout）是指因血尿酸过高而沉积在关节、组织中造成多系统损害的一组疾病，严重者可并发心脑血管疾病、肾衰竭，直至危及生命。高尿酸血症与痛风是一个连续、慢性的病理生理过程。痛风发病年龄多在 40 岁以上，患病率随年龄的上升而增加，近年呈年轻化趋势，常在春、秋季节发病。最近报道，高尿酸血症在不同种族患病率为 2.6%~36%，痛风为 0.03%~15.3%；我国高尿酸血症的总体患病率为 13.3%，痛风为 1.1%（其中男性 1.7%，女性 0.5%），已成为继糖尿病之后又一常见代谢性疾病。然而，痛风并非不治之症，关键是早预防、早发现、早治疗。

【病因、分类和发病机制】

高尿酸血症是嘌呤代谢紊乱引起的代谢异常综合征，不论性别，非同日 2 次血尿酸水平超过 420μmol/L 即可诊断。临床上 5%~15% 高尿酸血症患者可发展为痛风，表现为痛风性关节炎、痛风肾和痛风石等，确切原因不明。痛风按高尿酸血症的形成原因可分为原发性和继发性两大类。原发性痛风约占 90%，有一定的家族遗传倾向，与环境因素共同致病。多数由肾小管分泌尿酸功能障碍致使尿酸排泄不足引起，少数由尿酸生成增多引起，绝大多数病因未明。次黄嘌呤和黄嘌呤是尿酸的直接前体，在黄嘌呤氧化酶的作用下，次黄嘌呤氧化为黄嘌呤，黄嘌呤氧化为尿酸。体内代谢相关的酶活性改变使嘌呤代谢增强，或者次黄嘌呤鸟嘌呤核苷酸转移酶部分缺乏，均可使尿酸增多。继发性痛风可继发于以下情况：①嘌呤增多的遗传性疾病，存在酶及代谢缺陷，自出生就有高尿酸血症；②骨髓或淋巴增生性疾病和肾脏病变；③外源性高尿酸血症，如高嘌呤饮食、大量饮用啤酒和使用嘌呤拮抗剂。此外，肾功能不全、肾脏清除尿酸减少、使用抑制肾小管分泌功能的药物、有机酸增多与尿酸竞争肾小管分泌载体、原发性高血压、糖尿病等均可引起血中尿酸增高。

尿酸是人体内嘌呤代谢的最终产物，血浆中的尿酸均以单尿酸盐形式存在。尿酸盐的溶解度很低，当血液 pH 为 7.4 时，尿酸钠的溶解度为 420μmol/L，当血浆尿酸达此浓度时则呈饱和状态，如持久不降，遇下列情况可形成微小的尿酸钠结晶：①血浆白蛋白及 α₁、α₂ 球蛋白减少；②局部 pH 降低；③局部温度降低。尿酸盐结晶较易沉积在血管较少而基质中黏多糖含量较丰富的结缔组织、软骨和关节腔内，结晶表面可吸附 IgG，并在补体的参与下诱发含 Fc 受体中性粒细胞的吞噬作用。晶体被吞噬后可使粒细胞膜破裂，释放出各种炎症介质，如趋化因子、溶酶体酶等，最后导致组织发生炎性反应,引起痛风性关节炎发作。如尿酸沉积于肾脏则引起肾功能不全。

【临床表现】

痛风表现为夜间发作的急性单关节或多关节疼痛。骨关节损害最常见于手足小关节,以第一跖趾关节为最好发部位,也可涉及踝、膝、腕等关节。痛风所致关节炎常突然发作,关节红、肿、热、有压痛及剧烈疼痛,以晚间尤为显著。发作时常有全身症状如体温升高、白细胞增多、血沉加速、血清尿酸盐浓度升高等。反复发作10年左右形成慢性痛风性关节畸形,关节周围与身体其他部位皮下均可见到结节状突出之痛风石,并可溃破。本病常累及肾脏引起慢性间质性肾炎和肾脏尿酸性结石的形成,痛风患者肾结石的发病率要比普通患者高出1000倍,约有22%~40%的原发性痛风患者合并肾结石,表现为血尿、尿频、尿急、尿痛。病情发展缓慢,晚期间质性肾炎和肾结石会导致肾功能不全,甚至危及生命。原发性痛风患者还常合并高脂血症、肥胖、糖尿病、高血压、冠心病等。

【治疗原则】

痛风是嘌呤代谢紊乱所致,虽有许多并发症,但如早期治疗一般预后良好,到了晚期尿酸广泛弥漫性地在组织中沉积,或发生肾功能不全,则预后不佳。痛风的一般治疗原则包括保持健康的生活方式,如控制体重、规律运动、限制摄入酒精及高嘌呤、高果糖饮食,鼓励摄入奶制品和新鲜蔬菜(不推荐也不限制豆制品)及适量饮水,以及有效的药物治疗和定期的健康检查。

药物治疗是痛风治疗的核心,常用抑制尿酸生成、促尿酸排泄和镇痛抗炎的药物,要求达到以下目的:①尽快终止急性关节炎发作;②纠正高尿酸血症,防止关节炎发作或复发,防止因尿酸盐沉积于肾脏、关节等所引起的并发症,以及防止尿酸结石形成和肾功能损害。

对痛风这种慢性病的治疗,要坚持长期用药,将血液中的尿酸浓度控制在正常水平是治疗成功的关键。目前认为血尿酸水平<360μmol/L(6mg/dl)是最低目标,对已有痛风石或其他合并症的患者,为了更好地长期改善其临床症状和体征,应将血尿酸水平降至300μmol/L(5mg/dl)以下。但不可长期低于180μmol/L。

【药物治疗】

(一) 治疗药物分类

目前临床常用的痛风治疗药物见表19-11。

表 19-11　痛风治疗药物分类

药物分类	代表药物	作用机制
抑制尿酸合成的药物	别嘌醇 非布司他	竞争性抑制黄嘌呤氧化酶,减少尿酸合成。非布司他对黄嘌呤氧化酶的抑制选择性高。两药的代谢产物对黄嘌呤氧化酶同样具有抑制作用
促进尿酸排泄的药物	苯溴马隆 丙磺舒 磺吡酮	竞争性抑制肾小管对尿酸的重吸收,促进尿酸排泄(使用时常合用碳酸氢钠,机制为碱化尿液以促进尿酸排泄)
重组尿酸氧化酶	普瑞凯希	可将尿酸迅速氧化为尿囊酸,经肾排泄
抑制白细胞游走进入关节的药物	秋水仙碱	抑制急性发作时的粒细胞浸润,抑制趋化性白细胞增加,从而干扰尿酸盐所致的炎症反应,但不影响血尿酸的水平
非甾体抗炎药	吲哚美辛 双氯芬酸 依托考昔 塞来昔布	炎症组织中的大量前列腺素(PG)对炎性疼痛起到放大作用,其本身也有致痛作用,与缓激肽等致炎物质还有协同作用。药物通过抑制COX,减少痛风性关节炎时前列腺素的合成,发挥镇痛、缓解炎症反应的作用。 塞来昔布和依托考昔选择性抑制COX-2,胃肠道损伤小,但需注意心血管不良反应
糖皮质激素	泼尼松 泼尼松龙	缓解痛风引起的炎症反应

（二）治疗药物选用

1. 急性期　急性期痛风的治疗目的是迅速终止关节炎发作,应尽量避免使用降低血尿酸浓度的药物,以防延迟缓解和转移性痛风关节炎的发生。但已服用降尿酸药物者不应停药,以免引起尿酸波动,导致发作时间延长或再次发作。早期使用药物较易止痛,若治疗延迟常影响疗效,推荐在关节炎发作 24 小时内即开始治疗。急性期常用的一线治疗药物有秋水仙碱(colchicine)、非甾体抗炎药和糖皮质激素。

秋水仙碱是治疗急性痛风性关节炎的特效药,用药愈早愈好。用药后数小时关节红、肿、热、痛即行消退,对一般性疼痛及其他类型关节炎无作用,也不影响血尿酸的水平。秋水仙碱的中毒剂量和治疗剂量接近,有胃肠道反应、骨髓抑制、肾衰竭、肝细胞损害、脱发等不良反应,因此静脉注射应慎重,肝肾疾病患者更应慎用。

非甾体抗炎药可作为无并发症急性痛风性关节炎发作的首选药物,对不能耐受秋水仙碱的患者尤其适用,与秋水仙碱合用也可增加止痛效果。建议早期、足量用药,症状缓解后逐渐减量。首选起效快、胃肠道不良反应少的药物,老年、肾功能不全、既往有消化性溃疡、出血、穿孔的患者应慎用。非选择性 COX-2 抑制剂如吲哚美辛(indomethacin)、双氯芬酸(diclofenac)等,不良反应有头晕、头痛、恶心、呕吐,有溃疡病者不宜用。选择性 COX-2 抑制剂依托考昔(etoricoxib)、塞来昔布(celecoxib)等头晕、胃肠道反应发生率低,但应注意潜在的心血管疾病风险。对于需长期服用小剂量阿司匹林的痛风患者,建议优先考虑塞来昔布与阿司匹林联用。

当上述药物无效或忌用时,可考虑短期应用糖皮质激素。糖皮质激素对急性关节炎发作具有迅速的缓解作用,但停药后容易复发,而且长期使用容易引起高血压、高血糖等并发症,不宜长期使用。临床口服泼尼松(prednisone)对急性发作止痛效果较好,也可用促肾上腺皮质激素(ACTH)25~50U 溶于 5% 葡萄糖溶液 1 000ml 中静脉滴注,更理想的是使用长效 ACTH 胶剂 50~100U 肌内注射。ACTH 可使症状缓解,但停止治疗后可发生"反跳"。个别情况下也可向关节腔内注射泼尼松龙(prednisolone)以减轻关节炎症及疼痛。停药时合用小剂量秋水仙碱或非甾体抗炎药以防止停药反跳。

对于多关节严重受累的患者,可以考虑上述药物足量联合治疗,包括秋水仙碱和非甾体抗炎药、口服糖皮质激素和秋水仙碱、关节腔局部使用糖皮质激素和其他药物,但不建议非甾体抗炎药和口服糖皮质激素常规联合使用,以免增加胃肠道反应风险。

2. 间歇期和慢性期　对痛风发作间歇期和慢性期的患者,起始降尿酸治疗的时机为血尿酸水平 ≥480μmol/L(无合并症)和 ≥420μmol/L(每年合并痛风发作次数 ≥2 次、痛风石、慢性痛风性关节炎、肾结石、慢性肾脏疾病、高血压、糖尿病、血脂异常、脑卒中、缺血性心脏病、心力衰竭和发病年龄<40 岁中的一种情况),控制血尿酸水平<360μmol/L(无合并症)和<300μmol/L(有合并症),以达到预防急性发作,防止痛风结节及肾脏结石形成,保护肾功能的治疗目的。

降尿酸治疗的一线药物为别嘌醇、苯溴马隆及非布司他,需在急性发作缓解 2~4 周后从小剂量开始,逐步增加剂量至达到治疗目标,再调整为最小有效剂量长期甚至终身维持治疗。为了预防急性关节炎发作,推荐首选小剂量秋水仙碱(0.5~1mg/d),也可选用小剂量非甾体抗炎药,两者均不适用时可考虑使用小剂量泼尼松或泼尼松龙(5~10mg/d)作为替代,预防用药的时间至少 3~6 个月。

抑制尿酸合成的药物首选别嘌醇(allopurinol),其不良反应常见皮疹、胃肠道反应、转氨酶短暂升高等,罕见粒细胞减少,应予以监测。大约 5% 患者不能耐受。部分汉族人群偶有严重的超敏反应综合征,表现为高热、嗜酸细胞增高、剥脱性皮炎、中毒性大疱性表皮坏死松解症、进行性肝肾衰竭等,甚至死亡。药物基因组学研究发现别嘌醇诱发的皮肤反应与患者携带的人类白细胞抗原基因型(*HLA-B*5801*)高度相关,因此建议检测患者基因组信息,对于 *HLA-B*5801* 阳性患者,不推荐使用别嘌醇。新型药物非布司他(febuxostat,别名非布索坦)主要在肝脏代谢,通过粪便和肾脏排泄者各半,因此轻中度肾功能受损患者使用时不需要调整药物剂量,可作为肾功能严重受损时的首选用药。不良反应主要有肝功能异常、腹泻、头痛等。虽然并无足够证据表明非布司他在亚裔人群中增加心源性猝死风险,但合并心脑血管疾病的老年人应谨慎使用。

促尿酸排泄的药物首选苯溴马隆(benzbromarone,苯溴香豆素),此外还有丙磺舒(probenecid)、磺吡酮(sulfinpyrazone)等。苯溴马隆可用于肌酐清除率>20ml/min 的肾功能不全患者,是目前国内应用最多的降尿酸药物。不良反应有胃肠道反应、皮疹、肝损害等,严重者可发生暴发性肝坏死(与CYP2C9 基因多态性相关),故肝病患者慎用。促尿酸排泄药物开始时宜用小剂量,以避免肾脏因尿酸负荷过重而受到损伤。肌酐清除率<50ml/min 的患者不宜使用丙磺舒和磺吡酮。避免同时使用水杨酸制剂如阿司匹林,因该类药物有对抗丙磺舒等的作用。如果患者已有尿酸性肾结石,或尿酸/肌酐在尿中比例在治疗前显著升高,提示尿酸形成明显增多,则不宜使用促进尿酸排泄的药物。在使用排尿酸药物的同时应保持每日尿量在 2 500ml 以上,晨尿 pH 最好保持在 6.2~6.9,可服用碱性药物(如碳酸氢钠)来调节尿 pH。尿 pH 升高虽然可以增加尿酸在尿中的溶解度,但当 pH>7 时可增加钙盐结石的发生率。

对于血尿酸水平顽固升高的患者可以考虑抑制尿酸合成药物和促尿酸排泄药物联合治疗。治疗效果均不好或有禁忌的严重痛风患者,还可考虑用普瑞凯希(pegloticase,聚乙二醇重组尿酸酶制剂,目前我国尚未上市)注射治疗,主要不良反应为异种蛋白引起的过敏反应。不推荐尿酸氧化酶与其他降尿酸药物联用。

3. 无症状期　对无症状高尿酸血症患者,各国治疗意见不一。欧美指南多不推荐药物治疗,但应避免肥胖、暴食、酗酒及精神紧张等可致痛风急性发作的因素,停用阿司匹林、氢氯噻嗪等影响尿酸排泄的药物。我国最新指南建议血尿酸水平 ≥540μmol/L(无合并症)或 ≥480μmol/L(合并高血压、脂代谢异常、糖尿病、肥胖、脑卒中、冠心病、心功能不全、尿酸性肾石病、肾功能损害等之一)时,可起始降尿酸治疗,控制血尿酸水平<420μmol/L(无合并症)和<360μmol/L(有合并症)。对于慢性肾脏病(CKD)2 期以上(估算的肾小球滤过率<60ml/min)的无症状高尿酸血症者不宜采用降尿酸药物治疗。

常用痛风治疗药物的适应证和用法用量见表 19-12。

表 19-12　常用痛风治疗药物的适应证和用法用量

药物分类	适应证	用法用量
秋水仙碱	痛风急性发作	首剂口服 1mg,继而 0.5mg/h 或 1mg/2h,直至症状缓解或出现恶心、腹泻等胃肠道反应时停用。最大剂量 6~8mg/d,以后可给维持量 0.5mg/次,2~3 次/d。对于胃肠道反应严重及有消化性溃疡者,可将 1~2mg 溶于 20ml 0.9% 氯化钠注射液中静脉缓慢注射(5~10 分钟),必要时可每隔 6 小时再给予 1mg,24 小时不超过 4mg。切勿注入皮下,以免引起组织坏死。如患者已接受预防治疗,总剂量不超过 2mg
非甾体抗炎药	痛风急性发作,首选用于无并发症者,尤其适用于不能耐受秋水仙碱的患者	口服或注射。吲哚美辛 50mg/次,3 次/d。双氯芬酸 50mg/次,2~3 次/d。依托考昔急性期治疗 120mg/次、1 次/d,疗程不超过 8 天。塞来昔布急性期治疗 400mg/次、1 次/d,疗程不超过 7 天;缓解期预防发作 100~200mg/次、1 次/d,疗程 3~6 个月
糖皮质激素	痛风急性发作,一般用于对秋水仙碱和非甾体抗炎药不耐受或肾功能不全的患者	口服、肌内注射或静脉给予中小剂量。如口服泼尼松 20~30mg/d,连续用药 3~5 天停药

续表

药物分类	适应证	用法用量
促尿酸排泄的药物	间歇期和慢性期痛风	苯溴马隆口服,开始时 25mg/d,如 2~4 周后血尿酸未达标,增加 25mg/d,最大剂量 100mg/d,宜餐后服用。用药期间多饮水,根据尿液 pH 决定是否口服碳酸氢钠(0.5~2g,3 次 /d)
重组尿酸氧化酶	间歇期和慢性期难治性痛风	普瑞凯希 8mg,1 次 /2w,静脉滴注 2 小时以上,用药前给予抗组胺药物和糖皮质激素预防以降低不良反应
抑制尿酸合成的药物	间歇期和慢性期痛风	别嘌醇第一周剂量小于 100mg/d(肾功能损伤者减半),以后每 2~5 周增加一次剂量直至尿酸达标,一般维持量为 300mg/d,必要时可加大剂量,严密监测不良反应。非布司他 40~80mg/d,轻中度肾功能损伤者不需要调整剂量

思考题

1. 影响痛风形成的因素有哪些,如何防止痛风的发生和发展?
2. 抗痛风药物在临床使用中可能出现哪些药物相互作用?

第十九章
目标测试

(吴昊姝)

参 考 文 献

[1] 中华医学会糖尿病学分会. 中国 2 型糖尿病防治指南 (2020 年版). 中华糖尿病杂志, 2021, 13 (4): 315-409.

[2] American Diabetes Association. Pharmacologic approaches to glycemic treatment: standards of medical care in diabetes-2022. Diabetes Care, 2022, 45 (Suppl. 1): S125-S143.

[3] 中华医学会, 中华医学会杂志社, 中华医学会全科医学分会, 等. 甲状腺功能亢进症基层诊疗指南 (2019 年). 中华全科医师杂志, 2019, 18 (12): 1118-1128.

[4] 中华医学会骨质疏松和骨矿盐疾病分会. 原发性骨质疏松症诊疗指南 (2017 年). 中华骨质疏松和骨矿盐疾病杂志, 2017, 10 (5): 413-444.

[5] 中华医学会内分泌学分会. 中国高尿酸血症与痛风诊疗指南 (2019 年). 中华内分泌代谢杂志, 2020, 36 (1): 1-13.

第二十章

泌尿系统疾病的药物治疗

第二十章
教学课件

学习目标

1. **掌握** 泌尿系统常见疾病及肾移植排斥反应的治疗原则和药物治疗方法。
2. **熟悉** 泌尿系统常见疾病及肾移植排斥反应的常用治疗药物。
3. **了解** 泌尿系统常见疾病及肾移植排斥反应的病因、发病机制和临床表现。

泌尿系统由肾脏、输尿管、膀胱、尿道及有关血管、淋巴和神经等组成,其中以肾脏的结构和功能最为复杂,肾脏不仅是人体主要的排泄器官,还是一个重要的内分泌器官,对维持机体内环境的平衡和稳定起重要作用。本章主要介绍常见的肾脏疾病:肾小球疾病(急性肾小球肾炎、急进性肾小球肾炎、慢性肾小球肾炎、无症状性尿检异常和肾病综合征)、急性肾损伤、慢性肾脏病和肾移植排斥反应等,探讨其药物治疗的原则和方法。

第一节 肾小球疾病

肾小球疾病是病因、发病机制、临床表现、病理改变、病程和预后不尽相同的主要累及双肾肾小球的一组疾病,临床分类为急性肾小球肾炎、急进性肾小球肾炎、慢性肾小球肾炎、无症状性尿检异常和肾病综合征。

一、急性肾小球肾炎

急性肾小球肾炎(acute glomerulonephritis,AGN)简称急性肾炎,可由多种病因致病,急性起病,以血尿、蛋白尿、高血压、水肿、一过性少尿和肾功能损伤等为主要临床表现。多种病原微生物如细菌、病毒、立克次体、衣原体、螺旋体、真菌、原虫及寄生虫等均可致病,其中以链球菌感染后的急性肾小球肾炎(acute poststreptococal glomerulonephritis,APSGN)最常见。

【病因和发病机制】

(一)病因

1. 病原菌 引起 APSGN 的病原菌是 β 溶血性链球菌 A 族中的"致肾炎菌株",其中以 12 型和 49 型最多见。急性肾小球肾炎的发生与否和病变程度均与链球菌感染的严重程度无关。

2. 致病抗原 目前较明确的致病抗原有内链素(endostreptosin,ESS)、肾炎株伴随蛋白(nephritic strain associated protein,NSAP)、带阳电荷的链球菌体外成分、链球菌神经氨酸酶(streptococal neuraminidase)等。

3. 宿主的易感性 研究表明链球菌感染后的急性肾小球肾炎与遗传易感性有关。

(二)发病机制

本病主要是由感染诱发的免疫反应引起,常在上呼吸道感染、猩红热及皮肤感染等链球菌感染后。链球菌的致病抗原诱发免疫反应产生抗体,在循环中形成抗原-抗体复合物沉积于肾小球而致病,或是种植于肾小球的抗原与循环中的特异性抗体结合形成免疫复合物致病。自身免疫也可能在发病中发挥了重要作用。补体异常活化也参加了致病,补体系统激活后引起一系列免疫病理改变,特别是上皮下免疫复合物激活补体后形成膜攻击复合物 C5b~9,在急性肾炎的发病中起重要作用。

【临床表现】

本病多见于儿童,5~14 岁发病,2 岁以下或 40 岁以上的患者仅占所有患者的 15%。两性均可发病,男女比例约为 2:1。发病前 1~4 周常有前驱感染(如扁桃体炎、咽峡炎、丹毒或脓皮病等链球菌感染史)。本病临床表现轻重不等,轻者可毫无症状,仅尿常规略有异常,称"亚临床型";典型者可表现为水肿、血尿、少尿或无尿、高血压,也可出现一系列少见复杂的临床表现如呼吸窘迫、肺水肿和脑病等,甚至可作为 APSGN 首发临床表现,先于尿检异常出现。本病大多预后良好,常可在数月内临床自愈,但是部分患者也可转变为慢性肾脏病。

【治疗原则】

(一) 一般治疗

1. 休息　休息对防止病情加重、促进疾病好转很重要。急性起病后患者应卧床休息,直至肉眼血尿消失、水肿消退及血压恢复正常后才可下床适当活动并逐渐增加活动量。

2. 饮食　一般患儿在水肿、少尿、高血压期间,应适当限制水、盐、蛋白质摄入。水分一般以不显性失水加尿量计算供给,同时给予易消化的高糖、低盐、低蛋白饮食,食盐 60mg/(kg·d),蛋白质 0.5g/(kg·d),尽量满足机体热量需要。尿量增多、氮质血症消除后应尽早恢复蛋白质供应,以保证儿童生长发育的需要。

3. 清除感染灶　存在感染灶时应给予青霉素或其他敏感抗菌药物治疗。经常反复发生炎症的慢性感染灶如扁桃体炎、龋齿等应予以清除,但须在肾炎基本恢复后进行。本症不同于风湿热,不需要长期服用药物预防链球菌感染。

(二) 药物治疗原则

以对症治疗为主,如水肿严重应使用利尿药;高血压应给予降压药物;对有细菌感染表现存在时,应给予青霉素或其他敏感抗菌药物以控制感染病灶及清除病灶。如有心力衰竭、脑病、尿毒症等严重并发症发生时,应给予针对并发症的药物治疗。本病为自限性疾病,不宜使用糖皮质激素、免疫抑制剂及细胞毒性药物治疗。

【药物治疗】

(一) 治疗药物分类

1. 利尿药　根据作用机制的不同可分为 6 类,主要通过影响肾小管对原尿中水、钠的重吸收起作用。常用的有①袢利尿药:代表药物为呋塞米(furosemide)、布美他尼(bumetanide)和托拉塞米(torasemide)。布美他尼的利尿作用为呋塞米的 20~60 倍,排钾作用小于呋塞米,尚具有扩血管作用。托拉塞米是新一代高效袢利尿药,利尿作用强大且持久,具有醛固酮拮抗作用,起到双重排钠、相对保钾作用,耳毒性低,长期应用不易产生利尿抵抗。40mg 呋塞米、20mg 托拉塞米、1mg 布美他尼三者利尿效果相当。袢利尿药剂量与效应呈线性关系,终末期肾病(end stage renal disease,ESRD)患者[eGFR<15ml/(min·1.73m²)]需要增大剂量。②噻嗪类:代表药物为氢氯噻嗪(hydrochlorothiazide),氢氯噻嗪的最大使用量为 100mg/d,再增量也不会增加利尿效果。在重度肾功能减退患者[eGFR<30ml/(min·1.73m²)]中,该药的利尿效果减弱,不建议使用,但在顽固性水肿患者中(呋塞米每日用量超过 80mg),噻嗪类可与袢利尿药联用。③保钾利尿药:分为醛固酮受体拮抗剂,如螺内酯(spironolactone)、依普利酮(eplerenone)及保钾排钠作用不依赖于醛固酮系统的氨苯蝶啶(triamterene)和阿米洛利(amiloride)。④碳酸酐酶抑制剂:乙酰唑胺(acetazolamide),由于该类药物利尿效果有限且副作用多,已较少作为利尿药使用,目前主要用于治疗青光眼及代谢性碱中毒。⑤渗透性利尿药:甘露醇(mannitol)可增加血容量,经肾小球滤过后极少(<10%)被肾小管重吸收,

故可提高肾小管内原尿的渗透压,发挥渗透利尿作用,但不常用于肾脏疾病中。⑥作用于集合管的选择性抗利尿激素 V_2 受体拮抗剂:如托伐普坦(tolvaptan),该药可提高自由水的清除和尿液排泄,降低尿液的渗透压,最终提高血清钠浓度,目前用于肾脏疾病引起的水肿。

常用于肾脏疾病中非渗透性利尿药的分类及各自的特点(拓展阅读)

2. 降压药物　详见"高血压"节。

(二)治疗药物选用

1. 水肿的治疗　一般轻、中度水肿无须治疗,经限制钠盐及水的摄入和卧床休息即可消退。经控制水、盐摄入,水肿仍明显者,可给予利尿药,并从小剂量用起。常用噻嗪类利尿药,如氢氯噻嗪口服 25mg,每日 2~3 次;必要时可用袢利尿药,如呋塞米 20~60mg/d,注射或分 2~3 次口服,或每次注射或口服布美他尼 0.5~1mg,必要时一日 2~3 次。肾小球滤过率(GFR)< 5~10ml/(min·1.73m²) 时,呋塞米和布美他尼仍有利尿作用。伴有急性肾炎综合征者可用呋塞米每日 80~200mg 加于 5% 葡萄糖注射液中静脉注射,分 1~2 次给予。应注意大剂量呋塞米可能引起听力及肾脏的严重损害,而噻嗪类利尿药可引起高血糖症、高尿酸血症及低钾血症等不良反应。不宜采用渗透性利尿药及保钾利尿药。

2. 高血压及高血压脑病的治疗

(1)高血压:轻度高血压一般可加强水、盐控制及使用利尿药,常用噻嗪类利尿药和 / 或袢利尿药,利尿后即可达到控制血压的目的。若在上述处理后,血压仍未控制,则主张联用 ACEI 类药物,如口服卡托普利每次 12.5~25mg,每日 2~3 次;或 ARB 类药物,如氯沙坦每次 50~100mg,每日 1 次。它们既可降低全身高血压,又可降低肾小球内高压,可改善或延缓多种病因引起的轻、中度肾功能不全的进程。但需注意当血清肌酐(serum creatinine,Scr)>265μmol/L(3mg/dl)及高钾血症时需慎用 ACEI 及 ARB 类药物。

(2)高血压脑病:出现脑病征象应快速给予镇静、扩血管、降压等治疗。迅速降压,使舒张压控制在 110mmHg 左右。可选择硝普钠(sodium nitroprusside)开始以 10μg/min 静脉滴注,逐渐增加剂量以达到降压作用,一般临床常用最大剂量为 200μg/min,密切监测血压,根据血压水平调节滴速;或肼屈嗪(hydralazine)20~40mg 静脉注射,必要时可重复给药,还可用酚妥拉明(phentolamine)。镇静剂如地西泮(diazepam)、硝西泮(nitrazepam)、苯巴比妥(phenobarbital)、异戊巴比妥(amobarbital)等对惊厥、抽搐或烦躁不安者可使用。

3. 急性心力衰竭的治疗　水钠潴留为主要诱发因素,因此主要措施为利尿、降压,必要时应用硝普钠或酚妥拉明静脉滴注。可静脉注射呋塞米每次 20~40mg,以快速利尿。如肺水肿明显,可静脉缓慢注射或滴注酚妥拉明每次 5~10mg,或用硝普钠,以扩张血管降低心脏负荷。如经上述治疗仍不能控制心力衰竭时,可考虑应用超滤治疗或其他肾脏替代治疗来进行脱水。洋地黄类药物对于急性肾炎合并心力衰竭疗效不确定,不作常规应用。

4. 急性肾损伤和肾病水平的蛋白尿　急性肾损伤、严重的体液潴留(对利尿剂反应差)、难以纠正的高钾血症,应予以持续性血液净化治疗;APSGN 表现为肾病综合征或肾病水平的蛋白尿,可给予糖皮质激素治疗。

二、急进性肾小球肾炎

急进性肾小球肾炎(rapidly progressive glomerulonephritis,RPGN)是以急性肾炎综合征、肾功能急剧恶化、多在早期出现少尿性急性肾损伤为临床特征,病理改变特征为肾小囊内细胞增生、纤维蛋白沉积,又称为新月体性肾炎的一组疾病。本病病情危重、预后差,但如能早期明确诊断并根据各种不同的病因及时采取正确的治疗,可改善患者的预后。

【病因和发病机制】

急进性肾小球肾炎的病因及发病机制多样,根据肾脏免疫病理将其分为 3 型:Ⅰ 型为抗肾小球基底膜(glomerular basement membrane,GBM)抗体型、Ⅱ型为免疫复合物型、Ⅲ型为少免疫复合物型。Ⅰ型患者半数以上有上呼吸道感染的前驱病史,其中多为病毒性感染。某些有机化学溶剂、强氧化剂等也可能与Ⅰ型发病有密切关系。Ⅱ型因肾小球内循环免疫复合物的沉积或肾小球内原位免疫复合物形成,激活补体致病。Ⅲ型多为原发性系统性小血管炎或肾脏局限的小血管炎所致,某些药物如丙硫氧嘧啶、肼屈嗪等可引起Ⅲ型。此外,遗传易感性及某些诱发因素(吸烟、吸毒)可能与本病相关。

【临床表现】

我国以Ⅱ型略为多见,Ⅰ型有两个发病高峰,分别为20~40岁和60~80岁,年轻男性多见于第一个高峰,而女性多见于第二个高峰;Ⅱ及Ⅲ型常见于中老年患者,男性稍多。该病一般急骤起病,但也有隐匿起病。患者多表现为急进性肾炎综合征:血尿、蛋白尿、水肿和高血压,短期内达到少尿、无尿,肾功能迅速恶化,数周内或数月内进展为尿毒症。多数患者有小细胞低色素性贫血,其贫血程度往往与肾损害不平行。Ⅱ型患者约半数可伴有肾病综合征,Ⅲ型患者常有不明原因的发热、乏力、关节痛等系统性血管炎的表现。

免疫学检查异常主要有抗GBM抗体阳性(Ⅰ型)和抗中性粒细胞胞质抗体(anti-neutrophil cytoplasmic antibodies,ANCA)阳性(Ⅲ型)。Ⅱ型患者的血液循环免疫复合物及冷球蛋白可呈阳性,并伴有血清C_3下降。B超等影像学检查常显示双肾增大。

【治疗原则】

由于急进性肾小球肾炎进展迅速,如诊断延迟、治疗不及时等,肾脏预后非常差,严重者可危及生命。总体治疗原则为:①尽早明确病因,并根据肾脏病理类型确定治疗方案,强调在早期作出病因诊断和免疫病理分型的基础上尽快进行针对急性免疫介导炎症病变的强化治疗(强化血浆置换或甲泼尼龙联合环磷酰胺冲击),以提高疗效,改善预后;②对肾脏病变引起的并发症(如高血压、尿毒症及感染等)应及时予以对症支持治疗。

【药物治疗】

1. Ⅰ型急进性肾小球肾炎的治疗　本病通常起病急骤并迅速恶化,预后差,如无及时治疗,患者多进展为ESRD。目前认为在疾病早期可进行强化血浆置换,即每天或隔天应用新鲜血浆或5%人血白蛋白注射液进行2~4L的血浆置换,直到患者血清中的抗GBM抗体浓度很低或转阴为止。该疗法是抗肾小球基底膜疾病的首选疗法,对伴有肺出血的患者疗效肯定,但对于少尿和依赖透析者则效果欠佳。抗肾小球基底膜疾病应在血浆置换的基础上联合糖皮质激素及环磷酰胺(cyclophosphamide,CTX)治疗,具体治疗方案见表20-1。起病即依赖透析或在足够的活检标本中100%形成新月体及不伴肺出血的患者则不必使用上述治疗,因为该类患者即使予以强化免疫抑制治疗,肾功能也不能恢复,一般需要长期肾脏替代治疗。对于抗肾小球基底膜疾病一般不需要维持治疗,但对于抗GBM和ANCA两项均阳性的肾小球肾炎患者应接受维持治疗。《2021 KDIGO临床实践指南:肾小球疾病的管理》中指出,抗肾小球基底膜疾病可以尝试使用利妥昔单抗(rituximab,RTX)。对于欲行肾移植的终末期肾病患者,其移植手术应推迟至抗GBM抗体检测阴性至少6个月以后。

表20-1　Ⅰ型急进性肾小球肾炎的治疗方案

药物分类	用法
糖皮质激素	甲泼尼龙(methylprednisolone)0.5~1.0g,每日或隔日静脉滴注1次,连续3次为一个疗程,必要时间隔3~5天可进行下一个疗程,一般为1~3个疗程。继以泼尼松(prednison)1mg/(kg·d),最大剂量为80mg/d,并于数周后逐渐减量,6个月后或病情缓解后停药
环磷酰胺(CTX)*	方案一:口服CTX 2mg/(kg·d)共3个月。 方案二:CTX静脉滴注,初始剂量0.2g/m²,每月共用0.6~1g,分次静脉滴注,共6个月或直至病情缓解。 方案三:CTX冲击疗法,每月0.6~1g/m²,静脉滴注,共6个月或直至病情缓解

续表

药物分类	用法
血浆置换	使用新鲜血浆或 5% 人血白蛋白注射液,每天置换 2~4L,直到抗 GBM 抗体转阴。如果患者有肺出血或者近期需手术,应在每次用人血白蛋白进行血浆置换时加入 300~600ml 新鲜血浆

注:* 肾功能受损时应调整 CTX 的剂量,GFR 10~50ml/(min·1.73m²),CTX 用正常剂量的 75%;GFR<10ml/(min·1.73m²),CTX 用正常剂量的 50%,需要透析的患者 CTX 冲击的剂量减为 0.5g/m²,并在血液透析之前 12 小时给药。

2. Ⅱ型急进性肾小球肾炎的治疗　本病是在不同的肾小球疾病(如 IgA 肾病、膜增生性肾炎、狼疮性肾炎、过敏性紫癜性肾炎等)基础上发生的,一般需要使用甲泼尼龙冲击联合免疫抑制剂治疗,甲泼尼龙冲击治疗后改为口服泼尼松 1mg/(kg·d),并于数周后逐渐减量,其疗程与原发疾病有关;免疫抑制剂的选用及本病的治疗疗程均需结合原发疾病。疗效尚可,及时治疗可脱离透析。

3. Ⅲ型急进性肾小球肾炎的治疗　本病的治疗包括诱导缓解和维持缓解两个阶段。疗效较好,及时治疗可脱离透析。诱导缓解治疗一般先用甲泼尼龙冲击疗法,接着应用口服泼尼松联合 CTX,用法基本同Ⅰ型急进性肾小球肾炎。起病时若患者需要透析或 Scr 快速升高以及存在弥漫性肺泡出血的低氧血症则应同时予以血浆置换。在诱导缓解疾病得到控制后,要使用硫唑嘌呤(azathioprine,AZA)、利妥昔单抗(RTX)、霉酚酸(mycophenolic acid,MPA)(如吗替麦考酚酯、麦考酚钠)进行维持治疗以防止复发,维持肾功能稳定。维持阶段的治疗药物、用法用量及使用疗程见表 20-2。

表 20-2　Ⅲ型急进性肾小球肾炎维持治疗的免疫抑制剂剂量和治疗时间推荐

治疗方案	硫唑嘌呤	利妥昔单抗	霉酚酸
方案一	完全缓解时维持剂量为 1.5~2mg/(kg·d),直至诊断满 1 年,然后每 3 个月减少 25mg	预定的给药方案:完全缓解后以及之后的第 6、12 和 18 个月输注 500mg	完全缓解后,吗替麦考酚酯服用 2g/d,分 2 次口服,持续 2 年
方案二	完全缓解后继续使用硫唑嘌呤 4 年;从 1.5~2mg/(kg·d) 开始持续 18~24 个月,然后减少至 1mg/(kg·d) 持续 4 年,然后每 3 个月减少 25mg。皮质类固醇也应继续使用 2 年,剂量 5~7.5mg/d,然后每 2 个月缓慢减少 1mg	诱导缓解后以及之后第 4、8、12 和 16 个月注入 1 000mg(RITAZAREM 方案)	

三、慢性肾小球肾炎

慢性肾小球肾炎(chronic glomerulonephritis)简称慢性肾炎,是一组以血尿、蛋白尿、高血压和水肿为临床表现的肾小球疾病。临床特点是长期持续性尿异常,缓慢进行性肾功能损害,最终发展为 ESRD。

【病因和发病机制】

大多数慢性肾炎患者的病因不清楚,可由不同病因、不同病理类型的原发性肾小球疾病发展而来,仅有少数急性链球菌感染后肾炎迁延不愈,病程在 1 年以上,转入慢性肾炎。绝大多数慢性肾炎起病即属慢性肾炎,与急性肾炎无关。

慢性肾炎的病因、发病机制和病理类型不尽相同,但起始因素多为免疫介导的炎症。可以是循环内的可溶性免疫复合物沉积于肾小球,或由抗原(肾小球自身抗原或外源性种植抗原)与抗体在肾小球原位形成免疫复合物,从而激活补体,引起组织损伤。也可不通过免疫复合物而由沉积于肾小球局部的细菌毒素、代谢产物等通过"旁路系统"激活补体,从而引起一系列炎症反应,导致肾小球肾炎。

此外,非免疫介导的肾脏损害在慢性肾炎的发生发展中也起着非常重要的作用。这些因素包括高血压、高血糖、高脂血症、慢性肾小管间质损害、血流动力学改变介导的肾小球硬化,以及肾小球系膜的超负荷状态。

【临床表现】

慢性肾炎可发生于任何年龄,但以青、中年为主,男性居多。多数病例起病缓慢、隐匿,临床表现以蛋白尿和/或水肿为首发症状,轻重不一;有轻重不等的高血压。慢性肾炎患者可有急性发作倾向,由于感染、过度疲劳等因素,出现类似于急性肾炎的临床表现,晚期则主要表现为 ESRD 的症状。

【治疗原则】

(一)一般治疗原则

1. 休息　劳累可加速病情进展,因此慢性肾炎患者应注意休息。

2. 饮食　根据肾功能状况决定蛋白质摄入量,对尿中丢失蛋白较多者宜补充生物效价高的动物蛋白,如鸡蛋、牛奶、鱼类和瘦肉等;肾功能正常患者可适当放宽蛋白质摄入量,但不宜超过 $1g/(kg \cdot d)$,同时控制饮食中磷的摄入。有明显的高血压、水肿者应限制盐的摄入,摄入量不超过 2g/d。高脂血症是促进肾脏病变进展的独立危险因素,应限制食物中脂肪的摄入。

(二)药物治疗原则

早期应针对不同病理类型的慢性肾炎和并发症给予积极治疗。治疗的目的在于消除蛋白尿,延缓慢性肾脏病进展;缓解或改善临床症状,防止并发症的出现。

【药物治疗】

(一)治疗药物分类

1. 高血压的治疗药物　降压药物种类繁多,包括 ACEI、ARB、CCB、利尿药、β 受体拮抗剂、α 受体拮抗剂及 α、β 受体拮抗剂等,各类常见代表药物见"高血压章节"。

(1)ACEI 和 ARB 类药物:ACEI 除降压、降尿蛋白外,还有抑制血管紧张素 II 促心肌、血管平滑肌增生肥大和血管壁中层增厚的作用,并防止慢性肾炎高血压患者的血管壁增厚和心肌细胞增生肥大。Scr<265μmol/L(3mg/dl)的患者可以应用 ACEI 和 ARB,但宜选用肝肾双通道排泄药物,并依据肾功能适当减量。

(2)CCB:CCB 除降压外,还可改善肾小球内血流动力学,降低氧耗,抗血小板凝集,保护肾功能。二氢吡啶类 CCB 主要由肝脏代谢,不被血液透析清除,治疗肾性高血压没有绝对禁忌证,但心动过速与心力衰竭患者应慎用。

(3)利尿药:利尿药分类见"急性肾小球肾炎",目前最常用的降压利尿药是噻嗪类利尿药。推荐 CKD 患者依据肾功能选择利尿药,GFR $\geqslant$ 30ml/(min·1.73m^2)时选择噻嗪类利尿药,GFR<30ml/(min·1.73m^2)时选择袢利尿药。保钾利尿药可用于 1~3 期 CKD 患者,GFR<30ml/(min·1.73m^2)时慎用,必要时可与噻嗪类利尿药或袢利尿药合用。痛风患者禁用噻嗪类利尿药,高钾血症与终末期肾病患者禁用醛固酮受体拮抗剂。

2. 抗凝和抗血小板的治疗药物　在肾小球肾炎时,肾小球毛细血管内凝血和纤溶障碍是肾小球肾炎不可逆病变形成的决定因素之一,抗凝和抗血小板治疗对某些类型的肾炎(如 IgA 肾病)有良好的稳定肾功能、减轻肾脏病理损伤的作用。常用药物包括①口服抗凝药物:维生素 K 拮抗剂华法林(warfarin);新型口服抗凝药物包括 Xa 因子抑制剂[利伐沙班(rivaroxaban)、依度沙班(edoxaban)和阿哌沙班(apixaban)]和凝血酶抑制剂达比加群酯(dabigatran);②注射途径抗凝药物:肝素类包括普通肝素(heparin)和低分子量肝素(low molecular heparin,LMWH);Xa 因子抑制剂磺达肝癸(fondaparinux);凝血酶抑制剂包括阿加曲班(argatroban)、来匹芦定(lepirudin)、地西芦定(desirudin)和比伐芦定(bivalirudin);③抗血小板药物:在肾脏病患者中常用的抗血小板药有阿司匹林(aspirin)、双嘧达莫(dipyridamole)、噻氯匹定(ticlopidine)和西洛他唑(cilostazol)等;临床上需要根据抗凝药物及抗血小板药物的体内过程特点,结合患者的病情及出血和血栓风险来选择适宜的药物。

华法林是最常用的口服抗凝药物之一,该药的代谢不依赖肾脏,所以是 CKD 患者长期服用抗凝药物的首选。Ⅹa 因子抑制剂慎用于 eGFR<30ml/(min·1.73m^2)的患者。阿加曲班是直接凝血酶抑制剂,仅 16% 的原型药物从尿液排泄,无须根据 eGFR 调整剂量,仅需根据活化部分凝血活酶时间(activated partial thromboplastin time,APTT)调整剂量。阿司匹林、双嘧达莫和西洛他唑三药以原型从尿液排泄的量均很低,无须根据 eGFR 调整剂量,但对于 CKD 4~5 期患者应警惕抗血小板药物引起的出血事件。

普通肝素仅用于 CKD 患者的初始抗凝治疗。对于严重肾功能不全的患者,普通肝素的初始负荷剂量和维持剂量需减小,同时应根据 APTT 调整肝素剂量,将 APTT 维持到基线水平的 1.5~2.0 倍。LMWH 一般用于初始抗凝,该药可经肝脏代谢和肾脏排泄,随着 eGFR 下降,LMWH 排泄减弱,可能在体内蓄积,在 CKD 4~5 期的患者中,LMWH 的剂量需要调整,并建议监测抗Ⅹa 因子活性。那屈肝素钙主要通过肾脏排泄,禁用于 eGFR<30ml/(min·1.73m^2)患者。

3. 免疫抑制剂　详见"肾病综合征"节。

(二) 治疗药物选用

1. 高血压治疗　由于 ACEI 和 ARB 类药物不仅可降低血压,还可减少蛋白尿和延缓肾功能恶化,因此这类药物在无禁忌证时可作为慢性肾小球肾炎患者的一线降压药物。CCB、利尿药、β 受体拮抗剂、α 受体拮抗剂也都可用于慢性肾小球肾炎患者的降压治疗,具体药物的使用原则基本同一般高血压患者。

2. 抗栓治疗　各种病理类型的肾小球肾炎伴高凝状态者联用肝素(heparin)50~80mg/d 和尿激酶(urokinase)2 万 ~8 万 U/d 静脉滴注(2~8 周)治疗,肾功能可有不同程度的改善。对顽固性和难治性肾静脉血栓形成者,可经肾动脉、静脉插管注射尿激酶 20 万 U 治疗静脉血栓形成。其他常用的抗凝药物有口服华法林及皮下注射的 LMWH,如达肝素钠(dalteparin sodium)5 000U,每日 1 次;依诺肝素钠(enoxaparine sodium)4 000U,每日 1 次。目前,新型口服抗凝药物在该类患者中使用缺乏高级别证据。常用的抗血小板药物有双嘧达莫每次 100mg,每日 3~4 次口服;阿司匹林 50~100mg/d 口服;西洛他唑 50mg,每日 1~3 次,或 100mg,每日 2 次口服;噻氯匹定 250mg,每日 1~2 次口服。上述药物对有出血倾向的患者慎用或禁用,治疗期间密切观察患者的出凝血情况。

3. 免疫抑制治疗　慢性肾炎不主张积极使用该类药物,一般建议在肾活检明确病理诊断的基础上结合病因和临床病理特点决定是否应用。如果病情迁延 3 个月至半年以上,仍有大量蛋白尿,或有肾病综合征表现,肾活检病理改变呈系膜增殖型病变时,可以考虑使用糖皮质激素和免疫抑制剂。糖皮质激素的应用虽能缓解其症状,短期效果不错,但并不能修复受损的肾功能单位,相反易诱发各种感染及使潜在的感染病灶扩散,加速肾功能损伤。

四、无症状性尿检异常

尿检异常如镜下血尿和蛋白尿是肾小球疾病的早期表现,镜下血尿最常见病因为肾结石、泌尿道感染和恶性肿瘤,这些疾病没有显性蛋白尿。血尿和蛋白尿同时出现提示存在肾小球疾病。IgA 肾病、Alport 综合征和薄基膜病是常见的以尿检异常起病的肾脏疾病,该类疾病多针对临床表现及肾脏病变轻重进行治疗。

五、肾病综合征

肾病综合征(nephrotic syndrome,NS)是由不同原因造成各种肾脏病理损害的一组肾小球疾病。其临床特点是大量蛋白尿(尿蛋白>3.5g/d),并伴有低蛋白血症(血浆白蛋白<30g/L),可能有高脂血症和

水肿,即所谓的"三高一低"特征。其中以大量蛋白尿及低蛋白血症为诊断肾病综合征的必备条件。

【病因和发病机制】

(一) 病因

凡可引起肾小球滤过膜通透性增高的疾病或病理变化均可表现为肾病综合征。

1. 原发性肾病综合征的病因　根据肾脏活检所见的病理改变分类为微小病变肾病、局灶节段性肾小球硬化、系膜增生性肾小球肾炎、膜性肾病、系膜毛细血管增生性肾小球肾炎。

2. 继发性肾病综合征的病因　指继发于全身性疾病者。继发性肾病综合征的原因很多,常见者为糖尿病肾病、系统性红斑狼疮肾炎、多发性骨髓瘤、过敏性紫癜、肾淀粉样变、药物及感染引起的肾病综合征。

(二) 发病机制

肾小球滤过屏障异常是肾病综合征蛋白尿的基本原因,肾小球滤过屏障异常可分为机械屏障异常和电荷屏障异常,致部分带负电荷的白蛋白或血浆蛋白自肾小球滤过膜滤出。

【临床表现】

(一) 临床表现

1. 大量蛋白尿　大量蛋白尿是肾病综合征最主要的特征。主要成分为白蛋白,也可包括其他血浆蛋白成分。肾病综合征 24 小时尿蛋白定量 $\geq 3.5g/1.73m^2$,即可认为大量蛋白尿。

2. 低白蛋白血症　即血浆白蛋白 $\leq 30g/L$,是肾病综合征必备的第二个特征。其主要原因是尿中丢失白蛋白,但两者可不完全平行,因为血浆白蛋白值是白蛋白合成与消除平衡的结果。

3. 高脂血症　患者血浆中几乎各种脂质均增加,血浆胆固醇、甘油三酯和磷脂均明显增加,低密度及极低密度脂蛋白浓度升高,高密度脂蛋白正常或稍下降。脂质增高的持续时间及严重程度与病程及复发频率明显相关。

4. 水肿　典型病例常有体位性水肿,并常伴浆膜腔积液。一般认为,水肿及其严重程度与低蛋白血症程度呈正相关。患者水肿常渐起,最初多见于踝部,呈可凹性,晨起时眼睑、面部可见水肿,随着病情进展,水肿发展至全身,严重时引起胸腔积液、腹水、心包积液、头部及颈部皮下水肿及纵隔积液。

(二) 并发症

1. 感染　是肾病综合征患者的主要死因之一,与患者蛋白质营养不良、免疫功能紊乱及应用糖皮质激素治疗有关。

2. 急性肾损伤　是肾病综合征最严重的并发症。胶体渗透压下降进一步减少有效循环血容量,降低肾小球滤过率。上述病理生理改变可导致直立性低血压、休克,以致急性肾损伤,特别当其他损害肾脏的因素存在时,更易于出现急性肾损伤。

3. 高凝状态和血栓形成　患者呈高凝状态的原因是多个方面的,如尿中丢失大量抗凝物质、高脂血症、血液浓缩等可使血液黏度升高。利尿药、激素的使用以及血小板功能亢进进一步加重高凝状态。患者血栓形成、栓塞并发症的发生率高于正常。

4. 脂肪代谢紊乱　长期血浆低密度脂蛋白浓度升高,增加血液黏稠度,促进血栓、栓塞并发症的发生,使患者并发冠状动脉硬化、心肌梗死的危险性增高。

5. 营养不良　长期低蛋白血症可导致营养不良。此外,肾病综合征时可使血中的维生素 D 水平下降,钙、磷代谢障碍,出现继发性甲状旁腺功能亢进。

【治疗原则】

(一) 一般治疗原则

1. 休息　患者应以卧床休息为主,为防止血栓形成应保持适当的床上或床旁活动。肾病综合征缓解后,可逐步增加活动。如果活动后尿蛋白增加,则应酌情减少活动。

2. 饮食　患者常因胃肠道黏膜水肿及腹水而影响进食及消化吸收,故饮食应在保证充足营养的情况下,尽量进食清淡、易消化的食物。

(1) 钠盐的摄入:肾病综合征患者常因水肿、激素治疗、伴有高血压等,而应适当限制水、钠的摄入。水肿明显者应低盐(钠<2g/d)饮食,味精、酱油等含钠的调料应尽量少用。

(2) 蛋白质的摄入:肾病综合征患者通常是负氮平衡,高蛋白饮食有可能改善氮平衡,但肾病综合征摄入过高蛋白并不能改善低蛋白血症,反而会导致肾小球高滤过和尿蛋白的进一步增加,继而加重肾小球损害。因此建议蛋白摄入量为 0.8~1.0g/(kg·d)。

(3) 脂肪的摄入:肾病综合征患者往往合并高脂血症,因此需要控制脂肪的摄入。饮食应少含饱和脂肪酸及胆固醇,而多食富含多聚不饱和脂肪酸和可溶性纤维的食物。

(4) 其他营养成分的补充:肾病综合征患者由于排出大量尿蛋白质,或丢失有重要运输或结合功能的蛋白质,导致多种微量元素缺乏,可通过正常饮食补充。由于肾病综合征患者通常会使用大剂量的糖皮质激素治疗,因此建议补充钙剂和活性维生素 D_3,避免骨质疏松的发生。

(二) 药物治疗原则

控制或消除临床表现(减轻水肿、增加血白蛋白及调整血脂);减少或消除蛋白尿(≤0.5g/d);维持或恢复肾功能;防治急、慢性并发症。主要是利尿消肿及免疫抑制剂的应用,病因明确者要设法去除病因,继发性肾病综合征则应以治疗原发病为主。

【药物治疗】

(一) 治疗药物分类

1. 利尿药　利尿药是治疗肾病水肿最主要的药物(详见急性肾小球肾炎相关内容)。

2. 免疫抑制剂　根据药物的作用机制,常用于肾脏相关疾病的免疫抑制剂可分为:糖皮质激素、细胞毒性药、钙调磷酸酶抑制剂(calcineurin inhibitor,CNI)、抗细胞增殖药、哺乳动物雷帕霉素靶蛋白抑制剂、抗淋巴细胞抗体及中成药雷公藤等。

肾脏疾病中各类免疫抑制剂的应用(拓展阅读)

(1) 糖皮质激素:该类药物主要有泼尼松、泼尼松龙(prednisolone)、甲泼尼龙、地塞米松(dexamethasone)等。

(2) 细胞毒性药:包括烷化剂 CTX 和苯丁酸氮芥(chlorambucil),抗代谢药甲氨蝶呤(MTX)等。

(3) 钙调磷酸酶抑制剂:代表药物有环孢素(cyclosporin)和他克莫司(tacrolimus,FK506)。与环孢素相比,FK506 具有有效剂量小和对正在发生的排斥反应有效的优点,是器官移植的一线基础治疗药物。

(4) 抗细胞增殖药:代表药物有硫唑嘌呤(azathioprine,AZA)、霉酚酸(mycophenolic acid,MPA)、咪唑立宾(mizoribine)、来氟米特(leflunomide)。

(5) 哺乳动物雷帕霉素靶蛋白抑制剂(mammalian target of rapamycin inhibitor,mTORi):西罗莫司(sirolimus)又称雷帕霉素,可治疗和逆转发展中的急性排斥反应,对预防慢性排斥反应也有效。

(6) 抗淋巴细胞抗体:抗淋巴细胞抗体包括多克隆抗体和单克隆抗体。目前临床应用的多克隆抗体有两类:抗人 T 细胞免疫球蛋白(anti-human T lymphocyte immunoglobulin,ALG),如兔抗人 T 细胞免疫球蛋白(ALG-F)及猪抗人 T 细胞免疫球蛋白;抗胸腺细胞球蛋白(antithymocyte globulin,ATG),如兔抗人胸腺细胞免疫球蛋白(rATG),ATG 比 ALG 对 T 淋巴细胞的抑制作用更快、更强和持久。单克隆抗体如巴利昔单抗(basiliximab)和达利珠单抗(daclizumab),两药是人源性抗白细胞介素 -2 受体(interleukin-2 receptor,IL-2R)单克隆抗体,称为抗 CD25 抗体;RTX 是一种人鼠嵌合性单克隆抗体,能特异性地与 B 淋巴细胞表面的跨膜抗原 CD20 结合,介导 B 细胞溶解。

(7) 其他:雷公藤及其制剂具有抗炎、调节免疫作用,可降低尿蛋白,保护肾脏。

3. 抗凝和抗血小板的治疗药物　见“慢性肾小球肾炎”。

4. 调节血脂药　治疗肾病综合征高脂血症常用羟甲基戊二酸单酰辅酶 A(HMG-CoA)还原

酶抑制剂,如阿托伐他汀(atorvastatin)、瑞舒伐他汀(rosuvastatin)、普伐他汀(pravastatin)、洛伐他汀(lovastatin)、氟伐他汀(fluvastatin)、匹伐他汀(pitavastatin)、辛伐他汀(simvastatin)和血脂康等。其他降脂药物还包括贝特类(非诺贝特、苯扎贝特)、烟酸、胆固醇吸收抑制剂(依折麦布)和PCSK9抑制剂(依洛尤单抗)、胆汁酸螯合剂(考来烯胺、考来维仑)等,具体介绍见"血脂异常"。

　　(二) 治疗药物选用

　　1. 免疫抑制治疗　免疫抑制治疗是目前肾病综合征治疗的最主要手段。肾病综合征病因复杂、病理类型多样,继发性肾病综合征首要的是治疗原发病,而原发性肾病综合征则是根据临床表现和病理类型制订治疗方案。

　　(1) 微小病变(minimal change disease,MCD):MCD 的治疗策略见图 20-1。对于成人微小病变型肾病综合征,首选糖皮质激素治疗,糖皮质激素应遵循足量、缓慢减量、长期维持的原则。建议泼尼松 1mg/(kg·d)(最大剂量 80mg/d)顿服,维持 6~8 周,若足量激素治疗 8 周未获得完全缓解,则可适当延长足量激素治疗的时间,最长不得超过 16 周。达到完全缓解 2 周后,开始缓慢减少糖皮质激素的剂量,一般每两周减去原剂量的 5%~10%,泼尼松减至 20mg 时,减量速度应更慢,减量过程至少 6 个月,最后以每日或隔日 5~10mg 维持治疗相当长时间后停药,停药时间应根据病情决定。若患者对糖皮质激素有相对禁忌或不能耐受大剂量糖皮质激素(如未控制的糖尿病、精神病及严重的骨质疏松),可考虑使用 CTX、CNI、MPA、RTX 进行初始治疗。对于成人难治性 MCD 型肾病综合征(糖皮质激素抵抗、依赖和/或频繁复发性肾病综合征)可考虑应用糖皮质激素联合其他免疫抑制剂,如口服 CTX 2~2.5mg/(kg·d),8~12 周;隔日口服或静脉滴注 0.2g CTX,达到累积剂量 6~8g;或每月静脉滴注一次

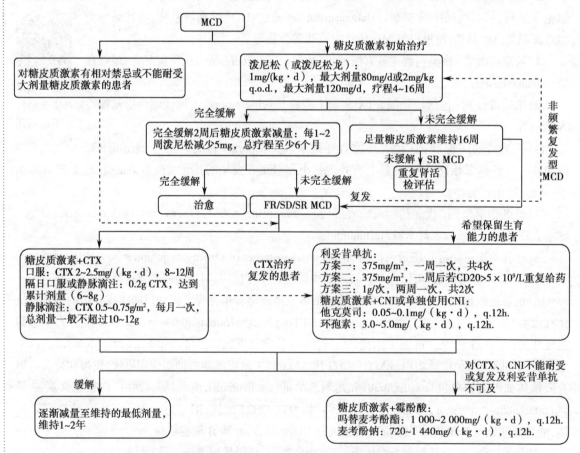

图 20-1　MCD 型肾病的治疗策略流程图

注:CTX,环磷酰胺;CNI,钙调磷酸酶抑制剂;MCD,微小病变;FR,频繁复发性肾病综合征;SD,糖皮质激素依赖型肾病综合征;SR,糖皮质激素抵抗型肾病综合征。

CTX 0.5~0.75g/m²,总剂量一般不超过 10~12g;使用 CTX 后复发或希望保留生育能力的患者,建议使用 RTX 或糖皮质激素联合 CNI 或单用 CNI。CNI 的初始给药方案为 FK506 0.05~0.10mg/(kg·d)或环孢素 3~5mg/(kg·d),分 2 次间隔 12 小时口服,后根据两药的谷浓度调整剂量,FK506 目标谷浓度为 4~7ng/ml,环孢素目标谷浓度为 150~200ng/ml,待维持缓解 3 个月后,逐渐减量至低剂量维持。若对上述治疗不耐受或效果不佳可使用糖皮质激素联合 MPA,即吗替麦考酚酯 1~2g/d,分 2 次口服,持续 1~2 年。

(2)局灶节段性肾小球硬化(focal segmental glomerulosclerosis,FSGS):表现为非肾病综合征的患者,治疗的重点是严格限制钠盐摄入,纠正不良生活习惯,予以 ACEI 或 ARB 类的药物减少尿蛋白,从而延缓硬化进展。表现为肾病综合征的 FSGS 患者其初始治疗基本同 MCD 型肾病综合征,但在非频繁复发及难治性 FSGS 中环孢素药物谷浓度为 100~175ng/ml;FK506 药物谷浓度为 5~10ng/ml,其治疗策略见图 20-2。

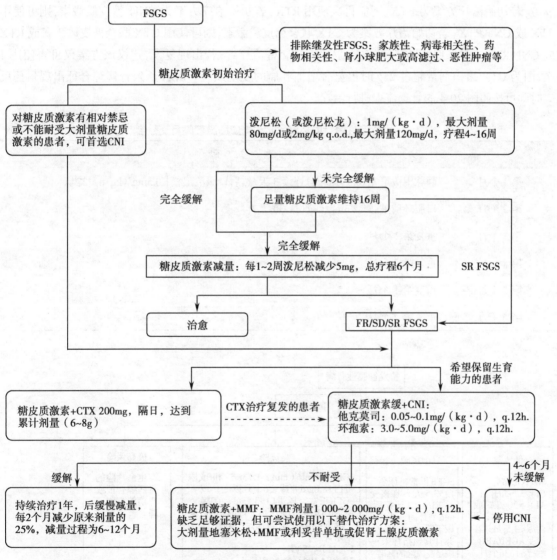

图 20-2　FSGS 治疗策略流程图

(3)IgA 肾病(IgA nephropathy,IgAN):多数 IgAN 患者表现为非肾病综合征,该类患者治疗的首要目标是优化支持性治疗,其中包括生活方式干预、控制血压、使用最大耐受剂量的 ACEI 或 ARB 和评估心血管风险;若进行优化支持性治疗 3 个月后,患者蛋白尿仍大于 0.75~1g/d,则应考虑启动糖皮质激素或免疫抑制剂治疗。表现为肾病综合征的 IgAN 患者,若肾活检病理为 MCD 样改变伴系膜区 IgA 沉积的治疗同微小病变;若肾功能正常或轻度受损,肾脏病理改变较轻,应首选足量糖皮质激素治疗,参照 MCD 的激素治疗方案;如果肾脏病理改变重且病变以增生性为主应考虑使用糖皮质激素联合其他免疫抑制剂(CTX、MPA、CNI、AZA)治疗,但这个联合用药方案尚缺乏大样本的临床试验。

(4)特发性膜性肾病(idiopathic membranous nephropathy,IMN):特发性膜性肾病可根据以下临床和实验室指标(图 20-3)评估肾功能丢失进展的风险,其治疗需根据患者的风险因素而定。存在蛋白尿的 IMN 患者均应接受优化支持治疗,只有表现为肾病综合征的患者才需启动免疫抑制治疗。在 IMN 所致肾病综合征患者中一般单用糖皮质激素效果不佳,需同时联用其他免疫抑制剂,主要推荐 2 种治疗方式,分别为使用 RTX 或 CTX 与糖皮质激素隔月交替治疗 6 个月(表 20-3),以及以 CNI 为基础的治疗,为期 6 个月(1B),具体流程见图 20-3。RTX 和 CNI 的具体用法用量基本同难治性 MCD,FK506 目标谷浓度为 3~8ng/ml,环孢素目标谷浓度为 125~225ng/ml。IMN 所致肾病综合征复发者,若初始治疗方案为 RTX,则应再次使用 RTX;若初始治疗方案为 CNI± 糖皮质激素,则可使用 RTX 或 CNI±RTX;若初始治疗方案为 CTX 联合糖皮质激素,则可使用 CTX 联合糖皮质激素或 RTX 或 CNI±RTX。对采用 CTX 与糖皮质激素隔月交替治疗者,若出现复发,建议该方案仅可再使用 1 次,因为 CTX 累积剂量超过 25g 时可显著增加肿瘤的发生风险。IMN 所致肾病综合征出现耐药反应时则可按照图 20-4 的管理流程进行治疗。

表 20-3　特发性膜性肾病的环磷酰胺与糖皮质激素隔月交替治疗方案

	方案
第 1 个月	静脉甲泼尼龙(0.5~1.0g/d)连续 3 天,然后口服泼尼松[0.5mg/(kg·d)]27 天
第 2 个月	口服环磷酰胺[2.5mg/(kg·d)]30 天
第 3 个月	重复第 1 个月
第 4 个月	重复第 2 个月
第 5 个月	重复第 1 个月
第 6 个月	重复第 2 个月

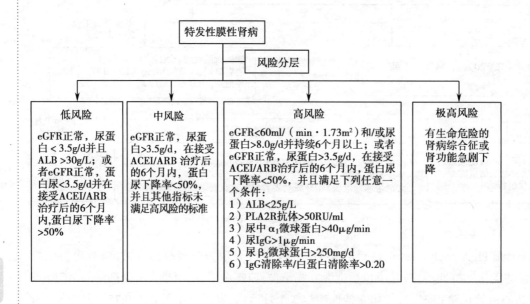

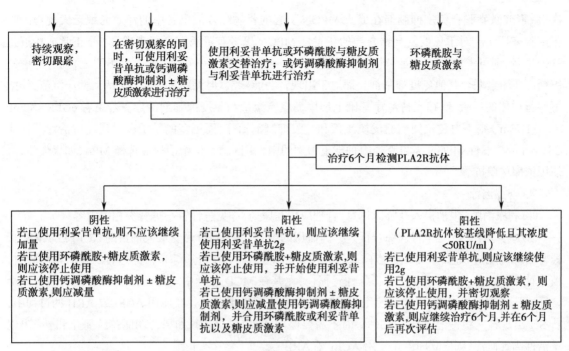

图 20-3　特发性膜性肾病治疗策略流程图

注：ALB，人血清白蛋白；eGFR，估算的肾小球滤过率；PLA2R，抗磷脂酶 A2 受体。

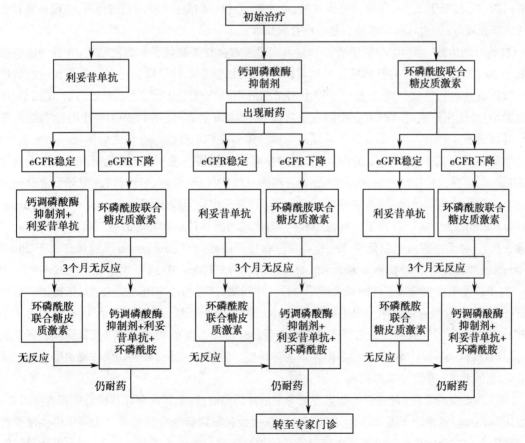

图 20-4　特发性膜性肾病出现耐药反应的治疗流程图

（5）膜增生性肾小球肾炎（membranoproliferative glomernlonephritis，MPGN）：免疫复合物介导的特发性 MPGN 患者若蛋白尿<3.5g/d，无肾病综合征，eGFR 正常，则推荐仅采用 RAS 抑制剂支持治

疗;激素或激素联合免疫抑制剂在成人 MPGN 引起的肾病综合征患者中的疗效尚缺乏大规模的临床试验来证实。对于免疫复合物介导的特发性 MPGN 患者有肾病综合征表现且 Scr 正常或接近正常的患者,则可考虑先给予足量糖皮质激素 1mg/(kg·d) 治疗 3~6 个月,若效果不明显,则可考虑使用糖皮质激素联合其他免疫抑制剂。而对于出现肾功能异常(但无新月体病变),活动性尿沉渣,伴或不伴蛋白尿的患者,应在支持治疗基础上加用糖皮质激素和免疫抑制剂治疗。若患者 eGFR<30ml/(min·1.73m²) 则不再建议使用糖皮质激素和免疫抑制剂治疗,而更多的是予以对症支持治疗。补体 C3 介导的特发性 MPGN 无单克隆丙种球蛋白病的中/重度患者初始治疗应选择 MPA,如果失败,可使用依库珠单抗。

2. 对症治疗

(1)利尿消肿:限钠摄入及卧床休息,合理应用利尿药,详见急性肾小球肾炎相关内容。

(2)减少蛋白尿:对于肾病综合征合并高血压的患者,可使用可耐受最大剂量的 ACEI 或 ARB,减轻肾小球高滤过状态,从而减少蛋白尿,延缓肾功能恶化。突发肾病综合征的患者出现严重水肿时,慎重使用 ACEI 或 ARB,以免引起急性肾损伤,尤其在 MCD 患者中。另外,对于 MCD 初发肾病综合征血压正常的患者,则不建议使用 ACEI 或 ARB 来减少蛋白尿。在使用 ACEI 或 ARB 的过程中,若 Scr 出现轻度缓慢上升(小于 30%)时不需要停用 ACEI 或 ARB,如果肾功能持续恶化和/或出现难治性高钾血症,则应立即停止使用 ACEI 或 ARB。

(3)低蛋白血症的治疗:除饮食疗法外,可静脉予以白蛋白。但由于蛋白在尿中丢失太快,不但不能纠正低蛋白血症,而且增加肾脏负担,对肾脏不利,因此应严格掌握其适应证。其适应证为:①人血清白蛋白浓度低于 25g/L 伴全身严重水肿,或胸腔、心包腔积液;②使用利尿药后,出现血浆容量不足的临床表现者;③因肾间质水肿引起急性肾损伤者。

(4)抗凝的治疗:肾病综合征患者特别是重症患者常合并高凝状态和血栓形成,尤其当血浆白蛋白低于 20~25g/L 时,即有静脉血栓形成的可能性。因此,抗凝治疗是该类患者的常规预防性治疗措施。对于血栓短暂性高风险患者可予以小剂量的肝素(5 000U,皮下注射,每天 2 次)或 LMWH 进行抗凝治疗,使用肝素时 APTT 应控制在正常值的 1.5~2.0 倍,而使用 LMWH 4 小时左右应注意监测抗凝血因子 Xa 活性。对于血栓短暂性高危风险患者在纠正肾病综合征之后则可停用抗凝药物。针对血浆白蛋白低于 20~25g/L 的患者,若同时伴有以下任何一项:蛋白尿大于 10g/d、体重指数大于 35kg/m²、存在血栓栓塞的遗传因素、心力衰竭为Ⅲ级或Ⅳ级、最近进行骨科或腹部手术及长期卧床应考虑预防性足量抗凝治疗;若患者出血风险高(评估出血风险的网站 https://www.med.unc.edu/gntools/bleedrisk.html),则推荐予以抗血小板药物,如阿司匹林(75~100mg/d)或双嘧达莫(100mg/次,一日 3 次)。对于血浆白蛋白低于 32g/L 且动脉血栓风险较高(Framingham 风险评分大于 20/1 000 人年)的患者则推荐予以抗血小板药物,如阿司匹林(75~100mg/d)或双嘧达莫(100mg/次,一日 3 次)。对于已发生血栓栓塞事件的患者应尽早给予尿激酶、链激酶或重组人组织型纤溶酶原激活物如阿替普酶溶栓,尿激酶是临床上应用最广泛的溶栓药,其常用剂量为 6 万 ~40 万 U/d,使用时从小剂量开始,并可与肝素同时滴注。已发生血栓的患者同时还应予以 6~12 个月和/或肾病综合征期间足量抗凝治疗,首选静脉注射肝素,然后使用华法林桥接。使用华法林时要密切关注凝血酶原时间国际标准化比值(INR),并使 INR 维持在 2~3 左右。

(5)高脂血症的治疗:肾病综合征患者可考虑治疗高脂血症,尤其是存在其他心血管危险因素(如高血压、糖尿病)且治疗无效的患者,但对于 MCD 所致初发肾病综合征者建议无须使用他汀类药物治疗高脂血症。肾病综合征患者的血脂异常防治核心策略与普通人群基本一致,即依据动脉粥样硬化性心血管疾病(atherosclerotic cardiovascular disease,ASCVD)发病风险采取不同强度干预措施。目前国内外推荐他汀类药物作为肾小球疾病高脂血症患者的一线治疗药物,使用的具体药物及剂量大小应根据动脉粥样硬化性心血管疾病风险程度及肾功能状态来确定。若患者对他汀类药物不能耐受,或 ASCVD 风险较高,以及尽管予以他汀类药物最大耐受剂量但 LDL-C 或甘油三酯仍未达标的患者可以考虑联合使用非他汀类药物治疗,如胆汁酸螯合剂(考来烯胺、考来维仑)、贝特类(苯扎贝特、非诺贝特、吉非贝齐)、烟酸、依折麦布、PCSK9 抑制剂。他汀类药物联合贝特类药物尤其是吉非贝齐时肌毒性风险增加,肾功能减退时避免联用。

（6）急性肾损伤的治疗:肾病综合征合并急性肾损伤时,病因不同,治疗方法也不同。①积极治疗基础疾病:基础疾病多为微小病变,经治疗常可以缓解,故应从根本上解除导致急性肾损伤的因素;②血液透析:不仅控制氮质血症,维持水、电解质、酸碱平衡,还可在补充血浆制品后适当脱水,以减轻组织及肾间质水肿;③应用祥利尿药:有效者应积极给予,以冲刷阻塞的肾小管管型;④口服碳酸氢钠:碱化尿液,以减少管型形成。

病例分析 -1

> **思考题**
>
> 1. 请到医院肾脏内科住院病房调查一位肾病综合征患者的病史及其用药史,根据你所学的理论知识,分析其药物选用的合理性、存在的问题及应采取的对策。
>
> 2. 请与肾脏内科医师做一次交谈,请他谈谈肾脏病患者使用降压药物的经验和体会,根据课堂上你所学的知识和查阅有关文献获得的信息,分析这些经验和体会的合理性和存在的不足。

第二节　急性肾损伤

急性肾损伤(acute kidney injury,AKI)是指肾功能在数小时至数日内急剧下降,从而导致含氮产物在体内聚积(氮质血症)以及水电解质和酸碱平衡失调的临床综合征。2012 年 KDIGO 将 AKI 定义为 48 小时内 Scr 升高绝对值 ≥0.3mg/dl;或在 7 日内 Scr 较基础值升高 ≥50%(增至 1.5 倍);或尿量 <0.5ml/(kg·h) 的时间超过 6 小时。

【病因和发病机制】

（一）病因与分类

AKI 根据病理生理可分为肾前性 AKI、肾性 AKI 和肾后性 AKI 3 类。

1. 肾前性 AKI　指各种原因引起有效循环血容量减少,肾血流量急剧下降所致。

2. 肾性 AKI　是由于各种肾实质病变,或病因未能及时去除的肾前性 AKI 所致,是 AKI 中最常见的类型。常见因素为肾缺血或肾毒性原因损伤肾小管上皮细胞,如急性肾小管坏死(acute tubular necrosis,ATN)占急性肾损伤的 75%~80%;肾小管间质炎;肾小球炎症和肾脏血管疾病等。

3. 肾后性 AKI　系指各种原因的尿路梗阻,引起急性梗阻性肾病而导致的 AKI,一般在尿路梗阻解除后都可以迅速恢复。由于肾后性梗阻的病因多可手术纠治,因此在诊断 AKI 时,必须先做肾超声检查以排除肾后性因素。

（二）发病机制

1. 肾前性 AKI　是由于肾灌注减少导致肾血流量下降介导的肾小球滤过率降低,无肾小管组织损伤。逆转血流动力学损害会使肾功能迅速恢复。但若低灌注持续,可发生肾小管细胞损伤,从肾前性转向肾性 AKI。

2. 肾性 AKI　肾性 AKI 按损伤部位可分为小管性、间质性、血管性和小球性。ATN 是肾性 AKI 中最常见的一种类型,是各种病因所引起的肾组织缺血和 / 或中毒性损害导致肾小管上皮细胞损伤 / 坏死和 GFR 急剧降低而出现的临床综合征。ATN 的发病机制尚未完全阐明,主要涉及肾小管因素及肾血流动力学改变等。

（1）肾小管因素:①肾小管阻塞。坏死的肾小管上皮细胞脱落,细胞及其碎片阻塞肾小管,导致阻塞部近端小管腔和肾小囊内压力升高,当后者压力与胶体渗透压之和接近或等于肾小球毛细血管内压时,肾小球滤过停止。②反漏。肾小管上皮受损脱落,使肾小管管壁失去完整性,导致肾小管腔中的原尿液反流至肾间质,引起肾间质水肿又压迫肾单位,加重肾缺血,使 GFR 更为降低。③管 - 球反馈。缺血、毒素等因素引起近端肾小管损伤,使其重吸收钠、氯等明显减少,管腔内的钠、氯浓度增加,使肾小球入球动脉细胞分泌肾素增多,继之血管紧张素 Ⅰ、Ⅱ 增加,造成肾小球入球小动脉和肾血管收缩,肾血管阻力增加,使 GFR 进一步下降。

(2)肾血流动力学改变:许多血管活性物质参与调控肾内血流动力学,如肾缺血引起血管内皮受损和炎症反应,进而使得血管收缩因子内皮素、肾素 - 血管紧张素系统等产生过多,血管舒张因子如 PGE_2、一氧化氮等合成减少,特别是内皮素和一氧化氮分泌失衡。这些均可引起肾血流动力学异常,使得 GFR 下降。

3. 肾后性 AKI 双侧或单侧尿路出现梗阻时可发生肾后性 AKI。尿路发生梗阻时,尿路内反向压力首先传导到肾小球囊腔,由于肾小球入球小动脉扩张,早期 GFR 尚能暂时维持正常。如果梗阻持续无法解除,肾皮质大量区域出现无灌注状态,GFR 将逐渐降低。若处理不及时,可导致慢性梗阻性肾病,进展到尿毒症。

【临床表现】

ATN 典型病例一般分为少尿或无尿期、多尿期和恢复期 3 个阶段。

1. 少尿或无尿期 尿量骤减或渐减,每日尿量持续少于 400ml 者称少尿,少于 100ml 者称无尿。少尿期一般持续 1~3 周,但个别危重病例少尿可持续 3 个月以上,超过 3 个月以上者应警惕有广泛性肾皮质坏死。少尿期的主要临床表现有:①水钠潴留、高钾血症、代谢性酸中毒、高磷血症与低钙血症、低钠血症与低氯血症等;②心血管系统表现,如高血压,严重者可出现高血压性脑病;急性肺水肿、心力衰竭、心律失常、心包炎也有发生。

2. 多尿期 进行性尿量增多是肾功能开始恢复的一个标志。每日尿量达 2.5L 称多尿,5~7 天后可多达 3~5L/d,可持续 2~3 周或更久。进入此期后,肾功能并不立即恢复,Scr 和血尿素氮(BUN)仍可上升,当肾小球滤过率明显增加时,血氮质逐渐下降。多尿期早期仍可发生高钾血症,后期易发生低钾血症。

3. 恢复期 多尿期后肾小管细胞再生、修复,肾功能逐渐恢复,肌酐清除率逐渐升高,BUN、Scr 降至正常范围内,肾小管浓缩功能及酸化功能亦恢复。大部分患者肾功能可恢复至正常水平,此期需半年至 1 年的时间,只有少数患者转为慢性肾损伤。

【治疗原则】

尚无特效药可治疗 AKI,该病的主要治疗原则是:①积极治疗原发病,纠正可逆性致病因素。②对症支持治疗,如维持正常的血容量状态、尿量、心功能状态;维持体液平衡,纠正水、电解质和酸碱平衡紊乱;根据患者的情况加强营养等支持治疗。③对于严重的肾功能损害、高血钾、酸中毒、伴心功能损害者应给予肾脏替代治疗。

【药物治疗】

(一)治疗药物分类

1. 扩容药 除肾小球疾病和血管炎所致的 AKI 外,几乎所有的 AKI 早期均应补充血容量,以增加肾血流量和肾小球滤过率,急性肾毒性的 AKI 早期充分补液还有利于肾毒素的排泄,常用 0.9% 氯化钠注射液。必须注意的是扩容前要准确判断患者处于 AKI 哪一期,如为少尿期则需限制补液。

2. 利尿药 利尿药可能具有肾脏保护作用,预防 AKI,加速肾脏恢复。然而利尿药也可能是有害的,可能通过降低循环血量造成肾前性因素,加重 AKI,因此需慎用利尿药。目前防治 AKI 的利尿药是渗透性利尿药和袢利尿药。渗透性利尿药甘露醇防治 AKI 的作用机制主要有:①降低入球小动脉阻力,增加肾小球血流量和毛细管内静脉压;②甘露醇的渗透性扩容作用,使血黏度降低,减轻血管内皮细胞水肿,降低血管阻力,改善肾血液循环;③渗透性利尿作用增加肾毒素的清除,使肾小管上皮细胞及肾间质水肿减轻,从而减轻或解除肾小管阻塞,肾小管内尿流量增加,流速加快,冲洗肾小管。祥利尿药呋塞米可促进肾内扩张血管的前列腺素合成,增加肾脏血流量,改变肾皮质内血流分布,有助于防治肾脏的缺血性损伤。

(二) 治疗药物选用

1. **积极纠正可逆的原发病**　外伤、失血、心衰等均可能导致 AKI 的发生,故对原发病的治疗有助于逆转肾功能的降低,相关措施包含扩容、纠正血容量不足、治疗感染性休克等。确保容量充分是治疗主要策略,尤其肾前性 AKI 早期需要积极恢复有效血容量,例如通过静脉补充生理盐水、降低后负荷以改善心脏输出量、调节外周血管阻力至正常范围。慎用羟乙基淀粉、明胶、右旋糖酐等人工胶体液补液以避免其潜在的肾毒性。若脓毒血症或肝衰竭患者合并 AKI 时,可予以白蛋白治疗。

2. **尽早展开病因治疗**　在 AKI 起始期给予干预治疗可以最大幅度减少肾脏的损害,促进肾功能恢复。临床治疗中一旦怀疑 AKI,需肾内科医师参与救治,给予及时治疗措施。例如肾前性 AKI 需尽快纠正肾前性因素,解除灌注不足等原因;而肾后性 AKI 如尿路梗阻时,则应积极采取措施解除梗阻;肾性 AKI 发生的原因相对较复杂,治疗较困难,如肾小球肾炎或小血管炎所导致的 AKI,常需要使用糖皮质激素和 / 或免疫抑制剂治疗。出现急性间质性肾炎(acute interstitial nephritis,AIN)表现的患者需尽早明确病因,若明确为药源性 AIN 时,应立即停用可疑药物同时予以糖皮质激素治疗。

3. **营养支持治疗**　AKI 患者的能量至少保持在 20kcal/(kg·d),但不超过 25~30kcal/(kg·d)。能量供给应由 3~5g/kg 体重(最高 7g/kg)的碳水化合物和 0.8~1.0g/kg 体重的脂肪组成。同时,不应该为了避免或推迟肾脏替代治疗(renal replacement therapy,RRT)而限制蛋白质入量。非高分解代谢、不需透析治疗 AKI 患者的蛋白质摄入为 0.8~1.0g/(kg·d),RRT 治疗的 AKI 患者,其蛋白质摄入量为 1.0~1.5g/(kg·d),连续性肾脏替代治疗(continuous renal replacement therapy,CRRT)的患者和高分解代谢患者的蛋白质摄入量可高达 1.7g/(kg·d)。氨基酸的补充应包含必需和非必需氨基酸。静脉补充脂肪乳以中长链混合液为宜。无高分解代谢状态患者,治疗数日后常见血钾、血磷下降,可给予适当的补充。长时间肠外营养支持者需要适时接受谷氨酰胺的肠内营养制剂。重症患者应用胰岛素防止严重高血糖的发生,同时考虑到严重低血糖的风险,平均血糖通常控制在 6.11~8.32mmol/L(110~150mg/dl)。总的说来,营养支持总量与成分需要根据患者情况进行个体化给予,以便达到最佳治疗效果。

4. **并发症治疗**

(1) 容量不足:除非存在禁忌证,只要患者有液体丢失的病史(如呕吐和腹泻)、符合低血容量(低血压和心动过速)的检查指标结果和 / 或少尿,都应采取静脉补液治疗。治疗药物包含晶体液或胶体液。在初始治疗时首选晶体溶液(如等张盐水),因肾脏可能不能排钾,故慎用含钾的晶体溶液(如乳酸林格液)以避免高钾血症风险。补液治疗应谨慎,开始时给予 1~3L 液体,并反复进行临床评估。部分患者可能需要额外的补液治疗(如重度烧伤、急性胰腺炎)。对于机械通气治疗的危重症患者,可少量液体单次快速给药。

(2) 容量超负荷:针对少尿期患者,需要严密观察每日出、入液量和体重变化。可将前一日尿量加 500ml 估算每日大致进液量,肾脏替代治疗时补液量予以适当放宽,发热患者如若体重不增加可适当加大入液量。可通过以下指标观察评估补液量是否适宜:①皮下不存在脱水、水肿症状。②每日体重基本不变。当体重增加超过 0.5kg 或以上,则提示液体过剩。③血清钠浓度正常。当血清钠指标偏低,患者又无失盐基础,提示可能存在液体潴留。④中心静脉压维持在 6~10cmH2O,当高于 12cmH2O,提示可能存在容量过多。⑤胸部 X 光片提示心血管显影未见异常。当显示肺充血征象,提示可能存在液体潴留。⑥心率、血压、呼吸频率稳定,当心率快、血压升高、呼吸频速,若不伴感染,则提示可能液体过剩。急性肾小管坏死（ATN）的少尿患者在病程早期且合并容量超负荷时，可以谨慎短期给予连续静脉滴注或缓慢推注髓袢利尿药，如呋塞米、布美他尼。若利尿后患者症状无明显改善且有透析指征时应尽早透析。甘露醇作为渗透性利尿药可用于挤压伤患者的强迫性利尿，但对确诊为 ATN 的少尿或无尿患者不应使用甘露醇，因其可能导致血容量过多，诱发心力衰竭和肺水肿。

（3）高钾血症：高钾血症为少尿期的主要死亡原因，最有效的方法为血液透析或腹膜透析。一般血钾应控制在 5.5mmol/L 以下，超过时应密切监测心率和心电图，并给予紧急处理，具体方法详见"慢性肾脏病"节。针对非少尿患者，还可给予排钾利尿剂，促进血钾排出。

（4）代谢性酸中毒：高分解代谢患者往往较早出现代谢性酸中毒且程度较重，同时代谢性酸中毒又会加重高钾血症，故需积极控制。若血浆实际 HCO_3^-<15mmol/L，可静脉滴注 5% 碳酸氢钠 100~250ml，根据心脏功能控制滴速，并动态监测血气分析。若 HCO_3^-<12mmol/L 或动脉血pH<7.15~7.2 时，表现为严重酸中毒，除补碱紧急处理还需立即开始透析。酸中毒纠正后，可致低钙性手足搐搦，应给予 10% 葡萄糖酸钙 10~20ml 静脉注射。

（5）其他电解质失调的处理：除非有充分依据证明患者体内钠、钾总量缺乏，否则不应给予补充；若确有补充的必要，在补充时应严密观察。对低钙血症者静脉注射 10% 葡萄糖酸钙 10~20ml，2~3次 /d；高磷血症可给予氢氧化铝凝胶（aluminum hydroxidegel）30ml，口服，3 次 /d。在电解质紊乱的处理上有困难时，应立即透析治疗，可使之重新达到水、电解质和酸碱平衡。

（6）心力衰竭的治疗：容量超负荷可导致急性左心衰竭，症状表现有呼吸困难、高血压、肺水肿和全身性水肿。AKI 患者此时使用利尿药与洋地黄制剂疗效甚微，另外由于肾脏排泄减少和电解质紊乱的发生，容易出现洋地黄中毒，因此警惕使用洋地黄类药物。故最好通过透析清除水分，特别是容量超负荷所致心力衰竭，首选透析治疗而非药物。药物方面可选择扩血管药物如多巴胺，用减轻心脏后负荷的药物。

（7）尿毒症脑病：体内毒素的蓄积可导致脑病或者精神异常的发生。临床表现为眩晕、意识错乱等，此时需要立即给予肾脏替代治疗。

（8）消化道出血的治疗：主要原因是应激性溃疡，应经常观察大便，做潜血试验并监测血细胞比容。质子泵抑制剂［如奥美拉唑（omeprazole）、泮托拉唑（pantoprazole）、雷贝拉唑（rabeprazole）、兰索拉唑（lansoprazole）、埃索美拉唑］和选择性 H_2 受体拮抗剂［雷尼替丁（ranitidine）、法莫替丁（famotidine）、罗沙替丁（roxatidine）］可有效防止严重急性肾损伤患者的胃肠道出血，前者是预防应激性溃疡的首选药物。若有出血迹象，应首选质子泵抑制剂治疗，肾功能受损时注意药物的选择及剂量的调整。

（9）感染：感染是 AKI 常见并发症及少尿期的主要死因，应尽早根据感染部位、细菌学培养和药物敏感试验合理选用对肾脏影响较小的抗菌药物治疗，并根据肾功能调整药物剂量。

5. 肾脏替代治疗　因为 AKI 患者的肾功能在较短时间内出现快速减退，导致机体无法产生足够的代偿反应，因此肾脏替代治疗的指征与终末期肾病指征存在差异。急性肾损伤的肾脏替代治疗的指征为：①少尿或无尿 2 日以上；②已出现尿毒症症状，如呕吐、神志淡漠、烦躁或嗜睡；③高分解代谢状态；④ BUN 在 17.8mmol/L（50mg/dl）以上；⑤有体液潴留现象；⑥血 pH 在 7.25 以下，血 HCO_3^-<15mmol/L；⑦非少尿患者出现体液过多、眼结膜水肿、心脏奔马律或中心静脉压高于正常、血钾 5.5mmol/L 以上，心电图疑有高钾图形等。紧急透析指征为：①急性肺水肿或充血性心力衰竭；②严重的高钾血症，血钾在 6.5mmol/L 以上或心电图已出现明显的异位心律，伴 QRS 波增宽。

透析治疗的选择：①血流动力学不稳定、血压下降、心力衰竭或有出血倾向者应做腹膜透析（peritoneal dialysis）。但其透析效率较低，一般适用于非高分解代谢无多器官功能障碍的 AKI，此外腹膜透析目前也较少用于危重 AKI。②高代谢型急性肾损伤、腹腔脏器开放性损伤或腹腔手术后

3天内应首选血液透析。其优点是代谢废物的清除率高、治疗时间短,但易有心血管功能不稳定和症状性低血压,且需要应用抗凝药物,对有出血倾向者增加治疗的风险。③持续性动静脉血液滤过(continuous arterio-venous hemofiltration,CAVH)对急性肾小管坏死治疗较佳,具有血流动力学稳定性,且耐受性良好,对液体负荷过重、多器官衰竭和腹部手术后的患者尤为适用。

6. 恢复期治疗　AKI恢复期早期仍然可能发生威胁生命的并发症,所以仍需维持水、电解质和酸碱平衡,控制氮质血症、治疗原发病和防止各种并发症。故对于接受RRT患者,若Scr>265μmol/L仍建议持续透析;若一般情况明显改善的患者,可予以暂停RRT,病情稳定后停止RRT。部分急性肾小管坏死患者多尿期持续较长,应逐渐减少补液量,以每天低于出量500~1 000ml为宜,尽量通过胃肠道补充,以缩短多尿期。对于卧床的患者,需注意防止肺部感染和尿路感染。

病例分析-2

> **思考题**
>
> 1. 请到医院肾脏内科住院病房调查一位急性肾损伤患者的病史及其用药史,根据你所学的理论知识,分析其药物选用的合理性、存在的问题及应采取的对策。
> 2. 分析出现急性肾损伤的原因及应采取的对策。

第三节　慢性肾脏病

目前,国际上公认的"改善全球肾脏病及预后组织(KDIGO)"将慢性肾脏病(chronic kidney disease,CKD)定义为:各种原因引起的肾脏结构或功能异常达3个月或以上,包括出现肾损伤的指标,如组织学检查异常、尿成分异常或肾脏影像学检查异常或有肾移植病史,伴或不伴肾功能下降;或不明原因GFR<60ml/(min·1.73m²)达3个月或以上,有或无肾损伤表现。

【病因和发病机制】

(一) 病因

引起CKD的病因可分为原发性和继发性两种。原发性肾脏病如慢性肾小球肾炎、慢性肾盂肾炎、慢性间质性肾炎、先天性和遗传性肾病、多囊肾等。继发性肾脏病主要有系统性红斑狼疮性肾病、糖尿病肾病、高血压肾小动脉硬化症、结节性多动脉炎肾病、多发性骨髓瘤肾病、高尿酸血症肾病,以及各种药物和重金属所致的肾脏病等;尿路梗阻性肾病如尿路结石、前列腺肥大、尿道狭窄等也可导致慢性肾脏病。

(二) 发病机制

大多数CKD患者会进展为ESRD。ESRD是由各种原因引起的肾脏损伤进行性恶化,造成肾单位严重受损,使机体在排泄代谢废物和调节水、电解质及酸碱平衡等方面发生紊乱或失调的临床综合征,为各种肾脏疾病持续发展的共同转归,又称为尿毒症。目前对于CKD进展为ESRD的机制尚未完全明了,暂认为可能的机制如下。

1. 肾单位高滤过　各种原因所致的肾脏损伤如持续进展,会导致相当数量的肾单位破坏,此时为维持机体内环境稳定,残余的健存肾单位发生代偿,肾小球毛细血管内压力和流量增加,单个肾小球滤过率增加,肾小球高灌注和过度滤过,在新的状态下产生管-球平衡。但随着肾实质的不断减少,肾单位的代偿活动难以为继,健存肾单位越来越少。当不能满足人体代谢的最低要求时,最终进展为ESRD。

2. 肾组织上皮细胞表型转化　随着肾单位破坏增加,残余肾单位代偿性地发生肾小球高灌注和高滤过,使小动脉壁增厚和毛细血管壁张力增高,引起内皮细胞损伤、系膜细胞和基质增生。在某些生长因子或炎性细胞因子的诱导下,肾小管、肾小球上皮细胞、肾间质成纤维细胞均可分化成成纤维细胞,使肾间质纤维化或球性肾小球硬化,使肾功能损伤进行性加重。

3. **肾单位高代谢**　残余肾单位的肾小管尤其是近端肾小管的代谢亢进,致细胞内的钠、钙浓度增加,氧自由基产生增多,引起肾小管损害、小管间质炎症、增生和肾单位功能丧失。

4. **细胞因子和生长因子的作用**　肾组织内的一些细胞因子和生长因子(如 TGF-β_1、IL-1、单核细胞趋化蛋白 -1、血管紧张素 Ⅱ、内皮素 -1 等)参与了肾小球和肾小管间质的损伤过程,并对细胞外基质的产生起重要促进作用。某些降解细胞外基质的蛋白酶如金属基质蛋白酶表达下调,金属基质蛋白酶组织抑制物、纤溶酶原激活抑制物等表达上调,在肾小球硬化和肾间质纤维化过程中也起重要作用。

5. **其他**　脂质代谢紊乱、肾小球内凝血等也可能在 ESRD 的发生发展中起一定作用。

【临床表现】

1. **消化系统症状**　是本病最早和最常见的症状。患者先出现厌食、上腹饱胀等胃部不适症状,然后可发展为恶心、呕吐、腹泻、舌和口腔黏膜溃烂、口腔可闻及氨臭味,甚至可有消化道出血等。

2. **血液系统表现**　患者出现肾性贫血和出血倾向。白细胞计数多正常,但中性粒细胞的趋化、吞噬和杀菌能力减弱。

3. **心血管系统症状**　高血压与水钠潴留和肾素增高有关,少数患者可发生恶性高血压。可引起左心扩大、心力衰竭、动脉硬化等,心力衰竭是常见的死亡原因,部分患者可有尿毒症性心肌病。

4. **精神、神经及肌肉系统表现**　ESRD 早期可有疲乏、失眠、注意力不集中等精神症状,后期会出现抑郁、记忆力减退、判断错误、对外界反应淡漠和昼夜颠倒等。神经系统表现有呃逆、肌肉痛性痉挛、抽搐等;晚期常有周围神经病变,表现为肢体麻木、感觉丧失,或有烧灼感、疼痛感等。

5. **呼吸系统表现**　酸中毒时呼吸深长,体液过多可引起肺水肿。代谢产物潴留可引起尿毒症性支气管炎、肺炎、胸膜炎,甚至有胸膜腔积液。部分患者易并发肺部感染。

6. **皮肤症状**　皮肤瘙痒常见。面部肤色常较深并萎黄,有轻度水肿,称为尿毒症面容。尿素随汗经由皮肤排出,可形成尿素霜。

7. **肾性骨营养不良症**　包括纤维囊性骨炎、尿毒症性骨软化症、骨质疏松症和骨硬化症。部分患者临床有骨痛表现。

8. **内分泌失调**　一般垂体、甲状腺、肾上腺功能相对正常。血浆肾素可正常或升高,血浆 1,25-$(OH)_2$-VitD$_3$ 降低,血浆促红细胞生成素(erythropoietin,EPO)降低。本病患者常有性功能障碍。

9. **水、电解质和酸碱平衡失调**　可表现为失水或水过多。高钾血症可导致严重的心律失常,有时可无症状而突然出现心搏骤停,心电图有特征性改变,是监测高钾血症快速而准确的方法。酸中毒时 $HCO_3^- < 13.5mmol/L$,可出现深大呼吸、恶心和呕吐、头痛、躁动不安,严重者可表现为昏迷、心力衰竭、血压下降。

【治疗原则】

1. **饮食**　饮食历来被认为是 CKD 的基本治疗措施。需根据患者的肾功能水平、不同病因(如糖尿病、高血压病、慢性肾炎等)、营养状况、摄食及消化能力等来制订饮食方案。应注意休息,避免过度劳累。避免摄入含植物蛋白较高的食物,予以鸡蛋、牛奶、鱼肉等优质蛋白,摄入量应注意控制。有水钠潴留者,应控制水、盐的补给量。

2. **原发病和诱因的治疗**　及时诊断和治疗原发病是防止 CKD 发生和发展、延缓肾功能进一步受损的关键。某些引起 ESRD 的常见原发病,如慢性肾炎、狼疮肾炎、紫癜性肾炎、糖尿病肾病等,经过长期治疗是可以控制的。应积极寻找各种诱发因素,纠正使肾功能恶化的可逆因素,如纠正水、电解质紊乱和酸碱平衡失调,补充血容量,控制感染,解除尿路梗阻,及时纠正心力衰竭,避免使用肾毒性药物等。

3. 根据 CKD 的分期进行治疗　肾脏病变引起的肾功能损伤是一个较长的发展过程,病变的发展阶段不同,治疗方案也不同。目前治疗 CKD 的方法包括内科疗法与肾脏替代治疗(透析疗法和肾移植术)。内科疗法以药物治疗为主,可改善症状,延缓慢性肾脏病的进展。但是一旦进入尿毒症期,应以肾脏替代治疗为主,辅以药物治疗。

【药物治疗】

(一)治疗药物分类

1. 高钾血症的治疗药物　根据作用机制,将高钾血症治疗药物分为三大类:①稳定心肌细胞膜,对抗钾离子的心肌毒性作用,如葡萄糖酸钙等;②促进钾离子进入细胞内,降低血钾水平,如胰岛素、β受体激动剂(沙丁胺醇)、碳酸氢钠等;③促进钾离子排出体外,降低体内钾含量,如袢利尿药、聚苯乙烯磺酸钙等。

2. 贫血的治疗药物　肾性贫血涉及的治疗药物主要包括三大类,即红细胞生成刺激剂(erythropoiesis stimulating agent,ESA)、铁剂及低氧诱导因子脯氨酰羟化酶抑制剂(hypoxia-inducible factor prolyl hydroxylase inhibitor,HIF-PHI)。

(1)ESA:是 EPO 的类似物,目前 ESA 主要有 3 种。①第一代 ESA:包括 rHuEPO-α 和 rHuEPO-β,为短效制剂。皮下注射剂型及静脉注射剂型的半衰期分别为 19.4 小时、6.8 小时,需要每周 1~3 次给药。②第二代 ESA:即达依泊汀 α(darbepoetin alfa),为长效 ESA,皮下注射剂型及静脉注射剂型的半衰期分别为 48.8 小时、25.3 小时。③第三代 ESA:即甲氧聚乙二醇重组人促红素,是一种化学合成的持续性 EPO 受体激活剂,半衰期长,皮下注射剂型及静脉注射剂型的半衰期分别为 133 小时、130 小时。

(2)铁剂:铁剂分为口服铁剂和静脉铁剂两大类。常用口服铁剂主要为二价铁(亚铁)盐,包括多糖铁复合物(polysaccharide-iron complex)、琥珀酸亚铁(ferrous succinate)、硫酸亚铁(ferrous sulfate)、乳酸亚铁(ferrous lactate)、富马酸亚铁(iron fumarate)等,枸橼酸铁为三价铁。一些药物和食物可降低口服铁剂吸收和疗效,如碱性药物、质子泵抑制剂,以及富含鞣酸和钙、磷的食物(如牛奶)等。静脉用铁剂有蔗糖铁(iron sucrose)、右旋糖酐铁(iron dextran)、山梨醇铁(iron sorbitex)和异麦芽糖苷铁(iron ismaltoside)等。静脉铁剂虽可以避免口服铁剂的胃肠道不良反应和口服药物对铁剂吸收的影响,但该药可引起过敏反应、输液反应、低血压反应及外渗可导致局部皮肤反应等。

(3)低氧诱导因子(HIF)脯氨酰羟化酶抑制剂(PHI):主要通过抑制 HIF 脯氨酰羟化酶,稳定体内 HIF 水平,进而改善肾性贫血,是一种新型治疗肾性贫血的小分子口服药物,如罗沙司他(roxadustat)。HIF-PHI 引起的不良反应主要包括上呼吸道感染、高血压、高钾血症等。

3. 慢性肾脏病 - 矿物质和骨异常的治疗药物　慢性肾脏病 - 矿物质和骨异常(chronic kidney disease-mineral and bone disorder,CKD-MBD)的治疗药物主要包括三大类:磷结合剂、维生素 D 及其类似物和钙敏感受体激动剂。

(1)磷结合剂:磷结合剂是临床治疗高磷血症的主要药物,可分为含铝磷结合剂、含钙磷结合剂及新型非含钙磷结合剂。①含铝磷结合剂:如氢氧化铝(aluminium hydroxide),该类药物具有良好的降磷效果,仅在其他药物治疗无效时短期应用。②含钙磷结合剂:钙剂包括碳酸钙(calcium carbonate)(含钙 40%)和醋酸钙(calcium acetate)(含钙 25%)两种。钙剂能在肠道结合磷酸盐,降低血磷的同时升高血钙,从而抑制甲状旁腺激素(parathyroid hormone,PTH)的分泌。③新型的非含钙磷结合剂:包含碳酸镧(lanthanum carbonate)、司维拉姆(sevelamer)等。司维拉姆多在餐中咀嚼后服用,既有利于发挥药效,又可避免对胃肠道的刺激,减少不良反应。

(2)维生素 D 及其类似物:目前临床常用的维生素 D 分为普通维生素 D[维生素 D_3(vitamin D_3)]、活化维生素 D[阿法骨化醇(alfacalcidol)]及其类似物[骨化三醇(calcitriol)、帕立骨化醇(paricalcitol)、度骨化醇(doxercalciferol)、氟骨化醇(fluorine calciferol)、马沙骨化醇(maxacalcitol)]等,维生素 D_3 需通过肝脏和肾脏代谢活化,阿法骨化醇无须肾脏代谢活化,但需要肝脏 25 羟化酶活化后才具有生物学活性;骨化三醇、帕立骨化醇、度骨化醇、氟骨化醇以及马沙骨化醇则具有完全生物学活性。

(3)钙敏感受体激动剂:又称拟钙剂,代表药物为盐酸西那卡塞(cinacalcet hydrochloride),该药可变构调节甲状旁腺的钙敏感受体,提高机体对细胞外钙离子的敏感性,减少 PTH 的合成和分泌。西那卡塞在降低血清 PTH 水平的同时,并不增加血钙和血磷水平。

4. 营养支持药　补充必需氨基酸可使体内的必需氨基酸/非必需氨基酸比例失调得到纠正,有利于蛋白的合成,使氮代谢产物的生成减少。α-酮酸(alpha-keto acid)通过转氨酶的酶促反应,利用体内的含氮代谢产物合成必需氨基酸,在提高必需氨基酸比例的同时降低血中的尿素水平,延缓 CKD 进展。

5. 清除肠道毒物　吸附剂包醛氧淀粉在患者肠道内通过其醛基与氮质产物结合成络合物而排出体外,长期服用可降低 BUN 水平;药用炭能有效地从胃肠道中吸附肌酐、尿酸等有毒物质,使这些毒性物质从肠道中排出体外,使体内肌酐、尿酸积存量降低。

(二)治疗药物选用

1. 纠正代谢性酸中毒　慢性且血液 pH 大于 7.2 者口服碳酸氢钠 1.0~3.0g/d 即可;中重度患者可口服碳酸氢钠 3~15g/d,必要时静脉输入碳酸氢钠,对于急性患者或血液 pH 小于 7.2 的慢性患者,首选静脉给药。碳酸氢钠的剂量应根据 HCO_3^- 缺失量及继续丢失量来确定,12~24 小时内输注,使血浆 HCO_3^- 升高至 16mmol/L 以上。升高 1mmol/L HCO_3^- 需 0.6mmol/L HCO_3^-/kg,约使用 5% 碳酸氢钠 1ml/kg。对于明显心力衰竭的患者,不宜输入过多的碳酸氢钠,输注时速度宜慢,以免加重心脏负荷。

2. 纠正水、电解质紊乱　慢性肾功能不全如无严重水肿、心力衰竭,不应盲目限制饮水量,每日摄入水量应补足前日尿量,另加 400~500ml 液体。当有水钠潴留时,可先予噻嗪类利尿药,如氢氯噻嗪每次 25mg,每日 2~3 次。除非有低钾血症,一般不首选保钾类利尿药。当肌酐清除率<30ml/min 时,噻嗪类利尿药一般无利尿作用,需选用袢利尿药,一般口服呋塞米每次 20mg,每日 2~3 次,必要时可静脉给药。

3. 纠正高钾血症　CKD 患者将发生排钾障碍,易出现高钾血症。高钾血症可分为慢性与急性两类,前者注重长期管理,预防复发,主要措施包括低钾饮食、患者教育、停用 RAS 抑制剂及中药煎剂、服用降钾药物(如新型钾离子结合剂环硅酸锆钠散或降钾树脂),或酌情使用排钾利尿药等。后者治疗的目的在于迅速将血钾浓度降至安全水平,避免发生严重并发症。对于急性轻度高钾血症者,通常是积极治疗原发病,停用引起血钾升高的药物,限制钾的摄入,予以阳离子交换树脂(如聚苯乙烯磺酸钠或聚苯乙烯磺酸钙)血钾可恢复正常水平。CKD 患者如果短期内血钾升高至 ≥6.0mmol/L 或出现高钾相关性心电图(electrocardiogram,ECG)改变属于高钾血症急危重症,必须紧急处理。先复查血钾以排除假性高钾血症,监测生命体征和 ECG。治疗上应同时予以稳定心肌、促进钾离子进入细胞内和促进钾离子排出体外等措施。其具体处理流程见图 20-5。

高钾血症风险人群的血钾的管理

(1)稳定心肌:对于有高钾血症且伴 ECG 改变且无严重高钙血症的患者,应立即使用静脉钙剂。钙离子可迅速对抗高钾对心肌动作电位的影响,稳定心肌细胞膜电位,使心肌细胞兴奋性恢复正常。常在心电监护下用 10% 氯化钙 10ml 或 10% 葡萄糖酸钙 30ml 缓慢静脉推注(Ca^{2+} 的剂量为 6.8mmol),推注时间 5~10 分钟,给药后 1~3 分钟起效,疗效可持续 30~60 分钟。注射 5 分钟后,如未见效果,可重复注射。葡萄糖酸钙对静脉刺激性较小,可使用外周静脉注射,而氯化钙大剂量注射时可能引起组织坏死,因此需使用中心静脉滴注。在使用洋地黄类药物的患者中应警惕使用钙剂,因高钙血症可能会加重对心肌的毒性作用。在这种情况下,可使用 10% 葡萄糖酸钙 10ml 加入 5% 葡萄糖溶液 100ml 中静脉滴注 20~30 分钟,使钙离子有充分时间在细胞内外均匀分布,防止高钙血症。钙离子并不能影响细胞内外钾离子浓度,因此还需要使用其他方法来降低血钾水平。

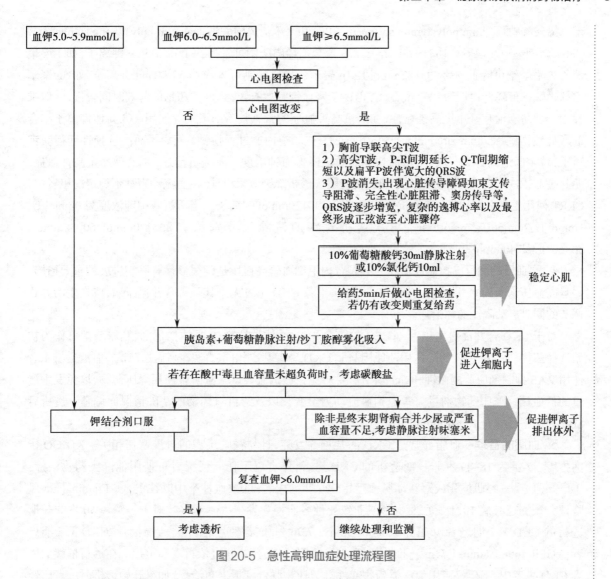

图 20-5 急性高钾血症处理流程图

(2)促进钾离子进入细胞内：①静脉滴注胰岛素和葡萄糖可以通过促进细胞外钾离子进入细胞内,从而降低血钾浓度。对于血糖<14mmol/L 的患者,可用 10IU 普通胰岛素加入 500ml 10% 葡萄糖溶液中静脉滴注,持续 1 小时以上。如遇合并心力衰竭或少尿患者,滴注速度宜慢。如果要限制入液量或情况较紧急,可用10IU 普通胰岛素加入 50ml 50% 葡萄糖溶液中静脉滴注。一般注射后 10~20 分钟起效,作用高峰为 30~60 分钟,疗效可持续 4~6 小时,可降低血钾 0.6~1.0mmol/L。在滴注过程中密切监测血钾及血糖变化,避免发生低血糖。②如果患者合并代谢性酸中毒且血容量没有超负荷,可静脉滴注 5% 碳酸氢钠 150~250ml,通过 H^+-Na^+ 交换,促进钾离子进入细胞内,5~10 分钟内可起效,疗效持续约 2 小时。因钠离子可能会加重 CKD 患者容量负荷,在合并心力衰竭的患者中慎用。③β 受体激动剂可快速促进细胞外钾离子移至细胞内,如 10~20mg 沙丁胺醇雾化吸入,可在 30 分钟内起效,30~60 分钟内降低血钾浓度 0.5~1.5mmol/L,90 分钟左右达高峰,疗效可持续 2 小时左右。由于沙丁胺醇与高糖胰岛素联用效果更好,因此不适宜作为重度高钾血症患者的单独用药。促进钾离子进入细胞内的治疗手段,并没有将钾离子排出体外,因此该降钾方法作用时间仅持续数小时,容易出现反弹。

(3)促进钾离子排出体外:①利尿药。对严重 CKD 患者肾脏排钾作用有限,但对伴有低肾素低醛固酮血症的患者效果较好。联合袢利尿药和噻嗪类利尿药效果更好,但对于血容量不足的患者反而可能降低肾小球滤过率,影响肾功能并加重高钾血症。②阳离子交换树脂。目前临床上常用的有聚苯乙烯磺酸钠（sodium polystyrene sulfonate，SPS）和聚苯乙烯磺酸钙（calcium polystyrene sulphonate，CPS），新型离子交换聚合物有 Patiromer。1g 聚苯乙烯磺酸钠可置换约 110~135mg 钾离子，如 15g 聚苯乙烯磺酸钠可降低血钾约 0.82mmol/L；1g 聚苯乙烯磺酸钙可置换约 53~71mg 钾离子，如 5g 聚苯乙烯磺酸钙可降低血钾约 0.67mmol/L；但由于降血钾疗效有限，且该类药物的起效时间较慢，一般推荐用于预防和治疗轻中度高钾血症，在严重高钾血症的紧急救治中不推荐使用。③新型钾离子结合剂环硅酸锆钠（sodium zirconium cyclosilicate）。在肠道内通过置换钠 / 氢离子而高选择性地捕获钾离子，减少肠道内钾离子吸收，从而快速有效地降低血钾浓度。④透析治疗：是处理严重高钾血症，尤其是 ESRD 患者的首选方案。血液透析较腹膜透析降钾效果更佳，在血流动力学不稳定的患者中，CRRT 使用更多。4 小时血液透析平均可清除 40~120mmol 钾离子。当透析液中钾浓度为 0mmol/L、1mmol/L、2mmol/L、3mmol/L 时，单次透析对钾的清除量分别约为 80~120mmol、60~80mmol、50~60mmol、40mmol。

4. 高血压的治疗　控制高血压尤其是肾内毛细血管高血压是延缓慢性肾脏病进展的重要措施，一旦高血压诊断确立（即血压＞140/90mmHg），推荐 CKD 患者无论其是否合并糖尿病，应在生活方式调节的同时启动降压药物治疗。

对于 CKD 合并高血压患者，ACEI/ARB、CCB、α 受体拮抗剂、β 受体拮抗剂、利尿药都可作为初始选择药物。CKD 患者的降压用药原则与非 CKD 患者基本相同，详见"高血压"节。血液透析患者使用 RAS 抑制剂应监测血钾和 Scr 水平。要避免在透析血容量骤减阶段使用降压药物，以免发生严重的低血压。降压药物剂量需考虑到血流动力学变化以及透析对药物的清除情况而调整。透析后 SBP 理想靶目标为 120~140mmHg。

5. 血脂的管理　血脂异常是 CKD 的常见并发症，且与肾脏疾病的进展密切相关。KDIGO 指南推荐：年龄为 18~49 岁非长期透析的 CKD 患者，伴有以下任一情况者可使用他汀类药物治疗：①已知冠心病（心肌梗死或冠状动脉血运重建）；②糖尿病；③缺血性卒中既往史；④ Framingham 风险评分预测冠心病 10 年死亡发生率或非致死性心肌梗死发生率 ≥10%。对于年龄 ≥50 岁非长期透析的 CKD 1~2 期患者［eGFR ≥60ml/(min·1.73m^2)］，推荐使用他汀类药物治疗；CKD 3~5 期患者［eGFR<60ml/(min·1.73m^2)］推荐他汀类药物或他汀类药物联合依折麦布治疗。在透析依赖的成人 CKD 患者中，不建议启用他汀类药物或他汀类药物联合依折麦布治疗，如果开始透析时患者已经在服用他汀类药物或他汀类药物联合依折麦布治疗则建议继续使用。CKD 患者是他汀类药物引起肌病的高危人群，尤其是在肾功能进行性减退或 eGFR<30ml/(min·1.73m^2) 时，并且肌病发病风险与他汀类药物剂量密切相关，故应避免大剂量应用。中等强度他汀类药物治疗 LDL-C 不能达标时，推荐联合应用依折麦布，必要时可予以 PCSK9 抑制剂，避免联合应用贝特类药物，因贝特类药物不仅可升高 Scr 水平，而且在中重度 CKD 患者中与他汀类药物联用时，可能增加肌病风险。

6. 贫血的治疗　肾性贫血治疗的目的是尽量避免患者输血，减少心血管事件发生，改善认知功能和提高生活质量。使用 ESA 补充红细胞生成素（EPO），或者通过 HIF-PHI 上调内源性 EPO 是肾性贫血治疗的关键。同时要纠正加重贫血的可逆因素，若存在绝对铁缺乏则应及时补充铁剂，此外，还可能缺乏叶酸和维生素 B$_{12}$，应注意补充。

（1）补充铁剂：铁是合成 Hb 的基本原料，纠正铁缺乏可改善 ESA 治疗反应性。对于接受 ESA 治疗的患者，无论是否透析，还是何种透析状态均应补充铁剂达到并维持铁状态的目标值。对非透析慢性肾脏病或腹膜透析的贫血患者，若转铁蛋白饱和度（transferrin saturation，TSAT）≤ 20% 或 / 和血清铁蛋白（serum ferritin，SF）≤ 100μg/L 时需要补铁，可考虑使用口服铁剂，一般为 150~200mg/d（元素铁），治疗 1~3 个月后再次评价铁状态，若不耐受或无效可以改用静脉铁剂。对血液透析贫血患者，TSAT ≤ 20% 或 / 和 SF ≤ 200μg/L 时需要补铁，建议首选静脉铁剂治疗。对于静脉铁剂给药方案一般分为两个阶段。①初始治疗阶段：每月予以 800~1 000mg 一次或多次（如 100mg/ 次，每周 3 次）静脉滴注,一个疗程完成后,若 TAST<30% 和 SF<500μg/L,可以再重复治疗一个疗程;②维持治疗阶段:当铁状态达标后,给予的剂量和时间间隔应根据患者铁状态、对铁剂的反应、血红蛋白水平、ESA 用量、对 ESA 的反应及近期并发症等情况调整,一般每 1~2 周 100mg,原则上 SF>500μg/L 应暂停治疗。对于存在全身活动性感染的 CKD 贫血患者,应避免静脉铁剂治疗。静脉铁剂可引起严重过敏反应,因此初用者,必须严格按照药品说明书先做过敏试验。

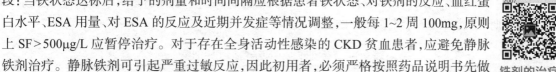

铁剂的治疗指征与给药途径(图片)

(2)ESA 治疗:CKD 患者若纠正了绝对铁缺乏后 Hb 仍小于 100g/L,应考虑予以 ESA 治疗肾性贫血。CKD 透析和非透析患者 rHuEPO 的常用剂量范围为每周 50~150U/(kg·w),分 1~3 次给药,或 10 000U,每周 1 次,皮下或静脉给药(非血液透析患者一般用皮下注射);达依泊汀 α 的剂量为 0.45μg/kg,每 1~2 周给药 1 次;甲氧聚二醇重组人促红素的剂量为 0.6μg/kg,每 2~4 周给药 1 次。使用中应注意小剂量、逐步递增的原则,避免血红蛋白上升速度过快,以减少高血压、血管栓塞等并发症,剂量调整最小间隔一般为 2 周。初始 ESA 治疗时 Hb 每月应增加 10~20g/L,若 Hb 增幅每月超过 20g/L,应将 ESA 的剂量减少 25%;若 Hb 增幅每月低于 10g/L,应将 ESA 的剂量增加 20U/(kg·次),每周 3 次,或 10 000U 每 2 周 3 次。当 Hb 升高接近 130g/L 时,则应停用 ESA,同时监测 Hb 变化,当 Hb 开始下降时,则应将 ESA 剂量减少约 25% 后重新给药。对足量 ESA 使用 2 个月血红蛋白升高不超过 20g/L 即治疗反应低下的患者应进行病因排查和诊断,给予针对性处理或治疗。高剂量 ESA 可能增加心血管事件、肿瘤复发及死亡的风险,合并心力衰竭的 CKD 患者 Hb ≥ 90g/L 应避免使用 ESA 治疗,既往存在恶性肿瘤病史或有活动性肿瘤的 CKD 患者,Hb 的靶目标为<100g/L。

红细胞生成刺激剂(ESA)治疗(图片)

(3)HIF-PHI 治疗:CKD 患者 Hb<100g/L 可考虑使用罗沙司他,非透析患者的起始剂量一般为 70mg/ 次(<60kg 体重)或 100mg/ 次(≥60kg 体重),每周 3 次;透析患者为 100mg/ 次(<60kg 体重)或 120mg/ 次(≥60kg 体重),最大剂量为 2.5mg/kg。若使用 HIF-PHI 后 Hb 在 2 周内增幅超过 20g/L 且 Hb 水平大于 90g/L,则提早降低一个阶梯治疗,剂量阶梯包括 20mg、40mg、50mg、70mg、100mg、120mg、150mg、200mg。

7. CKD-MBD 的治疗　CKD-MBD 的治疗主要包括:降低高血磷(简称降磷),维持正常血钙;控制继发性甲状旁腺功能亢进;预防和治疗血管钙化。

(1)降磷:控制高磷血症是 CKD-MBD 治疗的关键,合理控制血清磷水平可使血清磷和血清钙之间维持正常稳态。CKD 3~5 期和 CKD 5 期透析期(dialysis-dependent CKD stage 5,CKD 5D)患者的血清磷应分别维持在 0.87~1.45mmol/L 和 1.13~1.78mmol/L,而 CKD 3~5D 期患者血清校正钙则应在 2.10~2.50mmol/L。磷结合剂是维持钙磷代谢平衡的主要药物,磷结合剂的选择应综合考虑患者的血钙及 PTH 水平,是否存在无动力性骨病和 / 或血管钙化,药物的作用效果及其不良反应等。若通过控制饮食中磷的摄入(CKD 5D 期除饮食控制外还应充分透析),血清磷仍高于目标值,而血清钙在正常范围或更低时,可考虑使用含钙磷结合剂降磷。为达到最好的降磷效果,钙剂最好在餐时服用,与饭一起嚼服,可较好吸收食物中的磷,而钙吸收较少。但如果患者存在低钙血症,则可在饭后 2 小时服用来增加钙的吸收。含钙磷结合剂长期服用易引起高钙血症,增加血管、心瓣膜软组织等的钙化,特别是和骨化三醇同时服用时,或者应用高钙透析液透析时,还可使 PTH 过度抑制,导致低转化型骨病和高钙血症的发生。因此,钙元素每日的摄入量应<2 000mg,其中含钙的磷结合剂提供的钙元素含量不能超过 1 500mg。若患者给予足量含钙磷结合剂后(钙元素量 1 500mg),血磷仍未达标,则可根据血钙水平加用或换用新型非含钙磷结合剂。若 CKD 患者高钙血症持续存在或反复发生、和 / 或合并动脉钙化和 / 或无动力性骨病和 / 或血清全段甲状旁腺激素(intact parathyroid hormone,iPTH)水平持续过低,则应避免使用含钙磷结合剂,建议使用新型非含钙磷结合剂。非含钙磷结合剂应随餐服用,初始使用时应从小剂量开始,根据血磷水平确定剂量(表 20-4),还可根据每餐摄入含磷

食物的不同,调整每餐药物剂量。若患者血清磷持续大于2.26mmol/L或大于2.26mmol/L需快速降磷以开始活性维生素D及其类似物治疗时,才考虑短期(最多四周)使用含铝磷结合剂,为避免铝中毒,反复长期使用含铝磷结合剂是禁止的。

表20-4　新型非含钙磷结合剂初始剂量

血磷/(mmol/L)	碳酸司维拉姆	盐酸司维拉姆	碳酸镧
1.78~2.42	800mg,t.i.d.	800mg,t.i.d.	250mg,t.i.d.
2.42~2.91	1 600mg,t.i.d.	1 200mg或1 600mg,t.i.d.	500mg,t.i.d.
2.91以上	1 600mg,t.i.d.	1 600mg,t.i.d.	

(2)继发性甲状旁腺功能亢进(secondary hyperparathyroidism,SHPT)的治疗:先控制高磷血症以及维持血钙水平达标,一些控制血磷和血钙的措施会降低CKD患者的PTH水平。CKD 3~5期非透析患者,若iPTH水平超过正常上限,应首先评估低钙血症、高磷血症和维生素D缺乏是否存在。若纠正低血钙、高血磷和维生素D缺乏后,iPTH仍进行性升高并持续高于正常值或目标值上限(CKD 3期iPTH为:35~70pg/ml;CKD 4期iPTH为:70~110pg/ml;CKD 5期iPTH为:150~300pg/ml),应使用活性维生素D及其类似物治疗。初始治疗应从小剂量开始,首选口服制剂;CKD 3期患者则建议选择维生素D₃,亦可选择活性维生素D;CKD 4~5期患者则建议选用活性维生素D。拟采用大剂量冲击治疗的患者,建议选择骨化三醇、帕立骨化醇或阿法骨化醇。CKD 5D期在使用传统治疗方法,无法将iPTH控制在目标范围时,建议使用拟钙剂或使用活性维生素D及其类似物联合拟钙剂治疗。对同时伴有高钙血症、高磷血症和高iPTH血症的患者,应首先使用西那卡塞治疗,并积极控制血钙和血磷,待血钙和血磷水平正常或接近正常范围后,再应用活性维生素D及其类似物治疗。西那卡塞的初始剂量为25~30mg/次,一天1次,可间隔2~4周调整剂量,每次增量幅度为25~30mg。

病例分析-3

8. 心力衰竭的治疗　治疗方法与一般心力衰竭相似,见相关章节。

思考题

请到医院肾脏内科住院病房调查一位预行肾脏替代治疗的终末期肾病患者的病史及既往用药史,确定该患者选择何种替代治疗方式,并分析该替代治疗方式及其治疗药物调整方案的适宜性。

第四节　肾移植排斥反应

同种异体肾移植(renal transplantation)已成为目前治疗终末期肾病的最有效方法。它是将来自于供体的肾脏通过手术置入受体体内,从而恢复肾脏功能。它能较好地改善患者的生活质量和延长存活率。迄今所完成的例数及取得的临床效果均居器官移植之首,随着组织配型技术的进步、排斥反应免疫学机制研究的进展和新型免疫抑制剂的问世,肾移植长期存活率得到了明显提高。

【排斥反应机制】

同种异体肾移植后,受者出现肾脏的排斥反应是影响移植肾长期存活的主要威胁。排斥反应的发生主要与以下因素有关。

1. 预先存在的抗体反应　同种肾移植的超急性排斥是由于受体在移植前存在抗供体的抗体,当进行移植手术时,受体抗原抗体反应激活补体介导的组织损伤。这些抗体可以是由于受体以前接受输血、多次妊娠、接受过移植或者感染而产生的。

2. 细胞免疫反应　T 细胞被认为是同种移植排斥的主要介导者,因此目前抗排斥治疗主要是针对 T 细胞。细胞免疫反应可分为抗原递呈、T 细胞识别、激活及增殖 4 个时期,最终产生细胞毒性 T 淋巴细胞,破坏移植肾。

3. 抗体介导的血管反应　抗体介导血管反应的机制与细胞反应相似,T 细胞也参与了 B 细胞的激活过程,使 B 细胞进一步增殖和分化成为分泌抗体的浆细胞,少量抗体结合于血管壁即可诱发抗体介导的移植物排斥。

【临床表现】

肾移植术后的免疫排斥反应根据排斥反应的发生机制、病理改变、发病时间与临床特点将其分为 4 种类型:超急性排斥反应(hyperacute rejection,HAR)、急性加速性排斥反应(acute accelerated rejection,AAR)、急性排斥反应(acute rejection,AR)和慢性排斥反应(chronic rejection,CR)。

1. 超急性排斥反应　HAR 是指移植肾在恢复血流循环后即刻至数小时内,一般发生在 24 小时内,也有个别延迟至 48 小时,发生的不可逆性体液免疫反应,任何免疫抑制剂都无效。在术中,移植肾在血液循环恢复后变硬呈红色,以后突然变软呈紫色,肾动脉搏动良好,而静脉塌陷,继而肾脏搏动消失,泌尿停止;术后可出现血尿、少尿或无尿,肾区疼痛,血压升高等,少数病例可出现高热、畏寒、乏力等全身危重症表现。

2. 急性加速性排斥反应　AAR 是指发生在移植后 2~5 天内的严重急性排斥反应,发生越早,程度越重。临床表现为尿量突然减少或几天内发展为无尿,移植肾肿胀压痛,原已下降的 Scr 又迅速升高,全身症状较重,常伴有高热、畏寒、乏力、肉眼血尿等,AAR 病情进展迅速,严重者可导致移植肾破裂。

3. 急性排斥反应　AR 最常见,一般发生于术后的前 3 个月内,以最初 1 个月内的发生率最高。临床表现为肾肿胀压痛、发热、乏力、尿量减少、体重增加及血压升高等。生化检查中 Scr 及 BUN 升高,内生肌酐清除率降低,尿液中的蛋白和红、白细胞增多,常伴有小管上皮细胞。彩色多普勒超声检查可发现肾脏肿大,血管阻力增加;肾扫描发现肾血流量减少。

4. 慢性排斥反应　CR 发生于术后的 6~12 个月以后,病情进展缓慢。表现为逐渐丧失肾功能,系持久的体液和细胞免疫反应所致,常兼有两种免疫的特征,以前者为主。临床症状包括进行性移植肾功能损害伴高血压及由于肾小球病变所致的血尿和蛋白尿。

【治疗原则】

(一)一般治疗原则

同种异体肾移植系指不同基因型的同种肾移植,受者移植后出现排斥反应几乎是不可避免的,因此肾移植受者需常规使用免疫抑制剂以抑制排斥反应。及时发现和治疗排斥反应是移植肾长期存活的关键,应指导患者学会观察常见排斥反应的表现,如有尿量减少、发热、移植肾区胀痛等情况,及时去医院就诊。服用其他药物时,应遵循移植专科医师的指导,以免因药物相互作用而影响免疫抑制药物的疗效。不服用参类等保健品,以免诱发排斥反应。

(二)药物治疗原则

器官移植中药物的应用应根据临床经验、患者个体差异和用药时的反应加以调整,并注意以下几点。

1. 联合用药　肾移植的免疫抑制方案一般采用联合用药方案。联合用药的目的是选择不同作用机制的药物,增加预防排斥反应的效果,减少每个药物的剂量,减少药物的毒性反应。

2. 个体化用药　按照供肾来源、组织学配型结果、患者血中的药物浓度、个体对药物的反应性、肝肾功能、年龄等选择药物种类和剂量。活体及亲属供肾、低反应者、老年患者及经常易感染的受者使用免疫抑制剂的剂量应偏小;组织配型差、个体反应强和多次移植者宜用较大剂量。

3. 时间化用药　免疫抑制剂使用的剂量随移植术后时间的不同而不同。肾移植术后 1 个月内,受者对移植肾的攻击最强烈,排异的强度和频度最高,半年后逐渐耐受,1年后比较稳定,因此免疫抑制剂的剂量基本上是逐渐减少直至达维持量。

4. 终身用药　异体移植肾宿主的记忆很长,免疫抑制剂的中断即使是移植后的多年也会发生排斥反应,导致移植肾丧失功能,因此肾移植患者需要终身服用免疫抑制剂。

【药物治疗】

(一) 治疗药物分类

见"肾病综合征"节。

(二) 治疗药物选用

1. 预防性用药　肾移植免疫抑制预防性用药方案依据免疫系统起反应的不同阶段以及肾移植术后的时间长短可分为诱导方案和维持方案。

(1) 诱导方案:免疫诱导治疗是指移植围手术期短期使用的单克隆或多克隆抗体类免疫抑制剂治疗。诱导治疗的目的包括:①预防移植物排斥反应的发生及减轻排斥反应发生的严重程度;②帮助维持治疗时糖皮质激素或 CNI 类药物安全减量甚至停用,从而降低其长期服用大剂量糖皮质激素或 CNI 类药物所带来的不良反应;③促进受者产生可能针对移植物特异性的临床免疫耐受状态,使维持治疗的总体免疫抑制剂的剂量大幅降低。对于诱导治疗方案的选择,需要综合考虑免疫因素、供者因素、受者因素等。通常对于发生移植物功能延迟恢复及排斥反应高风险者多选择 T 淋巴细胞清除性抗体进行诱导治疗。目前对于 rATG 诱导治疗的最佳用法用量尚缺乏全球共识,国内的方案大多为以下三种:① rATG 25mg/d,使用 3 日(第 0~2 日,以肾移植手术日为第 0 日);② rATG 首剂 50mg(第 0 日),之后 25mg×4 日(第 1~4 日);③ rATG 50mg/d,使用 3 日(第 0~2 日)。前一种方案一般用于免疫低危受者的诱导治疗,后两种方案一般用于免疫高危受者。ALG-F 是肾移植诱导治疗的药物之一,其使用方案与 rATG 类似,用量换算则是 100mg 的 ALG-F 相当于 25mg 的 rATG。该类药物为异种血清产品,可能会引起过敏,因此使用前要询问过敏史,并根据说明书给予预防性抗过敏。单克隆抗体巴利昔单抗也常用于排斥反应的预防,一般诱导治疗时的标准总剂量为 40mg,在肾移植术前 2 小时内给予 20mg,在术后第 4 日给予 20mg。诱导方案中还会联用甲泼尼龙,一般在移植术中经静脉使用 500~1 000mg(10~15mg/kg),术后前 3 日每日静脉滴注 250~500mg,在使用多克隆抗体进行免疫诱导时,一般应减少甲泼尼龙的剂量。术后第 4 日起改为泼尼松顿服,起始为 10~30mg/d,糖皮质激素通常遵循递减的原则,一般在术后第 30 日逐渐递减为 10~15mg/d,进入维持治疗阶段后一般采用小剂量维持,通常 2~3 个月时为 10mg/d,6 个月时为 5~10mg/d,半年后为 5.0~7.5mg/d 维持。

(2) 维持方案:维持治疗时一般使用的是口服制剂,常用的口服免疫抑制剂为 CNI、抗细胞增殖类药物及糖皮质激素,免疫抑制剂的剂量在常规推荐剂量的情况下要采用个体化治疗,而环孢素、FK506、西罗莫司等药物需根据血中药物浓度来调整剂量,各时间段三药应达到的目标浓度见表20-5。一般情况下选择上述 3 大类中的一种药物进行组合,形成"三联免疫抑制方案"作为维持治疗来预防排斥反应,常用的维持方案为以下 3 种。①足量 CNI 三联免疫抑制方案:即 FK506/ 环孢素 +MPA+ 糖皮质激素,其中该方案中选用 FK506 是目前国际公认的首选免疫抑制维持方案,当受者 BMI 高、糖尿病或胰岛功能异常、乙型肝炎病毒感染,或携带丙肝病毒时可选择环孢素。另外当出现对已用 CNI 不耐受或者出现明显不良反应时,可考虑 CNI 类药物之间的转换,转换时需要停服 1 顿(12 小时)CNI 类药物。环孢素转换为 FK506 时,转换的剂量按 30~50mg:1mg,建议采用 50mg:1mg。反之,FK506 转换为环孢素也相同。在服用转换后的 CNI 3~7 天时监测转换药物的血药浓度。②无 CNI 免疫抑制维持方案:虽然以 CNI 为基础的三联免疫维持方案具有预防排斥反应发生的良好效果,但长期使用 CNI 具有肾毒性,可表现为慢性移植肾功能减退,所以 mTORi+MPA+ 糖皮质激素方案在维持方案得以临床应用,但该方案一般不作为肾移植术后初始治疗,只有在长期服用 CNI 时出现 CNI 相关肾毒性的低危患者中可以考虑转换为无 CNI 免疫抑制维持治疗方案,特殊情况下也可单用 mTORi 或 MPA+ 糖皮质激素。早期转换西罗莫司的谷浓度应控制在 4~10ng/ml,晚期转换西罗莫司的谷浓度则控制在 4~8ng/ml 即可。③减量 CNI 免疫抑制维持方案:即小剂量 CNI+mTORi+ 糖皮质激素或小剂量 CNI+MPA+ 糖皮质激素,该方案的特点是 CNI 类药物用量减少,使其引起的慢性肾毒性减轻,但又不使免疫抑制强度降低很多。CNI 联用西罗莫司时,后者的谷浓度控制在 5~7ng/ml 即可;CNI 联用 MPA 时,CNI 的剂量减量不宜超过 30%。

表 20-5　环孢素、他克莫司、西罗莫司各时间段应达到的目标浓度

FK506/ 环孢素 + MPA + 糖皮质激素三联方案的目标浓度			
	他克莫司 C_0/ (ng/ml)	环孢素 C_0/ (ng/ml)	环孢素 C_2/(ng/ml)	西罗莫司(C_0)
<1 个月	8~12	150~300	1 000~1 500	西罗莫司 +CNI+ 糖皮质激素 为初始治疗:8~12ng/ml;
1~3 个月	6~10	150~250	800~1 200	早期转化西罗莫司 +MPA+ 糖 皮质激素方案:4~10ng/ml;
3~12 个月	4~10	120~250	600~1 000	晚期转换西罗莫司 +MPA+ 糖
>12 个月	4~8	80~120	>400	皮质激素方案:4~8ng/ml

注:C_0:谷浓度;C_2:峰浓度。

在维持治疗期间,其他免疫抑制剂的用法用量如下:吗替麦考酚酯的初始剂量为 0.75~1.00g(麦考酚钠肠溶片 180mg 的免疫抑制效力与 250mg 的吗替麦考酚酯相当),每日 2 次,于移植术前 12 小时或移植术后 24 小时内开始口服。维持治疗根据患者临床表现及 MPA 的 AUC 调整剂量。静脉滴注吗替麦考酚酯主要适用于不能进食或胃肠道功能异常的患者,疗程一般为 7~14 天,剂量为 0.75~1.00g,每 12 小时 1 次,采用 5% 葡萄糖盐水两步稀释法配制,稀释浓度建议为 6mg/ml,静脉缓慢滴注应超过 2 小时,速度为 84ml/h 左右。咪唑立宾初始剂量为 2~3mg/(kg·d),每日早晨顿服或分两次服用,以后逐渐减量至维持剂量 1~3mg/(kg·d)。AZA 对再次反应几乎无作用,仅适用于肾移植术后排斥反应的预防性治疗,如患者对 MPA 不耐受或存在多瘤病毒(BK 病毒)感染等,可考虑使用硫唑嘌呤,剂量一般为 1.5~3mg/kg 一日 1 次或分次口服。来氟米特在确认 BK 病毒感染或 BK 病毒性肾病时可替代 MPA 或 AZA 作为维持治疗,剂量一般在初始使用前 3~5 天,每日 50mg 的负荷剂量,之后每日 20mg 维持。

2. 排斥反应的治疗

(1)HAR:HAR 常在极短时间内导致移植肾功能丧失,尚无有效治疗方法,一旦发生,则尽早切除移植肾,因此预防 HAR 是关键,其预防措施主要是选择合适的供者。对于受者为高致敏时,可在移植前予以脱敏治疗,如血浆置换或免疫吸附等,以清除体内人类白细胞抗原(human leukocyte antigen,HLA)抗体;大剂量静脉注射免疫球蛋白(intravenous immunoglobulin,IVIG)有助于抗体水平的降低;清除 B 细胞方案,如单用 RTX 或 RTX 的联合方案。

(2)AAR:AAR 治疗比较棘手,一旦发生,应尽早使用多克隆抗体(如 ATG)治疗,疗程一般为 5~7 天,同时可联合血浆置换或免疫吸附和 IVIG 治疗;供体特异性抗体(donor specific antibody,DSA)阳性者应尽早进行血浆置换,同时可行持续性肾脏替代治疗,以清除循环中的抗体、免疫复合物和炎性因子。对于不能逆转或挽救者,需综合评估患者情况,确定是否停用上述治疗方案或切除移植肾。

(3)AR:根据 Banff 标准的病理诊断分类可将 AR 分为 T 细胞介导的排斥反应(T cell mediated rejection,TCMR)和抗体介导的排斥反应(antibody mediated rejection,AMR),两种排斥反应的治疗有差异。前者的一线治疗方案是激素冲击疗法,对于轻中度急性 TCMR 若激素冲击有效后可口服激素维持;重度急性 TCMR 或对激素难治性 TCMR,常需要尽早使用 ATG、ALG 或 OKT3 治疗,同时根

据免疫抑制剂的血药浓度调整口服药物剂量和治疗方案,并预防性使用抗菌药物。急性 AMR 一旦发生,移植肾往往损伤较重且治疗棘手,常可引起早期移植肾失功,因此重在预防,如避开预存 DSA 及有效预防和抑制移植后新生 DSA(de novo DSA,dnDSA)的产生。治疗急性 AMR 的主要目标是清除已有抗体并抑制其再生成,可采用的措施包括:血浆置换和免疫吸附、使用 IVIG、使用抗 B 细胞药物(CD20 单克隆抗体,如 RTX)、抗浆细胞活性制剂(如蛋白酶体抑制剂硼替佐米)、抗 C5 单抗(依库利单抗)等。

病例分析 -4

　　(4)CR:CR 是移植肾或组织功能逐渐而缓慢恶化的一种排斥反应,目前尚无理想的治疗手段,因此,关键在于预防。移植肾 CR 的高危因素包括受者年龄<14 岁、供者和受者年龄差异大(如年轻受者和老年供者)、HLA 非匹配移植、既往 AR、术后 dnDSA 阳性、高血压、免疫抑制剂剂量不足、受者依从性不良等,采取相应干预措施可有效预防 CR。

> **思考题**
>
> 　　试述肾移植中使用的理想的免疫抑制剂应具备哪些特点?分析环孢素、吗替麦考酚酯、类固醇激素等免疫抑制剂各自的优缺点和使用注意事项。

第二十章
目标测试

（左笑丛）

参 考 文 献

[1] 史伟, 杨敏. 临床药物治疗学 (肾脏疾病). 北京: 人民卫生出版社, 2017.

[2] KIDNEY DISEASE: IMPROVING GLOBAL OUTCOMES (KDIGO) GLOMERULONEPHRITIS WORK GROUP. KDIGO 2021 clinical practice guideline for the management of glomerular diseases. Kidney International, 2021, 100 (4S): S1-S276.

[3] 中国医师协会肾脏内科医师分会肾性贫血指南工作组. 中国肾性贫血诊治临床实践指南. 中华医学杂志, 2021, 101 (20): 1463-1502.

[4] 梅长林, 陈晓农, 郝传明, 等. 慢性肾脏病高钾血症风险评估及管理专家建议 (2020 版). 中华医学杂志, 2020, 100 (44): 3489-3493.

[5] 石炳毅, 李宁. 肾移植排斥反应临床诊疗技术规范 (2019 版). 器官移植, 2019, 10 (5): 505-512.

第二十一章

自身免疫性疾病的药物治疗

第二十一章
教学课件

自身免疫性疾病(autoimmune diseases)是指机体对自身抗原产生免疫反应而导致自身组织损害所引起的疾病。自身免疫性疾病往往具有以下共同特点:①病因大多不明,女性多于男性;②血液中存在高滴度自身抗体和/或能与自身组织成分起反应的致敏淋巴细胞;③常反复发作或呈慢性迁延的过程;④有明显的家族倾向性,多与人类白细胞抗原(HLA)相关。早期诊断、早期对症治疗、防止疾病的进展是治疗的主要策略。

(一)自身免疫性疾病的发病机制

可能与下列因素有关:

1. **自身抗原因素** 人体正常情况下对特异性抗原不产生免疫应答的状态称为免疫耐受。通常机体对自身抗原是耐受的,下列情况可导致失耐受:

(1)自身抗原改变:由于物理、化学、生物学等因素改变自身组织抗原的性质,使机体原本耐受的自身抗原被免疫系统视为"异己"物质而予以排斥,表现为暴露新的抗原表位、抗原结构发生变化、抗原被修饰或发生降解,成为具有免疫原性的片段,外来半抗原或完全抗原与自身组织成分中的完全抗原、半抗原结合等。

(2)交叉免疫反应:外来抗原与机体某些组织抗原成分具有相同的结构或性质称为共同抗原。由共同抗原刺激机体产生的共同抗体,可与有关组织发生交叉免疫反应,引起免疫损伤。

2. **免疫反应调节异常** 辅助性 T 细胞(Th 细胞)和抑制性 T 细胞(Ts 细胞)对自身反应性 B 细胞的调控作用十分重要,当 Ts 细胞功能过低或 Th 细胞功能过强时,可有大量自身抗体形成。

3. **遗传因素** 自身免疫性疾病与遗传因素有较密切的关系,如系统性红斑狼疮等具有家族史、人类强直性脊柱炎与 HLA-B27 基因关系密切。

4. **病毒因素** 病毒诱发自身免疫性疾病的机制尚未完全清楚,可能是通过改变自身抗原的决定簇而取消了 T 细胞的耐受作用;也可能作为 B 细胞的佐剂(如 Epstein-Barr virus,EBV)促进自身抗体形成。有些病毒基因可整合到宿主细胞的 DNA 中,从而引起体细胞变异而引起自身免疫反应。

(二)自身免疫性疾病分类

1. **器官特异性自身免疫性疾病** 组织器官的病理损害和功能障碍仅限于抗体或致敏淋巴细胞所针对的某一器官。主要有慢性淋巴性甲状腺炎、甲状腺功能亢进、1 型糖尿病、重症肌无力等。

2. **系统性自身免疫性疾病** 由于抗原 - 抗体复合物广泛沉积于血管壁等原因导致全身多器官损害。习惯上又称为结缔组织病或胶原病,这是由于免疫损伤导致血管壁及间质纤维素样坏死及随后产生多器官的胶原纤维增生所致,如系统性红斑狼疮、类风湿关节炎等。本章主要介绍系统性自身免疫性疾病。

第一节　类风湿关节炎

类风湿关节炎(rheumatoid arthritis,RA)是一种以关节滑膜炎为特征的慢性全身性自身免疫性疾病,其主要特征为对称性、周围性、多关节慢性炎症,临床表现为受累关节疼痛、肿胀、功能下降,病变呈持续、反复发作。病理变化为关节滑膜的慢性炎症、血管翳形成,侵及下层的软骨和骨,造成关节畸形和功能障碍或丧失,是造成人群丧失劳动力和致残的主要原因之一。

【病因和发病机制】

(一) 病因

类风湿关节炎的病因尚未完全阐明,与环境、细菌感染、病毒感染、遗传和性激素等密切相关。寒冷、潮湿、疲劳、营养不良、创伤和精神因素等常为本病的诱发因素。

1. 感染因素　病毒、支原体、细菌可能通过某些途径影响 RA 的发病和病情进展,如 A 组链球菌长期存在于体内可成为持续的抗原,刺激机体产生抗体,发生免疫病理损伤;RA 患者血清中的 EB 病毒抗体阳性率及平均血清滴度都明显升高。

2. 遗传因素　同卵孪生子同患 RA 的概率为 27% 左右,而双卵孪生子同患 RA 的概率只有 5%,患者家族中 RA 的发病率为健康家族的 2~10 倍,提示 RA 有一定的遗传倾向。

3. 性激素　RA 的发病率男女之比为 1:2~4,妊娠期间病情减轻,服避孕药的女性发病减少,提示雌激素可能促进 RA 的发生,孕激素可能抑制 RA 的发生。RA 患者体内的雄激素及其代谢产物水平明显降低。

4. 吸烟　吸烟可诱发类风湿关节炎,吸烟人群中 RA 的发生率显著增加,而且吸烟持续时间、日吸烟量及吸烟总量越多,RA 的风险越高。吸烟会使类风湿因子和抗环瓜氨酸抗体(CCP)的阳性率升高。

(二) 发病机制

RA 发病是多种因素共同作用的结果,感染可能是诱发因素,遗传及免疫反应异常等是易感个体的内在因素。

1. 人类白细胞抗原(HLA)　HLA 基因位于人第 6 号染色体短臂 6p21.31,按 HLA 基因在染色体上的排列分 3 个区,Ⅰ 类基因区位于 HLA 基因远离着丝点一端,Ⅱ 类基因区位于 HLA 基因近着丝点一端,Ⅲ 类基因区位于两者之间。3 个区含数十个基因座,称为 HLA Ⅰ、HAL Ⅱ 和 HLA Ⅲ 类基因。HLA-DR、HLA-DP 和 HLA-DQ 属经典 HLA Ⅱ 类基因,编码产物为双肽链(α、β)分子,某些 HLA Ⅱ 类基因可有 2 个或 2 个以上的 β 链功能基因。DR 亚区包括 1 个 DRA 基因和 9 个 DRB 基因,DRB1、DRB3、DRB4 和 DRB5 为功能基因(基因数量存在个体差异)。现已证明 HLA-DRB1 的多个亚型(血清分型上多为 DR4、DR1)与类风湿关节炎有关,70%~90% 的类风湿关节炎患者为 DR4 和 / 或 DR1 阳性,而在正常人 DR4 或 DR1 的阳性率仅为 15%~25%。

当抗原进入人体后被巨噬细胞或巨噬细胞样细胞所吞噬,经消化、浓缩后与其细胞膜的 HLA Ⅱ 类抗原分子结合,再与 T 细胞受体(TCR)结合形成 HLA- 抗原 -TCR 三分子复合物。该复合物使 T 辅助淋巴细胞活化,分泌细胞因子等多种介质,使 B 细胞激活,分泌大量免疫球蛋白,其中类风湿因子可形成免疫复合物,经补体激活后可以诱发炎症。

2. T 细胞的免疫反应　RA 患者关节滑膜内有大量炎细胞浸润,其中 20%~50% 为 T 细胞,CD4$^+$T 细胞占大多数,而 CD8$^+$T 细胞相对较少。对 T 细胞亚型的分析发现,滑膜内 T 细胞多有记忆 T 细胞的表型,如 CD4$^+$、CD45$^+$、CD29$^+$、CD44$^+$ 和 CD11a/CD18$^+$。这些结果提示,滑膜内的 T 细胞大多曾受抗原驱动,处于激活前状态。携带 T 细胞受体的 CD4$^+$T 细胞可能是 RA 的主要驱动细胞,T 细胞受体与 HLA-DR4/DR1 递呈的抗原结合形成复合物,激活 T 细胞,引起对自身抗原的免疫反应,导致滑膜的炎性病变。

3. **滑膜细胞的免疫反应**　正常关节的滑膜为 1~2 层细胞厚度,RA 时由于滑膜细胞大量增生,细胞体积增大,滑膜明显增厚。滑膜细胞可分为两大类:类似于巨噬细胞的甲型滑膜细胞和类似于成纤维细胞的乙型滑膜细胞。RA 的突出特点是血管翳的骨侵蚀,甲型滑膜细胞可产生多种细胞因子,细胞因子促进滑膜中产生新生血管,早期 RA 患者关节镜活检显示滑膜细胞增生及新生小血管增多;某些进行性骨侵蚀的 RA 患者,滑膜活检显示滑膜细胞过度增殖。

4. **自身抗体**　甲型滑膜细胞或巨噬细胞产生的 IL-6,或 T 细胞产生的 IL-2 皆可刺激 B 细胞产生自身抗体,其中类风湿因子(rheumatoid factor,RF)是最常见的一种,RF 可在 RA 患者出现临床症状之前出现。RF 包括 IgM、IgG、IgA 和 IgE 四型,RA 的一个重要特征是 IgM 和 IgA 型同时升高,RF 尤其 IgG 型可形成免疫复合物,引起关节局部或其他部位病损。

【临床表现】

约 80% 的患者发病年龄在 30~50 岁,以青壮年为多,男女之比为 1∶2~4。初发时起病缓慢,患者先有几周到几个月的疲倦乏力、低热、全身不适、体重下降等前驱症状,以后逐渐出现典型的关节症状。少数患者较急剧起病,在数天内出现多个关节症状。

1. **关节表现**

(1)晨僵(morning stiffness):患者清晨醒后关节部位出现发僵和紧绷感(至少 1 小时),95% 以上的 RA 患者出现此种症状。晨僵持续时间和关节炎症的程度成正比,它常被作为观察本病活动程度的指标之一。其他病因的关节炎也可出现晨僵,但不如本病明显。

(2)关节疼痛和触痛:关节疼痛往往是最早的关节症状,最常出现的部位为双手近端指间关节、掌指关节、腕关节,多呈对称性、持续性,RA 的关节疼痛和触痛程度因人而异。

(3)关节肿胀:关节腔内积液、滑膜增生或关节周围软组织炎症可引起关节肿胀,在炎症早期以滑膜关节周围组织的水肿及炎细胞渗出为主,病程较长者可因滑膜慢性炎症后的肥厚而引起关节肿胀。

(4)关节畸形:多见于较晚期患者。因滑膜炎症破坏了软骨和软骨下的骨结构,造成关节纤维性或骨性强直,关节周围的肌肉韧带受损可引起关节半脱位或脱位,导致关节畸形,关节周围肌肉的萎缩、痉挛可加重畸形。最常见关节畸形是掌指关节半脱位、手指向尺侧偏斜和呈"天鹅颈(swan neck)"样表现。

(5)关节功能障碍:关节肿痛和结构破坏都能引起关节的活动障碍。

2. **关节外表现**

(1)类风湿结节:一般为直径数毫米至数厘米的硬性结节,无压痛,多呈对称性分布,主要位于关节的凸起部位或者是受压部位的皮下组织,如肘关节皮下。多伴发活动性关节炎及其他关节外病变,提示疾病的活动性。

(2)类风湿血管炎:是重症 RA 的表现之一,查体可见指甲下或指端出现血管炎,少数引起局部组织的缺血性坏死。在眼睛可造成巩膜炎,严重者因巩膜软化而影响视力。

(3)其他:约 30% 的患者出现肺间质病变,临床常无症状,有时仅有肺功能和肺 X 线或 CT 检查异常;类风湿结节也可在肺内表现为单个或多个结节;约 10% 的患者可出现胸膜炎或胸腔积液;心血管系统以心包炎最多见,约 30% 有不同程度的瓣膜受累;神经受压是 RA 患者出现神经系统症状的常见原因,如正中神经在腕关节处受压可出现腕管综合征,胫后神经在踝关节处受压可出现跗管综合征;正细胞正色素性贫血是常见血液系统表现,贫血程度与关节的炎症程度相关。

3. **实验室检查**　可出现轻至中度贫血,血小板计数偏高,血沉加快,C 反应蛋白水平升高,这些常与疾病的活动性相平行;70% 的患者 IgM 型 RF 阳性反应,一般认为效价为 1∶64 或更高时有一定的诊断意义;75% 的患者抗环状瓜氨酸抗体阳性,且具有很高特异性(93%~98%);HLA-DR4 对 RA 的诊断和预后判断均有意义。

X 线检查手指及腕关节可见到关节周围软组织的肿胀阴影,关节附近的骨质疏松(Ⅰ期),关节间隙因软骨的破坏而变得狭窄(Ⅱ期),关节面出现虫凿样破坏性改变(Ⅲ期),晚期则出现关节半脱位和关节破坏后的纤维性和骨性强直(Ⅳ期)。

2010 年美国风湿病联盟(ACR)和欧洲抗风湿联盟(EULAR)共同推出新版指南,RA 的分类标准评分表见表 21-1。

表 21-1　类风湿关节炎的分类标准评分表

项目	评分
A. 关节受累情况	(0~5 分)
1 个大关节	0
2~10 个大关节	1
1~3 个小关节	2
4~10 个小关节	3
>10 个关节(至少 1 个小关节)	5
B. 血清学指标	(0~3 分)
RF 和抗瓜氨酸化蛋白抗体(ACPA)检测均阴性	0
RF 或 ACPA 低滴度阳性(正常高限的 3 倍以下)	2
RF 或 ACPA 高滴度阳性(正常高限的 3 倍以上)	3
C. 滑膜炎持续时间	(0~1 分)
<6 周	0
≥6 周	1
D. 急性时相反应物	(0~1 分)
C 反应蛋白(CRP)和红细胞沉降率(ESR)均正常	0
CRP 或 ESR 异常	1

注:目标人群①至少有 1 个关节有明确的临床滑膜炎(肿胀);②滑膜炎不能用其他疾病来解释。以分值为基础进行运算,将 A~D 分类下的得分分值相加,如果总分 ≥6,可确诊患者为 RA。

【治疗原则】

RA 的病因不明,至今尚无根治方案以及预防措施。治疗目标是达到疾病缓解或低疾病活动度,最终目的是控制病情,减少致残率,改善患者生活质量。

治疗措施包括一般性治疗、药物治疗、外科手术治疗等,其中以药物治疗最为重要。治疗原则是早期、规范治疗,定期监测与随访。辅以患者健康教育,调整生活方式,包括禁烟、控制体重、合理饮食、适当运动,每周坚持 1~2 次有氧运动(而非高强度的体育运动)。

【药物治疗】

(一) 治疗药物分类

治疗 RA 的常用药物分为五大类,即传统化学合成的疾病改善抗风湿药(disease modifying anti-rheumatic drug,DMARD)、生物合成的 DMARD、糖皮质激素(glucocorticoid)、非甾体抗炎药(NSAID)、植物药。

1. 传统化学合成的 DMARD　起效时间慢,需 1~6 个月,主要用于控制病情进展。RA 一经诊断,应尽早使用传统化学合成的 DMARD,药物的选择和应用方案要根据患者病情活动性、严重性和进展而定,视情况可单用也可采用两种及以上传统化学合成的 DMARD 联合使用。甲氨蝶呤是

RA 患者首选的传统化学合成的 DMARD,不能耐受甲氨蝶呤的患者可以使用其他传统化学合成的 DMARD,如来氟米特、柳氮磺吡啶、羟氯喹等作为一线选择药物。常用于治疗 RA 的传统化学合成的 DMARD 及其作用机制见表 21-2。

表 21-2　常用于治疗 RA 的传统化学合成的 DMARD

药物名称	作用机制	用法	主要不良反应
青霉胺 (penicillamine)	破坏血浆中的巨球蛋白,降低 RF 滴度,抑制淋巴细胞转化,稳定溶酶体酶	从小剂量 125mg 开始,1 次 /d,每 2~4 周后加倍,至 0.75~1g/d,3 次 /d	蛋白尿、胃肠道反应、骨髓抑制、皮疹、口腔异味、肝肾损害等
柳氮磺吡啶 (sulfasalazine,SSZ)	抑制前列腺素、白三烯的形成	从 0.5~0.75g/d 开始,递增至 2~3g/d 维持,6 个月无效则停药	恶心、呕吐、白细胞减少、皮疹等,对磺胺过敏者禁用
环磷酰胺 (cyclophosphamide,CTX)	其活性产物与细胞成分的功能基因发生烷化作用,影响 DNA 的结构和功能	静脉冲击疗法:0.5~1.0g/m²,每月 1 次;或静脉注射 200mg,每 2 天 1 次。口服用法:100mg,1 次 /d	不良反应较多,包括骨髓抑制、白细胞及血小板下降、肝脏毒性等
甲氨蝶呤 (methotrexate,MTX)	抑制细胞内的二氢叶酸还原酶,使嘌呤合成受阻,可引起细胞内叶酸缺乏,抑制细胞增生和复制	7.5~15mg/w,口服,1~3 个月起效,宜连续用 1~2 年	恶心、呕吐、口腔溃疡、腹泻、肝损害、骨髓抑制等
环孢素 (cyclosporin)	可抑制诱导期的细胞和体液免疫,并可降低血沉、C 反应蛋白及血清 RF 滴度	3~5mg/(kg·d),分 2 次口服,缓慢减至 2~3mg/(kg·d),疗程为 3~6 个月以上	肾毒性,尽量避免与 NSAID 合用
金制剂 (gold compounds)	抑制淋巴细胞的 DNA 合成及单核和中性粒细胞的趋化反应,降低免疫球蛋白的产生,抑制溶酶体酶释放	口服 3mg/d,2 周后增至 6mg/d,每天 1 次,维持治疗直到病情控制	皮疹和腹泻、口腔溃疡、白细胞及血小板减少、蛋白尿
氯喹 (chloroquine) 羟氯喹 (hydroxychloroquine)	抑制巨噬细胞释放氧离子和 APC 的递呈功能,减少炎症渗出,减轻关节症状,防止关节挛缩	氯喹 0.25~0.5g/d,每日 2 次;羟氯喹 0.15~0.2g/d,3 次 /d,6 个月无效停药	恶心、呕吐和食欲减退、视网膜的退行性变和视神经萎缩等
硫唑嘌呤 (azathioprine,AZA)	抑制腺嘌呤和鸟嘌呤的合成,最终影响 DNA 的合成	口服 100mg/d,病情稳定后可改为 50mg 维持	需监测血象及肝、肾功能
来氟米特 (leflunomide)	抑制合成嘧啶的二氢乳清酸脱氢酶和酪氨酸激酶的活性,使活化淋巴细胞的生长受抑	20~50mg/d,连用 3 天,维持量为 10~20mg/d	胃肠道反应、皮疹及白细胞减低

　　2. 生物合成的 DMARD　其治疗靶点主要针对细胞因子或细胞表面分子。如 TNF-α 抑制剂、IL-1 拮抗剂、IL-6 拮抗剂、CD20 单克隆抗体、细胞毒性 T 细胞活化抗原 -4(CTLA-4)抗体。如果存在不良预后因素且处于疾病活动期,应尽早使用生物合成的 DMARD,主要不良反应是感染风险增加。

　　新型靶向 DMARD 是一类具有独特作用机制的抗风湿药,目前仅指 JAK(Janus kinase)抑制剂如托法替布等,托法替布对 JAK1 和 JAK3 的抑制效率明显高于 JAK2,而对 TYK2 的抑制效率最低。常用于治疗 RA 的生物合成的 DMARD 及其作用机制见表 21-3。

表 21-3 常用于治疗 RA 的生物合成的 DMARD

药物名称	作用机制	用法	常见不良反应
阿达木单抗（adalimumab）	全人抗 TNF-α 单克隆抗体	每次 40mg，每 2 周 1 次，皮下注射	感染和局部皮疹最常见，诱发充血性心力衰竭、狼疮样综合征等
英夫利昔单抗（infliximab）	人鼠嵌合型抗 TNF-α 单克隆抗体	首次 3mg/kg，第 2 周、6 周及以后每隔 8 周各给予 1 次相同剂量	输液反应，增加感染的风险，并可促使潜伏性结核复发或播散等
依那西普（etanercept）	重组人 II 型 TNF 受体 - 抗体 Fc 片段融合蛋白	每次 25mg，2 次 /w。儿童推荐剂量：每周 400μg/kg，最大剂量为 50mg，分次皮下注射	皮疹、盘状狼疮、皮肤血管炎、结节性红斑等，以及条件致病菌感染，肉芽肿等
阿巴西普（abatacept）	聚乙二醇人源化重组 CTLA4-Ig 分子二聚体，T 细胞共刺激阻断药	静脉滴注，10mg/(kg·次)（<60kg 者 500mg，60~100kg 者 750mg，>100kg 者 1 000mg），开始 0 周，2 周和 4 周各 1 次，之后每月 1 次	超敏反应、感染、头痛、头晕、鼻咽炎、咳嗽、背痛、高血压、消化不良、尿路感染等
阿那白滞素（anakinra）	重组 IL-1 受体拮抗剂	100mg，1 次 /d，可单用或与除 TNF 阻断药外的 DMARD 合用	头痛、恶心、腹泻、鼻窦炎、流感样症状和腹痛等
托珠单抗（tocilizumab）	人源 IL-6 受体拮抗剂	起始量 4mg/kg，基于临床反应增至 8mg/kg，在 1 小时期间单次静脉滴注	严重感染、活动性感染、胃肠道穿孔、血象异常等
利妥昔单抗（rituximab）	人鼠嵌合型抗 CD20 单克隆抗体，与 B 细胞上 CD20 抗原结合后，启动介导 B 细胞溶解的免疫反应	推荐剂量为 375mg/m²，1 次 /w，共 4 次。首次静脉滴入速度为 50mg/h，随后可每 30 分钟增加 50mg/h	输液相关不良反应，腹泻，消化不良，心脏、神经系统不良反应等

3. 糖皮质激素　控制炎症作用强大，消炎止痛作用迅速，其主要机制是与胞质内的受体结合，抑制一些与慢性炎症有关的细胞因子如 IL-1、IL-3、IL-4、TNF 等的产生。此外，还通过抑制磷脂酶和花生四烯酸释放来阻止白三烯、前列腺素及血小板活化因子等的生成。糖皮质激素治疗 RA 的原则是小剂量、短疗程，使用糖皮质激素必须同时应用 DMARD。当有关节外表现，如伴有心、肺、神经系统等受累时，可选择较大剂量、短期治疗。长期用药的常见不良反应有向心性肥胖、痤疮、多毛、高血钠、低血钾、高血压、水肿、高血糖、肾上腺皮质功能减退、闭经、肌肉消瘦无力、骨质疏松、股骨头坏死、机体抵抗力减弱等。

4. NSAID　主要作用机制是抑制 COX 来阻止前列腺素合成，从而发挥抗炎镇痛作用，但控制关节炎病情方面作用有限，应与 DMARD 同服。NSAID 分为非选择性 COX 抑制剂和选择性 COX-2 抑制剂。长期使用非选择性 COX 抑制剂会导致胃肠道不良反应、肾脏缺血和心血管事件；而选择性 COX-2 抑制剂可明显减少胃肠道不良反应，但也存在心血管事件发生风险。避免两种或两种以上 NSAID 同时服用。使用 NSAID 时应遵循最短疗程、最低剂量和个体化原则。常用于治疗 RA 的 NSAID 的用法用量及不良反应见表 21-4。

表 21-4　常用于治疗 RA 的 NSAID

药物名称	用法用量	常见不良反应
布洛芬（ibuprofen）	1.2~2.4g/d，3~4 次 /d	胃肠不良反应占 20%~30%，严重者有上消化道出血
吲哚美辛（indomethacin）	每次 25~50mg，3 次 /d	胃肠道反应以及头痛、眩晕、精神抑郁等

续表

药物名称	用法用量	常见不良反应
萘普生（naproxen）	0.5~1.0g/d，2 次 /d	胃肠道不良反应与布洛芬相似
双氯芬酸（diclofenac）	75~150mg/d，3 次 /d	胃肠道反应较少
美洛昔康（meloxicam）	7.5mg/d，1 次 /d	胃肠道反应更少

5. 植物药 如白芍总苷、雷公藤多苷、青藤碱等对缓解关节肿痛、晨僵均有较好的作用，长期控制病情的作用尚待进一步研究证实。

（二）治疗药物选用

尽管 RA 无法根治，但通过达标治疗（treat-to-target）可有效缓解症状和控制病情。达标治疗指治疗达到临床缓解，即 28 个关节疾病活动度（DAS28）≤2.6，或临床疾病活动指数（CDAI）≤2.8，或简化疾病活动指数（SDAI）≤3.3。在无法达到以上标准时，以降低疾病活动度为治疗目标，即 DAS28≤3.2 或 CDAI≤10 或 SDAI≤11。

RA 一经确诊，应尽早开始传统化学合成的 DMARD 治疗，首选甲氨蝶呤；存在甲氨蝶呤禁忌时，考虑单用来氟米特或柳氮磺吡啶。经甲氨蝶呤、来氟米特或柳氮磺吡啶等单药规范治疗未达标时，建议联合另一种或两种传统化学合成的 DMARD 进行治疗。经传统化学合成的 DMARD 联合治疗 3~6 个月仍不能达标时，可考虑延长治疗时间，观察疗效。

经传统化学合成的 DMARD 治疗未达标的患者，建议一种传统化学合成的 DMARD 联合一种生物合成的 DMARD，或一种传统化学合成的 DMARD 联合一种靶向 DMARD 进行治疗。TNF-α 抑制剂、托珠单抗、托法替布目前在使用的选择上，并无优先顺序。当传统化学合成的 DMARD 联合其中一种治疗未达标后，可在三者间更换另外一种进行治疗。

RA 患者在使用生物合成的 DMARD 或靶向 DMARD 治疗达标后，可考虑对其逐渐减量，减量过程中需严密监测，谨防复发。如果患者处于持续临床缓解状态一年以上，可根据实际情况停用该两类药。

中、高疾病活动度的 RA 患者，在使用传统化学合成的 DMARD 基础上联合小剂量糖皮质激素（泼尼松 ≤10mg/d 或等效的其他药物）和 / 或 NSAID，可快速控制症状，治疗期间应密切监测不良反应，不推荐单用或长期大剂量使用糖皮质激素。

（三）治疗药物的相互作用

1. 糖皮质激素与甲氨蝶呤合用可加重后者的毒性作用，两者联用应减少甲氨蝶呤的用量。两药长期联用有可能引起膀胱移行细胞癌，应定期进行尿液检查。糖皮质激素与环磷酰胺联用可提高免疫抑制作用，并可减少用量。

2. 几乎所有的 NSAID 都可抑制甲氨蝶呤的肾排泄，增加甲氨蝶呤的毒性；老人、肾衰竭者及叶酸耗竭者易受影响，老人和肾功能不全者慎用高剂量的甲氨蝶呤并注意检查血细胞计数。

病例分析 -1

思考题

1. 简述 RA 常用的药物治疗方案。
2. 查阅相关文献，试述生物合成的 DMARD 在 RA 治疗中的地位和作用。

第二节　系统性红斑狼疮

系统性红斑狼疮（systemic lupus erythematosus，SLE）是以免疫性炎症为突出表现的弥漫性结缔组织病。患者血清内的大量自身抗体(如抗核抗体、抗双链 DNA 抗体)通过免疫复合物在组织中的沉积,造成全身几乎各个系统和脏器的损害。本病女性约占 90%,常为育龄妇女。

【病因和发病机制】

(一) 病因

1. 遗传因素　SLE 有遗传倾向性及家族发病聚集性,同卵孪生者共患 SLE 的频率占 25%~70%,而异卵孪生者仅占 1%~3%;SLE 患者近亲中本病的发生率高于一般人群。

2. 环境因素

(1)日光:表现为光照部位出现红斑、皮疹加重或全身情况恶化等。波长为 290~320nm 的紫外线能使上皮细胞中无抗原性的 DNA 转化为胸腺嘧啶二聚体,增加抗原性,刺激免疫系统,产生全身性免疫反应而诱发本病。

(2)感染:SLE 的发病可能与某些病毒感染有关。患者血清中病毒的抗体滴度增加,肾小球内皮细胞胞质、血管内皮细胞中可发现类似于包涵体的物质。

(3)药物:药物可诱发 SLE 症状,如青霉胺、磺胺类、保泰松、金制剂等;肼屈嗪、普鲁卡因胺、苯妥英钠等可引起狼疮样综合征。

3. 性激素　SLE 女性多发、育龄妇女多发,妊娠期可诱发本病或使病情活动,提示雌激素对 SLE 的发病及加重有促进作用。雌激素 - 雄激素平衡失调可能与发病有关。

(二) 发病机制

SLE 的发病机制复杂,尚未完全阐明。T 细胞功能异常和 B 细胞的高度活化和产生多种自身抗体是本病的免疫学特征。

1. B 细胞　SLE 的一个特点是 95% 以上的患者抗核抗体(antinuclear antibodies)呈阳性。可能是环境因素引起 B 细胞丧失自身耐受,或 Th 细胞功能亢进,促使 B 细胞保持持续的高活跃状态而产生多种自身抗体。如 DNA 抗体可与肾组织直接结合引起损伤;抗血小板抗体和抗红细胞抗体导致血小板和红细胞破坏,引起血小板减少和溶血性贫血;抗 SSA 抗体(又称抗 Ro 抗体,是抗核抗体的一种)可引起新生儿心脏传导阻滞等。

2. T 细胞　T 细胞是产生和保证自身免疫耐受的主要原因,SLE 存在 T 淋巴细胞的多种异常,表现为 Ts 细胞减少、Th 细胞功能过强及 "双阴性"(CD4$^-$、CD8$^-$)T 细胞增加。这种双阴性 T 细胞可刺激产生特异性致病性自身抗体,如抗双链 DNA 抗体,自身抗体和相应的自身抗原结合形成免疫复合物,免疫复合物在组织中的沉积构成组织损伤。

3. 细胞因子异常　狼疮中单核细胞自发产生 IL-1 和 IL-6 增加,在活动期更明显,这些细胞因子可活化 B 细胞产生自身抗体。IL-1 可诱导 IL-8、IL-6 等炎症因子产生,与狼疮肾炎有关。IL-1 活性与光过敏亦有关。几乎所有 SLE 患者血清中的 IL-2 均升高,且活动期比缓解期高。IL-2 为 T 细胞的生长因子,由 CD4 细胞产生。

【临床表现】

(一) 症状和体征

SLE 的临床表现呈多样性,早期症状不多且不典型,易误诊。后期可侵犯多个器官,使临床表现复杂化。

1. 全身症状　约 90% 的患者出现发热,为本病的首发症状。疲乏是常见但容易被忽视的症状。

2. 皮肤与黏膜表现　80%~85% 的患者有皮疹,典型的是颧部呈蝶形分布的红斑,指掌部和甲周红斑、指端缺血、面部及躯干皮疹,其中以鼻梁和双颧颊部呈蝶形分布的红斑最具特征性。SLE 皮疹无明显瘙痒;口腔及鼻黏膜无痛性溃疡较常见,常提示疾病活动。

3. 浆膜炎　半数以上患者在急性发作期出现多发性浆膜炎,包括双侧中小量胸腔积液或心包积液。

4. 关节和肌肉表现　90% 以上的 SLE 患者主诉有关节痛,常为多发性、对称性,但有明显的关节炎者仅占 10%,表现为关节肿胀、压痛及活动受限,有时有关节积液,最常受累的关节是膝关节。SLE 可出现肌痛和肌无力。

5. **肾脏表现** 27.9%~70% 的病例肾脏受累,以肾炎为初发者占 5%~25%,病变主要为肾炎或肾病综合征,表现为蛋白尿、血尿、水肿和高血压,乃至肾衰竭。WHO 于 1982 年将狼疮性肾小球肾炎分为 6 型:Ⅰ型,正常肾组织;Ⅱ型,系膜增生性肾小球肾炎;Ⅲ型,局灶节段性肾小球肾炎;Ⅳ型,弥漫增殖性肾小球肾炎;Ⅴ型,膜性病变型肾小球肾炎;Ⅵ型,进展硬化性肾小球肾炎。肾病综合征的病理变化为系膜增生性肾小球肾炎或弥漫增殖性肾小球肾炎。

6. **心血管表现** 50% 以上的患者有心血管表现,其中以心包炎最常见,可为纤维蛋白性心包炎或渗出性心包炎。10% 的患者有心肌炎,可有心前区不适、心律失常,严重者可因心力衰竭而死亡。约 10% 的患者可有动脉炎和静脉炎。

7. **肺部表现** SLE 所引起的肺间质病变主要是急性、亚急性的磨玻璃样改变和慢性期的纤维化,表现为活动后气促、干咳、低氧血症,肺功能检查显示弥散性功能下降。

8. **神经系统表现** 神经精神狼疮(neuropsychiatric lupus,NP-SLE)又称为"狼疮脑病",中枢神经系统和外周神经系统均可累及。中枢神经系统病变包括癫痫、狼疮性头痛、脑血管病变、无菌性脑膜炎、脱髓鞘综合征、运动障碍、脊髓病、急性意识错乱、焦虑、认知功能减退、情绪障碍及精神病等。外周神经系统受累表现为吉兰 - 巴雷综合征、自主神经病、单神经病、重症肌无力、脑神经病变、神经丛病等。

9. **消化系统表现** 消化系统症状与肠壁和肠系膜血管炎有关。表现为食欲减退、腹痛、呕吐、腹泻等。早期出现肝损伤提示预后不良。少数患者并发急腹症,如胰腺炎、肠坏死、肠梗阻,与 SLE 活动性相关。

10. **血液系统表现** 发病率为 50% 以上,常为 SLE 的首发症状。活动性 SLE 约 60% 有慢性贫血,40% 有白细胞减少,20% 有血小板减少,可发生各系统出血,如鼻出血、牙龈出血、血尿、便血、颅内出血等。约 20% 有无痛性轻、中度淋巴结肿大,以颈部和腋下为多见,常为淋巴组织反应性增生所致。约 15% 有脾大。

11. **抗磷脂综合征(antiphospholipid syndrome,APS)** 出现在 SLE 活动期,表现为动脉和 / 或静脉血栓形成、反复的自发流产、血小板减少,患者血清出现抗磷脂抗体。

12. **其他** 有 30% 患者有继发干燥综合征,唾液腺和泪腺功能不全。约 15% 患者有因视网膜血管炎而引起眼底病变,如视网膜出血、视网膜渗出、视盘水肿等。血管炎累及视神经,影响视力,重者可在数日内致盲。早期治疗,多数可逆转。

(二) 实验室检查

1. **多系统受累** 出现相应的血、尿常规,肝、肾功能与影像学检查等异常。活动期红细胞沉降速率增快、血清 C 反应蛋白升高、血小板计数增加等。

2. **抗核抗体谱** 抗核抗体(ANA)见于几乎所有 SLE 患者。抗双链 DNA(dsDNA 抗体)是诊断 SLE 的特异性抗体,活动期抗 dsDNA 滴度与疾病活动性密切相关,稳定期抗 dsDNA 滴度增高提示复发风险高。抗可提取核抗原(ENA)抗体谱是一组临床意义不相同的抗体,如抗 Sm 抗体是诊断 SLE 的标记抗体,抗 RNP 抗体与 SLE 的雷诺现象和肺动脉高压相关,抗 SSA(Ro)抗体与 SLE 中出现光过敏、血管炎、皮损、白细胞减少、平滑肌受累、新生儿狼疮等相关,抗 SSB(La)抗体与抗 SSA 抗体相关联,与继发干燥综合征有关,抗 rRNP 抗体阳性提示有 NP-SLE 或其他重要内脏损害。

3. **抗磷脂抗体** 包括抗心磷脂抗体、狼疮抗凝物、抗 β_2- 糖蛋白 1(β_2GP1)抗体等针对自身不同磷脂成分的自身抗体。

4. **抗组织细胞抗体** 抗红细胞膜抗体、抗血小板相关抗体阳性等。

5. **补体** 补体低下尤其是 C3 低下常提示有 SLE 活动;C4 低下除表示 SLE 活动性外,还可能是

SLE 易感性(C4 缺乏)的表现。

6. **肾组织活检病理** 尽早获得组织病理学证据,对狼疮肾炎的诊断、治疗和预后都有价值,根据分型特点早期诊断和早期干预是提高 SLE 生存率的重要保障。

7. **X 线及影像学检查** 有助于早期发现器官损害,如神经系统磁共振、CT 有助于发现脑部梗死性或出血性病灶;肺部 CT 发现肺间质性病变;超声心动图对心包积液、心肌、心瓣膜病变、肺动脉高压等有较高的敏感性而有助于早期诊断。

(三) SLE 的病情活动度

对初诊和随访的 SLE 患者,选择疾病活动指数(SLEDAI-2000)评分标准(表 21-5),并结合临床医师的综合判断进行疾病活动度评估。SLEDAI-2000 评分 ≤ 6,轻度活动;评分 ≤ 7~12,中度活动;评分 > 12,重度活动。

表 21-5 系统性红斑狼疮病情活动度 SLEDAI-2000 评分

积分	临床表现
8	癫痫发作:最近开始发作的,除代谢、感染、药物所致
8	精神症状:严重紊乱干扰正常活动。除外尿毒症、药物影响
8	器质性脑病:智力的改变伴定向力、记忆力或其他智力功能的损害并出现反复不定的临床症状。至少同时有以下两项:感觉紊乱、不连贯的松散语言、失眠或白天瞌睡、精神运动性增多或减少。除外代谢、感染、药物所致
8	视觉障碍:SLE 视网膜病变,除外高血压、感染、药物所致
8	脑神经异常:累及脑神经的新出现的感觉、运动神经病变
8	狼疮性头痛:严重持续性头痛,麻醉性止痛药无效
8	脑血管意外:新出现的脑血管意外。除外动脉硬化
8	脉管炎:溃疡、坏疽、有触痛的手指小结节、甲周碎片状梗死、出血或经活检、血管造影证实
4	关节炎:2 个以上关节痛和炎性体征(压痛、肿胀、渗出)
4	肌炎:近端肌痛或无力伴磷酸肌酸激酶(CPK)升高,或肌电图改变或活检证实
4	管型尿:血红蛋白、颗粒管型或红细胞管型
4	血尿:>5RBC/HP,除外结石、感染和其他原因
4	蛋白尿:>0.5/24h,新出现或近期升高
4	脓尿:>5WBC/HP,除外感染
2	脱发:新出现或复发的异常斑片状或弥散性脱发
2	新出现皮疹:新出现或复发的炎症性皮疹
2	黏膜溃疡:新出现或复发的口腔或鼻黏膜溃疡
2	胸膜炎:胸膜炎性胸痛伴胸膜摩擦音、渗出或胸膜肥厚
1	发热:体温大于或等于 38℃,除外感染
1	血小板减少:小于 100×10^9/L
1	白细胞减少:小于 3.0×10^9/L,除外药物原因

注:WBC,白细胞;RBC,红细胞。

【治疗原则】

SLE 治疗原则是早期、个体化治疗,最大程度地延缓疾病进展,减轻器官损害,改善预后。SLE 治疗的短期目标为控制疾病活动,改善症状,达到临床缓解或可能达到的最低疾病活动度;长期目标为预防和减少复发,减少药物不良反应,预防和控制疾病所致的器官损害,实现病情长期持续缓解,降低病死率,提高患者的生活质量。同时,调整生活方式有助于 SLE 治疗,避免接触常见的危险物质,戒烟、补充维生素 D,注意防晒,适度运动,注意心理支持。

【药物治疗】

（一）治疗药物分类

1. 糖皮质激素 是治疗 SLE 的基础用药,应根据疾病活动及受累器官的类型和严重程度制订个体化的激素治疗方案,应采用控制疾病所需的最低剂量。常用糖皮质激素的等效剂量如表 21-6。

表 21-6 常用糖皮质激素的等效剂量

药物类别	药物名称	等效剂量 /mg
短效	氢化可的松	20
	可的松	25
中效	泼尼松	5
	泼尼松龙	5
	甲泼尼龙	4
长效	曲安奈德	4
	倍他米松	0.60
	地塞米松	0.75

2. 免疫抑制剂 病情活动时需选用免疫抑制剂联合治疗,能保护重要脏器功能,减少复发。常见免疫抑制剂用法及不良反应见表 21-7。

表 21-7 常见免疫抑制剂用法及不良反应

免疫抑制剂	用法	不良反应
环磷酰胺（CTX）	0.4g,1 次 /w；或 0.5~1.0g/m²,每 3~4 周 1 次；口服剂量为每日 1~2mg/kg	胃肠道反应、脱发、骨髓抑制、诱发感染、肝功能损害、性腺抑制、致畸、出血性膀胱炎、远期致癌性
吗替麦考酚酯（MMF）	每日 1.5~2g,基于治疗药物监测（TDM）进行个体化剂量调整	胃肠道反应、骨髓抑制、感染、致畸
环孢素	每日 3~5mg/kg,基于治疗药物监测（TDM）进行个体化剂量调整	胃肠道反应、多毛、肝肾功能损伤、高血压、高尿酸血症、高血钾
他克莫司（FK506）	每日 2~6mg,基于治疗药物监测（TDM）进行个体化剂量调整	高血压、胃肠道反应、高尿酸血症、肝肾功能损害、高血钾
甲氨蝶呤（MTX）	10~15mg,1 次 /w	胃肠道反应、口腔黏膜糜烂、肝功能损害、骨髓抑制、偶见肺纤维化
硫唑嘌呤（AZA）	50~100mg/d	骨髓抑制、胃肠道反应、肝功能损害
来氟米特（LEF）	10~20mg/d	腹泻、肝功能损害、皮疹、白细胞数下降、脱发、致畸
羟氯喹（HCQ）	0.1~0.2g,2 次 /d	眼底病变、胃肠道反应、神经系统症状、偶有肝功能损害

3. 生物制剂 已批准上市的贝利尤单抗（belimumab,抗 BAFF 抗体）能改善患者的血清学指标,降低严重复发风险及减少激素用量,常见不良反应是感染、头痛、恶心。用于临床试验治疗的利妥昔单抗（rituximab,抗 CD20 单抗）对顽固性狼疮肾炎和血液系统受累的患者,可控制病情,减少激素用量,常见不良反应是感染和输液反应。

（二）治疗药物选用

1. 羟氯喹基础治疗 对于无禁忌的 SLE 患者,推荐长期使用羟氯喹作为基础治疗,服用羟氯的患者,建议对其进行眼部相关风险评估,高风险的患者建议每年进行一次眼科检查,低风险的患者建议服药第 5 年起每年进行一次眼科检查。

2. 皮质激素使用　病情轻活动度,使用羟氯喹疗效不佳时,使用小剂量激素,≤10mg/d 泼尼松或等效剂量的其他激素。中活动度时,使用激素[0.5~1mg/(kg·d)泼尼松或等效剂量的其他激素]联合免疫抑制剂进行治疗。重活动度时,使用激素[≥1mg/(kg·d)泼尼松或等效剂量的其他激素]联合免疫抑制剂进行治疗。待病情稳定后 2 周或疗程 8 周后开始以每 1~2 周减 10% 的速度缓慢减量,减至泼尼松 0.5mg/(kg·d)后,减药速度按病情适当调慢。如果病情允许,维持治疗的激素总剂量尽量小于泼尼松 10mg/d。

3. 免疫抑制剂使用　对激素联合羟氯喹治疗效果不佳的患者,或无法将激素的剂量调整至相对安全剂量以下的患者,建议使用免疫抑制剂;伴有脏器受累,如狼疮性肾炎、神经精神狼疮、血小板减少症或自身免疫性溶血性贫血,或狼疮危象者,建议初始治疗即加用免疫抑制剂。应及早使用环磷酰胺,口服每日 1.0~2.5mg/kg;也可静脉用环磷酰胺 200mg/ 次,3 次 /w,或 400mg/ 次,2 次 /w;也可以大剂量静脉冲击疗法,即每 3~4 周环磷酰胺 0.5~1.0g/m² (体表面积),连续用 3~6 个月后每 3 个月 1 次,共 2 年。激素联合使用硫唑嘌呤疗效不及环磷酰胺,仅适用于中度病例、脏器功能恶化缓慢者,剂量为每日口服 2mg/kg。如大剂量激素联合环磷酰胺或硫唑嘌呤使用 4~12 周病仍不改善,应加用环孢素,每日 5mg/kg,分 2 次服用,服用 3 个月,以后每月减 1mg/kg,至每日 3mg/kg 维持治疗,其主要不良反应为肾、肝损害,使用期间应予以监测。由于血白细胞减少而暂不能使用环磷酰胺者,亦可用环孢素暂时替代。甲氨蝶呤的疗效不及环磷酰胺冲击疗法,但长期用药的耐受性较佳,剂量为 10~15mg,1 次 /w;或依据病情适当加大剂量,主要用于以关节炎、肌炎、浆膜炎和皮肤损害为主的 SLE。

SLE 达到缓解后,应继续巩固治疗,目的是用最少剂量的药物防止疾病复发,尽可能使患者维持在"无病状态"。每日口服泼尼松 7.5~20mg 和硫唑嘌呤 50~100mg 维持,部分患者需终身服用激素治疗。须对患者长期随访。

4. 生物制剂使用　经免疫抑制剂治疗效果不佳、不耐受或复发的 SLE 患者,建议使用生物制剂治疗。重度或难治性 SLE 患者,可使用血浆置换或免疫吸附辅助治疗。难治性或合并感染的 SLE 患者,可在原治疗基础上加用静脉注射免疫球蛋白,常用剂量为 200~400mg/kg 静脉滴注,1 次 /d,连续3~5 日,必要时每 3~4 周重复 1 次。在常规治疗基础上仍有高疾病活动(如抗 ds-DNA 抗体阳性及低补体、SLEDAI 评分≥8)的活动性、自身抗体阳性的 SLE 成年患者可试用贝利尤单抗,给药方案为10mg/kg,复溶稀释后静脉滴注,前 3 次每 2 周给药一次,随后每 4 周给药一次。应持续评估患者的病情,如果治疗 6 个月后疾病仍不能控制,应考虑中止治疗。

5. 特殊患者的用药

(1)SLE 合并妊娠:SLE 患者的生育能力与正常妇女相同,妊娠可诱发 SLE 活动,特别在妊娠和产后 6 周。SLE 患者避孕应忌用含有雌激素的避孕药。在服用少量泼尼松 10mg/d 或在不用激素的情况下,病情稳定至少 6 个月,无重要脏器损害,停用可能致畸的药物至足够安全的时间,可考虑妊娠。有习惯性流产或抗磷脂抗体阳性者,妊娠时应在预防性应用阿司匹林的基础上静脉输注免疫球蛋白(1.0g/kg),可保护胎儿,获得良好预后。妊娠 SLE 患者,应密切监测 SLE 疾病活动度及胎儿生长发育情况;若无禁忌,推荐妊娠期全程服用羟氯喹,如出现疾病活动,可考虑使用激素及硫唑嘌呤等控制病情。母亲服用泼尼松不会对胎儿有害,但地塞米松和倍他米松例外。妊娠时服用氯喹可引起胎儿视网膜和第 8 对脑神经损害,硫唑嘌呤与激素合用有致畸作用,妊娠时应禁用。妊娠时及产后 1 个月内可按病情需要给予激素治疗。产后避免哺乳。

(2)老年 SLE 患者:因老年人的胰岛功能减退,用糖皮质激素容易出现继发性糖尿病,应及时检测并加用胰岛素治疗。

病例分析 -2

思考题

1. 查阅相关文献,试述治疗严重、活动的 SLE 的全身皮质类固醇疗法的常用方案。
2. 对狼疮脑病癫痫发作者、急性肾衰竭者、狼疮心肌损害严重者应如何治疗?

第三节　系统性硬化病

系统性硬化病(systemic sclerosis,SSc)又名系统性硬皮病,是一种原因不明、临床表现多样、多器官受累的自身免疫性疾病,病理特点为皮肤、内脏纤维化并伴血管病变。发病年龄多在 30~50 岁,女性多见,男女比例约为 1:3~1:14。

【病因和发病机制】

(一)病因

1. 遗传因素　本病有家族性发病的报告,研究发现 HLA Ⅱ 类基因与 SSc 有关,其中 HLA-DR1 与抗着丝点抗体高度相关、HLA-DR5 与抗 Scl-70 抗体相关、DR52 与广泛性皮肤硬化有关、HLA-DQ1 与 SSc 亦有很强的相关性。

2. 环境因素　煤矿和金矿工人的患病率较高,提示矽尘可能是危险因素。长期接触聚氯乙烯、有机溶剂、环氧树脂、L-色氨酸、博来霉素及氨苯砜等可诱发硬皮与内脏纤维化。

3. 免疫异常　SSc 患者的血清中发现大量特异性抗体,包括抗拓扑异构酶 I(Scl-70)抗体、抗着丝点抗体、抗核仁抗体、抗 PM-Scl 抗体。患者外周血淋巴细胞中的 Th 细胞增加,Ts 细胞减少,B 淋巴细胞增加,体液免疫增强。

4. 其他　育龄妇女的发病率明显高于男性,提示本病可能与性激素有关。

(二)发病机制

SSc 的发病机制可能与以下几方面有关:

1. 免疫异常　在 SSc 患者的血清中发现大量特异性抗体,这些自身抗体相应的靶抗原都是细胞核代谢过程中的重要成分,而且有些自身抗原和反转录病毒的蛋白有同源性。

SSc 患者体内的 B 细胞数目增多,体液免疫明显增强,血液循环免疫复合物测定阳性率高达 50%;T 细胞也有异常表现,患者真皮中的淋巴细胞主要为 Th 细胞,刺激后可分泌活化皮肤成纤维细胞的细胞因子。

2. 结缔组织代谢异常　SSc 患者的皮肤和脏器纤维化是由于胶原产生过多,及细胞外基质如葡聚糖和纤维蛋白沉积。患者皮肤中的脯氨酰羟化酶表达增加,使胶原合成增多,尿中羟脯氨酸的浓度增高。

3. 血管异常　SSc 最早累及血管系统,90% 以上的患者有雷诺现象,不只限于肢端,也可发生于内脏血管。血管内皮损伤可致小血管(动脉)挛缩及内膜增生,血管中层萎缩、变薄,血管外膜纤维化。持续性血管内皮损伤可导致血管内淤血、微血管病性溶血及血栓形成,最终引起血管闭塞。

【临床表现】

(一)症状和体征

本病起病隐匿,初始常有雷诺现象、乏力、双手肿胀、关节炎或关节痛,随着病情缓慢发展,出现典型的皮肤及内脏损害。

1. 雷诺现象(Raynaud phenomenon)　见于约 90% 的患者,往往是本病的首发症状,可在其他症状出现之前的数月到数年发生,或与皮肤症状同时发生,主要由于发作性的指端血管痉挛和缺血所致,表现为寒冷或情绪紧张时出现指(趾)末端发作性苍白、青紫和发冷,温暖或去除情绪紧张因素后上述部位逐渐变红、转暖。

2. 皮肤病变 对称性分布,一般先见于手指及面部,然后向躯干蔓延。分为 3 个时期:肿胀期,皮肤呈非可凹性肿胀,手指肿胀呈腊肠样,手背肿胀,有时前臂亦有类似改变;硬化期,皮肤逐渐变厚,发硬如同皮革,失去弹性但有光泽,与深部组织粘连不能移动,面部皮肤受损,造成正常面纹消失,使面容刻板、鼻翼软小,嘴唇变薄,张口变小,称"面具脸";萎缩期,表现为皮肤萎缩、变薄,不能用手捏起,挛缩部位可出现痛性溃疡。

3. 关节肌肉病变 关节周围肌腱、筋膜、皮肤纤维化可引起疼痛、积液和晨僵。晚期可由于皮肤和腱鞘纤维化,发生挛缩使关节僵直固定在畸形位置。皮肤严重受累者常有肌无力,为失用性肌萎缩或疾病累及肌肉。

4. 消化系统病变 约 70% 的 SSc 患者出现消化道症状或检查有消化道异常,以食管病变最多见,食管蠕动功能障碍表现为吞咽困难,食管 X 线检查表现为食管下段蠕动减弱或完全消失、食管扩张或狭窄。贲门括约肌受损,可引起贲门关闭不全,导致反流性食管炎,出现心前区的灼痛感。

5. 肺病变 有 68% 的 SSc 患者有肺部病变,是最主要死亡原因。肺功能检测有弥散功能异常和限制性通气功能障碍。X 线检查可见非特异性对称性的肺间质纤维化,其他改变有胸膜炎、胸腔积液,常有气短、干咳、胸痛和活动后呼吸困难。

6. 心脏病变 包括心包、心肌、心脏传导系统病变,与心肌纤维化有关。表现为胸闷、心悸、心前区痛、心律失常;10%~15% 的患者有少许心包积液,可出现心包摩擦音。有心肌病变者预后差。

7. 肾脏病变 也是 SSc 患者死亡的主要原因,可分为急性和慢性两种。急性常突然起病,呈进行性的肾功能不全及恶性高血压,伴有高肾素血症或 / 和微血管病性溶血性贫血;慢性者可逐渐出现轻度的蛋白尿和镜下血尿、高血压和肾功能不全,病程进展缓慢。上述两种情况均称为硬皮病肾危象,预后差。

(二) 实验室检查

血沉增快,血红蛋白减少,蛋白尿提示肾损害,90% 的患者抗核抗体谱阳性。抗 Scl-70 抗体是本病的特异性抗体,见于 20%~56% 的病例。抗核仁抗体阳性率为 30%~40%,包括抗 RNA 聚合酶 Ⅰ/Ⅲ 抗体、抗 PM-Scl 抗体等。

(三) SSc 的分型

SSc 只有内脏病变而无皮肤损害者不到 1%,根据皮肤受累情况,可分为:

1. 弥漫皮肤型 SSc(diffuse cutaneous systemic sclerosis) 对称性广泛性皮肤纤维化,除累及肢体远端和近端、面部和颈部外,尚可累及胸部和腹部皮肤。病情进展快,多伴有内脏病变。抗 Scl-70 抗体阳性率高。

2. 局限皮肤型 SSc(limited cutaneous systemic sclerosis) 对称性局限性皮肤纤维化,影响肘膝的远端,可有颜面和颈部受累,病情进展慢。CREST 综合征是本病一种特殊类型,表现为软组织钙化(calcinosis,C)、雷诺现象(Raynaud phenomenon,R)、食管运动功能障碍(esophageal dysmotility,E)、指(趾)硬化(sclerodactyly,S)、毛细血管扩张(telangiectasis,T)。

3. 无皮肤硬化的 SSc(systemic sclerosis sine scleroderma) 具有 SSc 的雷诺现象、特征性内脏器官表现和血清学异常,但临床无皮肤硬化的表现。

4. 硬皮病重叠综合征(scleroderma overlap syndrome) 上述 3 种情况中的任意一种与诊断明确的类风湿关节炎、系统性红斑狼疮、多发性肌炎同时出现。

5. 未分化 SSc(undifferentiated systemic sclerosis) 具有雷诺现象,并伴有 SSc 的某些临床或血清学特点,但无 SSc 皮肤增厚。

【治疗原则】

SSc 至今无根治疗法,但应争取早诊断、早治疗,有利于防止疾病进展。治疗原则是扩血管、抗纤维化、免疫抑制、免疫调节及对症治疗。皮肤受累范围和病变程度为诊断和评估预后的重要依据,预后取决于重要脏器累及的范围和严重程度。早期治疗的目的在于阻止新的皮肤和脏器受累,晚期治疗的目的在于改善已有的症状。

【药物治疗】

（一）治疗药物分类

1. 抗纤维化药　青霉胺能与单胺氧化酶(MAO)中的铜离子络合,抑制新胶原成熟,并能激活胶原酶,增强胶原纤维的降解,是治疗 SSc 应用最广泛的药物,有抑制皮肤硬化和内脏损害的作用。青霉胺适用于一些硬化前期或有肺纤维化的患者。用法为每日由 250mg 开始缓慢增加剂量到每日 750~1 250mg,至少服用 6~12 个月,病情稳定后减量维持,至少服用 10 年。本药不良反应较多,包括胃肠道症状、血尿、蛋白尿、血细胞减少等,少数患者口有金属味、肌炎、重症肌无力、男子乳房女性化等,在剂量超过 500mg/d 时宜谨慎。秋水仙碱也有抗纤维化的作用,但不作为首选药。秋水仙碱能干扰微管合成、抑制有丝分裂、减少成纤维细胞增殖,提高胶原酶活性和抗炎,干扰胶原合成。剂量为 0.5~1.5mg/d,连服 3 个月至数年,对皮肤硬化、雷诺症、食管病变有一定疗效。

2. 免疫抑制剂　糖皮质激素不能减缓疾病的进展,但对早期水肿、浆膜炎、肌炎和肺间质纤维化均有一定的疗效,联合免疫抑制剂治疗可提高疗效,减少糖皮质激素的用量。泼尼松 30~40mg/d,用数周后减至 10~15mg/d 维持。大剂量糖皮质激素能加重血压正常的肾衰竭和其他血管阻塞性并发症,对晚期患者特别是有氮质血症患者,糖皮质激素能加重肾血管闭塞性改变,故禁用。常用的免疫抑制剂有甲氨蝶呤、环磷酰胺、硫唑嘌呤。

3. 血管活性剂　主要用于扩张血管、降低血黏度、改善微循环。钙通道阻滞药硝苯地平、尼群地平等血管扩张药可控制雷诺现象的发生,降低肺纤维化引起的肺动脉高压。硝苯地平的剂量为 30~60mg/d,分 3~4 次口服。另外丹参、低分子右旋糖酐注射液、双嘧达莫、ACEI(如卡托普利)等也可用于改善微循环。指端缺血严重可用前列地尔(PGE1)20μg,缓慢静脉注射或静脉滴注,治疗 3~5 天。

（二）治疗药物选用

1. 皮肤或肌肉骨关节病变　起病初期,皮肤瘙痒较为普遍且难以治疗。充分保湿是基础措施,推荐使用含羊脂油的保湿剂。抗组胺药物可用于治疗皮肤瘙痒。对于早期弥漫性皮肤型 SSc 患者,首先推荐甲氨蝶呤或吗替麦考酚酯,也可考虑小剂量激素(泼尼松 10~15mg/d),对于更严重病变的患者也可考虑口服环磷酰胺。

2. 肺间质病变　SSc 患者合并肺间质病变者,首选口服或静脉使用环磷酰胺。吗替麦考酚酯、硫唑嘌呤等也可使用,治疗的最终目标是使患者肺功能稳定。对于免疫抑制剂治疗失败的快速进展有器官衰竭风险的患者,可进行造血干细胞移植。

3. 雷诺现象和指端溃疡　应给予保暖,避免暴露在寒冷环境。吸烟可使血管痉挛,故应避免吸烟、情绪激动。一线治疗药物为硝苯地平控释片 20mg,2 次/d;也可用氨氯地平(苯磺酸氨氯地平)5~10mg/d,顿服。5- 磷酸二酯酶抑制剂如西地那非、他达拉非也有助于减轻雷诺现象。对于严重雷诺现象,可静脉应用前列腺素类药物如伊洛前列素、依前列醇、曲前列尼尔。

4. 胃肠道疾病　需对症治疗,对食管功能低下、反流性食管炎和胃肠功能低下者可用奥美拉唑 20~80mg/ 次,1 次/d 口服,抑制胃酸分泌;西沙比利 5~10mg/ 次,3 次/d 口服,或多潘立酮 10mg/ 次,3~4 次/d 口服,以改善胃肠动力、促进胃肠蠕动,也可同时服用胃黏膜保护剂。

5. 肾脏并发症　本病肾危象有较高的死亡率,应早期治疗肾病变和高血压,可用 ACEI,如卡托普利 12.5~25mg/ 次,3 次/d 口服,必要时加用硝苯地平或 α 受体拮抗剂,如哌唑嗪口服,对高肾素血症性高血压有效,并可控制肾功能不全的进展。肾衰竭可用血液透析或腹膜透析治疗。

6. 其他　近几年来国外采用口服内皮素受体拮抗剂(波生坦、安立生坦)和抗转移生长因子 -β_1(TGF-β_1)治疗硬皮病所致的肺动脉高压已取得一定的疗效。经 CD34$^+$ 细胞分选的外周造血干细胞移植治疗国内外均已用于临床。

思考题

1. 查阅相关文献,试述 SSc 的治疗新进展。
2. 试比较类风湿关节炎、SLE、SSc 药物治疗的异同点,并说明其机制。

第四节　强直性脊柱炎

强直性脊柱炎(ankylosing spondylitis,AS)是一种以骶髂关节及脊柱中轴关节病为主要病变的慢性进行性炎症性疾病。临床上表现为骶髂关节炎、脊柱和外周关节炎,部分患者可伴有不同程度的眼、肺、心血管、肾、神经系统等脏器损害。本病多发于 10~45 岁的青少年,与种族、地域分布有关。

【病因和发病机制】

(一)病因

1. 遗传因素　AS 是一种以遗传因素为主的多基因复杂性疾病,遗传度>90%。HLA 基因区是 AS 易感的主要遗传位点,研究证实 HLA-B27 直接参与了 AS 的发病,是 AS 的原发性关联基因。

2. 环境因素　肠道及泌尿系统的肺炎克雷伯菌、致病性肠道细菌和衣原体等感染与 AS 的发病最为密切。肠道菌群失调可能会影响 AS 患者的肠壁通透性、相关炎性因子的表达、肠黏膜免疫状态。

3. 内分泌激素　AS 的男性高发率、发病高峰年龄的年轻化、妊娠后疾病症状的引发和性激素对免疫功能的调节作用等现象,提示雄激素在 AS 的发病机制中可能起一定程度的作用。AS 患者的血清促黄体生成激素升高,雌二醇 / 睾酮比值倒置,睾酮减少,雌二醇轻度升高。

(二)发病机制

强直性脊柱炎是一种遗传因素占主导的多基因病,有明显的家族聚集倾向,并在环境因素和内分泌激素等多种因素作用下引起机体免疫调节功能紊乱。最终导致淋巴细胞不能正常识别自身组织,引起自身免疫反应。

1. T 细胞的免疫反应　AS 是从抗原递呈细胞表面的 HLA-B27 分子将处理的多肽递呈给免疫活性 T 淋巴细胞后开始。AS 患者的骨、关节及滑膜组织内有大量炎性 T 细胞、单核巨噬细胞浸润;存在 T 细胞应答和 Th1/Th2 细胞因子平衡偏移。AS 患者的外周血淋巴细胞以 Th1 型细胞为主,但 Th1 细胞的分化能力似较 Th2 细胞下降,且随着炎症的活动,这种下降更明显。

2. B 细胞的免疫反应　血清中缺乏抗自身变性 IgG 抗体(类风湿因子阴性),但是活动期 IgG、IgM,尤其是 IgA 水平经常增高,提示 AS 患者可能同时有细胞免疫功能低下和体液免疫功能活跃。

3. 细胞因子异常　单核细胞、成纤维细胞和内皮细胞在受干扰素 2γ 刺激后产生 CXC 趋化因子,在 T 细胞向炎症部位的迁移过程中发挥重要作用。多种细胞产生趋化性细胞因子 IL-8,引导中性粒细胞变性及脱颗粒,是中性粒细胞激活和迁移的重要调节因子及进入损伤组织的重要介质。此外,AS 患者的血清瘦素水平明显升高与 IL-6 水平和疾病活动度有关,提示瘦素和 IL-6 在 AS 的炎症反应中起作用,可能与单核细胞的活化有关。

【临床表现和分型】

(一)临床表现

本病起病缓慢、症状隐匿,少数患者以急性关节炎起病。全身症状轻微,少数重症患者可伴低热、畏食、轻度贫血等。

1. 关节病变表现

（1）骶髂关节炎：约 90% 的 AS 患者最先表现为骶髂关节炎，出现反复发作的腰痛、腰骶部僵硬感，间歇性或两侧交替出现腰痛和臀部疼痛，可放射至大腿，无阳性体征，伸直抬腿试验阴性。但直接按压或伸展骶髂关节可引起疼痛。

（2）腰椎病变：表现为下背部和腰部活动受限，腰部前屈、背伸、侧弯和转动均可受限。体检可发现腰椎脊突压痛、腰椎旁肌肉痉挛；后期可有腰肌萎缩。

（3）胸椎病变：表现为背痛、前胸和侧胸痛，最常见的为驼背畸形。如肋椎关节、胸骨柄体关节及肋软骨间关节等受累时，则呈束带状胸痛，胸廓扩张受限，吸气、咳嗽或打喷嚏时胸痛加重。严重者胸廓保持在呼气状态，胸廓扩张度较正常人降低 50% 以上。由于胸腹腔容量缩小，造成心、肺功能和消化功能障碍。

（4）颈椎病变：少数患者有颈椎部疼痛，沿颈部向头部、臂部放射。颈部肌肉开始时痉挛，以后萎缩，病变进展可发展至颈胸椎后凸畸形。头部活动明显受限，常固定于前屈位，不能上仰、侧弯或转动。严重者仅能看到自己足尖前方的小块地面，不能抬头平视。

（5）周围关节病变：约半数 AS 患者有短暂的急性周围关节炎，约 25% 有永久性周围关节损害。一般多发生于大关节，下肢多于上肢。肩关节受累时，关节活动受限，疼痛更为明显。侵犯膝关节时则关节呈代偿性弯曲。

（6）其他：耻骨联合亦可受累，骨盆上缘、坐骨结节、股骨大粗隆及足跟部可有骨炎症状，早期表现为局部软组织肿、痛，晚期有骨性粗大。

2. 关节外表现　大多出现在脊柱炎后，AS 可侵犯全身多个系统，并伴发多种疾病。

（1）心血管病变：见于 3.5%~10% 的患者，表现为升主动脉炎、主动脉瓣关闭不全、心脏扩大及传导障碍，偶见心包炎及心肌炎，可出现胸闷、憋气等症状。

（2）眼部病变：常为自限性，约 25% 的 AS 患者有结膜炎、虹膜炎、眼色素层炎或葡萄膜炎。可出现于病程的任何阶段，多为单侧发病，也可累及双侧，与疾病活动明显相关。反复发作可导致视力障碍。

（3）耳部病变：在发生慢性中耳炎的 AS 患者中，其关节外表现明显多于无慢性中耳炎的 AS 患者。

（4）肺部病变：主要为肺间质纤维化，常为双上肺受累。一般无症状，重症患者表现为咳痰、气喘，甚至咯血。

（5）神经系统病变：由于脊柱强直及骨质疏松，易使颈椎脱位和发生脊柱骨折，从而引起脊髓压迫症。如发生椎间盘炎则引起剧烈疼痛。AS 后期可侵犯马尾，发生马尾综合征，而导致下肢或臀部神经根性疼痛、骶神经分布区感觉丧失、跟腱反射减弱及膀胱和直肠等运动功能障碍。

（6）肾脏病变：较少见，主要表现为淀粉样变及 IgA 肾病。

（二）实验室检查

无特异性的血清学检测指标。疾病活动期可有血沉（ESR）增快、C 反应蛋白（CRP）和免疫球蛋白增高、轻度贫血。90% 以上的患者 HLA-B27 阳性。HLA-B27 阴性患者只要临床表现和影像学检查符合诊断标准，也不能排除 AS 的可能性。

X 线和 CT 检查发现骶髂关节变化，核磁共振检查能显示骶髂关节周围韧带硬化、骨赘形成、骨质破坏、关节强直等结构改变。

【治疗原则】

AS 的治疗目标是通过控制症状和炎症来最大限度提高生活质量，避免远期关节畸形。一般以对症治疗、减轻疼痛、延缓病情进展及保持关节功能为主。治疗方案和药物剂量应注意个体化，并注意观察药物不良反应。

【药物治疗】

（一）治疗药物分类

目前治疗强直性脊柱炎的药物包括 NSAID、传统化学合成的 DMARD（如柳氮磺吡啶、甲氨蝶呤等）、糖皮质激素和 TNF 抑制剂等。

（二）治疗药物选用

1. NSAID　是治疗 AS 的一线用药,活动期患者推荐连续给药,稳定期患者推荐按需给药,以避免长期用药可能带来的副作用。有消炎止痛、减轻僵硬和肌肉痉挛,及增加关节活动度的作用。NSAID 种类繁多,应个体化给药,结合病情选用,避免同时服用两种以上的 NSAID。常用药物有双氯芬酸,口服剂量为 50~150mg/d,分 3 次服用;萘丁美酮的每日剂量为 1 000mg;美洛昔康的每日剂量为 7.5~15mg;塞来昔布的每日剂量为 200~400mg;吲哚美辛栓 100mg/d,直肠给药,轻轻将栓剂塞入肛门约 2cm 处。本类药物的不良反应有胃肠反应、肾脏损害、延长出血时间等,孕妇及哺乳期妇女更应特别注意。

2. TNF 抑制剂　是活动性 AS 患者的二线用药,如果患者 1 个月内对至少两种 NSAID 无反应或者 2 个月内对至少两种 NSAID 无完全反应时,应使用 TNF 抑制剂,包括重组的人可溶性肿瘤坏死因子受体融合蛋白（如依那西普）、抗肿瘤坏死因子的单克隆抗体（如英夫利昔单抗、阿达木单抗、赛妥珠单抗）。这些制剂治疗 AS 疗效确切,患者的晨僵、腰背痛和肌腱末端炎等症状可显著改善,血沉和 C 反应蛋白等炎症指标降低甚至降至正常。本类药物的主要不良反应为感染和过敏反应等。

3. 传统化学合成的 DMARD　用于控制病情的活动,抑制病变发展。常用药物有柳氮磺吡啶和甲氨蝶呤,其他如硫唑嘌呤及沙利度胺等也可试用于 AS。

柳氮磺吡啶一般从小剂量开始,逐渐递增至 2~3g/d,用药 1~2 个月可起效。甲氨蝶呤的常用剂量为 7.5~15mg,每周 1 次口服。本药的常见不良反应有胃肠道反应、骨髓抑制、皮疹、口腔炎、脱发、肝功能损害等,用药过程中应密切观察药物对血象及肝功能等的影响。

4. 糖皮质激素　一般情况下不用糖皮质激素治疗 AS,但在合并急性虹膜炎、骶髂关节炎、肌腱附着点炎、外周关节炎、顽固性关节积液者应给予局部用药,如关节腔内糖皮质激素注射治疗。

病例分析 -4

5. 雷公藤多苷　国内最初用雷公藤酊治疗 AS,有消炎止痛作用。雷公藤多苷的疗效较雷公藤酊好,服用方便。

思考题

简述强直性脊柱炎的治疗原则与治疗药物选用。

第二十一章
目标测试

（阎　澜）

参 考 文 献

［1］中华医学会中国风湿病学分会.中国类风湿关节炎诊疗指南(2018).中华内科杂志,2018,57(4):242-251.

［2］中华医学会中国风湿病学分会,国家皮肤与免疫疾病临床医学研究中心,中国系统性红斑狼疮研究协作组.中国系统性红斑狼疮诊疗指南(2020).中华内科杂志,2020,59(3):172-185.

［3］中华医学会中国风湿病学分会.系统性硬化病诊断及治疗指南(2011).中华风湿病学杂志,2011,15(4):256-259.

［4］邓小虎,黄烽.强直性脊柱炎的目标治疗.中华医学杂志,2011,91(11):725-729.

第二十二章

变态反应性疾病的药物治疗

第二十二章
教学课件

学习目标

1. **掌握** 变态反应性疾病的治疗原则和药物治疗方法。
2. **熟悉** 变态反应的常见治疗药物种类和作用特点。
3. **了解** 常见变态反应性疾病的病因与发病机制。

变态反应（allergy）是机体受到某些抗原物质刺激时，出现生理功能紊乱或组织细胞损伤等异常的适应性免疫应答反应。变态反应从新生儿到老年人的各个年龄阶段都可能发生，往往具有明显的遗传倾向和个体差异。近年来，变态反应性疾病的患病率有所增高，主要与长期、持续的环境因素影响和生活方式的改变有关。本章主要介绍过敏性休克、川崎病、过敏性紫癜、特应性皮炎等常见变态反应性疾病的药物治疗。有关过敏性哮喘等内容将在相关章节中详述。

第一节 过敏性休克

过敏性休克（anaphylactic shock）是指机体接触过敏原之后，突发的、严重的、危及生命的全身性过敏反应，发病急，通常在接触过敏原数分钟至数小时内发作，患者可出现荨麻疹、喘息、循环衰竭、意识丧失、呼吸心搏骤停等危及生命的症状。

【病因和发病机制】

（一）病因

常见易引起过敏性休克的原因有：使用青霉素类、普鲁卡因、复方氨基比林等药物；食用鱼、虾、蟹、贝类、蛋等食物；被毒蛇、海蜇、蜜蜂、黄蜂等动物蜇伤或咬伤。

（二）发病机制

绝大多数过敏性休克属 I 型变态反应。外界抗原物质进入体内刺激免疫系统产生 IgE 抗体，IgE 可与皮肤、黏膜、支气管、血管壁等组织内的肥大细胞、嗜碱性粒细胞等结合。当变应原再次进入机体后，与上述组织中肥大细胞、嗜碱性粒细胞上的 IgE 发生特异性结合，促使肥大细胞、嗜碱性粒细胞等释放组胺、缓激肽、白三烯及血小板激活因子等自体活性物质，使微血管扩张、支气管平滑肌收缩及毛细血管通透性增加，引起一系列过敏性休克的病理变化。

【临床表现】

过敏性休克常发生突然，约 50% 患者在接受病因抗原（如注射青霉素等）5 分钟内出现症状，40% 发生于 20 分钟之内，10% 发生于 30 分钟之内，发生越早，症状越重。症状的严重程度与过敏原进入的途径和发作速度有关，非经口途径进入的过敏原，常会带来严重后果。过敏性休克涉及全身多个脏器，主要有两大特点：一是休克表现，如出汗、面色苍白、脉速细弱、四肢湿冷、发绀、烦躁不安、意识不清或完全丧失、血压骤降甚至测不出等；二是在休克出现之前或同时伴有过敏反应的症状，如皮肤潮红、皮疹、瘙痒、血管性水肿等。其中呼吸道痉挛症状较多见，也是最主要的死因。

【治疗原则】

预防过敏性休克最根本的办法是明确其变应原，避免接触。过敏性休克引起的死亡可发生在数分钟内,因此,快速救治过敏性休克十分重要。治疗关键是保持呼吸道通畅和维护有效的呼吸与循环功能。

1. 过敏试验　在使用可致变态反应的药物(如青霉素、链霉素等)或血清制品(如破伤风、白喉抗毒素)前,需先行皮肤过敏试验,反应阳性者禁用或脱敏后使用。

2. 减缓抗原吸收　过敏性休克一旦发生,立即将患者平卧,停用一切可疑的变应原,减少抗原物质的吸收。结扎注射或虫咬部位以上的肢体,或局部以 0.005% 肾上腺素 2~5ml 封闭注射,以延缓或减少抗原物质的吸收。

3. 保持气道通畅　患者常因舌体肿胀、喉头水肿、支气管痉挛而发生呼吸困难,此时应立即给氧,改善呼吸功能,必要时施行气管插管或气管切开,保证充分供氧。

4. 抗休克治疗　补液是提高心排血量、改善组织灌注的根本措施。合理使用血管活性药物是改善机体的血流动力学、增加有效循环血量的关键措施。输液和肾上腺素肌内注射是抢救过敏性休克的一线治疗措施,而糖皮质激素、组胺 H_1 受体拮抗剂等则是二线用药。

5. 监测生命体征　抢救过程中要密切监测患者的意识、呼吸、心跳、尿量等变化。若发生心搏骤停,立即进行心脏复苏等抢救措施。

【药物治疗】

(一) 治疗药物分类

临床常用的过敏性休克治疗药物主要有血管活性药物、组胺 H_1 受体拮抗剂、糖皮质激素及茶碱类药物等。

1. 血管活性药物　在过敏性休克的药物治疗中,血管活性药物占极其重要的地位。合理使用血管活性药物可明显改善机体的血流动力学,增加有效循环血量。治疗过敏性休克的血管活性药物一般为肾上腺素受体激动药,包括肾上腺素、多巴胺、异丙肾上腺素、间羟胺等。

(1)肾上腺素(adrenaline):是目前国内外公认的抢救过敏性休克的首选药物,可激动 α、β 受体。肾上腺素通过激动 α 受体收缩小动脉和毛细血管前括约肌,降低毛细血管的通透性;激动 $β_1$ 受体增加心肌收缩力和加快心率来提高心排血量;激动 $β_2$ 受体缓解支气管痉挛,减少过敏介质释放,扩张冠状动脉和骨骼肌血管。值得注意的是,大剂量的肾上腺素可引起后负荷增加,可能抵消心排血量增加的作用,且有引起心律失常的危险。

(2)多巴胺(dopamine,DA):是去甲肾上腺素的前体物质,对心血管系统的 D_1、α 和 β 受体有兴奋作用,可促进去甲肾上腺素的释放。多巴胺低剂量时(滴注速度约为每分钟 2μg/kg),主要激动血管的 D_1 受体,产生血管舒张效应,特别表现在肾脏、肠系膜和冠状血管床。剂量略高时(滴注速度约为每分钟 10μg/kg),激动心肌 $β_1$ 受体和促进去甲肾上腺素释放,表现为正性肌力作用,使心肌收缩性加强、心排血量增加。但其加速心率作用不如异丙肾上腺素显著,可使收缩压上升,而对舒张压无明显影响或轻微增加舒张压,总外周阻力常不变。高浓度或更大剂量时则激动 $α_1$ 受体使血管收缩、外周阻力增加,血压上升。

(3)异丙肾上腺素(isoprenaline):近年主张应用该药,因该药一方面能激动 $β_2$ 受体舒张支气管平滑肌,改善呼吸困难;另一方面激动 $β_1$ 受体又有兴奋心肌的作用,改善心功能。剂量过大可导致心悸、心前区疼痛、心律失常等反应。

(4)间羟胺(metaraminol):激动心脏 $β_1$ 受体可使心肌收缩力增强,心排血量增加;激动 α 受体和促进去甲肾上腺素的释放,使小血管收缩,血压升高。血压增高可引起恶心、呕吐、反射性心动过缓,少数患者可出现心悸。

2. 组胺 H_1 受体拮抗剂　该类药物通过拮抗组织细胞的 H_1 受体而发挥抗组胺作用,对缓解渗出、水肿等有一定的疗效。第一代组胺 H_1 受体拮抗剂对中枢神经 H_1 受体有不同程度的拮抗作用,用药后会引起镇静、嗜睡和乏力;多数药物还有抗胆碱作用,如氯苯那敏(chlorphenamine)、异丙嗪(promethazine)等。第二代组胺 H_1 受体拮抗剂具有 H_1 受体选择性高、无镇静作用、抗胆碱作用与抗组胺作用相分离的特点。但第二代组胺 H_1 受体拮抗剂易引起心律失常等严重不良反应。诱发心律失常较常见的是特非那定(terfenadine),其次是阿司咪唑(astemizole)、氯雷他定(loratadine)和西替利嗪(cetirizine)。第三代组胺 H_1 受体拮抗剂既具备第二代组胺 H_1 受体拮抗剂的特点,少有镇静作用,同时严重心律失常的发生率低,如非索非那定(fexofenadine)、去甲阿司咪唑(norastemizole)、左西替利嗪(levocetirizine)等。

3. 糖皮质激素　糖皮质激素具有抗炎、抗过敏和改善毛细血管通透性的作用,可减轻渗出和水肿,提高组织灌注量。糖皮质激素的膜稳定作用能减少溶酶体酶、心肌抑制因子、缓激肽等的释放,可改善心功能。常用制剂有地塞米松(dexamethasone)与氢化可的松(hydrocortisone)等。

4. 茶碱类　茶碱能抑制细胞内的磷酸二酯酶,减少环磷腺苷(cAMP)的分解,阻断腺苷受体,解除支气管平滑肌痉挛,阻止过敏介质释放,有平喘、强心、利尿作用。常用药物有氨茶碱(aminophylline)等。

(二) 治疗药物选用

1. 肾上腺素　患者一旦出现过敏性休克的临床表现,应立即给予肾上腺素。首选肌内注射,大腿中部外侧吸收较快,皮下注射吸收较慢;按 0.01mg/kg 体重给予,≥14 岁,最大剂量不超过 0.5mg;<14 岁,单次最大剂量不超过 0.3mg。浓度:1mg/ml(1:1 000),等同于 1ml:1mg 规格的肾上腺素注射液浓度。5~15 分钟后效果不理想者可重复给药。

对于已发生或即将发生心跳和／或呼吸骤停的患者(Ⅳ级),或对发生在 ICU 内／手术期间已建立静脉通路并得到监护的患者,出现以下任一症状者(Ⅲ级)可静脉注射肾上腺素。症状包括:神志不清、嗜睡、意识丧失、严重的支气管痉挛和／或喉头水肿、发绀、重度血压下降(收缩压<80mmHg或比基础值下降>40%)、大小便失禁等。Ⅲ级且>14 岁,0.1~0.2mg;Ⅲ级且≤14 岁,2~10μg/kg;Ⅳ级且>14 岁,0.5~1mg;Ⅳ级且≤14 岁,0.01~0.02mg/kg。浓度:0.1mg/ml(1:10 000),即将现有 1ml:1mg 规格的肾上腺素注射液稀释 10 倍。3~5 分钟后效果不理想者可重复给药。

对于Ⅱ、Ⅲ级反应患者,静脉注射／肌内注射肾上腺素 2~3 次后,或 ICU 内／手术期间已建立静脉通路并得到监护后,可静脉滴注肾上腺素,补充葡萄糖氯化钠注射液 500~2 000ml;对于Ⅳ级反应患者,症状改善但未完全缓解时,可考虑静脉滴注肾上腺素。静脉滴注肾上腺素的剂量为 3~20μg/(kg·h);浓度为 0.1~0.004mg/ml(1:10 000~1:250 000),即将现有 1ml:1mg 规格的肾上腺素注射液稀释 10~250 倍。

2. H_1 受体拮抗剂　可作为严重过敏反应救治的二线用药,主要用于缓解皮肤黏膜症状,不作为抢救药物使用。

3. 短效 β_2 受体激动剂　可作为严重过敏反应救治的二线用药,有支气管痉挛、呼吸困难、喘鸣的患者可吸入短效 β_2 受体激动剂。

4. 糖皮质激素　可作为严重过敏反应救治的二线用药,宜短程大剂量口服或静脉注射。糖皮质激素可降低毛细血管通透性、改善心功能、缓解支气管痉挛;若患者出现持续的支气管痉挛,可考虑雾化吸入或静脉给予糖皮质激素。

病例分析 -1

思考题

1. 过敏性休克的防治原则是什么?

2. 抗休克治疗时如何合理使用血管活性药物?

第二节 川 崎 病

川崎病(Kawasaki disease,KD),又被称为皮肤黏膜淋巴结综合征(mucocutaneous lymphnode syndrome,MCLS),是一种病因不明的急性自限性发热性疾病,以急性发热、皮肤黏膜病损和淋巴结肿大为其主要临床表现,亚裔人群的发病率较高。本病四季均可发病,多见于婴幼儿。

【病因和发病机制】

（一）病因

该病是一种以全身性非特异性血管炎为主要病理改变的疾病,最容易累及中小动脉,尤其是冠状动脉。KD 的发病机制十分复杂,目前认为与传统抗原和/或超抗原的刺激导致的免疫细胞异常激活并致严重全身血管炎症反应有关。目前认为川崎病呈一定的流行性及地域性,其发病与感染、环境、机体免疫紊乱和个体遗传特质有关。

（二）发病机制

川崎病是一种全身性的血管炎症反应,主要侵犯中型动脉,特别是冠状动脉。现多认为该病是抗原刺激导致的免疫细胞异常激活,并产生严重全身血管炎症反应。T 细胞异常活化是川崎病免疫系统激活导致血管免疫损伤的始动环节和关键步骤,而 B 细胞介导的免疫应答在川崎病血管损伤中亦起非常重要的作用。

【临床表现与分期】

川崎病是一种以全身血管炎为主要病理改变的急性发热出疹性疾病,急性发热、皮肤黏膜病损和淋巴结肿大为其主要临床表现。

按病程通常分为 4 期:急性期,≤ 10 天;亚急性期,12~28 天;恢复早期,第 28~45 天;恢复晚期,数月至数年。

【治疗原则】

本病的治疗目的是控制全身血管炎症反应,防止冠状动脉瘤形成及血栓性阻塞。一旦明确诊断为川崎病,应在病程 10 天内采用丙种球蛋白和阿司匹林联合治疗,并根据病情给予对症及支持疗法。糖皮质激素、抗凝药物和溶栓药物的使用则要根据川崎病的病情及心血管并发症情况合理选用。要动态观察心脏和冠状动脉受损情况,对严重的心血管并发症(如巨大冠状动脉瘤、冠状动脉狭窄、冠状动脉血栓形成等)需介入治疗或外科手术。

【药物治疗】

（一）治疗药物分类

1. 人免疫球蛋白(immunoglobulin,IG) 急性期 KD 治疗的主要目的是降低全身非特异性炎症反应,进而防止血栓形成及冠状动脉损害,预防冠状动脉瘤的发生。可能机制如下:①大剂量的丙种球蛋白使 $CD8^+$ 细胞增多,被活化的 $CD4^+$ 细胞减少,从而减少 IgG 的合成;②抑制多克隆活化的分泌型 B 细胞产生抗内皮细胞抗体等自身抗体;③封闭单核巨噬细胞、淋巴细胞及其他免疫活性细胞壁上的 Fc 受体,从而抑制免疫细胞的过度活化,抑制白细胞介素 -1、肿瘤坏死因子的产生;④封闭血小板表面的 Fc 受体,阻止血小板黏附、聚集,预防血栓;⑤封闭血管内皮细胞上的 Fc 受体,减轻血管内皮损伤及其引起的血小板活化;⑥通过某种特异性抗体作用于一些目前尚不清楚的外源性抗原。

2. 阿司匹林(aspirin) 人免疫球蛋白联合口服阿司匹林是 KD 最经典的治疗方案,阿司匹林为 COX 抑制剂,具有解热、镇痛、抗炎、抗血小板聚集的作用。

3. 糖皮质激素 可抑制免疫反应,具有强大的抗炎作用,是目前临床治疗多种血管炎症的一线药物。多项研究显示,糖皮质激素退热快且不增加冠状动脉扩张发生率,但糖皮质激素可加重血液高凝状态,易致血栓形成。

4. 抗凝药物　肝素(heparin)与抗凝血酶Ⅲ(AT-Ⅲ)结合,使 AT-Ⅲ灭活Ⅸa、Ⅹa、Ⅺa 和Ⅻa 等凝血因子的速度提高近千倍,从而产生强大的抗凝作用,阻止血栓形成和扩大。使用肝素时可根据活化部分凝血活酶时间(APTT)调整用药剂量。口服抗凝血药可选用华法林,华法林能拮抗维生素 K 由环氧型向氢醌型转化,导致凝血因子Ⅱ、Ⅶ、Ⅸ、Ⅹ停留于无凝血活性的前体阶段,而产生抗凝作用。华法林的给药剂量可通过检测凝血酶原时间(PT)调整。

5. 溶栓药　链激酶(streptokinase)、尿激酶(urokinase)等可激活内源性纤维蛋白溶酶原转变为纤维蛋白溶酶,水解血栓中的纤维蛋白,达溶解血栓的作用。

(二) 治疗药物选用

1. 急性期治疗　2017 年美国心脏病学会提出,KD 一经诊断,10 天内应尽早给予单次大剂量静脉注射 IG(IVIG)2g/kg,研究显示选择 IVIG 治疗时机的不同,冠状动脉病变(coronary artery lesions,CAL)的发生也存在显著性差异,尽早使用 IVIG 是抑制全身炎症和预防 CAL 的有效方法。发病 10 天以后如伴有红细胞沉降率增快或 C 反应蛋白>30mg/L,并伴有不能用其他原因解释的发热,仍建议应用 IVIG。如已热退,且炎症指标无显著异常,冠状动脉正常者不推荐 IVIG。为了防止过敏的产生,在开始输液的最初 30~60 分钟内,速率不宜过快。若首次给予 IVIG 24~48 小时后发热仍然高于38.0℃或再度发热,属于 IVIG 无反应型 KD,其发生率约为 10%~20%,仍可用第二剂 IVIG,以提高血液中的药物水平,增强抗炎效果,使患者的临床表现和实验室指标得到明显的改善,但是修复冠状动脉损伤疗效欠佳。

在川崎病急性期,美国采用高剂量阿司匹林 80~100mg/(kg·d),而日本和西欧国家则采用中等剂量 30~50mg/(kg·d),热退 48~72 小时后改为低剂量 3~5mg/(kg·d),持续口服 6~8 周,发生 CAL 的患儿则需口服至冠状动脉正常为止。也有研究显示,与低剂量阿司匹林相比,中、高剂量阿司匹林在预防 CAL 方面并无优势。首剂 IVIG 效果不佳时,既可应用第二剂 IVIG,也可应用甲泼尼龙 30mg/(kg·d)冲击治疗 3 天,或泼尼松口服 2~3 周,逐渐减量停用。对于 IVIG 治疗反应不佳的 KD 患儿,建议在重复使用 IVIG 治疗的同时,以联合大剂量糖皮质激素冲击治疗效果更好。

2. 辅助治疗

(1)环孢素:国外推荐口服剂量为 2~7mg/(kg·d),国内推荐诱导缓解期剂量为 4~6mg/(kg·d),分 2 次口服,初期也可采用静脉给药,用药后监测的谷浓度需稳定在 100~150μg/L,缓解 3~6 个月后可减量为维持期剂量 2~3mg/(kg·d),用药期间应注意观察血压及尿量的变化,并定期监测肝肾功能和尿常规。

(2)抗栓治疗:恢复期用阿司匹林 3~5mg/(kg·d),1 次服用,至血沉、血小板恢复正常,如无冠状动脉异常,一般在发病后 6~8 周停药。对遗留冠状动脉瘤的慢性期患者,需长期服用抗凝药物并密切随访。有小的单发冠状动脉瘤患者,应长期服用阿司匹林 3~5mg/(kg·d),直到动脉瘤消退。对阿司匹林不耐受者,可用双嘧达莫 3~5mg/(kg·d),分 2~3 次服。患者有多发或较大的冠状动脉瘤,应长期口服阿司匹林及双嘧达莫。有大的冠状动脉瘤患者易形成血栓、发生冠状动脉狭窄或闭塞,可口服华法林抗凝,2.5~5mg/d,分 1~2 次口服,参考凝血酶原时间调整剂量。因华法林起效缓慢,治疗最初 3 天可能存在短暂的高凝状态,如需立即产生抗凝作用,可在开始时皮下或静脉注射肝素或低分子量肝素,每次 50~100U/(kg·d),每天 1 次,待华法林充分发挥抗凝效果后再停用肝素。

(3)溶栓治疗:对有心肌梗死及血栓形成的患者应及时进行溶栓治疗,采用静脉或导管经皮穿刺冠状动脉内给药,促使冠状动脉再通、心肌再灌注。儿科最常用的溶栓药物是纤溶酶原激活因子(tissue plasminogen activator,tPA),0.5mg/(kg·h),共 6 小时。也可静脉溶栓 1 小时内输入尿激酶 20 000U/kg,继之以每小时 3 000~4 000U/kg 输入;用链激酶,静脉溶栓 1 小时内输入链激酶 10 000U/kg,半小时后可再用 1 次。冠状动脉给药 1 小时内输入尿激酶 1 000U/kg。以上药物快速溶解纤维蛋白,效果较好,无不良反应。

（4）对症治疗：根据病情给予对症与支持疗法，如补充液体、保护肝脏、控制心力衰竭、纠正心律失常等。

思考题

1. 何谓川崎病？其治疗目标是什么？
2. 目前临床上可以有效治疗川崎病的药物有哪些？

第三节　过敏性紫癜

过敏性紫癜（anaphylactoid purpura）是一种较常见的毛细血管变态反应性出血性疾病，是以坏死性小血管炎为基本病变的免疫性疾病，又称亨 - 舒综合征（Henoch-Schonlein purpura，HSP）。2012 年 Chapel Hill 国际共识会议将过敏性紫癜更名为"IgA 血管炎"（IgA vasculitis，IgAV）。由于机体对某些致敏物质产生变态反应，从而导致毛细血管壁的脆性及通透性增加，血液外渗于皮肤、黏膜之下，临床表现为非血小板减少性可触性皮肤紫癜，可累及皮肤、胃肠道、肾脏、关节，甚至心、脑等多个器官，出现关节肿痛、腹痛、便血、血尿和蛋白尿等，可同时伴发血管性水肿、荨麻疹等其他过敏表现。本病好发于 4~7 岁的学龄前儿童，秋冬季相对高发，男性多于女性，年发病率为 0.003%~0.026%，病程常有自限性，但易复发，累及多系统，部分患者出现严重的肾功能不全，甚至终末期肾病等。

【病因和发病机制】

（一）病因

本病的病因尚未明确，致病因素甚多，感染、食物、药物以及遗传因素等与本病的发生有关。

（二）发病机制

本病的发病机制尚不清楚，可能与免疫异常有关，包括体液免疫异常和细胞免疫异常。自身免疫反应形成的免疫复合物沉积在小血管，发生广泛的毛细血管炎，甚至坏死性小动脉炎，造成血管壁通透性和脆性增加，导致皮下组织、黏膜以及内脏器官出血及水肿。

【临床表现和分型】

（一）症状和体征

本病多急性起病，大多数患者起病前的 1~3 周有上呼吸道感染史，并伴全身不适、疲倦乏力、发热和食欲缺乏等，随之出现皮肤紫癜，伴有关节痛、腹痛、血尿或黑便等典型的临床表现。少数病例以腹痛、关节炎或肾脏症状首先出现。

（二）临床分型

通常根据病变累及部位以及主要临床表现，分为单纯型紫癜、关节型紫癜、腹型紫癜、肾型紫癜、混合型紫癜。

【治疗原则】

（一）一般治疗原则

应停止接触任何可能引起过敏的物质，停用可能引起过敏的食物或药物，去除病灶，控制感染，驱除寄生虫。急性期卧床休息，有利于皮肤紫癜的消退和减少其复发。有感染时，予以有效的抗感染治疗。胃肠道症状较轻时，应调控饮食，进食流质少渣食物，如出现剧烈呕吐或腹痛、消化道出血等严重消化道症状时，应禁食，予以肠外营养支持。注意电解质平衡及维生素的补充。

（二）药物治疗原则

实施积极有效的抗变态反应治疗。组胺 H_1 受体拮抗剂对多数变态反应的常见症状有效。也可使用止血药,以减少皮下组织、黏膜、组织器官出血。糖皮质激素对本病的治疗效果较好,对单纯型、关节型紫癜均适应,但不能阻止肾脏病变的发生。若糖皮质激素治疗效果不佳,或者伴发顽固的慢性肾炎者可加用免疫抑制剂。

【药物治疗】

(一) 治疗药物分类

1. 抗组胺药　主要包括 H_1 受体拮抗剂,如氯苯那敏、异丙嗪、西替利嗪、氯雷他定、地氯雷他定等。由于第一代抗组胺药(氯苯那敏、异丙嗪等)有抗胆碱能效应及镇静作用,因此目前优先选择第二代非镇静抗组胺药。而阿司咪唑、特非那定等药物由于潜在的致心律失常副作用,目前临床不推荐常规使用。

2. 糖皮质激素　糖皮质激素具有抗炎、抗过敏和改善毛细血管通透性的作用,可减轻炎性渗出和水肿,减少组胺、5-羟色胺、缓激肽及慢反应性过敏物质的释放,可迅速减轻关节疼痛和胃肠道等症状。糖皮质激素对缓解过敏性紫癜的症状效果明显,是目前治疗该病最主要的药物,特别适用于皮疹严重或伴有发热的患者。但不能阻止肾脏病变的发生,对肾型紫癜需加用免疫抑制剂。常用制剂有泼尼松龙(prednisolone)、甲泼尼龙(methylprednisolone,MP)、地塞米松及氢化可的松等。

3. 免疫抑制剂　免疫抑制剂一般在单用糖皮质激素疗效不佳、重症 HSP,以及紫癜性肾炎(HSPN)时联合激素使用,可以显著减少蛋白尿、升高血浆白蛋白水平,改善患者临床症状,有助于肾组织病理学损害的改善,对预后产生积极影响。目前临床常用的免疫抑制剂包括环磷酰胺(CTX)、硫唑嘌呤(Aza)、环孢素、吗替麦考酚酯(MMF)、来氟米特(LEF)等。此外,利妥昔单抗等生物制剂对 HSP 治疗也有效,尤其是用于治疗严重和难治性 HSPN。

4. 抗凝药物　肝素通过 AT-Ⅲ 灭活Ⅸa、Ⅹa、Ⅺa 和Ⅻa 等凝血因子,产生强大的抗凝作用,阻止血栓的形成和扩大。华法林通过拮抗维生素 K 的作用,抑制凝血因子Ⅱ、Ⅶ、Ⅸ、Ⅹ等的生成,产生抗凝作用。

5. 止血药　降低血管壁脆性和通透性的止血药物主要有酚磺乙胺(etamsylate)、卡络柳钠(carbazochrome salicylate)、芦丁(rutin)及维生素 C 等。这些药物具有增加机体毛细血管对损伤的抵抗力、降低毛细血管透性等作用,从而维持和恢复毛细血管的正常功能。抑制胃酸分泌药物奥美拉唑(omeprazole,OME)和西咪替丁(cimetidine)等可减少胃酸分泌,减轻消化道黏膜的损伤,减少消化道出血。

6. 止痛药　阿司匹林等非甾体抗炎药(non-steroid anti-inflammatory drug,NSAID)抑制 COX,产生解热镇痛抗炎作用,用于缓解发热、关节疼痛。山莨菪碱(anisodamine)和阿托品(atropine)等 M 受体拮抗剂阻断 M 胆碱受体,松弛痉挛的胃肠道平滑肌,缓解腹痛。

7. 其他　孟鲁司特为白三烯受体拮抗剂,能特异性抑制白三烯受体,改善血管通透性,减少中性粒细胞和嗜酸性粒细胞聚集,减轻小血管炎,减轻 HSP 的病理过程。雷公藤有较强的抗炎和免疫抑制作用,能降低肾小球毛细血管壁的通透性,有较强的改善蛋白尿和血尿作用,减轻肾组织损伤。

(二) 治疗药物选用

1. 单纯型 HSP　对于仅有皮肤症状的 HSP 患者,常用抗组胺药、维生素 C、维生素 E、钙剂等进行对症治疗即可。口服组胺 H_1 受体拮抗剂,可任选下列 1 种药物:氯苯那敏每次 4mg,2~3 次 /d;异丙嗪每次 25mg,1 次 /d;阿司咪唑每次 3mg,1 次 d;西替利嗪每次 10mg,1 次 /d;特非那定每次 60mg,2 次 /d。维生素 C 和钙剂可以降低毛细血管通透性和脆性,提高毛细血管的抵抗力,也可使用。维生素 E 则减少 HSP 患者体内自由基的产生,稳定细胞膜,从而减轻炎症,减少紫癜的发生。若上述治疗效果不佳,还可使用 M 受体拮抗剂,如山莨菪碱或阿托品,通过减少生物活性物质的释放,降低抗原抗体复合物的形成而发挥作用。

2. 腹型 HSP　在急性期,除了需要卧床休息外,对于症状严重的患者还需要禁食,并给予肠外营养支持。伴有呕吐、腹泻时,还需要注意补充血容量及保持水、电解质平衡,若有感染还需给予抗感染治疗。此外,还需要进行抗过敏、解痉、抑酸等治疗。腹痛明显者可注射山莨菪碱 5~10mg 或阿托品 0.5mg,消化道出血者可予以奥美拉唑、西咪替丁等治疗。可以给予微生态制剂调整胃肠道菌群失调,抑制致病菌生长,从而改善微生态环境,保护胃肠道。也可以使用肝素、双嘧达莫等抗凝药物来改善高凝状态。病情严重者,可以给予糖皮质激素、免疫抑制剂、免疫球蛋白以及血液净化等方法进行治疗。常用泼尼松口服,每次 10mg,3 次 /d。重症者可静脉滴注氢化可的松 100~200mg 或地塞米松 10~20mg,1 次 /d。病情好转后改泼尼松口服,逐渐减量停药。如持续用药 2~3 周症状仍不见缓解,也可以用甲泼尼龙(MP)冲击治疗重症患者。免疫球蛋白可调节免疫,降低血管通透性,减轻平滑肌痉挛,清除潜在感染,使用剂量为 400mg/(kg·d),持续冲击 3~5 天。

3. **关节型 HSP**　当累及关节,引起关节肿胀或疼痛时,可给予 NSAID 进行对症治疗,可口服阿司匹林,每次 0.3~0.6g,3 次 /d,注意勿用于合并胃肠道出血的患者。若疗效不佳,还可口服糖皮质激素,如泼尼松或甲泼尼龙,能显著改善患者关节肿胀和疼痛程度,缩短疼痛持续时间。不建议 NSAID 和糖皮质激素联合使用,可以大大增加消化道出血的风险。

4. **肾型 HSP**　过敏性紫癜性肾炎(HSPN)是常见的继发性肾脏疾病,根据不同临床表现和肾脏病理类型,应采取个体化的治疗策略。高凝是 HSPN 患者的风险之一,尤其是肾病综合征,常用药物有双嘧达莫 25~50mg,3 次 /d,低分子量肝素以小剂量 50μg/(kg·d),APTT 维持至正常值的 1.5~2.0 倍,后改华法林 5~10mg/d,以 3~5mg/d 维持,使凝血酶原时间维持在正常值的 1~2 倍。对于持续性尿蛋白 >0.5~1.0g/(d·1.73m^2)的患者,无论是否合并高血压,均建议常规使用 ACEI 或 ARB 来降尿蛋白,同时也起到一定的肾脏保护作用。而对于持续蛋白尿 >1g/(d·1.73m^2)、已应用 ACEI 或 ARB 治疗、GFR >50ml/(min·1.73m^2)的患者,给予糖皮质激素治疗 6 个月。而对于肾脏病理分级为Ⅲb 级、Ⅳ级或肾性蛋白尿、肾病综合征、急性肾炎综合征的患者,临床上更倾向于激素联合免疫抑制剂的治疗方案。常用糖皮质激素联合 CTX 冲击治疗,口服环磷酰胺,每次 50mg,2 次 /d。亦可静脉注射环磷酰胺,每次 200~400mg,2 次 /w,疗程为 2~3 个月。也可小剂量糖皮质激素联合环孢素,后者谷浓度维持在 100~200μg/L,糖皮质激素联合 MMF,以及糖皮质激素联合 Aza。此外,血浆置换等能够有效地清除免疫复合物、细胞因子等炎症递质,迅速缓解症状,减少蛋白尿、减轻肾损伤。

病例分析 -2

5. **其他治疗**　发生肠套叠、肠梗阻、大出血者应考虑实施手术治疗。

思考题

1. 过敏性紫癜的发病机制与治疗原则是什么?
2. 请查阅有关文献,讨论过敏性紫癜治疗的循证医学证据进展。

第四节　过敏性皮炎

过敏性皮炎(allergic dermatitis)是指各种外源性过敏原通过皮肤或黏膜接触、吸入、注射或食入等途径进入机体后,导致的异常免疫反应,常表现为皮肤丘疹、红斑并伴有瘙痒,有水疱和渗出。常见有接触性皮炎、湿疹、药疹、荨麻疹和特应性皮炎等。

一、接触性皮炎

接触性皮炎(contact dermatitis)是指皮肤或黏膜单次或多次接触外源性物质后,在接触部位甚至其他部位发生的炎症性反应,表现为红斑、肿胀、丘疹、水疱甚至大疱。

【病因和发病机制】

（一）病因

可以引起接触性皮炎的外界物质很多，主要有动物性（皮革、毛屑、羽毛等）、植物性（漆树、银杏、无花果、芒果、菠萝等）和化学性物质（化妆品、肥皂、镍、铬等）。有些物质在低浓度时可以为致敏物，在高浓度时则为刺激物或毒性物质。

（二）发病机制

1. 刺激性接触性皮炎（irritant contact dermatitis）　接触物本身具有强烈的刺激性（如强酸、强碱等化学物质）或毒性，任何人接触后均可发生皮炎。某些物质的刺激性较小，但在一定浓度下接触一定时间也可致病。

2. 变态反应性接触性皮炎（allergic contact dermatitis）　因接触过敏原而引起的，属于Ⅳ型迟发性变态反应。致敏物本身无刺激或毒性，一般机体初次接触过敏原后并不引起过敏症状，而是当再次接触相同的过敏原后，通常在经过 12~48 小时后在接触部位及其附近发生皮炎。

【临床表现】

接触性皮炎的临床表现一般无特异性，根据病程长短可分为急性、亚急性和慢性接触性皮炎。

急性接触性皮炎的皮损多局限于接触部位，少数可蔓延或累及周边部位。典型皮损为边界清楚的红斑，轻者仅为接触部位的淡红色至鲜红色红斑，可有水肿，其上或有丘疹和小水疱。严重者红斑肿胀明显，并在此基础上发生丘疹、水疱、大疱，水疱破溃后形成糜烂、渗液和结痂。

亚急性和慢性接触性皮炎常见于接触物刺激性较弱或浓度较低时，持续性接触，皮损开始可呈亚急性，多表现为红斑、丘疹，边界不清楚。长期反复接触可导致局部皮损慢性化，表现为皮损轻度增生、苔藓样变或湿疹样变。

【治疗原则】

本病与接触变应原或刺激物密切相关，首要治疗措施是祛除病因，远离变应原，积极对症处理，避免再次接触变应原，以免复发。忌食辛辣、油炸食物与饮酒，特别是发病期。平时饮食清淡，忌食海鲜等易引起变态反应的食物，多食新鲜蔬菜或水果。组胺 H_1 受体拮抗剂与糖皮质激素等药物进行对症、止痒、抗过敏治疗等。

【药物治疗】

（一）治疗药物分类

根据使用方法的不同，治疗接触性皮炎等过敏性皮炎的药物大体上可以分为系统治疗用药和局部外用药两大类。

（二）治疗药物选用

1. 外用药局部治疗　接触性皮炎的局部治疗十分重要，根据皮损炎症情况选择适当的外用药物及剂型。

（1）急性阶段：急性炎症显著，明显红肿、丘疹、水疱但无糜烂渗出者先用炉甘石洗剂（calamine lotion）或 5% 薄荷脑粉剂。渗液较少时可使用含有松馏油、糠馏油（pityrol）、氧化锌（zinc oxide）的油膏外涂。如有大量渗液则用 3% 硼酸（boric acid）溶液冷湿敷，每次 15~30 分钟，每天数次。有感染征象或脓性分泌物者，用 0.02% 呋喃西林溶液或 0.5% 依沙吖啶（ethacridine）溶液湿敷。湿敷时间不宜过长，通常 2~3 天，待渗液停止、肿胀消退后可停止湿敷，改用霜剂或油膏外涂。局部外用药炉甘石洗剂、硼酸溶液、高锰酸钾溶液、氧化锌油、糖皮质激素软膏有局部抗炎、消肿、止痒、止痛的作用。糠馏油、煤焦油有促使角质新生及止痒、消炎、收敛等作用。

（2）亚急性阶段：有少量渗出时外用糖皮质激素糊剂或氧化锌油，无渗出时用糖皮质激素霜剂如 0.05%~0.1% 地塞米松乳膏、0.1% 复方曲安奈德乳膏等，2~3 次 /d 外用；有感染时可加外用抗菌药物如新霉素、红霉素、杆菌肽，或其他杀菌剂如莫匹罗星软膏、汞剂等。

(3)慢性阶段:一般选用有抗炎作用的糖皮质激素霜剂或软膏,2~3 次 /d;也可加用氧化锌类如 10% 氧化锌软膏等。

2. 系统药物治疗　视病情轻重内服组胺 H₁ 受体拮抗剂或糖皮质激素止痒、消炎、抗过敏,并发感染时用抗菌药物治疗。口服组胺 H₁ 受体拮抗剂,一般选择其中 1 种口服。如赛庚啶每次 4mg, 3 次 /d;氯苯那敏每次 4~8mg,2 次 /d;特非那定每次 60mg,2 次 /d;西替利嗪每次 10mg,1 次 /d 或者每次 5mg,2 次 /d;氯雷他定每次 10mg,1 次 /d。也可肌内注射异丙嗪,每次 25~50mg。

非特异性抗过敏治疗,可静脉滴注大剂量维生素 C 1~3g,1 次 /d;也可缓慢静脉推注 10% 葡萄糖酸钙 10ml,1 次 /d。

面积广泛、糜烂和渗液严重者可首选糖皮质激素,如口服泼尼松,每次 20mg,2 次 /d;重症者也可先静脉滴注氢化可的松 100~200mg 或地塞米松 10~20mg,1 次 /d,待病情好转后改泼尼松口服。如果合并局部感染,如淋巴管炎、软组织炎时,可使用抗菌药物,轻症患者给予罗红霉素、头孢氨苄或磺胺类药物口服,重症患者静脉给予青霉素、头孢菌素类或喹诺酮类抗菌药物。

二、湿疹

湿疹(eczema)是一种慢性、炎症性、有明显渗出倾向的皮肤病,伴有明显瘙痒,易复发,严重影响患者的生活质量。皮疹呈多形性,对称分布,慢性病程,常合并过敏性鼻炎、哮喘等过敏性疾病,家族中也经常有类似过敏性疾病的患者,大部分患者血清免疫球蛋白 E(IgE)升高。我国一般人群患病率约为 3%~5%,儿童可达 10%~20%。

【病因和发病机制】

湿疹的病因目前尚不明确。机体内因包括免疫功能异常(如免疫失衡,免疫缺陷等)和系统性疾病(如内分泌疾病、慢性感染等)以及遗传性或获得性皮肤屏障功能障碍。外因包括环境或食物中的过敏原、刺激原、微生物、环境温度或湿度变化、日晒等,均可以诱发或加重湿疹。社会心理因素如紧张焦虑也可诱发或加重本病。本病的发病机制尚不明确。目前多认为是在机体内部因素如免疫功能异常、皮肤屏障功能障碍等基础上,由多种内外因素综合作用的结果。

【临床表现】

湿疹临床表现可以分为急性、亚急性及慢性三期。

1. 急性期　表现为红斑、水肿基础上粟粒大丘疹、丘疱疹、水疱、糜烂及渗出,病变中心往往较重,逐渐向周围蔓延。外围有散在丘疹、丘疱疹。

2. 亚急性期　急性湿疹炎症减轻后,皮损以小丘疹、结痂和鳞屑为主,仅见少量丘疱疹及糜烂,仍有剧烈瘙痒。再次暴露于致敏原、新的刺激或处理不当可导致急性发作。如经久不愈,则可发展为慢性湿疹。

3. 慢性湿疹　常因急性、亚急性湿疹反复发作不愈而转为慢性湿疹,也可开始即为慢性湿疹。好发于小腿、手、足、肘窝、腘窝、外阴、肛门等处,表现为患处皮肤增厚、浸润,棕红色或色素沉着,表面粗糙,覆以鳞屑,或因抓破而结痂,自觉瘙痒剧烈。

【治疗原则】

寻找可能诱因,如工作环境、生活习惯、饮食、嗜好、精神情绪等,以及有无慢性病灶和内脏器官疾病。注意避免各种可疑的致敏因素,发病期间应忌食辛辣食物及饮酒,避免过度洗烫。使用组胺 H₁ 受体拮抗剂等进行止痒、抗过敏治疗,影响睡眠时加服镇静药,合并感染者使用有效的抗菌药物治疗。

【药物治疗】

1. 局部治疗　是湿疹治疗的主要手段,应根据皮损分期选择药物剂型。

急性期尚未出现水疱、糜烂、渗出时,建议使用炉甘石洗剂、外用糖皮质激素;有大量渗出时应选择冷湿敷,如 3% 硼酸溶液、0.1% 盐酸小檗碱溶液、0.1% 依沙吖啶溶液等;有糜烂但渗出不多时可用氧化锌油剂。亚急性期皮损建议外用氧化锌糊剂、糖皮质激素乳膏。慢性期皮损建议外用糖皮质激素,并联合保湿剂及角质松解剂,如 20%~40% 尿素软膏、5%~10% 水杨酸软膏等。

外用糖皮质激素应该根据皮损的性质选择合适强度的糖皮质激素:轻度湿疹建议选弱效糖皮质激素,如氢化可的松;中度湿疹建议选择中效糖皮质激素,如曲安奈德、糠酸莫米松等;重度肥厚性皮损建议选择强效糖皮质激素,如哈西奈德、卤米松乳膏。儿童患者、面部及皮肤皱褶部位皮损一般用弱效或中效糖皮质激素。强效糖皮质激素连续应用一般不超过 2 周,以减少急性耐受及不良反应。

钙调磷酸酶抑制剂如他克莫司软膏、吡美莫司乳膏对湿疹有治疗作用,且无糖皮质激素的副作用,尤其适合头面部及间擦部位湿疹的治疗。

细菌定植和感染往往可诱发或加重湿疹,因此抗菌药物也是外用治疗的重要方面。有细菌感染证据时可选用各种抗菌药物的外用制剂,也可选用糖皮质激素和抗菌药物的复方制剂。其他外用药如焦油类、止痒剂、非甾体抗炎药外用制剂等,可以根据情况选择应用。

2. **系统治疗**　建议早用抗组胺药,且规律用药。湿疹通常病程较长,需长期用药,首选第二代非镇静性抗组胺药,如西替利嗪、左西替利嗪、氯雷他定、地氯雷他定、非索非那定、依巴斯汀、依匹斯汀、咪唑斯汀、苯磺贝他斯汀、奥洛他定等。第二代抗组胺药加量 2~4 倍可以提高疗效。已经报告可以加到 4 倍剂量治疗慢性荨麻疹安全有效的药物包括西替利嗪、地氯雷他定、左西替利嗪、非索非那定、比拉斯汀、依巴斯汀及卢帕他定,其他药物尚缺乏研究,应慎重加量。对于伴有广泛感染者建议系统应用抗菌药物治疗 7~10 天。一般不主张常规使用糖皮质激素,但可用于病因明确、短期可以祛除病因的患者,如接触因素、药物因素引起者或自身敏感性皮炎等;对于严重水肿、泛发性皮疹、红皮病等为迅速控制症状也可以短期应用,但必须慎重,以免发生全身不良反应及病情反跳。

病例分析 -3

应当慎用免疫抑制剂,要严格掌握适应证。仅限于其他疗法无效、有糖皮质激素应用禁忌证的重症患者,或短期系统应用糖皮质激素病情得到明显缓解后、需减用或停用糖皮质激素时使用。

生物制剂如度普利尤单抗是 IL-4/13 受体 α 链的全人源单克隆抗体,可阻断 IL-4 和 IL-13 的生物学作用,对中重度湿疹有良好的效果。

三、荨麻疹

荨麻疹(hives)是由于皮肤、黏膜小血管扩张及渗透性增加而产生的一种局限性水肿反应,临床特征性表现为大小不等的风团伴瘙痒,约 20% 患者伴有血管性水肿。根据病程,可分为急性荨麻疹和慢性荨麻疹。其中风团每天发作或间歇发作,持续时间>6 周,称为慢性荨麻疹。

【病因和发病机制】

(一)病因

通常急性荨麻疹常可找到原因,而慢性荨麻疹的病因多难以明确。外源性病因多为一过性,如鱼虾类、蛋类、青霉素、血清制品、人工关节、心脏瓣膜、花粉、尘螨、压力、摩擦等。内源性病因多为持续性,包括慢性隐匿性感染(细菌、病毒、寄生虫、真菌等),心理因素(情绪紧张、兴奋、抑郁等),针对 IgE 的自身免疫反应以及慢性疾病如风湿热、系统性红斑狼疮、甲状腺疾病、炎症性肠病等。遗传因素如家族性寒冷性荨麻疹、遗传性血管性水肿等。

(二)发病机制

肥大细胞是荨麻疹发病中关键的效应细胞,通过免疫和非免疫机制被诱导活化。肥大细胞脱颗粒后,导致组胺、多种炎症因子如 TNF-α 和 IL-2、IL-3、IL-5、IL-13 以及白三烯 C4、D4 和 E4 等的产生,影响荨麻疹发生、发展、预后和治疗反应。嗜碱性粒细胞、嗜酸性粒细胞、B 细胞和 T 细胞的参与使荨麻疹的炎症反应更加复杂。凝血系统的异常激活,也参与了荨麻疹的发病。

【临床表现和分型】

荨麻疹临床表现为风团和 / 或血管性水肿,发作形式多样,风团的大小和形态不一,多伴有瘙痒。病情严重的急性荨麻疹还可伴有发热、恶心、呕吐、腹痛、腹泻、胸闷及喉梗阻等全身症状。按照发病模式,结合临床表现,可将荨麻疹分为自发性和诱导性两大类,见表 22-1。

表 22-1　荨麻疹分型及定义

类型	定义
自发性	
急性自发性荨麻疹	自发性风团和 / 或血管性水肿发作≤6 周
慢性自发性荨麻疹	自发性风团和 / 或血管性水肿发作>6 周
诱导性	
物理性	
人工荨麻疹(皮肤划痕症)	机械性切力后 1~5 分钟内局部形成条状风团
冷接触性荨麻疹	遇到冷的物体(包括风、液体、空气等),在接触部位形成风团
延迟压力性荨麻疹	垂直受压后 30 分钟至 24 小时局部形成红斑样深在性水肿,可持续数天
热接触性荨麻疹	皮肤局部受热后形成风团
日光性荨麻疹	暴露于紫外线或可见光后发生风团
振动性血管性水肿	皮肤被振动刺激后数分钟内出现局部红斑和水肿
胆碱能性荨麻疹	皮肤受产热刺激如运动、摄入辛辣食物或情绪激动时发生直径 2~3mm 的风团,周边有红晕
非物理性	
水源性荨麻疹	接触水后发生风团
接触性荨麻疹	皮肤接触一定物质后发生瘙痒、红斑或风团

【治疗原则】

荨麻疹治疗的根本是去除病因,如无法去除,则应尽量避免各种促发和加重因素,特别是物理性荨麻疹,同时应避免可加重皮肤毛细血管扩张的各种因素。

【药物治疗】

1. 急性荨麻疹的治疗　首选第二代非镇静抗组胺药,如西替利嗪、左西替利嗪、氯雷他定、地氯雷他定、非索非那定、依巴斯汀、依匹斯汀、咪唑斯汀、苯磺贝他斯汀、奥洛他定等。在明确并祛除病因以及口服抗组胺药不能有效控制症状时,可选择糖皮质激素,如泼尼松 30~40mg/d,口服 4~5 天后停药,或相当剂量的地塞米松静脉或肌内注射,特别适用于重症或伴有喉头水肿的荨麻疹患者;1∶1 000肾上腺素注射液 0.2~0.4ml 肌内注射,可用于急性荨麻疹伴休克或严重的荨麻疹伴血管性水肿患者。儿童患者应用糖皮质激素时可根据体重酌情减量。

2. 慢性荨麻疹的治疗　一线治疗:首选第二代非镇静抗组胺药,治疗有效后逐渐减少剂量,以达到有效控制风团发作为标准,以最小的剂量维持治疗。慢性荨麻疹疗程一般不少于 1 个月,必要时可延长至 3~6 个月或更长时间。第一代抗组胺药治疗荨麻疹的疗效确切,但中枢镇静、抗胆碱能作用等不良反应限制其临床应用,因此不作为一线选择。

二线治疗:第二代抗组胺药常规剂量使用 1~2 周后不能有效控制症状时,考虑到不同个体或荨麻疹类型对治疗反应的差异,可更换抗组胺药品种,或联合其他第二代抗组胺药以提高抗炎作用,或联合第一代抗组胺药睡前服用以延长患者睡眠时间,或在获得患者知情同意情况下将原抗组胺药剂量增加 2~4 倍。

三线治疗:上述治疗无效的患者,可考虑选择以下治疗。雷公藤多苷片每日 1~1.5mg/kg,分 3 次口服,使用时需注意对造血系统的抑制、肝脏的损伤及生殖毒性等不良反应。环孢素每日 3~5mg/kg,分 2~3 次口服,因其不良反应发生率高,只用于严重的、对任何剂量抗组胺药均无效的患者。生物制剂如奥马珠单抗(omalizumab),为人源化抗人 IgE 单抗,对多数难治性慢性荨麻疹有较好疗效,推荐按 150~300mg 剂量皮下注射,每 4 周注射 1 次,但需注意其罕见的过敏反应。糖皮质激素,适用于上述治疗效果不佳的患者,一般建议予泼尼松 0.3~0.5mg/(kg·d)(或相当剂量的其他糖皮质激素)口服,好转后逐渐减量,通常疗程不超过 2 周,不主张常规使用。国外有研究显示,部分难治性慢性荨麻疹采用口服补骨脂素照长波紫外线(PUVA)或中波紫外线疗法均有一定治疗作用,并以 PUVA 疗效更佳。

3. **诱导性荨麻疹的治疗**　基本同自发性荨麻疹,首选第二代非镇静抗组胺药,效果不佳时酌情加倍剂量。但部分诱导性荨麻疹对常规抗组胺药反应较差,治疗无效的情况下,要选择一些特殊治疗方法,如联合酮替芬、赛庚啶、多塞平等药物。延迟压力性荨麻疹通常抗组胺药无效,可选择联合孟鲁司特(10mg/d 口服),糖皮质激素(泼尼松 30~40mg/d),氨苯砜(50mg/d)以及柳氮磺吡啶(2~3g/d)。奥马珠单抗已经成功用于治疗寒冷性荨麻疹、延迟压力性荨麻疹、热接触性荨麻疹、日光性荨麻疹及人工荨麻疹等。

四、特应性皮炎

特应性皮炎(atopic dermatitis,AD)是一种慢性、复发性、炎症性皮肤病,常伴有:①哮喘、过敏性鼻炎、湿疹的家族性倾向;②对异种蛋白过敏;③血清中 IgE 高;④血液嗜酸性粒细胞增多。临床上以皮肤干燥、剧烈瘙痒和湿疹样皮疹为特点,通常初发于婴儿期,1 岁前发病者约占全部患者的 50%。常反复发作,夜间瘙痒严重,可影响睡眠,严重者影响日常生活、工作和学习。最新研究显示,我国 12 个城市 1~7 岁儿童 AD 患病率达到 12.94%,1~12 月龄婴儿 AD 患病率达 30.48%。

【病因和发病机制】

该病是遗传和环境之间的相互作用、皮肤屏障功能障碍、微生物失衡、免疫失调等因素引发的皮肤炎症。炎症被认为是由表皮屏障的破坏和激活表皮树突状细胞和淋巴细胞,这些细胞吸引并与 Th2 细胞相互作用,被激活的 T 细胞向皮肤释放细胞因子,主要是 IL-4、IL-13 和 IL-31,它们可激活下游 Janus 激酶(Janus kinase,JAK)通路引发炎症。细胞因子还可通过激活 B 细胞和浆细胞促进炎症、瘙痒和抗原特异性 IgE 的产生。

【临床表现】

婴儿期:皮损多分布于两颊、额部和头皮,皮疹以急性湿疹表现为主,后逐渐蔓延至四肢伸侧。

儿童期:多由婴儿期演变而来,也可不经过婴儿期而发生,多发生于面颈、肘窝、腘窝和小腿伸侧,以亚急性和慢性皮损为主要表现,皮疹往往干燥肥厚,有明显苔藓样变。

青少年与成人期:皮损与儿童期类似,也以亚急性和慢性皮炎为主,主要发生在肘窝、腘窝、颈前等部位,也可发生于躯干、四肢、面部、手部,大部分呈干燥、肥厚性皮炎损害,部分患者也可表现为痒疹样。

老年期是近几年来逐渐被重视的一个特殊类型,男性多于女性,皮疹通常严重而泛发,甚至出现红皮病。

【治疗原则】

治疗目的是缓解或消除临床症状,消除诱发或加重因素,减少和预防复发,减少或减轻并发症。正规和良好的治疗及疾病管理可使 AD 症状完全消退或显著改善。

【药物治疗】

1. **外用药物治疗**　外用糖皮质激素(topical corticosteroids,TCS)是 AD 的一线疗法。临床上可以根据患者的年龄、皮损性质、部位及病情程度选择不同剂型和强度的糖皮质激素制剂,以快速有效控制炎症,减轻症状。TCS 强度一般可分为四级,见表 22-2。

表 22-2　常见外用糖皮质激素制剂

强度	常见制剂
超强效	0.1% 氟轻松乳膏、0.05% 氯倍他索乳膏
强效	0.05% 卤米松乳膏、0.05% 二丙酸倍他米松乳膏、0.1% 戊酸倍他米松乳膏、0.25% 去羟米松软膏
中效	0.05% 丙酸氟替卡松乳膏、0.1% 糠酸莫米松乳膏、0.1% 丁酸氢化可的松乳膏、0.1% 曲安奈德乳膏
弱效	氢化可的松乳膏、0.05% 布地奈德乳膏、0.05% 地塞米松乳膏

初始治疗时,应选用足够强度的制剂,以求在短期内迅速控制炎症,然后逐渐过渡到中弱效 TCS 或钙调磷酸酶抑制剂(TCI)。面颈部及皱褶部位推荐短期使用中弱效 TCS。中重度或易复发 AD 患者当皮损控制后,应过渡到长期主动维持治疗,即在易复发的原有皮损区每周 2 次外用 TCS 或 TCI,并配合全身外用保湿润肤剂,能有效减少复发,减少外用糖皮质激素用量。

外用 TCI 是治疗 AD 的另一种重要抗炎药物,推荐用于面颈部、褶皱部位、乳房、肛门外生殖器部位控制炎症与瘙痒症状,或用于主动维持治疗减少复发。1% 吡美莫司乳膏多用于轻中度 AD,0.03%(儿童用)与 0.1%(成人用)他克莫司软膏用于中重度 AD。TCI 长期使用不会引起皮肤屏障破坏、皮肤萎缩等不良反应。不良反应主要为局部烧灼和刺激感,大部分患者可随用药时间延长而逐步消失,部分患者(特别是急性期时)不能耐受药物刺激反应,建议先用 TCS 控制急性症状后,转换为 TCI 维持治疗。

2. 系统治疗　口服抗组胺药物,用于 AD 瘙痒的辅助治疗,特别是对于伴有荨麻疹、过敏性鼻炎等过敏并发症的患者,推荐使用第二代非镇静抗组胺药治疗,如氯雷他定、地氯雷他定、西替利嗪、左西替利嗪、依巴斯汀、咪唑斯汀、非索菲那定等,必要时可以加倍剂量治疗。对于瘙痒明显或伴有睡眠障碍患者可尝试选用第一代抗组胺药,如氯苯那敏、苯海拉明、赛庚啶等,但是考虑到第一代抗组胺药对睡眠质量(快速动眼期延迟并减少)及学习认知能力的影响,因此不推荐长期使用第一代抗组胺药,特别是儿童。

免疫抑制剂常适用于重度 AD 且常规方案疗效不佳的患者,且疗程不少于 6 个月。目前有循证医学证据支持的有环孢素、甲氨蝶呤、硫唑嘌呤等。其中,环孢素应用最多,起始剂量 3~5mg/(kg·d),2 次/d,控制病情后渐减量至最小剂量维持 0.5~1mg/(kg·d),用药期间需监测环孢素血药浓度、血压和肾功能。甲氨蝶呤 10~15mg/w,可顿服,也可分 2 次服用。硫唑嘌呤每日 50~100mg,可先从小剂量开始,用药前需进行巯基嘌呤甲基转移酶(TPMT)基因分型检测,期间严密监测血象,若有血红蛋白和白细胞减少,应立即停药。

糖皮质激素原则上尽量不用或少用,对病情严重、其他药物难以控制的急性发作期患者可短期应用,2014 版美国 AD 治疗指南推荐用药剂量为 0.5~1.0mg/(kg·d),我国推荐剂量为 0.5mg/(kg·d)(以甲泼尼龙计),病情好转后及时减量停药,对于较顽固病例,可先用糖皮质激素治疗,之后逐渐过渡到免疫抑制剂或紫外线疗法。应避免长期应用,以防止或减少不良反应的发生。

生物制剂如度普利尤单抗(dupilumab)是一种人单克隆 IgG4 抗体,通过特异性结合 IL-4 和 IL-13 受体复合物共有的 IL-4Rα 亚基来抑制 IL-4 和 IL-13 信号转导,对成人中重度 AD 具有良好疗效。用法为首次 600mg 皮下注射,之后每 2 周 300mg 皮下注射,4~6 周起效,配合外用药物及保湿剂可用于长期维持治疗,部分患者用药后可发生结膜炎。

Janus 激酶(JAK)抑制剂,如巴瑞替尼、乌帕替尼、托法替布等,可以阻断多种免疫应答和炎症信号传递。口服和局部外用 JAK 抑制剂均显示了良好的疗效。巴瑞替尼可抑制 JAK1 和 JAK2,口服

4mg/d 加外用糖皮质激素 16 周治疗成人中重度 AD,其应答率为 61%。乌帕替尼为选择性 JAK1 抑制剂,对成人中重度 AD 也显示出较好疗效;托法替布(tofacitinib)为选择性 JAK1 和 JAK3 抑制剂,其软膏每天 2 次外用治疗轻中度 AD,用药 4 周后 73% 的患者皮损清除或几乎清除。

3. 抗微生物治疗　AD 皮损存在金黄色葡萄球菌定植增加,TCS、TCI 及 0.005% 漂白粉浴可减少金黄色葡萄球菌的定植率,只有在有明显感染征象时,才短期系统或外用抗菌药物治疗,系统性抗菌药物可根据药敏试验结果选择青霉素类或第一代头孢菌素,疗程一般 1~2 周;外用抗菌药物也以 1~2 周为宜,时间过长可能导致耐药和过敏的发生。

抗病毒治疗:AD 患者容易发生严重病毒性皮肤感染,发生疱疹性湿疹时应积极给予系统抗病毒治疗如阿昔洛韦、伐昔洛韦等。

抗真菌治疗:一种头颈部 AD 亚型或抗马拉色菌 IgE 阳性患者,马拉色菌可能参与其发病,外用或系统使用唑类抗真菌药可能有效。

4. AD 的阶梯治疗

基础治疗:健康教育,使用保湿润肤剂,寻找并避免诱发因素。

轻度患者:根据皮损及部位选择 TCS/TCI 对症治疗,必要时口服抗组胺药治疗合并过敏症(荨麻疹、过敏性鼻炎)或止痒;对症抗感染治疗。

中度患者:根据皮损及部位选择 TCS/TCI 控制症状,必要时保湿治疗控制急性症状;TCS/TCI 主动维持治疗,或用窄谱中波紫外线(NB-UVB,310~315nm)或 UVA1(340~400nm)治疗。

重度患者:住院治疗,系统用免疫抑制剂,如环孢素、甲氨蝶呤、硫唑嘌呤、吗替麦考酚酯,短期用糖皮质激素(控制急性严重顽固性皮损)、度普利尤单抗、UVA1 或 NB-UVB 治疗。

思考题

1. 简述过敏性皮肤病的概念及常见类型。
2. 简述特应性皮炎的阶梯治疗方案。
3. 简述慢性荨麻疹的三线治疗方案。

第二十二章
目标测试

(林观样)

参 考 文 献

[1] 李晓桐,翟所迪,王强,等.《严重过敏反应急救指南》推荐意见.药物不良反应杂志,2019, 21 (2): 85-91.
[2] 中国医师协会儿科医师分会风湿免疫学组.儿童风湿性疾病相关巨噬细胞活化综合征诊断与治疗专家共识之五- 川崎病篇.中国实用儿科杂志,2020, 35 (11): 841-845.
[3] 林国为,王吉耀,葛均波.实用内科学(下).15 版.北京:人民卫生出版社,2017.
[4] 中华医学会皮肤性病学分会免疫学组.中国湿疹诊疗指南.中华皮肤科杂志,2011, 44 (1): 5-6.
[5] 中华医学会皮肤性病学分会免疫学组特应性皮炎协作研究中心.中国特应性皮炎诊疗指南 (2020 版).中华皮肤科杂志,2020, 53 (2): 81-88.

第二十三章

恶性肿瘤的药物治疗

第二十三章
教学课件

第一节 概 论

恶性肿瘤的特征是产生快速生长繁殖的异常细胞,这些细胞能突破其正常的边界生长,侵袭身体的毗邻部位并转移到远处其他器官。转移是恶性肿瘤致死的主要原因。

2020 年,全球约有 1 930 万新发恶性肿瘤病例和近 1 000 万肿瘤致死病例。女性乳腺癌已超过肺癌成为最常见恶性肿瘤,约有 230 万新发病例,占所有新发恶性肿瘤的 11.7%,肺癌位居第二位占 11.4%,结直肠癌(10.0%)、前列腺癌(7.3%)、胃癌(5.6%)紧随其后。肺癌仍然是致死率(18%)最高的一类肿瘤,其次为结直肠癌(9.4%)、肝癌(8.3%)、胃癌(7.7%)和女性乳腺癌(6.9%)(图 23-1)。

根据 2019 年国家癌症中心发布的全国癌症统计数据显示,我国总体癌症 5 年生存率已经从 10 年前的 30.9% 上升到目前的 40.5%。男性癌症发病前十位为肺癌、肝癌、胃癌、结直肠癌、食管癌、前列腺癌、膀胱癌、胰腺癌、淋巴瘤、脑瘤;女性癌症发病前十位为乳腺癌、肺癌、结直肠癌、甲状腺癌、胃癌、子宫颈癌、肝癌、食管癌、子宫内膜癌、卵巢瘤。

A.   男性

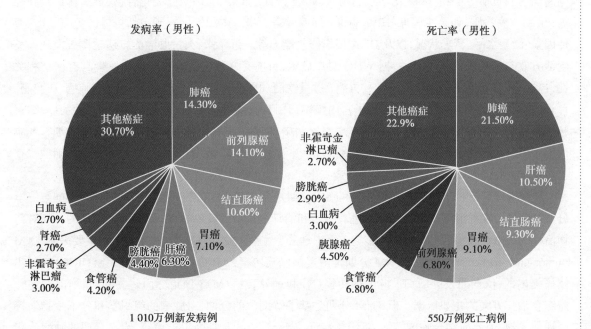

B.　　　　　　　　　　　　　　　　　女性

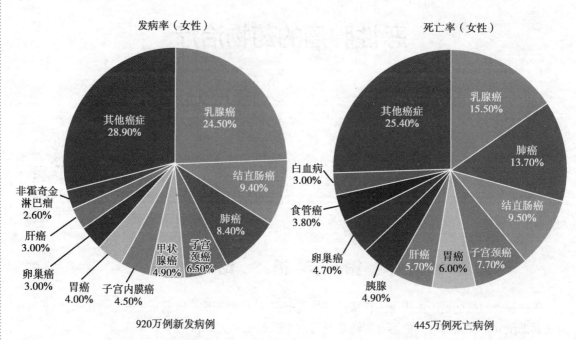

图 23-1　全球癌症发病率、死亡率概况（Global Cancer Statistics 2020）

　　胃癌、食管癌、肝癌等癌症发病率有所下降，生活方式变化导致如结肠癌、乳腺癌等疾病发病率持续增长。传统癌症，如发病率高、预后差的食管癌、胃癌、肝癌和肺癌死亡率有所下降。其他癌症的死亡率仍在上升，如结直肠癌、前列腺癌和乳腺癌。当然，不同区域之间的发病率存在差异，而这些差异可能主要归因于接触致癌物质的多少、生活方式差异、卫生条件差异。城市化进程加快、社会经济发展、中国人口老龄化可能是癌症疾病负担增加和癌症发病率不断发生变化的关键原因。

　　一个单细胞从正常细胞转变为肿瘤细胞，要经过多个阶段，才能从癌前病变发展为恶性肿瘤。这些变化是内源性因素和外源性因素共同作用的结果。这些外源性因素包括物理致癌因子，如紫外线、电离辐射和石棉等矿物纤维；化学致癌物质，如烟草烟雾成分、亚硝酸胺类化合物、黄曲霉毒素和砷等；生物致癌物质，如某些病毒（HPV 病毒）、细菌或寄生虫。内源性因素则包括机体的免疫状态、遗传因素、激素水平、营养状况，以及 DNA 损伤修复能力等。近年来，大量肿瘤流行病学调查发现人类生活方式与多种肿瘤发生有关，据 WHO 调查显示，目前有 9 种生活方式与癌症发生具有密切相关性，包括：饮食习惯不合理（结直肠癌、胃癌）、过量饮酒（肝癌、口腔癌、食管癌等）、吸烟（肺癌、口腔癌、食管癌及 25% 的肝癌）、肥胖（40% 的子宫内膜癌、乳腺癌、结直肠癌等）、缺乏体育锻炼（乳腺癌、结直肠癌及前列腺癌）、不安全性行为（宫颈癌）、空气污染（肺癌）、家庭使用固体燃料产生的室内烟雾及应用被污染的注射器（肝癌）等。因此，减少和消除肿瘤危险因素、改变生活方式、做好癌症的筛检普查工作及重视肿瘤的早期治疗，都是降低肿瘤发生率和死亡率的重要措施。

　　肿瘤确诊后，组织学分型、分子分型和临床分期是决定其治疗措施的最主要的因素。不同组织学分型和临床分期的肿瘤，其自然病程、进展方式和治疗的反应性差别很大；不同分子分型的肿瘤对药物治疗的敏感性和预后也有很大的影响。组织学分型主要依据病理诊断，临床分期则主要采用 TNM（tumor-node-metastasis）分期。TNM 分期是由美国癌症协会（AJCC）与国际抗癌协会（UICC）针对实体瘤提出的，依据原发肿瘤（T）、淋巴结转移（N）和远处转移（M）3 项指标而建立的，是当前制定肿瘤综合治疗方案的主要依据。但 TNM 分期是基于解剖学的分期，对肿瘤的组织学和分子生物学特征评估欠缺，因此应结合临床特征、组织学特征、分子标记物及基因组学检测，给出合理的肿瘤治疗方案。

恶性肿瘤的治疗方法主要为手术切除、放射治疗、化学治疗和免疫治疗等相结合的综合治疗。肿瘤生物治疗(tumor biotherapy)是一种新的肿瘤治疗模式,是从肿瘤免疫治疗的基础上发展起来的治疗方式,是指应用生物应答/反应调节剂(biological response modifier)增强宿主固有的抗癌机制,达到治疗恶性肿瘤的目的。肿瘤生物治疗主要包括:①细胞因子;②免疫活性细胞;③单克隆抗体及其交联物;④肿瘤疫苗;⑤诱导分化治疗;⑥基因治疗等。近40年来综合治疗已经取代传统的单一治疗,而且在相当多的肿瘤中提高了治愈率,使得某些即使已有播散的患者仍有治愈可能(图23-2)。

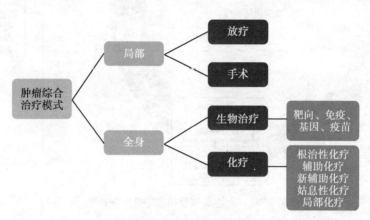

图 23-2　肿瘤综合治疗模式

肿瘤综合治疗应遵循目的明确和方案合理两大原则。应首先明确患者治疗的主要问题:①患者的机体状况,特别是免疫和骨髓功能状况与肿瘤负荷之间的对比;②局限与播散,哪一个是主要威胁或者是首先需要解决的问题;③肿瘤的病理类型、分化程度、受体变异和基因的表达情况等;④治疗给患者带来的益处和负担。制定合理的综合治疗方案非常重要,这需要多学科的医疗团队充分讨论协商才能趋于完善。

一、肿瘤细胞增殖动力学

(一)肿瘤细胞周期转化

与正常细胞相似,肿瘤细胞在复制过程中也要经历特定、有序的过程,我们称之为细胞周期(图23-3)。在细胞周期的4个阶段(M期、G_1期、S期和G_2期)中,每一个阶段都为细胞分裂做着必要的准备。G为Gap(间隙)的简写,即细胞准备进入DNA合成期(S)或有丝分裂期(M)的间隙期。G_1期即第一间隙期,在此期间细胞进行RNA及蛋白质合成并准备DNA合成。G_1期实际上包括G_0期(休止期),即细胞不在细胞周期内,细胞不进行任何复制活动。G_0期细胞可休止一段时间并可根据机体需要重新进入G_1期。DNA合成是S期细胞的主要活动,正常细胞与肿瘤细胞的S期长短不同。许多抗肿瘤药物可在S期引起DNA损伤并引起细胞死亡,一般S期持续10~30小时。G_2期是第二个间隙期,此时细胞继续进行RNA及蛋白质合成并准备进入有丝分裂。在此期内有丝分裂用的纺锤体出现。一般此期持续1~12小时。M期为有丝分裂期,显微镜下明显可见前、中、后及末期,在M期一个细胞一分为二变成两个子细胞,每个子细胞各含相同数量的染色体,一般M期持续约1小时。M期完成后细胞或者进入G_1期继续进行成熟、分裂,或者进入G_0期休止待命。完成上述G_1、S、G_2及M期的一个细胞周期所需的时间称为一代时间。一般说来,从S期开始到M期完成所需的时间相对恒定,而不同的肿瘤细胞在G_1期时间差异很大。

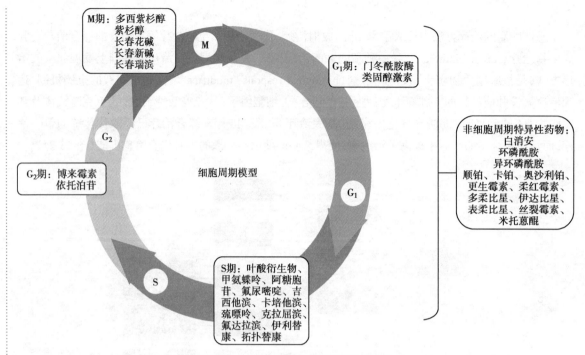

细胞周期及相应的抗肿瘤药物(动画)

图 23-3 细胞周期及相应的抗肿瘤药物

正常细胞的增殖是受精准调控的,以维持细胞凋亡和细胞生长之间的平衡。原癌基因发出促进信号,肿瘤抑制基因发出抑制信号,各司其职,调控着整个细胞周期。细胞周期蛋白(cyclin)是在细胞核内发现的一组相互作用的蛋白,其与细胞周期蛋白依赖性激酶(cyclin-dependent kinase,CDK)结合形成异二聚体,其中 CDK 为催化亚基,cyclin 为调节亚基,不同的 cyclin-CDK 复合物,通过 CDK 的丝氨酸 / 苏氨酸蛋白激酶活性,催化不同底物磷酸化,实现对细胞周期不同时相的调控作用。细胞周期激活信号从细胞外环境通过生长因子受体信号通路传递到细胞核,影响 cyclin-CDK 复合物的形成。

(二)肿瘤细胞癌变

肿瘤是基因突变引起的疾病,是体细胞自身突变积累的结果,往往涉及多个基因的改变,其中主要包括原癌基因的活化以及抑癌基因的失活突变。原癌基因(oncogene)是细胞内与细胞增殖相关的基因,是维持机体正常生命活动所必需的,在进化上高度保守。当原癌基因的结构或调控区发生变异,基因产物增多或活性增强时,使细胞过度增殖,诱发形成肿瘤。抑癌基因(tumor suppressor)编码的产物可抑制细胞增殖,促进细胞分化和抑制细胞迁移,抑癌基因的丢失、突变或功能失活,将激活癌基因发挥作用而诱发癌症发生。

癌细胞还具备激活端粒酶的能力,表现出无限复制的潜能。端粒酶是一种合成端粒序列的酶,能使细胞无休止地增殖。在大多数正常人体细胞中,端粒酶的表达受到抑制,但在大多数癌细胞中被激活。端粒是存在于真核细胞线状染色体末端的一小段 DNA- 蛋白质复合体。随着每次连续的细胞复制,端粒会发生损失,并且在端粒损失到临界长度后,细胞会经历不可逆的生长停滞。正常细胞中有限的端粒序列可以调节细胞的寿命,但癌细胞能无限维持端粒的长度。

(三)肿瘤细胞转移

肿瘤细胞要发生转移必须生成新的血管,通过这些新生血管扩散转移到远处。细胞必须从原发肿瘤脱离并扩散到体内其他部位,才能形成转移灶。正常情况下,细胞间彼此黏附并且和细胞外基质也相互粘连。细胞 - 细胞黏附分子被称为钙黏着蛋白(cadherin),细胞 - 细胞外基质黏附分子被称为整合素(integrin)。在癌细胞中,这些分子常常缺失,从而使肿瘤细胞轻易地从原发肿瘤转移到其他地方。研究显示约有 90% 的肿瘤患者死于肿瘤转移和转移相关的复发。

二、细胞毒类抗肿瘤药物

(一)根据药物抗肿瘤作用的细胞周期分类

1. 细胞周期非特异性药物(cell cycle non-specific drug)　对增殖周期各期肿瘤细胞都有作用,特异性不强。特点是对癌细胞的杀灭作用强而快,其量效曲线呈指数直线型,剂量增加一倍杀灭癌细胞的能力可能增加数倍至数十倍,属于浓度依赖型。如烷化剂、抗肿瘤抗生素、铂类等。

2. 细胞周期特异性药物(cell cycle specific drug)　能够特异性地作用于增殖周期中某一时相的肿瘤细胞,对 G_0 期细胞不敏感。特点是对癌细胞的作用弱而慢,需要一定的时间才能发挥其杀伤作用,属于时间依赖型。如作用于 S 期的抗代谢药物和作用于 M 期的长春碱等。

(二)根据药物的来源、化学结构分类

1. 烷化剂　能与多种细胞成分起作用,可杀伤各类型细胞,尤其是增殖较快的细胞。缺点是选择性不强,对骨髓造血细胞、消化道上皮及生殖细胞有较大的毒性,代表药物有环磷酰胺、噻替哌、白消安、卡莫司汀等。

2. 抗代谢药物　与体内生理代谢物的结构类似,可干扰正常代谢物的功能,阻断细胞的核酸合成。缺点是在抑制癌细胞生长的同时,对生长旺盛的正常细胞也有较大的毒性,且易产生抗药性而失去疗效。它们可分为叶酸拮抗物(如甲氨蝶呤)、嘌呤类似物(如巯嘌呤)、嘧啶类似物(如氟尿嘧啶、阿糖胞苷等)。

3. 抗生素　主要抑制 DNA 和 RNA 的合成,作用于细胞周期的不同时相,毒性较大,代表药物为放线菌素 D 及多柔比星。

4. 植物提取药　可抑制微管的聚合作用,毒性较大,尤其是对神经系统的毒性较大,长春碱及长春新碱是此类药物的代表。

(三)根据抗肿瘤作用的机制分类

1. 干扰核酸生物合成的药物　又称抗代谢药物,是体内正常代谢物质,如叶酸、嘌呤碱、嘧啶碱等的类似物,对有关代谢物质发生特异性的拮抗作用,从而干扰核酸,尤其是 DNA 的生物合成,阻止肿瘤细胞的分裂繁殖。它们是细胞周期特异性药物,主要作用于 S 期。常用的抗代谢药物包括氟尿嘧啶、替加氟、甲氨蝶呤、卡培他滨。

2. 影响 DNA 结构和功能的药物　通过破坏 DNA 结构或抑制拓扑异构酶活性,影响 DNA 的结构和功能。包括 DNA 交联剂、破坏 DNA 的铂类配合物、破坏 DNA 的抗生素、拓扑异构酶抑制剂等。

(1)烷化剂(alkylating agents):常用的烷化剂包括环磷酰胺、噻替哌、卡莫司汀、洛莫司汀等。

(2)铂类:我国所有的化疗方案中 70%~80% 含有铂类药物,常用的铂类药物包括顺铂、卡铂、奥沙利铂等。

(3)抗生素:常用的抗肿瘤抗生素有博来霉素、丝裂霉素等。

(4)影响拓扑异构酶药物:常见药物包括喜树碱、羟喜树碱、伊立替康、依托泊苷等。

3. 干扰转录过程和阻止 RNA 合成的药物　药物可嵌入 DNA 碱基对之间,干扰转录过程,阻止 mRNA 合成,属于 DNA 嵌入剂。包括多柔比星、表柔比星、放线菌素 D 等。

4. 影响蛋白质合成和功能的药物　药物可干扰微管蛋白聚合功能,干扰核糖体的功能或影响氨基酸供应,从而抑制蛋白质合成与功能。如长春碱类、紫杉醇类、VP-16、三尖杉生物碱类、左旋门冬酰胺酶类等。

5. 影响体内激素平衡的药物　改变激素平衡失调状态,以抑制激素依赖性肿瘤生长,属于内分泌治疗药物。如糖皮质激素、雌激素、雄激素等及芳香化酶抑制剂(AI),阿那曲唑(anastrozole)、来曲唑(letrozole)、依西美坦(exemestane)等。

三、非细胞毒类抗肿瘤药物

(一) 分子靶向药物

目前临床应用较广泛的分子靶向药物主要为单克隆抗体及小分子抑制剂。

1. 单克隆抗体类　单克隆抗体的抗原结合片段(Fab)可以特异性识别并结合相应抗原,阻断抗原介导的病理功能或信号转导过程,从而阻止肿瘤细胞的生长和扩散。单克隆抗体抗肿瘤作用具有高度的特异性,主要表现为特异性结合、选择性杀伤靶细胞、体内靶向性分布等特征。代表药物包括:利妥昔单抗(rituximab)靶向 B 细胞分化抗原(CD20),西妥昔单抗(cetuximab)靶向表皮生长因子受体(EGFR),曲妥珠单抗(trastuzumab)靶向人表皮生长因子受体 2(HER2),贝伐珠单抗(bevacizumab)靶向血管内皮生长因子(VEGF)。

2. 小分子酪氨酸激酶抑制剂(tyrosine kinase inhibitor,TKI)　肿瘤是细胞失控性生长造成的,细胞增殖受到细胞外信号如生长因子、细胞因子、激素等的调控,其中又以生长因子最重要。小分子酪氨酸激酶抑制剂,可干扰细胞内信号传递,达到抑制肿瘤细胞增殖的目的。伊马替尼(imatinib)、达沙替尼(dasatinib)、尼洛替尼(nilotinib)作用于 Bcr-Abl 酪氨酸激酶,能选择性抑制 Bcr-Abl 阳性细胞的增殖并诱导其凋亡。吉非替尼(gefitinib)、厄洛替尼(erlotinib)、埃克替尼(icotinib)、阿法替尼(afatinib)、奥希替尼(osimertinib)、阿美替尼(almonertinib)等,能竞争性结合 EGFR,阻断由 EGFR 介导的下游信号转导通路,从而抑制肿瘤细胞增殖,诱导分化,促进细胞凋亡。拉帕替尼(lapatinib)、来那替尼(neratinib)、吡咯替尼(pyrotinib)等,能抑制人表皮生长因子受体 1(ErbB1)和人表皮生长因子受体 2(ErbB2)酪氨酸激酶。索拉非尼(sorafenib)、舒尼替尼(sunitinib)、瑞戈非尼(regorafenib)、阿昔替尼(axitinib)等,为多靶点酪氨酸激酶抑制剂,能抑制 VEGFR、PDGFR、c-KIT 等信号通路,阻止肿瘤细胞增殖和肿瘤组织供血。

(二) 肿瘤免疫治疗药物

肿瘤免疫治疗药物可提高肿瘤细胞的免疫原性和对效应细胞杀伤的敏感性,激发和增强机体抗肿瘤免疫应答,协同机体免疫系统高效杀伤肿瘤细胞。如伊匹木单抗(ipilimumab)是人源细胞毒性 T 细胞相关抗原 4(CTLA-4)单克隆抗体,尼伏单抗(nivolumab)和帕博利珠单抗(pembrolizumab)是针对淋巴细胞程序性死亡受体 1(PD-1)的单克隆抗体,阿替利珠单抗(atezolizumab)和度伐利尤单抗(durvalumab)是针对程序性死亡受体配体 1(PD-L1)的单克隆抗体,适用于多种实体瘤的治疗。重组人白介素 -2(recombinant human interleukin-2,rhIL-2)是 T 细胞生长因子,也能增强机体的免疫应答。

(三) 调节体内激素平衡药物

某些肿瘤如乳腺癌、前列腺癌等与相应的激素失调有关,应用某些激素或其拮抗药来改变激素平衡失调状态,可以抑制激素依赖性肿瘤的生长。如己烯雌酚(diethylstilbestrol)可用于前列腺癌的治疗。甲睾酮(methyltestosterone)等雄激素类可对抗雌激素作用,对晚期乳腺癌有效。糖皮质激素类能作用于淋巴组织,诱导淋巴细胞溶解,对急性淋巴细胞性白血病和恶性淋巴瘤有效。他莫昔芬(tamoxifen)为合成的抗雌激素类药物,托瑞米芬(toremifene)是选择性雌激素受体拮抗药,来曲唑(letrozole)和阿那曲唑(anastrozole)是选择性非甾体类芳香化酶抑制药,能减少雌激素的生物合成,对乳腺癌有效。

四、抗肿瘤药物的不良反应

目前临床使用的细胞毒类抗肿瘤药物对肿瘤细胞和正常细胞尚缺乏选择性,即药物在杀伤恶性肿瘤细胞的同时,对某些正常组织也有一定程度的损害,毒性反应成为化疗药物使用剂量受到限制的关键因素,同时影响了患者的生命质量。分子靶向药物可以特异性地作用于肿瘤细胞的某些特定分子位点,而这些位点在正常细胞通常不表达或者不活化。因此,分子靶向药物通常安全性高、耐受性好、毒性反应较轻。

不良反应根据其严重的情况分为Ⅰ、Ⅱ、Ⅲ和Ⅳ度。Ⅰ度是轻微反应，Ⅱ度是中度反应，Ⅲ度为严重反应，Ⅳ度是可以致命的严重不良反应。世界卫生组织（WHO）和美国国立癌症研究所（NCI）对各系统的不良反应均有明确的规定。在治疗实施过程中Ⅰ和Ⅱ度是允许的，Ⅲ度应当调整剂量，出现Ⅳ度不良反应需要立即停药并进行处理、急救。

（一）化学治疗药物近期毒性

1. 共有的毒性反应

（1）骨髓抑制：骨髓抑制是肿瘤化疗的最大障碍之一，除激素类、博来霉素和L-门冬酰胺酶外，大多数抗肿瘤药物均有不同程度的骨髓抑制。化疗后外周血细胞数减少的程度决定于药物的骨髓抑制作用和细胞的寿命，寿命越短的外周血细胞越容易减少，通常先出现白细胞减少，然后出现血小板降低，一般不会引起严重贫血。常用各种集落刺激因子如GM-CSF、G-CSF、M-CSF、EPO等治疗血细胞下降，还必须采取措施预防各种感染和防治出血等。

（2）消化道反应：恶心和呕吐是抗肿瘤药物的最常见毒性反应。化疗引起的恶心、呕吐根据发生时间分为急性和迟发性两种类型，前者常发生在化疗后24小时内；后者发生在化疗24小时后。高度或中度致吐药物可应用地塞米松和5-HT$_3$受体拮抗剂（如昂丹司琼）治疗，轻度致吐者可应用甲氧氯普胺或氯丙嗪。化疗也可损害增殖活跃的消化道黏膜组织，容易引起口腔炎、口腔溃疡、舌炎、食管炎等，应注意口腔清洁卫生，防治感染。

（3）脱发：正常人头皮约有10万根头发，除其中10%~15%的毛囊上皮细胞处于静止期外，其他大部分活跃生长。多数抗肿瘤药物都能损伤毛囊上皮细胞，引起不同程度的脱发。化疗时给患者戴上冰帽，使头皮冷却，局部血管痉挛，或止血带结扎于发际，减少药物到达毛囊可减轻脱发，停止化疗后头发仍可再生。

2. 特有的毒性反应

（1）心脏毒性：以多柔比星最常见，可引起心肌退行性病变和心肌间质水肿。心脏毒性的发生可能与多柔比星生成自由基有关。

（2）呼吸系统毒性：主要药物有博来霉素、卡莫斯汀、丝裂霉素、甲氨蝶呤、吉非替尼等。长期大剂量使用博来霉素可引起间质性肺炎及肺间质纤维化，可能与肺内皮细胞缺少使博来霉素灭活的酶有关。

（3）肝脏毒性：部分抗肿瘤药物如L-门冬酰胺酶、放线菌素D、环磷酰胺等可引起肝脏损害。

（4）肾和膀胱毒性：大剂量环磷酰胺可引起出血性膀胱炎，可能与大量代谢物丙烯醛经泌尿道排泄有关，同时应用美司钠（巯乙磺酸钠）可预防其发生。顺铂由肾小管分泌，可损害近曲小管和远曲小管。保持充足的尿量有助于减轻肾和膀胱毒性。

（5）神经毒性：长春新碱最容易引起外周神经病变。顺铂、甲氨蝶呤和氟尿嘧啶偶尔也可引起神经毒性，应用时应注意。

（6）过敏反应：凡属于多肽类化合物或蛋白质类的抗肿瘤药物如L-门冬酰胺酶、博来霉素，静脉注射后容易引起过敏反应。紫杉醇的过敏反应可能与赋形剂聚氧乙基蓖麻油有关。

（7）组织坏死和血栓性静脉炎：刺激性强的药物如丝裂霉素、多柔比星等可引起注射部位的血栓性静脉炎，漏于血管外可致局部组织坏死，应避免注射不当。

（二）化学治疗药物远期毒性

随着肿瘤化疗的疗效提高，长期生存患者增多，远期毒性将更加受到关注。

1. 第二原发恶性肿瘤　很多抗肿瘤药物特别是烷化剂具有致突变和致癌性，以及免疫抑制作用，在化疗并获得长期生存的患者中，部分会发生可能与化疗相关的第二原发恶性肿瘤。

2. 不育和致畸　许多抗肿瘤药物特别是烷化剂可影响生殖细胞的产生和内分泌功能，产生不育和致畸作用。男性患者睾丸生殖细胞的数量明显减少,导致男性不育,女性患者可产生永久性卵巢功能障碍和闭经,孕妇则可引起流产或畸胎。

(三) 靶向药物的不良反应

目前,已经有多种分子靶向药物应用于临床治疗恶性肿瘤。相比传统的化疗药物,分子靶向药物针对性强、副作用较小。但是,分子靶向药物并非全无副作用,目前临床应用的靶向药物的副作用主要集中在皮肤、消化系统、循环系统和血液等方面。

1. **皮肤毒性**　皮肤毒性多见于靶向作用于表皮生长因子受体(EGFR)的药物,包括主要用于晚期非小细胞肺癌的小分子酪氨酸激酶抑制剂,如吉非替尼、厄洛替尼,以及主要用于转移性结直肠癌的单克隆抗体,如西妥昔单抗、尼妥珠单抗等。该类药物对皮肤、毛发和指甲具有特殊的毒副反应,常见的包括痤疮样皮疹、皮肤瘙痒、手足综合征、脱发和色素沉着等,其中最突出的是类似痤疮的皮疹,一般在用药后两周内出现,多见于头皮、面部、颈部、胸背部等部位。轻度皮疹通过局部涂抹皮肤外用药,保持身体清洁及皮肤湿润可得到明显缓解。多靶点的酪氨酸激酶抑制剂索拉非尼和舒尼替尼亦可引起手足综合征,发生率分别为30%和19%,其中索拉非尼引发3~4级手足综合征的发生率为6%,其表现为强烈痛感、脱屑、出血、水肿、水疱等,此类患者需要停药,待毒性反应降低为1级后再恢复原用药剂量。

因此,在使用靶向治疗药物之前,应先告知患者服药后可能出现的皮肤不良反应相关症状,并叮嘱患者养成良好的生活习惯且避免日晒。患者对于皮肤不良反应一般可耐受。轻度及中度不良反应可进行简单的临床处理,不需要更改药物剂量,而经处理后不能缓解的重度皮疹则考虑减量或者停药。

2. **心血管毒性**　血管不良反应主要包括高血压、心肌缺血/梗死、左室射血分数下降及Q-T间期延长等,多种靶向药物都存在这些副作用。单克隆抗体曲妥珠单抗主要应用于人表皮生长因子受体2(HER2)过度表达的乳腺癌患者,心脏毒性为该药最常见的不良反应,主要症状包括心悸、气促、心律失常等。在使用该药前,应对患者的心功能状况进行评估,了解患者是否存在心脏疾病;在治疗期间,应监测左心室功能。当曲妥珠单抗与化疗药物同时使用时,心力衰竭发生率显著升高,因此应避免同时使用紫杉醇或蒽环类药物。一旦出现典型的心功能不全时,应停止治疗,并进行急救处理。

抗血管内皮生长因子(VEGF)的单克隆抗体药物贝伐珠单抗主要影响血管内皮细胞的生成和增殖,可显著增加高血压的发生率,其对血压的影响具有剂量依赖性,高剂量组的发生率显著高于低剂量组,故对有高血压病史者要慎用。对于血压过高的患者,在用药前应遵循个体化的原则给予降压药物控制血压,同时建议在用药期间监测血压。舒尼替尼及索拉非尼的使用可增加高血压的发生率,多为轻度至中度,在治疗期间也应密切注意血压变化。舒尼替尼引起左室射血分数下降的发生率约为10%,对于存在慢性心脏疾病、心动过缓和电解质紊乱的患者应慎重选择并应定期监测心电图和电解质。

3. **胃肠道毒性**　此类反应在分子靶向药物的治疗中很常见,包括恶心、呕吐、食欲减退及腹泻等症状。在使用吉非替尼及厄洛替尼的治疗中,40%~60%的患者会发生腹泻,并有研究证实对于有消化性溃疡病史的晚期非小细胞肺癌患者,使用厄洛替尼会增加肠道出血的风险。腹泻一般会持续至治疗结束后数日,其严重程度常与用药剂量相关,通常建议患者通过饮食调节来减轻症状。在用于治疗晚期转移性非小细胞肺癌的激酶抑制剂克唑替尼的临床试验中,最常见的不良反应为恶心与呕吐,多为1~2级,大部分患者耐受良好,且通过采取餐后用药的方式可减少其发生。

4. **其他毒副反应**　甲磺酸伊马替尼可引起水肿和水钠潴留,发生率约为50%,尤以眼睑水肿常见,轻微水肿可不做任何处理,严重水肿予利尿剂对症处理或减量、停药。甲磺酸伊马替尼、吉非替尼和利妥昔单抗可引起眼睑炎等反应,但程度较为轻微,一般不影响治疗。克唑替尼在临床试验中常出现视力障碍,包括视觉缺陷、视物模糊及复视等,这种不适感会在停药后消失。使用索拉非尼、吉非替尼、厄洛替尼等药物可引起口腔黏膜炎及口腔溃疡,保持口腔卫生及使用无刺激性口腔清洁剂进行口腔消毒可预防并治疗其相关反应。

五、抗肿瘤药物治疗的药学监护

(一) 实体瘤疗效评估方法

化疗患者治疗过程中的一个重要步骤即评估其治疗反应,该评估包括化疗的抗肿瘤疗效和毒性,以及对患者生活质量和生存率的影响。在治疗过程中应按规律的时间间隔反复进行评估,并应做物理检查、实验室检查和重复诊断性检查(放射线或其他检查如骨髓活检、支气管镜)用于患者分期。1979 年,WHO 确定了实体瘤疗效评价标准,并作为通用标准在全世界范围内沿用多年。至 1998 年,对 WHO 原疗效评价标准进行了必要的修改和补充。新的实体瘤疗效评价标准(RECIST)首次在 1999 年美国的 ASCO 会议上报告,并于次年的 *Journal of the National Cancer Institute* 上正式发表。2009 年更新为 RECIST1.1 发表于 *European Journal of Cancer*,RECIST1.1 版具有循证性,以文献为基础,采用了欧洲癌症治疗研究组织(EORTC)实体瘤临床试验数据库中 6 500 例患者、18 000 多处靶病灶的检验数据。表 23-1 为 WHO 与 RECIST 方法对可测量病灶疗效标准的异同。

表 23-1　WHO 与 RECIST 方法对可测量病灶疗效标准的比较

疗效	WHO(两个最大垂直直径 * 乘积变化)	RECIST(最大径 ** 总和变化)
完全缓解(CR)	全部病灶消失,至少维持 4 周	全部病灶消失,至少维持 4 周部分缓解
部分缓解(PR)	缩小至少 50%,至少维持 4 周	缩小至少 30%,至少维持 4 周
疾病稳定(SD)	非 PR/PD	非 PR/PD
疾病进展(PD)	增加超过 25% 病灶,增加前非 CR/PR/SD	增加超过 20%

注:* 最大垂直直径是双径测量,以最大径及其最大垂直径的乘积代表肿瘤面积,以此变化来代表体积的变化;** 最大径是单径测量,以肿瘤最大径的变化来代表体积的变化。

(二) 药学监护

药学监护(pharmaceutical care)也称药学服务,是指以改善临床治疗效果为目的,为患者提供相关的药学服务,以安全、有效、经济的合理用药为核心,最大限度达到药物治疗的预期效果。美国卫生系统药师协会明确指出临床药学监护是医院药学实践的重要内容。抗肿瘤药物常伴随较为严重的不良反应,许多患者无法耐受,需对症支持治疗。另外,肿瘤患者多为中老年人,常合并高血压、糖尿病等基础疾病,联合用药情况复杂。因此在治疗过程中临床药师要做好药学监护,以保证患者治疗的顺利进行。现对肿瘤治疗的主要药学监护内容进行概述。

1. 主要不良反应监护

(1)血液系统:大多数抗肿瘤药物都会引起血液系统不良反应,主要表现为白细胞、血小板和红细胞数下降等。如卡铂、紫杉醇、吉西他滨、多柔比星等。白细胞计数下降通常发生在化疗后的 7~14 天,因此化疗后的 5~7 天需复查血常规,以便观察血象的变化情况。对白细胞和中性粒细胞下降的患者可给予重组人粒细胞集落刺激因子等治疗措施。当白细胞和中性粒细胞严重减少(Ⅳ度)时,患者可出现粒细胞缺乏性发热,并易继发严重感染。因此在升白细胞治疗的基础上,还需对患者进行隔离,同时预防性使用抗菌药物等。

血小板下降是血液系统的另一个常见不良反应,患者常有出血倾向,可导致该类反应的代表药物为吉西他滨。出现此不良反应时,需给予重组人促血小板生成素、白介素-11 等药物治疗,必要时需要输注血小板。在治疗期间应密切监护患者的血象变化,观察患者皮肤有无出血点,出现骨髓抑制的患者对症给予升白细胞、升血小板药物。

(2)消化系统:大多数抗肿瘤药物都会引起消化系统不良反应,主要表现为食欲下降、恶心、呕吐、腹泻、便秘等症状,生化指标中可有肝功能异常。恶心、呕吐是最常见的化疗不良反应之一。剧烈的恶心、呕吐可能导致患者脱水、电解质紊乱、营养不良,严重者可能因消化道黏膜损伤而发生出血、感染甚至死亡。代表药物有顺铂、环磷酰胺、多柔比星等高致呕吐风险药物。随着止吐药物的发展,化疗前预防性使用止吐药物,使得化疗所致的胃肠道反应得到了较好的控制,患者通常表现为Ⅰ~Ⅱ度胃肠道反应。目前常用的止吐药物有 5-HT$_3$ 受体拮抗剂、类固醇药物、NK-1 受体拮抗剂,还可根据患者情况联合镇静药和抑酸药等。

腹泻是另一种常见的消化道不良反应,如控制不佳可引起水、电解质失调和酸碱平衡紊乱,不但降低患者的生活质量,还可能影响患者的后续治疗。引起化疗相关性腹泻的主要代表药物有氟尿嘧啶、卡培他滨及伊立替康等。伊立替康常引起迟发性腹泻,平均中位发生时间为化疗后的第 5 天,表现为水样便,需给予洛哌丁胺对症治疗。患者出现腹泻后应积极予以止泻治疗,必要时予以补液等治疗。有些化疗药物如长春新碱还可致便秘,需要使用缓泻剂对症处理。

化疗药物还可引起肝功能异常,如卡培他滨、替吉奥、伊立替康等可致肝功能异常,常表现为转氨酶和胆红素水平上升。患者出现肝功能异常时,应予以保肝药物对症治疗,必要时需要调整化疗方案或停止治疗。

(3)皮肤及黏膜:主要表现有脱发、手足综合征、皮疹、口腔黏膜炎等。许多抗肿瘤药物可能引起脱发,如多柔比星、紫杉醇等,化疗前提示患者有心理准备,不必过度紧张,停止治疗后毛发可重新恢复正常生长。使用卡培他滨时,可致手足综合征,表现为不同程度的手足麻木、感觉迟钝、麻刺感、皮肤肿胀、红斑或严重疼痛、脱屑,根据患者的严重程度进行剂量调整,必要时停止使用该药。靶向药物如西妥昔单抗、吉非替尼、厄洛替尼等可引起皮疹,注意保持皮肤清洁,必要时需停药或减量处理。

(4)全身反应:主要表现有过敏反应、输液反应、水钠潴留及急性胆碱能综合征。紫杉醇可引起过敏反应,最常见的症状为皮肤潮红、荨麻疹,严重过敏反应表现为支气管痉挛性呼吸困难,低血压甚至休克。为预防过敏反应,化疗前预防性应用抗过敏药物,应用紫杉醇时需监测输液速度及滴注时间,密切观察生命体征变化,以及时发现过敏反应。多西他赛可致体液潴留,经过 4 个周期的治疗或累积剂量达 400mg/m^2 后,下肢水肿可发展为全身水肿,治疗前需预服地塞米松以减轻水肿。伊立替康可致急性胆碱能综合征,常表现为用药 24 小时内出现出汗、寒战、头晕、流涎、视力障碍、瞳孔缩小等症状,要监护患者是否出现此类症状,必要时应用阿托品对症处理。西妥昔单抗等在第一次滴注给药过程中可能发生严重的输液反应,在用药开始的 2 小时内应密切监护患者情况。

(5)局部反应:化疗药物经外周输注时常致静脉炎发生。一些药物可能会出现明显的静脉刺激症状,如环磷酰胺、多柔比星、紫杉醇、长春瑞滨等刺激性强的药物,患者如有红肿、疼痛或外溢应立即停止给药,采取冷敷和以 1% 普鲁卡因局封等相应措施。

(6)其他反应

1)神经系统:奥沙利铂可引起外周神经毒性,为剂量限制性毒性,且遇冷激发,表现为肢体末端神经障碍和/或感觉异常,伴或不伴有痛性痉挛,用药期间应告知患者避凉、忌冷食。

2)心血管系统:可致心脏毒性的药物主要有蒽环类药物、曲妥珠单抗、氟尿嘧啶类药物。蒽环类药物如多柔比星致心脏毒性通常表现为窦性心动过速、房室传导阻滞和束支传导阻滞、充血性心力衰竭和心电图改变,可使用右丙亚胺保护心脏。氟尿嘧啶用药后可致心肌缺血,出现心绞痛和心电图的变化。曲妥珠单抗可致充血性心力衰竭、左心室功能明显下降,建议常规监测心电图,定期测定左室射血分数,以评估心脏功能。

3)泌尿系统:有些化疗药物可致泌尿系统损伤,如大剂量应用环磷酰胺时可致出血性膀胱炎,表现为膀胱刺激症状、少尿、血尿及蛋白尿,治疗期间应鼓励患者多饮水,用药期间要保证患者每日有足够的排尿量,定期监测肾功能(尿素氮、肌酐清除率)及血清尿酸水平。大剂量应用时应补液、利尿,同时给予尿路保护剂美司钠。顺铂容易引起肾功能损伤,在用顺铂前及在 24 小时内给予充分补液,以保证良好的尿排出量,减少肾毒性。用药期间应监测血清肌酐、血尿素氮、血尿酸、电解质等,并交代患者多饮水以促进化疗药物排泄。

2. **药物相互作用监护**　患者在抗肿瘤治疗期间常采用多种药物,由药物相互作用而引起的药物不良反应愈来愈引起人们的关注,临床药师在实践中应关注可能产生的潜在药物相互作用,保证患者用药安全。如紫杉醇与 CYP450 同工酶 CYP2C8 和 CYP3A4 的已知底物、诱导剂(如利福平、卡马西平、苯妥英、依非韦仑、奈韦拉平)或抑制剂(如红霉素、氟西汀、吉非贝齐)合用时,紫杉醇的药动学会发生改变,联合使用时应当慎重。顺铂与秋水仙碱合用时,由于顺铂可能提高血液中的尿酸水平,必须调整后者剂量,以控制高尿酸血症与痛风。青霉胺或其他螯合剂会减弱顺铂的活性,故不应与螯合剂同时应用。其他肾毒性或耳毒性药物(如头孢菌素或氨基糖苷)会增加顺铂的毒性,也需避免合并使用。另外与抗组胺药、吩噻嗪类合用时,可能掩盖铂类药物耳鸣、眩晕等耳毒性的症状,也应避免合用。环磷酰胺可使血清中的胆碱酯酶减少,使血清尿酸水平增高,与抗痛风药物如别嘌醇、秋水仙碱、丙磺舒等同用时,应调整抗痛风药物的剂量。伊立替康具有抗胆碱酯酶活性,可延长琥珀胆碱的神经肌肉阻滞作用。

3. **药物配制及应用注意事项**

(1)关注化疗药物溶媒的选择与配制

1)溶媒选择:如卡铂、奥沙利铂、吡柔比星等药物只能用 5% 葡萄糖注射液配制;西妥昔单克隆抗体需要用 0.9% 氯化钠注射液配制。

2)药物浓度:如依托泊苷的终浓度应 ≤0.25mg/ml;吉西他滨的终浓度 ≤40mg/ml 等。

3)配制后的稳定性:如吉西他滨溶液不能冷藏,以防结晶析出;多柔比星建议配制后的溶液避光保存在 2~8℃,并在 24 小时内使用;环磷酰胺水溶液仅能稳定 2~3 小时,最好现配现用;吡柔比星溶解后室温下放置不得超过 6 小时。

(2)关注化疗药物的滴速与给药时间:如依托泊苷的静脉滴注时间不少于 30 分钟;奥沙利铂的静脉滴注时间要维持在 2~6 小时;氟尿嘧啶的持续泵入时间为 46 小时。

(3)关注化疗药物的给药顺序:如培美曲塞联合顺铂方案化疗时,应在培美曲塞二钠给药结束约 30 分钟后再给予顺铂滴注;紫杉醇联合顺铂方案化疗时,应先用紫杉醇后用顺铂,若先给予顺铂,可使紫杉醇的清除率下降约 30%,从而引起严重的骨髓抑制,同时降低抗癌活性。

4. **用药教育与指导**　对肿瘤患者进行用药教育和指导,可纠正患者对治疗的错误观念,缓解对治疗的恐慌情绪,提高患者的依从性,保证患者用药安全。在对患者进行用药教育和指导时要重点关注以下几个方面的内容。

(1)对患者进行情绪及饮食指导:告知患者正确面对疾病,调整情绪,保持良好的精神状态。在化疗期间进食营养、洁净、清淡的饮食,提高蛋白质以及能量的摄入,保证充足的营养。

(2)化疗前对患者进行不良反应及注意事项的指导

1)主要告知患者最为常见的不良反应及特异性不良反应:常见不良反应如胃肠道反应可引起恶心、呕吐等;骨髓抑制可引起白细胞、中性粒细胞下降等。特异性反应如奥沙利铂的神经毒性、紫杉醇的过敏反应、伊立替康的迟发性腹泻、急性胆碱能综合征等。

2)化疗前预处理的指导:如奥沙利铂化疗前告知患者用药后可出现神经毒性,表现为手脚麻木、疼痛等,且遇冷激发,在化疗期间要注意保暖避凉。紫杉醇可引起过敏反应,化疗前需要使用地塞米松、苯海拉明、西咪替丁等进行预处理,指导患者正确服用预处理药物。培美曲塞用药期间需持续服用叶酸,每 3 周肌内注射维生素 B_{12} 来预防血液及胃肠道不良反应等,需告知患者具体的使用方法。

3)口服化疗药物的用药指导:如卡培他滨在治疗中常连续服用 14 天,要告知患者按医师制订的口服剂量规律服药,卡培他滨每日 2 次,餐后 30 分钟内用清水吞服,不可用果汁等替代,如出现漏服不可在下一顿合用 2 次总量。吉非替尼需长期口服,要告知患者每次口服吉非替尼 250mg(1 片),一日 1 次,空腹或与食物同服;如果有吞咽困难,可将片剂分散于半杯饮用水中(非碳酸饮料),不得使用其他液体。

(3)做好患者出院注意事项指导:告知患者药物正确的储存与保管方法、准确的用药疗程。提醒患者出院期间注意休息,加强营养,避免食用刺激性强或者硬块食物,防止口腔黏膜的损伤,避免剧烈运动,防止创伤导致出血等。提醒患者按要求复查血常规及肝、肾功能,定期返院治疗。

第二节　肺　　癌

原发性支气管肺癌(primary bronchogenic carcinoma)简称肺癌(lung cancer),是我国最常见的恶性肿瘤之一。半个世纪以来世界各国肺癌的发病率和死亡率逐渐上升。据 WHO 报道,2020 年中国癌症死亡人数 300 万,肺癌死亡人数遥遥领先,高达 71 万,占癌症死亡总数的 23.8%。全国肿瘤中心登记的最新数据显示,肺癌是男性中最常见的恶性肿瘤,发病率为 50.04/10 万,在女性恶性肿瘤中为第二常见,发病率为 23.63/10 万。肺癌也是男性和女性恶性肿瘤最常见的死因,男性死亡率为 40.21/10 万,女性死亡率为 16.88/10 万。城市居民的肺癌发病率比农村高,这可能与城市大气污染和烟尘中含有致癌物质有关。

【病因和发病机制】

病因和发病机制迄今尚未明确。一般认为肺癌的发病与下列因素有关:吸烟、职业致癌因子(石棉、无机砷化合物、二氯甲醚、铬、镍冶炼、芥子气、氯乙烯、煤烟、焦油和石油中的多环芳烃、烟草的加热产物等)、空气污染、电离辐射、饮食与营养(维生素 A、β- 胡萝卜素缺乏)。此外,病毒感染、真菌毒素(黄曲霉菌)、结核瘢痕、机体免疫功能低下、内分泌失调以及家族遗传等对肺癌的发生可能也有一定的影响。

【临床表现和分类】

(一) 症状和体征

肺癌的临床表现与其部位、大小、类型、发展的阶段、有无并发症或转移有密切关系。有 5%~15% 的患者发现肺癌时无症状。主要症状包括以下几个方面:

1. 原发性肿瘤引起的症状　包括咳嗽、咯血(多见痰中带血丝)、喘鸣、胸闷、气急、体重下降、发热等。

2. 肿瘤局部压迫引起的症状　包括胸痛、呼吸困难、胸闷、声嘶、上腔静脉阻塞、Horner 综合征、膈肌麻痹、食管受压和心包腔积液等。

3. 肺癌远处转移引起的症状　锁骨上、颈部等淋巴结肿大;中枢神经系统症状,如偏瘫、癫痫发作,往往是颅内转移的表现;背痛、下肢无力、膀胱或胃肠道功能失调时,应怀疑脊髓束受压迫。

4. 肺癌作用于其他系统引起的肺外表现　包括内分泌、神经肌肉、结缔组织、血液系统和血管的异常改变,又称副癌综合征。有下列几种表现:

(1)肥大性肺性骨关节病:常见于肺癌,也见于胸膜局限性间皮瘤和肺转移瘤(胸腺、子宫、前列腺的转移)。多侵犯上下肢长骨远端,发生杵状指(趾)和肥大性骨关节病。切除肺癌后,症状可减轻或消失,肿瘤复发时又可出现。

(2)分泌促性腺激素引起男性乳房发育,常伴有肥大骨关节病。

(3)分泌促肾上腺皮质激素样物可引起 Cushing 综合征,表现为肌力减弱、水肿、高血压、血糖增高等。

(4)分泌抗利尿激素引起稀释性低钠血症,表现为恶心、呕吐、乏力、嗜睡、定向障碍等水中毒症状,称抗利尿激素分泌不当综合征。

(5)神经肌肉综合征：包括小脑皮质变性、脊髓小脑变性、周围神经病变、重症肌无力和肌病等。发生原因不明确，这些症状与肿瘤的部位和有无转移无关。

(6)高钙血症：肺癌可因转移而致骨骼破坏，或由异生性甲状旁腺样激素引起。肺癌手术切除后血钙可恢复正常，肿瘤复发又可引起血钙增高。

(二)病理组织学分类

1. 按解剖学部位分类

(1)中央型肺癌：发生在段支气管以上至主支气管的肺癌称为中央型肺癌，约占 3/4，以鳞状上皮细胞癌和小细胞未分化癌较多见。

(2)周围型肺癌：发生在段支气管以下的肿瘤称为周围型肺癌，约占 1/4，以腺癌较为多见。

2. 按组织学分类　2004 年 WHO 公布了新版组织学分类，分为鳞状细胞癌、小细胞癌、腺癌、大细胞癌、腺鳞癌、肉瘤样癌、类癌及涎腺型癌。但实际临床上广泛应用的分类是把肺癌分为小细胞肺癌(small-cell lung cancer, SCLC)和非小细胞肺癌(non-small lung cancer, NSCLC)，NSCLC 包括鳞癌、腺癌(包括支气管肺泡癌)和大细胞癌。SCLC 和 NSCLC 虽然两者具有一定的相似性，但治疗方案一般不同，NSCLC 占肺癌的 85%，其余为 SCLC。

(1)鳞癌：是最常见的类型，占原发性肺癌的 40%~50%，多见于老年男性，与吸烟关系非常密切。以中央型肺癌多见，并有向管腔内生长的倾向，早期常引起支气管狭窄，导致肺不张或阻塞性肺炎。鳞癌生长缓慢，转移晚，手术切除的机会相对多，5 年生存率较高，对放射治疗、化学药物治疗较敏感。

(2)腺癌：女性多见，与吸烟关系不大，多生长在肺边缘小支气管的黏液腺，因此在周围型肺癌中以腺癌为最常见。腺癌约占原发性肺癌的 25%，常在肺边缘部形成直径为 2~4cm 的肿块。腺癌血管丰富，易转移至肝、脑和骨，更易累及胸膜而引起胸腔积液。

细支气管 - 肺泡癌(简称肺泡癌)是腺癌的一个亚型，发病年龄较轻，男女发病率近似，占原发性肺癌的 2%~5%，病因尚不明确，有人认为与慢性炎症引起的瘢痕和肺间质纤维化有关，而与吸烟关系不大。其表现有结节型与弥漫型之分。单发性结节型肺泡癌转移慢，手术切除机会多，术后 5 年生存率较高。但细胞分化差者，其预后与一般腺癌无异。

(3)大细胞癌：可发生在肺门附近或肺边缘的支气管，细胞较大，但大小不一，常呈多角形或不规则形，可分为巨细胞型和透明细胞型。大细胞癌转移较小细胞未分化癌晚，手术切除机会较大。

(4)小细胞癌：是肺癌中恶性程度最高的一种，约占原发性肺癌的 20%。患者多在 40~50 岁，多有吸烟史。多发于肺门附近的大支气管，常侵犯支气管外肺实质，易与肺门、纵隔淋巴结融合成团块。临床上表现为高度恶性，早期即发生广泛的远处转移，手术时发现 60%~100% 有血管受侵犯，常转移至脑、肝、骨、肾上腺等脏器，对化学治疗和放射治疗相对敏感，因此治疗原则也不同于其他类型上皮性肺癌。

小细胞肺癌确诊时多已达Ⅲ~Ⅳ期，因此 TNM 分期很难适用，目前多采用局限期和广泛两期方法。局限期系指病变局限于一侧胸腔、纵隔、前斜角肌及锁骨上淋巴结，但不能有明显的上腔静脉压迫、声带麻痹和胸腔积液；广泛期系指超过上述范围的患者。

【治疗原则】

目前肺癌的治疗常采用手术、放疗、化疗和生物治疗的联合治疗模式。治疗原则：以患者为中心，在了解患者体质、精神心理状态、生活质量的基础上，明确肺癌类型和分期，再制定个体化治疗方案。

化疗是 SCLC 最重要的治疗手段，仅有少数早期患者首选手术治疗。在局限期的大部分患者宜做化疗和放射治疗，效果良好的可选择性地进行手术治疗，然后继续化疗等内科治疗；对广泛期的患者宜首选化疗，对反应良好的患者可选择性地加以放射治疗。NSCLC 的治疗原则为：Ⅰ~Ⅲa 期采用以手术为主的综合治疗，Ⅲb 期采用以放疗为主的综合治疗，Ⅳ期则以化疗为主。

【药物治疗】

肺癌的药物治疗包括化疗和分子靶向治疗。化疗分为姑息化疗、辅助化疗和新辅助化疗,应当严格掌握治疗的适应证,在肿瘤内科医师主导下进行。化疗应当充分考虑患者的病情、体力状况,评估患者可能的获益和对治疗的承受能力,及时评估疗效,密切监测并有效防治不良反应。

化疗的适应证为美国东部肿瘤协作组(Eastern Cooperative Oncology Group,ECOG)体力状况(performance status,PS)评分(表23-2)≤2分,重要脏器功能可耐受化疗;对于 SCLC 的化疗,PS 评分可放宽到3分。鼓励患者参加临床试验。

表 23-2　ECOG 体力状况评分标准

评分	体力状态
0	活动能力完全正常,与起病前的活动能力无任何差异
1	能自由走动及从事轻体力活动,包括一般家务或办公室工作,但不能从事较重的体力活动
2	能自由走动及生活自理,但已丧失工作能力,日间不少于一半时间可以起床活动
3	生活仅能部分自理,日间一半以上时间卧床或坐轮椅
4	卧床不起,生活不能自理
5	死亡

(一)非小细胞肺癌的化疗

1. 晚期 NSCLC 患者的药物治疗

(1)一线药物治疗:含铂两药方案是标准的一线化疗方案,在化疗的基础上可联合血管内皮抑素;EGFR 基因敏感突变或 ALK 融合基因阳性患者可以有针对性地选择靶向药物治疗。目前可选用的治疗药物见表23-3、表23-4。对一线治疗达到疾病控制(完全缓解、部分缓解和稳定)的患者,可选择维持治疗。目前维持治疗有循证医学证据支持的药物有培美曲塞(非鳞癌)和吉西他滨;有循证医学证据支持的换药维持治疗的药物有培美曲塞(非鳞癌),对于 EGFR 基因敏感突变患者可以选择表皮生长因子受体酪氨酸激酶抑制剂(EGFR-TKI)进行维持治疗。靶向药物(贝伐珠单抗、西妥昔单抗)较细胞毒性药物耐受性更好,可持续用药。

表 23-3　非小细胞肺癌常用的化疗方案

化疗方案	药物	剂量 /(mg/m²)	用药时间	时间和周期
NP 方案	长春瑞滨	25	第1、8天	21d 为1个周期,4~6个周期
	顺铂	75~80	第1天	
TP 方案	紫杉醇	135~175	第1天	
	顺铂或卡铂	顺铂75	第1天	
		卡铂 AUC=5~6		
GP 方案	吉西他滨	1 000~1 250	第1、8天	
	顺铂或卡铂	顺铂75	第1天	
		卡铂 AUC=5~6		
DP 方案	多西他赛	75	第1天	
	顺铂或卡铂	顺铂75	第1天	
		卡铂 AUC=5~6		
AP 方案	培美曲塞	500	第1天	
	顺铂或卡铂	顺铂75	第1天	
		卡铂 AUC=5~6		

续表

化疗方案	药物	剂量 /(mg/m²)	用药时间	时间和周期
EP 方案	顺铂	50	第 1、8、29、36 天	
	依托泊苷	50	第 1~5 天; 第 29~33 天	
AC 方案	卡铂	AUC=5	第 1 天	每 3 周重复,共 3 个周期
	培美曲塞	500	第 1 天	
TC 方案	卡铂	AUC=2	第 1 天	
	紫杉醇	150~175	每周	
		40~50	同步放疗	

表 23-4 非小细胞肺癌常用的抗血管新生药物和靶向治疗药物

分类	药物	剂量 /mg	用药时间
抗血管新生药物	血管内皮抑素	15	1~14d,21d 为 1 个周期
靶向治疗药物	吉非替尼	250	每天 1 次
	厄洛替尼	150	每天 1 次
	埃克替尼	125	每天 3 次
	克唑替尼	250	每天 2 次
	贝伐珠单抗	400mg/kg	联合紫杉醇,每 3 周给药一次

(2)二线药物治疗:二线治疗可选择的药物包括多西他赛、培美曲塞和 EGFR-TKI。EGFR 基因敏感突变的患者,如果一线和维持治疗时没有应用 EGFR-TKI,二线治疗时应优先应用 EGFR-TKI;对于 EGFR 基因野生型的患者应优先考虑化疗(表 23-5)。

表 23-5 非小细胞肺癌常用的二线化疗方案

化疗方案	剂量 /(mg/m²)	用药时间	时间和周期
多西他赛	60~75	第 1 天	21d 为 1 个周期
培美曲塞(非鳞癌)	500	第 1 天	21d 为 1 个周期,4 个周期

(3)三线药物治疗:可选择 EGFR-TKI 或参加临床试验。

2. 不能手术切除的局部晚期 NSCLC 患者　推荐放疗、化疗联合,根据具体情况可选择同步或序贯化放疗。

3. 术后辅助治疗　完全切除的 Ⅱ~Ⅲ 期 NSCLC 患者,推荐含铂两药方案术后辅助化疗 4 个周期。具有高危险因素的 Ⅰb 期患者可以考虑选择性地进行辅助化疗。高危因素包括分化差、神经内分泌癌(除外分化好的神经内分泌癌)、脉管受侵、楔形切除、肿瘤直径>4cm、脏层胸膜受累和淋巴结清扫不充分等。辅助化疗一般在术后 3~4 周开始,患者术后的体力状况需基本恢复正常。

4. 新辅助化疗　对可切除的 Ⅲ 期 NSCLC 患者可选择 2 个周期的含铂两药方案行术前短程新辅助化疗。手术一般在化疗结束后的 2~4 周进行。

(二)小细胞肺癌的化疗

局限期 SCLC 患者推荐以化疗、手术和放疗为主的综合治疗,一线化疗方案推荐 EP 方案(依托泊苷 + 顺铂)或 EC 方案(依托泊苷 + 卡铂),卡铂(CBP)单用缓解率为 60%,与依托泊苷(VP-16)联合治疗总缓解率为 78%,毒性低于顺铂(DDP),铂类药物常需合用昂丹司琼止吐,VP-16 常需合用麦芽硒增强疗效,提高免疫力;广泛期 SCLC 患者推荐以化疗为主的综合治疗,一线化疗方案推荐 EP 方案、EC 方案或 IP 方案(顺铂 + 伊立替康)或 IC 方案(卡铂 + 伊立替康)。伊立替康(CPT-11)治疗转移性 SCLC 患者缓解率为 63%,能改善患者症状和体征,并明显延长生存期,为二线治疗药物。3 个月内疾病复发进展患者推荐进入临床试验,3~6 个月内复发者推荐拓扑替康、伊立替康、吉西他滨或紫杉醇治疗,6 个月后疾病进展者可选择初始治疗方案。常用的 SCLC 化疗方案见表 23-6。

表 23-6　小细胞肺癌常用的化疗方案

化疗方案	药物	剂量 /(mg/m²)	用药时间	时间和周期
EP 方案	依托泊苷	100	第 1~3 天	21d 为 1 个周期
	顺铂	75~80	第 1 天	4~6 个周期
EC 方案	依托泊苷	100	第 1~3 天	21d 为 1 个周期
	卡铂	AUC=5~6	第 1 天	4~6 个周期
IP 方案	伊立替康	60	第 1、8、15 天	21d 为 1 个周期
	顺铂	60	第 1 天	4~6 个周期
IP 方案	伊立替康	65	第 1 天、8 天	21d 为 1 个周期
	顺铂	30	第 1 天、8 天	4~6 个周期
IC 方案	伊立替康	50	第 1、8、15 天	21d 为 1 个周期
	卡铂	AUC=5	第 1 天	4~6 个周期

思考题

1. NSCLC 和 SCLC 的常用化疗方案有哪些?
2. AP 方案化疗时的药学监护要点有哪些?

第三节　乳　腺　癌

乳腺癌(breast cancer)是女性最常见的恶性肿瘤之一,全球乳腺癌发病率自 20 世纪 70 年代末开始便一直呈上升趋势。在北美、欧洲等发达国家,女性乳腺癌的发病率居女性恶性肿瘤发病率首位,但乳腺癌的死亡率呈下降趋势,主要归因于早期诊断和治疗。在我国,乳腺癌是女性发病率最高的癌症,在癌症相关死亡中排名第六,乳腺癌已经成为妇女健康的最大威胁。

【病因和发病机制】

乳腺癌的病因尚未完全清楚,但已经发现诸多与乳腺癌发病有关的高危因素。随着乳腺癌高危因素不断积聚,其患病风险就会增大。乳腺是多种内分泌激素的靶器官,其中雌酮及雌二醇与乳腺癌的发病有直接关系。月经初潮年龄早(<12 岁)、绝经年龄晚(>55 岁)、不孕及初次生育年龄晚(>30 岁)、哺乳时间短、停经后进行雌激素替代疗法等,均可增加或延长体内雌激素的暴露,与乳腺癌发病密切相关。有乳腺癌家族史、高脂饮食、肥胖、外源性雌激素过多摄入可增加发生乳腺癌的危险性。

【临床表现和分型】

(一) 症状和体征

早期乳腺癌的症状多不明显,常以乳房肿块、乳房皮肤异常、乳头溢液、乳头或乳晕异常等局部症状为主,由于表现不明显,非常容易被忽视。患侧乳房出现无痛、单发的小肿块,常是患者无意中发现而就医的主要症状。肿块质硬、表面不光滑,与周围组织分界不清楚,在乳房内不易被推动。随着肿瘤的增大,可引起乳房局部隆起。若累及 Cooper 韧带,可致肿瘤表面皮肤凹陷。邻近乳头或乳晕的肿块因侵入乳管使之缩短,皮肤可呈"橘皮样"改变。

乳腺癌淋巴结转移最初多见于腋窝。肿大淋巴结质硬、无痛、可被推动;以后数目增多,并融合成团,甚至与皮肤或深部组织粘连。乳腺癌在转移至肺、骨、肝时,可出现相应的症状。局部皮肤可呈炎症样表现,不久即扩散到乳房大部分皮肤,皮肤发红、水肿、粗糙、表面温度升高。乳头湿疹样乳腺癌少见,恶性程度低,发展慢。

（二）病理组织学分类

乳腺癌有多种分型方法,目前多采用以下病理分型:

1. 非浸润性癌　又称为原位癌,是指病变仅局限于原发部位,未发生转移,包括导管内癌、小叶原位癌,预后较好。

2. 早期浸润性癌　包括导管癌早期浸润及小叶癌早期浸润。此型仍属早期,预后不如非浸润性癌,但比浸润性癌好。

3. 浸润性癌　指癌细胞发生浸润,并广泛侵犯周围组织,容易发生癌灶转移,包括浸润性特殊型癌和浸润性非特殊型癌,浸润性非特殊型癌包括浸润性导管癌、浸润性小叶癌、硬癌、单纯癌等,此型最常见,约占 80%。此型分化一般较高,预后尚好。浸润性特殊型癌包括乳头状癌、大汗腺癌、鳞状细胞癌、髓样癌、腺样囊腺癌、黏液腺癌等。

4. 其他罕见癌　分泌性癌、富脂质癌、印戒细胞癌等。

5. 特殊形式的乳腺癌　炎性乳腺癌、副乳腺癌和男性乳腺癌。

（三）分子分型

依据人类表皮生长因子受体 2（human epidermal growth factor receptor 2,HER2）分为 HER2 阳性型和 HER2 阴性型,这种分型方式为靶向药物（曲妥珠单抗、帕妥珠单抗）的选择提供了重要依据;依据雌激素受体（estrogen receptor,ER）、孕激素受体（progesterone receptor,PR）水平分为 ER/PR 阳性、ER/PR 阴性,这种分型方式为内分泌类药物选用提供了重要依据。三阴性乳腺癌（triple negative breast cancer,TNBC）是指 ER、PR 和 HER2 均为阴性的一类乳腺癌,是一种特殊亚型的乳腺癌,整体预后不良。

【治疗原则】

乳腺癌依据 TNM 分期,采取不同的治疗方案。

Ⅰ期患者以手术治疗为主,目前趋向保乳手术加放射治疗,对具有高危复发倾向的患者可考虑行术后辅助治疗;Ⅱ期患者先手术治疗,术后再根据病理和临床情况进行辅助治疗;Ⅲ期患者行新辅助化疗后再做手术治疗,术后根据临床和病理情况做放化疗。以上各期患者如果激素受体阳性,应在化放疗后给予内分泌治疗。Ⅳ期患者进行以内科治疗为主的综合治疗。

【药物治疗】

（一）化学药物治疗

1. 乳腺癌术后辅助化疗　适用患者的选择应基于复发风险、个体化评估、肿瘤病理分子分型及对不同治疗方案的反应性选择相应治疗。依据《中国抗癌协会乳腺癌诊治指南与规范（2019 年版）》乳腺癌术后辅助化疗的适应证包括:①浸润性肿瘤大于 2cm;②淋巴结阳性;③激素受体阴性;④ HER2 阳性（对 T1a 以下的患者目前无明确证据推荐使用辅助化疗）;⑤组织学分级为 3 级。

（1）乳腺癌患者术后辅助化疗方案:①以蒽环类药物为主的方案,如 CAF、A（E）C、FE100C 方案（C:环磷酰胺,A:多柔比星,E:表柔比星,F:氟尿嘧啶）,虽然吡柔比星（THP）在欧美少有大组的循证医学资料,但在我国临床实践中,用 THP 代替多柔比星也是可行的,THP 推荐剂量为 40~50mg/m²;②蒽环类与紫杉类药物联合方案,如TAC(T:多西他赛);③蒽环类与紫杉类药物序贯方案,如AC→T/P(P:紫杉醇)或FEC→T;④不含蒽环类药物的联合化疗方案,优选TC方案,适用于有一定复发风险、蒽环类药物禁忌或不能耐受的患者,其他方案还包括CMF方案(M:甲氨蝶呤)等。

(2)乳腺癌患者术后辅助化疗注意事项:①辅助化疗一般不与内分泌治疗或放疗同时进行,化疗结束后再开始内分泌治疗,放疗与内分泌治疗可先后或同时进行。②化疗时应注意化疗药物的给药顺序、输注时间和剂量强度,严格按照药品说明和配伍禁忌使用。③绝经前患者(包括激素受体阳性或阴性),在辅助化疗期间可考虑使用卵巢功能抑制药物保护患者的卵巢功能。推荐化疗前1~2周给药,化疗结束后2周给予最后1剂药物。有妊娠需求的患者,推荐咨询辅助生殖科。④蒽环类药物有心脏毒性,使用时必须评估左心室射血分数(left ventricular ejection fraction,LVEF),至少每3个月1次。

2. 乳腺癌新辅助化疗　在临床实践中,乳腺癌新辅助治疗的目的应该从实际临床需求出发,主要包括将不可手术乳腺癌降期为可手术乳腺癌;将不可保乳的乳腺癌降期为可保乳的乳腺癌;获得体内药敏反应的相关信息,指导后续治疗以期改善患者预后。并非所有需要行辅助化疗的乳腺癌患者都适合推荐新辅助化疗。三阴性型和HER2阳性型不能作为优选新辅助治疗的依据,当同时伴有较高肿瘤负荷时可优选新辅助治疗。

乳腺癌新辅助化疗宜选择含蒽环类和紫杉类的联合化疗方案:①以蒽环类为主的化疗方案,如CAF、FAC、AC、CEF和FEC方案(C:环磷酰胺;A:多柔比星,或用同等剂量的吡柔比星;E:表柔比星;F:氟尿嘧啶);②蒽环类与紫杉类药物联合方案,如A(E)T、TAC(T:多西他赛);③蒽环类与紫杉类药物序贯方案,如AC→P或AC→T(P:紫杉醇);④其他化疗方案,如PC(C:卡铂)。

3. 晚期乳腺癌的化疗　晚期乳腺癌包括复发和转移性乳腺癌,治疗的主要目的是缓解症状、提高生活质量和延长患者生存期。应尽可能在决定治疗方案前对复发或转移部位进行活检,尤其是孤立性病灶,以明确诊断并评估肿瘤的ER、PR和HER2状态。推荐的首选化疗方案包括单药序贯化疗(表23-7)或联合化疗(表23-8)。与单药化疗相比,联合化疗通常有更好的客观缓解率和疾病进展时间,然而联合化疗的毒性较大且生存获益有限。此外,序贯使用单药能降低患者需要减小剂量的可能性。需要使肿瘤迅速缩小或症状迅速缓解的患者可选择联合化疗,耐受性和生活质量作为优先考虑因素的患者则可选择单药序贯化疗。

(1)常用单药:①蒽环类,如多柔比星、表柔比星、吡柔比星及聚乙二醇化脂质体多柔比星;②紫杉类,如紫杉醇、多西他赛及白蛋白结合型紫杉醇;③抗代谢药物,如卡培他滨和吉西他滨;④非紫杉类微管形成抑制剂,如长春瑞滨、艾立布林。为减少过敏反应,白蛋白结合型紫杉醇可以替代紫杉醇或多西他赛,其周疗的每周剂量不应超过125mg/m²。

表23-7　晚期乳腺癌的单药治疗方案

化疗方案		剂量/(mg/m²)	给药途径	用药时间	时间及周期
蒽环类	多柔比星	60~75	静脉滴注	第1天	21d为1个周期,每周1次
	多柔比星	20	静脉滴注	第1天	
	表柔比星	60~90	静脉滴注	第1天	21d为1个周期,每周1次
紫杉类	紫杉醇	175	静脉滴注	第1天	21d为1个周期,每周1次
	紫杉醇	80	静脉滴注	第1天	
	多西他赛	60~100	静脉滴注	第1天	21d为1个周期,每周1次
	白蛋白结合型紫杉醇	100~150	静脉滴注	第1、8、15天	28d为1个周期,每周1次

续表

化疗方案		剂量 / (mg/m²)	给药途径	用药时间	时间及周期
紫杉类	白蛋白结合型紫杉醇	260	静脉滴注	第1天	28d 为 1 个周期，每周 1 次
抗代谢药物	卡培他滨	1 000~1 250	口服，每日2次	第1~14天	21d 为 1 个周期，每周 1 次
	吉西他滨	800~1 200	静脉滴注	第1、8、15天	28d 为 1 个周期，每周 1 次

（2）常用联合化疗方案：环磷酰胺、多柔比星和氟尿嘧啶（FAC/CAF）；氟尿嘧啶、表柔比星和环磷酰胺（FEC）；环磷酰胺、吡柔比星和氟尿嘧啶（CTF）；多柔比星、环磷酰胺（AC）；表柔比星、环磷酰胺（EC）；多柔比星、多西他赛或紫杉醇（AT）；环磷酰胺、甲氨蝶呤和氟尿嘧啶（CMF）；多西他赛联合卡培他滨；吉西他滨联合紫杉醇。对于三阴性乳腺癌，可选择吉西他滨加卡铂或顺铂。

表 23-8　晚期乳腺癌的联合用药方案

化疗方案		剂量 / (mg/m²)	给药途径	用药时间	时间及周期
CAF 方案	环磷酰胺	100	口服	第1~14天	28d 为 1 个周期，共 6 个周期
	多柔比星	30	静脉滴注	第1、8天	
	氟尿嘧啶	500	静脉滴注	第1、8天	
FAC 方案	氟尿嘧啶	500	静脉滴注	第1、8天	21d 为 1 个周期，共 6 个周期
	多柔比星	50	静脉滴注	第1天	
	环磷酰胺	500	静脉推注	第1天	
FEC 方案	氟尿嘧啶	500	静脉滴注	第1、8天	28d 为一个周期
	表柔比星	50	静脉滴注	第1、8天	
	环磷酰胺	400	静脉推注	第1、8天	
XT 方案	多西他赛	75	静脉滴注	第1天	21d 为 1 个周期
	卡培他滨	950	口服	第1~14天	
GT 方案	吉西他滨	1 250	静脉滴注	第1、8天	21d 为 1 个周期
	紫杉醇	175	静脉滴注	第1天	
GC 方案	吉西他滨	1 000	静脉滴注	第1、8天	21d 为 1 个周期
	卡铂	AUC=2	静脉滴注	第1、8天	

（3）其他有效的单药：环磷酰胺、顺铂、口服依托泊苷、长春碱、米托蒽醌和氟尿嘧啶持续静脉给药方案。在晚期乳腺癌治疗中联合应用贝伐珠单抗，可以在无进展生存率（progression-free survival，PFS）方面得到有限的获益，但 OS 未见延长，临床实践中应慎重选择患者。PD-L1 阳性的三阴性乳腺癌患者，可选择白蛋白结合型紫杉醇周疗 +PD-L1 单抗阿替利珠单抗（atezolizumab）治疗。

应该采用长期化疗还是短期化疗后停药或维持治疗需权衡疗效、药物不良反应和患者生活质量。蒽环类药物有心脏毒性，使用时需评估 LVEF，至少每 3 个月 1 次。如果患者使用蒽环类药物期间发生有临床症状的心脏毒性，或虽无症状但 LVEF<45% 或较基线下降大于 15%，需先停药，充分评估患者的心脏功能，后续治疗应该慎重。尽管早期有临床试验提示，同时使用右丙亚胺和蒽环类药物可能会降低化疗的客观有效率，但是 Meta 分析显示，右丙亚胺会引起较重的粒细胞减少，但是并未降低化疗的疗效，且可降低约 70% 的心力衰竭发生率。

（二）内分泌治疗

乳腺癌大部分是激素依赖性肿瘤。乳腺癌内分泌治疗的机制是改变激素依赖性肿瘤生长所需要的内分泌微环境,使乳腺癌细胞增殖停止于 G_0/G_1 期,控制肿瘤的生长。

对雌、孕激素受体阳性,仅有骨、软组织转移而无内脏转移,接受过抗雌激素辅助治疗在 1 年之内的患者,可以选择芳香化酶抑制剂及其他内分泌药物治疗,一直到肿瘤发生进展或出现无法耐受的毒副作用。对于以前未接受过抗雌激素治疗者或是治疗超过 1 年的患者,绝经后的可考虑选择芳香化酶抑制剂或抗雌激素药物治疗;绝经前的先进行去势治疗,再按绝经后的原则选择芳香化酶抑制剂或抗雌激素药物治疗。如肿瘤有进展,并且接受过 3 个内分泌治疗方案的,将不再有临床获益。如出现有症状的内脏转移者,可考虑进行全身性化疗,或是可考虑接受新的临床内分泌试验治疗。但须特别注意的是既往接受过抗雌激素治疗,并且已经超过 1 年的患者,虽然认为可以再考虑应用抗雌激素治疗,但是有试验证明用过他莫昔芬,停药 1 年以上的失败患者,再用他莫昔芬的有效率仅为 8%,所以对于该组患者应该尽量选择芳香化酶抑制剂。新辅助内分泌治疗虽然有效,但尚未成为乳腺癌的常规治疗方法,可能更适合于那些绝经后 ER 阳性的、对新辅助化疗疗效相对较差的患者。

(三) 靶向治疗

BRCA1 和 BRCA2 基因突变与乳腺癌预警(拓展阅读)

BRCA1 与乳腺癌(拓展阅读)

HER2 阳性晚期复发转移性乳腺癌,首选以曲妥珠单抗为基础的治疗,根据患者的激素受体状况、既往(新)辅助治疗用药情况选择治疗方案,使患者最大受益。HER2 与激素受体阳性的绝经后转移性乳腺癌患者可以采用曲妥珠单抗联合芳香化酶抑制剂治疗。临床研究结果表明,曲妥珠单抗用于 HER2 阳性早期乳腺癌术后辅助治疗可明显降低复发率和死亡率。

HER2 阳性乳腺癌曲妥珠单抗辅助治疗的用药推荐如下:①用多柔比星(或表柔比星)联合环磷酰胺,每 21 天 1 次,共 4 个周期,然后紫杉醇或多西他赛 4 个周期,同时曲妥珠单抗每周 1 次,每次 2mg/kg(首次剂量为 4mg/kg)或每 3 周 1 次 6mg/kg(首次剂量为 8mg/kg),共 1 年。②不适合蒽环药物的患者可以用 TCH。多西他赛 75mg/m²,卡铂 AUC=6,每 21 天为 1 个周期,共 6 个周期,同时曲妥珠单抗每周 1 次治疗;化疗结束后曲妥珠单抗 6mg/kg,每 3 周 1 次,至 1 年。③标准化疗后单用曲妥珠单抗治疗 1 年,曲妥珠单抗 6mg/kg(首次剂量为 8mg/kg),每 3 周方案,治疗时间为 1 年。

HER2 阳性乳腺癌曲妥珠单抗辅助治疗推荐的用药周期为 1 年,6 个月的短期疗程并未证实其疗效相当,2 年的疗程未得到更佳的预后获益,故均暂不推荐。

思考题

临床有哪些化疗药物常用于乳腺癌的治疗?

第四节　原发性肝癌

原发性肝癌(primary hepatic carcinoma,PHC)是我国常见的恶性肿瘤,我国肝癌患者中位年龄为 40~50 岁。根据恶性肿瘤细胞起源,原发性肝癌主要分为肝细胞癌(hepatocellular carcinoma,HCC)、肝内胆管细胞癌和混合型细胞癌 3 种,这 3 种原发性肝癌亚型在发病机制、恶性行为、治疗方法及预后等方面的差异较大,其中 HCC 约占 85%~90%。仅在我国,肝癌每年的新发病例数(约 466 000 人)及死亡病例数(约 422 000 人)占全世界总例数的 50% 以上。尽管近年来随着乙型肝炎疫苗接种人群的增长以及健康宣教的普及,我国原发性肝癌发病率开始呈现下降趋势,但患者的总体预后仍不令人满意。原发性肝癌严重危害人民健康,进一步降低其发病率及死亡率的工作依然任重道远。

【病因和发病机制】

原发性肝癌的病因及确切分子机制尚不完全清楚,目前认为其发病是多因素、多步骤的复杂过程。流行病学及实验研究资料表明,乙型肝炎病毒(HBV)和丙型肝炎病毒(HCV)感染、黄曲霉素、饮水污染、酗酒、肝硬化、α-抗胰蛋白酶缺乏、亚硝胺类物质等都与肝癌发病相关。其他与肝癌发病有关的因素还包括遗传易感性、硒缺乏、酒精性营养性肝硬化等。

【临床表现和分型】

(一) 症状和体征

肝癌起病隐匿,早期肝癌除血清甲胎蛋白(AFP)阳性外常缺乏典型症状,中、晚期肝癌的症状则较多,常见的症状有肝区疼痛、腹胀、食欲减退、黄疸、消瘦和发热等全身和消化道症状及肝脏肿大。

1. 肝区疼痛　右上腹疼痛最常见,多为持续性钝痛或胀痛。疼痛部位与病变部位密切相关,病变位于肝右叶为右季肋区疼痛,如肿瘤侵犯横膈肌,疼痛可牵涉右肩。肝包膜下癌结节发生坏死、破裂出血时,则表现为突然发生的剧痛腹痛,出现腹膜刺激症等急腹症表现。

2. 全身和消化道症状　早期常不引起注意,主要表现为乏力、消瘦、食欲减退、腹胀等。发热比较常见,多为持续性低热,在37.5~38℃,也可呈不规则或间歇性、持续性或者弛张型高热,多与肿瘤坏死物的吸收有关;有时可因肿瘤压迫或侵犯胆管而致胆管炎,或因抵抗力降低合并其他感染而发热。晚期则出现贫血、黄疸、腹水、皮下出血及恶病质等。

3. 肝脏肿大　肝脏呈进行性肿大,质地坚硬,边缘不整齐,有压痛,表面凹凸不平,有大小不等的结节或巨块。

4. 肝癌转移症状　肝癌转移途径包括肝内散播、血行转移、淋巴转移。肝癌如发生肺、骨、脑等处转移,可产生相应的症状。少数患者可有低血糖症、红细胞增多症、高血钙和高胆固醇血症等特殊表现。肝癌的并发症主要有肝性昏迷、上消化道出血、肝癌破裂出血及继发性感染等。

(二) 病理组织学分类

肝癌的大体类型可分为3型:结节型、巨块型和弥漫型,其中以结节型最为常见,且多伴有肝硬化。巨块型肝癌呈单发的大块状,也可由许多密集的结节融合而成,较少伴有肝硬化或硬化程度轻微。弥漫型肝癌最少见,全肝布满无数灰白色点状结节,肉眼难以和肝硬化相区别。

病理组织上可分为3类:肝细胞型、胆管细胞型和两者同时出现的混合型。我国绝大多数肝癌是肝细胞型,胆管细胞型和混合型较少见,胆管细胞型预后较好。

肝癌极易侵犯门静脉引起门静脉高压。肝外血道转移最多见于肺,其次为骨、胸膜等。淋巴转移至肝门淋巴结最多,其次为胰、脾、主动脉旁及锁骨上淋巴结。种植转移比较少见,偶可种植在腹膜、横膈及胸腔等处,引起血性腹水、胸腔积液等;女性可发生卵巢转移,形成较大的肿块。

【治疗原则】

根据肝癌的不同阶段酌情进行个体化综合治疗是提高疗效的关键。治疗方法包括手术、肝动脉结扎、肝动脉化疗栓塞、射频、冷冻、激光、微波以及化疗和放射治疗等。生物治疗、中医中药治疗肝癌也多有应用。尽管外科手术是肝癌的首选治疗方法,但是在确诊时大部分患者已达中、晚期,往往失去了手术机会,据统计仅约20%的患者适合手术。因此,需要积极采用非手术治疗,可能使相当一部分患者的症状减轻、生活质量改善和生存期延长。

【药物治疗】

1. 全身化疗　肝癌细胞大多有多药耐药基因表达,嘧啶脱氢酶水平较高,且肝细胞型肝癌大多分化良好,因此化疗对肝癌不敏感。无论是单药还是联合化疗,有效率少有超过20%者。目前主要用于因有门静脉癌栓或有远处转移而不能进行动脉栓塞或局部治疗的患者,有时也用于手术后的辅助化疗,是临床常用的姑息性治疗手段。治疗药物包括传统的细胞毒性药物如蒽环类、铂类、氟尿嘧啶类及其他细胞毒性药物包括丝裂霉素、亚砷酸。理论上讲,联合化疗应优于单药,但没有得到临床试验证据的支持。近年来,虽然有一些新的药物和化疗方案应用于肝癌的治疗,有效率似较过去有所提高,但尚需更多的临床试验证实。

2. 抗病毒药和保肝利胆药 在我国,原发性肝癌患者大多数都存在基础肝病,包括肝炎、肝硬化、肝功能异常等。病毒性肝炎是我国肝癌的主要病因,常见于 HBV 感染的乙型肝炎,极少数为 HCV 感染引起的丙型肝炎。对于具有 HBV/HCV 背景的 HCC 患者,应特别注意检查和监测病毒载量(HBV-DNA 和 HCV-RNA)以及肝炎活动情况。已知抗肿瘤治疗(包括肝动脉介入治疗、分子靶向治疗、系统化疗和放疗等),均有激活肝炎病毒的潜在可能;而病毒复制活跃和肝炎活动,往往进一步损害患者的肝功能,明显地影响抗肿瘤治疗的实施和效果。因此,在同一患者、同一时间存在着两类不同的疾病,即基础肝病和 HCC,常常互相影响,形成恶性循环。在临床,基础肝病带来的负面影响往往会被忽视,一些晚期 HCC 患者的直接死因可能不是肿瘤本身,而是伴随的基础肝病及其并发症。因此,必须高度重视基础肝病,在 HCC 进行诊断、治疗和临床研究时,必须全面考虑、统筹兼顾和全程管理,包括抗病毒治疗、保护肝功能、利胆和防治并发症,以及其他支持对症治疗(表 23-9)。

表 23-9　原发性肝癌抗病毒药和保肝利胆药

抗病毒治疗	
HBV 相关原发性肝癌	恩替卡韦、富马酸替诺福韦酯、丙酚替诺福韦
HCV 相关原发性肝癌	聚乙二醇干扰素 α 联合利巴韦林、直接抗病毒药物(DAA)
保肝利胆药	
肝功能保护	异甘草酸镁、还原型谷胱甘肽、多磷脂酰胆碱、乌司他丁、硫普罗宁、联苯双酯
利胆	腺苷蛋氨酸熊去氧胆酸、苦黄注射液、茵栀黄口服液等

3. 肝动脉介入治疗 根据肝动脉插管化疗、栓塞操作的不同,通常分为①肝动脉灌注化疗(hepatic arterial infusion chemotherapy,HAIC):经肿瘤供血动脉灌注化疗,常用化疗药物有铂类、抗代谢药物等;②肝动脉栓塞(transarterial embolization,TAE):单纯用栓塞剂堵塞肝肿瘤的供血动脉;③经动脉化疗栓塞术(transarterial chemoembolization,TACE):把化疗药物与栓塞剂混合在一起或使用药物洗脱微球(drug-eluting bead,DEB),经肿瘤的供血动脉支注入。TACE 是公认的肝癌非手术治疗中最常用的方法之一,HAIC 亦已有多项临床研究证明有效。

TACE 治疗最常用的栓塞剂是碘油乳剂(内含化疗药物)、标准化明胶海绵颗粒、空白微球、聚乙烯醇颗粒和药物洗脱微球。先灌注一部分化疗药物,一般灌注时间不应<20 分钟。然后将另一部分化疗药物与碘油混合成乳剂进行栓塞。碘油用量一般为 5~20ml,不超过 30ml。在透视监视下依据肿瘤区碘油沉积是否浓密、瘤周是否已出现门静脉小分支影为界限。在碘油乳剂栓塞后加用颗粒性栓塞剂。提倡使用超液化乙碘油与化疗药物充分混合成乳剂,尽量避免栓塞剂反流栓塞正常肝组织或进入非靶器官。栓塞时应尽量栓塞肿瘤的所有供养血管,以尽量使瘤体去血管化。

4. 生物与分子靶向治疗 国内外已广泛开展肝癌的生物治疗包括免疫治疗(细胞因子、过继性细胞免疫、单克隆抗体、肿瘤疫苗)、基因治疗、内分泌治疗、干细胞治疗等研究。目前,大多数生物治疗方法或技术尚处于研发和临床试验阶段,小部分已应用于临床。一些单中心小规模临床试验提示,生物治疗可提高患者的生活质量,降低术后复发率。

目前用于肝癌免疫治疗的免疫活性细胞主要是细胞因子诱导的杀伤(CIK)细胞和特异杀伤性细胞毒性 T 细胞(CTL)。CIK 细胞对清除残癌、减少抗肿瘤药毒副作用、改善生活质量有较好疗效。由于生物治疗开展随机对照大规模临床试验的难度大,循证医学证据还不充分,不推荐作为常规治疗,但可作为辅助治疗或不能手术情况下的治疗选择。

近年来,分子靶向药物治疗肝癌已成为新研究热点,主要包括:①抗 EGFR 药物,如厄洛替尼和西妥昔单抗;②抗血管生成药物,如贝伐珠单抗等;③信号转导通路抑制剂,如 mTOR 抑制剂依维莫司；④多靶点抑制剂，如索拉非尼和舒尼替尼等。多项随机、双盲、平行对照的国际多中心Ⅲ期临床研究表明，索拉非尼能延缓肝细胞癌的进展，明显延长晚期患者的生存期。中国临床肿瘤学会（COSO）已将系统治疗的参考方案写入《原发性肝癌诊疗指南（2020年版）》（表23-10）。

表23-10　晚期 HCC 系统治疗的参考方案

方案／药物用法方案	用法
索拉非尼	400mg，口服，2次/d，连续服用
FOLFOX4 方案	奥沙利铂，85mg/m²，静脉滴注2h，第1天 亚叶酸钙，200mg/m²，静滴滴注2h，第1、2天 氟尿嘧啶，400mg/m²，静脉推注，然后600mg/m²，持续静脉滴注22h，第1、2天 均为 q.2w.
XELOX 方案	奥沙利铂，130mg/m²，静脉滴注2h，第1天 卡培他滨，625~1 000mg/m²，2次/d，口服，第1~14天，然后休息7d，q.3w.
仑伐替尼	8mg（体重<60kg），或12mg（体重≥60kg），口服，1次/d；连续服用
多纳非尼	200mg，口服，2次/d，连续服用
阿替利珠单抗联合贝伐珠单抗	阿替利珠单抗，1 200mg，静脉滴注；贝伐珠单抗，15mg/kg，静脉滴注；均为 q.3w.
纳武利尤单抗联合伊匹木单抗	纳武利尤单抗，1mg/kg，静脉滴注；伊匹木单抗3mg/kg，静脉滴注；均为 q.3w.。4次后，纳武利尤单抗240mg，静脉滴注，q.2w.
瑞戈非尼	160mg，口服，1次/d，第1~21天，然后休息7d；q.4w.
纳武利尤单抗	3mg/kg 或240mg/次，静脉滴注，q.2w.；或者480mg，静脉滴注，q.4w.
帕博利珠单抗	200mg，静脉滴注，q.3w.
卡瑞利珠单抗	3mg/kg，静脉滴注，q.2w.；或者3mg/kg，静脉滴注，q.3w.
卡博替尼	卡博替尼，60mg，口服，1次/d
雷莫芦单抗	雷莫芦单抗，8mg/kg，静脉滴注，q.2w.；限于二线治疗血清 AFP≥400ng/ml 的晚期 HCC
阿帕替尼	单药应用，750mg，口服，1次/d，连续服用。联合卡瑞利珠单抗时，250mg，口服，1次/d，连续服用
亚砷酸注射液	10mg/次，缓慢静脉滴注，第1~14天；同时必须注意保肝、利胆和利尿，q.4w.

思考题

1. 学习相关指南，试述肝癌常用化疗药物的监护要点。
2. 目前应用于临床的抗肝癌分子靶向药物有哪些？各有什么样的作用特点？

第五节　胃　　癌

胃癌（gastric cancer）是全世界及我国最常见的恶性肿瘤之一，但不同地区的发病率不同，我国西北与东部沿海地区胃癌发病率明显高于南方地区，好发年龄在50岁以上，男女发病率之比为2∶1。根据2018年全球癌症调查数据，胃癌发病率为5.7%，死亡率为8.2%，分别排恶性肿瘤的第5位和第3位。近年来随着医学技术的发展，早期胃癌的检出率有上升趋势，但仍有许多患者延误诊断，确诊时已处于进展期。

【病因和发病机制】

胃癌的病因尚未完全阐明,研究资料表明,胃癌的发生是环境因素和机体内在因素相互作用的结果。

1. 幽门螺杆菌　幽门螺杆菌(Hp)与胃癌的发生有密切关系,是人类胃癌的Ⅰ类(即肯定的)致癌原。

2. 环境与饮食因素　胃癌的发病与环境因素有关,而最有可能的是饮食中的致癌物质,包括霉制食品、咸菜、烟熏及腌制鱼肉,以及过多摄入食盐。吸烟者胃癌发病危险较不吸烟者高50%。

3. 遗传因素　胃癌有家族聚集现象,可发生于同卵同胞,说明胃癌有一定的遗传倾向。

4. 癌前病变和癌前状态　癌前病变是指易恶变的全身性和局部的疾病或状态,而癌前状态则是指较易转变为癌组织的病理组织学变化。胃癌的癌前病变有:①慢性萎缩性胃炎;②胃息肉,增生型者不发生癌,但腺瘤者则能,广基腺瘤型息肉>2cm者易癌变;③残胃炎;④恶性贫血胃体有明显萎缩者;⑤少数胃溃疡患者。而肠化与不典型增生视为胃癌的癌前状态。

【临床表现和分型】

(一) 症状和体征

1. 主要症状　胃癌早期几乎没有症状,以消瘦为最多,其次为恶心、胃区疼痛、食欲缺乏、呕吐等上消化道症状。疼痛与体重减轻是进展期胃癌最常见的临床表现。早期胃癌的首发症状可为上腹不适(包括上腹痛,多偶发),或饱食后心窝部胀满、烧灼或轻度疼挛性痛,可自行缓解;或为食欲减退、稍食即饱。癌发生于贲门者有进食时噎感,位于幽门部者食后有饱胀痛,偶因癌破溃出血而有呕血或柏油便;或患者原有长期消化不良病史,至发生胃癌时虽亦出现某些症状,但易被忽略。少数患者可因上腹部肿物或因消瘦、乏力、胃穿孔或转移灶而就诊。初诊时许多患者已属晚期。

2. 体征　早期胃癌可无任何体征。中、晚期胃癌体征中以上腹压痛最常见,1/3的患者可扪及结节状肿块,坚实而移动,多位于腹部偏右相当于胃窦处,有压痛。胃体肿瘤有时可触及,但在贲门者则不能扪到。胃癌转移到肝脏可使肝脏肿大并可扪到坚实结节,腹膜有转移时可发生腹水、出现移动性浊音等。

(二) 病理与组织学分型

1. 早期胃癌的大体类型　①Ⅰ:隆起型;②Ⅱa:表面隆起型;③Ⅱb:平坦型;④Ⅱc:表面凹陷型;⑤Ⅲ:凹陷型。

2. 进展期胃癌的大体类型　①隆起型:肿瘤的主体向肠腔内突出;②溃疡型:肿瘤深达或贯穿肌层合并溃疡;③浸润型:肿瘤向胃壁各层弥漫浸润,使局部胃壁增厚,但表面常无明显溃疡或隆起。

3. 组织学类型　① WHO分类:是目前最为常用的胃癌组织学分型方法,主要包括上皮肿瘤、非上皮肿瘤、继发肿瘤等三大类,其中以腺癌最为常见;② Lauren分类:肠型、弥漫型、混合型。

4. 分子分型　依据HER2表达情况分为HER2阳性、阴性,为靶向药物(曲妥珠单抗)选用提供依据。

【治疗原则】

胃癌的治疗以手术为主,化疗为辅(术前新辅助化疗,术后辅助化疗),放疗较少使用。应根据肿瘤的病理学类型及临床分期,结合患者的一般状况和器官功能状态,采取多学科综合治疗(multidisciplinary team,MDT)模式,有计划、合理地应用手术、化疗、放疗和生物靶向等治疗手段,达到根治或最大限度地控制肿瘤、延长患者的生存期、改善生活质量的目的。

早期胃癌且无淋巴结转移证据者,可根据肿瘤侵犯深度,考虑内镜下治疗或手术治疗,术后无须辅助放疗或化疗。局部进展期胃癌或伴有淋巴结转移的早期胃癌,应当采取以手术为主的综合治疗。根据肿瘤侵犯深度及是否伴有淋巴结转移,可考虑直接行根治性手术或术前先行新辅助化疗,再考虑根治性手术。成功实施根治性手术的局部进展期胃癌,需根据术后病理分期决定辅助治疗方案(辅助化疗,必要时考虑辅助化放疗)。对复发/转移性胃癌,应当采取以药物治疗为主的综合治疗手段,在恰当的时机给予姑息性手术、放射治疗、介入治疗、射频治疗等局部治疗,同时也应当积极给予止痛、支架置入、营养支持等最佳支持治疗。

【药物治疗】

分为姑息化疗、辅助化疗和新辅助化疗,应当严格掌握临床适应证,并在肿瘤内科医师的指导下施行。化疗应当充分考虑患者的肿瘤分期、体力状况、不良反应、生活质量及个人意愿,避免治疗过度或治疗不足。及时评估化疗疗效,密切监测及防治不良反应,并酌情调整药物和剂量。按照疗效评价标准或参照 WHO 实体瘤疗效评价标准评价疗效。

1. 姑息化疗　对于手术后复发、转移或就诊时不能切除的肿瘤患者,化疗多是为了使肿瘤缩小、稳定,以争取长期维持。这时的化疗称作"姑息化疗",目的为缓解肿瘤导致的临床症状、改善生活质量及延长生存期。适用于全身状况良好、主要脏器功能基本正常的无法切除、复发或姑息性切除术后的患者。常用的系统化疗药物包括氟尿嘧啶(5-FU)、卡培他滨、替吉奥、顺铂、表柔比星、多西他赛、紫杉醇、奥沙利铂、伊立替康等。

化疗方案包括两药或三药联合方案,三药方案适用于体力状况好的晚期胃癌患者,对体力状态差、高龄患者,考虑采用口服氟尿嘧啶类药物或紫杉类药物的单药化疗。依据《胃癌诊疗规范(2018年版)》胃癌常用的两药化疗方案见表 23-11。

对 HER2 表达呈阳性(免疫组化染色呈 +++,或免疫组化染色呈 ++ 且 FISH 检测呈阳性)的晚期胃癌患者,可考虑在化疗的基础上联合使用分子靶向治疗药物曲妥珠单抗。

表 23-11　胃癌常用的联合方案

化疗方案		剂量 /(mg/m²)	给药途径	用药时间	时间及周期
PF 方案	顺铂	75~100	静脉滴注	第 1 天	每 21d 重复
	5-FU	750~1 000mg/(m²·d)	持续静脉滴注 24h	第 1~4 天	
XP 方案	顺铂	80	静脉滴注	第 1 天	每 21d 重复
	卡培他滨	1 000	口服,每日 2 次	第 1~14 天	
SP 方案	顺铂	60~80	静脉滴注	第 1 天	每 21d 重复
	替吉奥	40~60mg	口服,每日 2 次	第 1~14 天	
XELOX 方案	卡培他滨	1 000	口服,每日 2 次	第 1~14 天	每 21d 重复
	奥沙利铂	130	静脉滴注	第 1 天	
FOLFOX 方案	奥沙利铂	85	静脉滴注	第 1 天	每 21d 重复
	亚叶酸钙	400	静脉滴注	第 1 天	
	5-FU	400	静脉滴注	第 1 天*	每 14d 重复

注:*第 1 天,然后 2 400~3 600mg/(m²·d)持续静脉滴注 46h。

2. 辅助化疗　辅助化疗的目的在于杀灭手术无法清除的微小病灶,减少复发,提高生存率。因此,转移复发可能性较大的肿瘤患者术后均应接受辅助化疗。辅助化疗的对象包括术后病理分期为Ⅰb 期的伴淋巴结转移者、术后病理分期为Ⅱ期及Ⅱ期以上者。辅助化疗始于患者术后体力状况基本恢复正常,一般在术后的 3~4 周开始,联合化疗在 6 个月内完成,单药化疗不宜超过 1 年。辅助化疗方案推荐氟尿嘧啶类联合铂类的两药联合方案。对临床病理分期为Ⅰb 期、体力状况差、高龄、不耐受两药联合方案者,考虑采用口服氟尿嘧啶类药物的单药化疗。

3. 新辅助化疗　新辅助化疗是指在实施局部治疗方法(如手术或放疗)前所做的全身化疗,目的是使肿块缩小、及早杀灭看不见的转移细胞,以利于后续的手术、放疗等治疗。目前常用的胃癌新辅助化疗方案有:SOX方案(奥沙利铂＋替吉奥,21天为1周期);XELOX方案(奥沙利铂＋卡培他滨,21天为1周期);FLOT方案(多西他赛＋奥沙利铂＋四氢叶酸＋氟尿嘧啶,14天为1周期);FLOFOX方案(奥沙利铂＋氟尿嘧啶/四氢叶酸,14天为1周期);PSOX方案(紫杉醇＋奥沙利铂＋替吉奥,21天为1周期);PF方案(顺铂＋氟尿嘧啶,21天为1周期);DOF方案(多西他赛＋奥沙利铂＋氟尿嘧啶,21天为1周期)等。

术后辅助治疗应当根据术前分期及新辅助化疗疗效,有效者延续原方案或根据患者的耐受性酌情调整治疗方案,无效者则更换方案。

> **思考题**
>
> 1. 查阅相关文献,试述晚期胃癌化疗的最新研究进展。
> 2. 查阅相关文献,对胃癌常用化疗方案的不良反应进行总结归纳。

第六节　结直肠癌

结直肠癌包括结肠癌(colon cancer)和直肠癌(rectal cancer),是最常见的消化道肿瘤之一。据WHO国际癌症研究机构(International Agency for Research on Cancer,IARC)资料显示,2020年全世界约有193万结直肠癌新发病例,仅次于乳腺癌、肺癌,位居恶性肿瘤发病率第三位。近年来随着我国人民生活水平的提高,饮食习惯和饮食结构发生改变,我国结直肠癌的发病率和死亡率呈上升趋势。2020年我国结直肠癌新发病例数已超过55万,占全部恶性肿瘤的12.2%,居全部恶性肿瘤发病率第四位。死亡病例28万,次于肺癌、肝癌、胃癌和食管癌,居癌症死亡原因第五位。

【病因和发病机制】

结直肠癌的病因尚未完全清楚,目前认为主要是环境因素与遗传因素综合作用的结果。

1. 环境因素　结直肠癌的发病与饮食习惯、肠道细菌、化学致癌物和土壤中缺钼和硒有关,其中高脂肪食谱与食物纤维不足是主要发病原因。过度摄取动物饱和脂肪,使糖分吸收过快,增加胆汁分泌;而纤维素的缺乏可使食物中的胆固醇和胆汁酸代谢产物在肠道内通过速度减慢,这些产物增加肿瘤的诱发率。

2. 遗传因素　将结直肠癌分为遗传性(家族性)和非遗传性(散发性)。前者的典型例子如家族性结肠息肉综合征和家族遗传性非息肉病性结直肠癌,后者主要是由环境因素引起基因突变。有大肠癌家族史者,死于大肠癌的风险比正常人高4倍。

3. 其他高危因素　包括大肠息肉(腺瘤性息肉)、炎症性肠病、血吸虫病、盆腔放射、吸烟等。另外有报道胆囊切除术后右半结肠癌的发病率升高,输尿管乙状结肠吻合术后结直肠癌的发病率也明显升高。

【临床表现和分类】

(一) 症状和体征

结直肠癌起病隐匿,早期无明显症状,常仅见粪便隐血阳性,病情发展到一定程度可出现下列临床表现。

1. 排便习惯与粪便性状改变　是本病最早出现的症状,多以便血为突出表现,有时表现为顽固性便秘。当肿瘤生长到一定大小时常使大便变细变形,也可表现为脓血便和黏液便。

2. 腹痛和腹部不适　是肛肠肿瘤的常见症状,多见于右侧结肠癌,表现为右腹部钝痛,同时涉及右上腹、中上腹。结直肠癌并发肠梗阻时腹痛加重或为阵发性绞痛。

3. 腹部肿块　结直肠癌腹部肿块的发生率为47%~80%。当肿瘤局限于肠壁,与其他器官或组织无粘连时,肿物尚可推动,或随体位有所变化;当肿瘤向外侵犯并与其他组织粘连时,肿块常较固定。

4. 急、慢性肠梗阻　当肿瘤生长到一定大小后,可以阻塞肠腔引起完全性或不完全性肠梗阻症状。特点是呈进行性加重,非手术方法难以缓解。

5. 全身症状　可出现贫血,低热,乏力等全身症状,晚期患者可以出现慢性消耗性表现,如消瘦、恶病质、腹水等。

6. 肿瘤转移引起的临床表现　直肠癌盆腔有广泛浸润时,可引起腰部及骶部的酸痛、坠胀感;当肿瘤浸润或压迫坐骨神经、闭孔神经根时,可出现坐骨神经和闭孔神经痛。此外,肿瘤经血道转移最常见的部位是肝、肺、骨,临床上可出现相应器官的症状。

（二）病理组织学分类

我国的结直肠癌发生部位主要位于直肠(约占3/5),其次位于乙状结肠(约占1/5),其余依次为盲肠、升结肠、降结肠、横结肠。但近年来国内外资料表明,右半结肠癌发病率有增高而直肠癌发病率有下降的趋势,这一倾向可能与饮食及生活习惯改变有关。

1. 大体类型　①早期结直肠癌:系指癌组织限于结直肠黏膜层、黏膜下层者,一般无淋巴结转移。早期可分以下4型:扁平型、息肉隆起型、扁平隆起型和扁平隆起伴溃疡型。②进展期结直肠癌:分为隆起型、溃疡型和浸润型3型。

2. 组织学分类　①腺癌,非特殊型;②腺癌,特殊型,包括黏液腺癌、印戒细胞癌、锯齿状腺癌、微乳头状腺癌、髓样癌、筛状粉刺型腺癌;③腺鳞癌;④鳞癌;⑤梭形细胞癌/肉瘤样癌;⑥未分化癌;⑦其他特殊类型;⑧癌,不能确定类型。

【治疗原则】

结直肠癌的治疗以手术切除为主。当结肠癌病变侵及肌层以外或有淋巴结转移,术后应行辅助化疗。当直肠癌病变已侵犯直肠旁组织,可根据情况选择术前放疗,术后若发现病变侵及深肌层或有淋巴结转移,应行术后放疗,放疗后定期化疗。结直肠癌出现肝转移时,应尽可能对转移灶进行手术切除,不能手术但病变较局限者可选择肝动脉栓塞化疗。

【药物治疗】

药物治疗是结直肠癌的重要辅助治疗手段,也是结直肠癌综合治疗中不可缺少的一个重要组成部分。治疗的目的是提高手术治疗的远期疗效,防止和减少复发转移,延长患者的生存期,改善生活质量。

内科药物治疗的总原则:①明确治疗目的,确定属于新辅助治疗、辅助治疗还是姑息治疗;②在全身治疗前,完善影像学评估;③标志物检测,推荐对临床确诊的复发或转移性结直肠癌患者进行KRAS、NRAS基因突变检测,以指导肿瘤靶向治疗。BRAF V600E突变状态的评估应在RAS检测时同步进行,以对预后进行分层,指导临床治疗。推荐对所有结直肠癌患者进行错配修复蛋白表达或微卫星不稳定检测,用于遗传性非息肉病性结直肠癌筛查、预后分层及指导免疫治疗等。MLH1缺失的错配修复蛋白缺陷型肿瘤应行BRAF V600E突变分子和/或MLH1甲基化检测,以评估发生遗传性非息肉病性结直肠癌的风险。在治疗过程中必须及时评价疗效和不良反应,并在多学科指导下根据患者病情及体力评分适时地进行治疗目标、药物种类及剂量的调整。重视改善患者生活质量及处理并发症,包括疼痛、营养、精神心理等。

已有50余种药物应用于结直肠癌的治疗,多数药物疗效不理想,公认对结直肠癌较有效的药物主要为氟尿嘧啶及其衍生物。20世纪90年代后期新一代抗肿瘤药物奥沙利铂、伊立替康(CPT-11)、雷替曲塞等新药也取得了较好的疗效。近年来靶向药物的出现使晚期大肠癌的治疗上了一个新的台阶。

1. 新辅助化疗　新辅助化疗的治疗目的在于提高手术切除率,提高保肛率,延长患者的无病生存期。

(1)直肠癌的新辅助化疗:推荐新辅助化疗仅适用于距肛门<12cm的直肠癌。T1~2N0M0期或有放化疗禁忌证的患者推荐直接手术,不推荐新辅助治疗。T3期和/或N+的可切除直肠癌患者,原则推荐新辅助放化疗,后根据疗效评估决定是否联合放疗。T4期或局部晚期不可切除的直肠癌患者,必须行新辅助放化疗。治疗后重新评价并多学科讨论是否可行手术。新辅助化疗推荐以氟尿嘧啶类药物为基础的化疗方案。化疗方案推荐首选卡培他滨单药,或持续灌注氟尿嘧啶,或氟尿嘧啶+亚叶酸钙。治疗时限为2~3个月。

(2)T4b期结肠癌的新辅助化疗:对于局部不可切除的T4b期结肠癌,推荐化疗或化疗联合靶向治疗方案(具体方案参见结直肠癌肝转移的新辅助治疗)。必要时,通过多学科讨论决定是否增加局部放疗。对于初始局部可切除的T4b期结肠癌,推荐通过多学科讨论决定是否行新辅助化疗或直接手术治疗。

(3)结直肠癌肝和/或肺转移的新辅助化疗:结直肠癌确诊时合并初始可根治性切除的肝转移,在原发灶无出血、梗阻或穿孔,且肝转移灶有清除后复发高危因素时推荐新辅助化疗。潜在可切除肝转移,必须经过多学科讨论制订治疗方案,如果多学科讨论推荐新辅助化疗或化疗联合靶向药物治疗,可选用西妥昔单抗(推荐用于KRAS、NRAS、BRAF基因野生型患者),或联合贝伐珠单抗。化疗方案推荐CapeOx(卡培他滨+奥沙利铂),或者FOLFOX(奥沙利铂+氟尿嘧啶+亚叶酸钙),或者FOLFIRI(伊立替康+氟尿嘧啶+亚叶酸钙),或者FOLFOXIRI(奥沙利铂+伊立替康+氟尿嘧啶+亚叶酸钙)。建议治疗时限为2~3个月。治疗后必须重新评价,并考虑是否可行局部毁损性治疗,包括手术、射频和立体定向放疗。

2. 辅助化疗　辅助治疗应根据肿瘤原发部位、病理学分期、分子指标及术后恢复状况决定。推荐术后4周左右开始辅助化疗(体质差者适当推迟),化疗时限3~6个月。《2021 CSCO结直肠癌诊疗指南》中,治疗期间应根据患者体力情况、药物毒性、术后TN分期及患者意愿,酌情调整药物剂量和/或缩短化疗周期(表23-12)。

(1)Ⅰ期(T1~2N0M0)结直肠癌患者不推荐辅助治疗。

(2)Ⅱ期结肠癌的辅助化疗应确认有无以下高危因素:组织学分化差(3~4级)且为错配修复正常或微卫星稳定、T4期、血管淋巴管浸润、术前肠梗阻或肠穿孔、标本检出淋巴结不足(少于12枚)、神经侵犯、切缘阳性或不能确定。无高危因素者,建议随访观察,或单药氟尿嘧啶类药物化疗。有高危因素者,建议辅助化疗。化疗方案推荐选用以奥沙利铂为基础的CapeOx或FOLFOX方案等,治疗时间3~6个月。如肿瘤组织检测为错配修复缺陷或高水平微卫星不稳定,不建议辅助化疗。

(3)Ⅲ期结直肠癌患者推荐辅助化疗。化疗方案推荐选用CapeOx、FOLFOX方案或单药卡培他滨、氟尿嘧啶+亚叶酸钙方案。如为低危患者(T1~3N1期)也可考虑3个月的CapeOx方案。目前不推荐在辅助化疗中使用伊立替康、替吉奥、雷替曲塞及靶向药物。

表23-12　常用的结肠癌术后辅助化疗方案

化疗方案		剂量/(mg/m^2)	给药途径	用药时间	时间及周期
卡培他滨	卡培他滨	1 250	口服,每日2次	第1~14天	每3周重复,共24w
sLV5FU2	亚叶酸钙	400	静脉输注2h	第1天	每2周重复,共24w
	氟尿嘧啶	400	静脉推注	第1天*	
CAPEOX	奥沙利铂	130	静脉输注大于2h	第1天	每3周重复,共24w
	卡培他滨	1 000	口服,每日2次	第1~14天	

续表

化疗方案		剂量/(mg/m²)	给药途径	用药时间	时间及周期
mFOLFOX6	奥沙利铂	85	静脉输注2h	第1天	每2周重复,共24w
	亚叶酸钙	400	静脉输注2h	第1天	
	氟尿嘧啶	400	静脉推注	第1天*	

注:*然后1 200mg/(m²·d)×2d持续静脉输注(总量2 400mg/m²,输注46~48h)。

3. 姑息化疗(复发或转移性结直肠癌全身系统治疗)　目前,治疗晚期或转移性结直肠癌使用的化疗药物包括氟尿嘧啶+亚叶酸钙、伊立替康、奥沙利铂、卡培他滨、曲氟尿苷替匹嘧啶和雷替曲塞。靶向药物包括西妥昔单抗(推荐用于KRAS、NRAS、BRAF基因野生型患者)、贝伐珠单抗、瑞格非尼和呋喹替尼(表23-13)。

(1)在治疗前推荐检测肿瘤KRAS、NRAS、BRAF基因及微卫星状态。

(2)联合化疗应作为能耐受化疗的转移性结直肠癌患者的一、二线治疗。推荐以下化疗方案:FOLFOX或FOLFIRI,或联合西妥昔单抗(推荐用于KRAS、NRAS、BRAF基因野生型患者),CapeOx、FOLFOX或FOLFIRI,或联合贝伐珠单抗。对于肿瘤负荷大、预后差或需要转化治疗的患者,如一般情况允许,也可考虑FOLFOXIRI或联合贝伐珠单抗作为一线治疗。对于KRAS、NRAS、BRAF基因野生型需转化治疗的患者,也可考虑FOLFOXIRI联合西妥昔单抗。

(3)右半结肠癌(病灶位于回盲部至结肠脾曲)患者预后明显劣于左半结肠癌和直肠癌(病灶位于结肠脾曲至直肠)。对于KRAS、NRAS、BRAF基因野生型患者,右半结肠癌一线治疗中贝伐珠单抗联合化疗的疗效优于西妥昔单抗联合化疗,而在左半结肠癌和直肠癌中后者的疗效优于前者。

(4)三线及以上治疗患者推荐试用靶向药物或参加正在开展的临床试验,也可考虑曲氟尿苷替匹嘧啶。对在一、二线治疗中没有选用靶向药物的患者也可考虑西妥昔单抗,或联合伊立替康治疗(推荐用于KRAS、NRAS、BRAF基因野生型患者)。

(5)一线治疗选择奥沙利铂的患者,如二线治疗方案为化疗或联合贝伐珠单抗时,化疗方案推荐FOLFIRI或改良的伊立替康+卡培他滨。不能耐受联合化疗的患者,推荐氟尿嘧啶+亚叶酸钙方案或卡培他滨单药,或联合靶向药物。不适合氟尿嘧啶+亚叶酸钙方案的晚期结直肠癌患者可考虑雷替曲塞单药治疗。

(6)姑息治疗4~6个月后疾病稳定但仍无R0切除机会的患者,可考虑进入维持治疗(如采用毒性较低的氟尿嘧啶+亚叶酸钙、卡培他滨单药,或联合靶向治疗,或暂停全身系统治疗),以降低联合化疗的毒性。

(7)对于BRAF V600E突变患者,如果一般状况较好,可考虑FOLFOXIRI联合贝伐珠单抗的一线治疗。

(8)对于错配修复缺陷或高水平微卫星不稳定患者,根据其病情及意愿,通过多学科讨论可考虑行免疫检查点抑制剂治疗。

(9)晚期患者如一般状况或器官功能状态很差,推荐最佳支持治疗。

表23-13　转移性结直肠癌的常用全身治疗方案

化疗方案		剂量/(mg/m²)	给药途径	用药时间	时间及周期
mFOLFOX6	奥沙利铂	85	静脉输注2h	第1天	每2周重复
	亚叶酸钙	400	静脉输注2h	第1天	
	氟尿嘧啶	400	静脉推注	第1天*	

续表

化疗方案		剂量 /(mg/m^2)	给药途径	用药时间	时间及周期
mFOLFOX6+ 贝伐珠单抗	奥沙利铂	85	静脉输注 2h	第 1 天	每 2 周重复
	亚叶酸钙	400	静脉输注 2h	第 1 天	
	氟尿嘧啶	400	静脉推注	第 1 天 *	
	贝伐珠单抗	5mg/kg	静脉输注	第 1 天	
mFOLFOX6+ 西妥昔单抗	奥沙利铂	85	静脉输注 2h	第 1 天	—
	亚叶酸钙	400	静脉输注 2h	第 1 天	—
	氟尿嘧啶	400	静脉推注	第 1 天 *	—
	西妥昔单抗	400	静脉输注	第 1 天 **	每周重复
		500	静脉输注大于 2h	第 1 天	每 2 周重复
CAPEOX	奥沙利铂	130	静脉输注大于 2h	第 1 天	每 3 周重复
	卡培他滨	1 000	口服,每日 2 次	第 1~14 天	
CAPEOX+ 贝 伐珠单抗	奥沙利铂	130	静脉输注大于 2h	第 1 天	每 3 周重复
	卡培他滨	1 000	口服,每日 2 次	第 1~14 天	
	贝伐珠单抗	7.5mg/kg	静脉输注	第 1 天	
FOLFIRI	伊立替康	180	静脉输注 30~90min	第 1 天	每 2 周重复
	亚叶酸钙	400	静脉输注 2h	第 1 天	
	氟尿嘧啶	400	静脉推注	第 1 天 *	
FOLFIRI+ 贝 伐珠单抗	伊立替康	180	静脉输注 30~90min	第 1 天	每 2 周重复
	亚叶酸钙	400	静脉输注 2h	第 1 天	
	氟尿嘧啶	400	静脉推注	第 1 天 *	
	贝伐珠单抗	5mg/kg	静脉输注	第 1 天	
FOLFIRI+ 西 妥昔单抗	伊立替康	180	静脉输注 30~90min	第 1 天	每 2 周重复
	亚叶酸钙	400	静脉输注 2h	第 1 天	
	氟尿嘧啶	400	静脉推注	第 1 天 *	
	西妥昔单抗	400	静脉输注	第 1 天 **	每周重复
		500	静脉输注大于 2h	第 1 天	每 2 周重复
CapIRI	伊立替康	180	静脉输注 30~90min	第 1 天	每 2 周重复
	卡培他滨	1 000	口服,每日 2 次	第 1~7 天	
CapIRI+ 贝 伐 珠单抗	伊立替康	180	静脉输注 30~90min	第 1 天	每 2 周重复
	卡培他滨	1 000	口服,每日 2 次	第 1~7 天	
	贝伐珠单抗	5mg/kg	静脉输注	第 1 天	
mXELIRI	伊立替康	200	静脉输注 30~90min	第 1 天	每 3 周重复
	卡培他滨	800	口服,每日 2 次	第 1~14 天	
mXELIRI+ 贝 伐珠单抗	伊立替康 ***	200	静脉输注 30~90min	第 1 天	每 3 周重复
	卡培他滨	800	口服,每日 2 次	第 1~14 天	
	贝伐珠单抗	7.5mg/kg	静脉输注	第 1 天	
卡培他滨	卡培他滨	1 250	口服,每日 2 次	第 1~14 天	每 3 周重复
卡培他滨 + 贝 伐珠单抗	卡培他滨	1 250	口服,每日 2 次	第 1~14 天	每 3 周重复
	贝伐珠单抗	7.5mg/kg	静脉输注	第 1 天	

续表

化疗方案		剂量/(mg/m²)	给药途径	用药时间	时间及周期
SLV5FU2	亚叶酸钙	400	静脉输注 2h	第 1 天	每 2 周重复
	氟尿嘧啶	400	静脉推注	第 1 天*	
FOLFOXIRI	伊立替康	165	静脉输注	第 1 天	每 2 周重复
	奥沙利铂	85	静脉输注	第 1 天	
	亚叶酸钙	400	静脉输注	第 1 天	
	氟尿嘧啶	2 400~3 200	持续静脉输注 48h	第 1 天	
FOLFOXIRI+ 贝伐珠单抗	伊立替康	165	静脉输注	第 1 天	每 2 周重复
	奥沙利铂	85	静脉输注	第 1 天	
	亚叶酸钙	400	静脉输注	第 1 天	
	氟尿嘧啶	2 400~3 200	持续静脉输注 48h	第 1 天	
	贝伐珠单抗	5mg/kg	静脉输注	第 1 天	
伊立替康	伊立替康	125	静脉输注 30~90min	第 1、8 天	每 3 周重复
		300~350		第 1 天	
西妥昔单抗+ 伊立替康	西妥昔单抗	400****	静脉输注	—	每周 1 次
		500			每 2 周 1 次
	伊立替康	125	静脉输注	第 1、8 天	每 3 周重复
		180			每 2 周重复
		300~350			每 3 周重复
西妥昔单抗	西妥昔单抗	400****	静脉输注	—	每周 1 次
		500			每 2 周 1 次
瑞戈非尼	瑞戈非尼	160mg*****	口服，每日 1 次	第 1~21 天	每 28 天重复
曲氟尿苷替匹嘧啶(TAS-102)	曲氟尿苷替匹嘧啶	35******	口服，每日 2 次	第 1~5 天和第 8~12 天	每 28 天重复
雷替曲塞	雷替曲塞	3	静脉输注	给药时间 15min	每 3 周重复
		2mg/m²			每 2 周重复*******
呋喹替尼	呋喹替尼	5mg	口服，每日 1 次	第 1~21 天	每 28 天重复
维莫非尼+伊立替康+西妥昔单抗	维莫非尼	960mg	口服，每日 2 次	—	—
	伊立替康	180	静脉输注	第 1 天	每 2 周 1 次
	西妥昔单抗	500	静脉输注	第 1 天	每 2 周 1 次

注：*然后 1 200mg/(m²·d)×2d 持续静脉输注(总量 2 400mg/m²，输注 46~48h)。**第 1 次静脉滴注大于 2h，然后 250mg/m² 静脉输注，注射超过 60min。***UGT1A1*28 和 *6 为纯合变异型或双杂合变异型给药剂量为 150mg/m²。****首次 400mg/m²，然后 250mg/m²。*****或第一周期可采用剂量滴定的方法：第 1 周 80mg/d，第 2 周 120mg/d，第 3 周 160mg/d。******单次最大量 80mg。*******与奥沙利铂或伊利替康联合使用时建议优先 2 周方案。

思考题

1. 查阅相关文献,试述晚期结直肠癌药物治疗的最新研究进展。
2. 查阅文献,综述结直肠癌分子靶向药物的种类和治疗原则。

第二十三章
目标测试

(刘慧迪)

参 考 文 献

[1] 张新.《2020 年 CSCO 小细胞肺癌诊疗指南》解读. 临床内科杂志, 2020,(11): 820-822.

[2] 中国临床肿瘤学会指南工作委员会.《中国临床肿瘤学会 (CSCO) 乳腺癌诊疗指南 2021》. 北京: 人民卫生出版社, 2021.

[3] 中国临床肿瘤学会指南工作委员会.《中国临床肿瘤学会 (CSCO) 胃癌诊疗指南 2021》. 北京: 人民卫生出版社, 2021.

[4] 中国临床肿瘤学会指南工作委员会.《中国临床肿瘤学会 (CSCO) 原发性肝癌诊疗指南 2020》. 北京: 人民卫生出版社, 2020.

[5] 中国临床肿瘤学会指南工作委员会.《中国临床肿瘤学会 (CSCO) 结直肠癌诊疗指南 2021》. 北京: 人民卫生出版社, 2021.

第二十四章

病毒性疾病的药物治疗

学习目标

1. **掌握** 病毒性疾病药物治疗原则与药物治疗的方法。
2. **熟悉** 病毒性疾病常用治疗药物的种类和作用特点。
3. **了解** 病毒性疾病的病因发病机制、临床表现和分类分型。

第二十四章
教学课件

由病毒感染引起的人类疾病为病毒性疾病,其种类繁多,且严重威胁人类健康。现已经确定的有普通感冒、流感、水痘等一般性疾病,也有病毒性肝炎、艾滋病、严重急性呼吸综合征(SARS)和流行性乙型脑炎等严重病毒性疾病。还有一些疾病可能是以病毒为致病因子,通过持续性病毒感染继发的免疫复合物损伤,导致慢性炎性疾病或自身免疫性疾病如肾炎、多发性大动脉炎和关节炎等。此外,病毒还可以通过作用于趋化因子、趋化因子受体等,逃逸免疫监督系统,促进肿瘤的发生。

病毒没有自我繁殖的能力,它必须借助人体细胞(即靶细胞)的生长而复制,其致病性与攻击细胞,导致细胞裂解,从而引起细胞死亡有关。一旦机体内有足够多的细胞死亡,就会对机体健康产生影响。因此病毒性疾病的药物治疗比细菌性疾病和寄生虫病难度更大。治疗原则不仅以抑制病毒复制、有效地阻断病毒对细胞的感染为目标,同时还需要提高机体的免疫功能,增强免疫系统清除病毒的能力。本章重点介绍常见病毒性疾病,包括病毒性肝炎、艾滋病、带状疱疹、流行性乙型脑炎的临床药物治疗原则和方法。

第一节　病毒性肝炎

病毒性肝炎(viral hepatitis)是由多种肝炎病毒引起、以肝脏损害为主的全身性传染病。已经鉴定的肝炎病毒包括甲、乙、丙、丁、戊等型,其引起的肝炎分别称为甲、乙、丙、丁、戊型肝炎。因病原体不同,其主要传播途径、起病方式、临床表现、治疗及预后等均有所区别。甲型病毒性肝炎(简称甲肝)和戊型病毒性肝炎(简称戊肝)多表现为急性感染,甲肝一般为自限性疾病,重症者积极治疗也可痊愈,戊肝治疗原则与甲肝基本相同;乙、丙、丁型病毒性肝炎多呈慢性感染。丁型和乙型肝炎病毒的混合或重叠感染会使5%~20%的患者发展成重型肝炎。部分重症肝炎患者可发展为肝硬化和肝癌。我国是病毒性肝炎的高发区,以乙型病毒性肝炎(简称乙肝)危害最为严重。

【病因和发病机制】

(一)病因

甲肝和戊肝的传播方式相似,主要传染源是急性期患者和亚临床感染者,以粪-口途径传播。乙肝和丁肝的传染源均是急、慢性患者以及病毒携带者,主要经血液和密切接触传播,具有明显的家庭聚集性,垂直传播是其主要特点。丙肝的主要传染源是急性和慢性患者,尤其是慢性病毒携带者,主要经输血或血制品、血液透析或器官移植传播,性接触或静脉注射毒品也可导致本病传播。

(二)发病机制

甲肝发病机制尚未完全阐明,一般认为主要由于甲型肝炎病毒(HAV)对肝细胞的直接破坏作用

465

引起,但近年也有文献报道甲肝发病和免疫致病因素参与有关。

乙肝发病机制非常复杂,一般认为乙型肝炎病毒(HBV)对肝细胞无直接损害,而主要取决于人体对HBV的免疫反应。HBV进入人体后感染肝细胞,并在其中复制,不引起肝细胞损害,而从肝细胞中逸出,在肝细胞表面形成特异性病毒抗原。肝细胞内逸出的病毒进入血循环,刺激免疫系统,产生致敏淋巴细胞,如CD8$^+$T细胞,其与肝细胞表面的特异性病毒抗原结合后可释放出各种淋巴因子,如淋巴毒素、趋化因子、迁移抑制因子、转移因子等,可杀灭肝细胞内病毒,肝细胞也因此被破坏,导致肝脏炎症和坏死。免疫反应强烈者可能发生急性重型肝炎,细胞免疫功能低下者可发展成为慢性肝炎或病毒携带者。

丙肝的发病机制有两种可能性,丙型肝炎病毒(HCV)直接破坏肝细胞,或者病毒激发细胞毒性T细胞(CTL)直接识别那些位于被感染细胞表面与MHC Ⅰ类分子结合的病毒抗原肽,介导免疫反应攻击靶细胞而清除病毒。

丁肝的发病一般认为与存在于HBV感染患者的丁型肝炎病毒(HDV)对肝细胞的直接损害有关,HDV是一种缺陷病毒,HDV感染一定程度上取决于同时伴随的HBV感染状态。

戊肝的发病主要由戊型肝炎病毒(HEV)造成肝脏实质细胞炎性坏死,也可因细胞免疫反应介导肝损伤,肝炎病程多呈急性发展。

【临床表现和分型】

(一)急性肝炎

各型病毒性肝炎均可表现为急性肝炎,根据有无黄疸又可分为两型。

1. 急性黄疸型 可有畏寒、发热、乏力、食欲减退、恶心呕吐、便秘或腹泻等,并伴尿色加深,继而巩膜及皮肤黄染。

2. 急性无黄疸型 比黄疸型更多见,起病较缓慢,主要表现为乏力、食欲缺乏、腹胀、肝区痛、恶心呕吐等。可于体检时发现肝脾大,查肝功能可见异常。

(二)慢性肝炎

主要见于乙肝(或合并丁肝)和丙肝,分轻、中、重度。轻度者症状不明显或较轻微,可有乏力、食欲减退、肝区不适、腹胀等;中度者症状居于轻度和重度之间;重度者有明显或持续的症状,如乏力、食欲缺乏、肝区痛、腹胀、大便次数增多等,可有尿色加深、巩膜和皮肤黄染,体检可见肝病面容、肝掌、蜘蛛痣或肝脾大等。

(三)重型肝炎

各型肝炎病毒均可引起重型肝炎,但以HBV单独或重叠感染引起者最常见。可分急性、亚急性和慢性。急性黄疸性肝炎患者起病后10天内迅速出现精神神经症状(Ⅱ度以上肝性脑病),凝血酶原活动度低于40%,并伴全身症状迅速加重为急性重型肝炎。急性黄疸性肝炎患者起病10天以上,同时出现凝血酶原时间明显延长(凝血酶原活动度低于40%)和肝性脑病(Ⅱ度以上),伴胆酶分离,或极度乏力、食欲缺乏、恶心呕吐、重度腹胀或腹水,以及明显出血现象为亚急性重型。慢性重型肝炎临床表现与亚急性重型相同,患者有既往慢性病毒携带史或慢性肝病史。

(四)淤胆型肝炎

起病类似急性黄疸型肝炎,但自觉症状较轻,常有明显肝大、皮肤瘙痒、大便颜色变浅。血清胆红素明显增高,还可有碱性磷酸酶(AKP)、γ谷氨酰转肽酶(γ-GT)和胆固醇明显增高。梗阻性黄疸持续3周以上,并排除其他肝内外梗阻因素者,为急性淤胆型肝炎。在慢性肝炎基础上发生上述临床表现者,则为慢性淤胆型肝炎。

【治疗原则】

治疗的目的在于消除病原、保护肝细胞,消退黄疸,促进肝细胞再生及防治并发症。一般根据病情需要采取综合性治疗措施。

对于急性肝炎应隔离治疗,主要采取支持和对症治疗。慢性肝炎主要采取抗病毒治疗、保护肝细胞、改善肝功能、抗肝纤维化等治疗。病毒持续感染是形成肝炎慢性化的主要原因,因此抗病毒治疗是慢性乙肝和丙肝治疗的根本措施。急性肝炎中甲肝和戊肝大多呈自限性经过,无须抗病毒治疗;急性乙肝很少慢性化,一般不主张抗病毒治疗;急性丙肝慢性化程度较高,抗病毒治疗能提高急性丙肝治愈率。重型肝炎则以综合治疗为主,同时加强支持疗法,给予抑制炎症坏死和促进肝细胞再生的药物,并积极防治各种并发症。病毒性肝炎治疗原则可见表24-1。

表 24-1　病毒性肝炎的治疗原则

肝炎类型	护肝治疗	抗病毒治疗
甲肝	+	–
乙肝	+	急性:–
		慢性:++
丙肝	+	急性:++
		慢性:++
戊肝	+	–
重型肝炎	综合治疗为主,同时加强支持疗法	

注:其中,+ 代表采用;++ 代表必需;– 代表不需。

【药物治疗】

(一) 常用药物分类

除抗病毒治疗外,病毒性肝炎也常使用护肝药作为辅助治疗。一些中药制剂也可用于病毒性肝炎的退黄治疗。病毒性肝炎常用药物及作用机制见表24-2。

表 24-2　病毒性肝炎常用治疗药物及作用机制

药物分类	代表药	药理作用及作用机制
免疫调节抗病毒药	干扰素 α(IFNα)	与人体细胞的干扰素受体结合,诱导抗病毒蛋白如 2′,5′- 寡腺苷酸合成酶、磷酸二酯酶和蛋白激酶生成,破坏病毒的 mRNA 和蛋白质合成,抑制病毒复制。还可增强杀伤细胞(NK)、T 细胞的抗病毒活性,激活及促进巨噬细胞的吞噬活力而调节机体免疫功能
	胸腺肽 α₁	促进 T 细胞成熟,增加 T 细胞被各种抗原或致有丝分裂原激活后产生各种细胞因子如干扰素 α 和干扰素 γ、IL-2 和 IL-3,以及增加 T 细胞的细胞因子受体水平
核苷类抗病毒药	拉米夫定(lamivudine,3TC)	胞嘧啶类似物,作用于病毒的反转录过程,抑制从前基因组 RNA 合成 IIBV 负链,从而抑制 IIBV 复制
	利巴韦林(ribavirin,RBV)	肌苷类似物,能抑制病毒核酸的合成,具广谱抗病毒作用,对 RNA 和 DNA 病毒均有抑制作用
	阿德福韦酯(adefovir dipivoxil,ADV)	嘌呤类衍生物,在体内水解为阿德福韦,为病毒逆转录酶抑制剂,能插入病毒 DNA 链中阻止其复制,且耐药发生率低
	替比夫定(telbivudine,LdT)	新型左旋核苷类药物,对 HBV DNA 聚合酶具有特异性抑制作用,抗病毒疗效优于拉米夫定,不良反应发生率和作用特点与拉米夫定相似
	恩替卡韦(entecavir,ETV)	环戊酰鸟苷类似物,抑制 DNA 聚合酶从而抑制 HBV 的 DNA 复制,为目前最有效的抗 HBV 药物
	替诺福韦酯(tenofovir,TDF)	新型核苷酸类逆转录酶抑制剂,通过直接竞争性地与天然脱氧核糖底物结合而抑制病毒聚合酶。具有抗 HIV 和 HBV 作用

续表

药物分类	代表药	药理作用及作用机制
直接抗HCV病毒药物（DAA）	索磷布韦（sofosbuvir，PRS）	核苷类HCV NS5B聚合酶抑制剂，也为阻止HCV复制的抗病毒药。常与利巴韦林、干扰素、NS5A抑制剂、NS3/4A抑制剂联用治疗各种基因型的丙型肝炎
	达拉他韦（daclatasvir）、维帕他韦（velpatasvir）、哌伦他韦（pibrentasvir）	口服有效的泛基因型HCV NS5A抑制剂，可联合应用索磷布韦治疗丙肝
	伏西瑞韦（voxilaprevir）、格卡瑞韦（glecaprevir）	为影响HCV复制的病毒非结构蛋白NS3/4A丝氨酸蛋白酶抑制剂，阻止丙肝病毒的复制，可联合应用索磷布韦治疗丙型肝炎
护肝药	联苯双酯	减轻脂质过氧化、保护肝细胞膜、减轻肝损伤，对肝脏中谷丙转氨酶（GPT）活性有强大的可逆性抑制作用，同时也具有抗肝纤维化作用
	甘草甜素（甘草酸单/二铵）	有类似糖皮质激素样的非特异性抗炎作用，临床上有改善症状、降低转氨酶、减退黄疸等作用
	水飞蓟素、葡醛内酯、门冬氨酸钾镁、肌苷等	具有稳定肝细胞膜、降低毒物对肝细胞损伤、参与体内核酸和能量代谢、促进蛋白质合成等作用
抗纤维化药	扶正化瘀胶囊	益精养肝，活血祛瘀
	复方鳖甲软肝片	软坚散结，化瘀解毒，益气养血
	安络化纤丸	健脾养肝，凉血活血，软坚散结
退黄药物	腺苷蛋氨酸、熊去氧胆酸	缓解胆汁淤积
	茵栀黄注射液、苦黄注射液	解痉利胆、退黄、降酶、抗病原微生物及利尿，清热利湿，疏肝退黄

（二）治疗药物的选用

1. 无症状病毒携带者　以HBV感染为例，慢性HBV携带者即血清HBsAg和HBV DNA阳性，HBeAg或抗HBe抗体阳性；或非活动性HBsAg携带者即血清HBsAg阳性，HBeAg阴性，抗HBe抗体阳性或阴性，HBV DNA检测不到或低于最低检测限，患者血清谷丙转氨酶正常者，则无须使用抗病毒药物治疗，注意避免过劳和其他加重肝脏负担的因素，应定期复查肝功能，随访观察。

2. 急性肝炎　大多数患者不需要特殊治疗，食欲常在发病几日后恢复，患者需要卧床休息。甲肝和戊肝一般不发展为慢性，主要采取护肝治疗和对症治疗。急性乙肝，若为成年患者，常可治愈，故仅需对症治疗。可酌情使用护肝药，病情较轻者口服给药即可，如水飞蓟素70mg，3次/d，或葡醛内酯0.2g，3次/d等，伴有黄疸者可加用茵栀黄注射液10~20ml稀释后静脉滴注，1次/d。如戊肝伴有明显淤胆者可使用腺苷蛋氨酸500~1 000mg稀释后静脉注射或静脉滴注，1次/d。食欲下降、呕吐频繁者，可静脉滴注10%葡萄糖溶液1 000~1 500ml，加维生素C 1~2g和10%氯化钾10~20ml。急性丙肝可用IFNα 3MU，3次/w，皮下或肌内注射，疗程3~6个月，应同时服用抗HCV药物（见慢性丙肝的药物治疗）。

3. 慢性肝炎　包括慢性迁延性肝炎和慢性活动性肝炎，后者的预后较前者差。乙肝和丙肝易发展为慢性肝炎，慢性肝炎主要采取抗病毒治疗、免疫调节、护肝和抗纤维化等综合治疗，以达到持久抑制病毒复制的主要目标。乙肝的短期治疗目标是达到初步应答，例如HBeAg血清学转换和/或HBV DNA抑制，GPT水平恢复正常。最终治疗目标是预防肝脏失代偿、达到持久应答，减轻肝脏炎症坏死和肝纤维化的发生，减少或预防进展为肝硬化和/或肝癌，并延长生存期。慢性丙肝抗HCV的治疗目标是清除病毒，阻止其进展为肝硬化、失代偿期肝硬化、肝细胞癌和严重的肝外表现和死亡。治疗结束后 12 周和 24 周用灵敏的试剂检测不到 HCV RNA（<15IU/ml），即持续病毒学应答（sustained virological response,SVR）12 和 SVR24。

（1）抗病毒治疗

1）HBeAg 阳性慢性乙型肝炎患者：采用普通 IFNα 3~5MU，每周 3 次或隔日 1 次，皮下注射，一般疗程为 6 个月。如有应答，为提高疗效亦可延长疗程至 1 年或更长；如治疗 6 个月仍无应答，可改用或联合其他抗病毒药物。聚乙二醇 -IFNα（PEG-IFNα）-2a 135~180μg，每周 1 次，皮下注射，疗程 1 年；或 PEG-IFNα-2b 1.0~1.5μg/kg，每周 1 次，皮下注射，疗程 1 年。两药具体的剂量和疗程可根据患者的应答和耐受性进行调整。抗病毒药物拉米夫定 100mg，每日 1 次口服，或阿德福韦酯 10mg，每日 1 次口服，或恩替卡韦 0.5mg，每日 1 次口服或替比夫定 600mg，每日 1 次口服，或替诺福韦 300mg，每日 1 次，空腹或与食物同时服用。在达到 HBV DNA 低于检测下限、GPT 复常、HBeAg 血清学转换后，再巩固至少 1 年（经过全少 2 次复查，每次间隔 6 个月）仍保持不变，且总疗程全少已达 2 年者，可考虑停药，但延长疗程可减少复发。

2）HBeAg 阴性慢性乙型肝炎患者：复发率高，疗程宜长。最好选用干扰素类或耐药发生率低的核苷类似物治疗。普通 IFNα 剂量用法同前，疗程至少 1 年。PEG-IFNα-2a 180μg，剂量用法同前，疗程至少 1 年。具体剂量和疗程可根据患者耐受性等因素进行调整。拉米夫定、阿德福韦酯、恩替卡韦、替诺福韦和替比夫定剂量用法同前，但疗程应更长。在达到 HBV DNA 低于检测下限、GPT 正常后，至少再巩固 1 年半（经过至少 3 次复查，每次间隔 6 个月）仍保持不变，且总疗程至少已达到 2 年半者，可考虑停药。由于停药后复发率较高，可以延长疗程。

3）对于 12 岁以上（体重 ≥35kg）慢性乙肝患儿：其普通 IFNα 治疗的适应证、疗效及安全性与成人相似，剂量为 3~6MU/m²，最大剂量不超过 10MU/m²。在知情同意的基础上，也可按成人的剂量和疗程用拉米夫定治疗，或阿德福韦酯。12 岁以下儿童应将拉米夫定剂量调整为 3mg/kg，1 次 /d，最大剂量 100mg/d。也可用阿德福韦酯 10mg 口服，1 次 /d，对拉米夫定耐药的病毒仍有效。

4）慢性丙肝（CHC），是欧美及日本等国家终末期肝病的最主要原因。HCV 病毒血症持续 6 个月未能清除，即为慢性感染，丙肝慢性化率为 50%~85%。我国 HCV 基因 1b 和 2a 型较为常见，南方以 1b 型为主，从南向北基因型 2a 逐渐增多。目前临床上最新的抗 CHC 方案为：

a. 索磷布韦 / 维帕他韦：复合片剂含索磷布韦 400mg 及维帕他韦 100mg，1 片，1 次 /d，初治或者 PEG-IFNα 联合利巴韦林或联合索磷布韦（PRS）经治患者，无肝硬化或代偿期肝硬化疗程 12 周，针对基因 3 型代偿期肝硬化或者 3b 型患者可以考虑增加 RBV，失代偿期肝硬化患者联合 RBV 疗程 12 周。含 NS5A 抑制剂的 DAA 经治患者，如果选择该方案，需要联合 RBV 疗程 24 周。

b. 格卡瑞韦 / 哌仑他韦：复合片剂含格卡瑞韦 100mg/ 哌仑他韦 40mg，3 片，1 次 /d，治疗基因 1~6 型，初治无肝硬化患者，以及非基因 3 型代偿期肝硬化患者，疗程 8 周。PRS 经治患者、非基因 3 型无肝硬化患者疗程 8 周，代偿期肝硬化患者 12 周。不含 NS5A 抑制剂但是含蛋白酶抑制剂（proteinase inhibitor,PI）的 DAA 经治基因 1 型患者疗程 12 周，含 NS5A 抑制剂不含 PI 的 DAA 经治基因 1 型患者，疗程 16 周。既往 NS5A 抑制剂联合 PI 治疗失败的患者不建议使用该方案。该方案禁用于肝功能失代偿或既往曾有肝功能失代偿史的患者。

c. 索磷布韦联合达拉他韦：索磷布韦 400mg 联合达拉他韦 100mg，1 次 /d，疗程 12 周。肝硬化患者加用 RBV，对于 RBV 禁忌的肝硬化患者，需将疗程延长至 24 周。

d. 索磷布韦 / 维帕他韦 / 伏西瑞韦：每片复合片剂含索磷布韦 400mg/ 维帕他韦 100mg/ 伏西瑞韦 100mg，1 片，1 次 /d，治疗基因 1~6 型，既往含 NS5A 抑制剂的 DAA 治疗失败患者，疗程 12 周。针对基因 1a 型患者，不含 NS5A 抑制剂的 DAA 治疗失败患者建议选择该 dd 方案治疗 12 周。索磷布韦 / 维帕他韦 / 伏西瑞韦主要用于 DAA 治疗失败患者，针对 PRS 经治肝硬化患者，可以考虑选择此方案。

慢性丙肝开始抗病毒治疗前需评估肝脏疾病的严重程度,有失代偿性肝硬化病史者,不推荐使用含 NS3/4A 蛋白酶抑制剂方案。代偿期肝硬化患者,若不能进行密切临床或实验室监测者,不推荐使用含 NS3/4A 蛋白酶抑制剂方案。治疗前需评估肾功能[肌酐/估算肾小球滤过率(eGFR)]。eGFR 低于 30ml/(min·1.73m²)的肾功能不全患者应尽量避免应用包含索磷布韦的联合疗法。失代偿期肝硬化、包含蛋白酶抑制剂或 NS5A 方案治疗失败患者禁用蛋白酶抑制剂,可谨慎使用含索磷布韦方案。

(2)护肝治疗:可用甘草酸二铵针剂,常用剂量为 150mg,稀释后静脉滴注,1 次/d,病情严重者可适当增加剂量,好转后逐渐减量;甘草酸单铵常用剂量为 80~120mg,稀释后静脉滴注,1 次/d,好转后可逐渐减量,注意其可能产生水钠潴留的副作用;联苯双酯滴丸每粒 1.5mg,开始用较大剂量,可 5~10 粒,3 次/d,GPT 正常后,原剂量维持 2~3 个月,以后每月减量 1 次,每次 1 粒。如减量后 GPT 又上升,应回到减量前的剂量,必要时可长期使用维持量。一般疗程至少在半年以上,可用数年;联苯双酯片剂为 25~50mg,3 次/d,GPT 正常后可逐渐减量,参照滴丸方法;水飞蓟素的常用量为 70~140mg,3 次/d,饭后服用,症状改善后可减量维持;肌苷,常用片剂 0.2~0.4g,3 次/d;门冬氨酸钾镁,常用针剂 10~20ml(每毫升含钾 10.6~12.2mg,镁 3.9~4.5mg),用 5% 的葡萄糖注射液 500ml 稀释后静脉滴注,1 次/d。

(3)抗纤维化治疗:肝纤维化治疗应立足于早用药、长程用药。特别是对那些无抗病毒适应证的病毒性肝炎患者,要在积极保肝治疗的同时,早期长程使用防治肝纤维化药物。目前尚无特效肝纤维化治疗化学药和生物药,而中医药在肝纤维化治疗领域有明确的优势,已有多种注册适应证为肝纤维化的中成药上市。扶正化瘀胶囊(片),由丹参、虫草菌粉、绞股蓝、桃仁、松花粉、五味子(制)等组成。口服,胶囊每次 1.5g,片剂每次 1.6g,3 次/d,宜饭后服,早期湿热盛者慎用。口服复方鳖甲软肝片,由鳖甲(制)、莪术、赤芍、当归、三七、党参、黄芪、紫河车、冬虫夏草、板蓝根、连翘等组成。1 次 4 片(儿童减半),1 日 3 次。安络化纤丸,由地黄、三七、水蛭、僵蚕、地龙、白术、郁金、牛黄、瓦楞子、牡丹皮、大黄、生麦芽、鸡内金、水牛角浓缩粉等组成。口服,每次 6g,2 次/d。活动性肝硬化及失代偿肝硬化须长期用药,且选用拉米夫定和阿德福韦酯联合用药。

4. 重型肝炎　重型肝炎可分为急性、亚急性和慢性,临床上以慢性重型最多见,特别是 HBV 感染者。乙型重型肝炎及丙型重型肝炎均应采用抗病毒治疗,但不用干扰素。除此之外,综合治疗是成功的关键,药物治疗应注重以下几个主要方面,即阻、促、护、退、利、防。

(1)阻止肝细胞坏死:发生重型肝炎主要由于机体免疫反应过强而导致肝细胞大量坏死,抑制过强的免疫反应是一项重要的治疗措施。急性、亚急性或慢性重型肝炎的早期可选用糖皮质激素,较大剂量短期使用,如地塞米松 10mg 或甲泼尼龙 40~60mg,静脉注射或稀释后静脉滴注,1 次/d,连续 3~5 日,病情好转者应逐渐减量以防反跳,无好转也应尽快停药。

(2)促使肝细胞再生:促肝细胞生长素冻干粉针剂 80~120mg 加入 10% 葡萄糖溶液中静脉滴注,1 次/d,30 日为 1 个疗程,病情严重者可增加剂量和延长疗程。前列腺素 E₁ 常用 200μg 加入 10% 葡萄糖溶液缓慢静脉滴注,1 次/d,7~14 日为一个疗程。也可使用胰高血糖素 1mg 和胰岛素 10U 加入 10% 葡萄糖溶液 500ml 中缓慢静脉滴注,1~2 次/d。

(3)保护肝脏功能:慢性肝炎护肝治疗中提及的药物均可使用,必要时可加大剂量。

(4)减退黄疸:可参考慢性肝炎的退黄治疗,可适当增加药物剂量和延长疗程,如腺苷蛋氨酸的剂量可增大至 2 000mg,稀释后静脉注射或静脉滴注,1 次/d,黄疸减退后可逐渐减量维持。

(5)利尿排水:合并腹水患者应适当使用利尿剂,如螺内酯(spironolactone)20~40mg,2~3 次/d,可联合使用氢氯噻嗪(hydrochlorothiazide)25~50mg,1~3 次/d,氢氯噻嗪应间断使用,3~5 日后尿量增加时停用 3~5 日,可避免由于尿量过多导致水电解质紊乱及患者对利尿剂敏感性下降。使用利尿剂时应监测 24 小时尿量,腹水明显的患者尿量控制在 3 000ml 左右为妥。对以上药物不敏感者可酌情选用利尿作用更强的药物,如呋塞米(furosemide)20mg,静脉注射,必要时增加剂量或重复使用。

(6)防治并发症:重型肝炎患者常并发出血、感染、水电解质紊乱、肝性脑病等,应积极防治。消化道出血时可口服凝血酶原复合物、制酸剂如法莫替丁(famotidine)或奥美拉唑(omeprazole)等。门静脉高压伴胃底食管静脉曲张破裂出血可用生长抑素,一种合成的 14 肽,与天然生长抑素的结构及生物效应相同,能抑制胃酸、胃泌素和胃蛋白酶分泌,减少内脏血流,对胰、肝、胃细胞有保护作用。可先静脉注射 250μg,再用 3 000μg 加入 5% 葡萄糖溶液 500ml 中维持静脉滴注,一般连续 2~3 日。并发感染以原发性细菌性腹膜炎和肺部感染最为常见,轻中症者可口服抗菌药物治疗,常选用喹诺酮类,如左氧氟沙星 0.2g,2 次 /d,连续 1~2 周。本品具有抗菌谱广、副作用小、患者顺从性好、疗效确切的优点。

5. 淤胆型肝炎　淤胆型肝炎治疗方法可参考以上急慢性肝炎的药物治疗,也可选用糖皮质激素。糖皮质激素为公认的淤胆型肝炎常用的有效治疗药物,但应避免使用激素的反指征如溃疡病、糖尿病等。治疗开始时可用地塞米松 10mg 或甲泼尼龙 60mg 静脉注射,1 次 /d,如黄疸明显下降可逐渐减量,每 5~7 日减量 1 次,每次减前次剂量的 1/4~1/5,减量一半后改为泼尼松片剂 30mg,清晨 1 次顿服,并按上述方法继续减量,总疗程 2~3 个月。也可在常规肌苷、水飞蓟素和复合维生素治疗基础上给予甘草酸二铵注射液 30~40ml,加入葡萄糖溶液 250~500ml 中静脉滴注,1 次 /d。或选用腺苷蛋氨酸,特别是对使用激素有禁忌者,开始可用 1 000~2 000mg 静脉注射或静脉滴注,1 次 /d,后逐渐减量,并改为片剂维持。

病例分析

思考题

1. 比较不同类型的病毒性肝炎治疗方法差异,并说明原因。
2. 查阅资料并进行临床调查浅谈我国常见病毒性肝炎的类型及药物治疗方法。

第二节　艾　滋　病

艾滋病即获得性免疫缺陷综合征(acquired immunodeficiency syndrome,AIDS),是由人类免疫缺陷病毒(HIV)通过性接触、输血、母婴或血制品等方式侵入人体,特异性地破坏 T 淋巴细胞,造成机体细胞免疫功能严重受损而发生的一种致命性慢性传染病。

【病因和发病机制】

(一)病因

人类免疫缺陷病毒分为 HIV-1 和 HIV-2 两型,其所含的两个包膜糖蛋白 gp120 和 gp41 具有高度免疫原性。HIV 易发生抗原变异。本病患者及无症状病毒携带者是传染源,主要通过性接触、注射毒品、输血或血制品及母婴垂直传播。

(二)发病机制

HIV 进入人体后能特异性地攻击 CD4$^+$ T 淋巴细胞。HIV 所含的包膜蛋白 gp120 与 CD4$^+$ T 淋巴细胞表面的 CD4 受体特异性结合后,使其构象发生变化,使病毒跨膜蛋白 gp41 的 HR1、HR2 暴露并相互结合,形成线球状结构。gp41 使 HIV 的膜与宿主细胞膜融合,促使病毒进入细胞内。病毒进入细胞内并脱去外壳,两条 RNA 在病毒逆转录酶的作用下转变为 DNA,并以其为模板,在 DNA 多聚酶的作用下复制 DNA。这些 DNA 部分留在细胞内进行低水平复制,部分与宿主细胞核染色质 DNA 整合在一起,形成前病毒感染细胞。经过一段时间的潜伏性感染后,如感染细胞被激活,前病毒 DNA 在转录酶作用下转录为 RNA,继而翻译为蛋白质。经过酶切、装配形成大量的新病毒颗粒,从细胞内释放后继续攻击其他的 CD4$^+$ T 淋巴细胞,导致大量的淋巴细胞被耗竭损伤,造成机体免疫功能严重缺陷,继发机体衰竭死亡。

【临床表现】

艾滋病的潜伏期为 2~15 年,从感染 HIV 到血清抗体形成的期间被称为艾滋病的窗口期。HIV 感染后至艾滋病发病可经历不同阶段,临床表现多样。

1. 急性感染　部分患者在感染后 1~6 周内出现类似传染性单核细胞增多症如发热、淋巴结肿大、肌肉关节疼痛、皮疹、食欲缺乏、恶心、腹泻等症状,也有持续 1~3 周后进入无症状期,少数患者持续发展。体检可见颈、腋、枕部等多处淋巴结肿大,实验室检查可见单核细胞增多、淋巴细胞总数下降、血沉加快等。

2. 无症状感染　持续 1~10 年,此期多无自觉症状。淋巴结穿刺或活检病理可见滤泡增生,血清抗 HIV 抗体阳性。

3. 艾滋病相关综合征　主要表现为持续性淋巴结肿大,常伴有间歇性发热、乏力和盗汗,亦可出现原因不明的神经系统症状。血清 HIV 抗体阳性,CD4$^+$ T 细胞浓度<200~400/mm^3。

4. 艾滋病期　此期 CD4$^+$ T 细胞浓度可<200/mm^3,主要表现为免疫功能缺陷导致的继发性机会性感染或恶性肿瘤。机会性感染是艾滋病患者最常见的且往往最初的临床表现,几乎所有病原体感染都可发生。卡氏肺孢子菌性肺炎(PCP)最为常见,起病缓慢,以发热乏力、干咳和进行性呼吸困难为主要症状,而肺部体征不明显。恶性肿瘤则以卡氏肉瘤最为常见,多见于青壮年,肉瘤呈多灶性,不痛不痒,除皮肤广泛损害外,常累及口腔、胃肠道、淋巴等。

【治疗原则】

抗 HIV 病毒是治疗本病的基本措施,治疗目标是抑制病毒复制,从而达到阻止或延缓发生细胞免疫功能缺陷,防止出现机会性感染和恶性肿瘤的目的。对发生机会性感染患者,应针对病原进行抗病毒、抗细菌、抗真菌等治疗。采用免疫调节药物如 IL-2、干扰素等可使患者淋巴细胞数增加从而改善人体免疫功能,也是艾滋病治疗的基本原则。

【药物治疗】

抗 HIV 治疗主要是高效抗逆转录病毒治疗(highly active antiretroviral therapy,HAART,俗称"鸡尾酒疗法"),包括核苷类逆转录酶抑制剂、非核苷类逆转录酶抑制剂、蛋白酶抑制剂、整合酶抑制剂、融合抑制剂和 CCR5 抑制剂等,但主要应用于临床的是逆转录酶抑制剂和蛋白酶抑制剂两类药物。抗艾滋病药物的分类及作用机制见表 24-3。

表 24-3　抗艾滋病药物的分类及作用机制

药物分类	代表药物	药理作用及作用机制
核苷类逆转录酶抑制剂(NRTI)	齐多夫定(AZT)、拉米夫定(3TC)、阿兹夫定(FNC)、阿巴卡韦(ABC)、替诺福韦(TDF)、恩曲他滨(FTC)	是核苷类似物,可被动弥散进入细胞,在细胞内被磷酸化成为活性形式三磷酸盐,竞争抑制 HIV 的逆转录酶,从而抑制病毒复制
非核苷类逆转录酶抑制剂(NNRTI)	奈韦拉平(NVP)、依非韦伦(EFV)、利匹韦林(RPV)	直接与病毒逆转录酶的活性中心结合,阻断逆转录酶的活性并特异性地抑制 HIV-1 的复制
蛋白酶抑制剂(PI)	洛匹那韦(LPV)、达芦那韦(DRV)、利托那韦(RTV)	抑制 HIV 蛋白酶活性,从而阻止成熟病毒产生;对 HIV-1 和 HIV-2,以及齐多夫定耐药株均有效

续表

药物分类	代表药物	药理作用及作用机制
整合酶抑制剂（INSTI）	第一代：拉替拉韦（RAL）、艾格拉韦（EVG） 第二代：多替拉韦（DTG）	HIV-1 整合酶（HIV-1 integrase, IN）及辅因子 Mg^{2+} 在催化 HIV-1 基因整合到宿主 DNA 反应中起重要作用，INSTI 类药物在 IN 催化位点螯合两个 Mg^{2+}，抑制整合酶链转移反应从而发挥作用
膜融合抑制剂（FI）	恩夫韦地（ENF），艾博韦泰（ABT）	阻止 HIV-1 病毒包膜与 $CD4^+$ T 细胞的质膜融合，阻止病毒进入 T 细胞

（三）治疗药物的选用

1. 抗 HIV 治疗　成人及青少年一旦确诊 HIV 感染，无论 $CD4^+$ T 淋巴细胞水平高低，均建议立即开始治疗。在开始 HAART 前，一定要取得患者的配合和同意，以保持其良好的服药依从性；若存在严重的机会性感染和既往慢性疾病急性发作，应治疗前述机会性感染，控制病情稳定后开始治疗。启动 HAART 后，需终身治疗。初治患者推荐方案为 2 种 NRTI 类抗逆转录病毒（ARV）骨干药物联合第三类药物治疗。第三类药物可以为 NNRTI 或者增强型 PI（含利托那韦或考比司他）或者 INSTI；有条件的患者可以选用复方单片制剂（STR）。抗艾滋病药物的用法用量、不良反应及相互作用见表 23-4。

表 24-4　抗艾滋病药物的用法用量、不良反应及相互作用

药物名称	用法用量	主要不良反应	ARV 药物间相互作用和注意事项
齐多夫定（zidovudine）	成人：300mg/ 次，2 次 /d； 新生儿 / 婴幼儿：2mg/kg，4 次 /d； 儿童：160mg/m², 3 次 /d	①骨髓抑制，严重的贫血或中性粒细胞减少症；②胃肠道不适，恶心、呕吐、腹泻等；③ CPK 和 GPT 升高，乳酸酸中毒和 / 或肝脂肪变性	
拉米夫定（lamivudine）	成人：150mg/ 次，2 次 /d，或 300mg/次，1 次 /d； 新生儿：2mg/kg，2 次 /d； 儿童：4mg/kg，2 次 /d	不良反应少，且较轻微，偶有头痛、恶心、腹泻等不适	
阿兹夫定（azvudine）	3mg/ 次，1 次 /d，睡前空腹服用，整片服用，不可碾碎	发热、头晕、恶心、腹泻、肝肾损伤等；可能会引起中性粒细胞降低以及总胆红素、谷草转氨酶和血糖升高	与 NRTI 及 NNRTI 联用，治疗病毒载量>10⁵ 拷贝 /ml 的成年患者
阿巴卡韦（abacave）	成人：300mg/ 次，2 次 /d； 新生儿 / 婴幼儿：不建议用本药； 儿童：8mg/kg，2 次 /d，最大剂量 300mg，2 次 /d	①高敏反应，一旦出现高敏反应需终身停用；②恶心、呕吐、腹泻等	用前查 HLA-B5701，阳性者不推荐用。不推荐用于病毒载量>10⁵ 拷贝 /ml 的患者
齐多夫定 / 拉米夫定	1 片 / 次，2 次 /d	见 AZT 与 3TC	见 AZT
恩曲他滨 / 替诺福韦	1 片 / 次，1 次 /d	见 TDF	
替诺福韦（tenofovir disoproxil）	成人：300mg/ 次，1 次 /d，与食物同服	骨质疏松；肾脏毒性；轻至中度消化道不适，如恶心、呕吐、腹泻等；代谢异常如低磷酸盐血症，脂肪分布异常，可能引起酸中毒和 / 或肝脂肪变性	

续表

药物名称	用法用量	主要不良反应	ARV 药物间相互作用和注意事项
恩曲他滨/丙酚替诺福韦（TAF）	成人和 12 岁及以上且体重>35kg 的青少年患者:1 片/次,1/d,① 200mg/10mg（和含有增强剂的 PI 或 EVG 联用）;② 200mg/25mg（和 NNRTI 或 INSTI 联用）	腹泻、恶心、头痛	利福平、利福布汀可降低 TAF 的暴露,致 TAF 的血浆浓度下降,不建议合用
洛匹那韦/利托那韦	成人:2 片/次,2 次/d［每片含量:洛匹那韦/利托那韦（LPV/r）,200mg/50mg］;儿童:7~15kg,LPV 12mg/kg 和 RTV 3mg/kg,2 次/d;15~40kg,LPV 10mg/kg 和 RTV 2.5mg/kg,2 次/d	主要为腹泻、恶心、血脂异常,也可出现头痛和转氨酶升高	
多拉米替	成人:1 片/次,1 次/d（每片含量:DOR 100mg/3TC 300mg/TDF 300mg）;可与或不与食物同服	见 TDF、3TC 和 DOR	
达芦那韦/考比司他	成人:1 片/次,1 次/d（每片含量:DRV/COBI 800mg/150mg）;随餐服用,整片吞服,不可掰碎或压碎	腹泻、恶心和皮疹	
利匹韦林（rilpivirine）	25mg/次,1 次/d,随进餐服用	主要为抑郁、失眠、头痛和皮疹	妊娠安全分类中被列为 B 类,与其余 ARV 药物无明显相互作用;不应与其他 NNRTI 类合用
奈韦拉平（nevirapine）	成人:200mg/次,2 次/d;新生儿/婴幼儿:5mg/kg,2 次/d;儿童:<8 岁,4mg/kg,2 次/d;>8 岁,7mg/kg,2 次/d 注意:NVP 有导入期,即在开始治疗的最初 14 天,需先从治疗量的一半开始(1 次/d),如果无严重的不良反应才可以增加到足量(2 次/d)	①皮疹,出现严重的或可致命性的皮疹后应终身停用本药;②肝损害,出现重症肝炎或肝功能不全时,应终身停用本药	引起 PI 药物血浓度下降
依非韦伦（efavirenz）	成人:体重>60 kg,600mg/次,1 次/d;体重<60kg,400mg/次,1 次/d;儿童:体重 15~25kg,200~300mg,1 次/d;体重 25~40kg,300~400mg,1 次/d;体重>40kg,600mg,1 次/d;睡前服用	①中枢神经系统毒性,如头晕、头痛、失眠、抑郁、非正常思维等;可产生长期神经精神作用;可能与自杀意向相关;②皮疹;③肝损害;④高脂血症和高甘油三酯血症	
拉米夫定/替诺福韦	1 片/次,1 次/d	见 TDF 与 3TC	
艾博韦泰（albuvirtide）	160mg/针,1 周静脉滴注 1 次,1 次 2 针(320mg)	血甘油三酯、胆固醇升高,腹泻等	由于不经 CYP450 酶代谢,与其他药物相互作用小

2. **抗机会性感染治疗**　机会性感染是 HIV 患者死亡的主要原因之一,预防和治疗机会性感染是延长生命的重要措施。应根据感染部位和可能的病原选用适当的抗感染药物。

(1)合并其他病毒感染的治疗

1)对巨细胞病毒感染引起的视网膜炎,可用更昔洛韦或膦甲酸钠治疗,疗效可达 80%~90%,但易复发。更昔洛韦每次 5mg/kg,静脉滴注 1 小时以上,2 次 /d,一个疗程为 2~3 周。之后改为 5mg/(kg·d),每日 1 次,静脉滴注。病情危重或单一药物治疗无效时可联用膦甲酸钠 90mg/kg 静脉滴注,每日 2 次。也可用膦甲酸钠 90mg/kg 静脉滴注,每日 2 次,应用 2~3 周后改为长期 90mg/kg 静脉滴注,每日 1 次。该品可导致肾功能不全、恶心及电解质紊乱,若肌酐清除率异常,则需调整剂量。

2)对单纯疱疹病毒感染:阿昔洛韦口服,每次 5mg/kg,3 次 /d,连续 7 天,加大剂量可用至每次 400mg,3 次 /d,口服 2~3 周。病毒对阿昔洛韦可产生耐药性,并与更昔洛韦有交叉耐药,但通常对膦甲酸仍敏感。

3)HIV 合并感染 HBV 患者可采用替诺福韦和恩曲他滨 / 拉米夫定在内的抗逆转录酶药。如果 CD4$^+$T 细胞数 >500 个 /mm^3,且目前不需要进行抗逆转录酶治疗的情况下,可以选择阿德福韦或者 PEG-IFNα 治疗。合并感染者不建议选择仅含有 1 种对 HBV 有活性的核苷类药物(替诺福韦、3TC、恩替卡韦、替比夫定、阿德福韦)的方案治疗乙型肝炎,以避免诱导 HIV 对核苷类药物耐药性的产生。

4)HIV 合并感染 HCV 患者 HAART 药物宜选择肝脏毒性较小的药物,合并 HCV 感染均建议抗 HCV 治疗。CD4$^+$T 细胞数 <200 个 /mm^3 推荐先启动 HAART,待免疫功能得到一定程度恢复后再适时开始抗 HCV 治疗;如因为各种原因暂时不能抗 HCV,也需要尽早启动 HAART。

(2)合并分枝杆菌感染的治疗:艾滋病患者易发生分枝杆菌感染,因此应采取相应治疗措施。包括①鸟分枝杆菌(MAC)感染:克拉霉素 500mg/ 次,2 次 /d,或阿奇霉素 500mg/d,加乙胺丁醇 15mg/(kg·d)(分次服),可同时联合应用利福布汀(300~600mg/d)或阿米卡星[10mg/(kg·d)肌内注射,1 次 /d]或喹诺酮类药物,疗程至少 12 个月。②结核分枝杆菌感染:用异烟肼、利福平、利福布汀、乙胺丁醇、吡嗪酰胺,根据情况也可选用对氨基水杨酸钠、阿米卡星、喹诺酮类抗菌药物及链霉素等。

(3)合并真菌感染

1)念珠菌感染:口腔感染首选制霉菌素局部涂抹加碳酸氢钠漱口水漱口。如果对上述治疗无反应,可以给予如下治疗:氟康唑,100~200mg/d,疗程 1~2 周。食管念珠菌感染:氟康唑,首剂 100~400mg/d,应用 1~2 周;重症患者氟康唑可增加剂量和延长疗程。对复发性念珠菌感染建议氟康唑 100mg/d,长期服用。

2)新生隐球菌感染:首选两性霉素 B,第一天 1mg,加入 5% 的葡萄糖水中 500ml 缓慢静脉滴注(不宜用生理盐水,需避光),滴注时间不少于 6~8 小时。第 2 天和第 3 天各为 2mg 和 5mg,加入 500ml 的葡萄糖水中滴注。若无反应第 4 天可以增量至 10mg。若无严重反应,则以后按 5mg/d 增加,一般达 30~40mg(最高剂量 50mg/d)。疗程需要 3 个月以上,两性霉素 B 的总剂量为 2~4g。两性霉素 B 不良反应较大,需严密观察。两性霉素 B 与氟胞嘧啶(5-FC)合用具有协同作用。5-FC 为 100mg/(kg·d)(1.5~2.0g,3/d),两者诱导治疗 2 周。后以氟康唑(200~400mg/d)维持治疗,至少一年。

(4)PCP(卡氏肺孢子菌):免疫缺陷的患者、虚弱的早产儿或营养不良者等易引起卡氏肺孢子菌肺炎。复方磺胺甲噁唑即复方新诺明(SMZ/TMP)是治疗艾滋病患者合并 PCP 首选的药物,对于高度怀疑而未明确者也是首选的试验性治疗的药物。具有高效、抗菌、价廉等优点,既可口服也可静脉注射。它通过干扰叶酸的代谢对卡氏肺孢子菌起到杀灭的作用。剂量 TMP 每日 20mg/kg,SMZ 每日 100mg/kg,分 4 次口服,首剂加倍,疗程 2~3 周。对于艾滋病患者疗程不少于 3 周,临床观察有效率 70%~93%。主要的不良反应有皮疹、发热、中性粒细胞减少、贫血、血小板减少、肝酶谱异常及肾功能损害等。不良反应多发生于用药后 8~12 天。近年随着肾上腺皮质激素的应用,不良反应的发生率明显下降。

克林霉素-伯氨喹治疗艾滋病患者合并的轻、重度 PCP 有效率达 90%~93%。剂量前者为 600~900mg 口服或静脉注射,6~8 小时 1 次;后者为 15~30mg,每日 1 次口服,3 周为一疗程,用于 SMZ/TMP 治疗无效的患者。不良反应有皮疹、腹泻、中性粒细胞减少、发热、高铁血红蛋白血症等。

甲氧苄啶-氨苯砜为复方制剂,治疗轻、重度 PCP 疗效与 SMZ/TMP 相比等效,有效率达 90%~95%,常见的不良反应有皮疹、中性粒细胞减少、血小板减少、溶血性贫血、恶心、发热、高铁血红蛋白血症等。常规剂量每天 TMP 20mg/kg,分 3~4 次口服,氨苯砜 100mg,每日 1 次口服。为减少溶血性贫血的发生,用药前应除外葡萄糖 6-磷酸脱氢酶缺乏症。

三甲曲沙葡糖醛酸用于治疗 SMZ/TMP 禁忌、不耐受或治疗失败的中重度 PCP 患者。剂量 45mg/m² (成人)静脉滴注,每日 1 次,疗程 21 天。主要的不良反应有骨髓抑制、中性粒细胞减少、肝功能损害、发热、皮疹和癫痫。为避免骨髓抑制需要同时给予四氢叶酸钙 20mg/m² 口服或静脉滴注至疗程结束。

肾上腺皮质激素可辅助治疗艾滋病患者 PCP。应用指征是中重度 PCP 患者血氧分压 <70~80mmHg 或肺泡-动脉血氧分压差>35mmHg。使用时机为抗 PCP 治疗开始同时或 72 小时内。剂量为泼尼松 40mg,每日 2 次口服,5 天后改 20mg,每日 2 次,口服 5 天,再改 20mg,每日 1 次口服,直至抗 PCP 结束。如静脉用甲泼尼龙,其用量为上述泼尼松的 75%。

3. 特殊人群抗病毒治疗

(1)儿童:HIV 感染儿童应尽早开始 HAART,如果没有及时 HAART,艾滋病相关病死率在出生后第 1 年达到 20%~30%,第 2 年可以超过 50%。

推荐一线治疗方案:①对于能吞服胶囊的 3 岁以上或体重不小于 10kg 的儿童,齐多夫定+拉米夫定+奈韦拉平/依非韦伦;②对于不能吞服胶囊或者 3 岁以下或者体重小于 10kg 的儿童,齐多夫定+拉米夫定+奈韦拉平。替代治疗方案:齐多夫定+拉米夫定+洛匹那韦/利托那韦。

(2)哺乳期妇女:哺乳期妇女通过母乳喂养可能会传播 HIV,感染 HIV 的母亲应尽可能避免母乳喂养。如果坚持要母乳喂养,则整个哺乳期都应继续 HAART,新生儿在 6 月龄之后立即停止母乳喂养。

思考题

1. 查阅资料并比较不同艾滋病临床治疗方案的优缺点。
2. 查阅文献了解艾滋病机会性感染的类型及最新防治方法。

第三节 带状疱疹

带状疱疹(herpes zoster)为疱疹病毒(herpes virus,HSV)感染所致。疱疹病毒是一群中等大小的双链 DNA 病毒,单纯疱疹病毒和水痘-带状疱疹病毒为 α 亚科疱疹病毒,其增殖速度快,可引起细胞病变。疱疹病毒主要侵犯外胚层发育而成的组织,如皮肤、黏膜和神经组织。单纯疱疹多发生在皮肤黏膜部位如口唇等部位,多在机体免疫力低下时发病,可有烧灼感,一般不治疗,随着免疫力增强几天即可自愈,但很容易复发。而带状疱疹一般发生在身体的一侧而不超过正中线,主要表现有簇集水疱,沿一侧周围神经群集带状分布,多伴有明显神经痛。带状疱疹多数需要抗病毒治疗,一般治愈后可以获得终身免疫,不会复发。

【病因和发病机制】

带状疱疹是由潜伏于神经节内的水痘-带状疱疹病毒复制所引起的急性炎症性皮肤感染。该病毒具有亲神经及皮肤的特征,主要病变在神经和皮肤表皮。具体发病机制为病毒经呼吸道黏膜进入人体后在体内大量增殖,形成病毒血症,散布全身,导致人体发生水痘或呈隐性感染。水痘愈后病毒可持久地潜伏于脊髓后根神经节或脑神经的感觉神经节中。成年后当宿主免疫力下降或因理化因素刺激,潜伏病毒被激活,使受侵犯的神经节发炎及坏死,产生神经痛。同时,再活动的病毒可沿神经轴突至支配的皮肤细胞增殖,在该神经节支配的皮区出现一簇带状分布的疱疹,故称带状疱疹。带状疱疹患者一般可获得对该病毒的终生免疫。

【临床表现】

1. 典型症状 带状疱疹的典型症状有两个特征:一是神经痛,二是单侧性沿周围神经分布区域呈带状分布的多片红斑上成簇的疱疹,并常伴有发热及局部淋巴结肿大。发病前常先感局部疼痛,或轻度发热、乏力,亦可无前驱症状。患部先出现红斑,继而成簇性丘疱疹或水疱,疱液清亮,严重时可呈血性,或坏死溃疡。7~8 天后水疱疱壁松弛,疱液混浊,而后逐渐吸收干涸结痂,愈合后留有暂时性色素沉着,各群水疱之间皮肤正常。皮疹往往沿一侧周围神经分布排列成带状,一般不超过体表中线,多见于肋间神经或三叉神经、腰骶神经支配区,病程 2~4 周,愈后获终身免疫,一般不复发(免疫力低下者例外)。

由于带状疱疹是病毒引起的周围神经根急性炎症,神经痛是其临床的主要症状之一。若带状疱疹出现在头部、颜面,要警惕侵犯头面部神经而出现的头痛、面瘫;如果眼睛角膜被侵犯,甚至还会导致失明;若膝状神经节受累可致面瘫、耳痛、外耳道疱疹三联症,称 Ramsey-Hunt 综合征。疼痛可出现在发疹前或伴随皮疹存在,年龄愈大,疼痛更剧烈。老年患者于皮损消退后遗留顽固神经痛可达数月之久。体质弱及患有肿瘤等慢性疾病的患者,病情也会更为严重。

2. 不典型症状 包括无疹型带状疱疹,免疫功能较强的患者,仅有典型的节段性神经痛,而不出现皮疹,称无疹型带状疱疹。顿挫型带状疱疹,又称不全型带状疱疹,指仅出现红斑、丘疹而不发生典型水疱,患者仅自觉发病部位剧烈疼痛,此型带状疱疹很容易被误诊,应予以高度重视,以免贻误治疗。

【治疗原则】

一般治疗包括休息、保护皮损、避免摩擦及外界刺激,积极寻找诱发因素,给予相应处理及治疗,避免接触抵抗力较低的儿童及孕妇。全身治疗的原则为抗病毒、止痛、抗炎、缩短病程、保护局部及预防继发感染。

系统性抗病毒治疗,对眼部受累、55 岁以上者、免疫抑制剂应用者以及有播散分布带状疱疹的患者尤其重要,发疹后 72 小时内是治疗最佳时期。应用止痛药及营养神经药物(如维生素 B_1、维生素 B_6)。对于中老年带状疱疹患者和一些神经痛明显的患者,应在医生的指导下早期合理地使用皮质类固醇激素如泼尼松等,能明显减轻神经根的炎症,预防后遗神经痛的发生;对于免疫反应低下和有激素禁忌证的患者,则要避免使用此类药物。此外,还可以使用增强免疫功能的药物,因为带状疱疹都是发生在人体免疫力低下的时候,免疫调节剂可以增强患者抵抗病毒的能力。若水疱溃烂引发感染,则必须使用抗菌药物治疗,病情较轻者可以局部用药,如果感染严重应该全身使用抗菌药物。

【药物治疗】

(一) 常用药物分类

带状疱疹的对症治疗主要给予镇痛药和镇静药,常见镇痛药包括阿司匹林、对乙酰氨基酚等非甾体抗炎药(NSAID)和中枢性疼痛治疗药如羟考酮、曲马多、卡马西平。NSAID 可抑制炎症时前列腺素的合成,降低痛觉感受器对缓激肽等致痛物质的敏感性,从而发挥镇痛和抗炎作用。中枢性疼痛综合征包括三叉神经痛和舌咽神经痛等,其神经元放电与癫痫有相似的发作机制,感觉通路神经元在轻微刺激下即产生强烈放电,引起剧烈疼痛。治疗浓度的卡马西平能阻滞钠通道,抑制癫痫灶及周围神经元放电,能使疼痛减轻。羟考酮为 μ 受体激动剂,阿片类镇痛药;曲马多为 μ 受体弱激动剂,同时可抑制中枢神经系统 5-HT 和 NA 的再摄取,为人工合成镇痛药。普瑞巴林(pregabalin)是一种 P/Q 型钙通道调节剂,能阻断电压依赖性钙通道,减少神经递质的释放,也可以用于治疗带状疱疹后遗神经痛。加巴喷丁作用机制与普瑞巴林相似,也可以用于成人疱疹后遗神经痛的治疗。

抗病毒药有核苷类抗病毒药和干扰素。阿昔洛韦(acyclovir)是核苷类抗 DNA 病毒药,抗疱疹病毒作用比阿糖腺苷(vidarabine)强 160 倍,它在感染细胞内经胸苷激酶催化,生成三磷酸阿昔洛韦,抑制病毒 DNA 多聚酶。阿糖腺苷有抗单纯疱疹病毒 HSV1 和 HSV2 作用,也可用于治疗单纯疱疹病毒性脑炎,及治疗免疫抑制患者的带状疱疹和水痘感染,但对巨细胞病毒则无效。泛昔洛韦(valaciclovir)也是一种核苷类似物,体内迅速转化为有抗病毒活性的代谢产物喷昔洛韦(penciclovir),后者磷酸化为三磷酸喷昔洛韦,与三磷酸鸟苷竞争,抑制疱疹病毒 DNA 多聚酶的活性,从而选择性抑制疱疹病毒 DNA 的合成和复制。兼有免疫调节作用和广谱抗病毒作用的干扰素,是细胞在病毒感染的诱导下合成的糖蛋白,主要与细胞表面的神经节苷脂相结合而发挥作用。大剂量早期应用可作为高危患者活动性感染的辅助治疗。

(二) 治疗药物的选用

治疗带状疱疹的药物以抗病毒药为主,而带状疱疹神经痛则常用镇痛药予以缓解。带状疱疹疾病进程及治疗方案见表 24-5。

表 24-5　带状疱疹疾病进程及治疗方案

疾病进程	选药	治疗方案
急性带状疱疹	阿糖腺苷、阿昔洛韦、伐昔洛韦、喷昔洛韦、泛昔洛韦、IFNα 及肾上腺皮质激素等	阿糖腺苷 5~10mg/kg 静脉滴注,共 10 天,早期应用可减轻急性疼痛和后遗神经痛,加速愈合。 阿昔洛韦口服 5~10mg/kg,3 次 /d,一般不超过 1 个疗程(7 天)。 泛昔洛韦特别推荐治疗急性带状疱疹,如在开始发疹的 48 小时以内使用将更为有效。成人口服 500~1 000mg,3 次 /d。 喷昔洛韦适用于严重带状疱疹患者,用法 5mg/kg,一日 2 次,每隔 12 小时滴注一次,每次滴注时间应持续 1 小时以上;第二代抗病毒药物如泛昔洛韦、喷昔洛韦的副反应较轻。 IFNα,对高危患者活动性感染给予 100 万 ~300 万 U/d,皮下或肌内注射,宜早期应用。正在用细胞毒性药物、免疫抑制剂或抗代谢药物的患者,因易导致病毒扩散,应尽量减低剂量或停用这类药物。 局部可用 1%~2% 龙胆紫外涂。 对老年患者,在无禁忌证时,早期小剂量应用糖皮质激素如泼尼松中等剂量(20~40mg/d),连续使用 10~14 天,可减少并发症的发生
重症带状疱疹	采用积极的全身及局部抗病毒治疗,如阿昔洛韦、单磷酸阿糖腺苷、地塞米松及转移因子等	严重患者应卧床休息。重症患者特别是眼部带状疱疹必须采用积极的全身及局部抗病毒治疗。 阿昔洛韦作全身性应用,每次 5~10mg/kg 静脉滴注,1 次 /8h,共 10 天;或单磷酸阿糖腺苷,每日 5~10mg/kg,静脉滴注或肌内注射。病情极严重者,可加用 IFNα,100 万 ~300 万 U/d,肌内注射。 局部可用碘苷或阿昔洛韦滴眼液每日数次。带状疱疹性角膜炎和虹膜睫状体炎可以局部应用皮质激素,即用 0.1% 地塞米松眼药水滴眼。开始时每小时 1 次,有效后逐步减少滴眼次数。 此外可给予转移因子 1~2U/ 次,皮下注射,每周 1~2 次,3 周为一疗程。或麻疹病毒活疫苗每次 2ml,肌内注射亦有效

续表

疾病进程	选药	治疗方案
带状疱疹神经痛	阿司匹林、布洛芬或曲马多等镇痛药	轻中度疼痛采用阿司匹林、布洛芬或曲马多等镇痛药。布洛芬300mg 口服,2 次 /d,或复方曲马多片 2 片,3 次 /d,缓解后停用。 早期口服泼尼松对减轻炎症及疼痛,预防后遗神经痛的发生有一定效果,可采用"9966331"方案,即泼尼松45mg 2 天,30mg 2 天,15mg 2 天,5mg 1 天。 重度疼痛采用吗啡类或治疗神经病理性疼痛的药物,如普瑞巴林,剂量从 150mg/d 起,根据服药后患者疼痛的缓解程度以及不良反应予以调整,疗程 4 周

思考题

1. 了解带状疱疹临床发病特点及其常用治疗方法。
2. 比较不同类型带状疱疹治疗药物的特点和使用注意事项。

第四节　流行性乙型脑炎

流行性乙型脑炎(epidemic encephalitis B,简称乙脑)是由乙脑病毒引起,经蚊虫叮咬人和动物(猪、牛、羊、马、狗、鸡等),而将病毒传播的人畜共患的中枢神经系统急性传染病。病原体于 1934 年在日本发现,早期名为日本乙型脑炎。在我国,乙脑病毒的主要传播媒介是三带喙库蚊。乙脑临床表现为发病急骤,有发热、头疼、喷射状呕吐;严重者有意识障碍、惊厥、呼吸衰竭及脑膜刺激征。本病流行于东南亚和太平洋地区,每年乙脑的发病约 50 000 例,其中 15 000 例死亡。目前尚无特效治疗药物,可应用广谱抗病毒药如利巴韦林,以及对症治疗。

【病因和发病机制】

乙脑由蚊子叮咬传播,发病具有明显的季节性,多发于夏秋季节,临床多见于儿童。当带毒雌蚊叮咬人时,病毒随蚊虫唾液传入人体皮下。病毒首先在毛细血管内皮细胞及局部淋巴结等处的细胞中增殖,随后少量病毒进入血流形成短暂的首次病毒血症,此时病毒随血循环散布到肝、脾等处的细胞中继续增殖,一般不出现明显症状或只发生轻微的前驱症状。约经 4~7 天潜伏期后,在体内增殖的大量病毒,再侵入血流形成再次病毒血症,引起发热、寒战及全身不适等症状,若不再继续发展者,即成为间断感染,数日后可自愈;但病毒具有嗜神经性,少数患者(0.1%)体内的病毒可通过血脑屏障进入脑内增殖,引起脑膜及脑组织发炎,造成神经元细胞变性坏死、毛细血管栓塞、淋巴细胞浸润,甚至出现局灶性坏死和脑组织软化。儿童的血脑屏障发育尚未完全,因而较容易受累及。

【临床表现】

人感染乙脑病毒后潜伏期为 5~15 天,患者症状以高烧、惊厥、昏迷为主要特征。发病初期起病急,主要表现为全身不适、头痛、发热、常伴有寒战,体温 38~39℃。头痛常较剧烈,伴有恶心、呕吐(呈喷射状),此期持续时间一般为 1~6 天。大多数乙脑患儿在发病 3~4 天后进入极期,病情突然加重,体温进一步增高,神志改变加重,出现昏迷或半昏迷;反复、频繁抽搐,多为四肢、全身的强直性抽搐。由于频繁抽搐和上呼吸道阻塞导致缺氧和脑部本身病变等原因,脑水肿不断加重,导致中枢性呼吸衰竭,可见呼吸表浅、暂停、节律不整、潮式呼吸、叹息样呼吸、双吸气等;严重时发生脑疝,出现两侧瞳孔大小不一或散大,呼吸突然停止而死亡。恢复期则神经系统症状逐渐缓解,体温和脉搏等逐渐恢复正常。若乙脑发病后 1 年仍有神经系统症状、体征或精神异常,视为后遗症。其发生率约为 30%,多为智力发育障碍、癫痫发作等。

【治疗原则】

乙脑的治疗主要控制三关：高热、惊厥和呼吸衰竭，为降低病死率的关键。一般治疗要注意饮食和营养，供应足够水分。对于出现高热、昏迷、惊厥的患者宜补足量液体，成人一般每日1 500~2 000ml，儿童每日 50~80ml/kg，但输液不宜多，以防脑水肿，加重病情。乙脑治疗主要采用对症处理及支持疗法，即采用解热镇痛药及亚冬眠疗法控制高热症状，镇静催眠药抗惊厥，利尿药治疗脑水肿，呼吸兴奋剂处理呼吸衰竭，强心药对抗循环衰竭等。有报道早期用利巴韦林、干扰素等治疗，可能减轻病情，但已出现脑炎症状者，则无治疗效果。

【药物治疗】

(一) 常用药物分类

利巴韦林通过干扰病毒三磷酸鸟苷合成，抑制病毒 mRNA 合成以及抑制病毒依赖 RNA 的 RNA 聚合酶。干扰素通过抑制病毒的穿入或脱壳，抑制 mRNA 合成，抑制病毒蛋白质翻译和病毒的组装和释放。阿糖腺苷则为嘌呤核苷，原型药及其代谢产物(阿拉伯糖次黄嘌呤)通过抑制病毒的 DNA 多聚酶，阻断病毒 DNA 的合成。乙脑高热症状可采用对乙酰氨基酚和布洛芬，两者通过抑制中枢神经系统前列腺素合成起到解热镇痛的作用。氯丙嗪可抑制下丘脑体温调节中枢，同时可扩张血管，达到降低发热患者体温的作用。异丙嗪为组胺 H_1 受体拮抗剂，具有镇吐、抗晕动以及镇静催眠作用。地西泮、氯硝西泮、咪达唑仑均为苯二氮䓬类镇静催眠药，通过增强中枢 GABA 能神经功能发挥抗焦虑、镇静、催眠和抗惊厥作用；而苯巴比妥钠则是激动 GABA$_A$ 受体，增加 Cl$^-$ 内流，发挥抗焦虑、镇静、催眠和抗惊厥作用。肾上腺皮质激素有抗炎、退热、降低毛细血管通透性、保护血脑屏障、减轻脑水肿、抑制免疫复合物的形成、保护细胞溶酶体等作用，对重症和早期确诊的患者均可应用。呋塞米为高效能利尿药，通过干扰 Na$^+$-K$^+$-2Cl$^-$ 共同转运系统，产生强大的利尿作用；甘露醇为渗透性利尿药或脱水药，通过提高血浆渗透压，减少水的重吸收增加尿量。人血清白蛋白通过调节组织与血管之间水分的动态平衡，增加血容量和维持血浆胶体渗透压。洛贝林和二甲弗林为兴奋延脑呼吸中枢的药物，其中二甲弗林可直接兴奋呼吸中枢，洛贝林则是通过刺激颈动脉体和主动脉体化学感受器，反射性兴奋呼吸中枢使呼吸加快；哌甲酯为主要兴奋大脑皮质的药物，通过促进 NA 和 DA 等脑内单胺类神经递质释放，抑制其再摄取，发挥兴奋呼吸中枢作用，中毒剂量会引起惊厥。强心苷通过抑制心肌细胞膜上 Na$^+$-K$^+$-ATP 酶，增强心肌收缩力。

(二) 治疗药物的选用

1. 乙脑早期抗病毒治疗　在疾病早期可应用广谱抗病毒药。利巴韦林 10~15mg/(kg·d)静脉滴注，治疗 1~2 周；或用阿糖腺苷 10~15mg/(kg·d)静脉滴注 12 小时或更长时间，疗程 2~3 周；也可用 IFNα 100 万国际单位肌内注射，每日 1 次，3~5 天为一疗程。

2. 乙脑高热的治疗　室温争取降至 30℃以下。高温患者可采用物理降温或药物降温，使体温保持在 38~39℃ (肛温)。口服对乙酰氨基酚，6~12 岁儿童，一次 0.25g，12 岁以上儿童及成人一次0.5g，若持续发热或疼痛，可间隔 4~6 小时重复用药一次，24 小时内不得超过 4 次。幼儿可用对乙酰氨基酚栓塞肛，避免用过量的退热药，因大量出汗而引起虚脱。高热伴抽搐者可采用亚冬眠疗法，以氯丙嗪和异丙嗪每次各 0.5~1mg/kg 肌内注射，每 4~6 小时 1 次，配合物理降温，疗程约 3~5 天，用药过程保持呼吸道通畅。

3. 乙脑惊厥的治疗　乙脑发病极期若因脑实质病变引起抽搐，可使用镇静药。地西泮静脉注射是惊厥现场急救的首选药物。以 1mg/min 的速度静脉注射，必要时 15 分钟后重复 1~2 次。每次总量不超过 10mg。氯硝西泮、咪达唑仑疗效较地西泮好，不良反应轻。肌内注射苯巴比妥钠可用于预防抽搐，成人每次 0.1~0.2g。对于因脑水肿所致的惊厥患者，应以脱水降颅内压为主。可用 20% 甘露醇 0.5~1g/kg，在 20~30 分钟内静脉滴完，必要时 4~6 小时重复使用。同时可合用呋塞米、肾上腺皮质激素、人血清白蛋白等。

4. 呼吸障碍和呼吸衰竭的治疗　当乙脑深度昏迷患者喉部痰鸣音增多而影响呼吸时,可经口腔或鼻腔吸引分泌物,采用体位引流、雾化吸入等,以保持呼吸道通畅。因脑水肿、脑疝而致呼吸衰竭者,可给予脱水剂、肾上腺皮质激素等。当出现中枢性呼吸衰竭时可应用呼吸兴奋剂如洛贝林,成人每次 3~6mg,儿童每次 0.15~0.2mg/kg,静脉注射或静脉滴注,亦可用哌甲酯、二甲弗林等,交替使用。如为心源性心力衰竭,则应加用强心药物,如去乙酰毛花苷等。如因高热、昏迷、失水过多、造成血容量不足,致循环衰竭,则应以扩容为主。

思考题

1. 了解流行性乙型脑炎临床表现和药物治疗原则。
2. 查阅资料比较流行性乙型脑炎与流行性脑脊髓膜炎治疗上的差异。

第二十四章
目标测试

（向 明）

参 考 文 献

［1］中华医学会感染病学分会艾滋病丙型肝炎学组, 中国疾病预防控制中心. 中国艾滋病诊疗指南 (2018 年). 中华内科杂志, 2018, 57 (12): 867-884.
［2］中华医学会, 中华医学会杂志社, 中华医学会全科医学分会, 等. 慢性乙型肝炎基层诊疗指南 (2020 实践版). 中华全科医师杂志, 2021, 20 (3): 281-289.
［3］中华医学会肝病学分会, 中华医学会感染病学分会. 丙型肝炎防治指南 (2019 年). 临床肝胆病杂志, 2019, 35 (12): 2670-2686.
［4］中国中西医结合学会肝病专业委员会. 肝纤维化中西医结合诊疗指南 (2019 年). 临床肝胆病杂志, 2019, 35 (7): 1444-1449.

第二十五章

侵袭性真菌感染的药物治疗

第二十五章
教学课件

学习目标

1. **掌握** 侵袭性真菌感染的治疗原则和药物治疗方法。
2. **熟悉** 治疗侵袭性真菌感染的常用药物。
3. **了解** 侵袭性真菌感染的病因、发病机制和主要临床表现。

侵袭性真菌感染(invasive fungal infection,IFI)又称侵袭性真菌病(invasive fungal disease,IFD),是指真菌侵入人体,在组织、器官或血液中生长、繁殖,导致组织损害、器官功能障碍和炎症反应的病理改变过程。最常见的病原真菌是以念珠菌为主的酵母样真菌和以曲霉菌为主的丝状真菌。近年来,由于恶性肿瘤、免疫缺陷、器官移植患者的增多,长期应用糖皮质激素和广谱抗菌药物,体内留置导管时间延长等原因,IFD 的发病率呈逐年上升的趋势。如血液系统肿瘤患者的发病率达 31%,器官移植受者的发病率为 20%~40%。临床常见的侵袭性真菌感染包括念珠菌病、隐球菌病、曲霉病和组织胞浆菌病等。

第一节 念 珠 菌 病

念珠菌病(candidiasis)是由各种致病性念珠菌引起的局部或全身感染性疾病,好发于免疫功能低下患者,可侵犯局部皮肤、黏膜以及全身各组织、器官,临床表现多样、轻重不一。近年来,随着肿瘤化疗、器官移植、糖皮质激素、免疫抑制剂及广谱抗菌药物广泛应用等危险因素的增多,侵袭性念珠菌病(invasive candidiasis)患病率上升为 (2.1~21.0)/10 万,病死率达 40%~60%。

念珠菌广泛存在于自然界,为条件致病真菌。临床上以白念珠菌(*C.albicans*)最为常见,而非白念珠菌致病菌种多达 16 种以上,其中以热带念珠菌(*C.tropicalis*)、光滑念珠菌(*C.glabrata*)、近平滑念珠菌(*C.parapsilosis*)和克柔念珠菌(*C.krusei*)较为常见。侵袭性念珠菌病以白念珠菌感染最为常见,占 65%~70%。但近年来在 ICU、血液系统恶性肿瘤、实体器官移植等患者中,非白念珠菌感染所占比例有所上升。

【病因和发病机制】

念珠菌是人体内的正常菌群之一,一般定植于胃肠道、阴道及口腔黏膜中。念珠菌为双相真菌,有芽生酵母(假菌丝、芽伸长不分隔)及菌丝两种形态,与念珠菌的致病性及对药物的敏感性相关。在特定条件下酵母相转为菌丝相后致病力增强,表现为对宿主上皮黏附及入侵,在机体免疫功能低下时或某些有利于真菌繁殖、出芽等情况下即可转为致病菌,从而使人类发生感染,如鹅口疮、阴道炎、皮肤指甲感染,甚至入侵深部组织致肺炎、肠炎、食管炎、心内膜炎、脑膜炎、脑脓肿、肾盂肾炎、膀胱炎、菌血症等。艾滋病患者的增多和广谱抗菌药物的广泛应用也是念珠菌侵袭性感染率不断增高的因素。

念珠菌所致的感染是宿主和病原菌相互作用的结果。念珠菌属内各成员的毒力因子强弱不等,对人的致病作用有很大差异。常见的感染为白念珠菌所致,白念珠菌毒力因子包括黏附素和酶类。

黏附素是念珠菌黏附于宿主细胞的生物分子,是其致病的首要条件;酶类包括分泌型天冬氨酸酶(Saps)和磷脂酶(phospholipase,PL),两者是白念珠菌产生的胞外酶,与侵袭力有关。白念珠菌的表型转换可以入侵宿主或逃避宿主的防御,表型转换是可逆和高频的,酵母和菌丝的毒力不同,其中菌丝对入侵组织是必需的。

【临床表现和分类】

(一)黏膜念珠菌病

1. 口咽部念珠菌病 包括急性假膜性念珠菌病(鹅口疮)、念珠菌口角炎、急／慢性萎缩性口炎、念珠菌性唇炎等临床类型,以鹅口疮最为多见。

鹅口疮是由白念珠菌的菌丝及酵母组成的乳白色薄膜附着于部分或全部口腔黏膜上,有时白膜较厚,似一堆白雪,膜镜检见有假菌丝,多见于儿童。艾滋病、恶性肿瘤、长期应用广谱抗菌药物或糖皮质激素等免疫功能低下患者易感,并常伴有消化道念珠菌病以及播散性念珠菌病。

慢性念珠菌性舌炎为鹅口疮的一个类型,如经久存在,舌背乳头常发生萎缩,表面光滑;如附有白膜则多较牢固,从舌面延至舌下;如舌的丝状乳头过度增生角化又可形成黑褐色毛状物,称"黑毛舌"。

2. 生殖器念珠菌病

(1)念珠菌性外阴阴道炎:较为常见,孕妇好发。外阴部红肿、剧烈瘙痒和烧灼感是本病的突出症状。阴道壁充血、水肿,阴道黏膜上有灰色假膜,阴道分泌物浓稠,黄色或乳酪样,有时掺杂有豆腐渣样白色小块,但无恶臭。

(2)念珠菌性包皮龟头炎:由念珠菌感染,多系女性配偶有念珠菌性阴道炎所传染,也与用广谱抗菌药物或合并有糖尿病有关。多无自觉症状,阴茎包皮龟头呈轻度潮红,包皮内、龟头冠状沟处有乳白色乳酪样斑片,如波及阴囊,可呈鳞屑性红斑;如波及尿道口舟状窝,可致一过性前尿道炎,出现尿频及刺痛。

(二)皮肤念珠菌病

好发于皮肤皱褶处,如腋窝、腹股沟、乳房下、肛门周围、会阴部以及指(趾)间等皮肤潮湿部位。易见于严重免疫功能低下患者,皮损标本的真菌直接镜检和培养有助于诊断。包括间擦疹、念珠菌性甲床炎和甲沟炎、念珠菌性脓疱疮(念珠菌性须疮)、毛囊丘疹性皮肤念珠菌病、婴儿泛发性皮肤念珠菌病、念珠菌性肉芽肿、慢性皮肤黏膜念珠菌病等。

(三)系统性念珠菌病

1. 支气管 - 肺念珠菌病 主要包括气管 - 支气管炎和肺炎两种类型。感染是从口腔直接蔓延或经血道播散,表现为慢性支气管炎、肺炎或类似于肺结核的空洞形成,主要症状为低热、咳嗽、黏性痰或类似于硬块状痰,有时可痰中带血丝甚至咯血。肺部听诊有中度湿啰音,支气管镜检查可发现气道管腔内较多黏膜白斑、充血、水肿,严重者可出现糜烂、溃疡、出血,甚至可以引起气道阻塞。

2. 消化道念珠菌病 以食管炎、肠炎为多见,多为鹅口疮下行感染,如食管被波及则有吞咽困难或疼痛,或发生上消化道出血,或有胸骨后灼痛感。念珠菌肠炎以儿童较多见,儿童如腹泻长久不止,粪便呈水样或豆腐渣样,多有泡沫而呈黄绿色,甚或血便者应考虑念珠菌性肠炎。

3. 泌尿系统念珠菌感染 患者常有尿频、尿急、排尿困难,甚至血尿等膀胱炎症状,少数患者也可出现无症状菌尿,常继发于长期留置导尿管、糖尿病、多发肾结石、输尿管狭窄等易感患者。此外,播散性念珠菌病可经血行播散侵犯肾脏并导致肾功能损害,临床表现为发热、寒战、腰痛和腹痛。

4. 念珠菌菌血症 是指血培养一次或数次念珠菌阳性,为最常见的血流感染之一,早期全身毒血症状较轻,临床症状和体征无特异性,进展常缓慢,易被原发基础疾病和伴发的其他感染表现所掩盖,严重者可发生多器官功能障碍或衰竭,甚或感染性休克。高危患者感染后易播散至全身各器官,出现如感染性心内膜炎、内源性眼内炎、骨髓炎、肝脾脓肿等。

5. **念珠菌性心内膜炎** 包括心脏天然瓣膜、人工瓣膜和心脏电子置入装置感染,病死率和复发率均较高。病原菌以白念珠菌和近平滑念珠菌最为常见,临床表现为心脏受累的症状和体征,与其他感染性心内膜炎相似,如发热、贫血、心脏杂音及脾大等,但瓣膜赘生物通常较大且脆,栓子易脱落引起栓塞,动脉栓塞较细菌性心内膜炎更为常见,预后差。

6. **念珠菌性脑膜脑炎** 多见于新生儿、儿童及体弱患者。近年来有所增加,与念珠菌性心内膜炎并发者达42%,1/3有鹅口疮史,念珠菌感染可波及大脑皮质、小脑及脊髓。临床表现常有发热、头痛和不同程度的意识障碍(如谵妄、昏迷等),可有脑膜刺激征、脑积水,脑脊液中细胞数量轻度增多,糖含量正常或偏低,蛋白含量明显升高。

7. **念珠菌所致的全身性变态反应** 念珠菌可引起从皮肤到内脏的变态反应,包括念珠菌疹和内脏变态反应。后者如发生于消化道时,类似于胃肠炎或结肠炎;发生于呼吸道时,类似于过敏性鼻炎或哮喘。

【治疗原则】

念珠菌为机会致病菌,大多感染是因机体免疫力低下造成的。一旦明确致病菌,即可根据感染部位、感染严重程度、患者基础情况、病原菌种类及其药敏试验结果等确定个体化治疗方案。皮肤黏膜念珠菌病以局部用药结合口服抗真菌药物为主。系统性念珠菌病以系统性应用抗真菌药物为主。深部真菌病的治疗必须坚持早期治疗,以大剂量、长疗程为原则。重症患者可用杀真菌药或与其他抗真菌药物联合治疗。剂型按病程、病情而定,重症、急性期以注射为好,恢复期维持治疗则可改为抑菌剂口服,但必须除去发病诱因、纠正机体的免疫功能异常并对基础病积极处理。此外,每种抗真菌药物均有其独特的药动学/药效学(PK/PD)特点,以及不同的不良反应,加之许多真菌感染患者常合并其他疾病,需要接受多种药物治疗,因此,关注药物间相互作用也极其重要。

【药物治疗】

(一)治疗药物分类

目前常用的抗真菌药物参见表25-1。

表 25-1 抗真菌药物分类

药物分类	代表药物	作用和作用机制
多烯类	两性霉素 B 制霉菌素	与敏感真菌细胞膜上的麦角固醇结合,形成固醇-多烯复合物,破坏细胞膜的屏障功能,使细胞内容物外漏,导致真菌细胞死亡。还能使一些药物(如氟胞嘧啶)容易进入细胞内,可产生协同抗真菌效果
非多烯类	灰黄霉素	可沉积在皮肤、毛发及指(趾)甲的角蛋白中,干扰敏感真菌的微管蛋白聚合成微管,抑制其有丝分裂。作为鸟嘌呤类似物,竞争性抑制鸟嘌呤进入 DNA 分子中,干扰真菌细胞的 DNA 合成
氮唑类	咪康唑 益康唑 克霉唑 联苯苄唑 伊曲康唑 氟康唑 伏立康唑 泊沙康唑 艾沙康唑	是羊毛固醇 14α-去甲基化酶(P45014DM)抑制剂,阻止细胞膜重要成分麦角固醇的生物合成。麦角固醇的缺乏和固醇生物合成前体的累积会破坏细胞膜通透性,进而抑制真菌生长或使真菌死亡。氮唑类药物对真菌 P45014DM 的结合力远高于哺乳动物类,因此对人体的肝毒性较小,对类固醇激素合成亦无明显的抑制作用

续表

药物分类	代表药物	作用和作用机制
丙烯胺类	萘替芬 特比萘芬 布替萘芬	通过抑制真菌细胞内的角鲨烯环氧合酶发挥作用。干扰真菌固醇生物合成的早期步骤,引起麦角固醇缺乏以及角鲨烯在细胞内的积聚,导致真菌细胞死亡
嘧啶类	氟胞嘧啶	通过胞嘧啶通透酶进入敏感真菌细胞内,在胞嘧啶脱氨酶的作用下形成抗代谢物氟尿嘧啶,影响 DNA 合成。氟尿嘧啶可转化为氟尿苷酸,磷酸化并掺入真菌 RNA 中,影响蛋白质合成。人体不能将氟胞嘧啶转化为氟尿嘧啶,故人体组织细胞代谢不受影响。该药单独使用易产生耐药性,与两性霉素 B 及三唑类联合使用时有协同作用
棘白菌素类	卡泊芬净 阿尼芬净 米卡芬净	β-(1,3)-D- 葡聚糖是在位于细胞膜上的 β-(1,3)-D- 葡聚糖合成酶的作用下,由尿苷二磷酸 - 葡聚糖聚而成的。棘白菌素类化合物是 β-(1,3)-D- 葡聚糖合成酶的非竞争性抑制剂,抑制葡聚糖合成,使真菌细胞壁缺损,最终导致真菌细胞裂解。由于哺乳动物不存在 β-(1,3)-D- 葡聚糖,故棘白菌素类药物对人体影响小,患者耐受性好

(二) 治疗药物选用

对浅部真菌感染者的治疗包括外用药物和口服药物治疗。唑类抗真菌药物半衰期长,血药浓度高,在皮肤黏膜及指甲中的浓度甚高,且持久潴留,毒副作用低,已广泛应用于皮肤念珠菌病、鹅口疮、念珠菌性阴道炎及指(趾)甲念珠菌病等。对深部念珠菌感染,口服或注射用药物首选棘白菌素类(echinocandin)或氟康唑(fluconazole),次选两性霉素 B(amphotericin B,AmB)或两性霉素 B 脂质体(liposomal amphotericin B)单用或联合氟胞嘧啶。也可用伊曲康唑(itraconazole)、伏立康唑(voriconazole)、泊沙康唑(posaconazole)等。

1. 皮肤黏膜念珠菌病的系统疗法

(1)皮肤弥漫性毛囊丘疹或甲沟炎等念珠菌感染:可口服氟康唑或伊曲康唑。

(2)阴道念珠菌病:急性期口服氟康唑或伊曲康唑,如为复发性,则于急性期治疗后每次月经期前服用伊曲康唑 200mg,每日 1 次,连服 3 天;或 200mg,2 次 /d,用 1 天。氟康唑 150mg,单剂给药即可,每月 1 次,连续 6 个月。局部可以用硼酸、制霉菌素(nystatin)栓剂、咪康唑(miconazole)阴道栓剂等阴道给药。唑类药物长期预防不可取,因可诱导耐药菌株的出现。

(3)慢性皮肤黏膜念珠菌病:主要用口服治疗,目前多采用氟康唑、伊曲康唑治疗,均有一定疗效,但最终难以将菌杀灭,尤其对口腔病变疗效不佳,故对上述药物无显著疗效者可用棘白菌素类、两性霉素 B 或其脂质体注射。不论使用何种抗真菌药物,均必须同时针对免疫损害的病因进行治疗。

2. 皮肤黏膜念珠菌病的局部治疗　皮肤念珠菌感染主要表现为单纯红斑丘疹脱屑性损害者,可外用酮康唑(ketoconazole)、特比萘芬(terbinafine)、联苯苄唑(bifonazole)、克霉唑(clotrimazole)及咪康唑等霜剂,也可用制霉菌素洗剂或粉剂外敷。对口腔黏膜的损害可用 1% 甲基紫或 1% 克霉唑溶液含漱。皮肤干裂时可外用油剂,疗程一般为 2~3 周。鉴于甲沟炎除白念珠菌外还可能有季也蒙念珠菌或热带念珠菌的感染,且常并发细菌感染,局部用抗真菌药物中选用兼有抗细菌作用的特比萘芬、联苯苄唑为佳,剂型首选液体,使药物易渗入甲床,疗程宜长(1~3 个月)。还应保持手指干燥,接触水时宜戴手套,冬季应保护甲床以免干裂,如已有甲床变形,应按甲念珠菌病治疗。

3. 系统性念珠菌病的治疗

(1)口腔、食管念珠菌病:轻症患者以 1%~4% 碳酸氢钠溶液、0.2% 氯己定溶液、制霉菌素悬液(10 万单位 /ml)4 次 /d,每次 4~6ml 含漱,疗程为 7~14 天。中重度患者口服氟康唑 200~400mg/d,治疗 14~28 天。氟康唑治疗无效者,也可选用伊曲康唑、伏立康唑、棘白菌素类、两性霉素 B、泊沙康唑(posaconazole)等全身治疗。

（2）支气管-肺念珠菌病：重症念珠菌下呼吸道感染首选推荐棘白菌素类药物,轻症者根据药敏试验结果也可选用氟康唑、伊曲康唑或伏立康唑治疗。血行播散性念珠菌肺炎急性期初始治疗首选氟康唑或棘白菌素类药物单用或联合氟胞嘧啶,亦可选择两性霉素 B 或其脂质体。恢复期维持治疗多选用氟康唑或伏立康唑。对于肺脓肿或胸腔积液培养出念珠菌等特殊临床类型念珠菌病,推荐首选棘白菌素类药物,尤其是光滑念珠菌感染,次选氟康唑或伏立康唑。两性霉素 B 更多用于唑类或棘白菌素类耐药菌株感染者。

（3）泌尿系统念珠菌病：对于有粒细胞缺乏、准备行泌尿系统手术等侵入性操作的菌尿患者,建议口服氟康唑 400mg/d,或静脉滴注两性霉素 B 0.3~0.6mg/(kg·d),手术患者于术前、术后数天内使用。对于有症状的膀胱炎患者,建议口服氟康唑 200~400mg/d,疗程为 2 周;复发患者可联合口服氟胞嘧啶,每次 25mg/kg,4 次/d,疗程为 7~14 天。对于光滑念珠菌、克柔念珠菌等唑类药物耐药菌株,建议两性霉素 B 0.3~0.6mg/(kg·d),疗程为 1~7 天,也可以注射用水稀释的两性霉素 B(50mg/L)每日膀胱冲洗,连续 5 天。念珠菌肾盂肾炎患者可口服氟康唑 200~400mg/d,疗程为 2 周;对氟康唑耐药菌株,可用两性霉素 B 0.3~0.6mg/(kg·d)治疗 1~7 天,也可联合氟胞嘧啶治疗。其他现有唑类或棘白菌素类抗真菌药物因尿中药物浓度低,常规不推荐使用,但因其有一定的肾组织浓度,对于难治性感染患者也可酌情使用。

（4）念珠菌菌血症及血行播散性念珠菌病：大多数念珠菌感染者与恶性肿瘤、器官移植、烧烫伤及免疫抑制剂的应用相伴,濒于衰竭的患者也易感染。念珠菌中仍以白念珠菌最为常见(在白血病中占 5.7%),热带念珠菌其次(在淋巴瘤中占 33%)。在获得药敏试验结果前,首选棘白菌素类药物,对于病情相对较轻、无唑类药物暴露史,且耐药可能性较小的患者,可选用氟康唑。两性霉素 B 适用于可能对唑类或棘白菌素类耐药者,伏立康唑适用于粒细胞缺乏并需要额外覆盖曲霉感染者。获得菌种鉴定和药敏试验结果后,应根据药敏试验结果调整用药;未获药敏试验结果者推荐首选棘白菌素类药物,尤其是光滑念珠菌感染,次选氟康唑或伏立康唑。两性霉素 B 更多用于唑类或棘白菌素类耐药菌株感染者,并需监测其不良反应,必要时联合氟胞嘧啶治疗。同时必须纠正免疫缺陷,可用干扰素γ、胸腺肽、集落刺激因子及输注白细胞等。

（5）念珠菌性心内膜炎：治疗包括急性期的感染控制和巩固期的长疗程维持治疗。在急性期需抗真菌药物和心脏手术联合治疗,首选棘白菌素类药物单用或联合氟胞嘧啶治疗 6 周以上,次选两性霉素 B 脂质体/两性霉素 B 联合氟胞嘧啶治疗 6 周以上。急性期治疗病情稳定、血培养阴性后,若为氟康唑敏感菌株,可长期给予氟康唑维持治疗,疗程 6 个月以上。对于少数氟康唑耐药菌株,如天然耐药的克柔念珠菌,可给予伏立康唑或棘白菌素类药物维持治疗。

（6）念珠菌性脑膜脑炎：推荐两性霉素 B 0.5~0.7mg/(kg·d)或两性霉素 B 脂质体单用或联合氟胞嘧啶治疗。氟康唑每日 400~800mg(6~12mg/kg)单用或联合氟胞嘧啶作为次选方案,适用于两性霉素 B 不能耐受或病情相对较轻的患者。另外,氟康唑治疗失败者可用两性霉素 B 补救治疗。由于伏立康唑在脑脊液中有较高浓度,对于光滑念珠菌或克柔念珠菌所致中枢神经系统感染患者,可考虑初始治疗应用两性霉素 B 联合氟胞嘧啶,病情稳定后改用伏立康唑维持治疗。

第二节　隐球菌病

隐球菌病(cryptococcosis)是由隐球菌属中某些种或变种引起的深部真菌病,主要侵犯中枢神经系统,约占隐球菌感染的 80%,预后严重,死亡率高,也可侵犯肺部、皮肤、骨骼等其他器官。近年来,隐球菌感染的发生率呈明显上升的趋势,突出表现在艾滋病人群中。据统计,非洲艾滋病患者中隐球菌病的发生率高达 30%,美国为 6%~10%。

鸽粪被认为是最重要的传染源,Emmons 最早发现鸽粪中含有大量的新生隐球菌。能分离出本菌的动物还有马、奶牛、狗、猫、山羊羊、貂、猪、考拉、鼠等。感染途径可能是：①吸入空气中的孢子，此为主要途径，隐球菌孢子到达肺部可引起肺部感染，常为一过性，不易被发现，继而播散至全身，也可引起严重的肺部病变；②创伤性皮肤接种；③吃进带菌食物，经肠道播散全身引起感染。

【病因和发病机制】

隐球菌按血清学分类可分为 A、B、C、D 及 A/D 5 型，其中血清型 B 和 C 即为格特隐球菌，A、D 及 A/D 为新型隐球菌及其变异型，新型隐球菌和格特隐球菌是人隐球菌病的主要病原。目前已知隐球菌的毒力因素包括能在 37℃ 下生长、含有多糖荚膜及酚氧化酶系统。荚膜的主要成分是葡糖醛酸 - 木糖 - 甘露聚糖和半乳糖 - 木糖 - 甘露聚糖两种多聚糖，其抗原性弱，易引起免疫耐受。体外研究证实，荚膜多糖能促进 HIV 对淋巴细胞的感染，进一步削弱机体的抵抗力。酚氧化酶系统是隐球菌的另一个重要的毒力因素，产黑色素阳性、有荚膜隐球菌的致病性强。其他潜在的毒力因素还有隐球菌的代谢产物甘露醇、细胞外蛋白酶等，前者在脑组织中出现可加重脑水肿，后者有溶组织作用。

健康人对该菌具有有效的免疫能力，即使暴露于新生隐球菌环境中，发病者也极少。只有当机体抵抗力降低时，病原菌才易侵入人体而致病。本病好发于艾滋病、糖尿病、淋巴瘤、霍奇金病、晚期肿瘤、系统性红斑狼疮、器官移植等患者，但亦有少数隐球菌感染患者无明显的免疫缺陷。

【临床表现和分类】

根据隐球菌损害人体部位的不同，临床上可分为中枢神经系统、肺部、皮肤、骨骼隐球菌病等，可合并发生，或重点侵犯其中某个或几个部位。

（一）中枢神经系统隐球菌病

该类型最常见，损害也最严重，国外统计约占隐球菌感染的 80%，我国统计为 77%。临床上可分为 4 型，即脑膜炎型、脑膜脑炎型、肉芽肿型和囊肿型。

1. 脑膜炎型　本型最常见，可呈急性、亚急性和慢性过程，主要表现为脑膜炎的症状体征。可有头痛、恶心、呕吐、发热、大汗及脑膜刺激征如颈项强直等。多数患者开始头痛较轻，以后逐渐加重；少数患者一开始便出现剧烈头痛，伴恶心、呕吐，发作时患者精神萎靡，或烦躁不安。

2. 脑膜脑炎型　此型除脑膜受累外，尚有脑实质受累，故称为隐球菌性脑膜脑炎。隐球菌可侵犯大脑、小脑、脑桥或延髓，因脑实质受累部位的不同而有相应的脑灶性损害征象，如偏瘫、失语或局限性癫痫发作等。

3. 肉芽肿型　本型较少见。它是新型隐球菌侵犯脑实质后形成的一种炎症性肉芽肿病变，称为隐球菌性脑肉芽肿，常好发于大脑、小脑、脑干的延髓部位。临床症状与体征随肉芽肿病变的部位和范围不同，以及是否合并脑膜损害而异。位于脑实质内的肉芽肿其症状、体征与脑瘤相似，临床上难以鉴别，术前常难确诊，须行开颅探查术，术中可见肉芽肿表现为鱼肉样肿块，病理切片发现隐球菌可确诊。

4. 囊肿型　本型为隐球菌刺激脑膜形成囊肿所致，表现为颅内占位性病变，可有头晕、头痛、耳鸣、听力下降、出汗、呕吐、走路不稳、单侧偏瘫等症状。

（二）肺隐球菌病

肺部是新型隐球菌及其他隐球菌侵入的门户。原发性肺部感染一般症状较轻，约有 1/3 的患者无症状，且有自愈倾向。初发常有上呼吸道感染的症状，进而表现为支气管炎或肺炎，出现咳嗽，胸部隐痛，咳出胶冻样痰、黏液样痰、黄色稠厚的黏痰、血丝痰等，痰中可有多量菌体。常伴有低热、乏力、体重下降，严重病例可有高热、呼吸困难。本病可侵犯肺的任何部位，单侧或双侧、局限性或广泛性。

肺部隐球菌感染可治愈而不留瘢痕；或被纤维组织包裹，形成肺隐球菌球；亦可血道播散引起中枢神经系统或全身各系统的感染。原发性肺隐球菌病单独存在时，脑脊液、血、尿、粪、骨髓等多处检查均不能发现菌体。

（三）皮肤黏膜隐球菌病

人类的隐球菌病 10%~15% 有皮肤损害，可分为原发性和继发性两型，后者由中枢神经系统隐球菌病、肺隐球菌病或其他病灶经血道播散而来。原发性者较为少见，由隐球菌感染损害皮肤引起，表现为丘疹、水疱、脓疱、传染性软疣样丘疹、痤疮样脓疱、皮下组织肿块等。

黏膜损害常由血道播散而来，或自皮肤扩展所致，表现为结节、肉芽肿或慢性溃疡，可发生在口腔内软腭、硬腭、舌、扁桃体、鼻中隔或上颌窦等处。

（四）骨隐球菌病

全身骨骼皆可受累。患处肿胀，有时形成瘘管，排出脓液。损害可以是孤立的，亦可多发。

（五）隐球菌菌血症

新型隐球菌可侵入血液，引起寒战、发热、谵语、昏迷等菌血症的表现。同时随血道播散至全身各器官，常见于肾脏，其他如脑脊膜、肺、肝、脾、心、骨髓、前列腺、胃肠、眼等。病情凶险，常在短期内死亡。一般血、尿、脑脊液培养可同时有隐球菌生长，痰、粪亦可有隐球菌生长。

【治疗原则】

隐球菌病治疗方法的选择依赖于侵犯部位及感染宿主的免疫状态。对于免疫正常宿主的局限性肺隐球菌病，必须保持严密观察，以明确是否有中枢神经系统的隐球菌感染。中枢神经系统隐球菌感染采用抗真菌分期联合治疗，同时纠正水、电解质平衡，降颅内压，配合支持疗法，必要时手术治疗。

【药物治疗】

（一）治疗药物分类

目前常用的抗真菌药物参见表 25-1。

（二）治疗药物选用

1. 抗真菌治疗　对于中枢神经系统隐球菌感染的抗真菌治疗主张分期联合治疗，即分诱导治疗与维持治疗两个阶段，利于治疗转归的判断及调整抗真菌药物的种类和用量。诱导治疗一般 2 周左右，应用两性霉素 B 或其脂质体或氟康唑联合氟胞嘧啶，以尽快使脑脊液新生隐球菌转阴，脑脊液新生隐球菌转阴后口服三唑类抗真菌药物维持治疗 6 周以上，以防复发。

（1）两性霉素 B：两性霉素 B 对新生隐球菌的抑菌浓度为 0.01~1.56μg/ml，目前仍为中枢神经系统隐球菌病的首选药物之一。隐球菌脑膜炎的治愈率较高，但治愈停药后有 1/3 的患者可能复发，需要进行维持治疗。诱导期推荐首选低剂量两性霉素 B 0.5~0.7mg/（kg·d）治疗非艾滋病相关隐球菌性脑膜炎，具有较好的疗效和安全性。但由于两性霉素 B 的不良反应相对较多，尤其是肾毒性，且其不良反应与累积剂量相关，故宜密切监测血常规、肾功能、电解质。应用两性霉素 B 静脉滴注时应注意以下几点：①输液速度宜慢，控制在 20~30 滴 /min；②输液瓶以黑布包裹，以防光线照射破坏两性霉素 B；③两性霉素 B 先用注射用水稀释为 5mg/ml，再用 5% 葡萄糖溶液 500ml 稀释，不宜用生理盐水稀释，以免产生沉淀；④药液中可同时加入地塞米松 2~5mg 或氢化可的松 50mg 输注；⑤输液前肌内注射异丙嗪 25mg；⑥如使用期间出现严重反应，可暂时停药并对症处理。鞘内注射可使脑脊液中直接达到较高的抑菌浓度，对重症病例尤为适用。应用时一般以两性霉素 B 0.1~1mg 与地塞米松 1~2mg 及适量脑脊液混匀后缓慢注入，1~3 次 /w。据报道，鞘内注射两性霉素 B 可能出现化学性脑膜炎、头痛加剧、下肢疼痛、大小便困难、蛛网膜粘连、休克等较严重的副作用。对肺隐球菌病患者，可使用 0.125% 两性霉素 B 超声雾化吸入治疗，2 次 /d，此法安全，无明显不良反应。

（2）两性霉素 B 脂质体：它是一种双层脂质体内含有两性霉素 B 的新型制剂，脂质体降低两性霉素 B 与机体胆固醇的结合而增强对麦角固醇的结合，从而降低两性霉素 B 的毒副作用。主要适应证有：①各种严重的系统性真菌病；②用传统的两性霉素 B 或其他抗真菌药物治疗无效的真菌病；③对传统的两性霉素 B 有禁忌的真菌感染，如贫血、肾衰竭患者的真菌感染；④用于器官移植、骨髓移植等真菌感染的治疗或预防。注意事项有：①先用注射用水振荡稀释，使两性霉素 B 脂质体全部成为分散相，浓度为

4mg/ml；②将稀释的两性霉素 B 脂质体加入 5% 葡萄糖溶液进一步稀释至 0.2~2mg/ml 后，使用输血过滤器避光静脉滴注，6 小时内滴注完毕，用量可从 0.3mg/(kg·d) 开始，逐渐增量至 1~2mg/(kg·d)。

（3）氟胞嘧啶：它对隐球菌的最低抑菌浓度为 0.09~7.8μg/ml，但单用氟胞嘧啶可很快产生耐药性，多与两性霉素 B 等联合应用。两性霉素 B 作用于真菌细胞膜，使其通透性发生改变，导致菌体破坏，并使氟胞嘧啶易于进入真菌细胞内起作用，因此联合应用有协同作用。常用剂量为 50~150mg/(kg·d)，分 3~4 次口服；亦可用 1% 氟胞嘧啶注射液静脉输入。副作用主要有恶心，呕吐，皮疹，寒战，肝、肾、造血系统损害，尤其肝损害者慎用。

（4）氟康唑：氟康唑为一种广谱三唑类抗真菌药物，水溶性好，口服吸收完全，能很好地通过血脑屏障进入脑脊液，脑脊液中的氟康唑药物浓度可达到血浆药物浓度的 90%~100%，半衰期为 36 小时，80% 的氟康唑经肾脏以原型排出，对新生隐球菌的最低抑菌浓度为 3.12~6.25μg/ml。用于中枢神经系统隐球菌脑膜炎的治疗，诱导治疗一般首次静脉滴注 400~800mg，以后可改为 400mg/d 静脉滴注，直至 2 周后改为 200mg/d 口服，维持 3~4 个月。有肾功能不全等基础疾病或两性霉素 B 治疗失败患者，低剂量氟康唑（400mg/d）效果不佳，建议采用高剂量氟康唑（800~1 000mg/d）治疗。当诱导期治疗 2 周，且病情稳定后，可进入巩固期治疗。对于肝肾功能正常患者，推荐巩固期氟康唑剂量 400mg/d。

氟康唑也可与氟胞嘧啶联合应用于诱导治疗，能更快地使脑脊液真菌转阴。两性霉素 B 与氟康唑可能有拮抗作用，一般不联合应用于诱导治疗。氟康唑毒副作用较轻，少数患者可出现恶心、皮疹、肝酶升高、血钾降低。

（5）伊曲康唑：伊曲康唑是一种广谱三唑类抗真菌药物，口服吸收受胃肠道因素影响较大，不易通过血脑屏障进入脑脊液，但在脑组织中有较高的浓度，对隐球菌的最低抑菌浓度为 0.01~12.5μg/ml。在中枢神经系统隐球菌病的治疗中，建议作为脑脊液转阴后的维持治疗，第 1~2 天负荷剂量 200mg，12 小时 1 次；第 3 天起维持剂量 200mg/d 静脉滴注，对于肾功能不全患者（内生肌酐清除率<30ml/min）不推荐使用静脉滴注。少数患者出现恶心、呕吐、皮疹、肝酶升高，但一般不影响治疗。

隐球菌性脑膜炎疗程较长，具体疗程判定宜个体化，结合患者临床症状、体征消失，脑脊液检查恢复正常，脑脊液涂片培养阴性，可考虑停药。此外，有免疫功能低下基础疾病患者、脑脊液隐球菌涂片持续阳性、隐球菌特异多糖荚膜抗原检测持续高滴度均宜相应延长。疗程通常 10 周以上，长者可达 1~2 年甚至更长，后期可口服氟康唑治疗。

2. 降颅内压　对中枢神经系统隐球菌病出现的颅内高压症状，必须及时处理，否则可能发生脑疝引起死亡。及时有效控制颅内压，改善临床症状，为抗真菌治疗的成功赢得足够的时间，是减低早期病死率的关键。可采用 20% 甘露醇 250ml 快速静脉滴注，每 6~8 小时 1 次，必要时用 25% 白蛋白溶液 20ml 加呋塞米（速尿）20~40mg 静脉注射，两者交替应用可增强降颅内压效果。如使用脱水利尿药治疗效果仍不理想或顽固性颅内压增高者，可采取腰穿引流、腰大池置管引流、留置 Ommaya 囊（贮液囊）、侧脑室外引流、脑室 - 腹腔分流术等。

3. 纠正水、电解质紊乱　在中枢神经系统隐球菌病患者的治疗过程中，由于大量使用脱水利尿药以及两性霉素 B 与糖皮质激素等，容易造成低血钾及其他水、电解质紊乱，应及时复查纠正。对低钾血症，一般在治疗过程中应每天静脉滴注补钾 2~4g，补钾速度不超过 0.45g/h；口服补钾 3~6g，具体剂量视病情而定。

4. 手术治疗　对局限性的皮肤隐球菌病、肺隐球菌球、骨隐球菌病及脑部隐球菌肉芽肿等可采用手术切除，术前和术后根据情况使用全身抗真菌药物治疗，以达到根治的目的。

第三节　曲　霉　病

曲霉病（aspergillosis）是由曲霉属（*Aspergillus micheli*）的多种曲霉所引起的一系列疾病的总称。

曲霉是引起免疫缺陷人群致命感染的重要病原真菌。高危人群包括长期粒细胞缺乏患者、异体造血干细胞移植受者、实体器官移植受者、遗传性或获得性免疫缺陷者、长期使用皮质激素者等。曲霉可侵犯皮肤、黏膜、肺、眼、耳、鼻窦,以及胃肠道、神经系统、骨骼等部位,引起变态反应、慢性肉芽肿、侵袭性感染,严重者可发生全身播散性感染导致死亡。引起人类疾病者以烟曲霉最常见,一些曲霉毒素如黄曲霉毒素还可引起急性中毒或致癌。曲霉病可发生于任何年龄、性别和种族。男性多于女性,其比率约为3:1。年龄多发生在30~40岁,国内报告最小年龄为出生后14天的新生儿。本病与职业有一定的关系,较多见于农民、园艺工人和酿酒厂工人。

【病因和发病机制】

健康人完整的皮肤、黏膜并不适于曲霉孢子的生长繁殖,而且有抵御菌丝侵袭的能力,因此,正常人的带菌通常不引起疾病,但是当机体抵抗力降低或有大量病原体入侵时即可能发生疾病。本病多为外源性感染,其感染途径主要为呼吸道吸入了曲霉孢子引起肺部曲霉病,或侵入血流播散至全身各器官。如农民及家鸽、家禽饲养者,因经常接触发霉的谷物、饲料,或酿造车间大量曲霉孢子污染空气均可能致病。其次为皮肤创伤性接种,尤其是烧伤患者创面暴露于空气中,或接触有曲霉污染的衣服、被褥等可使创面感染致病。

【临床表现和分类】

(一) 肺曲霉病

是一种免疫相关性疾病,常见以下3种主要形式。

1. 侵袭性肺曲霉病(invasive pulmonary aspergillosis,IPA) IPA 发病率和死亡率正日益升高,可为原发性或继发性,但以继发性感染多见。临床表现为弛张热、胸痛、咳嗽、咳痰、食欲缺乏、乏力、消瘦等全身不适。胸部 X 线片常见肺的中、下部有散在的片状、结节状或团块状阴影。

2. 慢性曲霉菌病 曲霉在适当的环境下寄生可形成病灶,常表现为慢性病程,包括肺曲霉球和寄生性支气管曲霉病两型。

肺曲霉球(pulmonary aspergilloma,fungus ball):此型多在肺部存在空洞性病变的情况下,如结核性空洞、支气管囊肿,慢性肺脓肿或囊状支气管扩张等。曲霉可在空腔内寄生,形成曲霉球。主要症状为咯血、咳嗽、低热、多痰,其次为胸痛、盗汗、气急、消瘦、食欲差等。胸部 X 线片有特征性表现:曲霉球多寄生于原有空洞中,多见于上叶肺空洞,呈圆球形或呈舌状,可见有一狭长的半月形透亮带。

寄生性支气管曲霉病(parasitic branchial aspergillosis):此型多发生于肺结核行肺叶切除术后。病程冗长,发展缓慢,可迁延几年至十余年。症状较轻,主要为间歇性咳嗽、咳痰,伴胸闷、胸痛,无明显发热等全身不适。

3. 过敏性曲霉菌病 曲霉可以作为变应原,引起敏感人员的Ⅰ和Ⅲ型变态反应型疾病,较多见于酿造工人和农民。吸入较大量的曲霉孢子时可引发一系列变态反应症状,如咳嗽、咳痰、胸闷、气短、哮喘样发作、食欲缺乏、眼睛刺痒、发热、盗汗等。

(二) 曲霉肉芽肿

1. 脑曲霉肉芽肿 本病较少见,但病情较严重,若不注意常易误诊。肉芽肿损害可出现在脑室或脑实质内,其临床表现随病变的部位、范围而异。位于脑实质内者,其症状与脑瘤相似。一般病程发展缓慢,可先有间歇性畏寒、低热、头昏头痛、恶心、鼻塞、咳嗽等类似于上呼吸道感染的症状,继而头痛、呕吐逐渐加剧,数月或1年后出现偏瘫、颈项强直。

2. 鼻窦曲霉肉芽肿 本病侵犯上颌窦、筛窦及蝶窦,一般侵及单侧,偶见双侧,可为原发或继发性。临床有浸润型与非浸润型两类。大部分为非浸润型,表现为鼻腔分泌物增加,黏膜水肿、增厚及肉芽肿形成,在上颌窦内因窦腔较大,可形成曲霉球。浸润型除黏膜病变外,可浸润到骨质,引起骨质破坏。向上可侵入眼眶及脑,出现眼球或眼眶发胀和视力障碍,向外可出现面部肿胀压痛。本病在鼻窦炎的基础上发生,一般均有鼻窦炎的症状,鼻涕常带血、脓。

（三）播散性曲霉病

本病可发生于任何年龄,男性多于女性。常继发于急性病毒性肝炎、急性白血病、红斑狼疮,肝、肾移植手术的患者以及长期使用皮质类固醇激素、抗菌药物和细胞毒性药物的患者。曲霉菌主要自肺部病灶侵入血液循环,也可经烧伤创面、消化道病灶、破损的皮肤黏膜侵入血流,继而播散到心、肺、脑、肝、食管、胃、肠等全身各器官。

（四）皮肤曲霉病

本病可为原发性或继发性。原发性较少见,主要表现为增殖性肉芽肿,上覆黄痂,可挤出脓液。镜检和培养为阳性,病理切片可在组织内发现曲霉菌。继发性皮肤曲霉病可由曲霉菌血症或皮肤烧伤、烫伤后感染引起。

另外还可有外耳道曲霉病、眼曲霉病等。

【治疗原则】

综合考虑感染进展速度、严重程度及当地流行病学情况,进行个体化治疗。若仅曲霉菌定植时,无须进行抗真菌治疗,每3~6个月随访1次。对于预计短期中性粒细胞减少者(持续时间<10天),不建议进行经验性抗真菌治疗,除非存在疑似侵袭性真菌感染的证据。若患者有全身症状或肺部症状、处于免疫功能低下状态、肺功能进行性减弱或影像学检查病变进展者,应当至少进行6个月的抗曲霉菌药物治疗。

【药物治疗】

（一）治疗药物分类

目前,推荐用于IPA治疗和预防的药物包括三唑类(伏立康唑、泊沙康唑、艾沙康唑)、两性霉素B及脂质体和棘白菌素类(米卡芬净或卡泊芬净)。抗曲霉菌治疗疗程至少为6~12周,对于有明确免疫异常的患者,疗程很大程度上取决于免疫抑制程度及持续时间、病灶部位和病情改善的进程。对肺曲霉病、曲霉菌血症等较严重的感染,可应用两性霉素B、两性霉素B脂质体、伏立康唑静脉滴注或口服。对支气管和肺部的曲霉感染,可同时应用药物超声喷雾吸入。单纯型和复杂型曲霉球,肺曲霉球伴发陈旧性结核空洞等症可手术治疗,同时用抗真菌药物治疗。

目前常用的抗真菌药物参见表25-1。

（二）治疗药物选用

1. 全身用抗真菌药物

（1）三唑类:伏立康唑具有广谱抗真菌作用,其适应证主要是治疗侵袭性曲霉病、对氟康唑耐药的念珠菌引起的严重侵袭性感染(包括克柔念珠菌、光滑念珠菌等)、由足放线病菌属和镰刀菌属引起的严重感染。口服片剂的生物利用度很高(96%),静脉滴注和口服两种给药途径可互换。多数患者可优选三唑类药物防治IPA,推荐使用伏立康唑(静脉和口服)作为IPA的治疗首选药物。成人首先予以负荷剂量(6mg/kg,每12小时1次),继以4mg/kg,每12小时1次。该剂量较常规的口服剂量(200mg,每12小时1次)高。片剂的用量与标准静脉治疗大致相当。伏立康唑的不良反应包括一过性视觉障碍(主要表现为闪光)、剂量限制性肝毒性(表现为血清胆红素、碱性磷酸酶和肝脏转氨酶水平升高)、皮疹(通常位于阳光暴露部位)等。伏立康唑片剂应在餐后或餐前至少1小时服用。伏立康唑可能引起视觉改变,包括视力模糊和畏光,因此使用伏立康唑期间不能在夜间驾驶,如果在用药过程中出现视觉改变,应避免从事有潜在危险性的工作,如驾驶或操纵机器。用药期间应避免强烈的、直接的阳光照射。用伏立康唑前应纠正电解质紊乱,包括低钾血症、低镁血症和低钙血症。用药期间必须监测肾功能(主要为血肌酐)和肝功能(主要为氨基转移酶和胆红素)。同时需考虑潜在可能发生的药物相互作用及相关不良反应,并进行治疗药物监测。

泊沙康唑的结构与伊曲康唑相似,但目前仅就其口服剂型治疗侵袭性曲霉病进行了研究。临床上可用于曲霉病、接合菌病及镰刀菌病的治疗,亦可用于部分氟康唑耐药念珠菌属感染的治疗。该药作为二线用药,对两性霉素 B 或伊曲康唑耐药的侵袭性曲霉病的有效率为 44%~78%,对接合菌感染的有效率为 71%。该药为口服混悬剂,推荐剂量为 200mg,3 次 /d,随餐口服 7~10 天,以后可维持此剂量,也可改为 400mg,2 次 /d,口服,7~10 天内可获得稳态血药浓度。不良反应与其他唑类药物相似,最常见的治疗相关性严重不良反应有胆红素血症、转氨酶升高、肝细胞损害以及恶心、呕吐等。

艾沙康唑硫酸酯是三氮唑艾沙康唑的水溶性前药,适用于治疗 18 周岁以上患者的侵袭性曲霉菌感染和侵袭性毛霉菌感染。186mg 艾沙康唑硫酸酯等同于 100mg 艾沙康唑,静脉滴注负荷剂量艾沙康唑硫酸酯每次 372mg,3 次 /d,共用 2 天,后改用维持剂量,每次 372mg,1 次 /d。口服用艾沙康唑硫酸酯胶囊,剂量等同于静脉滴注。治疗中的常见不良反应是恶心、呕吐、腹泻、头痛、肝酶升高、低钾血症、便秘、呼吸困难、咳嗽、外周水肿及背痛等。艾沙康唑是 CYP3A4 的底物,CYP3A4 抑制药或诱导药可影响艾沙康唑的血浆浓度。艾沙康唑硫酸盐与 CYP3A4 的强抑制药如利托那韦同时给药,可以增加艾沙康唑的血药浓度;与 CYP3A4 强诱导药如利福平、卡马西平、圣约翰草或长效巴比妥类药物同时给药,可显著减少艾沙康唑的血药浓度。

(2)多烯类:当无法应用伏立康唑时,两性霉素 B 去氧胆酸盐及其含脂制剂是曲霉病初始治疗及补救治疗的适宜选择。

两性霉素 B 脱氧胆酸盐(D-AmB)是治疗曲霉感染最有效的药物。两性霉素 B 可以全身应用,也可以局部应用(局部冲洗或注射)。两性霉素 B 口服不吸收,静脉给药时,AmB 以脱氧胆酸盐的胶体混悬液被溶解。静脉给药后,大部分 AmB 分布进入单核 - 吞噬细胞组织(肝、脾、骨髓和肺)。D-AmB 可引起急性输液反应和剂量限制性肾毒性。输液反应包括发热、寒战、畏寒、肌痛、关节痛、恶心、呕吐、头痛和支气管痉挛等,合用糖皮质激素可减轻输液反应。D-AmB 所致的肾毒性以氮质血症、钾和镁的经尿丢失、肾小管性酸中毒以及尿浓缩功能受损为特征。

两性霉素 B 脂质体(L-AmB)和两性霉素 B 脂质复合物(ABLC)均优先分布至单核 - 吞噬细胞系统,肾脏浓度降低。L-AmB 是最常用于替代传统 D-AmB 的选择,其优点在于耐受性较 D-AmB 更好。常规剂量为 3~5mg/(kg·d),较大剂量不能提高疗效,但输液相关不良事件以及肾脏损害在大剂量治疗组中更多见。ABLC 能从脂质分子中快速释放两性霉素 B,在肺组织中的浓度高。

(3)棘白菌素类:卡泊芬净经肝脏代谢,通过尿液和粪便缓慢排泄,适用于对其他药物无效或不耐受的侵袭性曲霉病确诊或拟诊患者。棘白菌素类是 IPA 补救治疗的有效药物(单用或联合用药),但不推荐其单药初始治疗,其与多烯类或三唑类联合用药可发挥相加或协同作用。本品不可静脉推注,仅供缓慢静脉滴注,持续 1 小时以上,第一天应给予 70mg 的负荷剂量,随后 50mg/d。不良反应有组胺介导的症状,包括皮疹、颜面肿胀、瘙痒、或支气管痉挛。也可有肝脏氨基转移酶水平升高、胃肠道不适和头痛等。

2. 局部用抗真菌药物　常用药物的浓度为两性霉素 B 0.2%~0.3%;制霉菌素混悬液 5×10⁴U/ml,雾化吸入 2 次 /d,每次 10~15 分钟。对肺曲霉球患者可用气管注入法。变态反应型曲霉病可应用糖皮质激素,效果常较满意,合并应用伊曲康唑或氟康唑疗效更好。消化道曲霉病可口服制霉菌素和伊曲康唑。皮肤、指甲曲霉病可外用制霉菌素软膏。耳曲霉病可用 3% 硼酸、5% 醋酸铝溶液或 2% 水杨酸、20% 乙醇溶液将耳垢轻轻洗去,然后搽 2% 甲基紫,或滴入 1% 克霉唑丙二醇溶液、制霉菌素(10⁵U/ml)溶液或软膏。眼曲霉性溃疡可用金褐霉素 0.1% 溶液或软膏涂眼,也可用 0.25% 两性霉素 B 溶液或 1% 两性霉素 B 眼膏。鼻窦曲霉感染可用两性霉素 B 或制霉菌素溶液冲洗。

3. 手术治疗　手术指征:①单纯型曲霉球患者;②复杂型曲霉球,而原发病需要外科治疗者;③诊断有疑问,又不能排除肺化脓性疾病或肺肿瘤疾病患者;④肺曲霉球伴发陈旧性结核空洞引起反复大咯血是手术的绝对适应证。清除病灶前后加用抗真菌药物治疗,可巩固疗效。

对肺曲霉球、脑曲霉肉芽肿、鼻窦曲霉肉芽肿等也可行手术治疗。肺曲霉球一般用抗真菌药物保守治疗效果不如手术治疗,可做肺叶切除或全肺切除术。

4. 预防　在接触曲霉污染的环境、实验室、尘埃飞扬的场所工作时,应戴防护口罩。如脱粒时稻谷飞入眼内,切不能用力擦眼,应及时用生理盐水冲洗,以免角膜损伤,对眼和皮肤等外伤应及时处理。

在清理有曲霉生长的日常用品如鞋、家具、食物等物品时,宜用湿布擦拭,以防曲霉孢子飞扬,污染空气。手术器械必须严格消毒,以防真菌污染。对有明显曲霉生长的物品、场所,可用甲醛溶液或过氧乙酸溶液喷洒。忌吃霉变的花生、果品等食物。

对有较严重的原发病又常用抗菌药物、皮质激素及细胞毒性药物的患者,可定期做鼻拭子、痰等多途径真菌培养。一旦发现曲霉侵袭,即可给予两性霉素 B 雾化吸入及其他适当的抗真菌药物治疗。

第四节　组织胞浆菌病

组织胞浆菌病(histoplasmosis)是由组织胞浆菌引起的深部真菌疾病,分为荚膜组织胞浆菌病和杜波伊斯组织胞浆菌病,两种疾病的流行区域与临床表现均有所不同,前者多见于北美洲、南美洲,后者主要流行于非洲。我国也有发病,不限于流行地区及输入性病例。

在流行地区的土壤和空气中可分离出组织胞浆菌,动物如马、狗、猫、鼠等皆可受染。人类任何年龄都可发病,但多见于 40 岁以上的成人,患者以男性多见,儿童患者易发展为进行型。实验室工作人员亦可被感染。

【病因和发病机制】

组织胞浆菌属于真菌界、半知菌亚门、丝孢菌纲、丛梗孢目、丛梗孢科,是双相型真菌。在 37℃培养时为酵母相,在室温培养时则生长出典型的菌丝相。组织胞浆菌可经呼吸道、皮肤、黏膜及胃肠感染,进入机体后,被吞噬细胞识别、黏附、吞噬和杀伤。流行区患者及感染动物的粪便等排泄物均可带菌,鸡舍也可潜藏此菌。当病原体菌侵入人体后,根据患者的抵抗力情况可表现为原发性或播散性感染。

【临床表现和分类】

本病的病原菌可侵犯全身各器官,临床表现复杂。原发性组织胞浆菌病的病变器官不同,症状有所不同。一般免疫健全者感染组织胞浆菌后,病变多局限于肺,呈自限性,但免疫缺陷者如艾滋病患者、接受器官移植的患者等或有流行区域旅行史的免疫健全者可能罹患播散性组织胞浆菌病。其中以无症状型多见,播散型最少见,但其死亡率最高。

(一) 肺组织胞浆菌病

肺组织胞浆菌病根据症状和程度可分为 5 型

1. 急性无症状型　在流行区人群中,肺部可见许多钙化灶,但追问患者病史却无明显症状。95% 的原发性组织胞浆菌病可无症状。

2. 轻症感染型　患者仅有干咳、胸痛、呼吸短促、声嘶等上呼吸道感染症状。儿童患者也常可表现为儿童"夏季热"样症状。

3. 中度感染型　可有发热、盗汗、体重减轻,稍有发绀,间或咯血,有时可从痰及骨髓中培养出病原菌。X 线检查可见肺野有多数散在的浸润或结节性病变,肺门淋巴结肿大,类似于原发性肺结核。

4. 流行型　以往曾称为"地穴热"(cave fever),是一种肺部变态反应性病变。组织胞浆菌素皮试为阳性,表现为急性粟粒性肺炎、原发性非典型性肺炎等。主要见于吸入大量孢子的患者,潜伏期为 7~14 天,可有高热、剧烈胸痛、呼吸困难,也可有重度肝炎的表现。

5. 慢性型　此型常见于男性,表现为慢性空洞,但很难与慢性空洞型肺结核相区别。表现为咳嗽、多痰,间或咯血、低热,逐渐衰弱。X 线检查可见肺部空洞形成,常不易吸收,最终病变可波及全身。

（二）播散性组织胞浆菌病

1. 良性感染　常由原发性肺部感染播散引起,在脾、肝及其他单核 - 吞噬细胞系统中有许多粟粒性钙化灶,愈合后形成与结核病变相似的钙化灶。

2. 进行性成人感染　表现为与利什曼病相似的脾大,可有贫血、白细胞减少。肺部症状不明显,有时可有肺部大片实变,患者很快死亡。

3. 儿童暴发性感染　多见于流行地区 1 岁以下的儿童,仅有少数可自愈或治愈,多数患儿于短期内死亡。

【治疗原则】

原发性轻度感染的组织胞浆菌病几乎都是自限性的,一般不需要抗真菌治疗,只要卧床休息、加强营养等支持疗法即可逐渐痊愈。慢性肺部感染、播散性组织胞浆菌病或免疫缺陷患者应积极进行治疗,做到早期、足量、足疗程治疗。

本菌的菌丝型感染性较强,实验室工作应注意预防。在鸟笼、鸡舍及蝙蝠洞穴等常有本菌污染,应注意预防。初到流行地区的人由于机体免疫力差,应特别注意预防感染。

【药物治疗】

（一）治疗药物分类

目前常用的抗真菌药物见表 25-1。

（二）治疗药物选择

1. 急性肺组织胞浆菌病　轻中度患者可给予伊曲康唑每日 2 次,每次 200mg 治疗,疗程至少 12 个月;重度患者则建议使用两性霉素 B 脂质体 3mg/（kg·d）治疗 1~2 周,然后序贯伊曲康唑每日 2 次,每次 200mg 治疗,疗程至少 12 个月。两性霉素 B 脱氧胆酸盐 0.7~1mg/（kg·d）可作为 L-AmB 的替代用药。

2. 慢性空洞性肺组织胞浆菌病　使用伊曲康唑至少 1 年,为减少复发的风险可延长至 18~24 个月。服药后需监测伊曲康唑的血药浓度。

3. 进行性弥漫性组织胞浆菌病　轻至中度患者建议伊曲康唑治疗至少 12 个月。重至极重度患者先用两性霉素 B 脂质体或两性霉素 B 脱氧胆酸治疗,之后口服伊曲康唑至少 12 个月。

儿童患者首选两性霉素 B 或两性霉素 B 脱氧胆酸盐,2~4 周后口服伊曲康唑。重症、使用免疫抑制剂、先天性免疫缺陷的患者延长治疗。完成正规治疗和未再次感染病原菌、尿中持续性低水平抗原的患者,不推荐延长治疗。

对艾滋病患者,由于最佳的治疗持续时间不清楚,可用伊曲康唑进行无限期的治疗以防止复发。氟康唑的疗效较差。当药物治疗临床症状停止发展后,对大的肺部空洞及肉芽性损害可考虑手术切除。为了防止手术时病变的加剧或播散,可预防性地使用两性霉素 B。

病例分析

4. 组织胞浆菌病累及中枢神经系统　推荐两性霉素 B 脂质体 5mg/（kg·d）治疗 4~6 周后序贯伊曲康唑 200mg/ 次,2~3 次 /d 治疗,直至脑脊液指标及其他指标如尿和血抗原等正常,疗程至少 12 个月。

思考题

1. 如何科学合理地使用抗菌药物和免疫抑制剂以避免真菌感染的风险?

2. 根据真菌感染的不同特点,总结药物治疗的特点。

第二十五章
目标测试

（陈　磊）

参 考 文 献

［1］中国成人念珠菌病诊断与治疗专家共识组. 中国成人念珠菌病诊断与治疗专家共识. 中华内科杂志, 2020, 59 (1): 5-17.

［2］中华医学会感染病学分会. 隐球菌性脑膜炎诊治专家共识. 中华传染病杂志, 2018, 36 (4): 193-199.

［3］IZUMIKAWA K, KAKEYA H, SAKAI F, et al. Executive summary of JSMM clinical practice guidelines for diagnosis and treatment of cryptococcosis 2019. Medical Mycology, 2020, 61 (4): 61-89.

［4］王宇明, 李梦东. 实用传染病学. 4 版. 北京: 人民卫生出版社, 2017.

［5］李兰娟, 任红. 传染病学. 9 版. 北京: 人民卫生出版社, 2018.

第二十六章

寄生虫感染的药物治疗

第二十六章
教学课件

寄生虫病（parasitosis）是寄生虫侵入人体生活一段时间，并引起人体明显临床症状的寄生虫感染，是人类感染性疾病的重要部分，严重危害身体健康。寄生虫病在一个地区流行必须具备三个基本条件，即传染源、传播途径和易感人群。寄生虫病的治疗目前主要依赖药物治疗，对寄生虫病快速有效的防治是控制寄生虫病传播感染的有效措施。

第一节 疟 疾

疟疾（malaria）俗称"打摆子"，是由疟原虫寄生于人体引起的传染性寄生虫病，严重者可引起死亡。早在 3 000 多年前我国就有疟疾的记载。1880 年，法国外科军医 Laveran 在阿尔及利亚检查疟疾患者血液时发现一种新月形的生物体，随后命名为疟原虫。英国军医 Ross 在 1897 年发现了传播疟疾的媒介——按蚊，并阐明了疟原虫在按蚊体内发育、繁殖及传播的过程。直到 1922 年，4 种主要人体疟原虫的红细胞内期形态及发育过程才被阐明。

【病因和发病机制】

（一）病因

疟原虫（plasmodium）是引起疟疾的病原体，属于顶复门的孢子虫纲（*Sporozoa*）、真球虫目（*Eucoccidia*）、疟原虫科（*Plasmodidae*）。疟原虫种类很多，约有 150 种，有严格的宿主特异性。寄生于人体的疟原虫主要有 4 种，在我国主要有间日疟原虫和恶性疟原虫，三日疟原虫少见，卵形疟原虫仅在云南、海南等省有病例报道。

（二）发病机制

疟原虫在人体内的发育包括肝内期（红外期）和红内期两个阶段。当携带疟原虫子孢子的雌性按蚊叮咬人体时疟原虫子孢子随按蚊唾液被注入人体，随后进入肝细胞，并在肝细胞内开始肝内期裂体增殖，进入人体肝细胞的一个疟原虫子孢子经过肝内裂体增殖后可形成包含数千个裂殖子的疟原虫裂殖体。当肝内期疟原虫裂殖体发育成熟后，疟原虫裂殖体破裂，裂殖子释放进入血液，入侵红细胞并开始疟原虫的红内期裂体增殖。疟原虫在红细胞内增殖后导致受感染的红细胞破裂，引起寒战、高热和出汗退热 3 个典型疟疾发作症状。裂殖子及原虫代谢产物等释放入血，部分可被巨噬细胞等吞噬，刺激这些细胞产生内源性致热原，并与疟原虫代谢产物共同作用于患者的下丘脑体温调节中枢，引起寒战和发热，待血中的致热原和原虫代谢产物被人体代谢清除后，人体发汗使体温恢复正常。同时分化出配子体，完成无性生殖。

【临床表现】

疟原虫的致病阶段是红内期原虫，疟疾的周期性发作、贫血、脾大及重症疟疾均是由红内期原虫的裂体增殖及感染红细胞黏附微血管所致。红外期的疟原虫对肝脏虽有损害,但通常不表现出明显的临床症状。

(一) 潜伏期

从疟原虫孢子入侵人体到出现疟疾初次发作症状所经过的时间称潜伏期(incubation period)。潜伏期包括红外期原虫发育繁殖和红内期原虫裂体增殖至一定数量,出现疟疾症状所需的时间。潜伏期长短取决于疟原虫的种类、感染方式和数量及机体免疫力等因素。

(二) 疟疾发作

疟疾发作的前提是血液中的疟原虫必须达到一定数量。引起疟疾发作的血液中疟原虫数量的最低值称为发热阈值(threshold)。疟疾一次典型发作包括寒战、高热和出汗 3 个连续阶段。疟疾发作表现为周期性,两次发作之间为间歇期。疟疾周期性发作与红内期疟原虫裂体增殖周期相吻合,但由于在疟疾流行区反复感染的机会较多,疟原虫分批侵入人体,并按各自的周期裂体增殖,使疟疾发作在后期会失去周期性。此外,宿主免疫力的产生、不规范抗疟药物的应用和肝细胞内原虫发育的不同步等均可使发作轻重不一和无明显的周期性。

(三) 再燃与复发

疟疾患者经过若干次发作后,由于人体对疟原虫产生了免疫力或经不彻底的药物治疗,大部分红内期疟原虫被消灭,不再出现临床发作症状,但在血中仍残存极少量疟原虫。经过一段时间后,这部分残存疟原虫重新繁殖,血中疟原虫数达到发热阈值并再次出现临床发作症状,称为再燃(recrudescence)。疟疾初发后红内期原虫因人体免疫力或抗疟药物的作用而被彻底清除,但由于肝细胞中的休眠体在某种因素的作用下结束休眠,开始裂体增殖,产生大量裂殖子释放入血液,并引起疟疾发作,称为复发(relapse)。以上两种重新发作均是在无蚊媒传播再感染情况下发生的。间日疟和卵形疟可有复发,而恶性疟和三日疟无复发现象,但 4 种主要的人体疟疾均可有再燃现象。

(四) 贫血

疟疾患者经多次发作后表现出不同程度的贫血,贫血的严重程度与疟原虫虫株、病程长短及患者年龄等有关。恶性疟疾、孕妇和儿童疟疾患者贫血尤为严重。引起贫血的原因很多,除红内期原虫感染直接破坏红细胞外,还有以下原因:脾功能亢进,吞噬大量正常红细胞;疟原虫及其代谢产物可使骨髓造血功能减弱;自身免疫性贫血是疟原虫寄生于红细胞时,使红细胞隐藏的抗原暴露,刺激机体产生自身抗体,这些特异性抗体可与其抗原结合,并形成免疫复合物激活补体,导致红细胞溶解。

(五) 脾大及肝大

恶性疟引起的脾大最为明显,其次是间日疟和三日疟。疟疾发作早期脾即出现增大,其原因是单核-吞噬细胞增生以增强吞噬功能。初发疟疾患者的脾大经抗疟治疗后可恢复至正常,但若反复发作,脾大加重且因纤维化而使其质地变硬,虽经抗疟治疗,仍不能完全恢复正常。肝也可因充血、库普弗细胞增生和吞噬功能活跃而增大。肝脾大是疟疾患者的重要体征,肝脾大的发生率能反映疟区的疟疾流行情况。

(六) 重症疟疾

重症疟疾症状十分凶险,病死率高,主要由恶性疟原虫引起,多见于对恶性疟无免疫力的人群,如疟区儿童或非疟区人群感染疟疾时,可表现为脑型疟、肾衰竭、肺水肿、严重贫血、黄疸、超高热和冷厥型等。此型患者可在疟疾发作一两次后突然转重,病情发展快而险恶,且病死率高,常可在几天内死亡。脑型疟常见于 5 岁以下的儿童。

【治疗原则】

疟疾的治疗原则为缓解急性症状,解除患者痛苦,同时控制传染源,防止传播。抗疟药物的使用应遵循安全、有效、合理、规范的原则。应根据疟原虫虫种及其对抗疟药物的敏感性和患者的临床症状与体征合理选择药物,并应严格掌握剂量、疗程和给药途径,以保证治疗和预防效果并延缓抗药性的产生。

【药物治疗】

对疟疾及时和规范的治疗不仅保护患者的健康和生命,而且对保护周围人群的健康和生命有直接影响。抗疟药物主要分为杀灭红内期疟原虫药物和杀灭肝内期疟原虫药物两大类。红内期疟原虫与疟疾的临床发作有关,肝内期疟原虫与疟疾的复发有关,因此,杀灭红内期疟原虫药物又被称为控制症状的抗疟药物,杀灭肝内期疟原虫药物又被称为控制复发的抗疟药物。目前,我国已通过国家药品监督管理局注册的多种抗疟药物中,除伯氨喹是杀灭肝内期疟原虫药物外,其他抗疟药物均为杀灭红内期疟原虫药物。

(一) 治疗药物分类

1. 控制症状的抗疟药物

(1)氯喹(chloroquine):是人工合成的 4- 氨基喹啉类衍生物,对各种疟原虫的红内期裂殖体有杀灭作用。能迅速治愈恶性疟,有效控制间日疟的症状发作,也可用于症状控制性预防。

(2)哌喹(piperaquine):本品作用类似氯喹,半衰期为 9 天,是长效抗疟药物。耐氯喹的虫株对本品仍敏感。

(3)甲氟喹(mefloquine):与奎宁都属喹啉 - 甲醇衍生物,也是杀疟原虫红内期滋养体的药物。用于控制症状,起效较慢,血浆半衰期较长(约 30 天),适用于症状控制性预防。

(4)青蒿素(artemisinin)和青蒿素类复方(artemisinin-based combination therapies,ACT):青蒿素是从黄花蒿(*Artemisia annua* Linn)及其变种大头黄花蒿中提取的一种倍半萜内酯过氧化物,青蒿素对红内期滋养体有杀灭作用,对红外期无效。用于治疗间日疟和恶性疟,近期症状控制率可达 100%。对耐氯喹虫株感染有效。青蒿素可透过血脑屏障,对凶险的脑型疟疾有良好的抢救效果。蒿甲醚(artemether)为青蒿素的 12-β- 甲基二氢衍生物,其溶解度大,可注射给药,抗疟活性比青蒿素强。青蒿素和蒿甲醚治疗近期复发率较高,分别为 30% 和 8%,与伯氨喹合用可大大降低复发率。ACT 是以青蒿素或其衍生物与其他一种或数种抗疟药物组成的复方或联合用药方案。

(5)咯萘啶(pyronaridine,疟乃停):能杀灭人各型疟原虫红内期裂殖体,对耐氯喹恶性疟原虫也有较强作用。该药可能通过破坏疟原虫复合膜的结构与功能及食物泡的代谢活力而迅速杀死疟原虫。

2. 控制复发的抗疟药物　伯氨喹(primaquine)是人工合成的 8- 氨喹啉类衍生物,对间日疟红外期(或休眠子)和各种疟原虫的配子体有较强的杀灭作用,是根治间日疟和控制疟疾传播最有效的药物。对红内期原虫无效,不能控制疟疾症状的发作,通常均需与氯喹等抗疟药物合用。疟原虫对此药很少产生耐药性。此药的缺点是毒性较大,治疗量即可引起头晕、恶心、呕吐、发绀、腹痛等,停药后可消失,少数红细胞内缺乏葡萄糖 -6- 磷酸脱氢酶(G-6-PD)的人群会发生急性溶血性贫血和高铁血红蛋白血症。目前尚无药物可以取代之。

3. 病因性预防的抗疟药物　乙胺嘧啶(pyrimethamine)对恶性疟和间日疟某些虫株的原发性红外期原虫有抑制作用,是首选的病因性预防药物,作用持久,服药 1 次,预防作用可维持 1 周以上。对红内期的未成熟裂殖体也有抑制作用,对已成熟的裂殖体则无效。此药并不能直接杀灭配子体,但含药血液随配子体被按蚊吸入后,能阻止疟原虫在蚊体内的孢子增殖,起到控制传播的作用。

(二) 治疗药物选用

疟疾患者是最主要的传染源。患者血内携带有大量疟原虫,红内期原虫不断形成具有传染性的配子体,造成疟疾传播。对患者应进行血检疟原虫加以确诊,并予以及时治疗。对于症状不典型的病例,应多次血检以免误诊、漏诊,同时应做好灭蚊防蚊、预防性服药和疫苗接种等预防措施。常用抗疟药物的选择见表 26-1。

表 26-1　抗疟药物的选择

类型或用途	抗疟药物的选择
间日疟、卵形疟	首选氯喹＋伯氨喹,次选哌喹/咯萘啶/ACT+伯氨喹
三日疟	首选氯喹,次选哌喹/咯萘啶/ACT
恶性疟	ACT/咯萘啶/哌喹(妊娠3个月内孕妇)
重症疟疾	青蒿素类注射液或咯萘啶注射液
恶性疟合并间日疟/卵形疟	ACT/咯萘啶+伯氨喹
恶性疟合并三日疟	ACT/咯萘啶
预防用药	氯喹/哌喹
休止期根治药	伯氨喹

1. **间日疟和卵形疟的治疗**　对现症患者,包括间日疟复发患者,须用杀灭红内期疟原虫药物如氯喹杀灭红细胞内期的原虫,迅速退热,并用杀灭肝内期疟原虫药物杀灭红细胞外期的原虫。常用氯喹加伯氨喹 8 日疗法,成人口服氯喹,第 1 日 0.6g,第 2~3 日各 0.3g,总量为 1.2g。第 1 日开始,伯氨喹每日 22.5mg,连服 8 日,总量为 180mg。伯氨喹应用时应注意:①有溶血史或其直系亲属中有溶血史者禁用;②孕妇禁用;③1 岁及以下儿童不推荐使用;④葡萄糖 -6- 磷酸脱氢酶缺乏的人群,应在医务人员的监护下服用。

2. **恶性疟的治疗**　青蒿素类复方方案(成人):如双氢青蒿素哌喹片,首剂口服 2 片,8 小时、24 小时、32 小时各口服 2 片(共 8 片,每片含双氢青蒿素 40mg、哌喹 171.4mg)。咯萘啶 3 日方案(成人):咯萘啶总剂量 1.2g,分 3 日口服,第 1 日口服 2 次,每次 300mg(3 片),间隔 4~6 小时;第 2 日和第 3 日各口服 1 次,每次 300mg(3 片)。

3. **重症疟疾的治疗**　对出现昏迷的脑型疟疾患者,优先推荐使用青蒿琥酯注射剂。在没有青蒿琥酯注射剂情况下,可改用蒿甲醚注射液或咯萘啶注射液。①青蒿琥酯注射剂:2.4mg/kg(成人120mg),静脉推注,0 小时、12 小时和 24 小时各 1 次,以后每日静脉推注 1 次,连用 7 日。如 7 日内患者临床症状和体征缓解并能进食,可停止使用,并改口服 ACT 一个疗程继续治疗;②蒿甲醚注射液:成人首剂 160mg(3.2mg/kg),肌内注射,以后 1 次 /d,每次 80mg(1.6mg/kg),连续 7日;③咯萘啶注射液:成人每次 160mg,若患者病情严重,8 小时后重复,总剂量不超过640mg;儿童每次 3.2mg/kg,溶于 5% 葡萄糖或 0.9% 生理盐水 500ml 内静脉滴注,连续给药 3 日。辅以支持和辅助治疗,调整水、电解质平衡,及其他对症治疗措施。

病例分析 -1

第二节　血 吸 虫 病

血吸虫病(schistosomiasis)是由裂体吸虫(schistosome)也叫血吸虫(blood fluke)成虫寄生于人或哺乳动物的静脉内所致的疾病。血吸虫病广泛流行于亚洲、非洲和拉丁美洲的 78 个国家和地区,全球受威胁的人口达 7.79 亿,感染人数为 2.4 亿,全球每年至少有 2 万人死于血吸虫病。

血吸虫与其他吸虫最大的生物学差异为成虫雌雄异体,隶属于扁形动物门、吸虫纲、复殖目、裂体科、裂体属。感染人体并可引起人体危害的血吸虫主要有 3 种,埃及血吸虫(*Schistosoma haematobium*,1852)、曼氏血吸虫(*S.mansoni*,1907)和日本血吸虫(*S.Japonicum*,1904),目前,我国只流行日本血吸虫病,为曼氏血吸虫病非流行区。

【病因和发病机制】

目前人们普遍认为血吸虫病是一种免疫性疾病。血吸虫感染过程中,尾蚴、童虫、成虫和虫卵不仅对宿主造成机械性损害,而且不同虫期释放的抗原均能诱发宿主的免疫应答,引起一系列免疫病理反应。

1. **尾蚴所致的损害**　尾蚴钻入宿主皮肤后,数小时局部出现点状红色丘疹,伴瘙痒,1~5天消失,此为尾蚴性皮炎,既有速发型(Ⅰ型)超敏反应,也有迟发型(Ⅳ型)超敏反应。初次接触尾蚴者该反应不明显,重复接触尾蚴后反应逐渐加重,严重者可出现全身水肿及多形红斑。病理变化为局部毛细血管扩张充血,伴出血、水肿,嗜酸性粒细胞、中性粒细胞及单核细胞浸润。

2. **童虫所致的损害**　童虫在宿主体内移行的过程中可对所经器官造成机械性损伤,出现血管炎,毛细血管栓塞、破裂,局部炎性细胞浸润和点状出血,以肺部最为明显,重者可出现出血性肺炎。患者可有发热、咳嗽、咯血、食欲减退、嗜酸性粒细胞增多等,这可能与童虫的机械性损害和其代谢产物、死亡虫体崩解产物引起的超敏反应有关。感染后的5~7天肺部病变逐渐消失。

3. **成虫所致的损害**　成虫寄生于血管内,利用口、腹吸盘交替吸附于血管壁而做短距离移动,可引起静脉内膜炎或静脉周围炎,致使血管内膜增厚、炎细胞浸润,并有可能形成血栓。成虫的代谢产物、分泌物、排泄物均作为抗原释入血流,与相应抗体形成免疫复合物,引起免疫复合物型(Ⅲ型)超敏反应。

4. **虫卵所致的损害**　虫卵主要沉积于肝内门静脉分支及结肠壁静脉内,以直肠、乙状结肠、降结肠为最多。成熟虫卵是血吸虫病的主要致病因子,所致的肉芽肿和纤维化是血吸虫病的主要病变。在肝内,虫卵肉芽肿位于门静脉分支的终端、窦前静脉等,由于窦前静脉的广泛阻塞,导致门静脉高压,出现肝脾大、侧支循环建立和开放及腹水等症状。肠壁病变以降结肠、乙状结肠和直肠较为明显和严重,黏膜出现萎缩、溃疡、增生,黏膜下层是虫卵沉积最多之处,有大量纤维组织和瘢痕组织,甚至引起肠腔狭窄。

5. **免疫复合物所致的损害**　血吸虫的童虫,成虫的代谢产物、分泌物与排泄物,虫卵内毛蚴分泌物等均可排入血液中,随血液循环至各组织,成为循环抗原。宿主对这些抗原可产生相应的抗体,形成免疫复合物。通常免疫复合物可被单核细胞或巨噬细胞吞噬、清除。当抗原过剩时,形成中等大小(19S)的免疫复合物,既不被单核细胞或巨噬细胞吞噬清除,也不能从肾小球滤过,在血液循环中停留较长时间后,可在组织中沉积、固定并激活补体,引起Ⅲ型超敏反应,损伤局部组织。病变主要引起肾小球肾炎,出现蛋白尿、水肿,严重时可出现肾衰竭。

【临床表现】

1. **急性血吸虫病(acute schistosomiasis japonicum)**　常见于初次感染较大量尾蚴者,慢性患者再次大量感染尾蚴后亦可发生。潜伏期平均为40天(15~87天),大多数于感染后5~8周成虫大量产卵,出现症状,卵内毛蚴向宿主血液循环释放大量抗原,引起血清病综合征。突出症状为发热,有荨麻疹、支气管哮喘等超敏反应,淋巴结及肝大,左叶肿大明显,肝压痛。患者血清中的循环免疫复合物常呈阳性,血中的嗜酸性粒细胞增多,粪便中可查到虫卵或毛蚴孵化阳性。

2. **慢性血吸虫病(chronic schistosomiasis japonicum)**　见于急性期未经病原治疗者或反复轻度感染者,临床上可分为无症状(隐匿型)和有症状两类。隐匿型主要表现为隐匿型间质性肝炎,患者一般无明显症状,少数可有轻度的肝或脾大,但肝功能正常,免疫学检查呈阳性。有症状者最常见慢性腹泻或慢性痢疾,间歇性出现,伴腹痛、黏液血便、肝脾大,劳累、受凉后症状加重。病程长者出现贫血、消瘦。直肠黏膜活检90%的病例可查到虫卵。

3. **晚期血吸虫病(advanced schistosomiasis japonicum)**　由于患者反复或大量感染血吸虫尾蚴,未经及时、彻底治疗,一般经过2~10年可演变为晚期血吸虫病。患者出现肝纤维化、门静脉高压综合征(脾大、侧支循环开放、腹水)、生长发育障碍或结肠肉芽肿性增生。根据主要临床表现可分为巨脾型、腹水型、结肠增殖型和侏儒型。

晚期血吸虫病患者主要因合并上消化道出血、肝性脑病而死亡。上消化道出血是晚期血吸虫病最常见和最严重的并发症,多数是食管-胃底静脉曲张破裂,50%以上的晚期患者死于上消化道出血。

4. 异位血吸虫病　血吸虫成虫寄生在门静脉系统以外的静脉内称异位寄生。虫卵沉积于门静脉系统以外的器官或组织,其虫卵肉芽肿所造成的损害称异位损害(ectopic lesion)或异位血吸虫病。异位损害多见于重症感染或急性期患者。人体常见的异位损害部位在肺和脑,亦可见于他处。

【治疗原则】

血吸虫病的防治应遵循"预防为主、标本兼治、侧重治本、综合治理、群防群控、联防联控"的原则,因地制宜地实施以控制传染源和阻断传播途径为主的综合防治措施。

【药物治疗】

(一)治疗药物

吡喹酮(praziquantel)是吡嗪并异喹啉化合物,口服后主要从肠道吸收,主要分布于肝、肾,在门静脉的浓度 10 倍于周围血液。对各种血吸虫成虫有强大而迅速的杀灭作用,杀幼虫作用较弱。吡喹酮对虫卵无影响,但可使虫卵周围炎症减轻。其可促进 Ca^{2+} 进入虫体,在最低有效浓度时即可使血吸虫虫体兴奋,继之挛缩不动,呈痉挛性麻痹,使虫体从吸附的血管壁脱落,这是吡喹酮使虫体从肠系膜静脉移至肝脏中的主要原因。该药口服方便,疗程短,疗效好。不良反应轻微,有恶心、呕吐、头晕等,对重要器官和神经组织无毒性作用。

常见的抗寄生虫感染的主要药物见表 26-2。

表 26-2　常见抗寄生虫感染的主要药物

药物分类	代表药物	作用和作用机制
抗疟药物	氯喹	在感染疟原虫的红细胞内聚集,导致血红素在疟原虫体内堆积,从而杀灭疟原虫。干扰疟原虫裂殖体 DNA 的复制与 RNA 转录,抑制疟原虫分裂繁殖。能有效控制症状发作,对红外期无作用,不能阻止复发,但因作用较持久,故能使复发推迟(恶性疟因无红外期,故能被根治)
	伯氨喹	能干扰疟原虫 DNA 合成,抑制辅酶 Q 活性,阻断疟原虫线粒体内电子传递,抑制疟原虫氧化磷酸化过程。本品在体内的代谢产物有较强氧化性,能将红细胞内的还原型谷胱甘肽转变为氧化型谷胱甘肽,干扰 NADP 还原,影响疟原虫的能量代谢和氧化呼吸而导致死亡
	乙胺嘧啶	抑制疟原虫的二氢叶酸还原酶,干扰疟原虫的叶酸正常代射,阻碍叶酸合成,抑制繁殖,常用作病因性预防药。也能抑制疟原虫在蚊体内的发育,故可阻断传播
抗血吸虫药	吡喹酮	增加虫体表膜对 Ca^{2+} 的通透性,促进 Ca^{2+} 的跨膜内流,干扰虫体内 Ca^{2+} 平衡。提高肌活动,引起虫体痉挛性麻痹并脱落。高浓度时,引起虫体表膜损伤,暴露隐藏抗原,在宿主防御机制参与下,虫体破坏死亡。本品也有抗猪带绦虫作用
抗阿米巴药	甲硝唑 替硝唑	可抑制阿米巴原虫氧化还原反应,使原虫氮链发生断裂,对肠内外阿米巴滋养体有强大的杀灭作用,也可用于抗厌氧菌、抗滴虫和抗贾第鞭毛虫
抗肠蠕虫药	甲苯咪唑 阿苯达唑	为广谱驱肠虫药,对蛔虫、钩虫、蛲虫、鞭虫、绦虫和粪类圆线虫等肠道蠕虫均有效。能与虫体 β- 微管蛋白结合抑制微管聚集,从而抑制分泌颗粒转运和其他亚细胞运动。抑制虫体线粒体延胡索酸还原酶的活性,抑制葡萄糖的转运,并使氧化磷酸化脱耦联,减少 ATP 生成,抑制虫体生存及繁殖

(二)治疗药物选用

1. 抗血吸虫治疗

(1)急性血吸虫病:吡喹酮成人总量一般为 120mg/kg(儿童 140mg/kg),6 日疗法,每日总剂量分

3 次服,其中 1/2 剂量在第 1、2 日服完,其余 1/2 剂量在第 3~6 日分次服完。体重超过 60kg 者仍按 60kg 计算。

(2)慢性血吸虫病:吡喹酮成人总剂量为 60mg/kg。可采用每次 10mg/kg,一日 3 次,连服 2 日疗法;或每次 20mg/kg,一日 3 次,1 日疗法;或 1 日 40~60mg/kg 顿服等均可取得满意效果。

(3)晚期血吸虫病:对肝功能代偿良好的晚期患者,可用吡喹酮总剂量为 60mg/kg,1 或 2 日疗法。对年老体弱、肝功能受损或有并发症的患者可改为 3 日疗法;或 90mg/kg,6 日疗法,每日剂量分 3 次服用。

2. **糖皮质激素治疗** 对于病情重的急性血吸虫病患者可先用氢化可的松或地塞米松加入注射液中静脉滴注,以改善发热及超敏反应症状。

3. **对症治疗** 主要针对晚期血吸虫病患者,对脾大、门静脉高压和上消化道出血、腹水等采取相应的对症治疗措施。凡脾大达 Ⅲ 级,并伴有明显的脾功能亢进者,或脾大伴食管胃底静脉曲张者,均为脾脏手术切除的适应证。腹水的治疗与一般肝硬化腹水相同,包括支持疗法、限制钠盐和水分摄入、营养与支持药物应用、合理使用利尿药等。上消化道出血先内科处理,如补充血容量、纠正休克、使用止血剂、垂体后叶激素静脉滴注和三腔管气囊填压止血等。如条件允许,可手术治疗。

病例分析 -2

除以上药物治疗措施外,对血吸虫的防治,预防更为重要。灭螺是消灭血吸虫的根本措施之一。氯硝柳胺(niclosamide)、烟酰苯胺(nicotinanilide)或溴乙酰胺(bromoacetamide)等灭螺药物对消灭钉螺有很好的效果。另外需加强疫区粪便管理、做好个人防护,必要时可预防接种疫苗。

第三节 阿 米 巴 病

溶组织内阿米巴滋养体侵袭肠道或肠外组织引起阿米巴病(amoebiasis)。在人体肠道内寄生的阿米巴包括溶组织内阿米巴、结肠内阿米巴等,但只有溶组织内阿米巴可引起人类疾病。溶组织内阿米巴属内阿米巴科的内阿米巴属,是至今唯一被肯定为可引起人类阿米巴病的肠道阿米巴原虫。阿米巴病是全球范围内的公共卫生问题,在治疗的同时还应采取综合措施防止感染。

【病因和发病机制】

溶组织内阿米巴的致病作用与原虫的毒力、寄生环境中的理化、生物因素以及宿主的免疫状态有关。滋养体是致病阶段,溶组织内阿米巴滋养体具有侵入宿主组织或器官、适应宿主的免疫和表达致病因子的能力。滋养体表达的致病因子可破坏细胞外间质,接触依赖性地溶解宿主组织。

肠阿米巴病多发于盲肠或阑尾,也易累及乙状结肠和升结肠,偶可累及回肠。急性病例滋养体可突破黏膜肌层,引起液化坏死灶,形成的溃疡可深及肌层。典型的病变是口小底大的烧瓶样溃疡,溃疡间的黏膜正常或稍有充血水肿,这与细菌引起的弥漫性炎性病灶不同。

肠外阿米巴病的病理特征以无菌性、液化性坏死为主,周围以淋巴细胞浸润为主,极少有中性粒细胞,滋养体多在脓肿的边缘。以肝脓肿最为常见,病变早期由滋养体侵入肝内小血管引起,继而出现急性炎症反应,以后病灶扩大,中央液化,脓肿大小不一,由坏死变性的肝细胞、红细胞、胆汁、脂肪滴、组织残渣组成。其他组织亦可出现脓肿,如肺、脑、皮肤等。

【临床表现】

阿米巴病的潜伏期为 2~26 天不等,以 2 周多见。起病突然或隐匿,呈暴发性或迁延性,可分成肠阿米巴病和肠外阿米巴病。

(一)肠阿米巴病

溶组织内阿米巴滋养体侵袭肠壁引起肠阿米巴病(intestinal amoebiasis),临床过程可分急性期和慢性期。

1. **急性肠阿米巴病**　临床症状从轻度、间歇性腹泻到暴发性、致死性的痢疾不等。典型的阿米巴痢疾常有腹泻，一日数次或数十次，粪便呈果酱色、伴奇臭并带血和黏液，80% 的患者有局限性腹痛、胃肠胀气、里急后重、畏食、恶心、呕吐等。急性暴发性痢疾是严重和致命的，多见于儿童。

2. **慢性肠阿米巴病**　长期表现为间歇性腹泻、腹痛、胃肠胀气和体重下降，可持续 1 年以上，甚至长达 5 年之久。有些患者出现阿米巴肿，亦称阿米巴性肉芽肿，局部出现呈团块状病变，患者多无临床症状。肠阿米巴病最严重的并发症是肠穿孔和继发性细菌性腹膜炎，呈急性或亚急性过程。

（二）肠外阿米巴病

肠外阿米巴病（extra intestinal amoebiasis）系肠黏膜下层或肌层的滋养体进入静脉，经血道播散至其他脏器引起的阿米巴病。以阿米巴肝脓肿（amebic liver abscess）最常见。

1. **阿米巴肝脓肿**　患者以青年男性多见，脓肿多见于右叶，且以右叶顶部为主。全部阿米巴病例中约 10% 的患者伴发肝脓肿。临床症状有右上腹痛、发热和肝大伴触痛，也可有寒战、盗汗、畏食和体重下降，少数患者甚至可出现黄疸。肝脓肿穿刺可见 "巧克力酱样" 脓液，且检出滋养体。

2. **阿米巴肺脓肿**　多因肝脓肿穿破膈肌而继发，常发生于右肺下叶，临床症状主要有胸痛、发热、咳嗽和咳 "巧克力" 样痰。

3. **阿米巴脑脓肿**　有 1.2%~2.5% 的患者可出现脑脓肿，往往是在中枢皮质的单一脓肿，临床症状有头痛、呕吐、眩晕、精神异常等。而脑脓肿患者中 94% 合并有肝脓肿。阿米巴性脑脓肿的病程进展迅速，病死率高。

4. **其他肠外阿米巴病**　皮肤阿米巴病少见，常由直肠病灶播散到会阴部引起，会阴部损害会扩散到阴茎、阴道甚至子宫。

【治疗原则】

阿米巴病的治疗具有两个基本目标，一是治疗肠内外的侵入性病变，二是清除肠腔中的包囊。阿米巴病的治疗需根据感染部位选择相应药物，在治疗的同时还应采取相应措施防止细菌感染。

【药物治疗】

（一）治疗药物分类

1. **杀灭组织内和肠腔内阿米巴的药物**

（1）甲硝唑（metronidazole，灭滴灵）：是硝基咪唑类衍生物。该药对阿米巴滋养体、厌氧菌、阴道滴虫、贾第鞭毛虫有强大的杀灭作用。甲硝唑可直接杀灭阿米巴滋养体，对包囊无效。作用机制可能是损害虫体内的 DNA 而杀灭原虫。

（2）替硝唑（tinidazole）：是硝基咪唑类衍生物。该药对各种形态及各部位的阿米巴都有效，尤其对阿米巴肝脓肿的疗效较甲硝唑更佳。该药具有疗效高、疗程短、耐受性好等优点。

2. **只对组织滋养体有杀灭作用的药物**　依米丁（emetine，吐根碱）为茜草科植物吐根的生物碱，为异喹啉类衍生物。对组织滋养体有直接杀灭作用，但对肠腔内小滋养体和包囊无效。其机制可能与抑制虫体蛋白质合成有关。依米丁衍生物去氢依米丁同样有抗阿米巴作用。

3. **只对肠腔内滋养体有杀灭作用的药物**

（1）二氯尼特（diloxanide）：通常用其糠酸酯，即糠酯酰胺（furamide）。该药是有效杀灭包囊的抗阿米巴药，在肠道内未吸收的药物直接杀灭前期的阿米巴原虫和小滋养体。

（2）卤化喹啉类药物：本类药物包括喹碘方（chiniofon，药特灵）、双碘喹啉（diiodohydroxyquniline，双碘羟喹）、氯碘羟喹（clioquinol），均为卤化 8- 羟喹啉类衍生物。本类药物只对肠内阿米巴原虫滋养体有杀灭作用，对包囊无效。同时具有抗菌作用，可抑制肠内阿米巴共生菌，从而亦间接抑制阿米巴滋养体的生长、繁殖，起间接抗阿米巴作用。

4. **抗肠外阿米巴病药物**　氯喹除抗疟疾之外，对阿米巴原虫大滋养体有杀灭作用。口服吸收效果良好,分布于肝、脑、肺、肾等组织中,肝脏中的浓度可比血浆中的浓度高数百倍。对肠外阿米巴病有效。因毒性低,常用于对依米丁无效或不适合用依米丁的患者,或者与依米丁交替使用。如同时加抗肠内阿米巴病药物,可防止复发。

（二）治疗药物选用

目前治疗阿米巴病的首选药物为甲硝唑,适用于急性或慢性肠内外阿米巴病患者,对包囊无效,故对无症状携带者效果差。成人每次 0.4~0.6g,每日 3 次,5~10 日为一个疗程。儿童用量为每日 50mg/kg,疗程与成人相似。重症阿米巴病可选用甲硝唑静脉滴注。替硝唑、奥硝唑（ornidazole）和塞克硝唑（secnidazole）也有较好作用。本品不良反应轻微,与剂量相关,包括食欲减退、恶心、口腔金属味以及神经系统反应。妊娠早期与哺乳期应避免使用。服药期间禁酒。

对带包囊者的治疗应选择肠壁不易吸收且副作用少的杀灭包囊药物,如二氯尼特;还可选择通过抑制肠道内细菌生长,间接发挥抗阿米巴作用的药物,如巴龙霉素（paromomycin）、喹碘方等。依米丁加二氯尼特（或巴龙霉素）主要针对不能耐受甲硝唑治疗者。

肠外阿米巴病如肝、肺、脑、皮肤脓肿的治疗应以甲硝唑为主,氯喹对阿米巴原虫大滋养体也有杀灭作用,对肠外阿米巴病有效。如同时加用抗肠内阿米巴病药,可防止复发。依米丁也具有抗肠外阿米巴作用,但不能根治,易复发。肝脓肿者采用药物治疗配以肝穿刺抽出脓液,效果更好。中药大蒜素、白头翁等也有一定疗效,且副作用小,但仅用中药较难达到根治的目的。

第四节　猪带绦虫病

链状带绦虫成虫寄生于人体肠道,引起猪带绦虫病（teniasis）。其幼虫寄生于人体皮下、肌肉或内脏组织器官中,引起囊尾蚴病（cysticercosis）,亦称囊虫病（cysticercosis）。囊尾蚴病的危害远大于猪带绦虫病。

【病因和发病机制】

猪带绦虫的成虫和幼虫均可寄生人体,分别引起猪带绦虫病及囊尾蚴病。

（一）猪带绦虫病

成虫寄生于人体小肠,以其头节上吸盘、小钩等固着器官吸附于肠黏膜上,靠虫体体表微毛的破坏作用,引起肠黏膜损伤。虫体活动的机械性刺激、虫体代谢产物的毒性作用等是猪带绦虫病的主要致病原因。粪便中发现节片是患者求医最常见的原因。患者可出现上腹或全腹隐痛、消化不良、腹泻、体重减轻等消化系统临床表现,少数患者可出现神经系统症状,偶可引起肠梗阻。

（二）囊尾蚴病

囊尾蚴病是危害最严重的寄生虫病之一,对人体的危害远大于成虫,其危害程度因囊尾蚴寄生的部位和数量而不同。囊尾蚴寄生数量少则 1 个,多至数千。寄生部位很广,最多见的部位是皮下组织、肌肉、脑和眼,其次为心、舌、口腔以及肝、肺、乳房、子宫、骨等。囊尾蚴寄生于组织器官,压迫组织,使其萎缩、变性。囊液可通过囊壁渗出诱发超敏反应;虫体周围有炎性反应和少量的组织坏死,并形成一层纤维被膜,将虫体包绕。

根据囊尾蚴寄生部位的不同,通常可将囊尾蚴病分为以下 3 种类型:

1. 皮下及肌肉型囊尾蚴病　又称皮肌型囊虫病,囊尾蚴寄生于皮下或肌肉组织,最常见。表现为皮下结节,数量为 1 个至数千个不等,近圆形或椭圆形,黄豆粒大小,硬度近似软骨,手可触及,活动性良好,与周围组织无粘连,无压痛,无色素沉着;以躯干和头部较多,四肢较少。一般分批出现,且可自行逐渐消退。感染轻者常无症状,重度感染者可出现肌肉酸痛、胀痛、无力、麻木等临床表现。

2. 脑囊尾蚴病　囊尾蚴寄生于脑组织,又称脑囊虫病。就诊病例此型最多见,占囊尾蚴病的 60%~80%,危害最为严重。发病时间以感染后 1 个月 ~1 年最为多见,最长可达 30 年。囊尾蚴在脑内寄生,压迫脑组织,使脑组织出现炎症、软化及水肿等病理变化。临床表现极其复杂,有的可全无症状,有的则引起严重的临床表现,甚至突然死亡。常见的临床表现有头痛、头晕、癫痫发作、颅内压增高、脑膜刺激征及神经精神症状等。

3. **眼囊尾蚴病**　囊尾蚴可寄生于眼的任何部位,但以玻璃体及视网膜下较多见,轻者出现视力障碍,视物有团块状、条索状等黑影,常有虫体蠕动感;重者可导致失明,尤其是虫体死亡时,虫体的分解物可产生强烈刺激,造成组织病变,导致玻璃体混浊、视网膜脱离、视神经萎缩、眼痛剧烈。

猪带绦虫病和囊尾蚴病可单独发生,也可同时存在。囊尾蚴病患者中,约有半数患者曾患过猪带绦虫病。

【药物治疗】

猪带绦虫病的治疗以药物治疗为主。

(一) 肠道内驱虫约

(1) 吡喹酮(praziquantel):是广谱驱虫药。除可用于治疗血吸虫病外,对多种绦虫均有效。具有高效、安全和疗程短的特点,是治疗绦虫病的首选药物。对脑型和皮下肌肉型囊虫病也有效。成人剂量为 10~15mg/kg,1 次顿服。不良反应轻微,可有头痛、头晕、恶心、腹痛及腹泻,常为一过性,停药后可自行缓解。

(2) 氯硝柳胺(niclosamide,灭绦灵):是一种高效、安全、广谱的抗绦虫药。本品抑制虫体氧化磷酸化过程而杀灭虫体。治疗量时使虫体头节和邻近节片变质,随粪便排出或被消化。可作为首选药物,剂量为成人 2g,儿童 1g,顿服或间隔 1 小时分 2 次服。应嚼碎药片,空腹服用。不良反应少。

(3) 阿苯达唑(albendazole):对绦虫、蛔虫、蛲虫、钩虫和鞭虫均有杀灭作用,对肠道外虫体亦有效,并杀灭蛔虫、钩虫和鞭虫虫卵。剂量为 800mg,1 次顿服,连服 3 日。因动物实验有致畸作用,故孕妇禁用。

服用上述驱虫药后应收集患者全部粪便,检查发现有头节排出为治愈,否则需治疗后 3~4 个月检查粪便,如发现虫卵或节片,则需复治。另外,应慎用驱虫药物。因在药物驱虫过程中,患者会恶心、呕吐引起肠管逆蠕动,使肠内容物中的孕节返入胃或十二指肠中,绦虫卵经消化孵育出囊尾蚴而造成自体内感染引起更为严重的囊尾蚴病。

(二) 囊尾蚴病治疗用药

应结合药物杀虫和手术摘除。吡喹酮和阿苯达唑对脑型与皮下肌肉型囊虫病疗效均较好。

(1) 吡喹酮:治疗脑囊虫病按 20mg/(kg·d)给药,轻症者可每次 10mg/kg,分 3 次服用,连服 4 日。重症者应用甘露醇、地塞米松降低颅内压接近正常后用药。必要时可 2~3 个月后再重复 1 个疗程,重者一般需服 2~4 个疗程。

(2) 阿苯达唑:脑囊虫病按 18~20mg/(kg·d)给药,分 2 次服用,连服 10 日。皮下肌肉型囊虫病按 15mg/(kg·d)给药,分 2 次服用,连服 10 日。2~3 周后再重复 1 个疗程,重症可服 2~3 个疗程。

手术摘除是治疗眼囊尾蚴病唯一合理的方法。由于囊虫体死亡可引起强烈的组织反应如头痛、头昏、发热、恶心、呕吐、精神障碍及癫痫发作等,故对眼囊尾蚴病不能用吡喹酮治疗,否则可加重眼部症状,甚至失明。

第五节　钩　虫　病

钩虫病(ancylostomiasis)是由钩虫寄生于人体小肠引起宿主慢性失血、贫血所致的疾病,俗称"黄肿病""懒黄病"。临床上以贫血、营养不良及胃肠功能失调为主要表现。钩虫是钩口科线虫的总称,其中属于人兽共患的钩虫有 9 种。寄生人体小肠的钩虫主要是十二指肠钩口线虫(简称十二指肠钩虫)和美洲板口线虫(简称美洲钩虫)。钩虫的幼虫在人体一般不能发育为成虫,而是引起皮肤幼虫移行症(cutaneous larva migrans,CLM),因幼虫移行蜿蜒弯曲,引起皮疹呈匐行线状,又称匐形疹(creeping eruption)。

【病因和发病机制】

钩虫的成虫和幼虫对人体均有致病作用,但以成虫致病为主。十二指肠钩虫和美洲钩虫的致病机制相似。十二指肠钩虫引起皮炎者较多,导致宿主的贫血也较严重,同时也是引起婴幼儿钩虫病的主要虫种。

1. 幼虫致病　幼虫致病主要是丝状蚴侵入皮肤引起皮肤损害和幼虫在体内移行经肺部造成的损害。

(1)钩蚴性皮炎:人赤足下地劳作,钩虫丝状蚴从足趾或手指间等皮肤较薄嫩处侵入皮肤,数十分钟内感染者即可有针刺、烧灼和奇痒感,出现充血斑点或丘疹、水疱,有浅黄色液体溢出,即为钩蚴性皮炎;搔抓后继发感染,则形成脓疱,最后经结痂、脱皮而愈,此过程俗称"粪毒"或"地痒疹"。

(2)钩蚴性肺炎:幼虫移行至肺,穿破微血管进入肺泡,引起局部出血及炎性病变。患者可出现阵发性咳嗽、痰中带血及哮喘,甚至大咯血,伴有畏寒、发热等症状。重者可表现为嗜酸性粒细胞增多性哮喘,出现剧烈干咳和哮喘发作,胸部 X 线检查提示肺浸润性病变。

2. 成虫致病

(1)消化道症状:钩虫以钩齿或板齿咬附肠黏膜,造成肠壁散在出血及小溃疡,有时也可形成片状出血性瘀斑,深度可达黏膜下层、肌层,引起急性肠炎和消化道出血。患者可有上腹部不适及隐痛、恶心、呕吐、腹泻,重度感染可见柏油样黑便或血便。

(2)异嗜症:少数患者喜食生米、生豆、茶叶、泥土、瓦块、煤渣、破布、碎纸等,称为异嗜症。其原因不明,可能与铁的耗损有关。经服铁剂后,症状可自行消失。

(3)贫血:是钩虫病最显著的临床症状。钩虫咬附宿主肠黏膜,摄食血液和肠黏膜,造成患者慢性失血,持续消耗铁质和蛋白质,出现小细胞低色素性贫血。轻度患者出现头昏、乏力、眩晕、皮肤苍白、心慌气促。中度患者有面部及全身凹陷性水肿,尤以下肢为甚,俗称"黄肿病"。重度患者出现心脏扩大、胸腔积液、心包积液等贫血性心脏病的表现,最后完全丧失劳动能力。

(4)婴儿钩虫病:表现为急性便血性腹泻,大便呈黑色或柏油样,面色苍白,精神萎靡,心尖区有明显的收缩期杂音,肝脾大,贫血多较严重,生长发育迟缓。婴儿钩虫病预后差,病死率高,多由十二指肠钩虫感染引起。

【药物治疗】

常用的驱虫药物有甲苯咪唑(mebendazole)、阿苯达唑(albendazole)等。

甲苯咪唑为高效广谱杀虫药,对蛔虫、蛲虫、钩虫和鞭虫均有杀灭作用,对混合感染亦有效,对肠虫的幼虫、成虫和虫卵均有杀灭作用,具有控制传播的作用。该药能选择性地抑制虫体微管功能,阻止线虫对葡萄糖的摄取,减少 ATP 合成,从而抑制虫体生长、繁殖,最终导致虫体死亡,对宿主无影响。驱虫作用慢,用药后清除肠虫需 3 日以上。成人每次 100mg 或 200mg,2 次 /d,连服 3 日。少数患者用药后有短暂头晕、乏力及腹痛。因有致畸作用,孕妇及哺乳期妇女禁用。

在以美洲钩虫感染为主的混合流行区,阿苯达唑为首选药物。成人及 2 岁以上的钩虫病患者采用 400mg,1 次顿服,隔 10 日再服 1 次。1~2 岁儿童剂量减半。

钩蚴性皮炎的治疗首选 15% 噻苯达唑(tiabendazole)软膏局部涂敷,连用 2 日,能快速止痒消肿;由于钩蚴钻入皮肤后 24 小时内大部分停留在局部皮下,此时可采用皮肤透热疗法(用 53℃热水浸泡受染部位,持续 20~30 分钟)杀死皮下组织内移行的幼虫。同时注意对症治疗,及时补充铁剂以纠正贫血等。

为了预防钩虫病,需加强粪便管理,改变不良卫生习惯,同时加强个人防护。

第六节 疥 疮

疥疮(scabies)是由疥螨寄生于人体皮肤表层内引起的一种剧烈瘙痒的接触传染性皮肤病。

【病因和发病机制】

疥螨在皮肤角质层内挖掘"隧道"和移行过程中对宿主皮肤产生机械性刺激,其排泄物、分泌物和死亡虫体的崩解物可引起宿主产生由 T 细胞介导的迟发型超敏反应,导致寄生部位周围皮肤血管充血、炎性渗出、红斑和结痂,以及皮下组织增生、角质层增厚。临床上表现为皮肤的病理性损伤和剧痒,感染者因剧烈瘙痒而搔抓,致使皮损加重。

疥疮病变多从手指间皮肤开始,随后可蔓延至手腕屈侧、腋前缘、乳晕、脐周、阴部或大腿内侧等好发部位。局部皮肤可出现丘疹、水疱、脓疱、结节及隧道,病灶多呈散在分布。疥疮最突出的症状是剧烈瘙痒,白天较轻,夜晚加剧,入睡后更甚,可能由于虫体夜间在温暖的被褥内活动和啃食力增强所致,症状严重时患者往往难以入睡。由于剧痒而搔抓可产生抓痕、血痂、色素沉着等。若患处继发性细菌感染,可导致毛囊炎、脓疮、疖肿等,严重者可致湿疹样改变或苔藓化等病变。

【治疗原则】

杀虫、止痒、防治并发症。所有家庭成员和密切接触者同时用药,避免反复交叉感染。正确及时的药物治疗可在 1 周内治愈。

【药物治疗】

1. 局部用药 10%~20% 硫黄软膏(sulphur ointment),婴幼儿患者皮肤柔嫩,硫黄软膏的浓度应减半。10% 苯甲酸苄酯(benzyl benzoate)搽剂,由苯甲酸苄酯 10g 加软肥皂少量,加水至 100ml 配制而成。复方美曲膦酯(metrifonate)霜剂、复方甲硝唑软膏及伊维菌素(ivermectin)等均有杀虫止痒作用。

治疗注意事项:治疗前先用热水、肥皂洗澡,将脓痂等洗净,待皮肤干后涂药。治疗时,稍用力将药物搽于颈项以下全身,有疮处多搽、无疮处少搽。每日早、晚各 1 次,连续 3 天。擦药期间不洗澡、不换衣。第 4 天更衣洗澡,将换下的衣服、被褥、床单、枕套等煮沸消毒,不能煮沸的物品可熨烫或日晒。同一家庭中的患者需同时治疗。治疗后观察 1~2 周(因疥螨卵需 10 天才能变成成虫),如无新损害发生才能认为痊愈。

疥疮结节的治疗可选用皮质类固醇制剂如氟轻松霜等涂搽、醋酸泼尼松龙混悬剂于皮肤损害处注射。

2. 全身治疗 可用抗组胺药治疗剧烈瘙痒,继发性感染可用抗菌药物。

3. 预防措施 包括加强卫生宣传教育,注意个人卫生,被褥常洗晒,避免与患者接触及使用患者的衣物及用具。及时治疗患者,消毒处理衣物,居室喷洒除螨剂。

思考题

结合寄生虫感染的新趋势和药物治疗新进展,论述如何科学防治寄生虫感染。

第二十六章
目标测试

(陈 磊)

参 考 文 献

［1］中华人民共和国国家卫生和计划生育委员会. 抗疟药物使用规范: WS/T 485-2016.(2016-10-15) [2022-02-20]. 20160530143429328. pdf (nhc. gov. cn).

［2］邓维成, 杨镇, 谢慧群, 等. 日本血吸虫病的诊治——湘鄂赣专家共识. 中国血吸虫病防治杂志, 2015, 27 (5): 451-456.

［3］王宇明, 李梦东. 实用传染病学. 4 版. 北京: 人民卫生出版社, 2017.

［4］李兰娟, 任红. 传染病学. 9 版. 北京: 人民卫生出版社, 2018.

第二十七章

急性中毒的药物治疗

学习目标

1. **掌握** 各类急性中毒的治疗原则及药物治疗方法。
2. **熟悉** 各类急性中毒常用治疗药物的作用特点和使用注意事项。
3. **了解** 各类急性中毒的中毒机制和临床表现特点。

第二十七章
教学课件

急性中毒是指短时间内毒物或超过中毒量的药物通过吞食、吸入、皮肤吸收或注射等途径进入人体,引起的急性病理生理变化及临床表现。急性中毒病情复杂、变化急骤,严重者出现多器官功能障碍或衰竭甚至危及患者生命。临床上根据毒物种类将急性中毒分为化学性毒物(包括药物、农药、有害气体和有机溶剂)、动植物毒素中毒。

各类急性中毒的毒理、临床表现和治疗方案有很大差异,但治疗和抢救基本原则相似。在临床实践中,对于急性中毒患者的救治一般采用如下原则:要立即停止患者与毒物的再接触;尽快排出尚未吸收的毒物;迅速采取排毒和解毒措施清除人体内已被吸收的毒物;积极对症支持治疗和预防并发症。

第一节 常见药物中毒

一、阿片类药物中毒

【中毒机制】

阿片类药物包括吗啡、可待因、美沙酮、芬太尼及毒品海洛因等,过量使用可致中毒,主要通过激动脑内的阿片受体,对中枢神经系统产生先兴奋后抑制作用,但以抑制为主。

吗啡可抑制大脑皮质的高级中枢、延髓呼吸中枢、血管运动中枢和咳嗽中枢,兴奋延髓催吐化学感受区;提高胃肠道平滑肌及其括约肌张力,减慢肠管推进型蠕动,对支气管、胆管及输尿管平滑肌也有类似作用;大剂量的吗啡除抑制血管运动中枢外,还可促进组胺释放,使外周血管扩张导致血压下降、颅内压升高。吗啡的成人中毒量为 60mg,致死量为 250mg;阿片浸膏的致死量为吗啡的 10 倍,口服致死量为 2~5g;可待因的毒性为吗啡的 1/4,其中毒量为 200mg,致死量为 800mg。原有慢性疾病如慢性肝病、慢性肺病、慢性甲状腺或肾上腺皮质功能减退等患者更易发生中毒;饮酒者即使治疗剂量也可导致中毒;巴比妥类及其他催眠药物与本类药物有协同作用,合用易致中毒。

【临床表现】

急性阿片类药物中毒轻者仅有头痛、头晕、恶心、呕吐、兴奋或抑郁,重者出现昏迷、呼吸深度抑制、针尖样瞳孔等,最后呼吸麻痹而死亡。当脊髓反射增强时,常有惊厥、牙关紧闭和角弓反张。急性中毒在 12 小时内多死于呼吸麻痹,幸存者常并发肺部感染。

【治疗原则】

1. **支持和对症治疗** 保持患者呼吸道通畅,吸氧,呼吸抑制时可用阿托品刺激呼吸中枢,必要时人工呼吸;补充血容量,维持血压正常;纠正水、电解质紊乱和维持酸碱平衡;预防和控制感染等。

2. 促进毒物尽快排出　采用洗胃和导泻等方法阻止毒物持续吸收；应用利尿药或高渗葡萄糖注射液等促使毒物尽快排出体外。

3. 使用特效解毒药治疗　使用特异性阿片受体拮抗药纳洛酮等治疗。

【药物治疗】

（一）常用药物

特异性阿片受体拮抗药有纳洛酮（naloxone）、纳曲酮（naltrexone）、烯丙吗啡（nalorphine）等，它们对阿片受体有竞争性拮抗作用，可迅速消除阿片类药物急性中毒的呼吸抑制作用，促进患者意识恢复，对阿片类药物的其他效应如催吐、缩瞳以及胃肠道平滑肌痉挛、血压下降等均能对抗。

（二）治疗药物的选用

1. 阻止吸收和促进排泄　口服中毒者应催吐，如催吐失败或无法催吐者应立即洗胃，如药用炭混悬液或高锰酸钾液，继而直肠灌入药用炭混悬液，再用硫酸钠或甘露醇导泻，因有中枢抑制作用忌用硫酸镁。禁用阿扑吗啡催吐。中毒较久的口服患者仍应洗胃，由于幽门痉挛，可能有少量药物长时间潴留于胃内。如果是皮下注射吗啡过量，应迅速用止血带扎紧注射部位上方，局部冷敷，以延缓吸收，但结扎带应间歇放松。

应用利尿药如呋塞米或高渗葡萄糖注射液、配合补液，促使毒物尽快排出体外。但补液不宜过快，以避免引起脑水肿等的发生。

2. 特异性拮抗剂治疗　尽早应用特异性阿片受体拮抗剂，临床常以纳洛酮为首选。纳洛酮每次 0.4~0.8mg（儿童 0.01mg/kg）肌内或静脉注射，根据病情，可每 10~15 分钟重复给药一次，必要时可以 0.8~1.2mg 静脉滴注维持，直至患者清醒，后改为每 1~3 小时一次，维持 1 日或更久。重度中毒患者可同时予以血液透析和血液灌流治疗。如反复注射纳洛酮至 20mg 仍无效时，则应考虑合并有缺氧、缺血性脑损伤，或合并其他药品、毒品中毒。也可用烯丙吗啡每次 5~10mg 静脉注射，必要时间隔 10~15 分钟重复注射，总量不超过 40mg；严重中毒时每次剂量可酌情增加。慢性阿片类药物中毒的治疗可在 2~3 周内逐渐撤除药物，同时以巴比妥类和其他镇静剂对症处理。

纳洛酮过量可引起高血压、心律失常、呕吐和戒断综合征，高血压患者应用时应慎重；为避免患者因意识恢复过快出现躁动不安和激惹，纳洛酮静脉注射时不能过快。

二、巴比妥类药物中毒

【中毒机制】

巴比妥类药物能引起脑内神经元活性的普遍抑制，有剂量 - 效应关系。低剂量的巴比妥类药物能降低神经递质突触后的兴奋性，减少递质的释放，促进 γ- 氨基丁酸与其受体的结合；大剂量有拟似 γ- 氨基丁酸的作用，使氯通道开放，亦能延长 γ- 氨基丁酸介导的氯通道开放时间。随剂量增加，产生由镇静、催眠、抗惊厥到麻醉的作用。大剂量的巴比妥类可直接抑制延髓呼吸中枢和血管运动中枢，出现呼吸抑制和血压下降，导致呼吸循环衰竭。

【临床表现】

催眠剂量的 2~5 倍剂量可引起轻度中毒，患者仅有反应迟钝、言语不清、判断和定向障碍；催眠剂量的 5~10 倍剂量可引起中度中毒，患者沉睡或进入浅昏迷状态，用强刺激可唤醒，呼吸变慢，眼球震颤，对光反射迟钝；催眠剂量的 10~20 倍剂量可引起重度中毒，患者深度昏迷，呼吸变浅变慢，有时呈潮式呼吸，血压下降甚至发生休克；昏迷后期全身肌肉松弛、瞳孔散大、各种反射消失、体温降低、少尿或无尿，可因呼吸、循环衰竭和肾衰竭而死亡。

【治疗原则】

1. 支持和对症治疗　维持呼吸、循环和泌尿系统功能。

2. 促进毒物排出　洗胃、输液、利尿、碱化尿液。

【药物治疗】

（一）常用药物分类

解救巴比妥类中毒的常用药物见表27-1。

表 27-1　解救巴比妥类中毒的常用药物

药物分类	代表药物	作用和作用机制
呼吸兴奋药	尼可刹米 贝美格	可直接兴奋延髓呼吸中枢,也可刺激颈动脉体化学感受器而反射性兴奋呼吸中枢,提高呼吸中枢对 CO_2 的敏感性,使呼吸加深加快
阿片受体拮抗药	纳洛酮 （naloxone）	对阿片受体有竞争性拮抗作用,可与内阿片肽竞争,消除患者的呼吸抑制和昏迷,改善心血管功能
利尿药	呋塞米	呋塞米作用于肾小管髓袢升支粗段,抑制 NaCl 重吸收而发挥强大的利尿作用
	甘露醇	甘露醇通过增加循环血容量及肾小球滤过率,并减少 NaCl 的重吸收,产生利尿作用
抗酸药	碳酸氢钠	中和 H^+,碱化尿液,促进药物排泄

（二）治疗药物选用

1. **促进毒物排出**　一般选用 1∶2 000~1∶5 000 高锰酸钾溶液或 0.9% 氯化钠注射液洗胃,将胃内药物尽量完全洗出。洗胃后用 10~16g 硫酸钠导泻。也可给予药用炭混悬液洗胃,以吸附未被吸收的药物。如患者的肾功能良好,可采取输液、利尿、碱化尿液等措施促进毒物排泄,但休克患者忌用。成人一般静脉滴注 3 000~4 000ml 液体,生理盐水和葡萄糖溶液各半。呋塞米每次 40~80mg,静脉注射,尿量维持在 250ml/h 以上。20% 甘露醇注射液 1~2g/（kg·次）,静脉滴注,10ml/min,必要时每 4~6 小时重复使用。但须注意水、电解质平衡,丧失的水、钠、钾等电解质应及时补充。5% 碳酸氢钠 100ml 静脉滴注,以后再以 0.5% 碳酸氢钠溶液维持,其滴速以能维持最大的 pH（8.0）为好;同时加用乙酰唑胺 0.25g/6h。碱化尿液对长效药物（苯巴比妥、巴比妥）的排泄作用较大,而对短效药物（司可巴比妥）的排泄影响较小。对严重的中效类药物（戊巴比妥、异戊巴比妥）中毒或肾功能不全患者可采用透析（血液或腹膜）疗法,但短效类药物中毒透析效果不理想。病情严重或有肝功能不全时,可试用药用炭、树脂血液吸附置换。当血液中的苯巴比妥浓度达到 80mg/L 时,应进行血液净化治疗。

2. **对症和支持治疗**　保持患者呼吸道通畅,吸氧,必要时辅助呼吸,补充血容量,维持血压的正常和尿量,对难以纠正的低血压可应用多巴胺或间羟胺等,维持收缩压在 90~100mmHg。并发心力衰竭时,可用毛花苷丙。维持水、电解质和酸碱平衡,注意保温,预防肺部感染,保肝治疗。对肺炎、肾衰竭、败血症等并发症积极处理。

深度昏迷、呼吸明显抑制或积极抢救 48 小时患者仍不醒时可使用尼可刹米、贝美格等中枢兴奋药,但注意严格掌握用药量和滴速,避免发生惊厥,增加机体耗氧量。尼可刹米每次皮下、肌内或静脉注射 0.25~0.5g,必要时每 1~2 小时重复一次,或与其他中枢兴奋药交替使用,直到呼吸抑制缓解而无肌震颤或抽搐。极量为每次皮下、肌内或静脉注射 1.25g。贝美格 50mg 用 5% 葡萄糖注射液稀释后静脉滴注,至病情改善为止,必须密切观察,谨防过量引起惊厥。纳洛酮已列入本类药物中毒的重要抢救药物,可用纳洛酮每次 0.4~0.8mg（儿童每次 0.01mg/kg）肌内或静脉注射,必要时每 30 分钟重复一次;或用 4mg 加入 5% 葡萄糖注射液 1L 中以每小时 0.4mg 的速度静脉滴注。

三、吩噻嗪类药物中毒

【中毒机制】

吩噻嗪类药物能阻断中枢神经系统的多巴胺受体,减轻焦虑紧张、幻觉妄想和病理性思维等精神症状;并抑制脑干血管运动中枢、阻断 α 肾上腺素受体,使血管扩张;还具有阻断毒蕈碱受体和组胺受体的作用。药物过量中毒可致中枢乙酰胆碱相对占优势,出现锥体外系兴奋症状。

【临床表现】

过大剂量可致急性中毒,主要表现在神经系统和心血管系统。中毒表现有困倦、嗜睡、瞳孔缩小或扩大、低血压、心率加快以及体温下降或高热、口干、尿潴留等。重症患者肌张力减退、腱反射消失、低温或高热、昏迷、惊厥、休克、呼吸抑制、心律失常。心电图显示 P-R 及 Q-T 间期延长、ST-T 波改变,偶见 QRS 增宽。长期大剂量服药可出现锥体外系症状,如帕金森综合征、静坐不能、急性肌张力障碍、迟发性运动障碍等。有时亦可诱发癫痫样惊厥、假性脑膜炎、多发性神经炎等症状。

对氯丙嗪过敏的患者在应用治疗量时可发生剥脱性皮炎、粒细胞缺乏症、胆汁淤积性肝炎而死亡。

【治疗原则】

1. 对症和支持治疗　本类药物无特效解毒剂,以对症和支持治疗为主。积极防治低血压、抗心律失常和保护心肌、给予呼吸支持等。

2. 促进毒物排出　在摄入本类药物后的 12 小时内应给予洗胃和灌肠、补液和利尿。

【药物治疗】

1. 促进毒物排出　在服下大量氯丙嗪等药物后的 12 小时内须用微温开水或 1∶5 000 高锰酸钾溶液洗胃,洗胃后注入硫酸钠 10~16g 导泻,并给予灌肠,以排出毒物。5% 葡萄糖溶液 500ml 加入维生素 C 2.5~5.0g 静脉滴注,补充液体;呋塞米 20~40mg 肌内或静脉注射高渗葡萄糖或右旋糖酐,促进利尿,排泄毒物,但输液量不可过多,以防心力衰竭和肺水肿。

2. 对症及支持治疗　积极补充血容量如快速滴注生理盐水或复方氯化钠溶液 1~2L 以防治低血压。如血压过低时,可选用间羟胺或去甲肾上腺素等 α 受体兴奋药,禁用肾上腺素、异丙肾上腺素等具有 β 受体兴奋作用的药物,以免加重低血压。如出现奎尼丁样心脏毒性(Q-T 间期延长、QRS 增宽)可用 5% 碳酸氢钠 250ml 静脉滴注,心律失常时宜用利多卡因。呼吸抑制或暂停时给予吸氧、人工呼吸及呼吸兴奋剂治疗。

药物中毒昏迷的患者首选贝美格,其中枢兴奋产生快而毒性较低。一般 50~150mg 加葡萄糖注射液或 0.9% 氯化钠注射液 100ml 静脉滴注,50~60 滴 /min,至患者出现肌张力增加、肌纤维震颤、肌腱反射恢复;如静脉滴注 2~3 小时无效,则静脉注射贝美格 50mg,每 3~5 分钟一次,直到病情改善或出现轻微的中毒症状为止。儿童用量为每次 1mg/kg,每 15~30 分钟重复一次,直到患者出现反应(呻吟、活动、肌张力增加、角膜反射及腱反射恢复)则可暂停给药;若病症复发加重可再次给药。也可用盐酸哌甲酯(利他林)40~100mg 肌内注射,必要时每 0.5~1 小时重复应用,直至苏醒。

如有帕金森病症状出现,可选用盐酸苯海索、氢溴酸东莨菪碱等。苯海索口服,每次 2mg,2~3 次 /d,服用 2~3 天。若有肌肉痉挛及张力障碍,可用苯海拉明 25~50mg 口服或 20~40mg 肌内注射;若出现过敏反应可选用大剂量的糖皮质激素治疗。本类药物不能通过血液透析和血液灌流清除。

四、酒精中毒

【中毒机制】

大量饮酒引起的酒精中毒主要由酒中的主要成分乙醇导致的代谢紊乱所致。酒精代谢产生大量的自由基 O_2^-、OH^-、H_2O_2、$C_2H_5O^-$、$C_2H_5OH^-$ 等,可破坏铜锌超氧化物歧化酶的活性中心金属配位场引起酶受损,清除自由基的能力下降,导致自由基数量过多,当超过了机体的清除能力时,就会造成机体组织损伤。肝脏几乎是酒精代谢、降解的唯一场所。乙醇在肝内氧化为乙醛,乙醛再转化为醋酸,最后进入三羧酸循环代谢为水和二氧化碳。当一次大量饮酒,超过肝脏的清除代谢能力时,造成乙醇体内蓄积并进入大脑引起急性酒精中毒。随着乙醇剂量的增加,其对中枢神经系统的作用由大脑皮质向皮质下中枢、小脑、网状结构、延髓发展。小剂量乙醇影响 γ- 氨基丁酸对大脑皮质的抑制作用,出现兴奋症状;大剂量作用于小脑引起共济失调,作用于网状结构引起昏睡和昏迷;极高浓度抑制延髓呼吸和血管运动中枢,出现呼吸和循环衰竭。在过量酒精的作用下,腺垂体释放内源性阿片肽增多,同时代谢产物乙醛在体内与多巴胺缩合生成阿片样物质,直接或间接作用于脑内阿片受体,引起急性中毒症状。大量的乙醇可造成严重的肝损伤,其代谢产物乙醛对肝细胞有直接毒性作用,乙醛转化为超氧化物可使肝细胞膜脂质过氧化,造成肝损伤。酒精与乙醛可直接损伤胃黏膜,导致胃黏膜糜烂出血。酒精代谢过程中产生的乙醛比乙醇对人体的毒性大,它是乙醇毒性的 10 倍。

【临床表现】

酒精中毒几乎可影响所有的器官系统,急性酒精中毒的临床表现主要为神经系统和消化系统症状,如神志异常(兴奋或抑制)、共济失调、昏睡、昏迷、恶心、呕吐、消化道出血、腹痛等,以神经系统损害最多见。临床表现可分为 3 期①兴奋期:表现为眼部充血、头昏乏力、语言增多、自控力降低等;②共济失调期:表现为动作不协调、步态不稳、身体难以平衡等;③昏迷期:表现为沉睡不醒、体温降低、昏迷,甚至呼吸、循环衰竭而死亡。肝损害时出现肝区疼痛、肝大、肝功能异常。

慢性酒精中毒,由于长期饮酒,酒精作用于脑组织而产生慢性、易复发的脑组织病变,主要表现为精神症状,如幻听、幻视,或两者同时存在;妄想、智能障碍,以及戒断综合征;神经系统症状如肢体震颤、走路不稳、肢体感觉减退、共济失调、癫痫;并发症如营养不良、末梢神经炎、高血压、心血管疾病、糖尿病、肝胆疾病等。

【治疗原则】

1. 急性轻度中毒　一般无须特殊治疗,卧床休息,注意保暖,多饮水,可自行恢复。

2. 急性重度中毒　所有患者就诊后及时给予基础治疗。首先保持呼吸道通畅,头偏向一侧,避免呕吐物阻塞呼吸道,或误吸呕吐物导致窒息;吸氧,低流量氧气吸入。其次维持循环功能和水、电解质、酸碱平衡:静脉输入 5% 葡萄糖盐水溶液,补充维生素及电解质。注意保暖,监测心律失常和心肌损害以及血糖水平(低血糖是急性酒精中毒最严重的并发症之一)。强迫利尿对急性酒精中毒无效,严重急性中毒时可采用血液透析促使乙醇排出。透析治疗的指征为血乙醇含量>5g/L 伴酸中毒,或同时服用甲醇或其他可疑药物。之后根据症状采用积极对症支持治疗。

3. 慢性酒精中毒　戒酒、解毒、病因治疗、神经保护和康复治疗。戒酒是慢性酒精中毒治疗的重点和难点。解毒药物可帮助患者安全戒酒,预防严重戒断反应。因长期酗酒导致胃肠吸收不良使维生素 B_1 缺乏,脑组织过氧化物和自由基损害,神经营养因子水平降低,应补充 B 族维生素、维生素 C、神经营养因子等。

【药物治疗】

(一) 常用药物分类

解救急性酒精中毒的常用药物见表 27-2。

表 27-2　解救急性酒精中毒的常用药物

药物分类	代表药物	作用和作用机制
阿片受体拮抗药	纳洛酮	对阿片受体有竞争性拮抗作用,可以缓解酒精中毒的症状。能消除患者的呼吸抑制和改善心血管功能,且有缩短神志异常时间、稳定肝溶酶体膜、促进乙醇在体内转化的作用,是临床治疗急性酒精中毒的理想药物
质子泵抑制剂	奥美拉唑	选择性抑制胃壁细胞中的质子泵(H^+-K^+-ATP 酶),抑制壁细胞分泌胃酸,并能增加胃黏膜血流,维持胃细胞膜稳定性,保护胃黏膜屏障
利尿药	呋塞米	呋塞米作用于肾小管髓袢升支粗段,抑制 NaCl 重吸收而发挥强大的利尿作用
	甘露醇	甘露醇通过增加循环血容量及肾小球滤过率,减少 NaCl 的重吸收,产生利尿作用

（二）治疗药物选用

1. **促进酒精排出**　因饮酒后酒精吸收迅速,一般不予催吐、洗胃。但对于可能恶化的昏迷患者,怀疑其他药物或毒物中毒,已留置胃管,特别是昏迷伴休克患者,考虑洗胃。洗胃液用 1% 碳酸氢钠液或温开水,每次不超过 200ml,总量不超过 4 000ml。

2. **急性中度酒精中毒**　给予患者纳洛酮 0.4~0.8mg 肌内注射或加入 10% 葡萄糖盐水 500ml,其中加三磷酸腺苷 40mg,辅酶 A 100U,肌苷 0.4g,维生素 B_1、维生素 B_6、烟酰胺各 0.2g,静脉滴注,以加速酒精在体内的氧化。烦躁不安者或过度兴奋者可给予小剂量地西泮,避免用吗啡、氯丙嗪、苯巴比妥类药物。

3. **急性重度酒精中毒**　首次给予纳洛酮 0.8mg 静脉注射,之后以 0.4mg/h 的速度持续静脉滴注(加入 10% 葡萄糖溶液 500ml 中,其中加三磷酸腺苷 40mg,辅酶 A 100U,肌苷 0.4g,维生素 B_1、维生素 B_6、烟酰胺各 0.2g),直至清醒。无低血压者或低血压者待血压恢复正常后可给予呋塞米 20mg 静脉推注。呕吐剧烈者给予甲氧氯普胺 10mg 肌内注射,同时给予奥美拉唑 40mg 加入生理盐水 250ml 中静脉滴注。伴有消化道出血者予以止血。伴有低血压者给予升压药物静脉滴注。

4. **慢性酒精中毒**　戒酒是慢性酒精中毒治疗的首要措施。肠外补充高剂量维生素 B_1 和维生素 C、自由基清除剂(如依达拉奉)、线粒体保护剂(如艾地苯醌、辅酶 Q_{10})、神经营养药(如神经生长因子、奥拉西坦等)。精神症状严重者给予中、小剂量的抗精神病药,如奋乃静、氯丙嗪等;对于兴奋躁动、行为紊乱而无癫痫发作者,给予氟哌啶醇 5~10mg 肌内注射,同时合并适量的氯硝西泮口服可缓解肢体震颤。

第二节　农药中毒

一、有机磷农药中毒

有机磷农药大多数属有机磷酸酯类或硫代磷酸酯类化合物,是目前应用最广泛的农药,绝大多数为杀虫剂。农药主要经过消化道、呼吸道、皮肤黏膜进入体内。急性有机磷农药中毒多因误服、自服或食用污染的食物所致,或在生产使用农药过程中防护不到位、化学物泄漏所致,成批有机磷农药中毒多见于蔬菜污染,散发病例农村多于城市。

【中毒机制】

有机磷酸酯的结构近似于乙酰胆碱,进入人体后与胆碱酯酶结合形成磷酰化胆碱酯酶,使其失去分解乙酰胆碱的能力,造成胆碱能神经递质乙酰胆碱蓄积,激动 M、N 胆碱受体,出现一系列胆碱能神经兴奋症状及中枢神经系统症状。

【临床表现】

发病时间与毒物种类、剂量、侵入途径以及机体状态(如空腹或进餐)等密切相关。口服中毒在 10 分钟~2 小时发病,吸入者在数分钟至半小时内发病,皮肤吸收者 2~6 小时发病。典型中毒症状包括呼气大蒜味、瞳孔缩小(针尖样瞳孔)、大汗、流涎、气道分泌物增多、肌纤维颤动及意识障碍等。

急性中毒可分为轻度、中度和重度三级。轻度中毒症状类似于毒蕈碱样(M 样)症状,表现为头痛、头昏、恶心、呕吐、视物模糊、瞳孔缩小、多汗、心率减慢、血压降低等,血液胆碱酯酶活力在 50%~70%。中度中毒除上述症状外,还出现胸部压迫感、呼吸困难、肌纤维颤动、共济失调、流涎、大汗淋漓等,血液胆碱酯酶活力在 30%~50%。重度中毒者除上述症状加重外,还出现中枢神经系统症状如呼吸极度困难、发绀、惊厥、昏迷等,少数患者可有脑水肿,血液胆碱酯酶活力在 30% 以下。

急性重度和中度有机磷(甲胺磷、敌敌畏、乐果、敌百虫等)中毒患者症状消失后 2~3 周可出现迟发型多发性神经病(delayed polyneuropathy),主要累及肢体末端,出现进行性肢体麻木、无力,迟缓性麻痹。重度有机磷(甲胺磷、敌敌畏、乐果和久效磷)中毒后24~96小时及胆碱酯酶复能药用量不足的患者可发生中间型综合征(intermediate syndrome),出现转颈、耸肩、抬头、咀嚼无力、睁眼、张口、四肢抬举困难、腱反射减弱或消失,不伴感觉障碍,严重者出现呼吸肌麻痹,迅速出现呼吸困难或衰竭,甚至死亡。

【治疗原则】

1. 脱离毒源,清除毒物 立即离开中毒现场,脱去污染衣服,用清水或肥皂水冲洗全身污染部位。眼部污染可用2%碳酸氢钠或0.9%氯化钠注射液冲洗。口服清水、0.9%氯化钠注射液、2%碳酸氢钠(美曲磷酯中毒时忌用)或1:5 000高锰酸钾(硫代磷酸酯类的对硫磷等中毒时忌用)反复洗胃,直至洗出液无农药气味为止。之后可口服或经胃管注入药物如硫酸钠(15~20g)或硫酸镁(20~30g)或20%甘露醇(250ml)导泻。

2. 使用特效解毒药,支持和对症治疗 早期、足量、联合、重复使用抗胆碱药阿托品和胆碱酯酶复能药。积极防治休克、肺水肿、脑水肿,用抗生素预防合并感染。

【药物治疗】

(一)常用药物分类

解救有机磷农药中毒的常用药物见表27-3。

表27-3 解救有机磷农药中毒的常用药物

药物分类	代表药物	作用和作用机制
M胆碱受体拮抗药	阿托品(atropine) 山莨菪碱 盐酸戊乙奎醚(长托宁)	阻断M胆碱能受体,对抗乙酰胆碱的毒蕈碱样作用,能解除平滑肌痉挛,抑制支气管分泌,以保持呼吸道通畅,防止发生肺水肿。也可消除和减轻有机磷中毒的中枢神经系统症状,并能兴奋呼吸中枢,对抗呼吸中枢抑制。盐酸戊乙奎醚对M_2受体的作用弱,不增加心率,不扩大瞳孔,对中枢N受体也有拮抗作用
胆碱酯酶复能药	氯解磷定(pralidoxime chloride) 碘解磷定(pralidoxime iodide) 双复磷(obidoxime)	作用于磷酰化胆碱酯酶,使胆碱酯酶游离,恢复酶的活性。也能与血中的有机磷酸酯类直接结合成为无毒物质由尿排出。氯解磷定的复能作用强,毒性小,水溶性高,是临床首选的解毒药,可静脉或肌内注射给药。碘解磷定的复能作用较差,毒性小,水溶性小,仅能静脉注射,临床次选。双复磷的复能作用强,毒性较大,水溶性大,能静脉或肌内注射。胆碱酯酶复能药对甲拌磷、对硫磷、甲胺磷、乙硫磷和辛硫磷等中毒疗效较好,对敌敌畏、美曲磷酯中毒疗效差,对乐果和马拉硫磷中毒疗效不明显。双复磷对敌敌畏、美曲磷酯中毒的疗效较碘解磷定好,对中毒24~48小时后已老化的胆碱酯酶无复活作用

(二)治疗药物选用

根据有机磷中毒程度选用药物,轻度患者可单用胆碱酯酶复能药,中、重度患者应联合应用胆碱酯酶复能药与胆碱受体拮抗药。联合用药时,应减少M胆碱受体拮抗药的用量,避免发生中毒。

1. 轻中度中毒的治疗 阿托品2~4mg皮下注射,每1~2小时一次,达阿托品化后改0.5mg皮下注射,每4~6小时一次;或盐酸戊乙奎醚1~2mg肌内注射。氯解磷定0.5~1.0g肌内注射,1小时后重复一次;以后1g/6h,用2天。中度中毒者立即给予阿托品4~10mg静脉注射,以后每30分钟1~2mg静脉注射,达阿托品化后改为0.5~1mg皮下注射,每4~6小时一次;或盐酸戊乙奎醚2~4mg肌内注射,1小时后重复1/2量,达阿托品化后1~2mg/8~12h维持。在使用阿托品的同时,首剂给予氯解磷定1.0~2.0g肌内注射,以后1.0g/h肌内注射,2次后改为4小时一次,用2天。若已中毒数小时,磷酰化胆碱酯酶老化,则活性难以恢复,故此类药物应早期使用。在使用胆碱酯酶复能药时忌多种复能药同时使用,因为这会使毒效增加。复能药亦不宜与碱性药物合用,因为在碱性环境中复能药易水解为剧毒的氰化物。

2. 重度中毒的治疗　应立即给予阿托品 10~20mg 静脉注射,以后每 10~30 分钟给予 2~5mg 静脉注射,达阿托品化后改为 0.5~1mg 皮下注射,每 2~6 小时一次。或盐酸戊乙奎醚 4~6mg 肌内注射,1 小时后减半重复给药,达阿托品化后每 8~12 小时 1~2mg 维持。尽量在 2 小时内达到阿托品化,阿托品的总用量一般不宜超过 200mg。阿托品化一般维持 6~24 小时,长可达 5~7 天,乐果中毒阿托品化维持 7~10 天。阿托品化后逐步减少药物用量,延长给药间隔时间,维持用药时间不得少于 72 小时,一般为 5 天。同时给予氯解磷定 0.75~1g 稀释后缓慢静脉注射(20~30 分钟),30 分钟后重复一次,以后每 2 小时一次,至症状消失和胆碱酯酶活性稳定在正常参考值的 50% 以上。或氯解磷定首剂 2.0~3.0g 肌内注射,以后 1.0g/h 肌内注射,2 次后改为 4 小时一次,用 3 天。复能药应尽早应用,力求患者的全血胆碱酯酶活力恢复并稳定在 50%~60%,一般每日用量不超过 4g,重度中毒者每日总量不宜超过 10g。当中毒已超过 72 小时则不宜应用复能药。

病例分析 -1

3. 中间型综合征的治疗　立即给予人工机械通气,同时应用氯解磷定每次 1.0g 肌内注射,据病情严重程度决定给药间隔时间,连用 2~3 天。积极对症治疗。

二、有机氮农药中毒

有机氮杀虫剂主要包括杀虫脒(氯苯脒)、杀螨脒、去甲杀虫脒等,其中以杀虫脒使用最多,可通过皮肤、呼吸道及胃肠道吸收中毒。

【中毒机制】

有机氮农药中毒的机制目前尚不清楚,可能与其直接的麻醉作用、直接损害心肌和血管平滑肌以及高铁血红蛋白血症造成缺氧有关。

【临床表现】

中毒症状的突出表现为嗜睡、发绀、出血性膀胱炎三大综合征。主要包括神经系统症状,如头昏、乏力、肢体麻木、视物模糊、步态不稳、肌肉震颤、癔症样抽搐、嗜睡及昏迷等,其中以嗜睡尤为突出。高铁血红蛋白血症导致发绀,以口唇、鼻尖、四肢末端比较明显,不伴有气促为其中毒的特点之一。出血性膀胱炎,中毒后 24~48 小时出现尿频、尿急、尿痛、血尿等;消化道刺激症状有恶心、呕吐、腹痛或腹泻等。严重中毒者可有心律失常、心力衰竭、呼吸暂停、溶血、脑水肿、休克、多器官功能衰竭等。

【治疗原则】

迅速清除毒物,宜选择碱性液体清洗。口服 1%~2% 碳酸氢钠彻底洗胃,皮肤污染用肥皂水清洗。用还原剂解除高铁血红蛋白血症。对症支持治疗,出血性膀胱炎者给予碳酸氢钠静脉滴注以碱化尿液,并予抗生素预防尿路感染;心律失常者采用心电监护,必要时给予抗心律失常药。

【药物治疗】

有机氮农药中毒后会引起高铁血红蛋白血症导致组织严重缺氧。药物治疗目的是用还原剂迅速使高铁血红蛋白的 Fe^{3+} 还原为 Fe^{2+},以恢复其携氧功能。有机氮农药中毒首选小剂量的亚甲蓝,每次 1~2mg/kg,用 25%~50% 葡萄糖注射液 20~40ml 稀释后缓慢静脉推注(10~15 分钟),必要时每 1~2 小时重复半量,每次不宜 >200mg,24 小时内的总量不超过 600mg。亚甲蓝可使高铁血红蛋白还原为亚铁血红蛋白,从而消除高铁血红蛋白引起的组织缺氧和发绀症状。对于高度发绀持续时间长的患者,可酌情增加亚甲蓝的每日剂量。应用亚甲蓝可同时给予维生素 C 2~4g/d,加强对高铁血红蛋白的还原作用。硫代硫酸钠、维生素 B_{12}、辅酶 A 及高渗糖均有促进高铁血红蛋白的还原作用,可酌情选用。

意识障碍(嗜睡、昏迷等)者应给予改善脑循环、促进脑细胞代谢、恢复苏醒的药物如胞磷胆碱、纳洛酮,必要时给予甘露醇、地塞米松等降低颅内压、预防脑水肿。出现出血性膀胱炎则采用常规碱化尿液、止血及抗感染治疗。也可选用大剂量维生素 C 4~10g/d。

三、菊酯类农药中毒

除虫菊酯类农药结构中不含氰基者为Ⅰ型如氯菊酯等,为低毒;含氰基者为Ⅱ型如溴氰菊酯、戊氰菊酯等,为中等毒性。菊酯类农药可经皮肤、呼吸道和消化道吸收引起中毒。

【中毒机制】

此类农药是一种神经毒剂,中毒机制目前尚不完全清楚。可能是选择性地减缓神经细胞膜钠通道的关闭,使钠通道保持开放,动作电位的去极化期延长,引起重复去极化,使脊髓神经和周围神经兴奋性增强,导致肌肉持续收缩。也认为可能作用于中枢 γ- 氨基丁酸受体,使 γ- 氨基丁酸对脑的抑制作用降低;或者促进神经末梢释放递质。

【临床表现】

由于中毒途径、中毒剂量不同,首发症状可不相同。多为局部刺激症状,可有接触部位皮肤潮红、烧灼感、麻木、疼痛、皮疹、流泪、结膜充血、咽喉不适等;口服吸收者可先有恶心、呕吐、腹痛、腹泻、便血、流涎等消化道症状。中毒的主要表现为神经系统症状,如头痛、头昏、乏力、四肢麻木、肌肉震颤、抽搐乃至昏迷。菊酯类农药可引起血液中的肾上腺素和去甲肾上腺素含量升高,导致心率增快、血压升高、心律失常,严重者呼吸困难、心搏骤停。

【治疗原则】

清除毒物,无论皮肤污染或口服中毒均应及时用碱性液体清洗、硫酸镁导泻,以迅速分解或清除毒物。

目前尚无特效治疗药物,以对症治疗为主。保持呼吸道通畅、吸氧,积极采取措施防治神经系统症状并预防肺水肿、脑水肿、呼吸衰竭的发生。

【药物治疗】

静脉注射或滴注葛根素 250~300mg,每 2~4 小时可重复一次,24 小时内的总量不超过 20mg/kg,可控制缩短病程,药物的作用机制尚不清楚。有抽搐、惊厥者可用地西泮 5~10mg 或苯巴比妥 50~100mg 静脉缓慢注射,及时控制抽搐是抢救中毒的关键之一。氯丙嗪、普萘洛尔、利血平可增强菊酯类农药的毒性,应慎用。流涎严重者可用阿托品 0.5~1mg 肌内或皮下注射,有肺水肿时阿托品的用量可增至1~2mg,但不宜阿托品化。胃肠道症状一般不主张使用阿托品,除非合并有机磷农药中毒。同时给予输液利尿、多种维生素、能量合剂、糖皮质激素等对症支持治疗。如为含氰基的菊酯类中毒,可给予硫代硫酸钠和细胞色素 C。发生与有机磷农药混合中毒时,应先解救有机磷中毒,并对症处理。

四、杀鼠剂中毒

杀鼠剂种类较多,中毒机制不尽相同,常用者为二苯茚酮(敌鼠钠)等。

【中毒机制】

二苯茚酮的化学结构与香豆素相似,进入机体后竞争性地抑制维生素 K 的作用,影响凝血因子Ⅱ、Ⅶ、Ⅸ、Ⅹ在肝脏内合成,从而使凝血时间和凝血酶原时间延长,并破坏毛细血管,导致血管通透性增强,引起出血。

【临床表现】

误食中毒者有恶心、呕吐、腹痛等。1~3 天出现出血症状,凝血时间、凝血酶原时间明显延长。

【药物治疗】

中毒者应立即清洗肠胃,排出毒物。及时足量使用特效解毒剂维生素 K 对抗。维生素 K 为凝血因子Ⅱ、Ⅶ、Ⅸ、Ⅹ合成所必需的物质,参与凝血因子的合成及活化。

维生素 K_1 10~20mg 肌内或静脉注射,每日 2~3 次,直至凝血酶原时间完全恢复正常。严重中毒

时维生素 K_1 可加大剂量至 120mg/d 静脉滴注,日总量可达 300mg;并可输注新鲜血液或凝血酶原复合物,以迅速止血。可适当应用凝血酶 1~2U 静脉推注,每日 2~3 次,亦可合并使用大剂量维生素 C 和糖皮质激素以降低毛细血管通透性。

第三节　有害气体和化学物质中毒

一、一氧化碳中毒

一氧化碳(CO)即煤气,为无色、无臭的气体,是工业生产及日常生活中最常使用的燃料,大量吸入时易致中毒。

【中毒机制】

一氧化碳经呼吸道吸入后,立即与血红蛋白结合形成碳氧血红蛋白(HbCO),HbCO 不仅不能携带氧,还会使氧离曲线左移,阻碍氧的释放和传递,导致低氧血症,引起组织缺氧。此外,一氧化碳还可与肌球蛋白结合,影响细胞内氧弥散,损害线粒体功能,阻断电子传递链,抑制细胞氧化呼吸。急性一氧化碳中毒导致脑缺氧后,由于脑血管扩张、酸性代谢产物增多及血脑屏障通透性增高,导致细胞外水肿;脑内的神经细胞 ATP 很快耗尽,Na^+-K^+ 泵功能障碍,细胞内的水、钠增多,导致细胞内水肿。心肌细胞对缺氧也较敏感,可发生类似改变。

【临床表现】

轻度中毒者有头痛、眩晕、乏力、心悸、恶心、呕吐及视物模糊。中、重度中毒者皮肤、黏膜呈樱桃红色,呼吸及心率加快,四肢肌张力增高,并出现意识障碍,严重者可死于呼吸循环衰竭。严重中毒患者经抢救存活后可留有不同程度的后遗症。

【治疗原则】

立即让患者脱离中毒现场,移至空气新鲜处,保持呼吸道通畅;氧疗是治疗一氧化碳中毒的最有效措施,轻度中毒患者可予鼻导管吸入高浓度的氧,中、重度中毒患者须予高压氧治疗(高压氧治疗可以增加血液中的物理溶解氧,供组织、细胞利用,加速碳氧血红蛋白解离,促进一氧化碳清除)。及早应用高渗脱水剂、利尿药和糖皮质激素等防治脑水肿及并发症,并给予对症和支持治疗。患者应绝对卧床休息,密切观察 2~4 周,及时发现并治疗迟发性脑病。

【药物治疗】

药物治疗的目的主要是减轻或消除脑水肿,防治并发症。静脉注射甘露醇,一方面能迅速增加尿量及排出 Na^+、K^+;另一方面能迅速提高血浆渗透压,使组织间液水分向血浆转移而产生组织脱水作用。呋塞米为高效利尿药,排出大量近于等渗的尿液。

用 20% 甘露醇 100~250ml(1.0~1.5g/kg)快速静脉滴注(20~30 分钟内),每 6~12 小时一次,并与 50% 葡萄糖溶液 60~100ml 交替使用,也可配合呋塞米 20~40mg 静脉推注,每 8~12 小时一次,并加用地塞米松 20~40mg/d,可有效减轻脑水肿,一般用 3~5 天。如因脑缺氧、脑水肿导致抽搐,可用地西泮等镇静剂。对于昏迷时间较长(10~20 小时以上)、伴高热的中毒患者应给予以头部降温为主的冬眠疗法。

一氧化碳中毒患者有意识障碍时,除加强护理外应予抗生素防治肺部感染。促进代谢药物如细胞色素 C、三磷酸腺苷、辅酶 A 等可作为重度一氧化碳中毒者的辅助治疗药物。

二、硫化氢中毒

【中毒机制】

硫化氢通过呼吸道进入机体,与水分接触后很快溶解,与钠离子结合成硫化钠,对眼和呼吸道黏膜产生强烈的刺激作用。大量硫化氢经肺泡吸收进入血液循环及组织细胞,与呼吸链中氧化型细色素氧化酶的三价铁及二硫键（—S—S—）起作用,影响细胞氧化过程,造成组织缺氧。神经系统对缺氧最敏感,故最先受到影响。

【临床表现】

接触低浓度硫化氢的患者常有眼刺痛感、流泪、咽痒、咳嗽、头痛、恶心、呕吐等症状;吸入高浓度的硫化氢在数秒或数分钟后即感头晕、心悸,继而产生不安、躁动、谵妄和惊厥,很快进入昏迷状态,可发生中毒性细支气管炎及肺水肿,最后可因呼吸麻痹而窒息死亡。如吸入气体的硫化氢浓度超过1 000mg/m³,可因呼吸中枢麻痹立即昏倒死亡,称为"电击样"中毒。严重中毒可有心肌损害和发生神经精神后遗症。

【治疗原则】

立即将患者搬离中毒现场并移至空气新鲜处,保持呼吸道通畅,吸氧,有条件者给予高压氧治疗。对于中毒不重、仅有眼部和呼吸道刺激症状者,应局部用药对症治疗。应早期、足量、短程应用糖皮质激素防治肺水肿、脑水肿,一般用药时间不超过 7 天。维护脑、循环、肺等重要脏器功能,防治并发症。对致死性硫化氢中毒患者可考虑使用高铁血红蛋白生成剂,一般不宜积极采用。

【药物治疗】

亚硝酸钠或亚硝酸异戊酯(吸入剂)、高浓度的亚甲蓝可使血液中的血红蛋白氧化为高铁血红蛋白,后者的三价铁可夺取与氧化型细胞色素氧化酶结合的硫离子,使细胞色素氧化酶恢复活力。

1. 轻度中毒　中毒患者的眼部可用 2% 碳酸氢钠液清洗,然后用 2%~3% 硼酸溶液洗眼,再用可的松液滴眼,每日 2~4 次;呼吸道可用 5% 碳酸氢钠溶液喷雾吸入,如有呼吸困难、肺部有哮鸣音可静脉滴注氨茶碱和氢化可的松,发生支气管炎或肺炎时予抗菌药物治疗。

2. 重度中毒　将亚硝酸异戊酯 0.2~0.4ml 放在手帕中压碎,给患者吸入 15~30 秒,间隔 2~3 分钟再吸 0.2ml;用 3% 亚硝酸钠 10~15ml 加入 25% 葡萄糖注射液 20ml 中缓慢静脉注射。有低血压或休克者不宜用亚硝酸盐类药物,可予亚甲蓝 5~10mg/kg 加入 25% 葡萄糖注射液 40ml 中缓慢静脉注射。亚硝酸盐使用过量导致的青紫症可用 1% 亚甲蓝 5~10ml 稀释后静脉推注或维生素 C 1~2g 静脉滴注,必要时输血。

三、氰化物中毒

【中毒机制】

氰化物进入体内后析出氰离子(CN^-),可迅速与细胞线粒体内氧化型细胞色素氧化酶的三价铁结合,阻止三价铁还原为二价铁,从而阻断了细胞氧化呼吸过程中的电子传递,使组织细胞不能利用氧,导致细胞内窒息。中枢神经系统对缺氧最敏感,故常最先受累,呼吸及血管运动中枢最为敏感。

【临床表现】

吸入高浓度的氰化氢气体或吞服大剂量的氰化钠(钾)后可引起猝死。一般将氰化物急性中毒症状分为 4 期。①前驱期:眼和上呼吸道刺激症状、头痛、头晕、恶心、呕吐、震颤、大便急迫感等;②呼吸困难期:胸闷、心悸、呼吸困难、皮肤黏膜呈樱桃红色、瞳孔先缩小后逐渐扩大、有恐怖感、意识逐渐模糊甚至昏迷等;③痉挛期:阵发性或强直性痉挛,严重者角弓反张、牙关紧闭、大汗淋漓、大小便失禁、血压下降,晚期可出现肺水肿;④麻痹期:意识完全丧失,痉挛停止,瞳孔散大,反射消失,呼吸循环中枢麻痹死亡。

【治疗原则】

立即将患者搬离中毒现场并移至空气新鲜处,保持呼吸道通畅,吸氧。误服中毒者,催吐、洗胃,给予亚硝酸盐类、硫代硫酸钠治疗。维护脑、循环、肺等重要脏器功能,防治并发症。

【药物治疗】

促使高铁血红蛋白形成的药物主要有亚硝酸盐和亚甲蓝,以及新药二甲氨酚(dimethyl amino-phenol)和对氨苯丙酮(p-amino propiophenone)。氰离子可与高铁血红蛋白结合形成氰化高铁血红蛋白。在正常情况下,血中的高铁血红蛋白含量很少,故氰离子多与细胞色素氧化酶中的三价铁结合,但很不稳定。当用药物使血液中的血红蛋白迅速转变为大量高铁血红蛋白后,后者就能夺取细胞色素氧化酶中的氰离子形成比较稳定的氰化高铁血红蛋白。然后给予硫代硫酸钠,在硫氰酸酶参与下,游离的或氰化高铁血红蛋白中的氰离子与硫结合成毒性很低的硫氰酸盐从尿中排出。

吸入中毒者应立即移至通风场所,施行人工呼吸、吸氧。误服中毒者在经上述处理后进行催吐并用大量 10% 硫代硫酸钠、1∶5 000 高锰酸钾或 3% 过氧化氢溶液洗胃。轻度中毒者口服二甲氨酚 180mg 或对氨苯丙酮 90mg;较重中毒者立即肌内注射二甲氨酚 0.4g;重度中毒立即肌内注射二甲氨酚 0.4g、静脉注射硫代硫酸钠 10g,必要时 1 小时后重复半量。应用本品者严禁再用亚硝酸类药物,防止高铁血红蛋白形成过度。

也可应用亚硝酸盐和亚甲蓝代替二甲氨酚,使用方法同硫化氢中毒。

四、亚硝酸盐中毒

【中毒机制】

亚硝酸盐是较强的氧化剂,可使血液中的血红蛋白被氧化成高铁血红蛋白,从而失去输送氧的能力,造成各种组织缺氧。亚硝酸盐对中枢神经系统尤其对血管运动中枢有麻痹作用,对血管平滑肌也有较强的直接松弛作用,可导致血管极度扩张,引起周围循环衰竭。

【临床表现】

亚硝酸盐中毒的主要临床表现为缺氧和发绀。由于缺氧,常有头痛、头晕、乏力、恶心、呕吐、心悸、气促、发绀(尤以口唇、指端更明显),继而出现烦躁、嗜睡、呼吸困难,严重者可出现血压下降、惊厥、昏迷、呼吸循环衰竭。严重程度与高铁血红蛋白的浓度有关。此外,本品还可在胃中转变为亚硝酸,继而分解释放出一氧化氮,引起胃肠道刺激症状。

【治疗原则】

口服中毒者应催吐、洗胃及导泻、吸氧,并尽快给予特效解毒药亚甲蓝,必要时输新鲜血液或红细胞置换治疗。同时采用对症支持治疗,血压下降较剧或休克时可用间羟胺等缩血管药物,呼吸衰竭者给予尼可刹米等呼吸兴奋剂,惊厥时给予镇静药治疗。

【药物治疗】

1% 亚甲蓝(methylene blue)(1~2mg/kg)可使高铁血红蛋白还原为血红蛋白,恢复红细胞的携氧功能,因而是治疗亚硝酸盐中毒的特效药。维生素 C(5g 加入葡萄糖溶液中静脉滴注)也有类似作用,但较缓慢,仅用于轻症患者。间羟胺(metaraminol)主要作用于 α 受体,也可被肾上腺素能神经末梢摄取进入囊泡,通过置换作用促使囊泡中的去甲肾上腺素释放,间接地发挥收缩血管作用。

轻度中毒患者缺氧不严重时,只需休息及饮用含糖饮料即可。机体红细胞有很强的抗氧化和还原能力,经 24~72 小时后血液中的高铁血红蛋白可逐渐降至正常范围内。

中毒较重、缺氧及发绀明显者,血液中的高铁血红蛋白量超过 40%,应立即给予 1% 亚甲蓝 1~2mg/kg,以 25% 葡萄糖注射液 20~40ml 稀释后缓慢静脉注射(1~5 分钟),1 小时后青紫未退可重复上述剂量,并予高渗葡萄糖、维生素 C 静脉滴注。用药时注意亚甲蓝为氧化还原剂,只有在低剂量(1~2mg/kg)时才使高铁血红蛋白还原为血红蛋白,而高剂量时则使血红蛋白氧化为高铁血红蛋白。因此,治疗时应严格控制亚甲蓝的剂量及注射速度,否则会使病情加重。

第四节　动植物毒素中毒

一、毒蛇咬伤

【中毒机制】

毒蛇毒素由多种酶、非酶蛋白质和多肽组成,按性质主要分为神经毒、血循环毒和肌肉毒 3 类。神经毒主要影响突触后膜上乙酰胆碱受体或抑制突触前乙酰胆碱释放,阻滞神经与神经、神经与肌肉间的传导,引起横纹肌麻痹,常因呼吸肌麻痹而导致呼吸衰竭死亡。血循环毒包括凝血毒、抗凝血毒、纤维蛋白溶解毒、溶血毒、出血毒、磷脂酶 A_2 和蛋白水解酶等,可引起凝血、出血、溶血、毛细血管损伤、心肌变性坏死等。肌肉毒包括肌肉毒素、响尾蛇胺及其类似物、磷脂酶 A_2 和蛋白水解酶等,引起肌细胞溶解,可破坏全身骨骼肌。混合毒既包含神经毒成分,又含有血循环毒成分。

【临床表现】

1. 神经毒表现　患者被金环蛇、银环蛇、眼镜蛇咬伤后引起。局部症状较轻,被咬后的 1~6 小时出现全身中毒症状,并迅速发展。患者视物模糊、眼睑下垂、声嘶、言语和吞咽困难、流涎、共济失调和牙关紧闭等,严重者肢体弛缓性瘫痪、昏迷、休克、呼吸麻痹等,如不及时抢救可危及生命。

2. 血循环毒表现　患者被蝰蛇、五步蛇、竹叶青等咬伤后,局部红肿、剧痛,迅速向肢体近心端蔓延,常伴有出血、水疱和组织坏死;重症患者可全身广泛出血及溶血,引起血压下降、心律失常、少尿或无尿,最后因循环衰竭、急性肾衰竭而死亡。

3. 混合毒表现　常见于眼镜蛇、眼镜王蛇、蝮蛇等咬伤,兼有上述两类表现,但各有侧重,如眼镜蛇以神经毒为主,而蝮蛇以血循环毒为主。

4. 肌肉毒表现　海蛇蛇毒除有神经毒作用外,对横纹肌也有严重的破坏作用。一般在毒蛇咬伤后的 2 小时内出现肌肉酸痛、乏力,继而出现肌红蛋白尿和高血钾,导致急性肾衰竭、严重的心律失常和周围性呼吸衰竭,甚至猝死。

【治疗原则】

首先应防止毒液扩散和吸收。患者应保持安静,在伤口近心端、伤口肿胀部位上侧缚扎(咬伤上部 5~10cm 处,每隔 10~15 分钟放松 2~3 分钟),冲洗(可用 2%~5% 依地酸钙钠溶液对抗蛇毒的蛋白水解酶毒性)和清洁伤口,然后切开伤口、负压吸毒。宜早期应用糜蛋白酶、胰蛋白酶 2 000~5 000U 加 0.25%~0.5% 普鲁卡因(或 2% 利多卡因 5ml 溶解,不足时可适当以生理盐水稀释至 10ml)或蒸馏水稀释后做局部环形封闭,但应注意过敏反应。重症患者可反复局部用药。

然后尽早应用抗蛇毒血清、破伤风抗毒素、糖皮质激素,并予抗菌药物防治伤口感染。补液利尿、对症及支持治疗,防治呼吸衰竭、休克、肾衰竭等。

【药物治疗】

蛇毒的特效解毒药为抗蛇毒血清。抗蛇毒血清是用蛇毒免疫动物(一般为马)后,从动物血清中提纯的蛇毒抗体,有单价和多价两种。单价抗蛇毒血清对同类毒蛇咬伤有效,疗效好;多价则抗毒谱广,但疗效稍差。

受伤后应根据毒蛇咬伤类型及时足量应用相应的抗蛇毒血清,在受伤后的 2 小时内用药效果最佳,一般应在受伤 24 小时内应用。在注射前要做皮肤过敏试验,遇有阳性反应者应按常规脱敏后使用。国产抗蛇毒血清的一次用量为抗腹蛇蛇毒血清 8 000U、抗蝰蛇蛇毒血清 5 000U、抗五步蛇蛇毒血清 10 000U、抗眼镜蛇蛇毒血清 10 000U、抗银环蛇蛇毒血清 10 000U、抗金环蛇蛇毒血清 5 000U,溶于 5% 葡萄糖盐水中缓慢静脉注射或滴注。病情严重者可重复 1~2 个剂量。对无特异性抗蛇毒血清的毒蛇伤,可选用相同亚科的抗蛇毒血清,如眼镜王蛇咬伤可用抗眼镜蛇蛇毒血清联合抗银环蛇蛇毒血清,海蛇咬伤可用抗眼镜蛇蛇毒血清和抗银环蛇毒血清联合,烙铁头蛇毒或竹叶青蛇毒可用抗五步蛇毒血清和抗蝮蛇毒血清。如蛇种不明者,可按有神经毒表现用抗银环蛇毒血清、有血循环毒表现用抗蝮蛇毒血清或 / 和抗五步蛇毒血清、有混合毒表现用抗眼镜蛇毒血清或抗蝮蛇毒血清加抗银环蛇毒血清。多价抗蛇毒血清对蛇种不明者尤其适用。抗毒血清使用中偶有过敏反应发生,需密切观察,及时处理。

我国研制的中药制剂如广东蛇药、南通蛇药(季德胜蛇药片)、上海蛇药(蝮蛇咬伤)、湛江蛇药(眼镜蛇、眼镜王蛇咬伤)、云南蛇药、福建蛇药等可口服和局部外敷使用,治疗时间根据症状缓解情况而定。

应早期应用糖皮质激素减轻毒血症和组织细胞损伤。对症治疗时还应注意凡受神经毒类及混合毒类毒蛇咬伤后,忌用中枢神经抑制药如吗啡、氯丙嗪、苯海拉明等以及横纹肌麻痹药箭毒;被血循环毒类毒蛇咬伤后,忌用肾上腺素和抗凝血药如双香豆素和枸橼酸钠。

二、蜂类蜇伤

【中毒机制】

蜂毒的成分为多种酶、肽类、非酶蛋白质、氨基酸和生物活性胺(如组胺)的混合物,此外还含有蚁酸、神经毒素等。这些毒素进入机体,多引起严重的局部炎性反应,如群蜂蜇伤大量毒素吸收,可引起全身炎性反应,严重者可致溶血、出血、急性肾衰竭。

【临床表现】

蜂类蜇伤后,主要表现为蜇伤部位的红肿、疼痛、瘙痒,有时出现水疱或坏死。群蜂蜇伤可出现发热、头痛、恶心、呕吐、腹泻、肌肉痉挛甚至昏迷等全身中毒症状,严重者可出现出血、溶血、急性肾衰竭等。少数特异体质者可发生荨麻疹、支气管痉挛、过敏性休克等。

【治疗原则】

局部处理,即结扎被刺部位近心端,除去毒刺、毒囊,用弱酸或弱碱溶液冲洗;有过敏者采用抗过敏治疗;全身中毒症状明显者采用抗毒治疗;对症及支持治疗。

【药物治疗】

一般全身中毒症状不重,只给局部处理即可。全身中毒症状严重者按毒蛇咬伤的治疗原则处理,可给予蛇药片或注射剂治疗。全身过敏尤其是过敏性休克者,可予 1∶1 000 肾上腺素 0.5ml 皮下注射,并静脉注射甲泼尼松龙 40mg 或其他肾上腺皮质激素药物,口服氯苯那敏、苯海拉明等抗组胺药物。患者出现肌肉痉挛可予葡萄糖酸钙 1g 加入 25% 葡萄糖注射液 20ml 中缓慢静脉注射。支气管痉挛致严重呼吸困难者吸入支气管扩张剂(如沙丁胺醇气雾剂),并静脉给予氨茶碱。发生多器官功能障碍综合征(multiple organ dysfunction syndrome,MODS)的患者应尽早应用血液净化治疗,使体内的毒素和有害代谢产物及时被清除。

三、河豚毒素中毒

【中毒机制】

河豚鱼的毒性成分主要为河豚毒和河豚酸两种,毒性非常稳定,不易被盐腌、高温、高压破坏。河豚毒素能选择性地阻滞细胞膜电压依赖性钠离子通道,从而阻滞动作电位,导致与之相关的生理活动障碍,主要是神经肌肉麻痹;毒素作用于神经系统引起中枢神经、运动神经、心血管和胃肠道功能障碍。

【临床表现】

进食后 0.5~3 小时迅速发病,患者最初出现胃肠不适、恶心、呕吐、腹泻甚至便血等胃肠道症状,继而逐渐出现手指、舌唇等处感觉麻木、上睑下垂、四肢无力、共济失调、心律失常、呼吸困难等症状。

严重者言语不清、呼吸中枢和血管运动中枢麻痹,常因呼吸、心搏骤停或休克死亡。

【治疗原则】

包括催吐、洗胃、补液、利尿等方法,及时有效地促进毒素排泄。积极对症及支持治疗,如呼吸衰竭者及时进行机械通气。及时应用大剂量糖皮质激素。应用阿托品、东莨菪碱等抗胆碱能药物对抗毒素作用。

【药物治疗】

河豚毒素中毒尚无特效解毒剂治疗,因毒素在体内解毒和排泄快,因此中毒后应尽快给予各种排毒、阻止吸收措施和以维持呼吸道通畅为主的对症支持治疗,让患者度过危险期。清除毒素可采用刺激咽部或 1% 硫酸铜溶液 100ml 口服,或阿扑吗啡 5mg 皮下注射催吐,并以 1∶5 000 高锰酸钾溶液或 0.5% 药用炭反复洗胃,口服 15~30g 硫酸镁导泻。中毒 6 小时内洗胃效果较好,24 小时内仍不应放弃洗胃。河豚毒素的分子结构中存在 1 个内酯环,若开环可使其毒性消失,半胱氨酸可破坏其内酯环结构,常采用 L- 半胱氨酸 50~100mg/d 静脉滴注进行治疗。同时补液、利尿促进毒素排泄。

尽早应用大剂量糖皮质激素、维生素 C、维生素 B_6、维生素 B_{12} 等有利于抗毒。肌肉麻痹者用士的宁 2~3mg 肌内或皮下注射,每日 3 次。可用高渗葡萄糖保护肝脏,并促进排毒。

出现呼吸困难、呼吸表浅欲停、四肢瘫痪时应尽快采用机械通气,一般至少应维持 8~10 小时,待自主呼吸恢复后可撤除。病情特重的患者可血液透析或血液灌流治疗。

抗 M 胆碱受体药物可缓解河豚毒素对横纹肌的麻痹作用。呼吸表浅时,可吸氧并及时使用莨菪类药物。可选用阿托品 2mg 或东莨菪碱 0.5mg 或山莨菪碱 20mg 肌内注射或稀释后静脉注射,每 15~30 分钟一次,直至阿托品化。病情好转后,减量维持1~2 天,但减量不可过急,停药不宜过早。

病例分析 -2

四、毒蕈中毒

毒蕈俗称毒蘑菇,不同的毒蕈所含的毒素不同,同一种毒蕈也可能含多种毒素。多数毒蕈毒性较低,中毒表现轻微,但有些毒蕈毒性极高,可迅速致人死亡。

【中毒机制】

毒蕈碱是类似于乙酰胆碱的生物碱,毒性极强,能兴奋胆碱能节后纤维,引起一系列中毒症状。毒蕈溶血素可导致机体溶血。某些毒蕈中含有毒蝇碱、蟾毒素等毒素,能引起幻觉及精神异常等神经精神症状。毒肽和毒伞肽可引起肝、肾、心、脑等损害,以肝损害最为严重,可导致中毒性肝炎。

【临床表现】

毒蕈中毒的临床表现与其所含的毒素种类有关。一般都出现胃肠道症状,如呕吐、腹痛、腹泻水样便甚至血便,易发生水和电解质紊乱,严重者可致休克。毒蕈碱中毒时可出现流涎、流泪、多汗、瞳孔缩小、脉搏缓慢、血压降低等。溶血毒素(如误食鹿花蕈)可致溶血,患者可有黄疸、贫血、肝脾大等。神经精神毒素可致幻觉、谵妄、昏睡、精神错乱等,有些还可引起四肢麻木、感觉和运动障碍等周围神经炎症状。毒肽和毒伞肽(如毒伞、白毒伞等)中毒病情凶险,常致肝、肾、心、脑等重要脏器损害,且以肝损害最为严重,可有黄疸、转氨酶升高、出血倾向等表现,严重者可死于急性重型肝炎。

【治疗原则】

采用洗胃、硫酸镁导泻、大量补液、利尿等方法促进毒物排泄;早期使用解毒药物解救;对症支持治疗,兴奋、谵妄、精神错乱者可予镇静剂治疗,呕吐、腹泻严重者纠正水和电解质紊乱。

【药物治疗】

毒蕈碱作用于乙酰胆碱能 M 受体,引起中毒症状,阿托品可阻断毒蕈碱对 M 受体的兴奋作用,缓解其中毒症状。巯基螯合剂解毒药可与某些毒素如毒伞肽结合,破坏其分子中的硫硫键,使其毒性减低,保护了体内含巯基酶的活力。肾上腺皮质激素具有抗炎、稳定溶酶体及细胞膜、抗毒素等多种作用,对毒蕈中毒引起的溶血反应、中毒性心肌炎、中毒性脑炎、严重肝损害均有治疗作用。

1. 以毒蕈碱样症状为主 应立即皮下或肌内注射阿托品 0.5~1mg,每 30 分钟注射一次,必要时可加大剂量或改用静脉注射。病情好转后再减量和延长给药间隔时间。若患者表现为阿托品样作用的临床特征时,则不宜应用抗胆碱药进行治疗。

2. 以内脏损害为主要症状 可予二巯丁二钠 0.5~1g,用 5% 葡萄糖注射液配成 10% 溶液,即刻缓慢静脉注射;或二巯丙磺钠 250mg 肌内注射或用葡萄糖溶液 20ml 稀释后静脉注射,均为 6 小时一次,首剂加倍,症状缓解后改为每日 2 次,5~7 天为一个疗程,同时给予氢化可的松或地塞米松静脉滴注。

3. 以溶血症状为主 则予大剂量肾上腺皮质激素治疗,甲泼尼龙每日 500~1 000mg 静脉注射,累积剂量不宜超过 8g,以避免发生严重的中毒性肝损伤。

4. 对症治疗 对各型中毒的胃肠炎,应积极纠正脱水、酸中毒及电解质紊乱。对有肝损害者应积极给予保肝治疗;出现精神症状或惊厥者应给予镇静或抗惊厥治疗,并可试用脱水剂;出现急性肾衰竭者,中、重度中毒者可行血液透析。

思考题

1. 分析急性中毒的种类并归纳救治方法上的异同点。
2. 分析不同药物中毒的机制,综述相关解毒方式的研究进展。

第二十七章
目标测试

(阎 澜)

参 考 文 献

[1] 田英平, 石汉文. 急性酒精中毒诊治共识 (2014). 中华急诊医学杂志, 2014, 23 (2): 135-138.

[2] 中国医师协会急诊医师分会. 急性有机磷农药中毒诊治临床专家共识 (2016). 中国急救医学, 2016, 36 (12): 1057-1065.

[3] 高春锦, 葛环, 赵立明, 等. 一氧化碳中毒临床治疗指南. 中华航海医学与高压氧医学杂志, 2012, 2 (19): 127-129.

[4] 中华中医药学会外科分会. 毒蛇咬伤中医诊疗方案专家共识 (2016 版). 中医杂志, 2017, 58 (4): 357-360.

[5] 中国毒理学会中毒与救治专业委员会, 中华医学会湖北省急诊医学分会, 湖北省中毒与职业病联盟, 等. 胡蜂螫伤规范化诊治中国专家共识. 中华危重病急救医学, 2018, 30 (9): 819-823.

附录 1　处方常用拉丁文缩写

缩写	原文	中文含义
aa;$\overline{aa}$	ana	各,各等分
a.c.	ante cibos	餐前
ad	ad	至
add	adde	加
aeq	aequalis	等量的
a.m.	ante meridiem	午前,上午
aur.dext.	auris dextra	右耳
aur.laev.	auris leava	左耳
aurist.	auristillae	滴耳剂
bid;b.i.d.	bis in die	1 日 2 次
cap.	capsulae	胶囊剂
cito	cito	立即
collut.	collutorium	漱口剂
collyr.	collyrium	洗眼剂
D.S	Da,signa	给予,标明用法
d.t.d	da tales doses	给予等量
dil.	dilutus	稀释的
enem.	enema	灌肠剂
ext.	extractum	浸膏
garg.	gargarisma	含漱剂
gtt.	guttae	滴,滴剂
h.s.	hora somni	临睡时
i.c.	inter cibos	饭中,餐间
I.hyp.	injectio hypodermica	皮下注射
I.C.;IC	injectio intradermica	皮内注射
I.M.;IM	injectio muscularis	肌内注射
I.V.;IV	injectio venosa	静脉注射
inhal.	inhalatio	吸入剂
inj.	injectio	注射剂
lin	linimentum	搽剂

续表

缩写	原文	中文含义
lot.	lotio	洗剂
M.D.S.；MDS	misce，da，signa	混合，给予，标明用法
M.f.	misce，fiat	混合，制成
mist.	mistura	合剂
nar.	naris	鼻孔
neb.	nebula	喷雾剂
no.；n.	numero	数量
ocul.	oculus	眼
O.D.	oculus dexter	右眼
O.L.	oculus laevus	左眼
O.S.	oculus sinistes	左眼
O.U.	oculi uterque	双眼
past	pasta	糊剂
p.c.	post cibos	餐后
pig.	pigmentum	涂剂
pil.	pillulae	丸剂
pulv.	pulvis	散剂
p.m.	post meridiem	午后，下午
p.r.n.；prn	pro re nata	必要时
pro.rect.	pro recto	肛内用
q.d.；qd	quaque die	每日
q.d.alt.；qod	quaque die alterno	隔日
q.h.；qh	quaque hora	每小时
q.4h.；q4h	quarter 4 hora	每 4 小时
q.i.d.；qid	quarter in die	1 日 4 次
q.s.	quantum sufficiat	适量
S.；Sig.	signa	标明用法
s.o.s.；sos	si opus sit	需要时（限用 1 次）
ss.	semis	一半
stat.；st.	statim	立即
suppos.	suppositorium	栓剂
tab.	tabellae	片剂
t.i.d.；tid	ter in die	1 日 3 次
tinct.	tinctura	酊剂
ung.	unguentum	软膏剂
u.	usus	应用
u.ext.	usus externus	外用

附录 2　从身高(cm)体重(kg)折算体表面积 (m²)表

体重/kg	身高/cm																					
	90	95	100	105	110	115	120	125	130	135	140	145	150	155	160	165	170	175	180	185	190	195
10	0.50	0.52	0.54	0.56																		
12.5	0.55	0.57	0.59	0.61	0.64																	
15	0.59	0.62	0.64	0.66	0.69	0.71	0.73															
17.5	0.63	0.66	0.68	0.71	0.73	0.76	0.78	0.80														
20	0.67	0.70	0.72	0.75	0.78	0.80	0.83	0.85	0.88	0.90												
22.5			0.76	0.79	0.82	0.84	0.87	0.89	0.92	0.95	0.97	1.00										
25				0.82	0.85	0.88	0.91	0.94	0.96	0.99	1.02	1.04	1.07									
27.5				0.86	0.89	0.92	0.95	0.97	1.00	1.03	1.06	1.08	1.11	1.14	1.16							
30					0.92	0.95	0.98	1.01	1.04	1.07	1.10	1.13	1.15	1.18	1.21	1.24						
32.5					0.95	0.98	1.02	1.05	1.08	1.11	1.14	1.16	1.19	1.22	1.25	1.28	1.31					
35						1.02	1.05	1.08	1.11	1.14	1.17	1.20	1.23	1.26	1.29	1.32	1.35					
37.5							1.08	1.11	1.14	1.17	1.21	1.24	1.27	1.30	1.33	1.36	1.39	1.42				
40								1.14	1.17	1.21	1.24	1.27	1.30	1.33	1.37	1.40	1.43	1.46				
42.5								1.17	1.21	1.24	1.27	1.30	1.34	1.37	1.40	1.43	1.46	1.50	1.53			
45									1.24	1.27	1.30	1.34	1.37	1.40	1.44	1.47	1.50	1.53	1.56			
47.5									1.26	1.30	1.33	1.37	1.40	1.44	1.47	1.50	1.53	1.57	1.60	1.63		
50									1.29	1.33	1.36	1.40	1.43	1.47	1.50	1.54	1.57	1.60	1.64	1.67	1.70	
52.5										1.36	1.39	1.43	1.46	1.50	1.53	1.57	1.60	1.64	1.67	1.70	1.74	1.77
55										1.38	1.42	1.46	1.49	1.53	1.56	1.60	1.63	1.67	1.70	1.74	1.77	1.80
57.5											1.45	1.48	1.52	1.56	1.59	1.63	1.66	1.70	1.74	1.77	1.80	1.84
60											1.47	1.51	1.55	1.59	1.62	1.66	1.70	1.73	1.77	1.80	1.84	1.87
62.5												1.54	1.58	1.61	1.65	1.69	1.72	1.76	1.80	1.83	1.87	1.91
65												1.56	1.60	1.64	1.68	1.72	1.75	1.79	1.83	1.86	1.90	1.94
67.5													1.63	1.67	1.71	1.74	1.78	1.82	1.86	1.90	1.93	1.97
70													1.65	1.69	1.73	1.77	1.81	1.85	1.89	1.92	1.96	2.00
72.5														1.72	1.76	1.80	1.84	1.88	1.91	1.95	1.99	2.03
75														1.74	1.78	1.82	1.86	1.90	1.94	1.98	2.02	2.06
77.5															1.81	1.85	1.89	1.93	1.97	2.01	2.05	2.09
80															1.83	1.87	1.92	1.96	2.00	2.04	2.08	2.12
82.5																1.90	1.94	1.98	2.02	2.06	2.10	2.14

体重/kg	身高/cm																					
	90	95	100	105	110	115	120	125	130	135	140	145	150	155	160	165	170	175	180	185	190	195
85																	1.96	2.01	2.05	2.09	2.13	2.17
87.5																	1.99	2.03	2.07	2.12	2.16	2.20
90																		2.06	2.10	2.14	2.18	2.22
92.5																		2.08	2.12	2.17	2.21	2.25
95																			2.15	2.19	2.23	2.28
97.5																			2.17	2.22	2.26	2.30
100																				2.24	2.28	2.33
102.5																				2.26	2.31	2.35
105																					2.33	2.38
107.5																						2.40

中英文对照索引